# LA BOTICA CASERA OLVIDADA

## *250 poderosos remedios al alcance de tu mano*

***Edición en español***

**Nicole Apelian, Ph.D.**

Traducción y adaptación: Beatriz Muñoz

Publicado por GLOBAL BROTHER.

# DESCARGO DE RESPONSABILIDAD

## ¡¡¡MUY IMPORTANTE!!!

**No lea ni utilice este libro sin haber leído y aceptado íntegramente este descargo de responsabilidad.**

La información contenida en este libro, incluida cualquier referencia a plantas, hierbas, hongos, remedios, preparaciones a base de hierbas y de cualquier tipo, se proporciona estricta y únicamente con fines informativos, de entretenimiento y educativos. No pretende ni pretenderá reemplazar o sustituir el asesoramiento médico profesional, el diagnóstico o el tratamiento de ningún tipo de asunto relacionado con la salud o el bienestar. Las declaraciones no han sido evaluadas por la Administración de Alimentos y fármacos de Estados Unidos y no están destinadas a diagnosticar, tratar, curar o prevenir ninguna enfermedad o condición médica. El uso de los términos «enfermedad» y «afección médica» son declaraciones generales sobre la prevención de enfermedades y condiciones de la salud que no se refieren explícita ni implícitamente a una enfermedad, clase de enfermedad o dolencia específica, ni a un producto o ingrediente concreto. AL LEER ESTE LIBRO, USTED ACEPTA QUEDAR VINCULADO POR ESTE DESCARGO DE RESPONSABILIDAD, O PUEDE DEVOLVER ESTE LIBRO DENTRO DEL PLAZO GARANTIZADO PARA OBTENER UN REEMBOLSO COMPLETO.

### No sustituye al tratamiento médico:

Las plantas, hierbas, hongos, remedios y preparaciones a base de hierbas que se analizan en este libro no deben considerarse como alternativas o sustitutos de tratamientos médicos profesionales, para enfermedades o prevención de enfermedades, incluidos, entre otros, cualquier diagnóstico, cura, medicamentos y tratamientos como quimioterapia, radiación o cualquier otro procedimiento, método o terapia médica utilizados para tratar cánceres o cualquier otra enfermedad, afección, virus, infección u otras condiciones médicas.

### Consulte a los profesionales sanitarios:

Busque siempre asesoramiento de un médico u otro profesional sanitario para cualquier pregunta que pueda tener sobre cualquier enfermedad, lesión, síntoma, preocupación médica o cualquier otra afección real o potencial relacionada con la salud y el bienestar. No ignore el asesoramiento profesional, médico, las normas médicas ni retrase la búsqueda de cualquier tratamiento o asesoramiento con base en cualquier consejo que aparezca en este libro.

### No se aceptan reclamaciones médicas:

Este libro no se debe utilizar ni considerar como una autoridad en ningún diagnóstico, tratamiento, cura o prevención de ninguna enfermedad, virus, infección o condición médica de ningún tipo. La información que aquí se proporciona son ideas que se basan en algunos métodos tradicionales, el folclore, el boca a boca y los usos que se daban antiguamente a las plantas, hierbas y hongos, y es tan solo para fines de entretenimiento y no debe interpretarse como un respaldo de la utilidad, eficacia de cualquier asunto notificado o discutido.

### Advertencia de seguridad infantil:

Los remedios de este libro no están formulados ni probados para ser utilizados en niños. No administre NUNCA ningún remedio herbal a los niños sin consultar antes con un pediatra o un profesional sanitario cualificado. Muchas hierbas y sustancias naturales que son seguras para los adultos pueden causar graves daños a los niños, debido al desarrollo de su organismo y a sus diferentes ritmos metabólicos. A menos que se indique específicamente lo contrario, se debe asumir que ningún remedio de este libro es adecuado para menores de 18 años.

### Usar con precaución:

Aunque algunas plantas, hierbas, hongos o alternativas divulgadas en el libro pueden ofrecer beneficios complementarios al bienestar general, cualquier uso debe abordarse con precaución y bajo la guía de un profesional sanitario cualificado, especialmente cuando se utiliza junto con otros medicamentos y tratamientos. El contenido del presente documento no se debe utilizar ni considerar nunca para sustituir el asesoramiento médico profesional.

### Advertencia para el embarazo y la lactancia:

Muchas hierbas y remedios naturales pueden ser perjudiciales durante el embarazo o la lactancia. NO utilice ningún remedio de este libro si está embarazada o en período de lactancia sin la aprobación explícita de un profesional sanitario. Algunas hierbas pueden provocar abortos, partos prematuros o dañar al feto en desarrollo.

### Advertencia sobre el nombre médico:

En algunos remedios de este libro puede que se utilicen nombres como «amoxicilina amish», «mejor que el Botox» u otros términos que hagan referencia a medicamentos con receta, dispositivos o procedimientos médicos. Estos nombres se utilizan solo con fines creativos y NO implican que estos remedios funcionen como los tratamientos médicos reales a los que hacen referencia ni que puedan sustituirlos. Estos remedios caseros NO contienen ingredientes farmacéuticos y no tienen NINGUNO de los efectos científicamente probados de los tratamientos médicos a los que sus nombres hacen referencia. No utilice estos remedios como sustitutos de medicamentos o procedimientos con prescripción médica. Hacerlo podría tener graves consecuencias para la salud, como el empeoramiento de enfermedades, lesiones permanentes o incluso la muerte.

### Reacciones individuales:

La salud y la respuesta a alimentos, plantas, hongos y tratamientos de cada persona son diferentes. La información proporcionada en este libro es general. No está adaptada a una necesidad sanitaria específica de ninguna persona ni considera ningún tipo de sensibilidad, alergia, enfermedad o afección existente u otros posibles efectos secundarios que pueda tener, incluida la muerte. Por lo tanto, es crucial y necesario consultar a un profesional sanitario antes de utilizar cualquier tratamiento o recurso propuesto que se elija, ya que no hacerlo puede causar una reacción adversa a otros medicamentos, tratamientos o condiciones, y puede afectar negativamente a las pruebas, diagnósticos, curas o tratamientos.

### Restricción de responsabilidad:

El autor y editor de este libro no son responsables de ningún efecto adverso o consecuencia resultante del uso o apropiación de cualquier sugerencia, preparación, tratamiento o procedimiento obtenido de este libro. Usted reconoce y acepta que es el único responsable de su salud y bienestar, y que debe consultar a un profesional sanitario antes de comenzar cualquier tratamiento o terapia que esté relacionada con su vida, salud y bienestar.

### Exención de responsabilidad de asesoramiento médico:

Este libro fue creado para proporcionar una fuente de entretenimiento e información sobre medicinas naturales, remedios o tratamientos, que la gente ha alegado haber usado o que se podrían haber usado en el pasado. Esta información se pone a disposición con el entendimiento de que la editorial, el editor y los autores no ofrecen ningún asesoramiento legal o médico ni que ninguna información que aquí se contiene es precisa o que cualquier información es útil para cualquier fin. Si usted no se siente bien, está enfermo, sufre una condición médica, cree que puede tener una afección médica, enfermedad o una dolencia de cualquier tipo, debe consultar inmediatamente a un profesional sanitario.

### Exención de responsabilidad de integridad:

Este libro no contiene ni afirma contener toda la información disponible sobre ciertas plantas, hierbas, hongos o remedios. Aunque los autores, los editores y la editorial han hecho todo lo posible para proporcionar una recopilación de información lo más útil y precisa posible respecto a plantas curativas y remedios naturales, la información no está verificada, se basa en el folclore, está obsoleta, es errónea y contiene errores tipográficos y de contenido. Este libro no se debe utilizar ni ser considerado como una guía o referencia médica.

### Exención de responsabilidad:

Los autores, los editores y la editorial no incurrirán en ninguna responsabilidad ni serán considerados responsables ante ninguna persona o entidad con respecto a ninguna pérdida de la vida o lesión ocurrente, presunta o de otro tipo, que haya sucedido directa o indirectamente como consecuencia de la información del libro. Es la única responsabilidad del lector, quien debe consultar primero con un médico o profesional sanitario antes de intentar hacer o utilizar un preparado, tintura, decocción u otra aplicación que se muestre en este libro.

### Cumplimiento:

La información del libro no ha sido revisada, testada ni aprobada por ningún organismo oficial, gobierno o agencia y está destinada únicamente a fines informativos, de entretenimiento y educativos.

### Sin garantías:

Los autores y editores de este libro no ofrecen garantías de ningún tipo, expresas o implícitas, con respecto a los resultados obtenidos mediante el uso o la aplicación de la información de este libro. Elaborar, usar, consumir, modificar o distribuir cualquiera de los productos, elementos o remedios descritos en el presente libro se realiza bajo su propio riesgo.

### Exención de responsabilidad por uso e identificación indebidos:

Los autores, los editores y la editorial no asumen ninguna responsabilidad por el uso, el uso indebido o la identificación errónea de ninguna planta, hierba, o tratamiento debido a cualquier consecuencia que pudiera resultar para su salud o la salud de otras personas.

### Protección de la privacidad:

Algunos nombres y detalles de identificación se han cambiado para proteger la privacidad de los autores y otras personas. Al leer este libro, usted acepta quedar obligado por este descargo de responsabilidad, o puede devolver este libro dentro del plazo garantizado para obtener un reembolso completo.

## Acerca de la autora

### Dra. Nicole Apelian

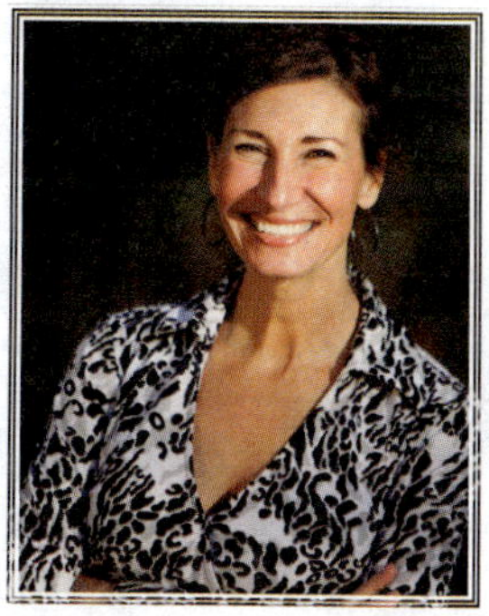

La Dra. Nicole Apelian es herbolaria, madre, instructora de técnicas de supervivencia, antropóloga y bióloga. Se licenció en Biología por la Universidad McGill de Canadá y posee un máster en Ecología por la Universidad de Oregón. Se doctoró en el Prescott College mientras trabajaba como antropóloga y etnobotánica en Botsuana. También es autora de la serie El libro de los remedios herbales olvidados: El poder curativo de las plantas (libros 1 y 2), La guía de los alimentos silvestres para el recolector: Plantas, líquenes, setas y algas comestibles, La guía holística para el bienestar: Protocolos herbales para trastornos comunes, Guía para sobrevivir en la naturaleza a largo plazo: Habilidades olvidadas para hacer de la naturaleza tu hogar, Una guía de referencia para sobrevivir en la naturaleza: Preparación y remedios al aire libre, y su Online Herbal Academy (The Lost Skills Academy). Para más información sobre la autora se puede visitar el sitio web: www.nicoleapelian.com.

Nicole vivió durante años en la naturaleza con los bosquimanos del desierto del Kalahari, uno de los pueblos indígenas que aún viven como cazadores-recolectores. Gracias a las sólidas relaciones que se crean dentro de la tribu, Nicole aprendió muchos de los remedios y habilidades que practica y enseña en la actualidad.

En el año 2000, Nicole fue diagnosticada con esclerosis múltiple, lo que la llevó a aplicar sus conocimientos de investigación a su propio bienestar personal. Se centró en una estrategia de vida sana, basada en una profunda conexión con la naturaleza y prácticas de gratitud. A través de efectuar cambios en su estilo de vida, reconociendo los profundos vínculos entre el cuerpo y la mente, y elaborando y utilizando sus propios remedios, Nicole pasó de estar postrada en una cama a tener una vida plena. De simplemente sobrevivir, a mejorar y disfrutar de la vida.

Cree firmemente que hay muchas personas sufriendo que necesitan encontrar su propio remedio. Esto se convirtió en una misión para ella y es la razón principal que la llevó a escribir para compartir sus conocimientos. Nicole tiene más de 30 años de conocimientos sobre plantas y experiencia personal en la elaboración de cataplasmas, tinturas, decocciones, pomadas, aceites infusionados y otros remedios herbales. Ha ayudado a miles de personas a tratarse de manera natural siguiendo sus consejos de bienestar holístico y utilizando remedios a base de plantas.

En el año 2015 fue una de las primeras mujeres seleccionadas para el exitoso programa de televisión Alone, de History Channel. A pesar de padecer esclerosis múltiple, sobrevivió en solitario durante 57 días seguidos en una zona remota de la isla de Vancouver con poco más de un cuchillo de caza y los alimentos y medicinas silvestres que encontró en la zona.

Los conocimientos de la Dra. Nicole Apelian han sido fundamentales para este libro de recetas. Muchas de las plantas, líquenes y setas que encontrarás aquí son las que ella ha utilizado, obteniendo muy buenos resultados. Nicole ha seleccionado algunos de los mejores para aquellos que desean tratarse de manera natural. Estos remedios forman parte de una filosofía holística de intentar ser autosuficiente, de conectar la mente con el cuerpo y, a su vez, el cuerpo con la naturaleza.

***¡Por una vida plena y saludable!***

Al adquirir este libro, has tomado el primer paso para aprender acerca de los remedios herbales, ¡enhorabuena! Para poder ayudarte aún más, te invito a que te unas a mi comunidad Survive & Thrive. Sigue el enlace más abajo para apuntarte a mi lista de correo electrónico privada y formar parte del equipo de Survive & Thrive.

Este es el enlace: www.nicoleapelian.com, ¡únete ahora!

# Índice



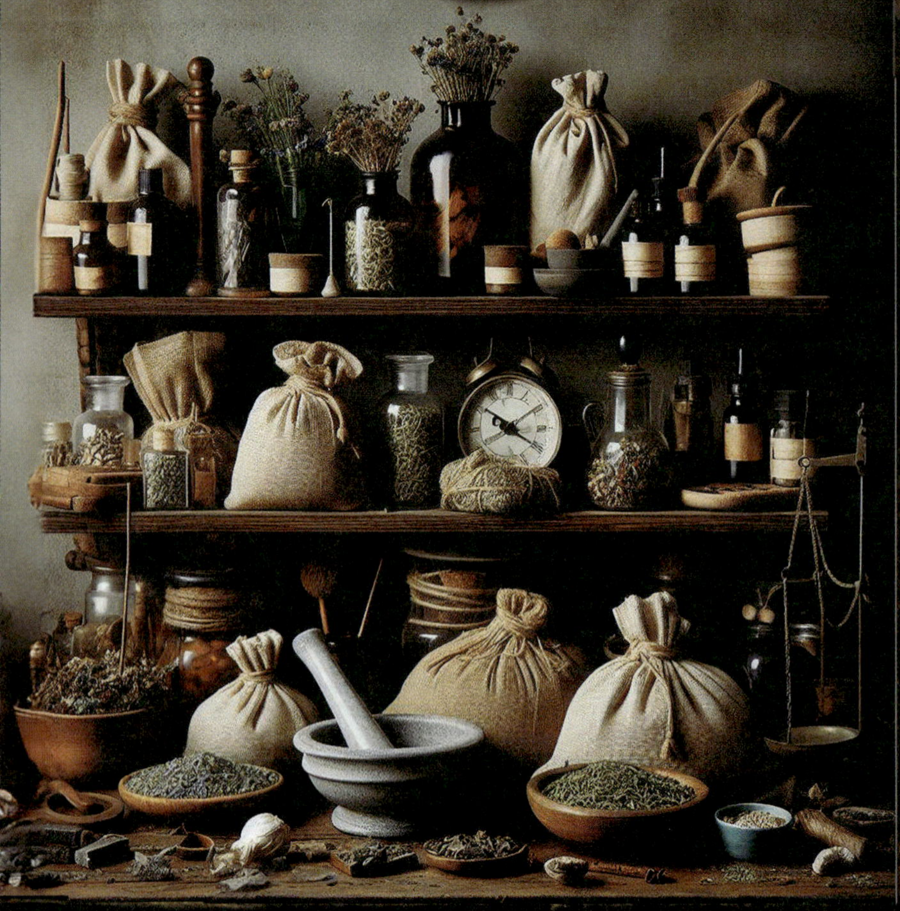

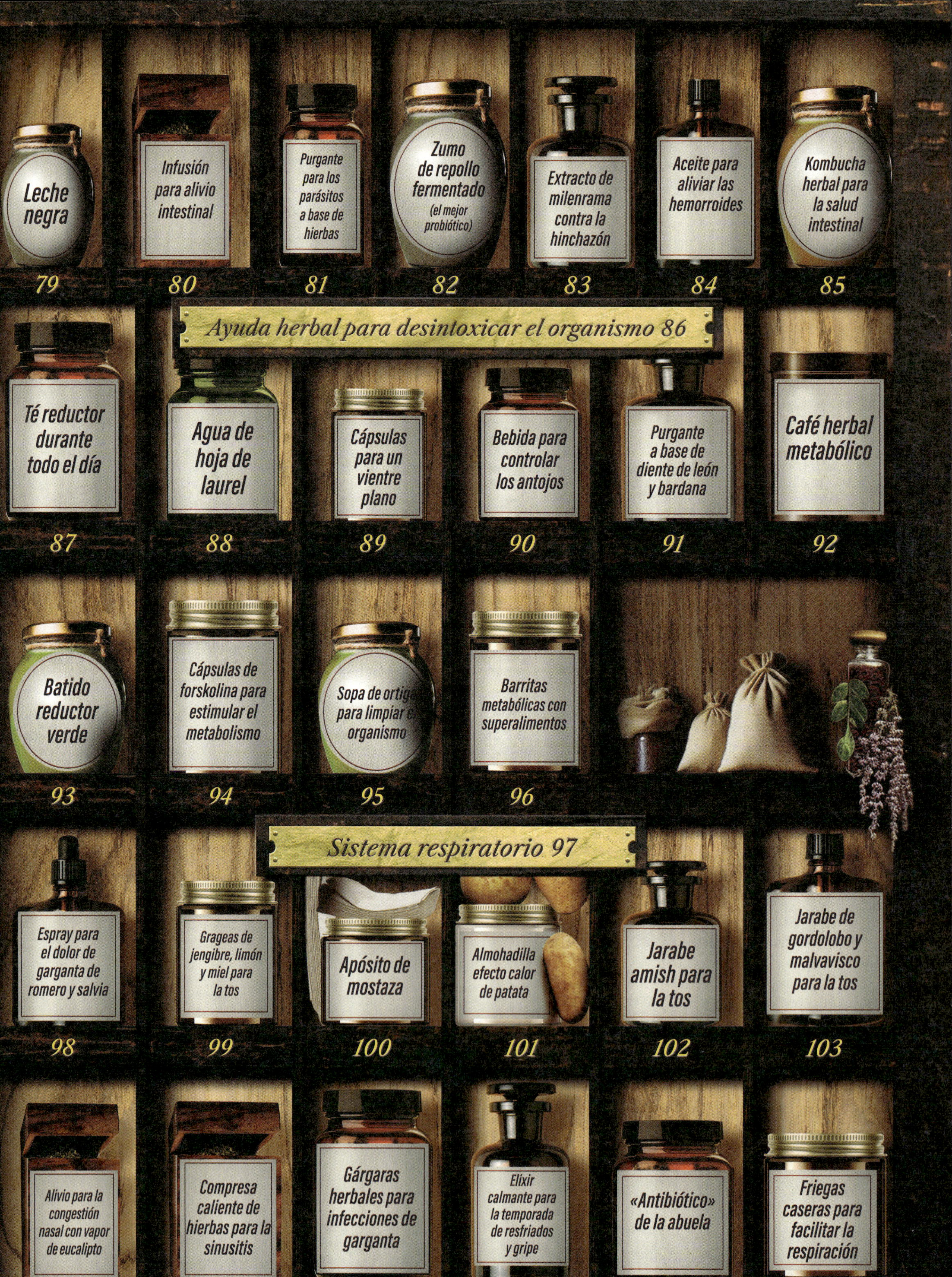
Leche negra 79
Infusión para alivio intestinal 80
Purgante para los parásitos a base de hierbas 81
Zumo de repollo fermentado (el mejor probiótico) 82
Extracto de milenrama contra la hinchazón 83
Aceite para aliviar las hemorroides 84
Kombucha herbal para la salud intestinal 85
Ayuda herbal para desintoxicar el organismo 86
Té reductor durante todo el día 87
Agua de hoja de laurel 88
Cápsulas para un vientre plano 89
Bebida para controlar los antojos 90
Purgante a base de diente de león y bardana 91
Café herbal metabólico 92
Batido reductor verde 93
Cápsulas de forskolina para estimular el metabolismo 94
Sopa de ortig
para limpiar e
organismo 95
Barritas metabólicas con superalimentos 96
Sistema respiratorio 97
Espray para el dolor de garganta de romero y salvia 98
Grageas de jengibre, limón y miel para la tos 99
Apósito de mostaza 100
Almohadilla efecto calor de patata 101
Jarabe amish para la tos 102
Jarabe de gordolobo y malvavisco para la tos 103
Alivio para la congestión nasal con vapor de eucalipto
Compresa caliente de hierbas para la sinusitis
Gárgaras herbales para infecciones de garganta
Elixir calmante para la temporada de resfriados y gripe
«Antibiótico» de la abuela
Friegas caseras para facilitar la respiración

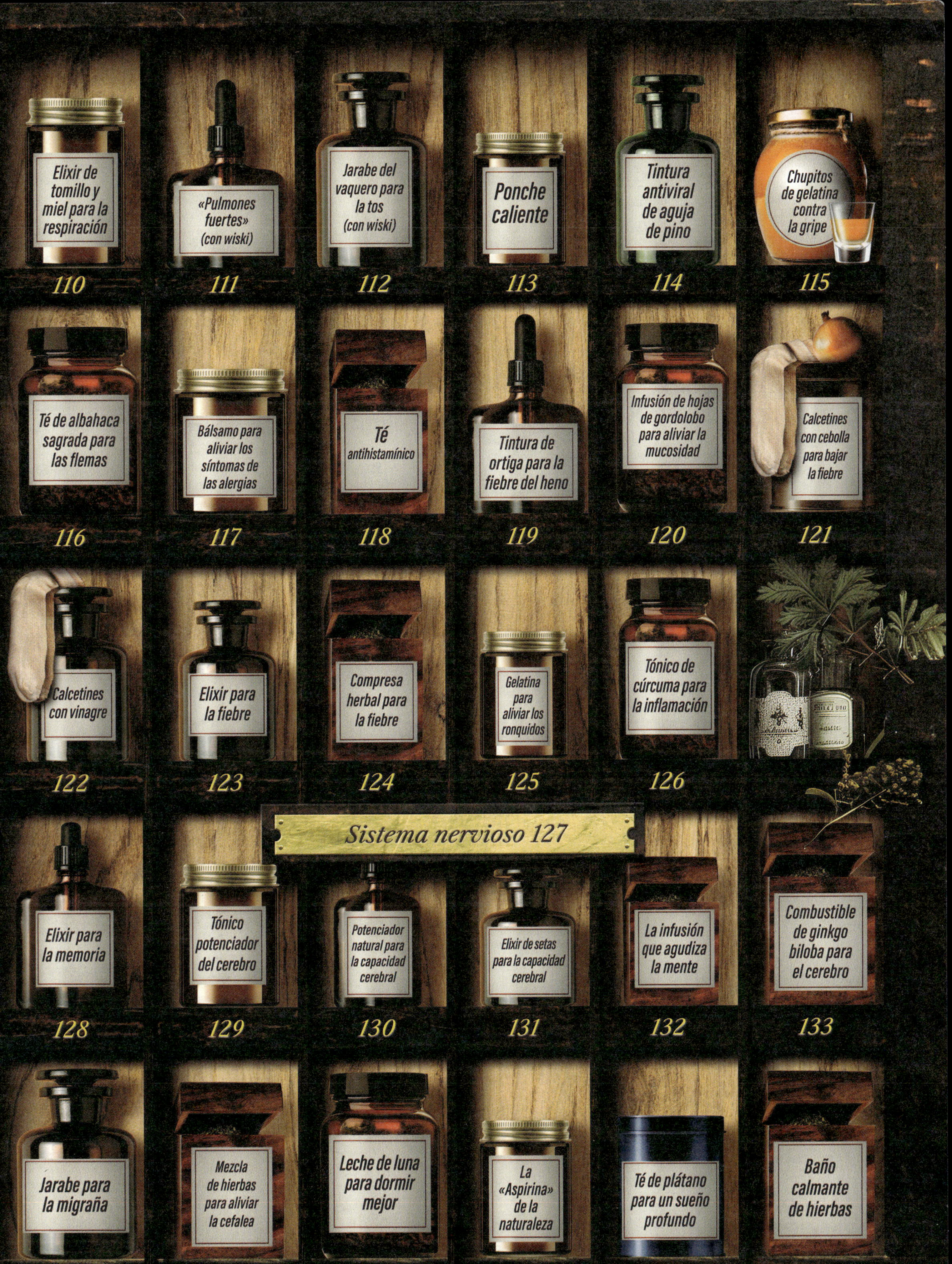
Elixir de tomillo y miel para la respiración
110
«Pulmones fuertes» (con wiski)
111
Jarabe del vaquero para la tos (con wiski)
112
Ponche caliente
113
Tintura antiviral de aguja de pino
114
Chupitos de gelatina contra la gripe
115
Té de albahaca sagrada para las flemas
116
Bálsamo para aliviar los síntomas de las alergias
117
Té antihistamínico
118
Tintura de ortiga para la fiebre del heno
119
Infusión de hojas de gordolobo para aliviar la mucosidad
120
Calcetines con cebolla para bajar la fiebre
121
Calcetines con vinagre
122
Elixir para la fiebre
123
Compresa herbal para la fiebre
124
Gelatina para aliviar los ronquidos
125
Tónico de cúrcuma para la inflamación
126
Sistema nervioso 127
Elixir para la memoria
128
Tónico potenciador del cerebro
129
Potenciador natural para la capacidad cerebral
130
Elixir de setas para la capacidad cerebral
131
La infusión que agudiza la mente
132
Combustible de ginkgo biloba para el cerebro
133
Jarabe para la migraña
Mezcla de hierbas para aliviar la cefalea
Leche de luna para dormir mejor
La «Aspirina» de la naturaleza
Té de plátano para un sueño profundo
Baño calmante de hierbas

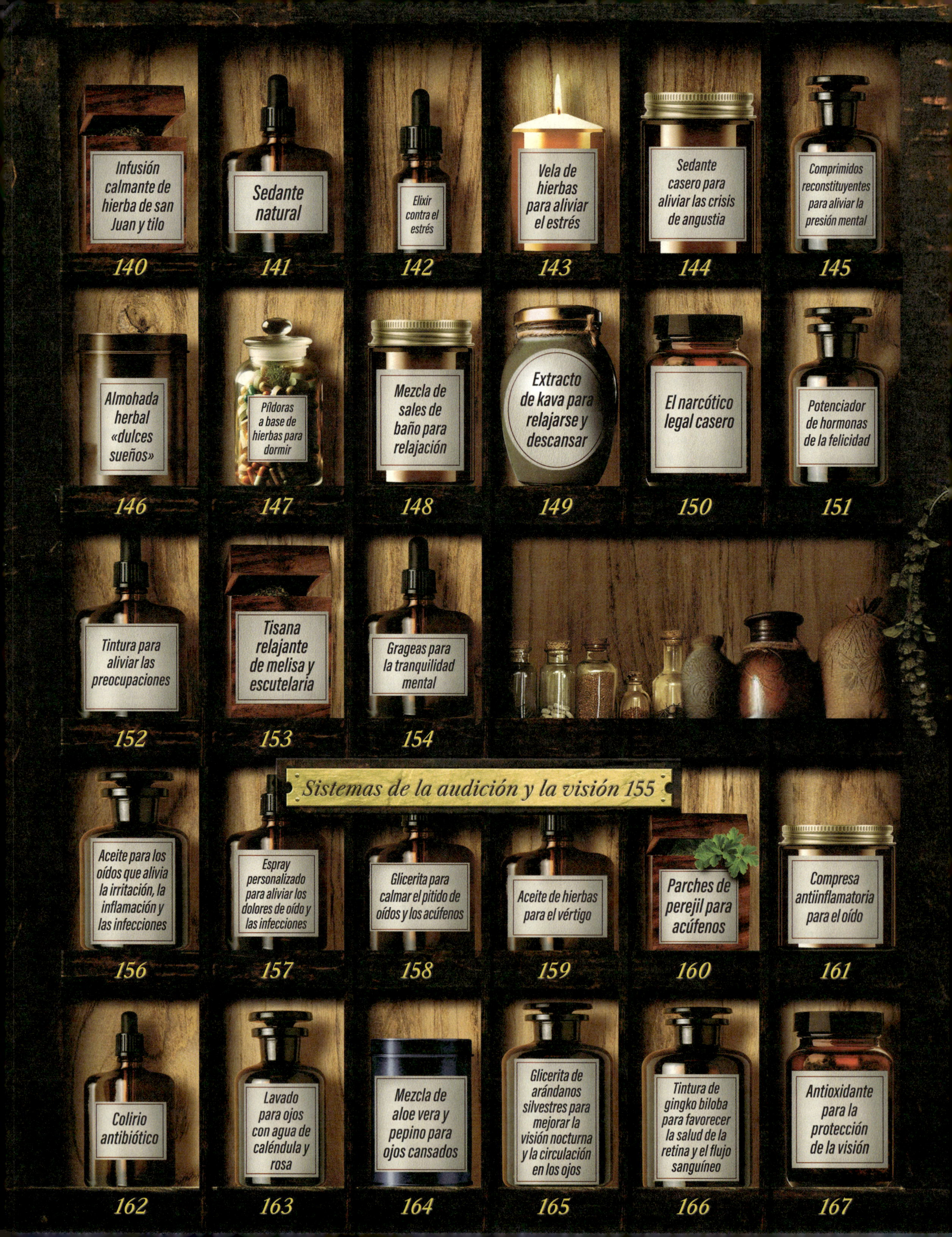
Infusión calmante de hierba de san Juan y tilo
140
Sedante natural
141
Elixir contra el estrés
142
Vela de hierbas para aliviar el estrés
143
Sedante casero para aliviar las crisis de angustia
144
Comprimidos reconstituyentes para aliviar la presión mental
145
Almohada herbal «dulces sueños»
146
Píldoras a base de hierbas para dormir
147
Mezcla de sales de baño para relajación
148
Extracto de kava para relajarse y descansar
149
El narcótico legal casero
150
Potenciador de hormonas de la felicidad
151
Tintura para aliviar las preocupaciones
152
Tisana relajante de melisa y escutelaria
153
Grageas para la tranquilidad mental
154
Sistemas de la audición y la visión 155
Aceite para los oídos que alivia la irritación, la inflamación y las infecciones
156
Espray personalizado para aliviar los dolores de oído y las infecciones
157
Glicerita para calmar el pitido de oídos y los acúfenos
158
Aceite de hierbas para el vértigo
159
Parches de perejil para acúfenos
160
Compresa antiinflamatoria para el oído
161
Colirio antibiótico
162
Lavado para ojos con agua de caléndula y rosa
163
Mezcla de aloe vera y pepino para ojos cansados
164
Glicerita de arándanos silvestres para mejorar la visión nocturna y la circulación en los ojos
165
Tintura de gingko biloba para favorecer la salud de la retina y el flujo sanguíneo
166
Antioxidante para la protección de la visión
167

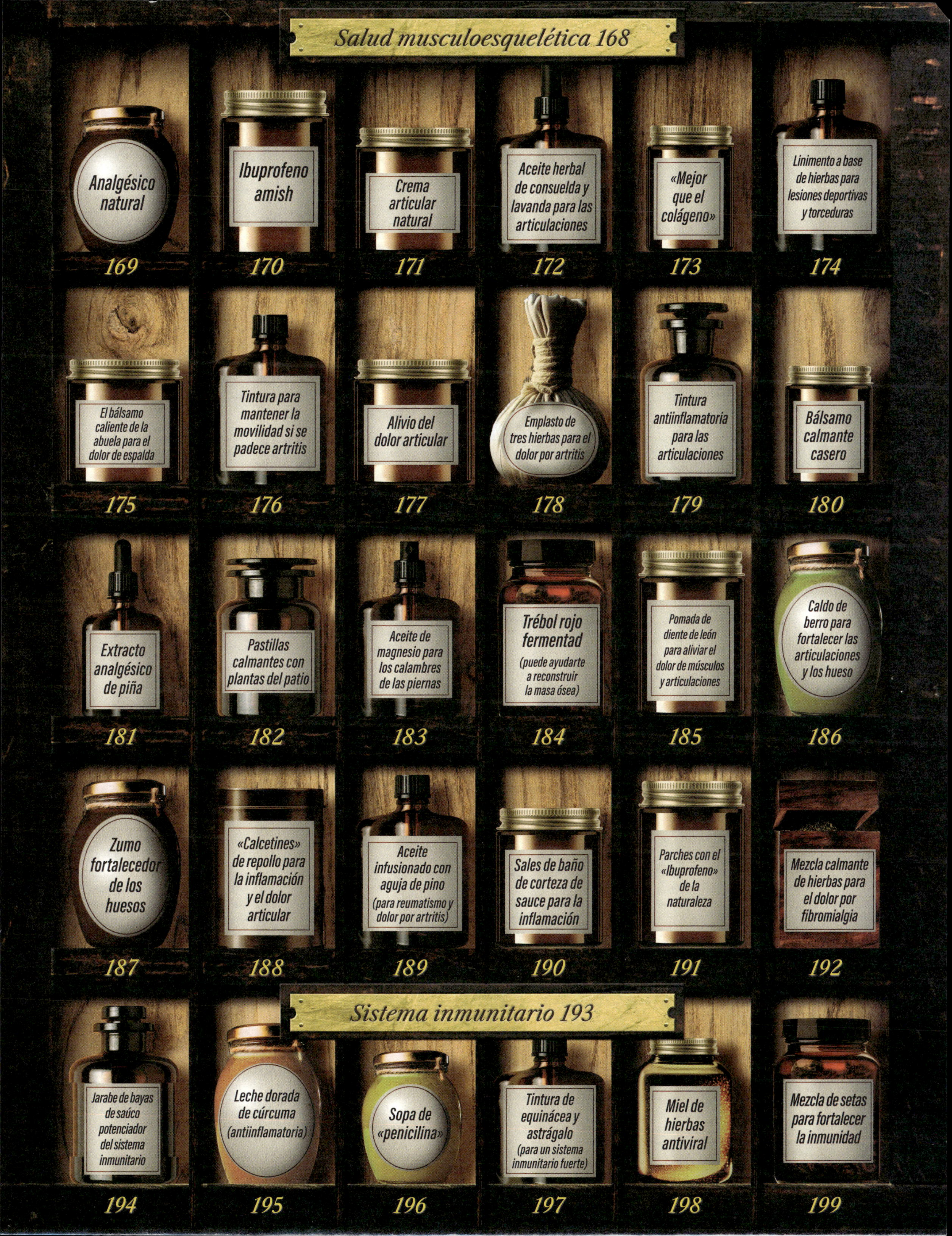
Salud musculoesquelética 168
Analgésico natural
169
Ibuprofeno amish
170
Crema articular natural
171
Aceite herbal de consuelda y lavanda para las articulaciones
172
«Mejor que el colágeno»
173
Linimento a base de hierbas para lesiones deportivas y torceduras
174
El bálsamo caliente de la abuela para el dolor de espalda
175
Tintura para mantener la movilidad si se padece artritis
176
Alivio del dolor articular
177
Emplasto de tres hierbas para el dolor por artritis
178
Tintura antiinflamatoria para las articulaciones
179
Bálsamo calmante casero
180
Extracto analgésico de piña
181
Pastillas calmantes con plantas del patio
182
Aceite de magnesio para los calambres de las piernas
183
Trébol rojo fermentad
(puede ayudarte a reconstruir la masa ósea)
184
Pomada de diente de león para aliviar el dolor de músculos y articulaciones
185
Caldo de berro para fortalecer las articulaciones y los hueso
186
Zumo fortalecedor de los huesos
187
«Calcetines» de repollo para la inflamación y el dolor articular
188
Aceite infusionado con aguja de pino
(para reumatismo y dolor por artritis)
189
Sales de baño de corteza de sauce para la inflamación
190
Parches con el «Ibuprofeno» de la naturaleza
191
Mezcla calmante de hierbas para el dolor por fibromialgia
192
Sistema inmunitario 193
Jarabe de bayas de saúco potenciador del sistema inmunitario
194
Leche dorada de cúrcuma (antiinflamatoria)
195
Sopa de «penicilina»
196
Tintura de equinácea y astrágalo
(para un sistema inmunitario fuerte)
197
Miel de hierbas antiviral
198
Mezcla de setas para fortalecer la inmunidad
199

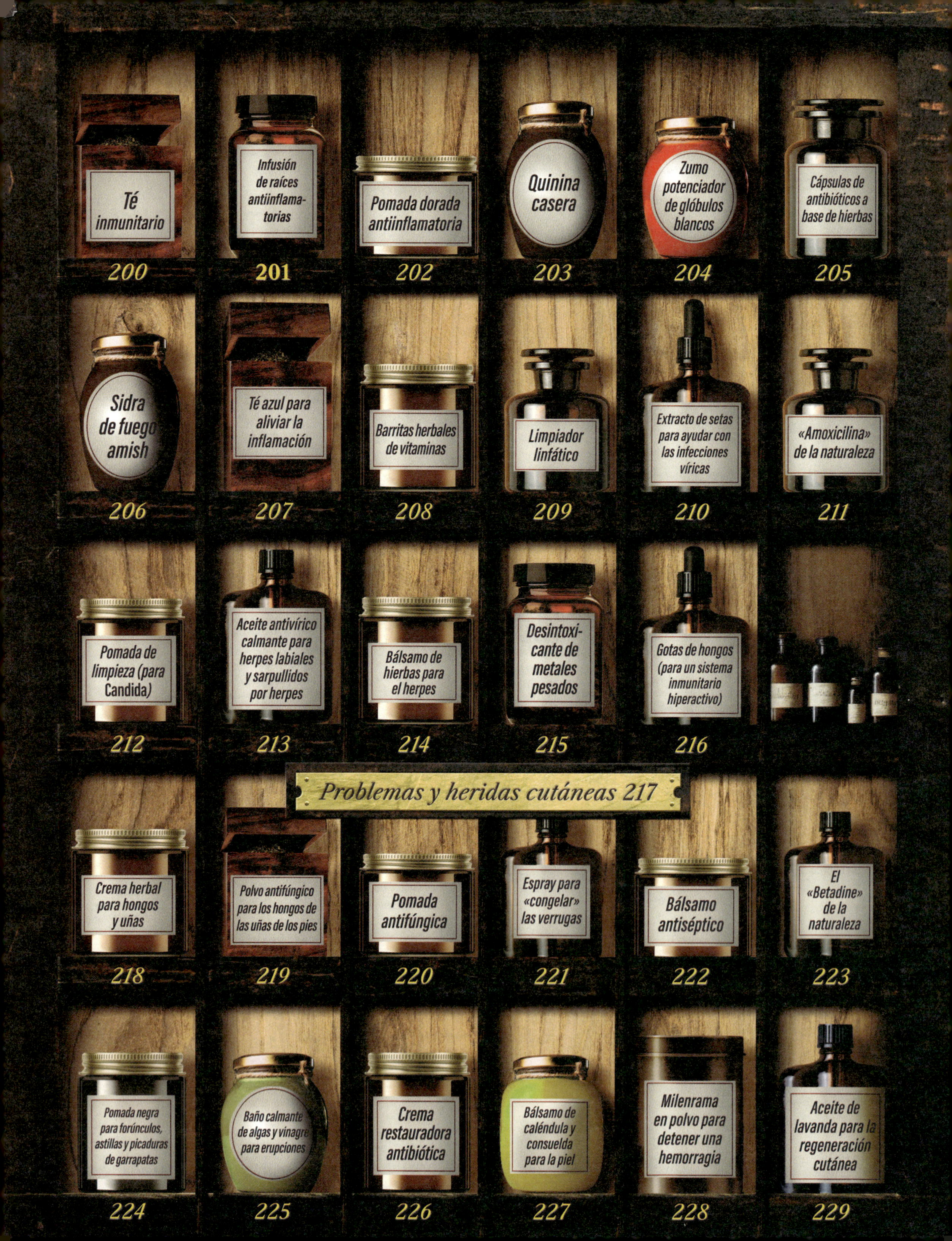
Té inmunitario
200
Infusión de raíces antiinflamatorias
201
Pomada dorada antiinflamatoria
202
Quinina casera
203
Zumo potenciador de glóbulos blancos
204
Cápsulas de antibióticos a base de hierbas
205
Sidra de fuego amish
206
Té azul para aliviar la inflamación
207
Barritas herbales de vitaminas
208
Limpiador linfático
209
Extracto de setas para ayudar con las infecciones víricas
210
«Amoxicilina» de la naturaleza
211
Pomada de limpieza (para Candida)
212
Aceite antivírico calmante para herpes labiales y sarpullidos por herpes
213
Bálsamo de hierbas para el herpes
214
Desintoxicante de metales pesados
215
Gotas de hongos (para un sistema inmunitario hiperactivo)
216
Problemas y heridas cutáneas 217
Crema herbal para hongos y uñas
218
Polvo antifúngico para los hongos de las uñas de los pies
219
Pomada antifúngica
220
Espray para «congelar» las verrugas
221
Bálsamo antiséptico
222
El «Betadine» de la naturaleza
223
Pomada negra para forúnculos, astillas y picaduras de garrapatas
224
Baño calmante de algas y vinagre para erupciones
225
Crema restauradora antibiótica
226
Bálsamo de caléndula y consuelda para la piel
227
Milenrama en polvo para detener una hemorragia
228
Aceite de lavanda para la regeneración cutánea
229

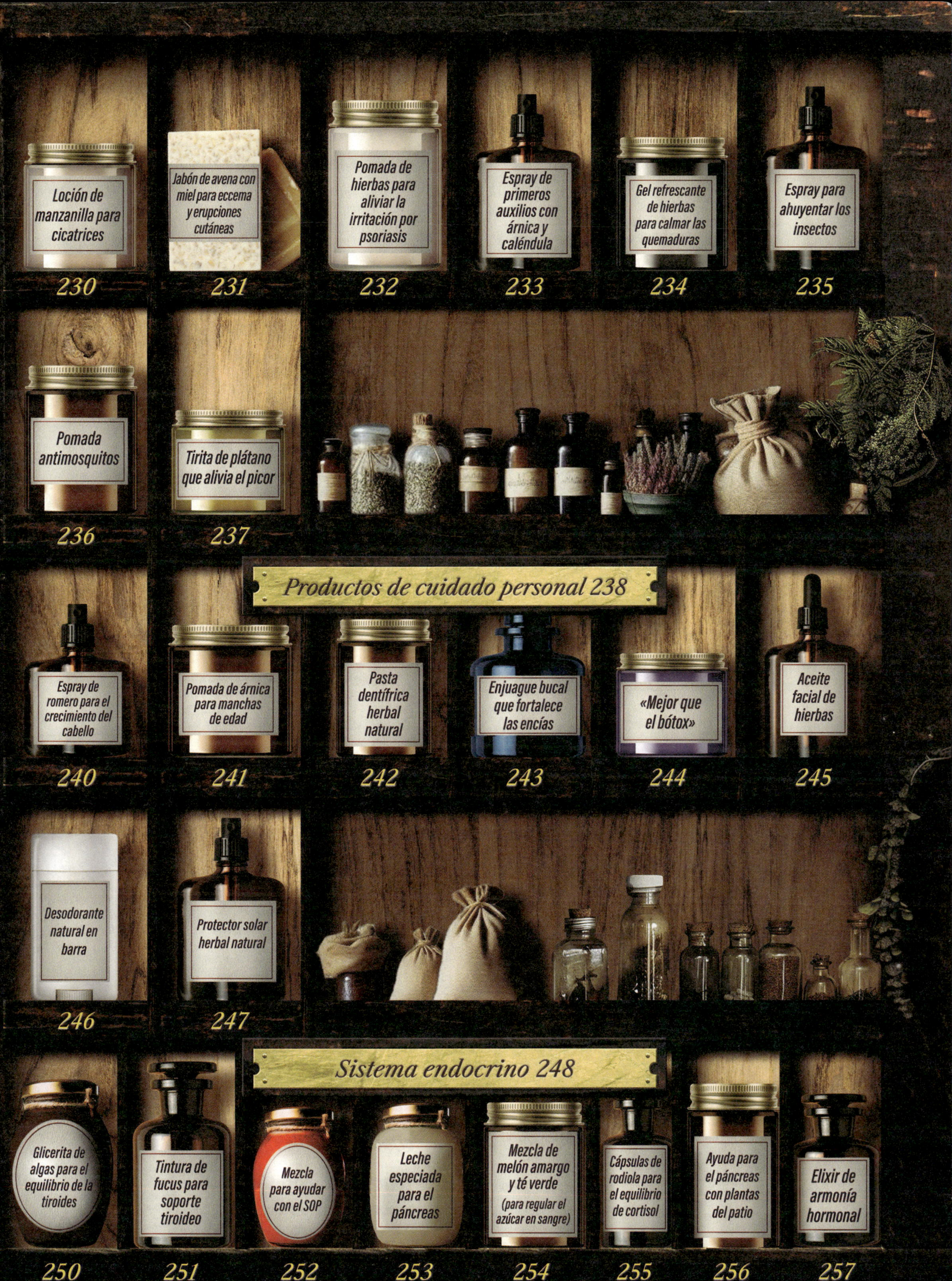
Loción de manzanilla para cicatrices
230
Jabón de avena con miel para eccema y erupciones cutáneas
231
Pomada de hierbas para aliviar la irritación por psoriasis
232
Espray de primeros auxilios con árnica y caléndula
233
Gel refrescante de hierbas para calmar las quemaduras
234
Espray para ahuyentar los insectos
235
Pomada antimosquitos
236
Tirita de plátano que alivia el picor
237
Productos de cuidado personal 238
Espray de romero para el crecimiento del cabello
240
Pomada de árnica para manchas de edad
241
Pasta dentífrica herbal natural
242
Enjuague bucal que fortalece las encías
243
«Mejor que el bótox»
244
Aceite facial de hierbas
245
Desodorante natural en barra
246
Protector solar herbal natural
247
Sistema endocrino 248
Glicerita de algas para el equilibrio de la tiroides
250
Tintura de fucus para soporte tiroideo
251
Mezcla para ayudar con el SOP
252
Leche especiada para el páncreas
253
Mezcla de melón amargo y té verde (para regular el azúcar en sangre)
254
Cápsulas de rodiola para el equilibrio de cortisol
255
Ayuda para el páncreas con plantas del patio
256
Elixir de armonía hormonal
257

# INTRODUCCIÓN

A pesar de nuestras vidas modernas, desconectadas del medio ambiente y aceleradas, y del constante aluvión de medicamentos sintéticos y remedios que ofrecen una solución rápida, la ciencia y el arte de la curación herbal han resistido la prueba del tiempo, ofreciéndonos un puente hacia la abundancia que proporciona la naturaleza.

Este libro es un testimonio de la notable sinergia entre la naturaleza y el cuerpo humano, y ofrece una gran variedad de recetas o preparaciones adaptadas a tus necesidades específicas. Ya sea que estés buscando alivio para un abdomen problemático, un bálsamo calmante para los músculos cansados o un elixir para relajar la mente inquieta, hay una receta de hierbas en estas páginas para guiarte en tu búsqueda del bienestar.

## En el interior de La botica casera olvidada, descubrirás:

*Los principios del bienestar holístico,*
que van más allá del simple manejo de los síntomas, buscando restaurar el equilibrio de todo tu ser.

*Orientación detallada y divertida*
sobre cómo configurar tu propia botica en casa.

*Las herramientas para hacerte cargo de tu bienestar,*
fomentando una sensación de autoempoderamiento en la gestión de tu viaje hacia el bienestar.

*Consejos prácticos*
para obtener, recolectar y almacenar hierbas y preservar su potencia.

*Una diversa colección de más de 200 recetas herbales,*
meticulosamente diseñada para abordar las necesidades específicas de cada parte del cuerpo.

*Instrucciones paso a paso e imágenes ilustrativas*
para garantizar que puedas crear preparaciones a base de hierbas con confianza.

*Conocimientos sobre la mezcla de hierbas*
para lograr efectos sinérgicos, mejorando sus cualidades individuales.

*Una exploración de la conexión mente-cuerpo*
y cómo los remedios a base de hierbas pueden ayudar al bienestar emocional y mental.

*Orientación esencial sobre el uso seguro de hierbas,*
especialmente si tienes alergias, afecciones médicas o tomas medicamentos.

Ya seas un herbolario principiante o un profesional experimentado, esperamos sinceramente que este libro se convierta en tu guía de confianza mientras descubres el potencial ilimitado de los remedios a base de hierbas para una vida más saludable y plena.

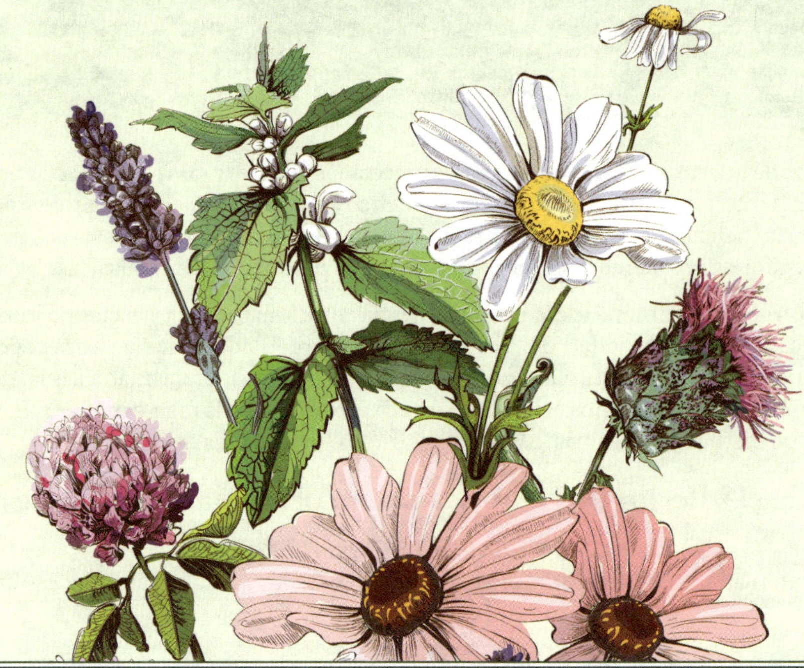

# *Configuración de tu* BOTICA DE HIERBAS

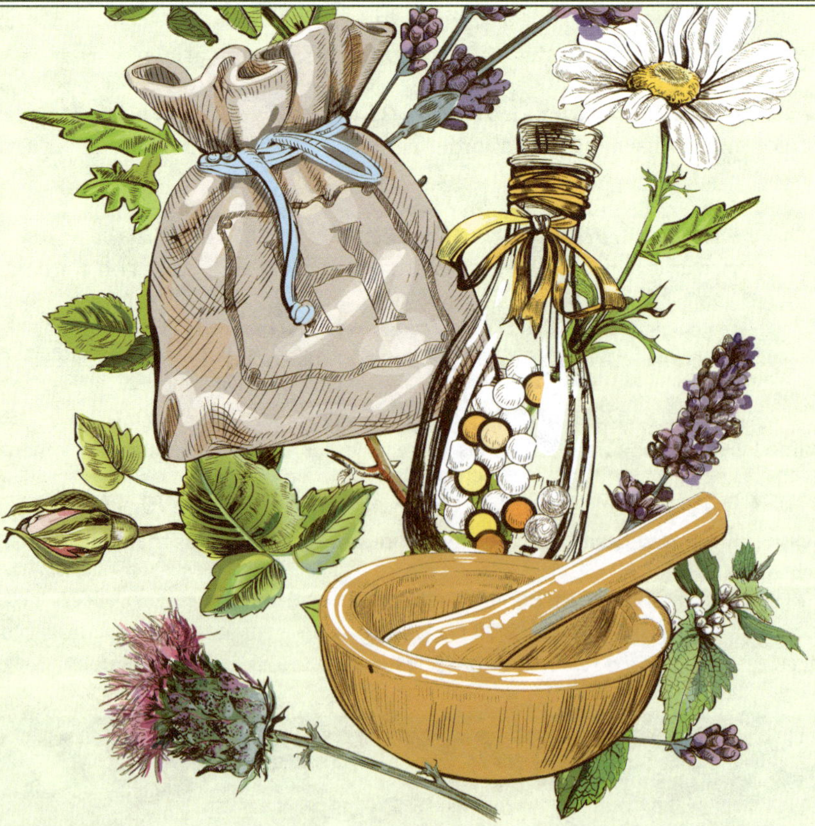

# LA OBTENCIÓN

## *Hierbas e ingredientes de calidad*

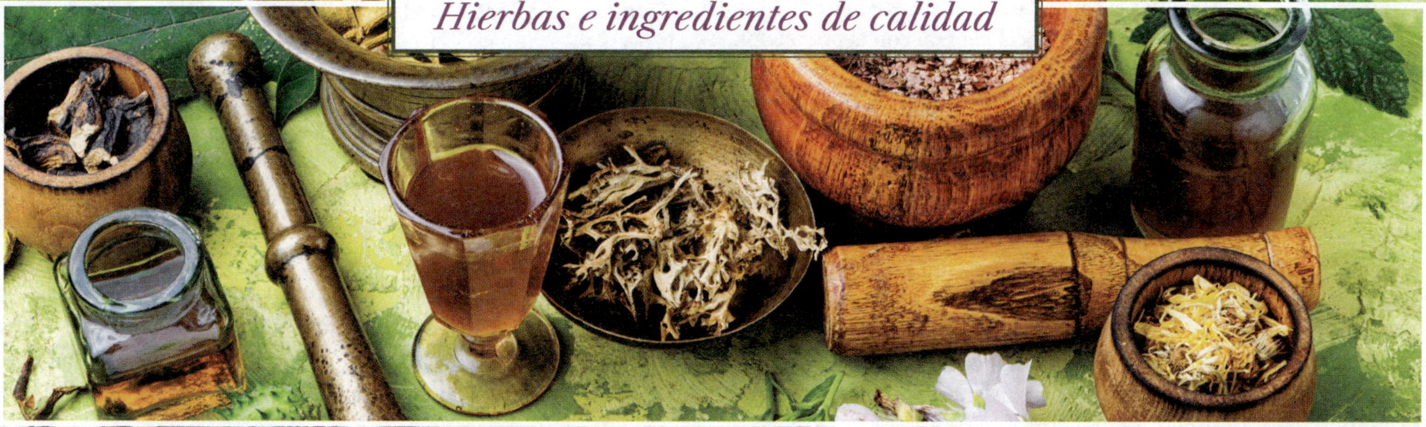

La mayoría de las boticas a base de hierbas requieren algunos ingredientes básicos. Por lo general, esto incluye las propias hierbas y también disolventes y otros productos básicos como miel o glicerina, vodka o brandy, vinagre de sidra de manzana, cera de abejas, sales de Epsom, aceite de oliva u otros aceites portadores, y frascos y botellas de vidrio.

Hay mucho que puedes hacer solo con hierbas y agua, pero estos ingredientes adicionales amplían enormemente las posibilidades y vida útil de los preparados. Estos temas se tratarán con mayor detalle en la Parte 2. Por ahora, centrémonos en las hierbas.

Ya seas un herbolario experimentado o un principiante, saber cómo encontrar y seleccionar hierbas de calidad es clave para crear potentes remedios a base de hierbas.

**Estos son algunos pasos y consejos que te ayudarán a encontrar y seleccionar las mejores hierbas:**

### COMPRENDER LA IMPORTANCIA DE LA CALIDAD

En el mundo de las boticas a base de hierbas, obtener plantas e ingredientes de alta calidad es esencial para garantizar la potencia y eficacia de las preparaciones. Las hierbas de alta calidad contienen una mayor concentración de compuestos activos, lo que las hace más potentes y eficaces.

Si vas a dedicar tiempo y energía a elaborar tu propia botica para uso doméstico, debes asegurarte de que las especias y hierbas que obtienes sean de la más alta calidad.

Ya sea que estés comprando hierbas de manera virtual, en una cooperativa local de alimentos naturales, en la tienda de hierbas o en el mercado, es importante tener presentes varios indicadores de calidad para garantizar los más altos estándares. Estos indicadores incluyen:

- *Apariencia:* observa las hierbas en busca de colores frescos y vibrantes, hojas intactas y sin signos de moho o contaminación. El material de la planta se degrada cuando se expone al aire, y un recipiente mal sellado puede dejar que la humedad se filtre en el interior, lo que favorece que el moho crezca o que aparezcan las plagas típicas de una despensa.
- *Aroma:* las hierbas de alta calidad tienen un aroma fuerte y distintivo que indica frescura y potencia. La materia vegetal seca tiende a desvanecerse y se vuelve menos aromática a medida que pasa el tiempo.
- *Textura:* esta debe ser fresca, ni quebradiza ni demasiado seca, lo que indica las hierbas se han almacenado correctamente.

### ABASTECIMIENTO LOCAL Y SOSTENIBLE

Optar por hierbas e ingredientes orgánicos y de origen sostenible no solo es beneficioso para el medio ambiente, sino también para la calidad de los remedios. Las hierbas orgánicas se cultivan sin el uso de pesticidas sintéticos ni fertilizantes, lo que garantiza un producto final más puro y potente. Además, elegir hierbas que se han cosechado de forma sostenible ayuda a apoyar la biodiversidad y la disponibilidad a largo plazo de estos recursos tan valiosos.

Cuando se trata de comprar especias y hierbas a granel, siempre será una buena idea echar un vistazo a lo que puedes adquirir directamente en tu comunidad local. Conseguir hierbas e ingredientes locales no solo ayuda a los agricultores de tu zona, sino que también propicia una conexión profunda entre la botica y su entorno.

Por lo tanto, siempre que sea posible, considera la posibilidad de obtener hierbas de manera local o de cultivos sostenibles (o hasta cultivar las tuyas propias). Esto apoya las economías locales y reduce la huella de carbono asociada con el transporte. Busca proveedores que prioricen las prácticas agrícolas sostenibles. Al establecer relaciones con ellos puedes adquirir conocimientos de primera mano sobre sus prácticas de cultivo y tener seguridad acerca de la frescura y calidad de las hierbas. Visitar mercados locales o participar en programas agrícolas con base en la comunidad puede ser de ayuda para establecer estas conexiones.

No hay duda de que esto no siempre puede llevarse a cabo, por lo que si buscas una planta o hierba específica que no esté disponible o que no pueda cultivarse en tu área, por supuesto que puedes aprovechar las maravillas de nuestro sistema de abastecimiento global de hierbas y especias a granel en línea. Pero es buena idea comenzar de manera local y crecer desde ahí.

### INVESTIGAR PROVEEDORES FIABLES

Recuerda que la calidad de los ingredientes es un factor fundamental para el éxito de tu botica, así que invierte tiempo y esfuerzo en encontrar los mejores proveedores.

Para garantizar una calidad constante, es esencial localizar proveedores fiables para tus hierbas e ingredientes. Busca proveedores que tengan una buena reputación, sean transparentes sobre sus métodos de abastecimiento y proporcionen información detallada sobre la calidad de sus productos. ¿Cómo se cultivaron las hierbas? ¿Se cultivaron de manera orgánica y cuidando la tierra? ¿Se cosecharon en el momento adecuado de su ciclo de crecimiento y en la temporada correcta?

Antes de realizar un pedido grande, considera hacer uno de prueba o solicitar muestras para evaluar la calidad de las hierbas e ingredientes, el tiempo que lleve el envío y la experiencia general con el proveedor. Esto permite evaluar las hierbas de antes de comprometerse con un proveedor. Los directorios en línea, las redes de la industria y las recomendaciones de otros herbolarios son recursos clave para encontrar proveedores de confianza. Dependiendo de los productos que desees elaborar, considera trabajar con proveedores que ofrezcan una amplia variedad de hierbas e ingredientes para cumplir con tus necesidades.

Y no olvides establecer relaciones sólidas. Construir buenas relaciones con los proveedores puede conducir a mejores acuerdos, un acceso prioritario a hierbas nuevas o raras y una comprensión más profunda de sus prácticas de abastecimiento. La comunicación regular puede ayudarte y mantenerte informado sobre las novedades, la disponibilidad estacional y cualquier problema potencial.

## SOLICITAR CERTIFICADOS DE ANÁLISIS

Para tener total confianza en la calidad de las hierbas e ingredientes, solicita los certificados de análisis a los proveedores. Estos certificados proporcionan información detallada sobre la identidad botánica, la pureza y la potencia de las hierbas, lo que garantiza la transparencia y la responsabilidad. Es aconsejable trabajar con proveedores que puedan proporcionar estos documentos si se solicitan.

Comprueba si los proveedores tienen certificaciones relevantes, como de cultivo orgánico, no transgénico o de comercio justo. Estas certificaciones pueden indicar que las hierbas y los ingredientes se producen según estándares de calidad específicos. También es importante un sello de certificación orgánica, ya que las hierbas cultivadas de este modo son preferibles a las que han sido tratadas con productos químicos.

## CONSIDERA CULTIVAR TUS PROPIAS HIERBAS

Para tener el máximo control sobre la calidad de los ingredientes, considera cultivar tus propias hierbas. Esto te permite garantizar prácticas de cultivo orgánico, cosechar en el momento óptimo y obtener las hierbas más frescas para tu botica. Dependiendo del espacio y recursos de los que dispongas, puedes comenzar con un pequeño huerto de hierbas o incluso investigar las opciones de hidropónica o jardinería en interiores.

## RECOLECCIÓN EN LA NATURALEZA

Aunque la cosecha silvestre puede ser una forma sostenible y gratificante de obtener recursos, es importante realizarla con cuidado y respeto por el medio ambiente. Estos son algunos puntos clave para tener en cuenta al recolectar plantas medicinales:

- ***Identificación:*** asegúrate de que puedes identificar con precisión la planta que deseas cosechar. Confundir una planta de aspecto similar con aquella que buscas puede tener graves consecuencias, ya que algunas plantas son tóxicas e incluso potencialmente mortales.
- ***Sostenibilidad:*** solo recolecta si hay abundante cantidad de planta y sigue las directrices éticas para evitar una cosecha excesiva. Algunas plantas están en peligro o en riesgo debido a la cosecha indiscriminada, por lo que es importante investigar y comprender el estado de la planta antes de recolectarla. Después, puedes replantar, si es posible, para cuidar la naturaleza.
- ***Normativas legales:*** consulta las normativas locales, estatales y nacionales relativas a la cosecha de plantas medicinales. Algunas plantas pueden estar protegidas o requerir permisos para su recogida.
- ***Tiempo:*** recolecta en el momento adecuado para garantizar la máxima eficacia. Este es un paso importante cuando se cosechan las hierbas cultivadas por uno mismo. Es posible que haya que cosechar diferentes partes de la planta en etapas específicas de crecimiento:
  - ***Hojas y flores:*** las hojas generalmente se recogen justo antes de que florezca una planta, y las flores se recolectan el mismo día en el que se abren. El mejor momento es en las mañanas no lluviosas después de que el rocío se haya evaporado.
  - ***Raíces:*** cosecha las raíces en la temporada inactiva de la planta, generalmente en otoño después de que las hojas hayan dejado de caerse. Cava con cuidado alrededor de la raíz para evitar dañarla.
  - ***Corteza:*** recoge la corteza en la primavera cuando la savia esté subiendo, o en otoño, cuando la planta se prepara para permanecer inactiva.
- ***Herramientas:*** utiliza las herramientas adecuadas para minimizar los daños a la planta y al entorno. Unas herramientas bien afiladas y limpias reducen el estrés en la planta y previenen la propagación de enfermedades.
- ***Cantidad:*** solo recolecta lo que necesites. Tomar más de lo necesario puede dañar al ecosistema de la planta.
- ***Hábitat:*** ten en cuenta el hábitat de la planta. Elige sitios naturales, lejos del tráfico y de los vertederos. La contaminación de los vehículos, los herbicidas que se pulverizan para controlar las malezas y otros contaminantes pueden dañar las hierbas que crecen cerca de las carreteras. Minimiza las alteraciones en el entorno circundante, evita dañar otras plantas y no dejes signos importantes de tu presencia.
- ***Procesamiento:*** procesa el material vegetal cosechado rápidamente para mantener sus propiedades medicinales. Los métodos adecuados de secado, limpieza y almacenamiento son cruciales.
- ***Consideraciones éticas:*** respeta la tierra y las comunidades que dependen de estas plantas. Deben reconocerse y respetarse los conocimientos y las prácticas tradicionales de los pueblos de un lugar.
- ***Mantener registros:*** mantén registros de cuándo, dónde y cómo se recolectaron las plantas. Esta información puede ser valiosa como referencia futura.
- ***Seguridad:*** utiliza ropa y equipo de protección adecuados para evitar alergias o irritaciones de la piel que algunas plantas pueden causar.

Recuerda que las prácticas de cosecha adecuadas son vitales para mantener el equilibrio de los ecosistemas y garantizar la disponibilidad de plantas medicinales para las generaciones futuras. Si no estás seguro de cualquier aspecto de la cosecha, es aconsejable buscar la orientación de expertos, botánicos locales o herbolarios. El abastecimiento de hierbas de calidad es un proceso continuo. Ya sea si decides obtenerlas de proveedores de confianza o cultivar tus propias hierbas, priorizar la calidad te ayudará a elaborar productos excepcionales para ti o aquellos que confíen en tus preparados.

# Elección del equipo y los suministros adecuados

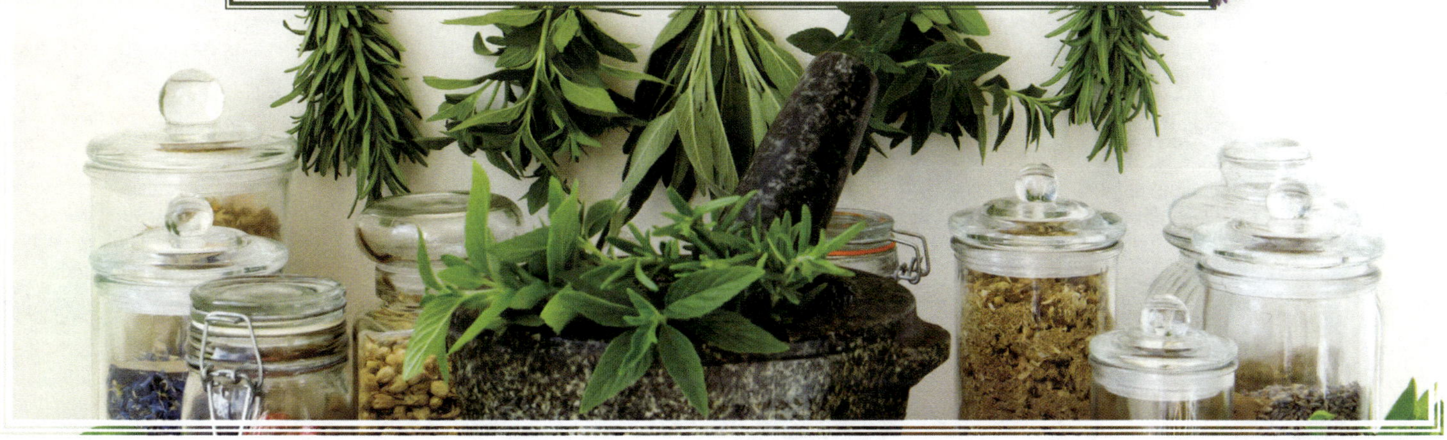

La preparación de una botica a base de hierbas implica una cuidadosa consideración del equipo y los suministros para garantizar que puedas preparar y almacenar los remedios a base de hierbas de manera eficiente y efectiva. De todas formas, la botica de tu hogar puede ser tan sencilla o sofisticada como desees. Los artículos específicos que necesites dependerán de los tipos de preparados a base de hierbas que planees elaborar, tu espacio y el presupuesto con el que cuentes.

También es una buena idea empezar con lo básico y ampliar gradualmente tu colección a medida que evolucionan tus habilidades y necesidades, pero no te olvides de priorizar siempre la calidad y la higiene.

**Esta es una lista completa de los elementos que puedes necesitar:**

## Equipo y suministros:

- Botellas cuentagotas o con tapa normal de vidrio de color oscuro
- Tarros de vidrio con tapas herméticas
- Báscula de cocina
- Recipientes para mezclar
- Mortero y almirez
- Molinillo de especias
- Embudos
- Paño para queso, bolsas de muselina o bolsas para elaborar bebidas de frutos secos, (para quitar la humedad)
- Cacerolas
- Olla o hervidor doble
- Tazas y cucharas medidoras
- Tazas medidoras de vidrio
- Espátula
- Tijeras de cocina
- Tablas de cortar

- Batidora o procesador de alimentos
- Deshidratador para un secado controlado y eficiente o bandejas colgantes para secar hierbas al aire
- Hervidor de té o prensa francesa
- Bolsas de tela para té
- Teteras, infusores de té
- Tarros para bálsamo o crema con tapa
- Cuchillos afilados
- Cuchillo de bolsillo
- Cristal con 10 aumentos para una identificación precisa de la planta
- Bolsa de recolección
- Tijeras de forrajeo
- Etiquetas y bolígrafos
- Cuadernos y bolígrafos para documentar recetas, observaciones y experimentos
- Destilador de aceites esenciales (para aquellos interesados en fabricar sus propios aceites)

# Almacenamiento y conservación

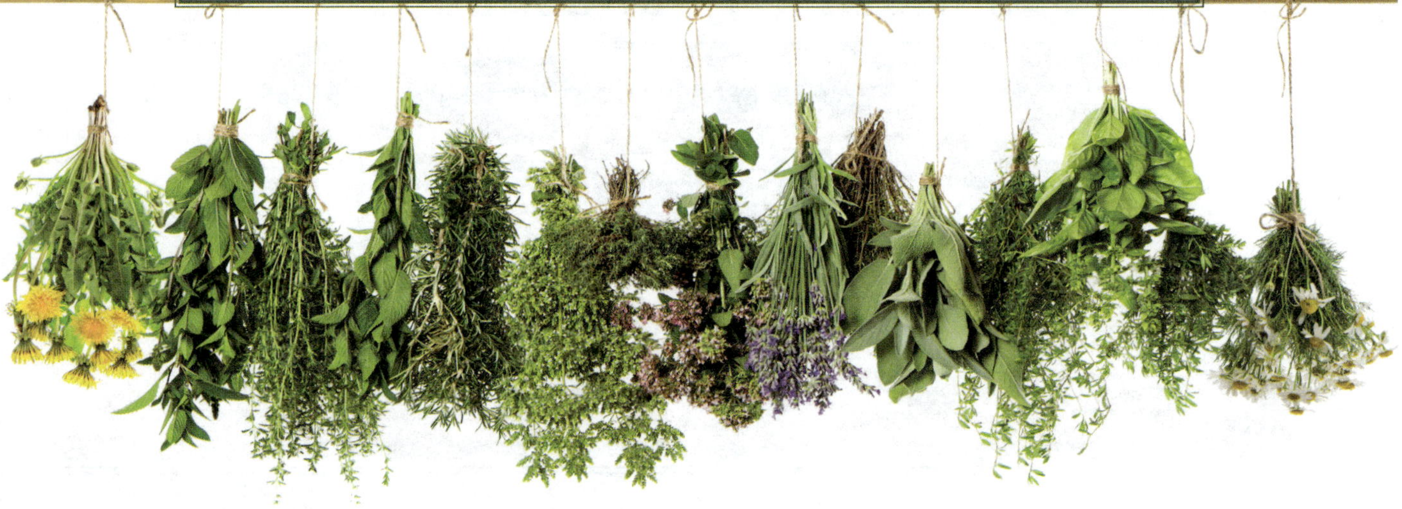

Los ingredientes activos de las hierbas son aceites volátiles y otros componentes químicos. Pese a ser muy potentes, estos componentes se degradan fácilmente por la acción de la luz, del aire y del calor. Para obtener y mantener la mejor calidad de las hierbas, es necesario tener cuidado desde el momento de la recogida y cómo se cosechan, hasta cómo se preparan, almacenan y utilizan después.

Almacenar y conservar adecuadamente las hierbas es crucial para mantener su potencia y efectividad en la elaboración de remedios a base de hierbas.

## SECADO DE HIERBAS

El secado es uno de los métodos más comunes para conservar las hierbas. Un secado adecuado evita la aparición de moho y conserva las propiedades medicinales de las hierbas.

El primer paso, y probablemente el más importante, es lavarlas antes de secarlas. La suciedad y las bacterias descomponen las hierbas, por lo que no son adecuadas para su almacenamiento o uso medicinal. Lávalas con agua corriente y fría para eliminar la suciedad, elimina el exceso de agua antes de proceder al secado.

### Estas son algunas pautas para ayudarte a almacenar y preservar hierbas:

- ***Secado al aire:*** ata un pequeño manojo de hierbas con una cuerda o una goma elástica. Cuélgalos boca abajo en una zona cálida y bien ventilada, lejos de la luz solar directa. Asegúrate de que los manojos no estén demasiado apretados para permitir una circulación adecuada del aire. El proceso puede tardar entre varios días y un par de semanas, dependiendo del tipo de hierbas y los niveles de humedad. Para que las hierbas se sequen al aire correctamente, la temperatura debe ser superior a 30 °C con una humedad inferior al 60 %.
- ***Bandejas de secado:*** utiliza una rejilla de malla o alambre para permitir una circulación de aire adecuada alrededor de las hierbas. Coloca las hierbas en la bandeja en una sola capa. Este método es especialmente útil si tu espacio para colgar es limitado. El secado puede durar entre 1 y 2 semanas, pero comprueba siempre si todavía queda humedad antes de guardarlas. Las cestas también funcionan bien.
- ***Bolsas de papel marrón o estraza:*** coloca las hierbas en una sola capa dentro de una bolsa de papel de estraza y cierra la parte superior sin apretarla. Cuelga la bolsa en una zona bien ventilada.
- ***Pantallas de secado:*** extiende las hierbas sobre una malla o pantalla limpia y seca. Eleva ligeramente la pantalla para permitir que el aire circule por debajo. Este método funciona bien para hierbas delicadas, como las flores de manzanilla.
- ***Secado al horno:*** utiliza la temperatura más baja posible del horno (normalmente unos 37 - 43 °C) durante unas horas con la puerta del horno ligeramente abierta para permitir que salga la humedad. Coloca las hierbas en una bandeja para hornear forrada con papel para horno. Vigila atentamente para evitar que se seque en exceso.
- ***Microondas:*** envuelve las hierbas en papel de cocina y caliéntalas en el microondas en intervalos cortos (de 10 a 20 segundos cada vez) a una temperatura baja. Ten cuidado, ya que las hierbas pueden quemarse fácilmente en el microondas. Este no es un método de uso común.
- ***Deshidratador:*** sigue las instrucciones del fabricante para ajustar los valores al secado de hierbas. Los deshidratadores proporcionan una temperatura controlada y una óptima circulación de aire, lo que los convierte en una opción conveniente. Las hierbas tardan en secarse de 1 a 4 horas, según el tipo de planta. Revisa las bandejas cada cierto

tiempo y saca las hierbas según estén listas. Esto funciona especialmente bien para las raíces, las setas y las bayas (trocea siempre las raíces y las setas antes de secarlas).

Las diferentes hierbas tienen un contenido de humedad variable entre sí y necesitan métodos de secado óptimos, por lo que siempre es buena idea investigar las plantas específicas con las que estás trabajando. Las hierbas deshidratadas adecuadamente pueden aportar una explosión de sabor y fragancia a tus creaciones culinarias o tus preparados medicinales a base de hierbas.

## ELIMINAR LA HUMEDAD

Asegúrate de que las hierbas estén completamente secas antes de guardarlas. Las hierbas con restos de humedad son propensas al moho y a degradarse. Puedes comprobar la sequedad aplastando una hoja o tallo, debe desmenuzarse fácilmente.

## CONTENEDORES DE ALMACENAMIENTO

Una vez que las hierbas estén completamente secas, guárdalas en recipientes herméticos. Asegúrate de que los frascos estén limpios y completamente secos antes de añadir hierbas para evitar la formación de moho. Evita el plástico, ya que puede atrapar la humedad y degradar las hierbas.

Elige tarros que tengan el tamaño adecuado para la cantidad de hierbas que vas a almacenar, dejando un pequeño espacio de aire.

## ETIQUETADO

Etiqueta cada recipiente con el nombre de la hierba, la fecha de cosecha o secado y cualquier otra información relevante, como la parte de la planta utilizada (hojas, flores, raíces). Esto te ayuda a llevar un registro de la frescura y la potencia.

## OSCURIDAD

Guarda los contenedores de hierbas lejos de la luz solar directa. Guárdalos en un lugar fresco y oscuro, como un armario o una despensa. La luz puede degradar la calidad de las hierbas con el tiempo.

## TEMPERATURA Y HUMEDAD

Las hierbas deben almacenarse en un lugar con niveles uniformes de temperatura y humedad. Evita almacenar hierbas cerca de radiadores, hornos u otras fuentes de calor y humedad, así como en áreas propensas a cambios bruscos de temperatura. Las altas temperaturas y la exposición a la humedad pueden provocar que las hierbas se deterioren y pierdan su sabor y propiedades medicinales.

## MOLIDO Y PROCESADO

Muele las hierbas hasta convertirlas en polvo o en trozos más pequeños solo antes de utilizarlas. Esto ayuda a conservar su frescura y eficacia. Puedes usar un mortero o una trituradora eléctrica para hierbas.

## CONGELACIÓN

Algunas hierbas pueden congelarse para conservar su frescura. Este método es especialmente útil para las hierbas que planeas utilizar en platos culinarios. Lava y seca las hierbas, córtalas si es necesario y disponlas en recipientes herméticos o bolsas aptas para congelador. Etiqueta y fecha los recipientes.

## COMPROBACIÓN DE LA FRESCURA

Revisa regularmente las hierbas almacenadas para detectar cualquier signo de moho, mal olor o decoloración. Si notas alguno de estos cambios, desecha las hierbas. Si se almacenan correctamente, no debe haber cambios de color ni malos olores.

Recuerda que los requisitos de almacenamiento pueden variar entre diferentes tipos de hierbas debido a factores como el contenido de humedad, compuestos volátiles, etc. Al seguir estas pautas y prestar atención a las características únicas de cada hierba, puedes tener la garantía de que las hierbas que almacenes siguen siendo potentes y eficaces para tus remedios a base de hierbas.

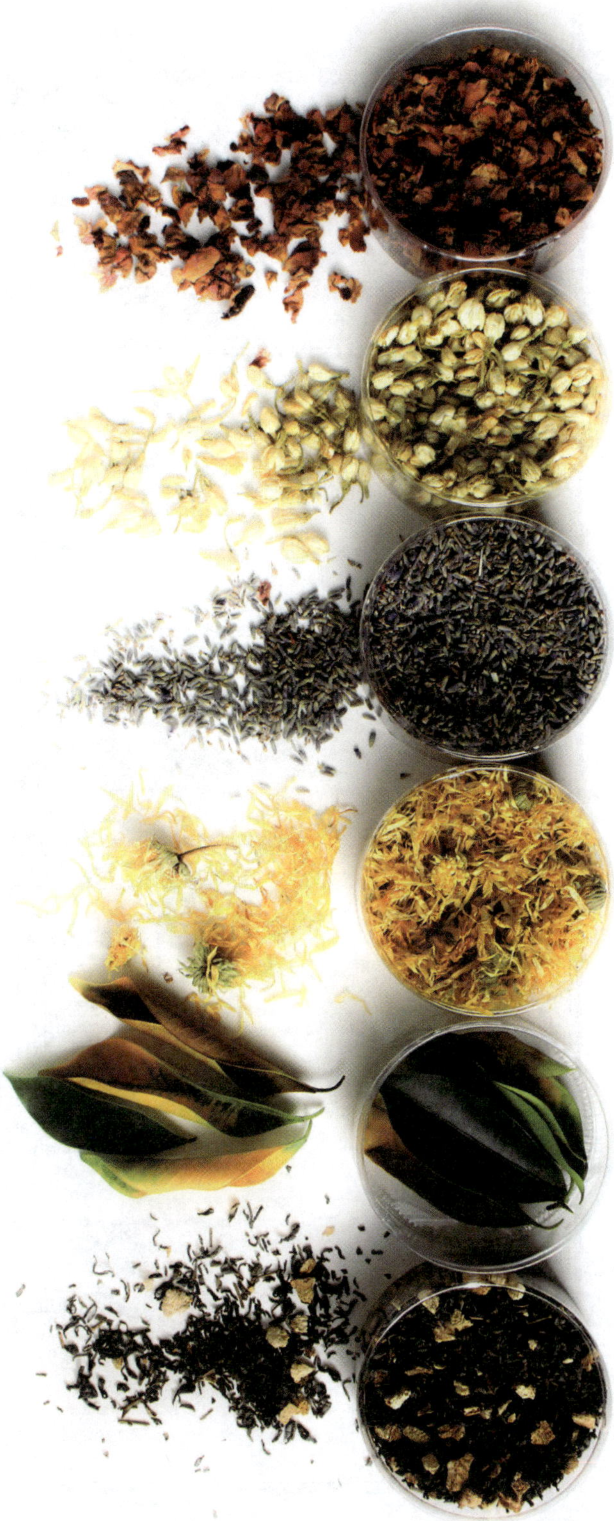

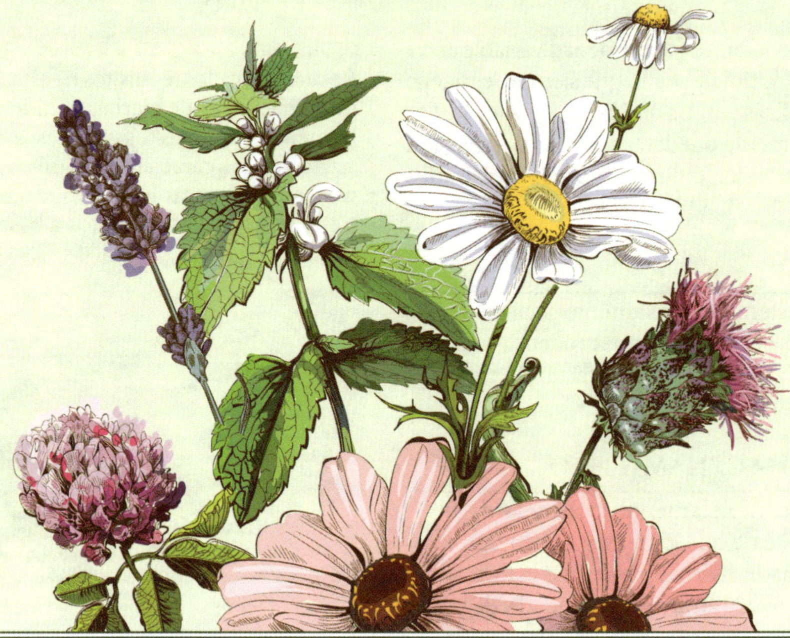

# *Aspectos básicos:*
# PREPARACIÓN Y USO DE HIERBAS

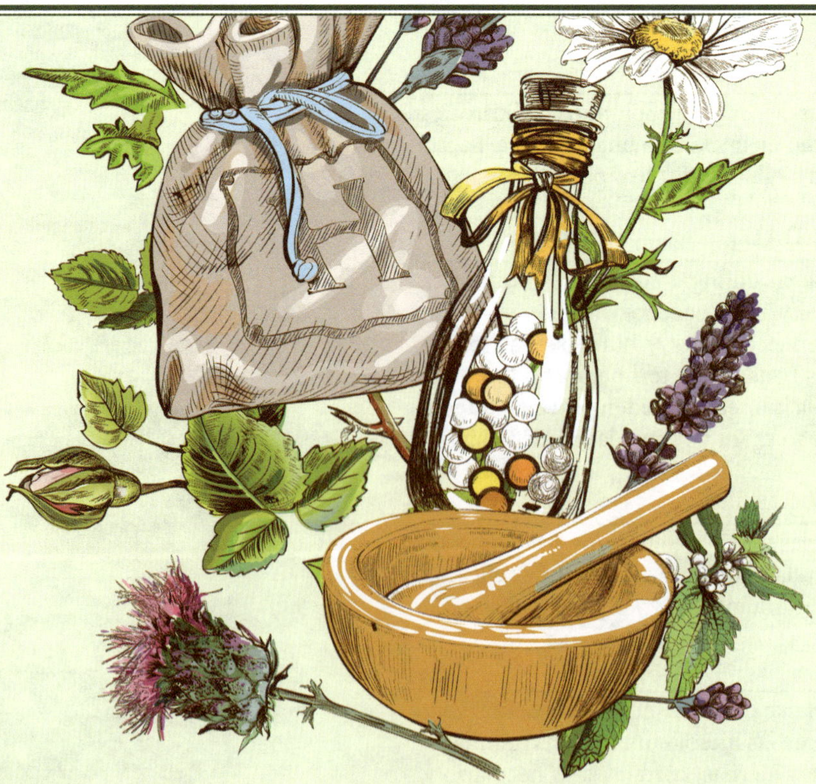

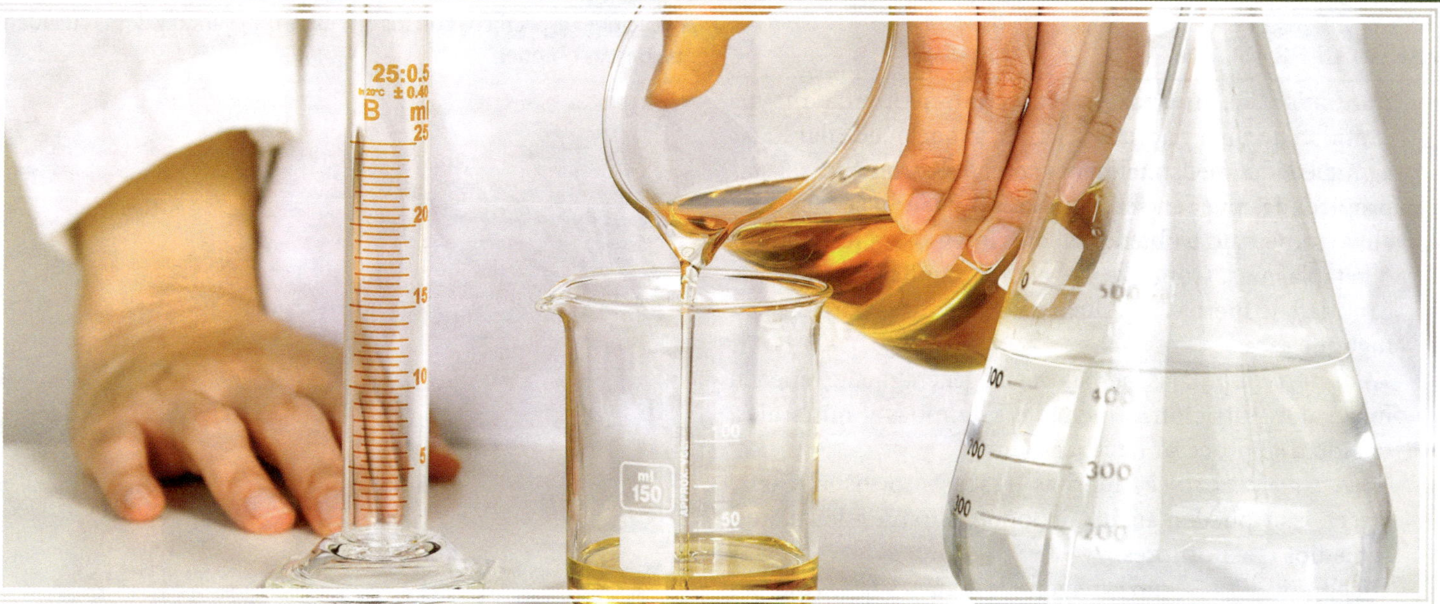


Hay una amplia variedad de remedios naturales disponibles, cada uno derivado de diferentes plantas, hierbas, minerales y otras fuentes naturales. Estos remedios se han utilizado durante siglos en sistemas de medicina tradicional y aún se utilizan hoy en día para diversos fines de salud y bienestar.

Aunque las hierbas pueden tomarse enteras, prepararlas con un disolvente, como agua, alcohol, vinagre o glicerina, ayuda a extraer los constituyentes del material vegetal fibroso que de otro modo podría pasar a través del cuerpo.

## DISOLVENTES

Los disolventes son sustancias utilizadas para extraer compuestos beneficiosos de hierbas, plantas u otras fuentes naturales en el proceso de creación de diversos remedios naturales. Se eligen diferentes disolventes en función de los compuestos específicos que se extraen y el uso previsto del remedio.

**Estos son algunos disolventes comunes utilizados en remedios naturales:**

- ***Agua:*** el agua es uno de los disolventes más comunes utilizados para elaborar infusiones y decocciones de hierbas. Es especialmente eficaz para extraer compuestos hidrosolubles como vitaminas, minerales y ciertos componentes vegetales
- ***Alcohol:*** el alcohol se usa comúnmente para hacer tinturas, que son extractos líquidos concentrados de hierbas. El alcohol puede extraer componentes, como resinas y alcaloides, que no son solubles en agua. El alcohol es particularmente eficaz para preservar los compuestos extraídos y tiene una larga vida útil.
- ***Glicerina:*** la glicerina se utiliza a menudo como alternativa al alcohol para elaborar gliceritas. Las gliceritas son adecuadas para aquellas personas que tienen sensibilidad al alcohol o quieren evitarlo. La glicerina es un buen disolvente para extraer algunos componentes vegetales, pero puede que no pueda ayudar a obtener todos los compuestos con tanta eficacia como el alcohol. También tiene una vida útil más corta.
- ***Vinagre:*** el vinagre se utiliza para elaborar vinagres herbales, que son extractos ácidos suaves. Es eficaz para extraer minerales y algunos alcaloides, lo que lo convierte en un disolvente adecuado para ciertas hierbas.
- ***Aceite:*** los aceites como el aceite de oliva, el aceite de coco y otros aceites portadores se utilizan para elaborar aceites infusionados con hierbas. Este método es particularmente útil para extraer compuestos liposolubles, aceites esenciales y compuestos aromáticos de hierbas.
- ***Miel:*** la miel se puede utilizar como disolvente para elaborar remedios de hierbas a base de miel. Aunque no se utiliza tan comúnmente como otros disolventes, la miel puede extraer algunos compuestos solubles en agua y aporta beneficios a la salud por sí misma.
- ***Leche:*** en algunos remedios tradicionales, la leche se utiliza como disolvente para extraer compuestos específicos. Esto es menos frecuente y puede ser específico de ciertas culturas.

La elección del disolvente depende de varios factores, incluido el tipo de compuestos que desees extraer, el uso previsto del remedio, preferencias personales como evitar el alcohol y las tradiciones o métodos que sigas. Es importante investigar y comprender las propiedades específicas de cada disolvente y cómo interactúan con los compuestos de las hierbas con las que estás trabajando para elaborar remedios naturales eficaces y seguros.

## HIERBAS FRESCAS O SECAS

La decisión de usar hierbas medicinales, y que sean secas o frescas, depende de las hierbas en concreto y de los compuestos que desees obtener por sus beneficios terapéuticos. Ten en cuenta que algunas hierbas pueden usarse secas y frescas, pero la elección puede afectar la concentración y potencia de sus compuestos activos. Es importante investigar las características de cada hierba, los usos tradicionales y los métodos de preparación para determinar si es más adecuado utilizarlas frescas o secas según los fines previstos.

**Veamos las diferencias entre las dos modalidades:**

## HIERBAS FRESCAS:

- ***Potencia:*** las hierbas frescas contienen una mayor cantidad de agua y aceites volátiles, lo que puede dar lugar a propiedades medicinales más potentes y aromáticas. Estas propiedades pueden ser beneficiosas cuando se busca un alivio inmediato u obtener sabores intensos en tés, tinturas o cataplasmas. Como regla general, duplica o triplica la cantidad de hierbas si utilizas hierbas frescas para el té en lugar de secas.
- ***Valor nutricional:*** las hierbas frescas generalmente retienen más valor nutricional, incluidas vitaminas y minerales, debido a su procesamiento mínimo.
- ***Atractivo visual:*** las hierbas frescas son visualmente atractivas y pueden añadir un toque vibrante a los platos, remedios o expositores.
- ***Disponibilidad:*** según la región y la temporada, las hierbas frescas pueden o no estar disponibles durante todo el año. Algunas hierbas son más sensibles a las condiciones climáticas y pueden ser más difíciles de encontrar durante ciertas épocas del año.
- ***Vida útil corta:*** las hierbas frescas tienen una vida útil limitada y se pueden estropear si no se usan rápidamente. Las técnicas de almacenamiento adecuadas, como la refrigeración, o el cultivo en casa, pueden ayudar a ampliar su tiempo de uso.

## HIERBAS SECAS:

- ***Concentración:*** las hierbas secas no contienen agua, concentrando los compuestos activos responsables de sus efectos medicinales. Esto puede hacer que las hierbas secas sean más adecuadas para su uso a largo plazo y para elaborar potentes extractos o cápsulas. Comprueba siempre la información de seguridad para determinar si una hierba es segura para consumir fresca, ya que algunas plantas son tóxicas a menos que se sequen o cocinen.
- ***Durabilidad:*** las hierbas secas tienen una vida útil mucho más larga que las hierbas frescas. Pueden almacenarse durante meses o años sin perder su potencia, siempre que se mantengan en un lugar fresco, oscuro y seco. Esto puede ser clave para mantener una botica bien surtida y garantizar la disponibilidad de hierbas durante todo el año.
- ***Comodidad:*** las hierbas secas están disponibles todo el año y se pueden usar en cualquier momento, independientemente de la temporada de cultivo de la hierba.
- ***Facilidad de almacenamiento y transporte:*** las hierbas deshidratadas son ligeras, compactas y fáciles de almacenar, lo que las hace idóneas para elaborar mezclas herbales, tinturas y tés con anticipación.
- ***Evolución del sabor:*** mientras que el secado concentra los sabores, también puede causar algunos cambios sutiles en los perfiles de sabor ya que ciertos compuestos volátiles pueden alterarse durante el proceso de secado.

Es habitual tener una combinación de hierbas frescas y secas en una botica. La elección dependerá de los remedios, productos o aplicaciones específicos con los que estés trabajando y de las cualidades que desees obtener.

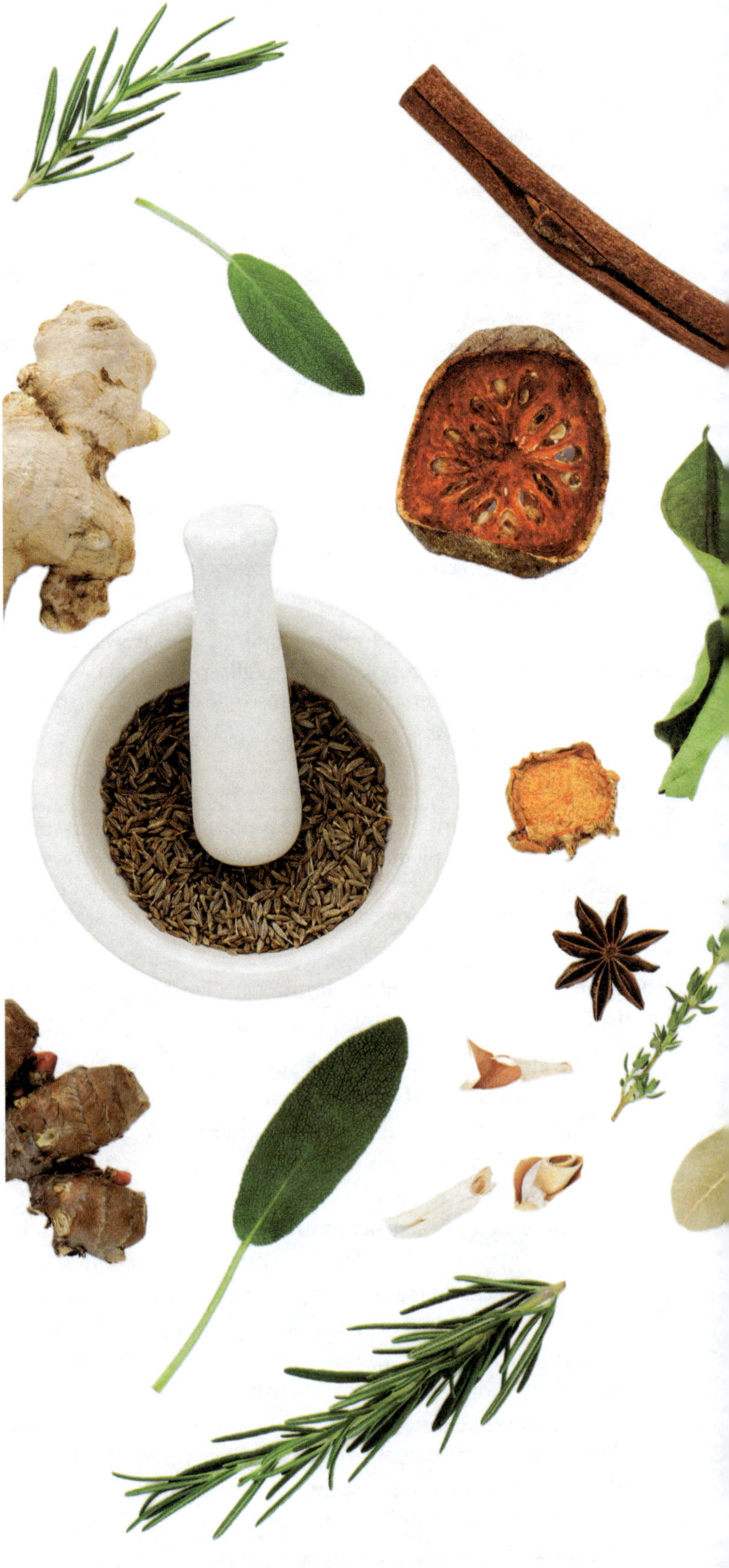

# Tés, infusiones, decocciones y preparaciones al sol

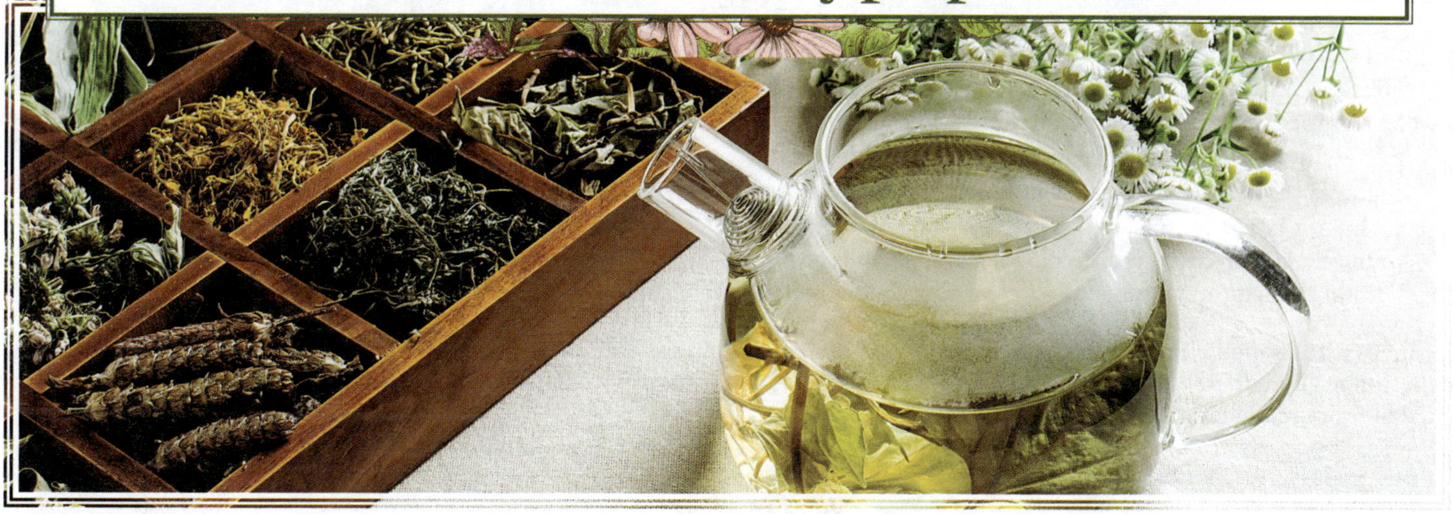

En el cautivador mundo de las mezclas de hierbas, existe una amplia variedad de métodos para darles vida, cada uno de los cuales ofrece sus propios sabores, aromas y beneficios para la salud. A continuación, se presenta un desglose de las diferencias clave y las preparaciones entre los tés de hierbas, las infusiones, las decocciones y las preparaciones al sol.

## *Tés de hierbas*

Los tés de hierbas, también conocidos como tisanas, son quizás la forma más conocida de mezclas de hierbas. Para los herbolarios principiantes, elaborar mezclas para té de hierbas es una forma sencilla y accesible de sentirse más cómodo a la hora de trabajar con hierbas y plantas. Supone una forma deliciosa y sencilla de disfrutar de los sabores y beneficios de varias hierbas.

Ten en cuenta que, aunque es aceptable referirse a todas las hierbas infusionadas en agua como «té», el auténtico té se elabora a partir de hojas de la planta de té *Camellia sinensis*. Los tés negros, verdes, blancos, Oolong, matcha y todos los demás tés auténticos están elaborados a partir de esta planta y simplemente se han procesado de diferentes maneras. Las tisanas son tés que no contienen hojas de *Camellia sinensis*. En su lugar, son infusiones hechas con flores, hojas, raíces o bayas de otras plantas. Por naturaleza, los tés de hierbas no contienen cafeína, a diferencia de los tés negros, verdes, blancos y Oolong derivados de la *Camellia sinensis*, que son naturalmente cafeinados.

Las mezclas de hierbas a menudo tienen propiedades medicinales y pueden usarse para tratar todo, desde el dolor de garganta hasta un malestar estomacal. De modo que, tanto si buscas relajación, un impulso en la inmunidad o simplemente una bebida reconfortante, elaborar un té de hierbas es un proceso fácil y gratificante.

**Aquí tienes una guía paso a paso para ayudarte a preparar una deliciosa taza de té de hierbas:**

### CARACTERÍSTICAS CLAVE:

- Preparación rápida y sencilla.
- Las hierbas delicadas como la manzanilla, la menta y la lavanda se usan de manera habitual.
- Se infusionan en agua caliente, normalmente en el punto de ebullición o cerca de éste.
- El tiempo de remojo suele ser de 5 a 10 minutos.
- Proporciona una experiencia relajante y aromática.

### INGREDIENTES:

- Hierbas frescas o secas de tu elección: aproximadamente 1 cucharadita para hierbas secas o 2 cucharaditas para hierbas frescas por cada 240 ml de agua hirviendo.

### INSTRUCCIONES:

1 | **Elegir las hierbas:** selecciona las hierbas que te gustaría usar en función del sabor y los beneficios que desees obtener. Tritura las hierbas con la mano o en un mortero para ayudar a debilitar las paredes celulares de la planta.

2 | **Hervir agua:** hierve agua fresca y filtrada. La temperatura dependerá del tipo de hierba que utilices. Generalmente, se utiliza agua hirviendo para hierbas duras como la menta y el jengibre y agua ligeramente más fría (alrededor de 90 °C) para hierbas delicadas como la manzanilla.

3 | **Preparar las hierbas:** si usas hierbas sueltas, coloca la cantidad deseada en un infusor o colador de té. Si usas bolsitas de té, simplemente coloca la bolsita de té en una taza o tetera.

4 | **Infusionar las hierbas:** vierte el agua caliente sobre las hierbas en la tetera o taza. Cubre la tetera para retener los compuestos aromáticos y los aceites esenciales en su interior.

5 | **Infusionar el té:** el tiempo de infusión varía según la hierba y factores como el sabor y la potencia deseados. Deja que las hierbas se infusionen en el agua caliente durante el tiempo recomendado:

- Hierbas delicadas como la manzanilla y la lavanda: 3-5 minutos.
- Hierbas duras como la menta y el jengibre: 5-7 minutos.

El tiempo de infusión también puede variar según las preferencias personales, de modo que se puede ajustar según la intensidad de sabor y potencia deseadas.

6 | **Colar y disfrutar:** una vez que el té se haya infusionado, retira el infusor o cuela el té para separar las hierbas del líquido. Tómate un momento para inhalar el maravilloso aroma antes de dar el primer sorb.

7 | **Adiciones opcionales:** siempre puedes mejorar un té de hierbas con otros sabores:

- Endulzantes: miel cruda, sirope de arce o estevia para conseguir un toque de dulzor.
- Cítricos: una rodaja de limón, lima o naranja puede aportar un toque cítrico diferente.
- Especias: un toque de canela, cardamomo o clavo añade notas cálidas.

8 | **Relájate y saborea:** busca un lugar acogedor, respira profundamente y disfruta de tu té de hierbas recién preparado. Deja que sus sabores y efectos relajantes te inunden, ofreciendo un momento de tranquilidad en tu día.

Si sigues estos sencillos pasos, podrás preparar una deliciosa taza de té de hierbas adaptada a tus preferencias y necesidades. Experimenta con diferentes hierbas y combinaciones para descubrir tus sabores favoritos y los posibles beneficios para la salud que pueden proporcionarte.

## *Infusiones*

Las infusiones son una forma suave de extracción, que permite que las hierbas se remojen en agua caliente durante un período prolongado, a menudo varias horas o durante la noche. Una infusión se elabora con una mayor cantidad de hierbas. Se remojan en agua caliente durante más tiempo que cuando se prepara un té de hierbas. Esto da como resultado una bebida más potente y de sabor más intenso.

### CARACTERÍSTICAS CLAVE:

- Tiempo de reposo más prolongado, generalmente de 4 horas hasta toda la noche.
- Necesita de una mayor cantidad de hierbas, lo que las hace más fuertes y potentes.
- Ideal para hierbas más delicadas como el hibisco, la melisa y la flor de saúco.
- Mejor utilizar esta opción para las partes aéreas de una planta (flores, hojas, brotes y bayas).
- Produce un sabor más intenso y una esencia de hierbas más fuerte.
- Los compuestos beneficiosos se extraen suavemente, lo que da como resultado una infusión suave pero eficaz.

### INGREDIENTES:

- Unos 30 gramos de hierbas secas por cada 950 ml de agua hirviendo.

### INSTRUCCIONES

1 | Coloca las hierbas en un recipiente resistente al calor (p. ej., un frasco de vidrio).

2 | Vierte agua hirviendo sobre las hierbas y tapa el recipiente con una tapa o un paño para retener todos los elementos beneficiosos.

3 | Deja reposar durante al menos 4 horas o durante la noche para una infusión más fuerte.

4 | Cuela las hierbas. Después de dejar que la infusión de hierbas se enfríe, puedes conservarla en el frigorífico durante un máximo de 2 días.

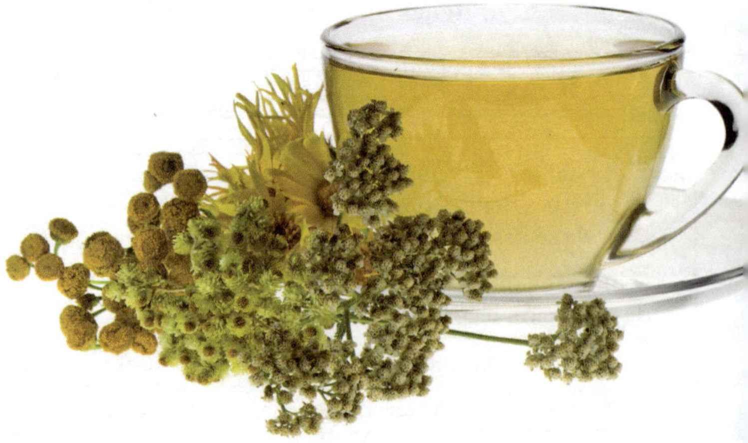

## *Decocciones*

Las decocciones implican hervir en agua a fuego lento partes de plantas más duras o leñosas como raíces, corteza y semillas para extraer sus propiedades medicinales. Por supuesto, para esta regla también hay excepciones. Hay algunos materiales vegetales densos que se pueden preparar como infusiones con excelentes resultados, como la raíz de regaliz, la corteza de canela o la raíz de valeriana.

*NOTA:*

Las raíces se pueden utilizar para decocciones varias veces antes de compostarlas o desecharlas.

### CARACTERÍSTICAS CLAVE:

- Implica hervir hierbas en agua durante unos 20-40 minutos.
- Ideal para materiales vegetales robustos como la raíz de bardana, la raíz de diente de león y la corteza de sauce blanco.
- Extrae los componentes más profundos y duros de las plantas.
- Produce una infusión rica y sustanciosa con sabores y beneficios concentrados.

### INGREDIENTES:

- Unos 30 gramos de hierbas secas o 30 gramos de hierbas frescas por cada 950 ml de agua

### INSTRUCCIONES:

1 | Introduce las hierbas en una olla y añade agua fría.

2 | Haz que la mezcla hierva a fuego lento y déjala que lo haga suavemente durante 20-40 minutos.

3 | Cuela las hierbas y disfruta. También puedes utilizar la decocción como base para otros preparados, como los jarabes

## *Preparaciones al sol (infusiones solares)*

Las preparaciones al sol, también llamadas infusiones solares, utilizan el calor del sol para extraer suavemente sabores y propiedades de las hierbas durante varias hora.

### CARACTERÍSTICAS CLAVE:

- Utilizan la energía del sol para infusionar las hierbas en el agua.
- Las hierbas se disponen en un recipiente de vidrio con agua y se dejan al sol de 4 a 6 horas.
- Ideal para hierbas y flores delicadas como la manzanilla, los pétalos de rosa y la hierbaluisa.
- Conlleva un proceso de infusión suave, lo que da como resultado un sabor sutil y refrescante.

### INGREDIENTES:

- Un puñado de hierbas frescas o secas por cada 950 ml de agua fría.

### INSTRUCCIONES:

1 | Introduce las hierbas en un frasco de vidrio limpio.

2 | Llena el frasco con agua fría y cúbrelo con una tapa o un paño.

3 | Deja el frasco expuesto a la luz solar directa durante 4-6 horas, para que las hierbas se infusionen.

4 | Cuela las hierbas y refrigera la infusión solar para darle frescura. Bebe en el plazo de uno o dos días.

En resumen, cada método (té de hierbas, infusión, decocción y preparación al sol), ofrece un enfoque único para extraer hierbas. La elección del método depende del tipo de hierbas que quieras usar, los compuestos específicos que pretendas extraer y el perfil de sabor que desees. Experimenta con diferentes hierbas y métodos de preparación para descubrir los sabores y beneficios que se adaptan a tus preferencias y necesidades.

*NOTA:*

Independientemente del método utilizado, debes intentar consumir la preparación de inmediato. Como el agua es la base y no hay conservantes presentes, puede formarse moho. Se pueden guardar durante 24-48 horas en el frigorífico.

# Elaboración de tinturas

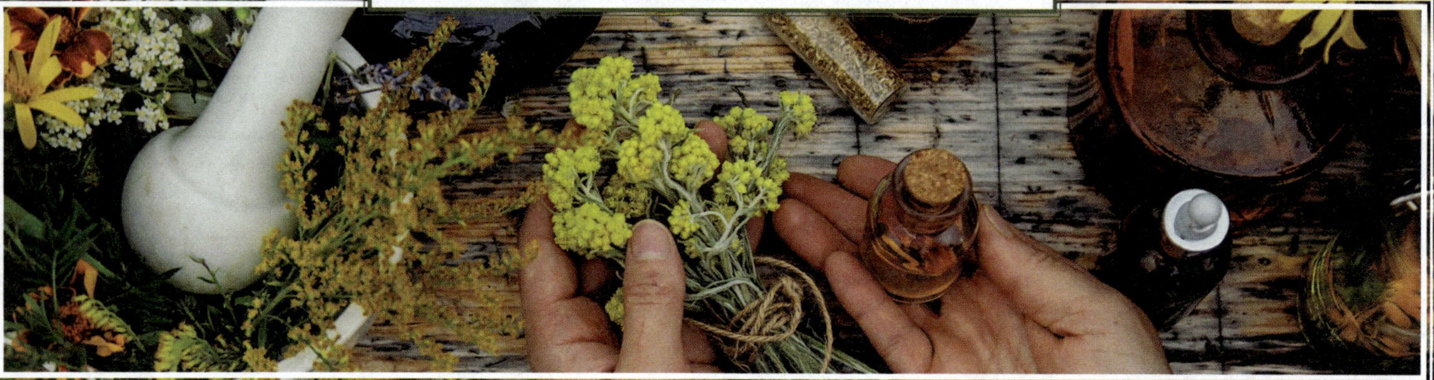

Las tinturas extraen una gama más amplia de componentes que las infusiones a base de agua y pueden durar muchos años si se almacenan correctamente. Por lo general, son más concentradas que las infusiones de agua y se absorben en el torrente sanguíneo más rápidamente. Esto se debe a la base de alcohol, que comienza a absorberse a través de la pared del estómago e incluso en la boca al tomar la tintura. En lugar de ser digeridas, como otras cosas que se comen y beben, las hierbas se absorben directamente en el torrente sanguíneo.

¿Agua, alcohol, glicerina o vinagre? ¿Qué disolvente debes utilizar? Técnicamente, todas las tinturas son extractos, pero no todos los extractos son tinturas. Para obtener una tintura, el alcohol debe ser el disolvente utilizado para extraer las propiedades herbales. Por supuesto, puedes usar vinagre de sidra de manzana o glicerina vegetal de calidad alimentaria. Básicamente, sigue siendo una tintura, pero técnicamente se denomina extracto, ya que carece de alcohol. A menudo no funcionan tan bien para muchas hierbas y no duran tanto.

**Aquí tienes todo lo que necesitas saber sobre la fabricación de tinturas herbales:**

## INGREDIENTES Y UTENSILIOS:

- **Hierbas:** escoge hierbas secas o frescas de alta calidad. Se pueden utilizar diferentes partes de la planta, como hojas, flores, raíces o corteza, dependiendo de la planta y sus propiedades medicinales. Otro factor para tener en cuenta al elegir las hierbas es la solubilidad. El alcohol puede extraer propiedades como alcaloides, azúcares, enzimas, aceites esenciales, minerales y vitaminas, pero precipita el mucílago curativo que puedes querer extraer en hierbas como la raíz de malvavisco (la infusión de agua fría es el método de elección para la raíz de malvavisco).
- **Alcohol:** el alcohol de alta graduación, como el vodka, el brandi o alcohol de grano (al menos 40 % de alcohol por volumen = 40 grados), se utiliza como disolvente para extraer los compuestos activos de la mayoría de las hierbas secas y frescas. Puedes utilizar un porcentaje más alto (70 % de alcohol por volumen) si deseas extraer las propiedades aromáticas más volátiles. Ideal para hierbas frescas de alta humedad como la melisa, bayas y raíces aromáticas.
- **Frasco de vidrio:** utiliza un frasco de vidrio limpio con una tapa que cierre de manera hermética. Los frascos de vidrio de color oscuro, como el ámbar o el azul cobalto, ayudan a proteger la tintura de la luz.
- **Etiqueta:** escribe en una etiqueta en tus frascos de tintura el nombre de la hierba, la fecha de preparación y el alcohol utilizado. Esta información es crucial para hacer un seguimiento y para la administración de la dosis.

## *Proceso de preparación de la tintura:*

### TINTURA DE EXTRACCIÓN ÚNICA

Una tintura de extracción única es un método sencillo para elaborar una tintura con un único disolvente: el alcohol. Así es como funciona el proceso:

1 | **Seleccionar las hierbas:** elige el material vegetal (hierbas, raíces, bayas u otros elementos botánicos) que deseas extraer.

2 | **Preparación:** corta, muele o desmenuza el material vegetal para aumentar su superficie y ayudar en el proceso de extracción.

3 | **Proporción:** la regla general es utilizar una proporción de hierbas y alcohol de 1:5 o 1:2. Por ejemplo, 1 parte de hierbas por 5 partes de alcohol significa que 100 gramos de hierbas necesitarían 500 mililitros de alcohol. Sin embargo, la cantidad que dispongas en el frasco dependerá del tipo de material vegetal que vayas a utilizar:

- Hojas y flores secas: llena alrededor de la mitad del frasco.
- Hojas y flores frescas: llena alrededor de tres cuartas partes del recipiente.
- Raíces secas, bayas, corteza: llena alrededor de un cuarto del frasco.
- Raíces frescas, bayas, corteza: llena hacia la mitad del frasco.

4 | **Remojar en alcohol:** vierte el alcohol sobre las hierbas, asegurándote de que queden completamente sumergidas. El alcohol debe cubrir las hierbas al menos 2.5 centímetros o más. Si las hierbas absorben el alcohol y se expanden, rellena el frasco.

Deja entre 0.6 y 1.3 centímetros de espacio en la parte superior.

5 | **Maceración:** cierra herméticamente el frasco y colócalo en un lugar fresco y oscuro. Las tinturas pueden tardar entre 4 semanas y 6 meses en completar el proceso de extracción, según las hierbas que utilices. 2 meses está bien para la mayoría de las hierbas. Agita el frasco suavemente todos los días, si es posible, o unas cuantas veces a la semana para facilitar el proceso. Esto es especialmente importante cuando se usan hierbas en polvo.

6 | **Colar:** después del período de reposo, pasa el líquido a través de un colador de malla fina, un paño de queso o una muselina a otro recipiente de vidrio limpio. Aprieta las hierbas para extraer la mayor cantidad de líquido posible.

7 | **Embotellar:** transfiere el líquido una vez colado (ya es tu tintura de hierbas) a frascos cuentagotas de vidrio de color ámbar u oscuro. Etiqueta los frascos con el nombre de la hierba, la fecha y cualquier otra información relevante.

8 | **Almacenamiento:** guarda tus tinturas en un lugar fresco y oscuro. Las tinturas correctamente almacenadas pueden durar varios años

## TINTURA DE EXTRACCIÓN DOBLE

Una tintura de extracción doble implica un proceso de dos pasos en el que se utiliza agua y alcohol como disolventes para extraer una gama más amplia de compuestos activos del material vegetal. Este método se utiliza a menudo cuando se trabaja con setas y líquenes medicinales. Si solo se utiliza una decocción a base de agua con el hongo reishi, por ejemplo, extrae los polisacáridos beneficiosos (incluidos los betaglucanos) y las glicoproteínas, pero no los triterpenos (como el ácido ganodérico en el reishi), ya que no son solubles en agua. Tanto el agua como el alcohol son necesarios para extraer todos los compuestos medicinales.

### Método 1

### *Empezar con la extracción de alcohol*

No dudes en adaptar las cantidades de esta receta a tus necesidades. Necesitarás 224 g o más de setas o liquen secos, 750 ml de alcohol de 40 o 50 grados y 500 ml de agua destilada.

1 | Llena un recipiente de 1 litro hacia la mitad con setas secas cortadas en dados y, a continuación, con alcohol hasta unos 1.25 centímetros desde la parte superior. Remueve y tapa, agitándolo todos los días durante 2 meses. A continuación, cuela el alcohol y déjalo a un lado para más adelante.

2 | Haz la decocción con agua. Pon 500 ml de agua en una olla de cerámica o vidrio con tapa e introduce las setas (puedes usar las mismas que acabas de colar). Cubre y hierve a fuego lento la mezcla hasta que la mitad del agua se haya evaporado. Esto tardará unas horas. Si el nivel del agua baja demasiado rápido, añade más para que continúen las setas a fuego lento. El resultado final debe ser 250 ml de la decocción.

3 | Deja que el agua se enfríe y, a continuación, cuela las setas. Mezcla el agua y el alcohol (deberías tener unos 710 ml de tintura de alcohol, por lo que la proporción final es de 3:1 de tintura de alcohol a la decocción) para elaborar la doble extracción final. Tiene un contenido de alcohol lo suficientemente alto (alrededor de un 30 %) como para que sea estable durante muchos años, siempre que se almacene en un recipiente bien sellado.

### Método #2

### *Cómo empezar con la extracción al agua*

Para esta receta, puedes usar un cuenco o disponer las hierbas y el agua en un tarro, que luego se cubre y se coloca en una olla de cocción lenta con agua o en una olla con agua a baja temperatura. No dudes en adaptar las cantidades de esta receta a tus necesidades. Necesitarás 230 g o más de setas o líquenes secos, 710 ml de alcohol al 40 % o hasta el 50 % y 500 ml de agua destilada.

1 | Corta las hierbas en trozos muy pequeños. Añade el agua destilada y las hierbas secas en la olla y remueve bien. Cubre y deja que hierva con la temperatura más baja posible durante 3 días. Se debe llegar a unos 250 ml de decocción medicinal (agua).

2 | Deja que la mezcla de hierbas y agua se enfríe un poco y viértela en un frasco de vidrio grande. Añade el alcohol mientras la mezcla aún esté bastante caliente, pero que no queme. Asegúrate de que el tarro sea lo suficientemente grande como para que se pueda añadir 710 ml de alcohol o bien divide todo uniformemente entre 2 tarros.

3 | Tapa bien el frasco, etiqueta y añade la fecha, y deja que macere durante 6 a 8 semanas, agitando el frasco diariamente.

4 | Cuela las hierbas (los paños para queso funcionan bien para este fin) o decanta con cuidado la tintura. Guárdalo en un frasco de vidrio bien tapado. Etiqueta y fecha.

Las tinturas de extracción simple y doble tienen diferentes usos en medicina herbal y remedios naturales. La elección entre los dos métodos depende de las propiedades específicas del tipo de material herbal y de los efectos terapéuticos deseados. Es importante tener en cuenta que hacer tinturas requiere una buena comprensión de las plantas que se van a utilizar, las técnicas de preparación adecuadas y las precauciones de seguridad necesarias para garantizar que el producto final sea seguro y eficaz para su uso.

## DOSIS Y USO:

Las dosis varían según la hierba y el propósito de uso.

De ½ a 1 cucharadita es una dosis normal para adultos. Sin embargo, se recomienda consultar a un herbolario o profesional sanitario cualificado para obtener instrucciones específicas sobre la dosificación. En general, las tinturas pueden tomarse directamente con el gotero (justo debajo de la lengua) o diluirse en té o agua.

De manera similar a las tinturas a base de alcohol, los extractos líquidos también pueden fabricarse usando vinagre o glicerina como disolvente para una opción más sabrosa o para aquellos que son sensibles al alcohol o prefieren evitarlo. Los vinagres de hierbas y las gliceritas suelen ser menos potentes que las tinturas de alcohol, ya que no extraen tantos componentes activos y, aunque son más estables que las infusiones y las decocciones, tienen una vida útil más corta que las tinturas.

## *Gliceritas*

**Las gliceritas, o extractos de glicerina de hierbas,** son preparados de hierbas líquidas que utilizan glicerina como disolvente en lugar de alcohol. La glicerina vegetal es un líquido transparente e inodoro producido a partir de aceites vegetales como la palma, la soja o el coco. Aunque la glicerina tiene un sabor dulce, el organismo no la metaboliza de la misma manera que hace con el azúcar y no aumenta los niveles de azúcar en sangre. Estas «tinturas» son una alternativa genial para aquellos que desean evitar el alcohol o para situaciones en las que el consumo de alcohol no es adecuado, como para niños, personas con sensibilidad al alcohol o aquellos en rehabilitación.

**Así es como se elabora una glicerita no alcohólica:**

### INGREDIENTES:

- Hierbas secas o frescas
- Glicerina vegetal
- Agua

### INSTRUCCIONES:

1 | **Preparación:** elige las hierbas que quieres usar para tu glicerita. Por lo general, se prefieren hierbas secas para evitar el crecimiento microbiano en la glicerina. Si usas hierbas frescas, deja que se sequen un poco para reducir el contenido de humedad.

2 | **Preparar las hierbas:** si vas a utilizar hierbas secas, córtalas o muélelas para aumentar su superficie. Esto ayuda con el proceso de extracción. Si utilizas hierbas frescas, córtalas finamente.

3 | **Mezclar la glicerina y el agua:** la glicerina utilizada para hacer gliceritas es típicamente glicerina vegetal, que es de sabor dulce y actúa como conservante natural. Para la mezcla de diluyentes, una proporción habitual es de 3:1 = 75 % de glicerina y 25 % de agua. Esto ayuda a elaborar un extracto equilibrado que extrae los componentes herbales y evita el deterioro.

4 | **Extracción:** llena el frasco con material vegetal limpio y fresco picado o medio lleno de material vegetal molido seco y cubre con la mezcla de glicerina y agua. Remueve para asegurarte de que las hierbas estén completamente saturadas.

5 | **Maceración:** cierra herméticamente el frasco y guárdalo en un lugar fresco y oscuro de 4 a 6 semanas. Agita el frasco suavemente todos o casi todos los días para ayudar en el proceso de extracción.

6 | **Colar y embotellar:** después del período de maceración, hay que colar el líquido para eliminar el material vegetal. Exprime la mayor cantidad posible de líquido de las hierbas. Transfiere la glicerita a frascos de vidrio oscuro para su almacenamiento.

Es importante tener en cuenta que las gliceritas tienen una consistencia y vida útil diferentes a las tinturas a base de alcohol. Las gliceritas tienden a ser más dulces y tienen una textura más espesa. También tienen una vida útil más corta que las tinturas a base de alcohol, generalmente de 1 a 2 años.

## *«Tinturas» de vinagre*

**Las «tinturas» de vinagre,** también conocidas como vinagres herbales, son preparaciones herbales líquidas que utilizan vinagre como disolvente para extraer los compuestos activos de la materia vegetal. Son una alternativa versátil y fácil de hacer a las tinturas a base de alcohol, y son especialmente adecuadas para extraer los minerales y los compuestos de las hierbas solubles en agua. Los vinagres de hierbas pueden utilizarse en aplicaciones culinarias, terapéuticas y cosméticas.

**Así es como se elabora una tintura de vinagre de hierbas:**

### INGREDIENTES:

- Hierbas secas o frescas
- Vinagre de sidra de manzana u otro tipo de vinagre
- Tarros de vidrio con tapas

### INSTRUCCIONES:

1 | **Elegir las hierbas:** selecciona las hierbas que deseas usar para la tintura de vinagre. Se pueden usar ingredientes frescos o secos. Sin embargo, si utilizas plantas frescas, asegúrate de guardarlas en un lugar fresco o, aún mejor, en la nevera. El vinagre es ideal para extraer minerales de plantas ricas en ellos, como la hoja del diente de león, la hoja y el tallo de la cola de caballo y las partes aéreas del trébol rojo. También se utiliza para extraer alcaloides de las hierbas.

2 | **Preparar las hierbas:** si usas hierbas frescas, córtalas finamente para aumentar la superficie. Si utilizas hierbas secas, tritura o muele ligeramente para mejorar la extracción.

3 | **Llenar el tarro:** dispón las hierbas preparadas en un frasco de vidrio. Llena el frasco sin apretar, aproximadamente hasta la mitad, con las hierbas.

4 | **Añadir el vinagre:** agrega el vinagre sobre las hierbas hasta que estén completamente cubiertas, asegurándote de que queden unos 2.5 centímetros de líquido adicional por encima de las hierbas. El vinagre de sidra de manzana es una opción popular debido a su sabor suave y los beneficios que aporta a la salud, pero también se pueden usar otros tipos de vinagre, como vinagre blanco o vinagre de vino tinto.

5 | **Cerrar y agitar:** cierra el frasco con una tapa hermética. Agita el frasco suavemente para asegurarte de que las hierbas queden bien saturadas por el vinagre.

6 | **Período de reposo:** coloca el frasco bien cerrado en un lugar fresco y oscuro de unas 2 a 6 semanas.

7 | Agita el frasco suavemente todos los días para facilitar el proceso de extracción.

8 | **Colar:** después del período de remojo, colar el líquido para eliminar el material herbáceo. Puedes usar un colador de malla fina o un paño de queso.

9 | **Embotellar:** transfiere la tintura de vinagre colado a frascos de vidrio oscuro para su almacenamiento. Etiqueta los frascos con el nombre de la hierba, la fecha de preparación y otra información relevante.

Ten en cuenta que los vinagres de hierbas son principalmente a base de agua y pueden resultar en una extracción más suave de ciertos compuestos en comparación con las tinturas a base de alcohol. Los vinagres de hierbas permanecerán estables durante aproximadamente seis meses y pueden durar más si se refrigeran.

La fabricación de tinturas a base de hierbas puede ser una forma gratificante de aprovechar las propiedades medicinales de las plantas, las setas y los líquenes. Sin embargo, es crucial recopilar información precisa, tener cuidado y buscar la orientación de profesionales para asegurarte de elaborar tinturas seguras y eficaces.

# Infusiones al aceite

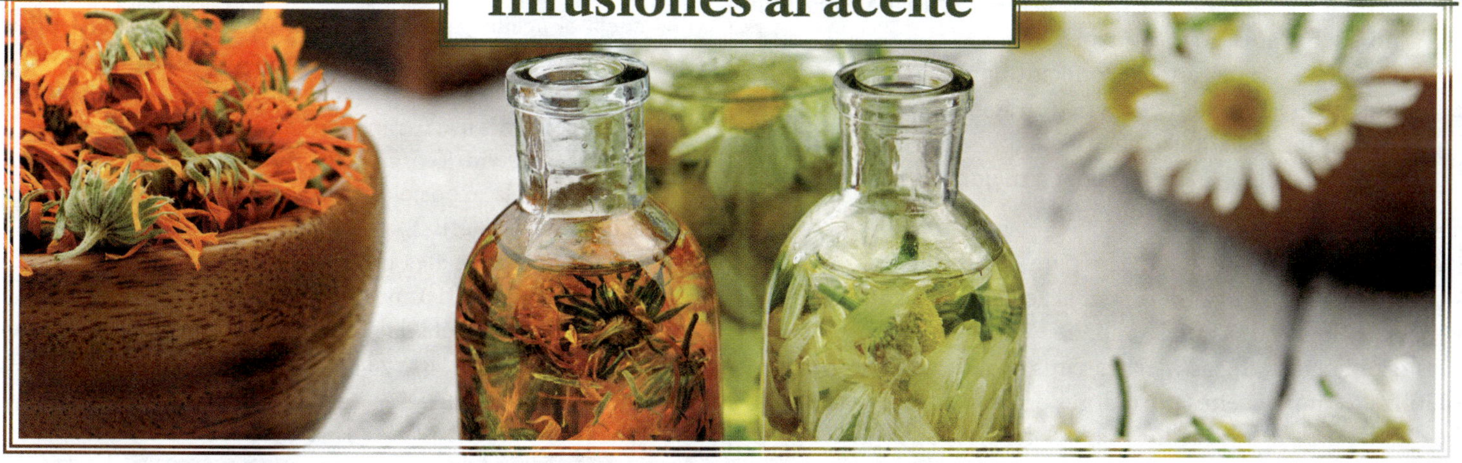

Las infusiones de hierbas al aceite son un proceso de extracción de los compuestos beneficiosos del material herbáceo que utiliza aceites como disolvente. Estas infusiones se utilizan comúnmente en aromaterapia, cuidado de la piel y aplicaciones culinarias. El aceite herbal resultante se puede utilizar para masajes, elaborar productos para el cuidado de la piel y del cabello, para cocinar y más.

**Así es como se elaboran infusiones de hierbas al aceite:**

## INGREDIENTES Y MATERIALES:

1 | **Hierbas:** elige hierbas secas que no tengan humedad para evitar que se estropeen. Está bien usar hierbas frescas en una infusión que se va a consumir rápidamente, pero no es bueno que exista humedad en algo que se va a almacenar. Las hierbas comunes utilizadas para las infusiones incluyen lavanda, manzanilla, romero, caléndula y árnica.

2 | **Aceite:** se necesita un aceite portador para la infusión. Hay varios aceites portadores que se pueden utilizar para infusiones de hierbas, cada uno con sus propias propiedades y beneficios únicos. La elección del aceite portador puede afectar a la textura, el aroma y las cualidades terapéuticas del producto final. Estos son algunos aceites portadores comunes que se utilizan para infusiones de hierbas y sus beneficios. Utiliza productos orgánicos:

- El aceite de oliva es rico en antioxidantes y grasas monoinsaturadas saludables. Es profundamente hidratante y adecuado para la mayoría de los tipos de piel. Tiene propiedades antiinflamatorias y puede ayudar a calmar la piel seca e irritada.
- El aceite de coco es conocido por sus propiedades hidratantes y nutritivas. Es sólido a temperatura ambiente, pero se funde al entrar en contacto con la piel. Es especialmente beneficioso para el cabello seco y dañado, y tiene propiedades antimicrobianas que pueden ayudar a tratar diversas afecciones de la piel.
- El aceite de jojoba se asemeja mucho al sebo natural de la piel, lo que lo convierte en un fantástico agente hidratante para todo tipo de pieles. Es ligero y no graso, por lo que es adecuado para el uso facial y corporal. Puede ayudar a regular la producción de grasa y a menudo se usa en productos para el cuidado de la piel con tendencia al acné.
- El aceite de almendras dulces es rico en vitaminas y minerales, por lo que es muy nutritivo para la piel. Se absorbe fácilmente y ayuda a calmar la piel seca y sensible. También puede ayudar a conseguir un cutis saludable y mejorar el aspecto de las cicatrices.
- El aceite de semilla de uva es un aceite ligero que se absorbe rápidamente. Es rico en ácido linoleico, lo que puede ser beneficioso para la piel grasa y propensa al acné. También es rico en antioxidantes y puede ayudar a reafirmar y tonificar la piel.

- El aceite de girasol es rico en vitamina E, conocida por sus propiedades antioxidantes. Es hidratante y puede ayudar a mantener la función de barrera natural de la piel. Es adecuado para todo tipo de pieles, incluida la piel sensible.
- El aceite de nuez de albaricoque es rico en vitaminas y ácidos grasos esenciales. Es hidratante, calmante y ayuda a mejorar la elasticidad de la piel. A menudo se utiliza en aceites de masaje y productos para el cuidado de la piel por su textura ligera.
- El aceite de aguacate es profundamente hidratante y rico en vitaminas A, D y E. Es adecuado para piel seca y madura, así como para el cuidado del cabello. Puede ayudar a mejorar la textura de la piel y ayudar a conseguir un cuero cabelludo saludable.
- El aceite de argán es conocido por sus propiedades nutritivas e hidratantes. Es rico en ácidos grasos esenciales y vitamina E, lo que lo hace beneficioso para la salud de la piel y el cabello. Puede ayudar a mejorar la elasticidad de la piel y aportar brillo al cabello

Al elegir un aceite portador para infusiones de hierbas, considera el uso que quieres dar al aceite una vez infusionado (p. ej., cuidado de la piel, cuidado del cabello, para cocinar), las propiedades de las hierbas y tus preferencias personales. Utiliza siempre aceites portadores orgánicos y hierbas de alta calidad para garantizar los mejores resultados.

3 | **Tarro de vidrio:** utiliza un tarro o frasco de vidrio limpio, seco y hermético para conservar las hierbas y el aceite.

4 | **Colador o paño para queso:** necesitarás un colador o un paño para queso para separar el aceite infusionado del material vegetal.

5 | **Frasco oscuro**: después de colar, almacena el aceite infusionado en una botella de vidrio oscuro para protegerlo de la luz.

## INSTRUCCIONES:

1 | **Preparación:** asegúrate de que las hierbas estén completamente secas para evitar la aparición de moho. Tritura o machaca ligeramente las hierbas para liberar sus aceites esenciales y facilitar el proceso de infusión.

2 | **Elección de un método:**

- Infusión fría (método tradicional): en este método, las hierbas se disponen en un frasco y se cubren con aceite. El frasco se cierra herméticamente y se deja reposar durante 4-8 semanas, lo que permite que el aceite extraiga gradualmente las propiedades herbales. De vez en cuando, agita suavemente el frasco. Este método es más suave y adecuado para hierbas delicadas.
- IInfusión con calor: el calor acelera el proceso de infusión. Combina las hierbas y el aceite en un recipiente resistente al calor y calienta suavemente la mezcla utilizando un hervidor doble o una temperatura baja. Ten cuidado de no sobrecalentar ni quemar las hierbas. Es importante mantenerlo todo a 43°C o menos temperatura para evitar degradar la calidad del aceite y las hierbas.

3 | **Tiempo de infusión:** el proceso de infusión puede tardar entre unos días y unas semanas, dependiendo del método utilizado y de las hierbas elegidas. Para una infusión con calor, deja que el aceite y las hierbas se cocinen a fuego lento durante al menos 30 minutos, hasta varias horas para una infusión más potente. Algunas recetas de aceite de hierbas medicinales requieren de 12 a 24 horas en una olla lenta.
Las infusiones frías requieren más tiempo para que el aceite extraiga completamente las propiedades herbales (normalmente 4-8 semanas).

4 | **Colar:** una vez transcurrido el tiempo de infusión deseado, cuela el aceite para eliminar el material vegetal. Utiliza un colador de malla fina o un paño de queso para asegurarte de que no queden partículas vegetales en el aceite infusionado.

5 | **Almacenamiento:** transfiere el aceite de hierbas colado a un frasco de vidrio oscuro. El vidrio oscuro ayuda a proteger el aceite de la exposición a la luz, lo que puede degradarlo y acortar su vida útil.

6 | **Vida útil:** los aceites infusionados se conservan durante un largo período de tiempo, generalmente de 1 a 2 años.

7 | **Etiquetar:** etiqueta de manera clara la botella con el nombre del aceite infusionado y la fecha en que se elaboró.

## USO:

- Masaje: usa el aceite de hierbas como aceite de masaje para ayudar a relajar y proporcionar alivio a los músculos.
- Cuidado de la piel: incorpora aceites infusionados en tu rutina de cuidado de la piel para fines hidratantes, de aromaterapia o como base para productos caseros para el cuidado de la piel (bálsamos, cremas, pomadas, etc.).
- Cuidado del cabello: aplica aceite de hierbas en el cabello y el cuero cabelludo como acondicionador, favorecer el crecimiento del cabello y tratar problemas específicos del cabello.
- Cocinar: algunos aceites de hierbas, como los aceites infusionados de romero o de albahaca, se pueden utilizar en la cocina para añadir sabor a los platos.
- Pomadas: los aceites de hierbas son la base para la elaboración de pomadas. Más información a este respecto en la Sección 2.7.

Ten en cuenta que las infusiones de hierbas al aceite no son adecuadas para todas las hierbas. Algunas hierbas pueden causar reacciones alérgicas o sensibilidad cutánea, por lo que es esencial investigar las propiedades de las hierbas que quieres utilizar y realizar una prueba de contacto en una zona pequeña antes de aplicarlas en áreas más grandes de la piel.

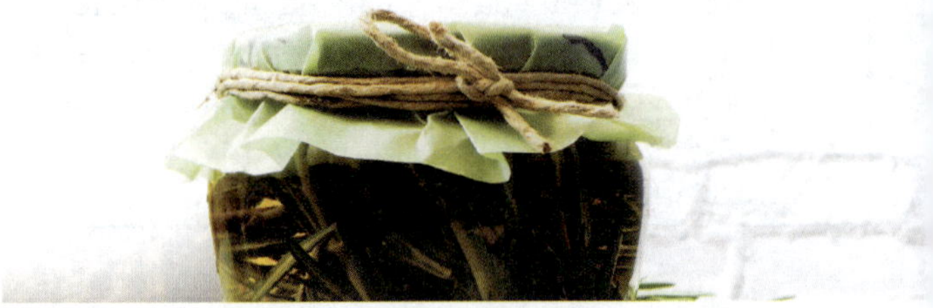

# Ojimiel

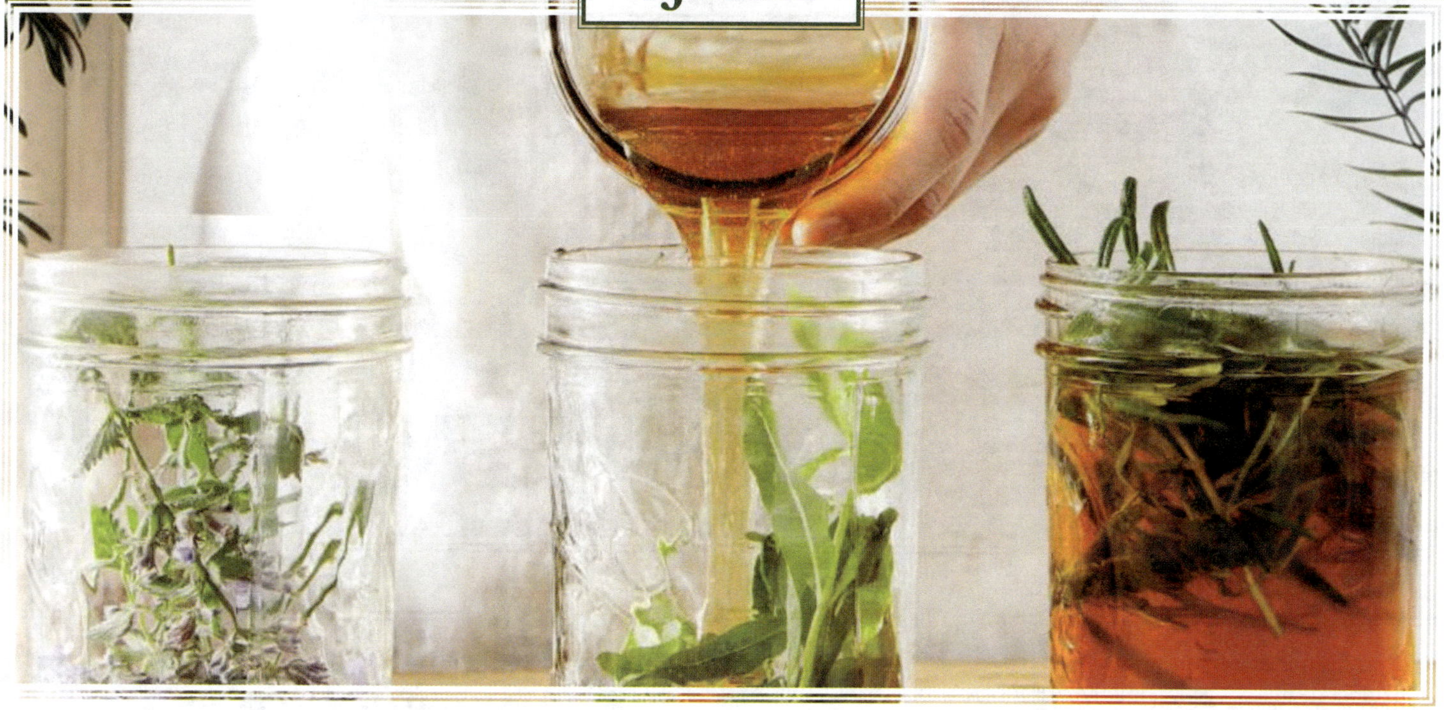

El ojimiel es un preparado a base de hierbas en el que se combinan vinagre y miel, creando una mezcla agridulce que contiene las propiedades de las hierbas. Estas preparaciones se utilizan por sus beneficios para la salud y son sabrosas y versátiles.

Los ojimieles pueden aportar beneficios al sistema digestivo, efectos inmunopotenciadores, alivio respiratorio, propiedades antiinflamatorias y antioxidantes, dependiendo de las hierbas utilizadas. Pueden tomarse con una cuchara, diluirse en agua o utilizarse en aplicaciones culinarias.

## INGREDIENTES Y MATERIALES:

- **Vinagre:** elige vinagre de sidra de manzana, vinagre de vino blanco o cualquier otro vinagre suave.
- **Miel:** utiliza miel cruda y sin procesar por sus beneficios para la salud y buen sabor.
- **Hierbas:** selecciona hierbas secas o frescas con propiedades medicinales o culinarias.
- **Frasco de vidrio:** un frasco de vidrio con una tapa hermética para la infusión.

## INSTRUCTIES:

1 | **Selección de hierbas:** elige hierbas según los beneficios para la salud o el perfil de sabor que desees. Por ejemplo, el tomillo y la salvia pueden usarse por sus beneficios para el sistema respiratorio, mientras que los pétalos de rosa y las flores de saúco aportan un delicado sabor floral.

2 | **Preparación:** pica o tritura ligeramente las hierbas para obtener sus sabores y propiedades.

3 | **Infusionar:** llena el frasco de vidrio un cuarto de su capacidad con las hierbas picadas que hayas elegido (si utilizas hierbas frescas, llena el frasco hasta tres cuartos de su capacidad) y añade vinagre hasta que el frasco esté tres cuartos de su capacidad, cubriendo el resto del frasco con miel cruda. Cierra muy bien el frasco y déjalo reposar en un lugar fresco y oscuro durante unas 2 semanas, agitando diariamente.

4 | **Colar:** después del período de infusión, cuela las hierbas con un colador de malla fina o un paño para queso.

5 | **Embotellar:** vierte el ojimiel en un frasco de vidrio limpio, ciérralo bien y guárdalo en el refrigerador. Durará varios meses.

Los ojimieles se pueden consumir a cucharadas para obtener beneficios para la salud, también se pueden agregar al agua con gas para elaborar una bebida refrescante o bien usarse en aderezos para ensaladas y marinados.

# Jarabes y elixires

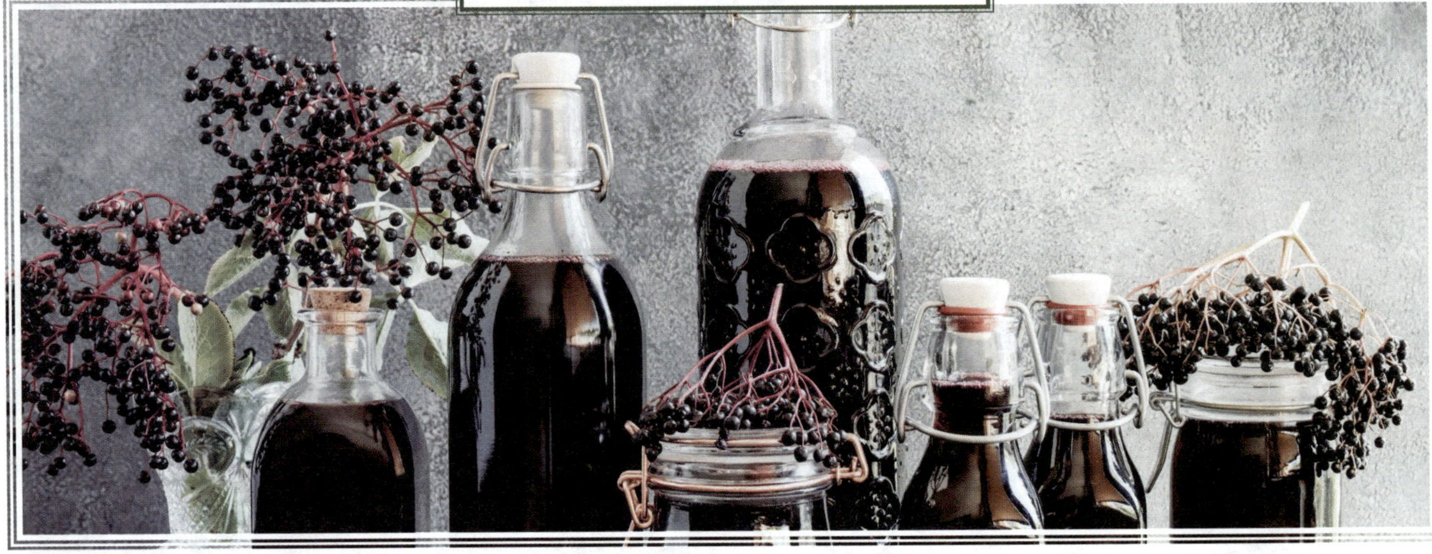

## *Jarabes de hierbas*

Los jarabes de hierbas generalmente se elaboran infusionando hierbas o productos botánicos en una mezcla de agua y endulzantes, como miel o azúcar. Las hierbas se sumergen en el líquido para extraer sus compuestos beneficiosos, y el jarabe resultante se utiliza a menudo para controlar la tos, el dolor de garganta y otros problemas respiratorios.

**Ejemplos de hierbas comúnmente utilizadas en jarabes:**

- Saúco: se ha demostrado que tiene propiedades que estimulan el sistema inmunitario y a menudo se usa para aliviar los síntomas del resfriado o la gripe.
- Raíz de malvavisco: se utiliza por sus propiedades calmantes y demulcentes, las cuales a menudo se encuentran en los jarabes para la tos, la garganta y los problemas intestinales.
- Tomillo: conocido por sus propiedades antibacterianas y utilizado para tratar problemas respiratorios.

### INGREDIENTES:

- Hierbas secas o frescas de tu elección
- Agua
- Endulzante (miel cruda, azúcar, sirope de arce, etc.)

### INSTRUCCIONES:

1 | **Elegir las hierbas:** selecciona las hierbas que quieres usar para tu jarabe. Considera los posibles beneficios para la salud y los sabores de las hierbas.

2 | **Preparar la infusión de hierbas:** en una olla, combina el agua y las hierbas que elijas. La relación entre hierbas y agua puede variar, pero un punto de partida común es de unos 28 gramos de hierbas secas por unos 950 ml de agua. Puedes ajustarlo en función de tus preferencias y la potencia de las hierbas.

3 | **A fuego lento:** calienta suavemente la mezcla a fuego bajo o medio. Evita hervir, ya que esto podría degradar algunos de los compuestos beneficiosos. Deja que las hierbas se infusionen en el agua durante unos 20-30 minutos.

4 | **Colar:** después del tiempo de remojo, se cuela la infusión de hierbas para eliminar el material vegetal con un colador de malla fina o un paño de queso.

5 | **Añadir endulzante:** vuelve a depositar el líquido colado en el recipiente y caliéntalo con cuidado. Añade el endulzante que elijas (como miel cruda o azúcar) mientras lo remueves hasta que se disuelva por completo. La cantidad de endulzante varía según el gusto. A algunas personas les gusta un jarabe más dulce, con una proporción de miel y decocción de 1:1, mientras que, a otras, con una proporción de miel de 1:2. La relación 1:1 se podrá conservar durante más tiempo, ya que la miel no se estropea fácilmente.

6 | **Enfriar y guardar:** deja que el jarabe se enfríe antes de transferirlo a tarros o frascos de vidrio limpios y esterilizados. Por lo general, estos jarabes duran alrededor de seis meses en la nevera si se usa una proporción de 1:2.

7 | Guarda el jarabe en la nevera para prolongar su vida útil.

# *Elixires herbales*

Los elixires herbales son preparaciones a base de hierbas más concentradas, que se elaboran al remojar hierbas en alcohol u otro disolvente. El alcohol ayuda a extraer los compuestos activos de las hierbas y actúa como conservante.

## INGREDIENTES:

- Hierbas secas o frescas de tu elección
- Alcohol (como vodka, brandi o ron)
- Opcional: endulzante (miel cruda, azúcar, sirope de arce, etc.)

## INSTRUCCIONES:

1 | **Seleccionar las hierbas:** elige las hierbas que deseas usar en tu elixir, teniendo en cuenta sus posibles beneficios y compatibilidad con el alcohol.

2 | **Preparar la extracción de hierbas:** coloca las hierbas en un frasco de vidrio y cúbrelas con alcohol. La relación entre hierbas y alcohol puede variar, pero un punto de partida adecuado es alrededor de 1 parte de hierbas y 4 partes de alcohol por volumen. Asegúrate de que las hierbas estén totalmente sumergidas.

3 | **Cerrar el tarro e infusionar:** Cierra herméticamente el frasco y colócalo en un lugar fresco y oscuro. Deja que las hierbas se infusionen en el alcohol durante 4 a 6 semanas, agitando suavemente el frasco a los pocos días para estimular la extracción.

4 | **Colar:** después del período de infusionado, cuela el líquido para eliminar el material vegetal. Utiliza un colador de malla fina o un paño de queso.

5 | **Opcional: añadir endulzante**: Si lo deseas, puedes agregar un endulzante como miel o sirope al elixir colado. Mezcla bien hasta que el endulzante se disuelva por completo.

6 | **Embotellar y almacenar:** transfiere el elixir una vez colado a botellas de vidrio oscuro con tapones herméticos. Guarda el elixir en un lugar fresco y oscuro para conservar su potencia.

Recuerda que la potencia y eficacia de los jarabes de hierbas y los elixires variarán en función de factores como la calidad de las hierbas utilizadas, el método de extracción y las preferencias individuales. También es importante investigar las posibles interacciones de cada hierba con los medicamentos y los posibles efectos secundarios antes de preparar y utilizar estos preparados. Si tienes dudas, consulta a un profesional sanitario o a un herbolario experimentado para obtener orientación.

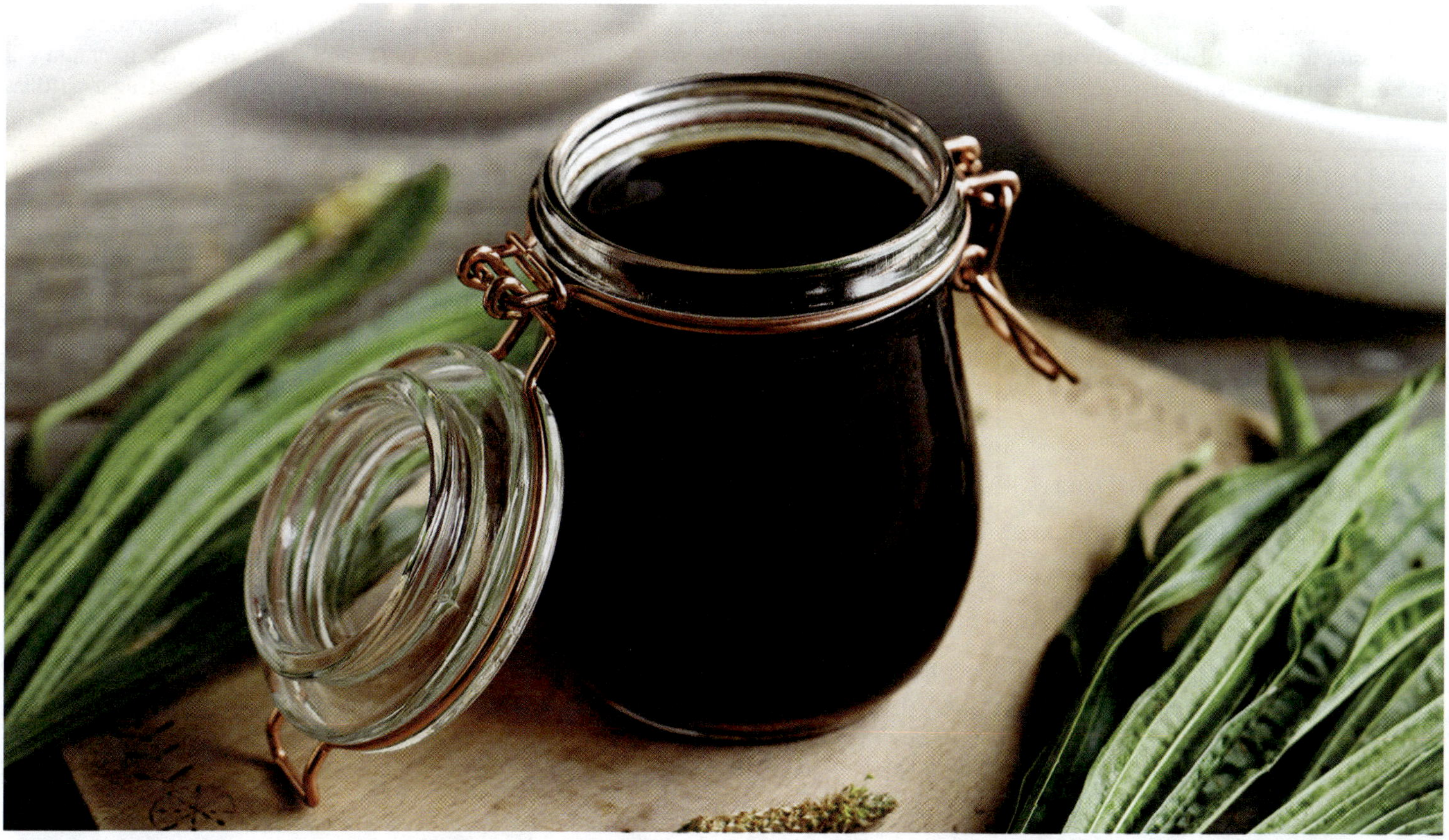

# Pastillas, gominolas y cápsulas

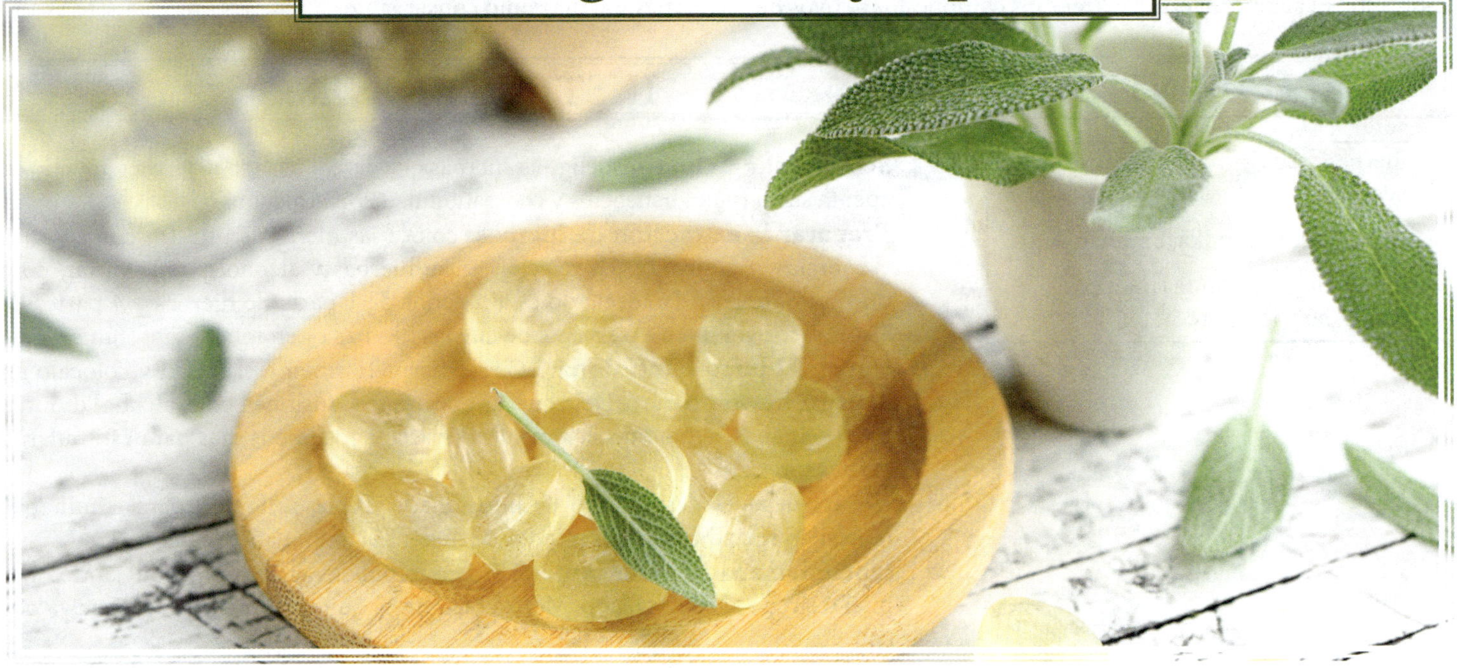

Las pastillas, las gominolas y las cápsulas son formas de dosificación populares que se utilizan en las boticas y la medicina herbal. Cada modalidad tiene sus ventajas y consideraciones a la hora de preparar y usar remedios a base de hierbas.

**Aquí tienes una descripción general de cada uno:**

## *Pastillas de hierbas*

Las pastillas de hierbas son preparaciones sólidas, similares a los caramelos, que se disuelven lentamente en la boca, lo que permite que los compuestos activos herbales se absorban a través de las membranas mucosas. A menudo se utilizan para calmar los dolores de garganta y la tos. Pueden formularse para que tengan un sabor agradable, lo que los hace adecuados para niños y personas que les cuesta tragar pastilla.

### INGREDIENTES:

- ½ taza de infusión o tintura de hierbas
- ¼ taza de endulzantes naturales (como miel o sirope de arce)
- 2 cucharadas de aglutinante (glicerina vegetal)
- Azúcar en polvo (opcional para recubrir las pastillas)

### INSTRUCCIONES:

1 | | Prepara una infusión o tintura con las hierbas deseadas. Puedes realizar una infusión fuerte si se sumerge aproximadamente ¼ taza de hierbas secas en ½ taza de agua caliente durante 15-20 minutos. Para una tintura, utiliza ½ taza de alcohol (como vodka) y aproximadamente 2 cucharadas de hierbas secas. Deja reposar la tintura durante varias semanas, agitándola diariamente.

2 | Mezcla la infusión de hierbas o la tintura con ¼ taza del endulzante natural que elijas (como miel o sirope de arce) y 2 cucharadas de glicerina vegetal. Ajusta el nivel de dulce a tu gusto si es necesario.

3 | Calienta la mezcla suavemente en un hervidor doble (recomendado) o en el microondas hasta que esté bien integrada y forme una consistencia espesa y suave. Si utilizas un hervidor doble, caliéntala a fuego lento, removiendo constantemente hasta que se espese.

4 | Dispón pequeñas cucharadas de la mezcla sobre una alfombrilla de silicona o papel de horno. Opcionalmente, reboza las gotas en azúcar en polvo para evitar que se peguen.

5 | Deja que las gotas se enfríen y endurezcan. Una vez estén firmes, guárdalas en un recipiente seco y hermético.

## *Gominolas de hierbas*

Las gominolas a base de hierbas son gominolas masticables, gelatinas o a base de agar-agar con extractos de hierbas. Son una forma divertida y sabrosa de consumir hierbas, especialmente para aquellos que prefieren un sabor más dulce. Las gominolas se pueden formular para el apoyo inmunológico, la salud digestiva, como ayuda para dormir y más, dependiendo de las hierbas elegidas.

### INGREDIENTES:

- 1 taza de infusión o tintura de hierbas
- 3 cucharadas de gelatina o alternativa vegetariana o vegana (como agar-agar o carragenano)
- ¼ taza de endulzantes (miel, zumo de frutas, por ejemplo)

### INSTRUCCIONES:

**1 |** Prepara una infusión o tintura de hierbas con aquellas que elijas.

**2 |** En una cacerola, combina la infusión o tintura de hierbas con el endulzante.

**3 |** Gradualmente, vierte y bate las 3 cucharadas de gelatina (o la alternativa elegida) hasta que se disuelva por completo y la mezcla se vuelva fluida.

**4 |** Calienta la mezcla a fuego bajo, removiendo constantemente hasta que esté caliente, pero evita que llegue a hervir.

**5 |** Vierte con cuidado la mezcla en moldes de silicona o en una cubitera.

**6 |** Deja que las gominolas se enfríen y colócalas en el frigorífico durante aproximadamente 2-3 horas.

**7 |** Después, retira las gominolas de los moldes y guárdalas en un recipiente hermético en el frigorífico.

Recuerda que las cantidades exactas y la elección de hierbas para gominolas o pastillas pueden variar según tus preferencias personales y las hierbas específicas que utilices para la infusión o tintura. Ajusta el grado de dulce y la consistencia a tu gusto.

## *Cápsulas herbales*

Las cápsulas herbales son una forma cómoda de tomar suplementos herbales en una dosis precisa y medida.

### INGREDIENTES:

- Polvos de hierbas o hierbas finamente molidas

### INSTRUCCIONES:

**1 |** Consigue o prepara hierbas en polvo triturando las hierbas secas hasta obtener una consistencia fina utilizando un mortero o una trituradora (una máquina para moler café funciona bien).

**2 |** Utiliza cápsulas vacías de gelatina o aptas para vegetarianos. Puedes comprarlas en tiendas de alimentos saludables o en línea. Las cápsulas vienen en tres tamaños: «0», «00» y «000».

**3 |** Abre con cuidado las cápsulas y llénalas con la cantidad deseada de polvo de hierbas utilizando un embudo pequeño o una máquina especial de llenado de cápsulas.

**4 |** Una vez llenas, vuelve a montar las cápsulas presionando las dos mitades hasta que se junten.

**5 |** Guarda las cápsulas llenas en un lugar fresco y seco dentro de un recipiente hermético.

Recuerda investigar las hierbas que planeas usar y sus dosis adecuadas antes de elaborar cualquier remedio a base de hierbas. Si vas a hacer algún tipo de mezcla de hierbas, necesitarás una báscula para medir cada una de ellas. Asegúrate de mezclar bien las hierbas en polvo para que todas tus cápsulas tengan la misma concentración.

Al elaborar pastillas, gominolas o cápsulas de hierbas, es crucial garantizar la calidad de las hierbas utilizadas, una dosificación precisa y una desinfección adecuada durante el proceso de preparación. Ten en cuenta que las dosis y formulaciones individuales pueden variar en función de las hierbas específicas, los efectos deseados y las consideraciones de salud individuales.

# Bálsamos, pomadas, cremas y lociones

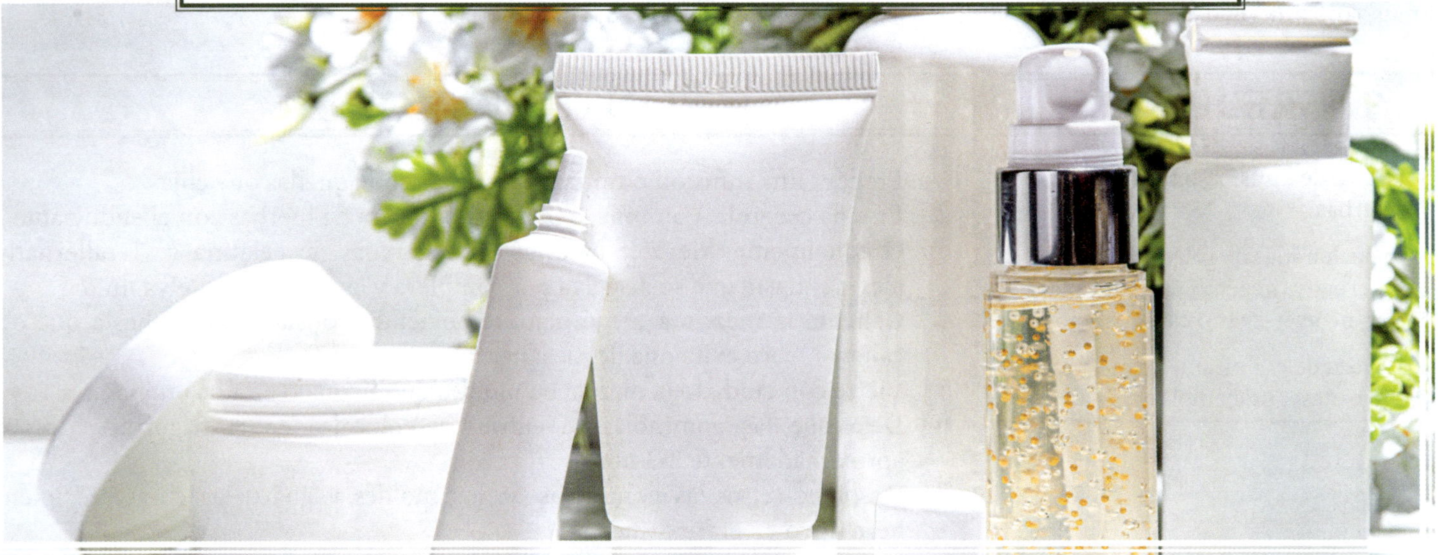

Los bálsamos, las pomadas, las cremas y las lociones son aplicaciones tópicas populares en las boticas de hierbas. Posibilitan el uso externo de remedios a base de hierbas para abordar diversos problemas de la piel y proporcionar alivio localizado. Cada una tiene una textura y consistencia diferentes, lo que las hace adecuadas para distintas aplicaciones.

## *Bálsamos*

Los bálsamos son mezclas semisólidas que normalmente incluyen aceites o extractos infusionados con hierbas combinados con cera de abejas u otro agente solidificante. Tienen una textura más espesa y proporcionan una barrera protectora sobre la piel. Los bálsamos son excelentes para hidratar, calmar la piel seca o irritada y aportar beneficios herbales directamente a la superficie de la piel. Aunque los bálsamos pueden parecer más grasos que la loción, se debe a que los aceites están haciendo su trabajo para nutrir la piel. Son especialmente adecuados para áreas que necesitan una aplicación concentrada y duradera.

### INGREDIENTES:

- 1 taza de aceite de hierbas
- ¼ taza de cera de abeja o cera de origen vegetal (p. ej., candelilla o cera de carnauba)
- 10-15 gotas de aceites esenciales (opcional para fragancia y beneficios añadidos)

### INSTRUCCIONES:

1 | Prepara el aceite infusionado dejando reposar 1 taza de hierbas secas en un aceite portador de tu elección. Puedes utilizar el método de hervidor doble o una olla lenta para este paso (consulta la Parte 2.3).

2 | Cuela las hierbas del aceite infusionado y mide 1 taza para tu receta.

3 | En un hervidor doble, derrite 1⁄4 taza de cera de abeja o cera vegetal.

4 | Una vez que la cera se haya derretido por completo, añade 1 taza de aceite infusionado con las hierbas y mézclalo bien.

5 | Si lo deseas, añade de 10 a 15 gotas de aceites esenciales para conseguir una fragancia y beneficios adicionales. Ajusta la cantidad según tu preferencia aromática.

6 | Vierte la mezcla en recipientes limpios y esterilizados, como latas o frascos. Antes de verter todo el lote, prueba la consistencia echando una pequeña cantidad en una superficie. Para conseguir una consistencia más dura (p. ej., para elaborar un bálsamo labial), simplemente añade más cera de abejas. Para las pomadas, usa una proporción de 4:1 de aceite infusionado y de cera de abejas, respectivamente. Para obtener bálsamos de mayor consistencia, agrega un poco más de cera de abejas según sea necesario.

7 | Deja que el bálsamo se enfríe y se solidifique en los contenedores antes de cerrarlos de forma segura

## *Pomadas*

Las pomadas de hierbas son similares a los bálsamos, pero suelen contener menos cera de abejas que estos y necesitan más hierbas. Por lo general, tienen una consistencia más suave y ligera que los bálsamos y tienen un uso medicinal.

### INGREDIENTES:

- 1 parte de cera de abejas para 4 partes de mezcla de aceite infusionado, y el uso habitual es de ¼ de taza o hasta de ⅕ taza por taza de aceite. Para 250 ml de aceite, suelo usar 48 g de cera de abeja.
- 15 a 20 gotas o más de tus aceites esenciales por cada 250 ml de aceite infusionado. Se puede añadir vitamina E para evitar que la mezcla se vuelva rancia: 1/2 cucharadita para 250 ml de aceite.

### INSTRUCCIONES:

1 | Sigue los mismos pasos para preparar un aceite infusionado de hierbas, como se mencionó anteriormente.

2 | En un hervidor doble, derrite la cera de abeja o la cera vegetal que has medido previamente.

3 | Una vez derretida la cera, añade el aceite infusionado con las hierbas y mézclalo bien.

4 | Opcionalmente, añade unas gotas de aceites esenciales para que tenga fragancia y beneficios adicionales.

5 | Vierte la mezcla en recipientes limpios y esterilizados. Antes de verterlo en los recipientes (tarros o latas) para que repose, añade unas gotas al recipiente para probar la consistencia. Si es demasiado dura, añade más aceite y, si es demasiado suave, agrega más cera de abejas a la mezcla. Luego, transfiérelo del todo, etiqueta y pon la fecha.

6 | Deja que la pomada se enfríe y se solidifique antes de cerrar los recipientes.

## *Cremas*

Las cremas herbales son formulaciones a base de agua que a menudo combinan aceites o extractos de hierbas con agua o hidrosoles. Tienen una textura más ligera que los bálsamos y se absorben más fácilmente por la piel. Las cremas son versátiles para aportar hidratación, mantener la salud de la piel y proporcionar beneficios herbales. Son adecuadas tanto para el rostro como para el cuerpo y se pueden personalizar para los diferentes tipos de piel. Se pueden utilizar para hidratar y calmar la piel sensible todos los días y para tratar diversas afecciones de la piel como el eccema o la irritación.

### INGREDIENTES:

- ¼ taza de aceite infusionado con hierbas
- ½ taza de fase acuosa (agua destilada, hidrosoles o gel de aloe vera)
- 2 cucharadas de cera emulsionante
- ¼ cucharadita de conservante (si se usan ingredientes a base de agua)
- 10-15 gotas de aceites esenciales (opcional para conseguir fragancia y beneficios adicionales)

### INSTRUCCIONES:

1 | Prepara un aceite infusionado con hierbas como se describió anteriormente.

2 | En un hervidor doble, derrite la cera emulsionante en el aceite infusionado.

3 | En un recipiente diferente, calienta suavemente la fase acuosa (agua, hidrosoles, etc.).

4 | Añade lentamente la fase acuosa calentada a la mezcla de aceite y cera mientras agitas de manera constante.

5 | Continúa removiendo hasta que la mezcla forme una emulsión estable.

6 | Si lo deseas, añade aceites esenciales para fragancia y beneficios añadidos.

7 | Una vez que la mezcla se haya enfriado, añade el conservante si estás usando ingredientes a base de agua para prevenir el crecimiento de microbios.

8 | Transfiere la crema a recipientes limpios y esterilizados.

## *Lociones*

Las lociones de hierbas son similares a las cremas, pero tienen un mayor contenido de agua, lo que las hace aún más ligeras e hidratantes.

### INGREDIENTES:

- Aceite infusionado con hierbas
- Fase acuosa (agua destilada, hidrosoles o gel de aloe vera)
- Cera emulsionante
- Conservante
- Aceites esenciales (opcionales para fragancia y beneficios)

### INSTRUCCIONES:

1 | Sigue los mismos pasos que para preparar una crema herbal, pero ajusta las proporciones de la fase acuosa y la fase de aceite para conseguir una consistencia más ligera.

2 | Asegúrate de usar una cera emulsionante adecuada para que la loción forme una emulsión estable.

3 | Utiliza un conservante fiable para garantizar que la loción siga siendo segura con el paso del tiempo.

## ETIQUETADO Y ALMACENAMIENTO:

Etiqueta tus bálsamos, cremas y lociones con los ingredientes utilizados, la fecha de preparación y el propósito previsto. Guarda tus productos en un lugar fresco y seco, alejado de la luz solar directa, para preservar la calidad.

Vida útil: las cremas y lociones son a base de agua, por lo que deben guardarse en el frigorífico para evitar que se estropeen.

## USO:

Aplica una pequeña cantidad del bálsamo, crema o loción en la zona deseada y da un suave masaje.

Utilízalo según sea necesario, siguiendo las recomendaciones para las hierbas específicas y la finalidad. Antes de usar o vender cualquier producto herbal para el cuidado de la piel, considera realizar pruebas de parches para asegurarte de que se toleran bien por los diferentes tipos de piel. Además, consultar con un herbolario cualificado o un profesional del cuidado de la piel puede proporcionar más orientación sobre la formulación y el uso.

Si estás buscando alternativas a la cera de abejas para elaborar pomadas, cremas y bálsamos, hay varias opciones disponibles, especialmente para aquellos que prefieren alternativas veganas. Estas son algunas opciones que puedes considerar:

1 | **Cera de candelilla:** la cera de candelilla proviene de las hojas del arbusto de candelilla. Tiene una consistencia similar a la cera de abejas y a menudo se utiliza como alternativa vegana en productos cosméticos y de cuidado de la piel.

2 | **Cera de carnauba:** la cera de carnauba proviene de las hojas de la palma de carnauba. Es una cera dura que se puede utilizar para aumentar la firmeza de los bálsamos y pomadas. Suele utilizarse en muchos productos cosméticos y también es apta para veganos.

3 | **Cera de soja:** la cera de soja proviene del aceite de soja. Se usa comúnmente en la fabricación de velas, pero también se puede usar en productos para el cuidado de la piel. Ten en cuenta que la cera de soja puede ser menos consistente que la cera de abejas, por lo que es posible que tengas que ajustar tu receta en consecuencia.

4 | **Manteca de karité:** la manteca de karité es una grasa natural popular extraída de la nuez del árbol de karité. Es rica y cremosa, lo que la convierte en una excelente base para los bálsamos y las cremas. También es conocida por sus propiedades hidratantes.

5 | **Manteca de cacao:** la manteca de cacao proviene de los granos de cacao y tiene un agradable aroma a chocolate. Es una grasa sólida a temperatura ambiente y a menudo se utiliza en productos para el cuidado de la piel debido a sus propiedades hidratantes y nutritivas.

6 | **Manteca de mango:** la manteca de mango se obtiene de los huesos de la fruta del mango. Es similar en textura a las mantecas de karité y cacao y se puede usar como base para varios productos para el cuidado de la piel.

7 | **Cera de jojoba:** la cera de jojoba es técnicamente una cera líquida en vez de una verdadera cera. Se deriva de las semillas de la planta de jojoba y se asemeja al sebo natural que produce la piel. Puede ser un estupendo añadido a bálsamos y cremas.

8 | **Aceites vegetales:** dependiendo de la consistencia y los beneficios que quieras que posea tu producto final, también puedes considerar el uso de varios aceites vegetales como base, como el aceite de coco, de almendra, de oliva y otros. Estos aceites pueden proporcionar una excelente hidratación y nutrición.

Cuando sustituyas la cera de abejas por cualquiera de estas alternativas, ten en cuenta que cada cera o manteca tiene diferentes propiedades, puntos de fusión y texturas. Es posible que necesites experimentar y ajustar tus recetas para lograr la consistencia y el resultado deseados. Realiza siempre una prueba a pequeña escala antes de hacer lotes más grandes para asegurarte de que el producto final cumple tus expectativas.

Elaborar bálsamos, cremas y lociones medicinales es un proceso gratificante que te permite aprovechar los beneficios de las hierbas para uso tópico. Es esencial llevar a cabo una higiene adecuada, usar ingredientes de alta calidad y tener en cuenta las sensibilidades individuales al fabricar estos productos. Si eres nuevo en la formulación de hierbas, es recomendable consultar con herbolarios experimentados o profesionales del cuidado de la piel para conseguir información importante.

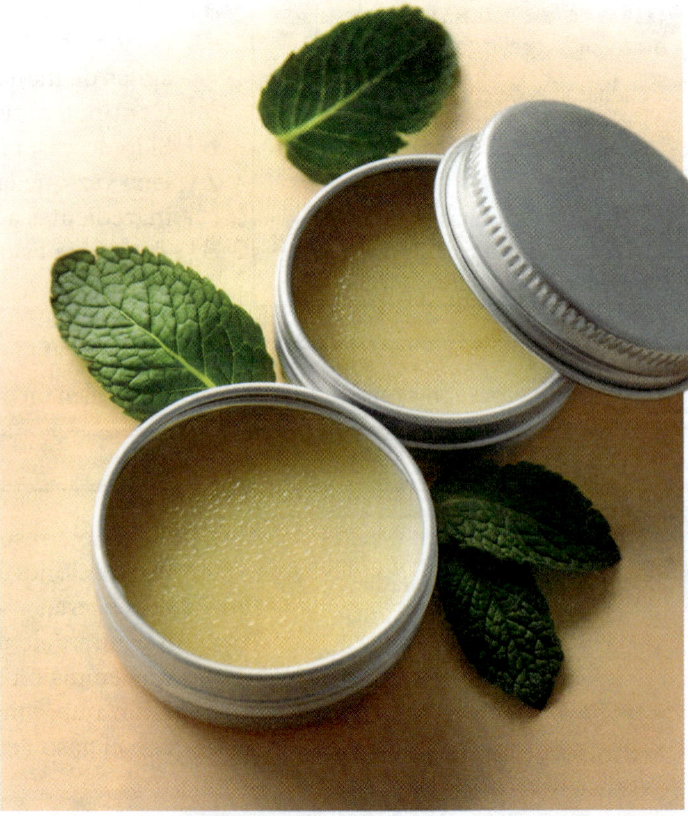

# Baños y vapores

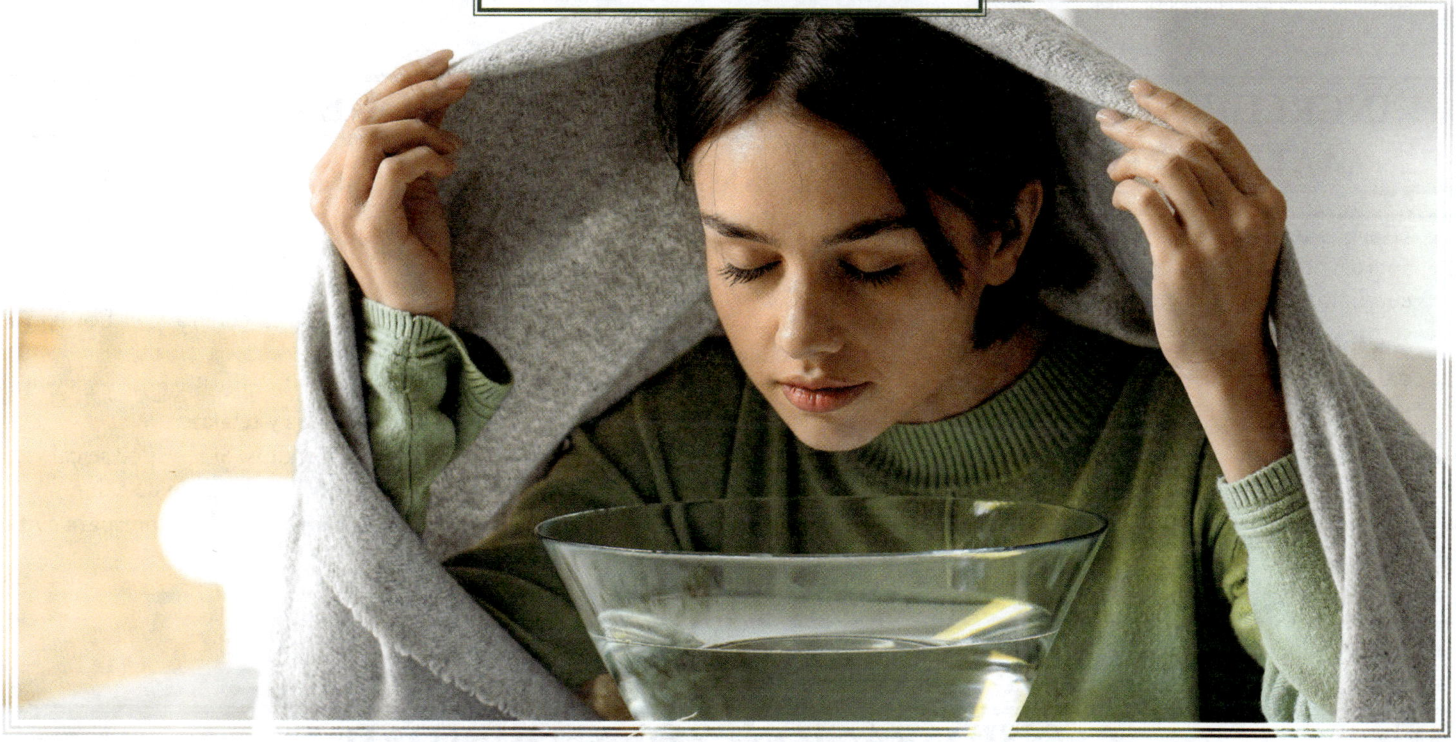

Los baños de hierbas y vapores son prácticas relajantes y terapéuticas que implican el uso de hierbas para favorecer la relajación, promover el bienestar y abordar diversas preocupaciones físicas y mentales.

**Aquí tienes una guía para crear y disfrutar de baños de hierbas y vapores:**

## *Baños herbales*

Para los baños herbales, se añaden infusiones o preparaciones a base de hierbas en el agua del baño para una experiencia relajante y reparadora.

### INGREDIENTES Y MATERIALES:

- **Hierbas secas:** elige hierbas en función de los efectos que desees obtener. La lavanda, la manzanilla, los pétalos de rosa, la caléndula y la menta son opciones populares.
- **Bolsa de muselina o bola de té:** para depositar las hierbas y evitar residuos en el agua del baño.
- **Bañera:** utiliza una bañera limpia con agua tibia.
- **Adiciones opcionales:** sales de Epsom, sal del Himalaya, avena o aceites esenciales para obtener beneficios adicionales.

### INSTRUCCIONES:

1 | **Preparar las hierbas:** dispón las hierbas elegidas en una bolsa de muselina o bola de té. Esto evita que las hierbas floten en el agua del baño y facilita la limpieza posterior.

2 | **Preparar el agua del baño:** deja correr agua tibia en la bañera y añade la bolsa de hierbas al agua del baño.

3 | **Remojar:** deja que las hierbas se remojen en el agua del baño mientras te sumerges en ella. El agua tibia ayudará a liberar las propiedades herbales en el agua.

4 | **Relajación:** sumérgete en el agua de baño con hierbas y relájate durante 15-30 minutos. Respira profundamente y disfruta del aroma.

5 | **Limpieza:** después del baño, retira la bolsa de hierbas y vacía el agua de la bañera.

# *Vapores herbales*

Para los vapores herbales hay que inhalar el vapor de hierbas infusionadas, lo que puede ayudar a abrir el sistema respiratorio, relajar la mente y calmar la piel.

## INGREDIENTES Y MATERIALES:

- **Hierbas secas:** elige hierbas que aporten beneficios respiratorios, como eucalipto, tomillo, romero o menta.
- **Recipiente grande resistente al calor:** para contener el agua caliente y las hierbas.
- **Toalla o manta:** para crear una zona de vapor y retenerlo.
- **Adiciones opcionales:** aceites esenciales o pieles de cítricos para un mejor aroma.

## INSTRUCCIONES:

1 | **Preparar las hierbas:** coloca un puñado de hierbas secas en la parte inferior de un recipiente tipo bol resistente al calor.

2 | **Agua hervida:** hierve agua y viértela sobre las hierbas en el bol.

3 | **«Carpa» de vapor:** siéntate cómodamente posicionando la cara sobre el bol, creando una «tienda» o «carpa» de vapor cubriendo la cabeza y el bol con la manta o toalla.

4 | **Inhalar el vapor:** inhala profundamente, permitiendo que el vapor y el aroma herbal lleguen a tu sistema respiratorio. Cierra los ojos y relájate.

5 | **Duración:** disfruta del vapor durante unos 10-15 minutos. Si el vapor se calienta demasiado, puedes levantar un poco la toalla para liberar el exceso de calor.

6 | **Calma la piel:** para un vapor facial, posiciona el rostro lejos del vapor para evitar que la piel sensible se caliente en exceso.

## ! CONSIDERACIONES DE SEGURIDAD:

1 | Ten cuidado con el agua caliente y el vapor para evitar quemaduras.

2 | Realiza una prueba de parche con las hierbas elegidas para comprobar si existen alergias o sensibilidades.

3 | Consulta a un profesional sanitario si tienes problemas respiratorios, afecciones cutáneas u otros problemas de salud antes de usar baños o vapores herbales.

4 | Mantente hidratado durante y después de tu baño o sesión de vapor.

Tanto los baños de hierbas como los vapores ofrecen formas maravillosas de relajarse, descansar y experimentar los beneficios de las hierbas a través de la aromaterapia y la absorción de la piel. Personaliza tu experiencia seleccionando hierbas que se ajusten a tus objetivos y preferencias de bienestar.

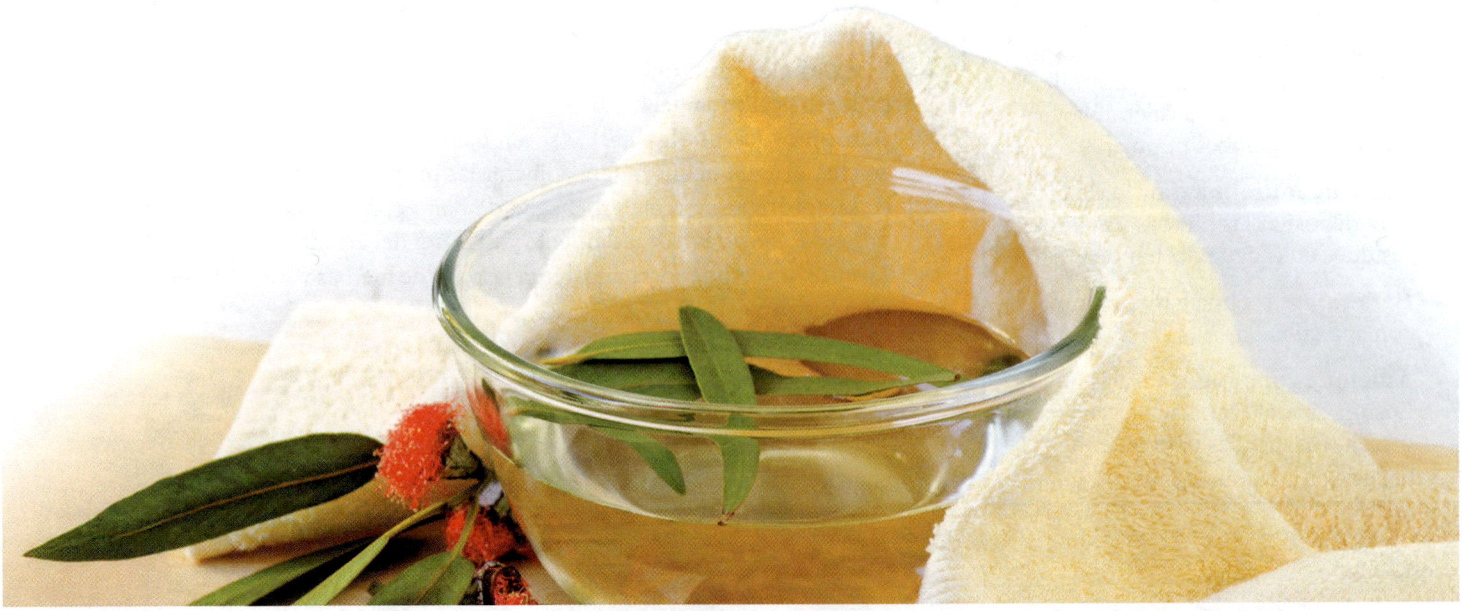

# Cataplasmas, compresas y lavados

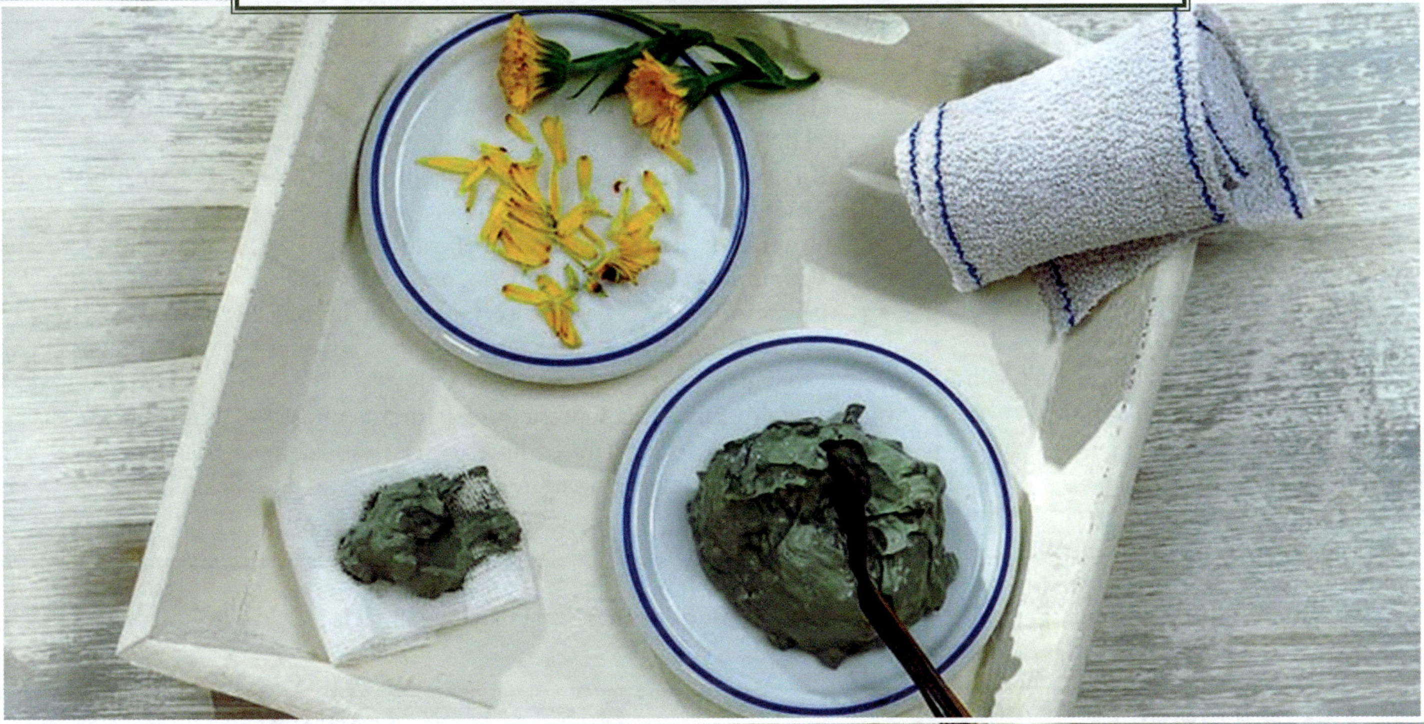

Las cataplasmas, las compresas y los lavados son aplicaciones tópicas de remedios herbales que ofrecen un alivio específico para diversos problemas de la piel y los músculos. Estas aplicaciones implican contacto directo con el área afectada para proporcionar los beneficios de las hierbas de manera tópica.

**Esta es una guía para crear y usar cataplasmas, compresas y lavados:**

## *Cataplasmas*

Una cataplasma es una mezcla suave y húmeda de hierbas que se aplica directamente sobre la piel para tratar problemas localizados como inflamación, heridas, veneno o edema.

### INGREDIENTES Y MATERIALES:

- **Hierbas frescas o secas:** elige hierbas con propiedades adecuadas para tu propósito, como hierbas calmantes para la inflamación o hierbas curativas para tratar cortes.
- **Infusión de agua o hierbas:** utiliza agua para humedecer las hierbas y crear una consistencia similar a la de una pasta.
- **Paño o gasa:** mantener la mezcla de hierbas y evitar el contacto directo con la piel.
- **Opcional:** aceite de oliva, aceite de linaza u otros aceites portadores para mejorar la textura de la cataplasma.

### INSTRUCCIONES:

1 | **Seleccionar las hierbas:** elige hierbas según sus propiedades y el problema específico que deseas abordar.

2 | **Preparación:** tritura, pica o mezcla las hierbas para liberar sus zumos o aceites.

3 | **Elaboración de la cataplasma:** mezcla las hierbas trituradas con suficiente agua o infusión de hierbas para formar una pasta. Opcionalmente, puedes añadir un poco de aceite portador.

4 | **Aplicación:** extiende la pasta de hierbas sobre un paño o gasa limpios.

5 | **Aplicación de la cataplasma:** coloca la cataplasma directamente sobre la zona afectada.

6 | **Protección:** envuelve la zona con un vendaje o un paño para mantener la cataplasma en su lugar.

7 | **Duración:** deja la cataplasma durante unos 15-30 minutos.

8 | **Eliminación:** retira con cuidado la cataplasma y limpia la zona.

## *Compresas*

Para la aplicación de una compresa hay que remojar un paño en una infusión de hierbas y aplicarla en la piel para abordar diversos problemas como dolor muscular, inflamación o hematomas.

### INGREDIENTES Y MATERIALES:

- **Hierbas secas:** elige hierbas que se adapten a tu finalidad, como hierbas antiinflamatorias o aquellas que promueven la circulación.
- **Agua caliente:** para elaborar la infusión de hierbas.
- **Paño limpio:** paño de algodón o muselina para humedecer en la infusión de hierbas.
- **Opcional:** agua fría o bolsas de hielo para compresas frías.

### INSTRUCCIONES:

1 | **Seleccionar las hierbas:** elige hierbas según sus propiedades y el problema que desees abordar.
2 | **Infusionar las hierbas:** prepara una infusión de hierbas fuerte infusionando las hierbas en agua caliente.
3 | **Humedecer la tela:** sumerge el paño limpio en la infusión de hierbas, asegurándote de que esté húmedo, pero sin gotear.
4 | **Aplicación:** aplica el paño directamente en la zona afectada.
5 | **Asegurar la compresa:** usa un vendaje o envoltorio para mantener el paño en su lugar.
6 | **Duración:** deja la compresa puesta durante unos 15-30 minutos.
7 | **Compresas frías:** para compresas frías, utiliza agua fría o coloca el paño empapado en la nevera durante un tiempo antes de aplicarla.

## *Lavados*

Los lavados a base de hierbas necesitan infusiones o decocciones a base de hierbas para limpiar y calmar la piel. Pueden usarse para diversas afecciones de la piel, como erupciones, irritaciones e infecciones.

### INGREDIENTES Y MATERIALES:

- **Hierbas secas:** selecciona hierbas que se adapten a tu propósito, como manzanilla para calmar o caléndula para curar.
- **Agua hirviendo:** para elaborar la infusión o decocción de hierbas.
- **Paño limpio o discos de algodón:** para aplicar el lavado a base de hierbas.

### INSTRUCCIONES:

1 | **Seleccionar las hierbas:** elige hierbas según sus propiedades y el problema que desees abordar.
2 | **Infusión o decocción de hierbas:** prepara una infusión de hierbas en agua caliente o elabora una decocción hirviendo a fuego lento las hierbas.
3 | **Refrigerar:** deja que la infusión o la decocción se enfríen hasta una temperatura agradable.
4 | **Aplicación:** sumerge un paño limpio o un disco o bolita de algodón en la infusión de hierbas.
5 | **Aplicación suave:** aplica suavemente el paño o la bola de algodón humedecidos en la zona afectada, dando toquecitos o presionando ligeramente.
6 | **Repetición:** puedes repetir el proceso varias veces al día, dependiendo de la gravedad del problema.

### ! CONSIDERACIONES DE SEGURIDAD:

***El cuidado adecuado de las heridas es esencial para promover la cicatrización y prevenir infecciones.***

1 | Limpia suavemente la herida con jabón suave y agua tibia. Evita el uso de antisépticos agresivos, ya que pueden retrasar la cicatrización.
2 | Realiza una prueba de parche antes de usar aplicaciones herbales en áreas más grandes de la piel para comprobar si aparecen sensibilidades o alergias.
3 | Mantén las aplicaciones limpias y sigue con cuidado las prácticas de higiene adecuadas.
4 | Protege la herida: aplica un apósito adecuado para cubrir la herida y mantenerla limpia. Elige apósitos antiadherentes y transpirables para permitir un flujo de aire adecuado.
5 | Escoge las hierbas según sus propiedades y tus necesidades específicas.
6 | Saber cuándo hay que buscar atención médica: si la herida es profunda, grande o no deja de sangrar después de aplicar presión, busca ayuda médica. Debes estar atento a los signos de infección, como aumento del enrojecimiento, hinchazón, calor en la zona, pus o fiebre.

Las cataplasmas, las compresas y los lavados son formas eficaces de aprovechar los beneficios de las hierbas para uso externo. Pueden proporcionar un alivio localizado y se utilizan a menudo en las prácticas herbales tradicionales para mantener la salud de la piel y los músculos.

# Aceites esenciales e hidrosoles

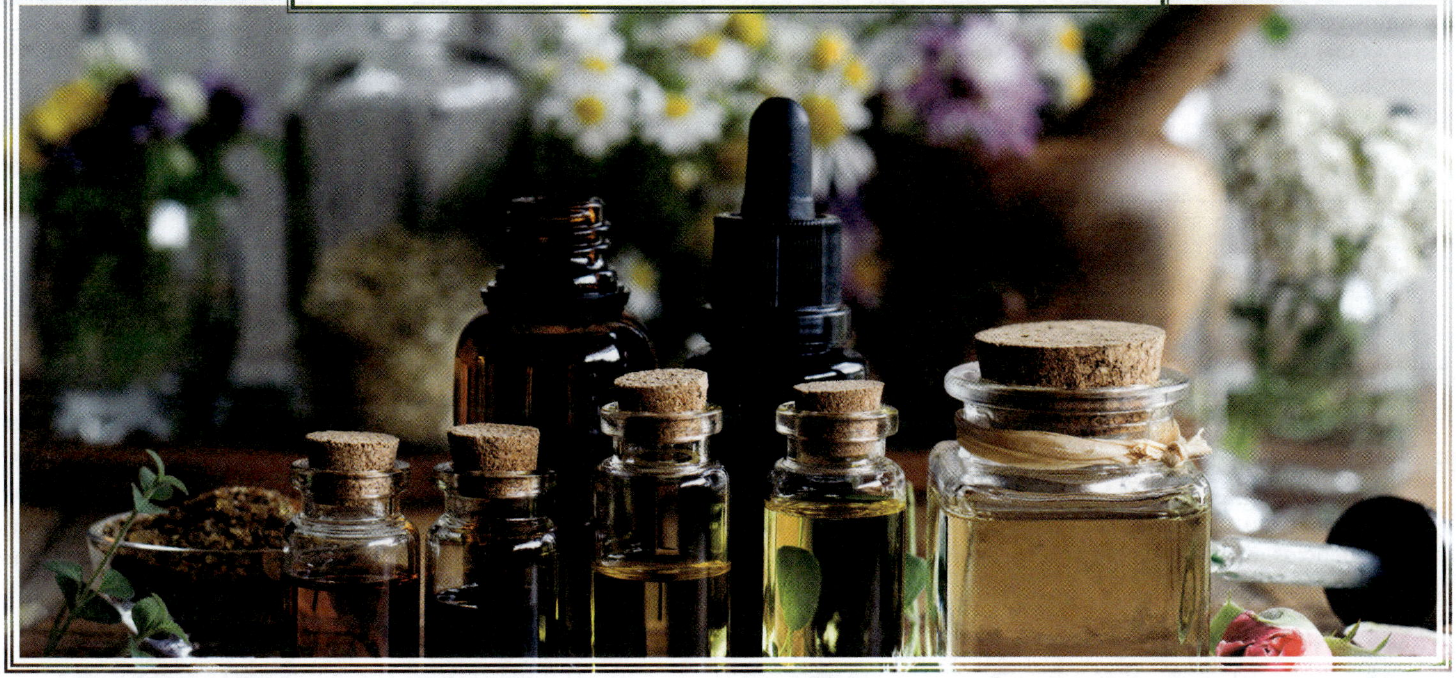

Los aceites esenciales de hierbas y los hidrosoles son extractos potentes y aromáticos que se obtienen de las plantas a través de varios métodos. Se utilizan ampliamente en aromaterapia, cuidado de la piel y prácticas naturales de salud para aprovechar las propiedades terapéuticas de las plantas.

**A continuación, se explica una descripción general de los aceites esenciales e hidrosoles de hierbas:**

## *Aceites esenciales herbales*

### MÉTODO DE EXTRACCIÓN

La destilación es un proceso que se utiliza para extraer aceites esenciales de hierbas u otras plantas. No todas las plantas proporcionan aceites esenciales; pero para aquellas que sí lo hacen, este es uno de los mejores métodos para extraer los aceites esenciales. Hay tres tipos básicos de destilación, que requieren pequeñas diferencias en el alambique:

- ***Destilación con agua***: las hierbas se sumergen en agua y el agua se hierve. Esto funciona mejor para las hierbas que no se descomponen fácilmente.
- ***Destilación de agua y vapor***: la única diferencia en el equipo entre este y el método anterior es la inserción de un bastidor dentro del alambique, que mantiene las hierbas fuera del agua y solo permite que el vapor entre en contacto. Este método produce aceites esenciales mucho más rápido que la destilación al agua.
- ***Destilación directa al vapor***: para este método, se necesita un tipo diferente de alambique, de modo que el vapor se pueda formar en una cámara separada. A continuación, el vapor se inyecta en la retorta o destilador que contiene las hierbas debajo de un bastidor. Esto permite utilizar una temperatura más baja, lo que reduce la posibilidad de daños por calor en el aceite esencial. Este es el método más común utilizado comercialmente, especialmente para aceites esenciales como el romero y la lavanda.

### CONCENTRACIÓN

Los aceites esenciales son extractos altamente concentrados que contienen los compuestos volátiles que dan a las plantas sus aromas característicos y propiedades terapéuticas.

### USO

Los aceites esenciales se pueden utilizar en aromaterapia, diluidos en aceites portadores para uso tópico, añadidos al agua del baño o para elaborar productos de limpieza y perfumes naturales.

### BENEFICIOS

Los diferentes aceites esenciales tienen diferentes beneficios, como favorecer la relajación, mejorar el estado de ánimo, ser un apoyo para la salud respiratoria, aliviar la tensión muscular y abordar los problemas de la piel. Ejemplos: La lavanda, el árbol del té, el eucalipto, la menta y la manzanilla son aceites esenciales de hierbas de uso común.

# Hidrosoles (hidrolatos o aguas florales)

## MÉTODO DE EXTRACCIÓN

Los hidrosoles son coproductos del proceso de destilación del aceite esencial. Son los subproductos a base de agua que permanecen después de separar el aceite esencial. Simplemente embotella este producto y guárdalo en la nevera.

## CONCENTRACIÓN

Los hidrosoles son más suaves que los aceites esenciales y contienen trazas de componentes de aceites esenciales, lo que los hace más seguros para la aplicación directa en la piel.

## USO

Los hidrosoles se pueden usar como tónicos faciales, espráis corporales, ambientadores para el hogar y en productos para el cuidado de la piel.

## BENEFICIOS

Los hidrosoles aportan un efecto suave e hidratante, junto con sutiles beneficios aromáticos. Son adecuados para pieles sensibles y pueden tener propiedades astringentes, calmantes o refrescantes.

## EJEMPLOS

El hidrosol de rosa, el hidrosol de lavanda y el de manzanilla son opciones populares.

## CONSEJOS DE USO:

- **Dilución:** los aceites esenciales deben diluirse antes de aplicarlos sobre la piel. Una proporción de dilución común es del 1 al 3 % de aceite esencial en un aceite portador.
- **Prueba de parche:** realiza una prueba de parche antes de usar cualquier aceite esencial en la piel para asegurarte de que no padeces sensibilidades ni alergias.
- **La calidad importa:** si los compras, elige aceites esenciales puros de alta calidad e hidrosoles de fuentes confiables para garantizar la seguridad y la eficacia.
- **Precaución:** algunos aceites esenciales pueden tener efectos sensibilizantes para la piel o tener contraindicaciones, especialmente durante el embarazo o si tienes ciertas afecciones médicas. Investiga a fondo o consulta a un profesional antes de usarlo.
- **Almacenamiento:** almacena los aceites esenciales y los hidrosoles en botellas de vidrio oscuro lejos de la luz solar directa para mantener su eficacia y evitar el deterioro.

Al trabajar con aceites esenciales de hierbas e hidrosoles, es importante tener una buena comprensión de las propiedades específicas de cada aceite, así como de las pautas de uso y seguridad adecuadas. Consultar con un aromaterapeuta o herbolario certificado puede proporcionarle información más detallada adaptada a tus necesidades y preferencias.

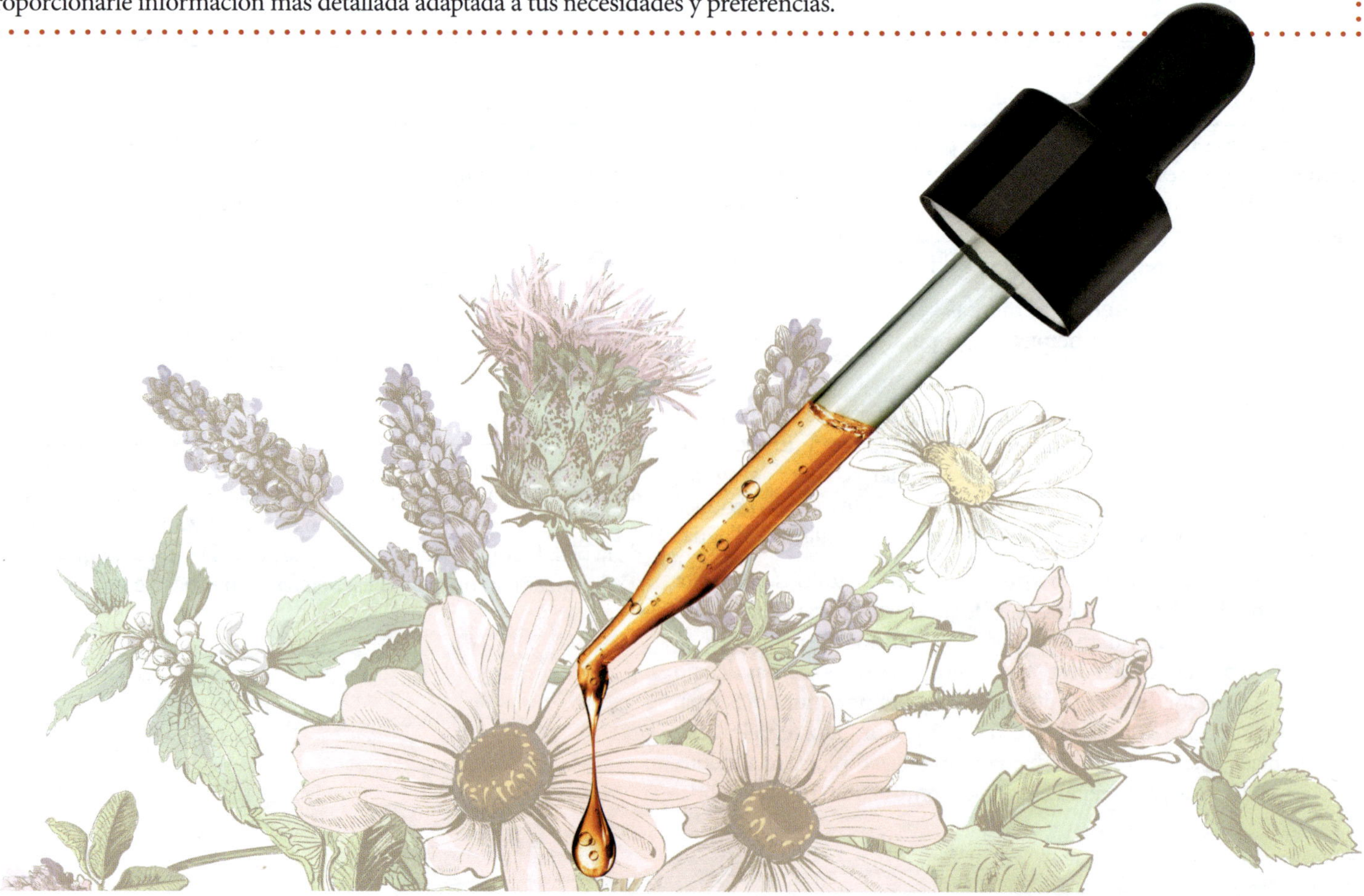

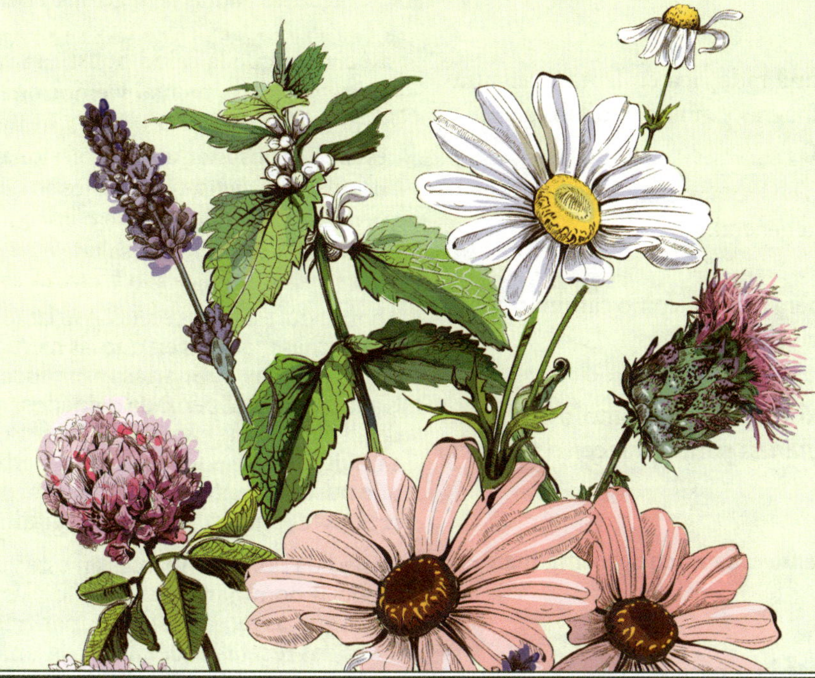

*Remedios a base de hierbas y recetas*
# PARA DOLENCIAS COMUNES

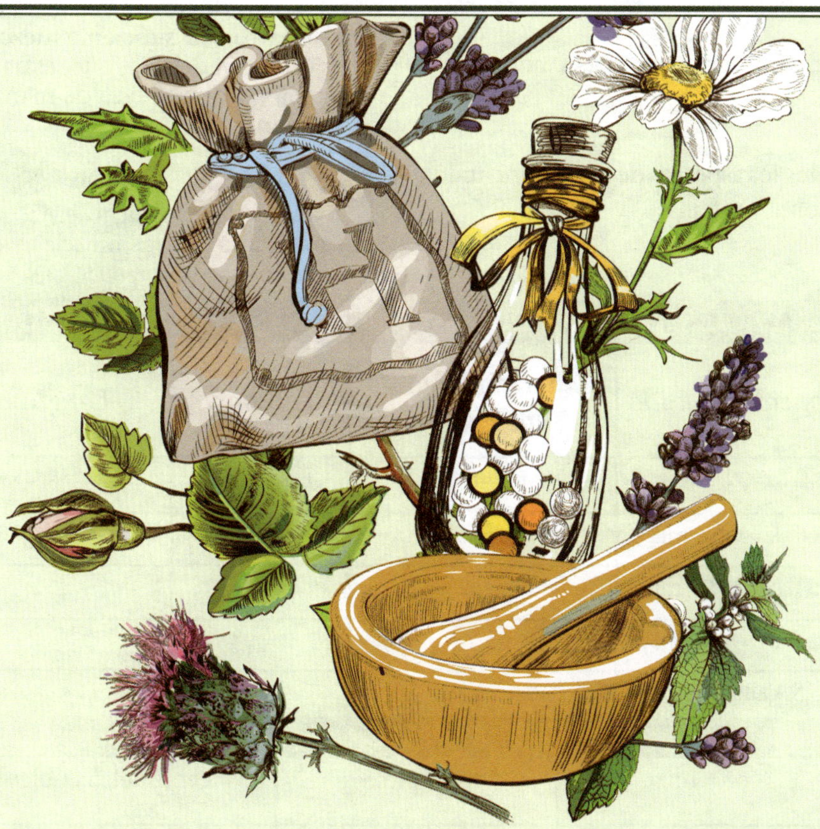

Mantener un cuerpo y una mente saludables implica un enfoque holístico que abarca varios aspectos del bienestar personal. Antes de profundizar en las recetas herbales, aquí tienes algunos consejos para mantener la salud en general:

### DIETA EQUILIBRADA:

Lleva una dieta variada y equilibrada rica en frutas, verduras, cereales integrales, proteínas magras y grasas saludables.

### MANTÉNTE HIDRATADO:

Bebe mucha agua durante todo el día para mantenerte hidratado, lo cual es esencial para la salud general.

### EJERCICIO REGULAR:

Realiza actividad física de manera regular, como caminar, correr, practicar yoga o cualquier ejercicio que te guste.

### GESTIÓN DEL ESTRÉS:

Practica técnicas de reducción del estrés, como meditación, respiración profunda o *mindfulness* para favorecer el bienestar mental.

### SUEÑO ADECUADO:

Asegúrate de dormir lo suficiente cada noche, normalmente de 7 a 9 horas para adultos.

### REVISIONES DE RUTINA:

Visita con regularidad a tu médico para hacerte revisiones y exámenes y así poder detectar y abordar cualquier problema de salud cuanto antes.

### RELACIONES SOCIALES:

Mantén relaciones sociales saludables y participa en actividades que te aporten alegría y satisfacción.

### LIMITA LAS TOXINAS:

Minimiza la exposición a toxinas y contaminantes ambientales siempre que sea posible.

### MODERACIÓN:

Practica la moderación en todos los aspectos de la vida, incluido el consumo de alimentos, alcohol y cafeína.

### HIGIENE Y SEGURIDAD:

- Mantén una buena higiene para prevenir enfermedades e infecciones.
- Sigue las pautas de seguridad para evitar accidentes y lesiones.

Recuerda que la salud holística implica un equilibrio entre el bienestar físico, mental y emocional. Estos consejos son pautas generales y las necesidades individuales pueden variar. Es esencial consultar a un profesional sanitario, como médicos, naturópatas, dietistas y expertos en salud mental, para crear un plan personalizado que ayude a conseguir tus objetivos y necesidades personales respecto a la salud.

Ahora, aquí están las recetas. A lo largo de este capítulo, exploraremos las muchas maneras en que las hierbas pueden aportar beneficios, desde delicias culinarias aromáticas hasta bálsamos relajantes. Cada receta está pensada cuidadosamente e incluye instrucciones detalladas, lo que hace que el proceso sea una experiencia agradable e intuitiva. Ya seas un aspirante a herbolario o simplemente alguien que busca un enfoque más natural del bienestar, espero que estas recetas te resulten accesibles y gratificantes.

A medida que te embarcas en este viaje de remedios naturales, es esencial dominar el lenguaje de las mediciones. Es posible que notes que las recetas están de maneras diferentes. La mayoría de las veces, las recetas se detallan con unidades de medida específicas. Otras veces, las recetas se dan en proporciones, que enumeran cada componente como una parte o porcentaje.

Al final, el estándar de medición depende de ti y dependerá de la cantidad de la receta que te gustaría hacer. Por ejemplo, si querías lo suficiente para 1 taza de té, puedes elegir 1 cucharadita para la «parte». Por lo tanto, puedes usar 1 cucharadita de manzanilla, 2 cucharaditas de menta y 1 cucharadita de lavanda. Si decides llenar un tarro con suficiente mezcla de té seco para guardarlo para usarlo más adelante, puedes hacer que tu «parte» sea 1 taza. Por lo tanto, usarías 1 taza de manzanilla, 2 tazas de menta y 1 taza de lavanda.

Esta es una tabla de conversión para ayudarte a realizar conversiones sin problemas entre varias unidades, garantizando que las mezclas y elixires resulten como las imaginas:

**EQUIVALENCIAS ENTRE MEDIDAS AMERICANAS Y EL SISTEMA MÉTRICO**

| *Peso* | *Capacidad líquida* | *Capacidad líquida americana* | *Volumen* | *Longitud* | *Temperatura* |
|---|---|---|---|---|---|
| 1 oz=28.35 gr | 1 fl oz=29.57 ml | 1 c =8 oz | 1 oz=30 cc | 1 pulgada = 25.4 mm | 250 °F=130 °C |
| 8 oz=227 gr | 8 fl oz=236.6 ml | 1 pt=16 oz | 8 oz=237 cc | 2 pulgada = 50.8 mm | 300°F =150°C |
| 16 oz=454 gr | 16 fl oz=473.2 ml | 1 qt=32 oz | 16 oz= 473 cc | | 350°F =177°C |
| 32 oz=908 gr | 32 fl oz=946.4 ml | ½ gal=64 oz | 32 oz= 946 cc | | 400°F =200°C |
| 35 oz (2.2 lbs)=1 kg | 1 U.S. gallon =3.78 l | | | | 450°F =230°C |

**ABREVIATURAS**

| | | | | |
|---|---|---|---|---|
| cc = cucharadita | oz = onza | pt = pinta | cc = centímetro cúbico | Lb. = libra |
| cs = cucharada sopera | c = taza | qt = cuarto | g = gramo | °F = Grados Fahrenheit |
| Fl.= fluid | gal = galón | ml = mililitro | L = litro | C = Grados Celsius |

# AYUDA A BASE DE HIERBAS

*Para el sistema cardiovascular*

El sistema cardiovascular sirve como la red de transporte y comunicación del cuerpo, proporcionando oxígeno, nutrientes y componentes esenciales a todas las células mientras se eliminan los productos de desecho. Desempeña un papel fundamental en el mantenimiento de la homeostasis, el apoyo a la función orgánica y la respuesta a diversas necesidades fisiológicas. Su correcto funcionamiento es crucial para la salud y el bienestar en general.

**Consejos para mantener un sistema cardiovascular saludable:**

DIETA SALUDABLE PARA EL CORAZÓN:

- Elige fuentes de ácidos grasos omega-3, como pescado graso (salmón, caballa, sardinas), semillas de lino y nueces.
- Reduce el consumo de alimentos altamente procesados, ya que a menudo contienen grasas, azúcares y un exceso de sal, lo cual no es nada saludable.
- Reduce la ingesta de sodio evitando los alimentos procesados y utilizando hierbas y especias para darle sabor.
- Minimiza los azúcares añadidos en tu dieta, pues el consumo excesivo de azúcar puede contribuir a la obesidad y las enfermedades cardíacas.
- Incluye hierbas como espino, ajo, cúrcuma y jengibre en tu dieta. Se ha demostrado que estas hierbas tienen beneficios cardiovasculares. Puedes añadirlas en tus comidas, usarlas para cocinar o consumirlas como tés o tinturas herbales.
- Considera la posibilidad de usar extracto de hoja de olivo como suplemento o agregarlo a tu dieta. Se cree que la hoja de oliva tiene propiedades antioxidantes que pueden favorecer la salud del corazón.

ACTIVIDAD FÍSICA:

- Realiza al menos 150 minutos de ejercicio aeróbico de intensidad moderada o 75 minutos de ejercicio aeróbico de intensidad vigorosa semanalmente para mejorar el estado del sistema cardiovascular.
- Incorpora ejercicios de entrenamiento de fuerza para desarrollar los músculos y mejorar el metabolismo.

DEJAR DE FUMAR:

Fumar es un factor de riesgo importante de enfermedad cardíaca. Busca apoyo y recursos para dejar de fumar si eres fumador.

LIMITA EL ALCOHOL:

Si consumes alcohol, hazlo con moderación. Para la mayoría de las personas, esto se traduce en hasta una bebida al día para las mujeres y hasta dos bebidas al día para los hombres.

## AYUDA A BASE DE HIERBAS

### Espino *(Crataegus)*

El espino, también llamado majuelo, es conocido por su potencial para mantener la salud del corazón al mejorar el flujo sanguíneo, reducir la presión arterial y fortalecer el músculo cardíaco.

### Ajo *(Allium sativum)*

El ajo se ha utilizado tradicionalmente para mantener la salud cardiovascular, sobre todo para el control de la presión arterial y los niveles de colesterol.

### Jengibre *(Zingiber officinale)*

El jengibre puede ayudar a reducir la presión arterial y mejorar la circulación, lo que podría reducir el riesgo de padecer problemas cardiovasculares.

### Cúrcuma *(Curcuma longa)*

La cúrcuma contiene curcumina, que tiene propiedades antiinflamatorias y antioxidantes que pueden ser beneficiosas para la salud del corazón al reducir la inflamación y el estrés oxidativo.

### Ginkgo *(Ginkgo biloba)*

Se cree que el ginkgo mejora la circulación y protege contra afecciones cardíacas al mejorar el flujo sanguíneo y reducir la coagulación de la sangre.

### Té verde *(Camellia sinensis)*

El té verde contiene catequinas, que se han asociado a niveles más bajos de colesterol y a una mejor salud cardíaca.

### Cayena *(Capsicum annuum)*

La pimienta de cayena contiene capsaicina, que puede ayudar a mejorar la circulación y reducir la presión arterial.

### Canela *(Cinnamomum spp.)*

La canela puede ayudar a regular los niveles de azúcar en sangre, reducir el colesterol LDL (el malo) y promover un mejor flujo sanguíneo, todo lo cual contribuye a la salud cardiovascular.

### Agripalma *(Leonurus cardiaca)*

Tradicionalmente, la agripalma se utiliza para mantener la salud del corazón regulando el ritmo cardíaco y reduciendo las palpitaciones.

! Consulta a un profesional sanitario antes de utilizar los remedios de este libro, especialmente si estás embarazada, en período de lactancia, tomas medicación o padeces alguna enfermedad. El autor y el editor no asumen ninguna responsabilidad por los posibles efectos adversos. Se recomienda empezar con la dosis más pequeña para comprobar la respuesta y la tolerancia de tu organismo. Interrumpe su uso de manera inmediata si se produce algún efecto secundario.

# Infusión de canela
## *para regular la presión arterial*

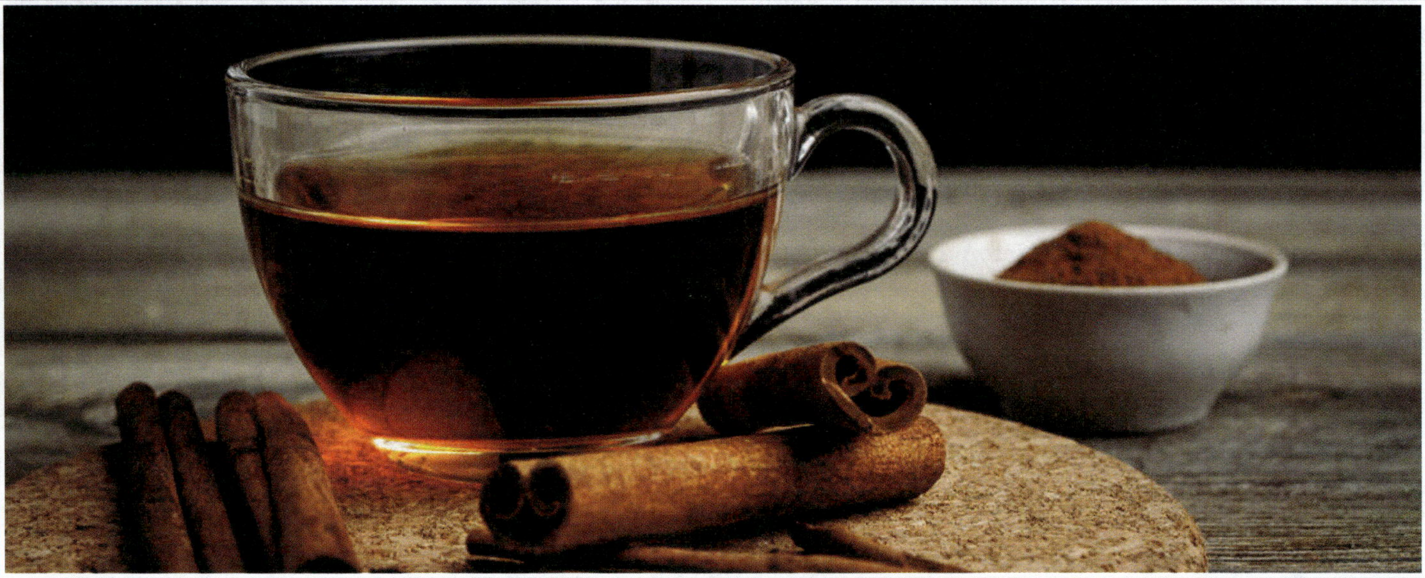

El té de canela contiene muchos antioxidantes, compuestos reconocidos por sus beneficios para la salud. La canela se utiliza tradicionalmente para ayudar a aliviar la inflamación y mantener la salud cardiovascular. Los componentes como el cinamaldehído y la cinamofilina de la canela son conocidos en las prácticas herbales por su papel en el mantenimiento de niveles saludables de presión arterial y en el mantenimiento de la salud vascular.

## INGREDIENTES:

- 1 rama de canela o 1 cucharadita de canela molida, (*Cinnamomum verum*)
- 1 taza de agua
- Miel o limón (opcional, para añadir sabor)

*NOTAS:*

Aunque la canela puede ser beneficiosa, el consumo excesivo puede tener efectos adversos. La canela contiene una sustancia química llamada cumarina. Ingerir demasiado de esta sustancia puede causar daño hepático, cáncer, bajo nivel de azúcar en la sangre o problemas respiratorios.

## INSTRUCCIONES:

1| **Hierve el agua:** comienza por hervir 1 taza de agua.

2| **Añadir la canela:** si estás usando un bastoncillo de canela, rómpelo en pedazos más pequeños y añádelo al agua hirviendo. Si usas canela molida, puedes añadirla directamente al agua.

3| **A fuego lento:** reduce el calor a baja temperatura y deja que la canela hierva a fuego lento en el agua durante unos 10-15 minutos. Esto ayudará a que el sabor de la canela se infusione bien en el agua.

4| **Colar:** después de hervir a fuego lento, saca la olla del fuego y cuela el té para eliminar cualquier trozo de canela.

5| **Servir:** sirve el té de canela en una taza. Si lo deseas, agrega una cucharadita de miel cruda o una pizca de zumo de limón para darle más sabor. Tanto la miel como el limón tienen potenciales beneficios para la salud.

6| **Disfrutar:** bebe el té de canela mientras aún está caliente. Recuerda que las sensibilidades individuales pueden variar, así que empieza con una pequeña cantidad de canela y toma nota de la respuesta de tu cuerpo. También puedes reducir la presión arterial simplemente agregando media cucharadita de canela molida al café, batido o copos de avena de la mañana. etc.

## DOSIS:

Los adultos no deben tomar más de una cucharadita de canela al día.

# *Elixir de armonía cardíaca*
## *con bayas de espino*
### *(para un corazón feliz)*

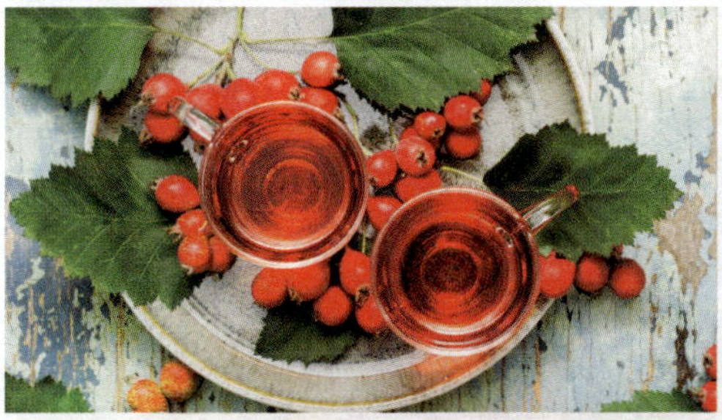

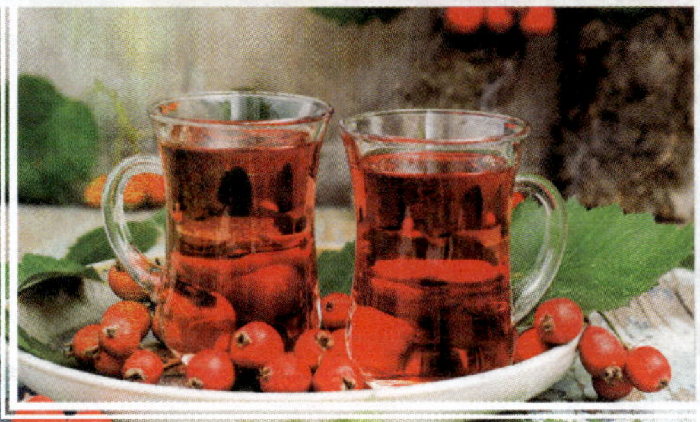

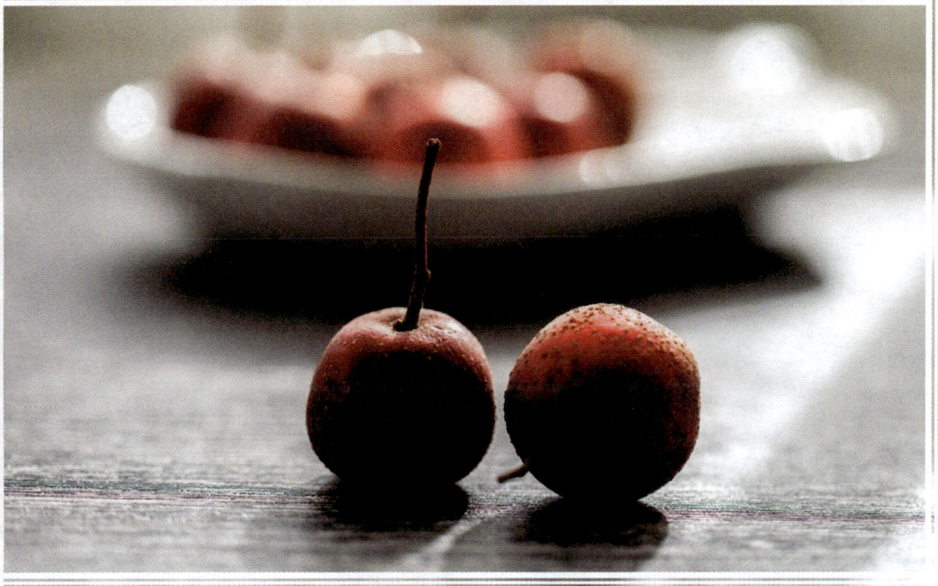

Este elixir de hierbas está elaborado con los beneficios de las bayas de espino, conocidas tradicionalmente por sus propiedades que estimulan el corazón.

Las bayas de espino se han utilizado durante siglos para mantener la salud cardiovascular, y esta receta las combina con otras hierbas e ingredientes cardiosaludables para conseguir un elixir delicioso y nutritivo para un corazón saludable y feliz. No dudes en personalizar este té con otras hierbas saludables para el corazón, como la lavanda o la melisa, para añadir sabor y beneficios.

## INGREDIENTES:

- 1 cucharada de bayas secas de espino (*Monoginea de Crataegus*)
- 1 cucharadita de escaramujos secos (*Rosa canina* o *Rosa* spp.)
- 2 tazas de agua filtrada
- Miel o jarabe de arce (opcional, para aportar dulzor)
- Rodajas de limón fresco (para decorar, opcional)

*NOTAS:*

Las rosas son ricas en vitamina C y antioxidantes, lo que puede ser beneficioso para la salud general. Sin embargo, un consumo excesivo puede provocar molestias digestivas en algunas personas. Consulta a un profesional sanitario, especialmente si padeces alguna afección médica subyacente o tomas medicamentos, para determinar la dosis adecuada para tus necesidades específicas.

## INSTRUCCIONES:

1 | **Hervir el agua:** en una olla, hierve 2 tazas de agua filtrada.

2 | **Añadir las hierbas:** una vez que el agua esté hirviendo, añade las bayas de espino secas y los escaramujos.

3 | **A fuego lento:** reduce el calor a un nivel bajo, cubre la olla y deja las hierbas a fuego lento durante unos 10-15 minutos. Esto permitirá el agua se impregne con los sabores y compuestos beneficiosos.

4 | **Colar:** después de hervir a fuego lento, usa un colador de malla fina o un infusor de té para colar la bebida en una taza o tetera. Presiona hacia abajo las hierbas para extraer todo el líquido.

5 | **Endulzar (opcional):** si lo deseas, puedes agregar miel o sirope de arce al gusto para darle un toque de dulzor. Comienza con una pequeña cantidad y ajústala según tu preferencia. El consumo excesivo de azúcar puede tener efectos adversos en la salud cardíaca.

6 | **Decorar y servir:** opcionalmente, puedes adornar con una rodaja de limón fresco para añadir sabor y aroma.

7 | **Disfrútalo:** bebe este saludable té de bayas de espino y saborea sus beneficios naturales para la salud del corazón.

## DOSIS:

Se recomienda beber de 1 a 2 tazas de este té al día para mantener la salud del corazón.

# *Tónico de ajo y limón*

## *para controlar el colesterol*

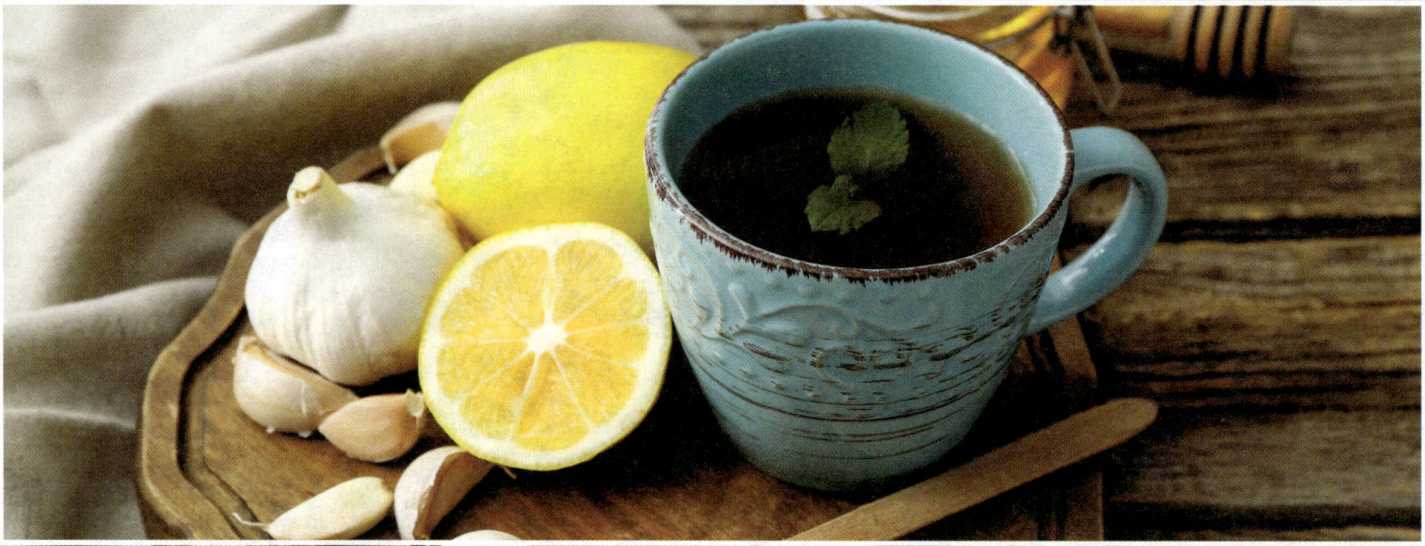

Este tónico de ajo y limón es un remedio natural que combina las propiedades que reducen el colesterol del ajo y los beneficios antioxidantes del limón. El ajo contiene compuestos como la alicina, que han demostrado ayudar a reducir los niveles de colesterol LDL (malo) en el cuerpo. También puede contribuir a la salud general del corazón. Los limones son ricos en antioxidantes, especialmente vitamina C, que puede ayudar a proteger los vasos sanguíneos del daño causado por los radicales libres.

## INGREDIENTES:

- 4-5 dientes de ajo fresco (*Allium sativum*)
- 1 limón orgánico
- 1 cucharada de miel cruda (opcional)
- 1 taza de agua filtrada

*NOTAS:*

Ten en cuenta que las respuestas individuales pueden variar, por lo que es crucial controlar tus niveles de colesterol a lo largo del tiempo con la orientación de un profesional sanitario.

El ajo puede causar molestias digestivas o acidez estomacal en algunas personas. Si experimentas estos problemas, reduce el contenido de ajo o deja de usarlo si las molestias persisten. Si estás tomando medicamentos anticoagulantes o tienes un trastorno hemorrágico, consulta a tu médico antes de consumir ajo en grandes cantidades.

## INSTRUCCIONES:

1 | **Preparar el ajo:** empieza pelando y triturando 4-5 dientes de ajo fresco. Triturar el ajo ayuda a liberar sus compuestos activos, que son beneficiosos para el control del colesterol.

2 | **Preparar el limón:** limpia bien la piel del limón orgánico para eliminar cualquier pesticida o residuo. Vas a necesitar tanto el jugo como la ralladura, así que asegúrate de rallar la piel del limón antes de sacar el zumo.

3 | **Hervir el agua:** en una cacerola pequeña, hierve 1 taza de agua filtrada. Una vez que empiece a hervir, retíralo del fuego y déjalo enfriar durante un par de minutos.

4 | **Combinar los ingredientes:** en una taza o vaso resistente al calor, añade el ajo triturado y la ralladura de limón. Vierte el agua caliente.

5 | **Exprimir el zumo de limón:** corta el limón, ahora sin la cáscara, por la mitad y exprime el zumo en el vaso. El jugo de limón no solo aporta sabor, sino que también ayuda con el control del colesterol.

6 | **Endulzante opcional:** si el tónico te parece demasiado fuerte, añade 1 cucharada de miel cruda para que sea más agradable.

7 | **Mezclar bien:** remueve bien la mezcla para asegurarte de que todos los ingredientes estén bien integrados. Deja que se infusione durante unos 5-10 minutos. Esto permite que los sabores se fusionen e impregnen el agua.

8 | **Colar y servir:** después de infusionar, cuela el tónico para eliminar el ajo y la ralladura de limón. Puedes usar un colador de malla fina o un trozo de tela de queso para hacerlo. Desecha los sólidos.

## DOSIS:

Toma este tónico una vez al día, idealmente por la mañana con el estómago vacío para una mejor absorción.

# *Té de hibisco*

## *para soporte del sistema cardiovascular*

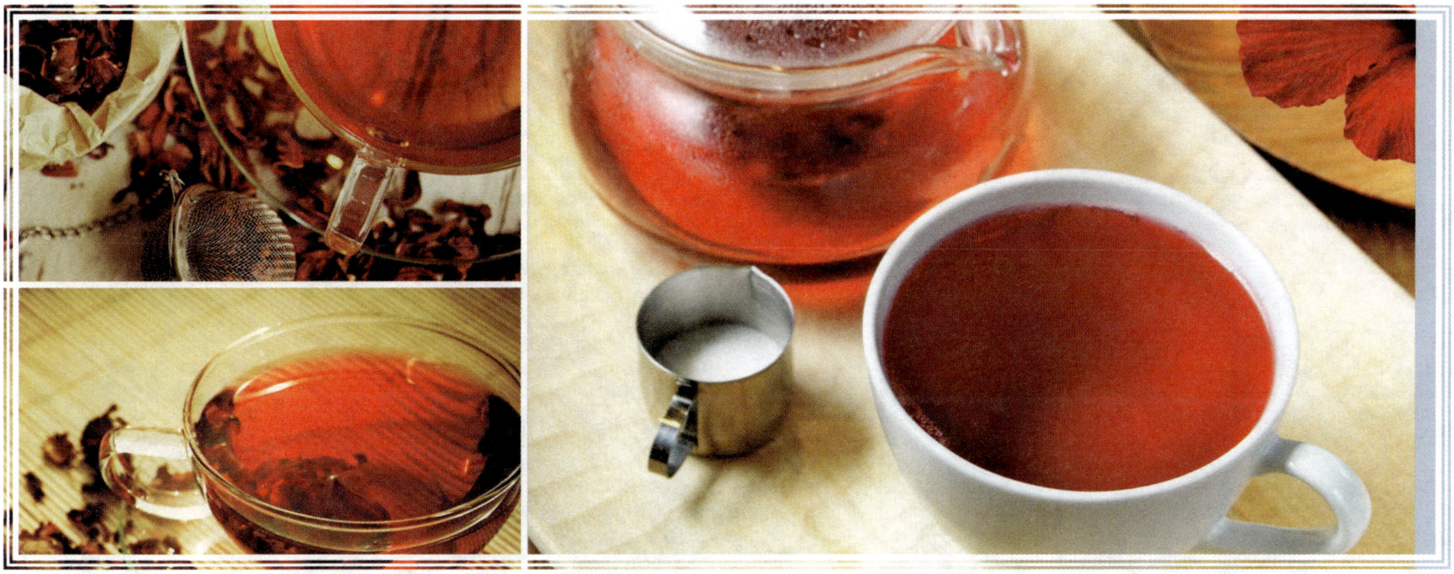

Tradicionalmente, el té de hibisco se consume por su potencial para mantener la salud cardiovascular. Es conocida por sus propiedades antihipertensivas, que pueden ayudar a controlar la presión arterial alta, un factor para reducir los riesgos asociados con las enfermedades cardíacas y los accidentes cerebrovasculares. El té también es rico en antioxidantes, como antocianinas y vitamina C, que se utilizan tradicionalmente para ayudar a combatir el estrés oxidativo y la inflamación, pues ambos pueden contribuir a la enfermedad cardíaca.

## INGREDIENTES:

- 2 cucharadas de pétalos de hibisco secos (*Hibisco rosa sinensis*)
- 2 tazas de agua
- Opcional: miel o limón para añadir sabor (al gusto)

*NOTAS:*

Si estás tomando medicamentos para la hipertensión, consulta a un profesional sanitario antes de incorporar el té de hibisco en tu rutina. Pueden ayudarte a ajustar tu medicación si es necesario.

El té de hibisco puede interactuar con ciertos medicamentos, incluidos los antihipertensivos y los diuréticos. Informa siempre a tu profesional sanitario de referencia sobre los remedios a base de hierbas o suplementos que utilizas.

## INSTRUCCIONES:

1 | **Hervir el agua:** comienza hirviendo 2 tazas de agua en una olla o cacerola.

2 | **Enjuagar los pétalos de hibisco:** mientras el agua se calienta, lava y aclara los pétalos de hibisco seco bajo el agua fría del grifo para eliminar el polvo o las impurezas.

3 | **Añadir los pétalos de hibisco:** introduce los pétalos de hibisco enjuagados en una tetera o jarra resistente al calor.

4 | **Verter el agua hirviendo:** una vez que el agua llegue a hervir, añádela sobre los pétalos de hibisco en la tetera o jarra.

5 | **Infusionar:** tapa la tetera o jarra y deja que los pétalos de hibisco se infusionen en el agua caliente durante unos 5-10 minutos. Cuanto más tiempo lo dejes, más fuerte será el sabor. Adapta el tiempo de infusión según tu preferencia.

6 | **Colar:** después de que haya infusionado, se cuela el té en tazas para eliminar los pétalos de hibisco. Puedes usar un colador de malla fina o un infusor de té.

7 | **Añadir sabores opcionales:** si lo deseas, añade un toque de miel o una pizca de limón fresco a tu té para darle sabor. Ajusta la cantidad según tu preferencia.

8 | **Servir y disfrutar:** tu té de hibisco para favorecer el sistema cardiovascular está listo para disfrutar. Sirve caliente o deja que se enfríe y sírvelo sobre hielo para disfrutar de un refrescante té helado.

## DOSIS:

Puedes disfrutar del té de hibisco todos los días como parte de tu rutina de bebidas.

# *Zumo de remolacha y aronia*

## *para la salud del sistema circulatorio*

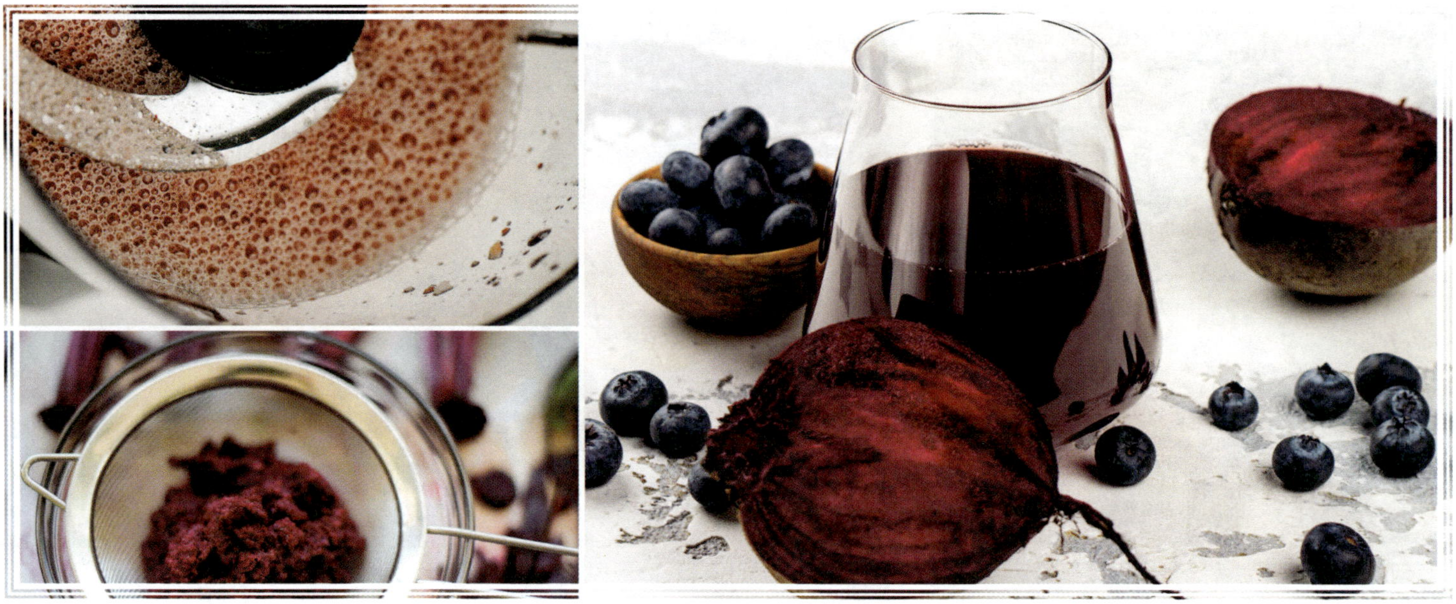

Las remolachas son ricas en folato (vitamina B9), que desempeña un papel crucial en el mantenimiento de la salud de los vasos sanguíneos. También son ricos en nitratos, que se convierten en óxido nítrico en el organismo. Este proceso puede ayudar a relajar y ensanchar los vasos sanguíneos. Del mismo modo, la aronia ha sido reconocida tradicionalmente por su potencial para mantener la salud cardíaca al ayudar a controlar la formación de placa en las arterias. Tanto los extractos de aronia como los de arándano se utilizan por su función tradicional al favorecer la relajación de los tejidos y mejorar del flujo sanguíneo, lo que puede ser beneficioso para mantener las arterias flexibles y al control de la presión arterial.

## INGREDIENTES:

- 1 remolacha mediana, pelada y picada (*Beta vulgaris*)
- ½ taza de bayas de aronia frescas o congeladas (*Aronia melanocarpa*)
- ½ taza de agua
- Opcional: 1-2 cucharadas de miel para aportar dulzor (ajustar al gusto)

*NOTAS:*

Recuerda que las necesidades y preferencias dietéticas individuales varían. Ajusta el tamaño de la porción y el grado de dulzor para que se adapte a tus objetivos de sabor y salud. El color intenso de este zumo puede manchar las superficies y la ropa, así que ten cuidado al manipularlo y limpia cualquier mancha rápidamente.

## INSTRUCCIONES:

1 | **Preparar la remolacha:** empieza lavando, pelando y picando la remolacha en trozos pequeños y manejables. Esto facilitará la mezcla.

2 | **Mezclar los ingredientes:** introduce la remolacha picada, las bayas de aronia y el agua en una licuadora.

3 | **Mezclar hasta que esté suave:** combina la mezcla hasta lograr una consistencia suave y bien incorporada. El color intenso de la remolacha le dará al zumo un tono rico y profundo.

4 | **Endulzar al gusto (opcional):** prueba el zumo a continuación. Si prefieres un sabor más dulce, puedes añadir 1-2 cucharadas de miel. Mezcla el zumo de nuevo brevemente para que la miel quede bien mezclada. Ajusta la cantidad de miel según tu preferencia de sabor.

5 | **Colar el zumo:** para eliminar los sólidos y lograr una textura más suave, cuela el zumo a través de un colador de malla fina o un trozo de tela de queso en un vaso o jarra.

6 | **Servir inmediatamente o refrigerar:** tu zumo de remolacha y aronia está listo para disfrutar. Sirve inmediatamente para disfrutar de un sabor más fresco o refrigéralo para consumirlo más tarde. El zumo fresco es mejor, pero se puede guardar en el frigorífico durante un máximo de 2-3 días.

7 | **Disfrutar:** bebe y saborea este nutritivo zumo sabiendo que contribuye a la salud del sistema circulatorio.

## DOSIS:

½ a 1 taza (120-240 ml) de este zumo por porción podrían aportar beneficios para la salud del sistema circulatorio.

# *Cuidado de los vasos sanguíneos*

## *con rusco*

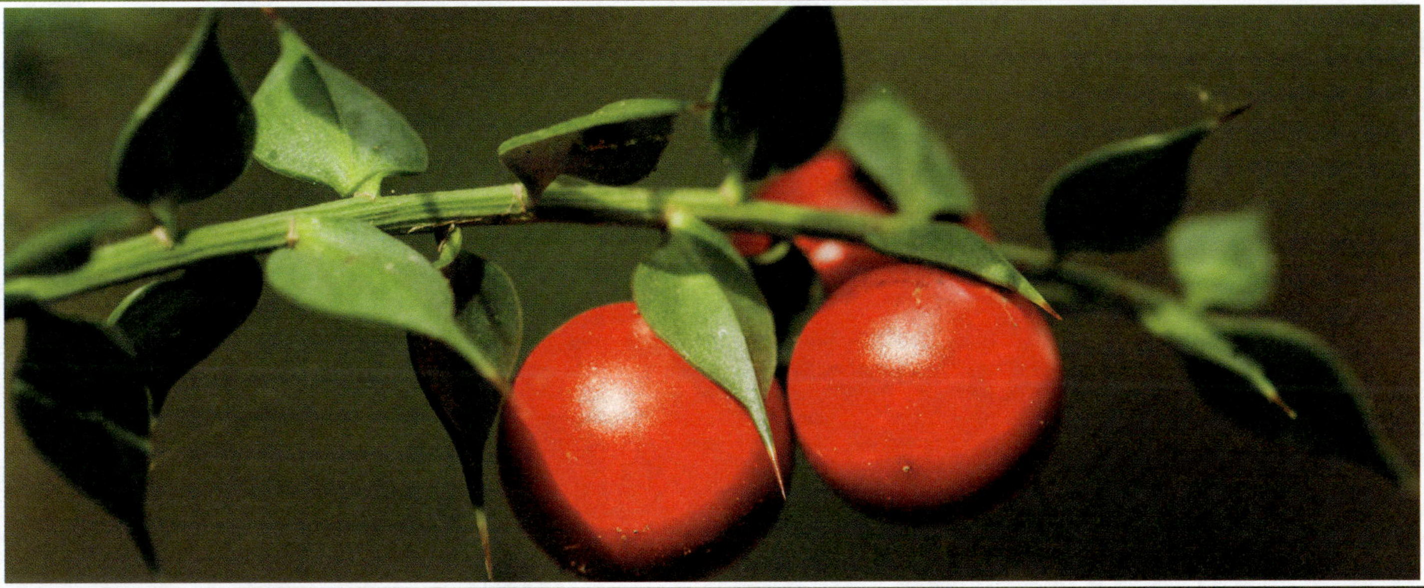

El rusco es un remedio herbal tradicional conocido por sus posibles beneficios para la circulación y el buen estado de los vasos sanguíneos. Contiene compuestos llamados ruscogeninas que pueden ayudar a fortalecer los vasos sanguíneos y reducir los síntomas asociados con una mala circulación, como las venas varicosas y las piernas hinchadas.

## INGREDIENTES:

- 1-2 cucharaditas de raíz de rusco seca (*Ruscus aculeatus*)
- 1 taza de agua hirviendo

*NOTAS:*

Puedes ajustar la cantidad en función de tu preferencia y tolerancia. Es importante ser consciente de la respuesta de tu cuerpo y consultar a un profesional sanitario si tienes cualquier preocupación o experimentas efectos no deseados.

El té de rusco tiene un sabor ligeramente amargo, por lo que endulzarlo es opcional, pero hace que el sabor sea más agradable. También puedes añadir una pizca de pimienta negra para potenciar el sabor. Es famoso por su capacidad para estimular la circulación.

## INSTRUCCIONES:

1 | **Hervir el agua:** comienza hirviendo 1 taza de agua en una olla o cacerola.

2 | **Preparar el rusco:** mientras el agua se calienta, mide 1-2 cucharaditas de rusco u hojas. Puedes ajustar la cantidad en función de tu preferencia y tolerancia.

3 | **Introducir las hierbas en una taza:** añade la raíz de rusco seca u hojas en una taza resistente al calor.

4 | **Ver el agua hirviendo:** una vez que el agua haya alcanzado el punto de ebullición, viértela con cuidado sobre el rusco.

5 | **Dejar que infusione:** cubre la taza con un plato pequeño o una tapa para retener el vapor y deja que el té se infusione durante 10-15 minutos. Esto permite que los compuestos beneficiosos del rusco se infusionen en el agua.

6 | **Colar:** después de prepararlo, cuela el té para eliminar la raíz o las hojas del rusco. Para este paso puedes utilizar un colador de malla fina o un infusor de té.

7 | **Endulzante opcional:** si el té te parece demasiado amargo, añade un toque de miel u otro endulzante natural al gusto. Remueve bien para disolver.

8 | **Servir y disfrutar:** el té de la escoba de rusco que favorece la salud de los vasos sanguíneos está listo para disfrutar.

## DOSIS:

Disfruta de este té como parte de tu rutina diaria por la mañana o por la noche para favorecer el bienestar de los vasos sanguíneos. Comienza con 1 cucharadita y aumenta a 2 cucharaditas si lo deseas.

# Grageas de mirtilo
## *para el corazón*

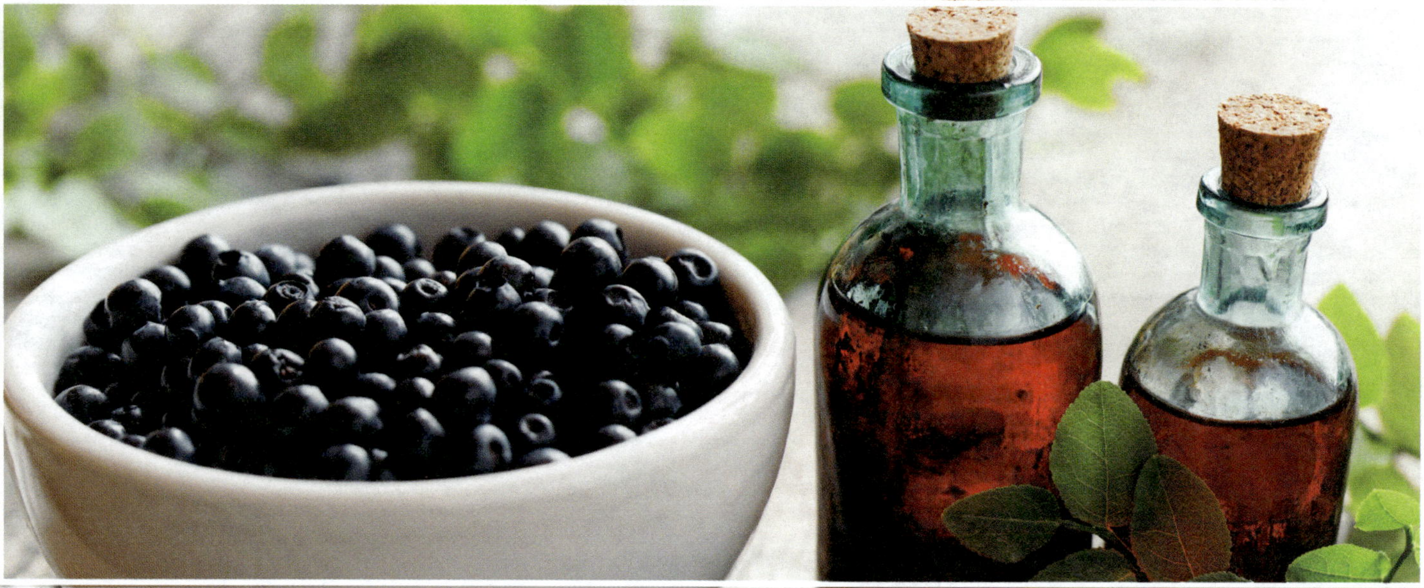

Los mirtilos son bayas pequeñas y oscuras estrechamente relacionadas con los arándanos y son conocidos por sus posibles beneficios para la salud cardíaca. La tintura de mirtilo es una forma muy conveniente de aprovechar estos beneficios.

## INGREDIENTES:

- 1 taza de mirtilos frescos (*Vaccinium myrtillus*) o congelados, si no están disponibles
- 1 taza de vodka de alta graduación o brandi (al menos de 40 grados)

*NOTAS:*

Si bien la receta original menciona el uso de mirtilos frescos, también puedes experimentar con otras variedades de arándanos como el mirtilo europeo o el arándano azul si están disponibles en tu zona.

Cada variedad tiene sabores ligeramente diferentes y potenciales beneficios para la salud.

## INSTRUCCIONES:

1 | **Preparar los mirtilos:** lava bien los mirtilos frescos y déjalos secar al aire. Si usas arándanos mirtilos, asegúrate de que estén totalmente descongelados.

2 | **Hacer un puré con los mirtilos:** coloca las bayas en un frasco de vidrio limpio y machácalos suavemente con una cuchara o un mortero. Esto ayudará a que suelte el zumo y los compuestos activos.

3 | **Añadir alcohol:** vierte el vodka o brandi de alta graduación sobre el puré de mirtilos, asegurándote de que estén completamente sumergidos. El alcohol extraerá los compuestos beneficiosos de las bayas.

4 | **Cerrar el frasco:** cierra bien el frasco con su tapa.

5 | **Agitar el frasco y almacenar:** agita bien el frasco para mezclar el contenido. Guárdalo en un lugar fresco y oscuro durante al menos 4-6 semanas. Durante este tiempo, agita el frasco suavemente a los pocos días para que se mezcle todo bien.

6 | **Colar la tintura:** después del período de infusión (de 4 a 6 semanas), cuela la tintura a través de un colador de malla fina o un paño de queso en una botella de vidrio limpia. Exprime los sólidos para extraer la mayor cantidad de líquido posible.

7 | **Etiquetar y guardar el recipiente:** etiqueta el frasco con el contenido y la fecha. Guarda la tintura de mirtilo en un lugar fresco y oscuro. Cuando se almacena de manera correcta, puede durar varios años.

## DOSIS:

1-2 goteros (aproximadamente 20-40 gotas) de tintura al día.

# *Gel refrescante de castaño de indias*
## *para las venas varicosas*

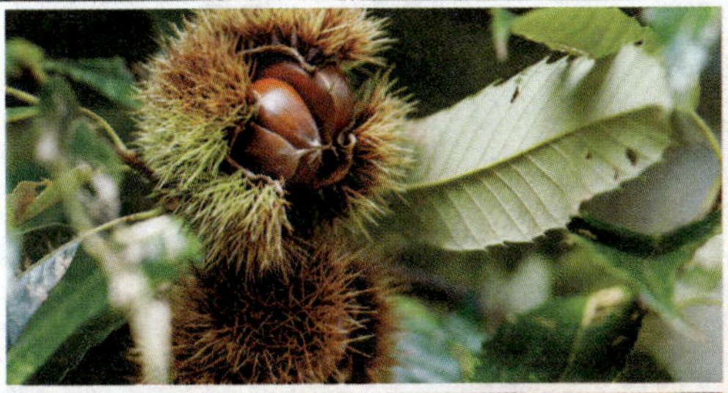

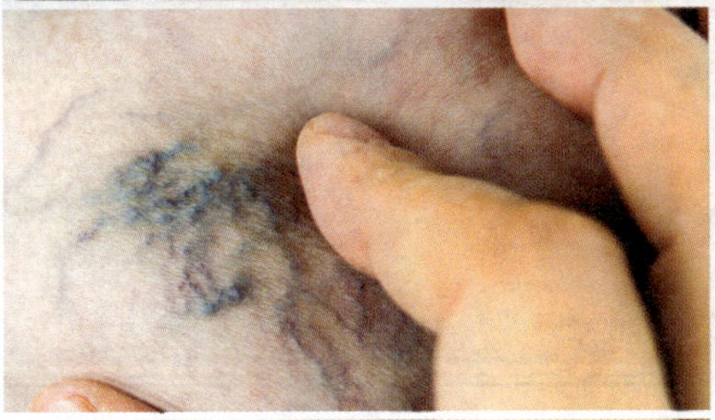

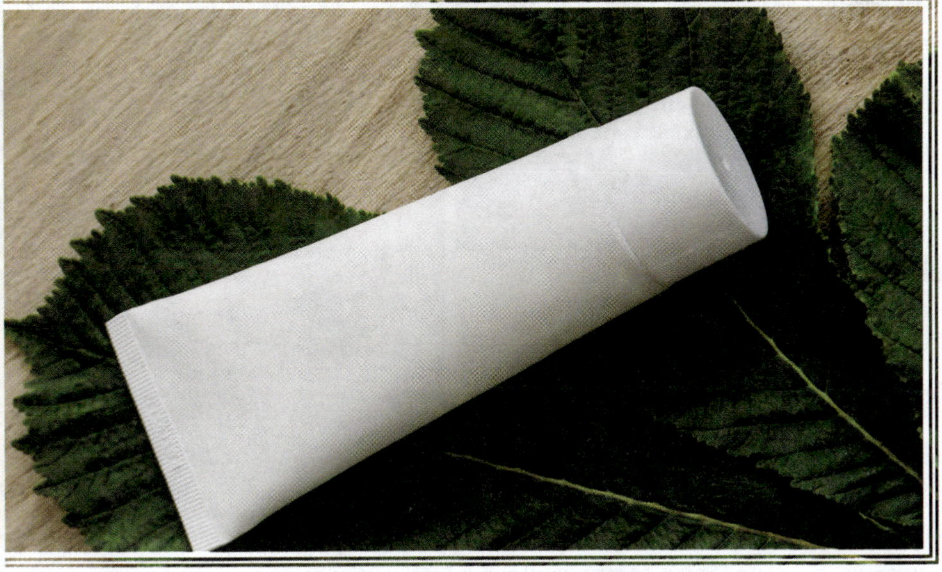

El principal componente activo del castaño de indias es la escina, que típicamente comprende el 16-20 % del extracto. La escina se ha utilizado tradicionalmente por su potencial para reducir la inflamación y favorecer la circulación, especialmente en las piernas, y también en el tratamiento de las venas varicosas. El hamamelis, conocido por sus propiedades astringentes y antiinflamatorias, junto con el aloe vera, valorado por sus efectos calmantes e hidratantes, se combinan a menudo en las prácticas tradicionales como apoyo en el tratamiento de los problemas relacionados con las venas, como las venas varicosas.

## INGREDIENTES:

- ¼ taza de semillas secas de castaño de indias o ½ taza de semillas frescas (*Aesculus hipocastano*)
- 1 taza de extracto de hamamelis (*Hamamelis virginiana*)
- ¼ taza de gel de aloe vera
- 10-15 gotas de aceite esencial de lavanda (opcional)

***NOTAS:***

Ten cuidado de no confundir el castaño de indias (*Aesculus hippocastanum*) con el falso castaño de California (*Aesculus californica*) o el falso castaño de Ohio (*Aesculus glabra*). Son plantas diferentes y sus efectos son distintos. También puedes tomar aproximadamente 300 mg de extracto de semilla de castaño de indias que contiene esculina, una sustancia química venenosa, que se elimina para reducir algunos síntomas de la mala circulación sanguínea.

## INSTRUCCIONES:

1 | **Preparar el polvo de castaño de indias:** si usas castañas frescas, pélalas y córtalas finamente. Si utilizas las castañas secas, utiliza un molinillo de café o un mortero hasta conseguir un polvo fino.

2 | **Elaborar la infusión:** añade el polvo de castañas de indias o las castañas picadas en un frasco de vidrio. Vierte el extracto de hamamelis sobre las castañas hasta que estén completamente sumergidas. Cierra firmemente el frasco con una tapa y agítalo bien para mezclar los ingredientes. Guarda el frasco en un lugar fresco y oscuro durante al menos dos semanas. Agita el frasco suavemente todos los días para garantizar una infusión completa.

3 | **Colar la infusión:** después de dos semanas, cuela la mezcla utilizando una tela de queso o un colador fino para eliminar cualquier partícula sólida. Debe quedar un líquido transparente.

4 | **Combinar con gel de aloe vera y aceite esencial:** en un bol limpio, mezcla la preparación anterior con el gel de aloe vera. Si lo deseas, añade de 10 a 15 gotas de aceite esencial de lavanda por sus propiedades calmantes y su agradable aroma. Remueve para que se mezclen bien todos los ingredientes.

5 | **Pasar a un recipiente:** vierte la mezcla en un frasco o recipiente de vidrio limpio con una tapa segura.

6 | **Almacenamiento:** guarda el gel casero en un lugar fresco y seco. La refrigeración no es necesaria, pero puede proporcionar un efecto de frío adicional.

## DOSIS:

Aplica el gel refrescante de castaño de indias en las venas varicosas masajeando suavemente las zonas afectadas. Utilízalo según sea necesario para aliviar las molestias, pero evita un uso excesivo.

# *Elixir «corazón joven»*

## *(mezcla para un corazón lleno de vitalidad)*

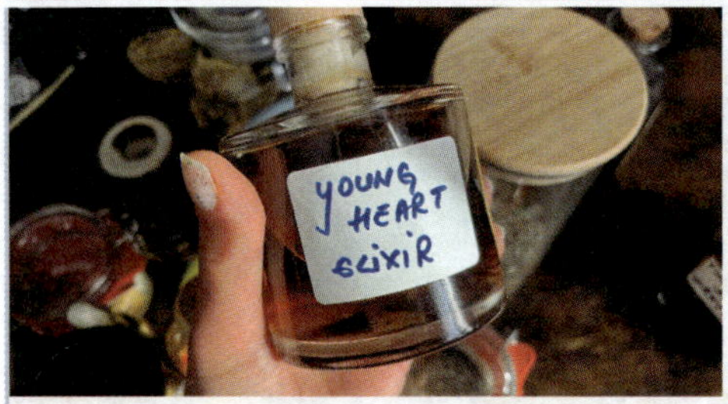


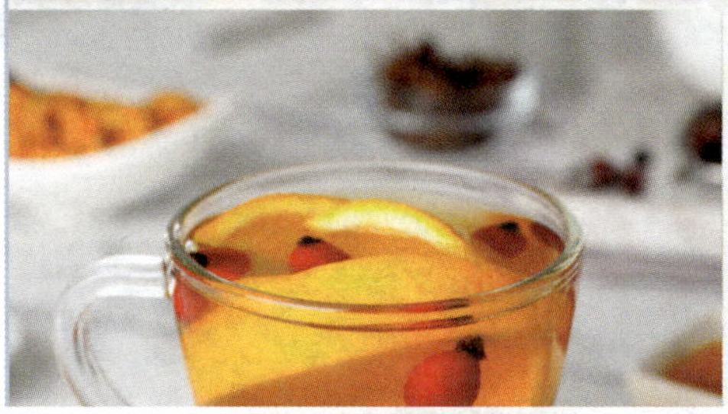

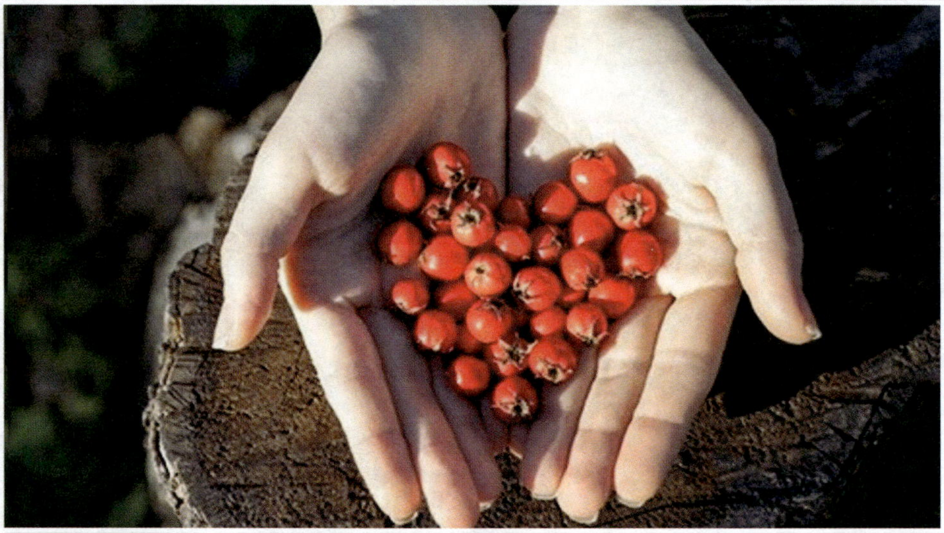

Este elixir de elixir tónico casero combina las propiedades de protección cardíaca de las bayas de espino (*Crataegus*) con los efectos antiinflamatorios y antioxidantes de la cúrcuma (*Curcuma longa*), el jengibre (*Zingiber officinale*) y los potenciales beneficios de regulación de la presión arterial del ajo (Allium sativum). La adición de zumo de limón proporciona vitamina C y un sabor refrescante, mientras que la pimienta de cayena, opcional, favorece la circulación.

## INGREDIENTES:

- 1 cucharada de bayas secas de espino
- 1 trozo pequeño de cúrcuma fresca (unos 2.5 centímetros) o ½ cucharadita de cúrcuma seca en polvo
- 1 pedazo pequeño de jengibre fresco (unos 2.5 centímetros) o ½ cucharadita de jengibre seco en polvo
- 1-2 dientes de ajo fresco
- Zumo de medio limón
- Una pizca de pimienta de cayena (opcional)
- 1-2 cucharaditas de miel (opcional, ajustar según el gusto)
- 1 taza de agua

### *NOTAS:*

Si planeas usar este elixir durante un período prolongado, considera la opción de realizar pausas periódicas para evaluar su eficacia y cualquier cambio que observes en tu salud. Comienza con una pequeña dosis y aumenta gradualmente la cantidad si la toleras bien y no experimentas efectos adversos.

Cada variedad tiene sabores ligeramente diferentes y potenciales beneficios para la salud.

## INSTRUCCIONES:

1 | **Preparar las hierbas:** si usas cúrcuma y jengibre frescos, pela y corta en rodajas finas.

2 | **Hervir el agua:** lleva 1 taza de agua a ebullición.

3 | Dejar que se infusionen las hierbas: añade las bayas de espino, la cúrcuma fresca o seca, el jengibre fresco o seco y los dientes de ajo frescos al agua hirviendo.

4 | **Hervir a fuego lento:** reduce el calor a fuego bajo, tapa la olla y deja que la mezcla hierva a fuego lento durante unos 15-20 minutos. Esto permitirá que las hierbas liberen sus compuestos beneficiosos en el agua.

5 | **Colar:** después de hervir a fuego lento, cuela la mezcla en una taza para eliminar los ingredientes sólidos.

6 | **Añadir zumo de limón:** exprime el zumo de medio limón en la infusión de hierbas y remueve bien.

7 | **Añadir pimienta de cayena (opcional):** si te gusta un toque de picante, añade una pizca de pimienta de cayena al elixir. Ajústalo a tu gusto.

8 | **Endulzar (opcional):** si prefieres un sabor más dulce, puedes añadir miel cruda al elixir. Comienza con 1 o 2 cucharaditas y ajusta la cantidad a tu gusto.

9 | **Remover y servir:** mezcla bien el elixir y disfrútalo mientras está caliente. Puedes tomar este tónico por la mañana o durante el día, pero a menudo se consume por la mañana al empezar el día.

10 |**Almacenamiento:** si te sobra elixir, puedes guardarlo en la nevera durante uno o dos días.

## DOSIS:

Ingerir esta cantidad una vez al día, preferiblemente por la mañana con el estómago vacío.

# Bálsamo efecto calor de cúrcuma y cayena

## *para favorecer la circulación*

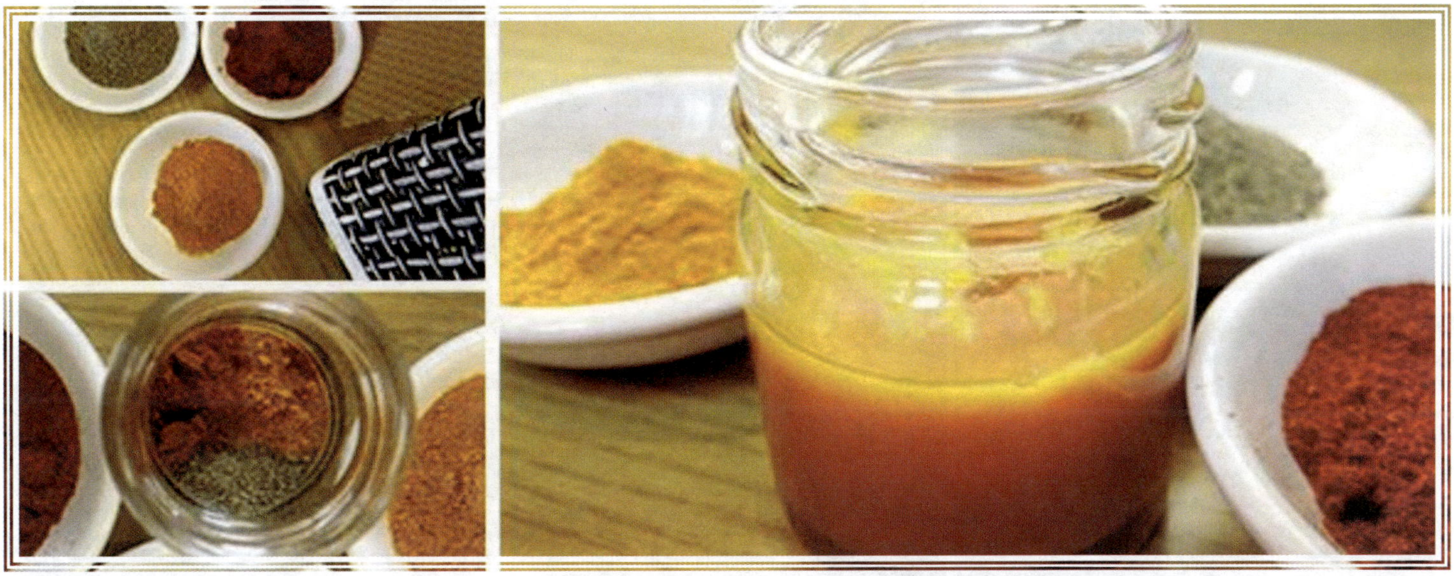

Al aprovechar las propiedades naturales de estos ingredientes, este bálsamo ofrece ciertos beneficios potenciales, como un aumento del flujo sanguíneo a través de la capsaicina de la pimienta de cayena (*Capsicum annuum*), los efectos antiinflamatorios de la cúrcuma (*Curcuma longa*), una sensación de calor con la ayuda de la pimienta negra (*Piper nigrum*), hidratación de la piel gracias al aceite de coco y una barrera protectora con la cera de abeja. Juntos, estos elementos se han utilizado tradicionalmente para favorecer la circulación, aliviar las molestias y proporcionar una solución holística para mejorar el flujo sanguíneo y conseguir un alivio localizado del dolor.

## INGREDIENTES:

- ½ cucharadita de cúrcuma finamente molida
- ½ cucharadita de pimienta de cayena finamente molida
- ¼ cucharadita de pimienta negra finamente molida
- 3 cucharadas de aceite de coco
- 6 g de cera de abejas

*NOTAS:*

No apliques este bálsamo para aliviar el dolor en heridas abiertas o cortes, ya que provocará una sensación de escozor intenso. Evita el contacto con los ojos o las membranas mucosas, ya que la pimienta de cayena puede causar irritación.

Este bálsamo va a teñir la piel debido a la cúrcuma y a la pimienta de cayena, pero como estas manchas se disuelven bien en aceite, para eliminarlas basta con masajear un poco de aceite en la piel y luego limpiar con agua jabonosa.

## INSTRUCCIONES:

1 | **Improvisar un hervidor doble:** llena una cacerola con unos 2.5 cm de agua y deja que hierva a fuego lento o medio. Coloca un vaso o un recipiente de metal resistente al calor encima de la cacerola, haciendo así un hervidor doble. Asegúrate de que la parte inferior del recipiente no toque el agua hirviendo.

2 | **Combinar aceite de coco y cera de abejas:** en el hervidor doble, añade el aceite de coco y la cera de abejas rallada al bol. Calienta suavemente la mezcla hasta que la cera de abejas se derrita por completo en el aceite de coco, removiendo ocasionalmente con un utensilio de madera o silicona. Esto debería llevar unos 5 minutos.

3 | **Añadir las especias:** incorpora con cuidado la cúrcuma molida, la pimienta de cayena y la pimienta negra a la mezcla de aceite derretido y cera de abeja. Remueve bien para mezclarlo todo. Continúa calentando durante 2-3 minutos más. Una vez que obtengas la consistencia deseada, retira el bol de la olla de agua y deja que se enfríe lentamente para infusionar el aceite con las especias, removiendo constantemente.

4 | **Transferir a un recipiente:** vierte con cuidado la mezcla de bálsamo efecto calor en un frasco o recipiente de vidrio limpio. Utiliza una espátula de silicona o un embudo para facilitar el trabajo. Deja que el bálsamo se enfríe y solidifique. Esto puede tardar unas horas.

5 | **Almacenar:** una vez que el bálsamo se haya solidificado, cierra el frasco con una tapa hermética.

## DOSIS:

Siempre que sea necesario, coge una pequeña cantidad del bálsamo y masajea en zonas doloridas o rígidas del cuerpo, como músculos o articulaciones, para estimular la circulación y aliviar las molestias.

# *Para la obstrucción arterial*

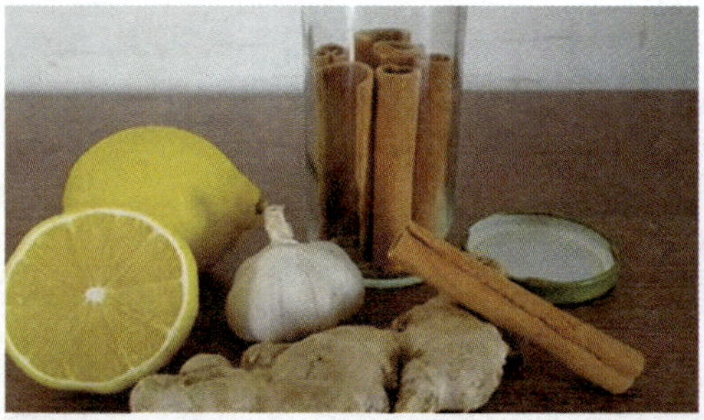

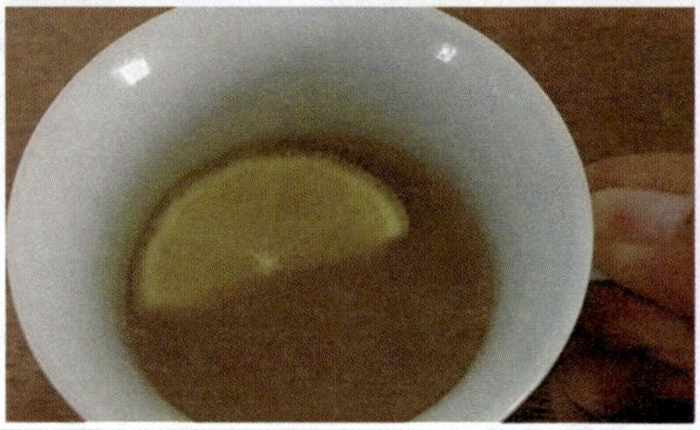

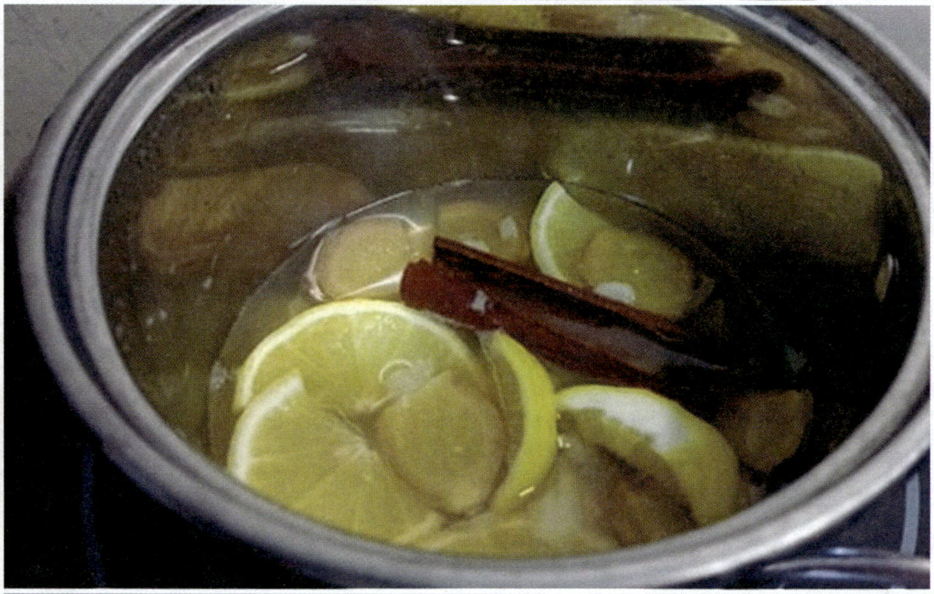

Esta receta incluye una mezcla de ingredientes conocidos tradicionalmente por mantener la salud cardiovascular. El ajo (*Allium sativum*) y el jengibre (*Zingiber officinale*) son valorados por su potencial para ayudar a controlar los niveles de colesterol y mejorar la circulación. La canela (*Cinnamomum verum*) se ha utilizado tradicionalmente para mantener la presión arterial y para el control del colesterol. El limón no solo añade un toque refrescante, sino que también proporciona vitamina C, reconocida por su papel en el mantenimiento de la salud cardíaca. Esta combinación de potentes ingredientes se utiliza desde antaño para reforzar el sistema cardiovascular.

## INGREDIENTES:

- 2 dientes de ajo (*Allium sativum*)
- 5 centímetros de raíz de jengibre (*Zingiber officinale*)
- 1 rama de canela de 5 centímetros (*Cinnamomum verum*)
- ½ limón, cortado en rodajas
- 1.5 tazas de agua
- Miel, para endulzar (opcional)

### *NOTAS:*

El ajo puede hacer menos espesa la sangre, por lo que las personas que toman medicamentos anticoagulantes deben tener precaución y consultar a un profesional sanitario antes de consumir grandes cantidades.

El jengibre puede interactuar con ciertos medicamentos, como anticoagulantes y medicamentos para la diabetes, por lo que debes tener cuidado si los tomas.

## INSTRUCCIONES:

1 | **Preparar los ingredientes:** pela y tritura los dientes de ajo para obtener su zumo y déjalos a un lado durante 10 minutos. Corta el jengibre en trozos pequeños. Usa ingredientes frescos y orgánicos para obtener los mejores beneficios de sabor y salud.

2 | **Hervir el agua:** hierve 1.5 tazas (355 ml) de agua a fuego medio en una olla.

3 | **Infusiona los ingredientes:** añade el jengibre picado, el ajo picado y la rama de canela al agua hirviendo. Continúa hirviendo hasta que el agua se reduzca a aproximadamente una taza, asegurándote de que los sabores se infusionan en el agua.

4 | **Añade limón:** añade las rodajas de limón a la olla y apaga el fuego.

5 | **Dejar que la mezcla se infusione:** tapa la olla y deja que la mezcla se infusione durante 5 minutos para que el agua se llene de los sabores.

6 | **Colar el líquido:** una vez infusionada el agua, cuela la mezcla para eliminar cualquier partícula sólida.

7 | **Endulzar:** si lo deseas, endulza el té con miel, removiendo hasta que se disuelva.

## DOSIS:

Toma una taza de este té con el estómago vacío diariamente durante 7 días para obtener beneficios para la salud arterial.

# AYUDA A BASE DE HIERBAS
## *para el sistema digestivo*

El sistema digestivo desempeña un papel crucial en el mantenimiento de nuestra salud y bienestar general. Es responsable de descomponer los alimentos que consumimos en nutrientes esenciales, que nuestro organismo puede absorber y usar para obtener energía, crecer y repararse.

**Consejos para mantener un sistema digestivo saludable:**

DIETA SALUDABLE:

- Consume mucha fibra de cereales integrales, frutas, verduras y legumbres para mantener la salud del sistema digestivo.
- Evita los alimentos procesados en exceso, los tentempiés azucarados y las comidas abundantes antes de acostarte.
- Come con moderación: no sobrecargar el estómago puede evitar molestias y ayudar a la digestión.
- Incluye alimentos ricos en probióticos como yogur, kéfir, chucrut, kimchi y kombucha para promover una flora intestinal saludable.
- Identifica y evita los alimentos que desencadenan molestias digestivas, como los picantes, los que son ricos en grasas y aquellos que no toleras.

MASTICA DE MANERA CONSCIENTE:

Tómate tu tiempo para masticar los alimentos correctamente. El proceso digestivo se inicia al masticar y alivia la carga de trabajo en el estómago.

GESTIONA LOS TAMAÑOS DE LAS PORCIONES:

Evita comer en exceso. Comer cantidades más pequeñas y equilibradas puede evitar molestias e hinchazón.

LIMITA EL ALCOHOL Y LA CAFEÍNA:

El consumo excesivo de alcohol y cafeína puede irritar el tracto digestivo. Consúmelos con moderación.

EVITA FUMAR:

Fumar puede contribuir a padecer problemas digestivos, incluido el reflujo ácido. Dejar de fumar puede mejorar la salud del sistema digestivo.

MANTÉNTE ACTIVO DESPUÉS DE COMER:

Da un paseo corto o realiza actividades ligeras después de las comidas para ayudar a la digestión.

HIDRATACIÓN:

Bebe suficiente agua para favorecer la digestión y prevenir el estreñimiento.

## AYUDA A BASE DE HIERBAS

### Menta *(Mentha piperita)*
Se ha utilizado tradicionalmente para calmar los espasmos digestivos, aliviar los gases y mejorar la indigestión. Normalmente se utilizan cápsulas de té de menta y aceite esencial.

### Jengibre *(Zingiber officinale)*
Conocido por reducir las náuseas, ayudar a la digestión y sus propiedades antiinflamatorias. El jengibre puede disfrutarse como té o usarse fresco para cocinar.

### Camomila *(Matricaria chamomilla)*
Se utiliza habitualmente para aliviar el malestar estomacal, paliar la indigestión y promover la relajación. Generalmente se consume como té.

### Hinojo *(Foeniculum vulgare)*
Se utiliza para aliviar la hinchazón y los gases y para ayudar a la digestión. Las semillas de hinojo pueden masticarse o prepararse como té.

### Cúrcuma *(Curcuma longa)*
Contiene curcumina, reconocida por sus propiedades antiinflamatorias y favorecer la salud digestiva. La cúrcuma puede usarse para cocinar o tomarse como suplemento o tintura oral.

### Diente de león *(Taraxacum officinale)*
Se utiliza para mantener la salud del hígado, lo que beneficia indirectamente la digestión. Disponible como té de raíz o en forma de suplemento o tintura.

### Regaliz *(Glycyrrhiza glabra)*
Se ha utilizado de manera tradicional para aliviar el revestimiento del estómago, ayudar a la digestión y mantener la salud digestiva en general. Se recomienda usar el té de raíz de regaliz o suplementos con precaución.

### Raíz de malvavisco *(Althaea officinalis)* y corteza de olmo *(Ulmus rubra)*
Es conocido por favorecer la digestión, pues recubre el tracto digestivo con mucílago y proporcionar beneficios antiinflamatorios que favorecen la salud intestinal.

**!** Consulta a un profesional sanitario antes de utilizar los remedios de este libro, especialmente si estás embarazada, en período de lactancia, tomas medicación o padeces alguna enfermedad. El autor y el editor no asumen ninguna responsabilidad por los posibles efectos adversos. Se recomienda empezar con la dosis más pequeña para comprobar la respuesta y la tolerancia de tu organismo. Realiza siempre una prueba de parche antes de aplicar cualquier remedio sobre la piel. Interrumpe su uso de manera inmediata si se produce algún efecto secundario.

# Tónico digestivo
## de 3 ingredientes

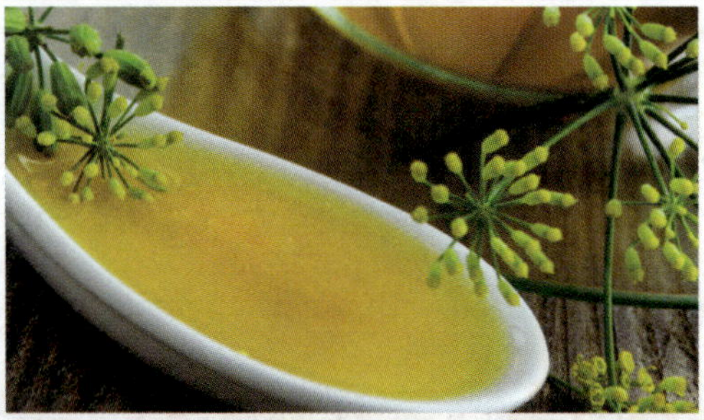

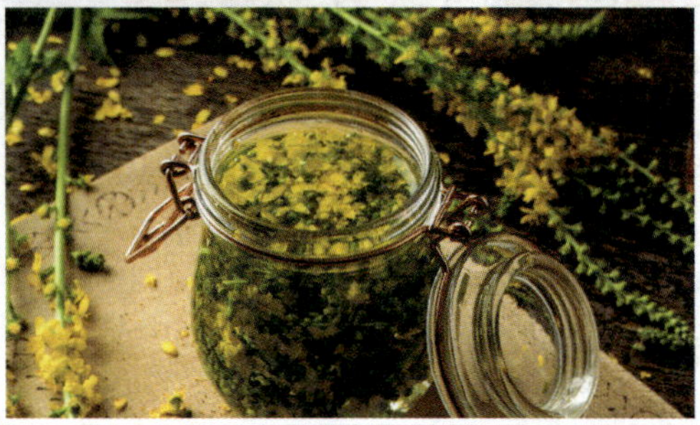

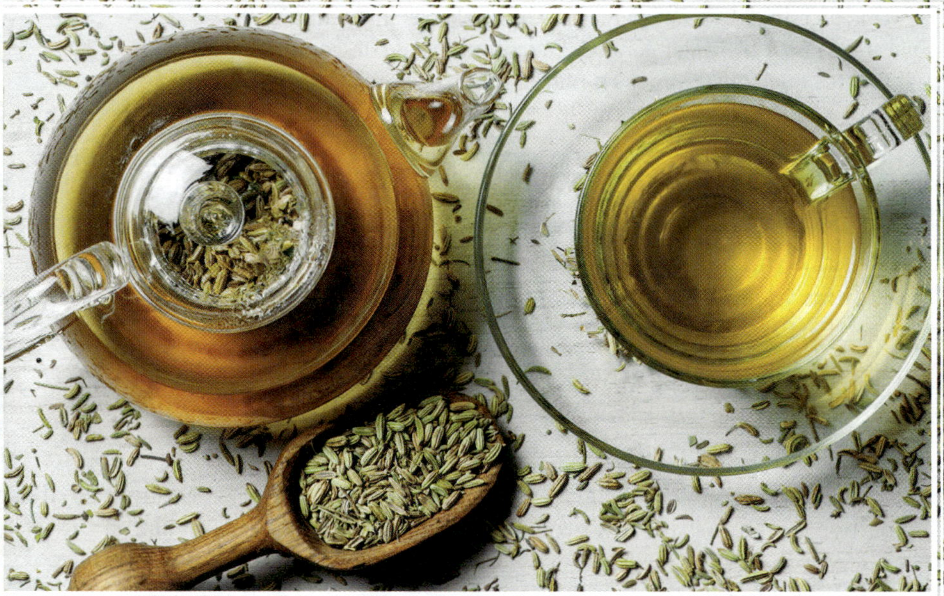

Las semillas de hinojo son conocidas por sus propiedades carminativas, que ayudan a aliviar la hinchazón y los gases. La raíz de angélica es valorada por sus cualidades antiinflamatorias, que proporcionan alivio frente a molestias digestivas. La agrimonia, de naturaleza astringente, a menudo se utiliza como ayuda para aliviar problemas digestivos menores. Ya sea que hayas disfrutado de una copiosa comida o simplemente quieras favorecer una digestión saludable, este tónico casero puede proporcionarte una solución suave y eficaz.

## INGREDIENTES:

- 1 cucharada de semillas de hinojo secas (*Foeniculum vulgare*)
- 1 cucharada de raíz de angélica seca (*Angélica argénica*)
- 1 cucharada de agrimonia seca (*Agrimonia eupatoria*)
- 2 tazas de agua hirviendo
- 1-2 cucharadas de miel o sirope de arce
- Zumo de limón fresco (de 1 limón)
- Hojas de menta fresca para decorar

### *NOTAS:*

Al igual que con cualquier producto de origen vegetal, algunas personas pueden ser alérgicas a ciertas hierbas. Ten precaución. La agrimonia puede interferir con los medicamentos anticoagulantes y para controlar la glucosa en sangre. Si estás tomando estos medicamentos o padeces diabetes, consulta con un médico antes de usar la agrimonia. También puedes reemplazar la agrimonia por menta.

## INSTRUCCIONES:

1 | **Preparar los ingredientes:** necesitarás semillas de hinojo secas, raíz de angélica seca, agrimonia seca, agua y miel (si lo deseas).

2 | **Medir las hierbas:** utiliza aproximadamente 1 cucharada de cada hierba por taza de agua. Puedes ajustar las cantidades en función de la cantidad de tónico que quieras hacer.

3 | **Hervir el agua:** en una olla, hierve la cantidad de agua deseada.

4 | **Añadir las hierbas:** una vez que el agua esté hirviendo, añade las semillas de hinojo, la raíz de angélica y la agrimonia a la olla.

5 | **Hervir a fuego lento:** reduce el calor para que hierva a baja temperatura y deja las hierbas a fuego lento durante unos 10-15 minutos. Esto permite que las hierbas infusionen el agua.

6 | **Colar:** después de hervir a fuego lento, cuela la mezcla para eliminar las hierbas. Puedes usar un colador de malla fina o un trozo de tela de queso.

7 | **Endulzar (opcional):** si lo deseas, agrega miel al líquido una vez colado mientras aún está caliente para endulzar el tónico. Comienza con una cucharadita de miel y ajusta la cantidad a tu gusto.

8 | **Dejar que se enfríe:** deja que el tónico se enfríe a temperatura ambiente.

9 | **Conservación:** pasa el tónico a un recipiente de vidrio limpio con tapa y guárdalo en la nevera. Puede conservarse durante varios días.

## DOSIS:

Toma una pequeña cantidad del tónico (de ¼ a ½ taza) antes o después de las comidas para ayudar a la digestión. También puedes beberlo como un té de hierbas calmante si experimentas molestias digestivas.

# *Infusión calmante*
## *de manzanilla y melisa*

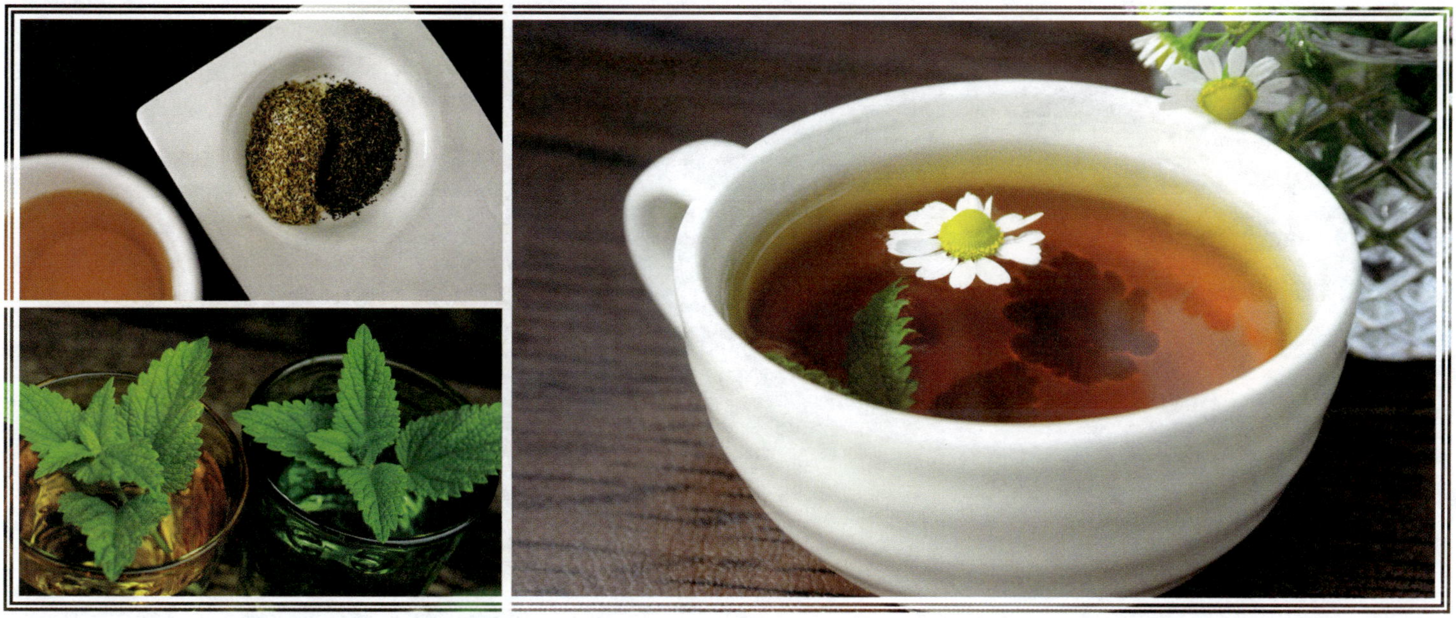

La manzanilla es célebre por sus efectos calmantes, propiedades antiinflamatorias y la capacidad de proporcionar alivio de las molestias provocadas por gases, hinchazón e indigestión. La melisa es conocida por sus efectos calmantes, actuando como antiespasmódico, reduce además las náuseas y proporciona un leve efecto laxante. Cuando se combinan en un té, estas hierbas forman una mezcla armoniosa que puede aliviar varias molestias digestivas y promover el bienestar del aparato digestivo en general. Además, este remedio se utiliza comúnmente para ayudar con la ansiedad y la fiebre del heno o rinitis alérgica, lo que lo convierte en una opción versátil para mantener la salud general.

## INGREDIENTES:

- 1 cucharada de flores secas de manzanilla (*Matricaria chamomilla*)
- 1 cucharada de hojas secas de melisa (*Melissa officinalis*)
- 1 taza de agua hirviendo
- Opcional: miel o limón fresco para aportar sabor

### *NOTAS:*

Esta infusión tiene un sabor suave y agradable, lo que la hace adecuada para la mayoría de los paladares.

La miel o el limón son opcionales y se pueden añadir para mejorar el sabor.

Si tienes alergia a la manzanilla, a la melisa o a plantas similares, evita esta infusión.

## INSTRUCCIONES:

1 | **Hervir el agua:** comienza hirviendo 1 taza de agua en una olla o cacerola.

2 | **Preparar la manzanilla y la melisa:** añade 1 cucharada de flores secas de manzanilla y 1 cucharada de hojas secas de melisa en una tetera o una taza grande resistente al calor.

3 | **Añadir agua hirviendo:** añade con cuidado el agua hirviendo sobre las hierbas secas en la tetera o taza.

4 | **Infusionar:** tapa la tetera o taza con un platillo o plato pequeño para retener el vapor y deja que las hierbas se infusionen en el agua caliente durante unos 5-10 minutos. Esto permitirá el agua se impregne con los sabores y compuestos beneficiosos.

5 | **Colar la infusión:** una vez infusionada, cuela la bebida a través de un colador de malla fina o un infusor de té para eliminar las hierbas secas.

6 | **Sabores opcionales:** si lo deseas, agrega un toque de miel o una pizca de limón fresco a tu infusión para darle sabor. Ajusta la cantidad a tu gusto.

7 | **Servir y disfrutar:** tu infusión de camomila y melisa realizada con hierbas secas está lista para disfrutar. Tómala lentamente mientras aún está caliente, especialmente cuando tienes molestias estomacales.

## DOSIS:

1 taza de infusión de manzanilla y melisa según sea necesario.

# *Jarabe calmante*
## *para las molestias estomacales*

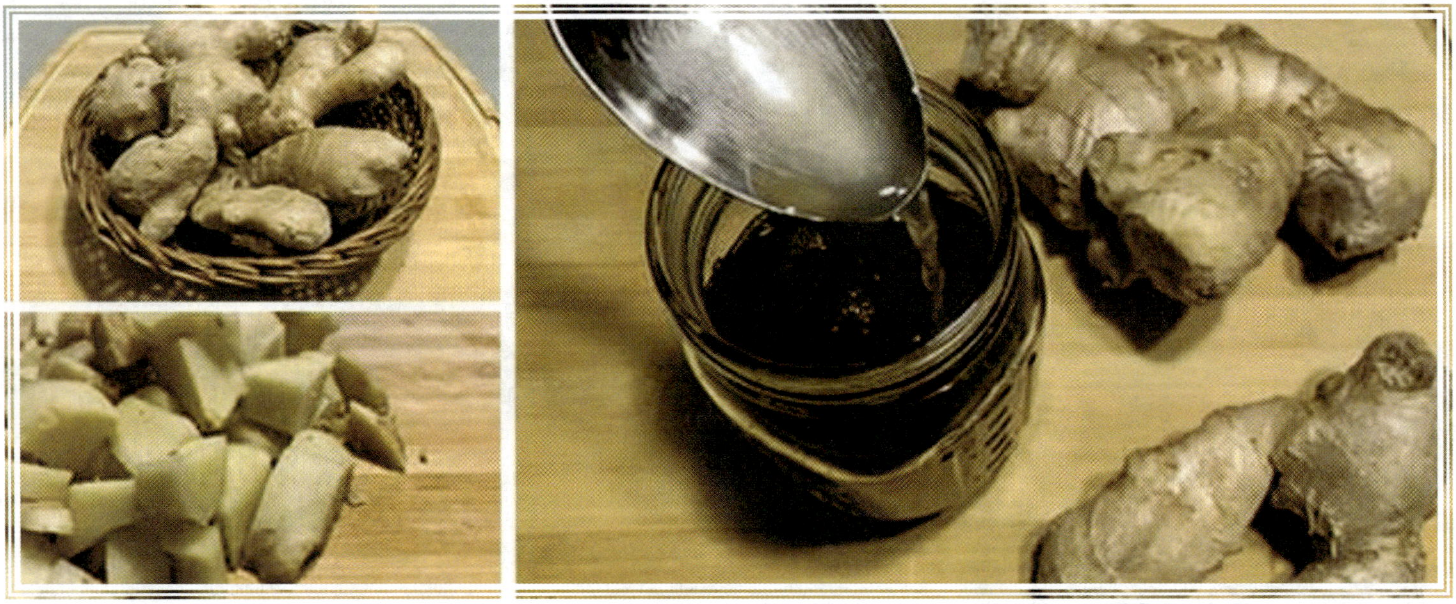

El gingerol, un componente clave del jengibre, ha sido reconocido tradicionalmente por su influencia en la motilidad gastrointestinal (el ritmo de la digestión). Este jarabe casero para calmar el estómago combina las propiedades naturales del jengibre con especias opcionales que aportan calidez y bienestar. Es un remedio suave que se utiliza habitualmente para aliviar el malestar estomacal o las náuseas. Esta mezcla aprovecha los reconocidos beneficios del jengibre para proporcionar una opción natural para tratar el malestar digestivo.

## INGREDIENTES:

- 1 taza de raíz de jengibre fresco (*Zingiber officinale*), cortada en rodajas finas
- 2 tazas de agua
- 1 taza de miel cruda
- Sabores opcionales: rama de canela, clavo entero, anís estrellado, vainas de cardamomo

### *NOTAS:*

Para obtener los mejores resultados, usa raíz de jengibre fresco (en lugar de seco). La cáscara de jengibre tiene algunos nutrientes vitales. Si encuentras una opción orgánica, puedes mantener la piel. Si el jengibre convencional es tu única opción, es mejor eliminar la piel.

Aunque no te sientas mal, tomar una porción después de la cena mejorará la digestión. Para una bebida refrescante, remueve una cucharada de jengibre en un poco de agua con gas para preparar un *ginger ale* casero.

## INSTRUCCIONES:

1 | **Preparar el jengibre:** lava y pela la raíz de jengibre. Corta en rodajas finas o trozos pequeños. Cuanto más finas sean las rodajas, más sabor tendrá el jarabe.

2 | **Elaborar la infusión:** en una cacerola mediana, mezcla el jengibre en rodajas y 2 tazas de agua. Si deseas añadir sabores opcionales como una rama de canela, clavo entero, anís estrellado o vainas de cardamomo para conseguir efectos calmantes adicionales, este es el momento de incluirlos. Pon la cacerola a fuego medio y hierve la mezcla. Una vez hirviendo, reduce a fuego lento, cubre la olla y deja hervir a fuego lento durante unos 30-45 minutos. Esto infusionará el agua con las propiedades y sabores beneficiosos del jengibre.

3 | **Colar:** después de hervir a fuego lento, retira la cacerola del fuego y déjala enfriar durante unos minutos. Cuela el líquido en un bol u otra cacerola, usando un colador de malla fina o un paño para queso. Asegúrate de presionar para exprimir las rodajas de jengibre y así extraer la mayor cantidad de líquido posible.

4 | **Endulzar:** devuelve el líquido a la cacerola y calienta a fuego lento. Añade 1 taza de miel a la bebida de jengibre. Remueve continuamente hasta que el endulzante se disuelva por completo. Puedes usar menos o más dependiendo de lo dulce que quieras que sea el jarabe.

5 | **Guardar:** una vez que la miel se haya disuelto por completo, retira la cacerola del fuego y déjala enfriar a temperatura ambiente. Pasa el sirope a una botella o frasco de vidrio limpio y hermético. Guárdalo en la nevera durante un máximo de dos semanas.

## DOSIS:

Toma 1-2 cucharadas de jarabe según sea necesario. Puedes consumirlo tal cual o diluirlo con agua tibia para un sabor más suave.

# Piruletas para las náuseas

## con limón y jengibre

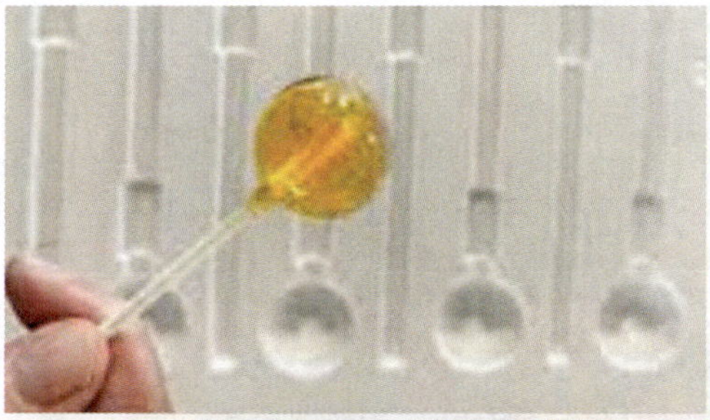

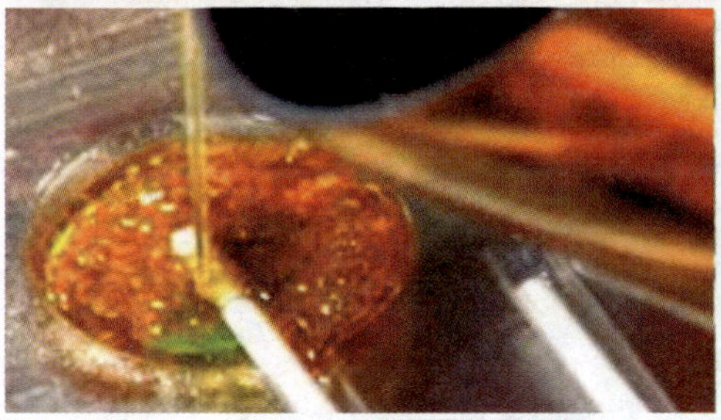

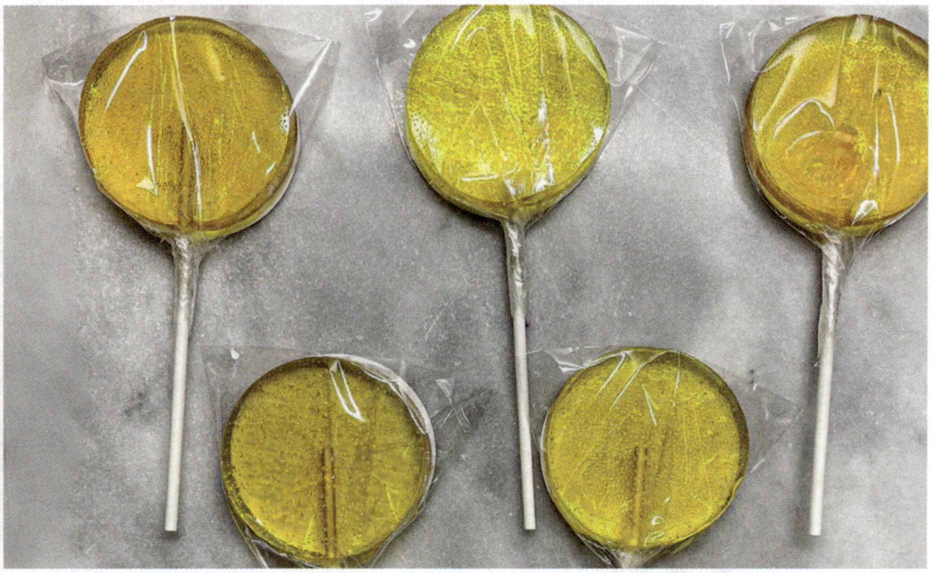

Estas piruletas caseras de limón y jengibre son una forma deliciosa y natural de aliviar las náuseas. El jengibre es conocido tradicionalmente por sus propiedades antieméticas y, cuando se combina con el limón, se consigue un sabor calmante y refrescante. Estas piruletas son una opción cómoda y agradable para tratar las náuseas de forma natural.

## INGREDIENTES Y UTENSILIOS:

- 1 taza de zumo de limón recién exprimido (unos 4-5 limones)
- 2 cucharadas de jengibre fresco rallado (*Zingiber officinale*)
- 1 taza de azúcar granulado
- ¼ de taza de miel
- Palitos para piruletas
- Termómetro para caramelo
- Moldes para piruletas

*NOTAS:*

Ten cuidado con el azúcar caliente. La mezcla de azúcar estará extremadamente caliente, así que ten cuidado al verterla en moldes y manipular las piruletas después.

Es posible que quieras usar guantes o manoplas para horno. Los moldes de silicona para piruletas funcionan bien para esta receta, pero también puedes usar moldes de metal para o simplemente cucharas de metal o dar forma a las piruletas en papel de horno.

## INSTRUCCIONES:

1 | **Preparar los utensilios:** inserta los palitos para las piruletas en los moldes. Asegúrate de que están en su lugar. Ten un termómetro de caramelo preparado.

2 | **Combinar ingredientes:** en una cacerola mediana, mezcla el zumo de limón fresco, el jengibre rallado, el azúcar granulado y la miel.

3 | **Calentar y remover:** calienta la mezcla a fuego medio, removiendo constantemente hasta que el azúcar se haya disuelto por completo.

4 | **Cocinar la mezcla:** una vez que el azúcar se haya disuelto, inserta el termómetro de caramelo en la mezcla. Continúa cocinando sin remover hasta que la temperatura alcance los 150 °C (punto de caramelo duro). Esto debería llevar unos 15-20 minutos.

5 | **Retirar del fuego:** una vez que la mezcla alcance los 150 °C, retírala inmediatamente del fuego.

6 | **Dividir en moldes:** vierte con cuidado la mezcla caliente en los moldes de las piruletas, llenando cada cavidad.

7 | **Dejar que se enfríe y repose:** deja que las piruletas se enfríen y endurezcan. Esto suele tardar entre 20 y 30 minutos.

8 | **Retirar de los moldes:** una vez que las piruletas estén completamente frías y solidificadas, retíralas suavemente de los moldes. Ten cuidado de no romperlas.

9 | **Almacenar:** envuelve cada piruleta individualmente en un envoltorio de plástico o colócalas en un recipiente hermético para evitar que la humedad las ablande. Guárdalas en un lugar fresco y seco.

## DOSIS:

Disfruta de una piruleta cuando necesites aliviar las náuseas.

# Té restaurador
## *del hígado*

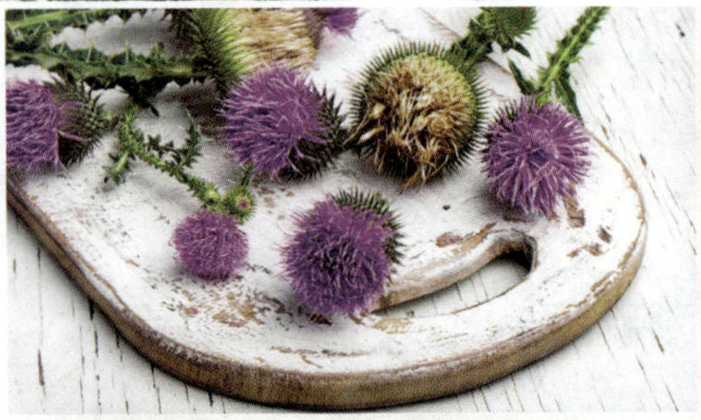

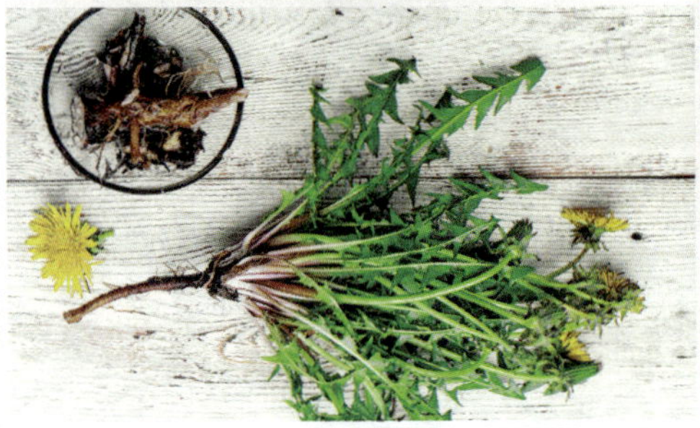

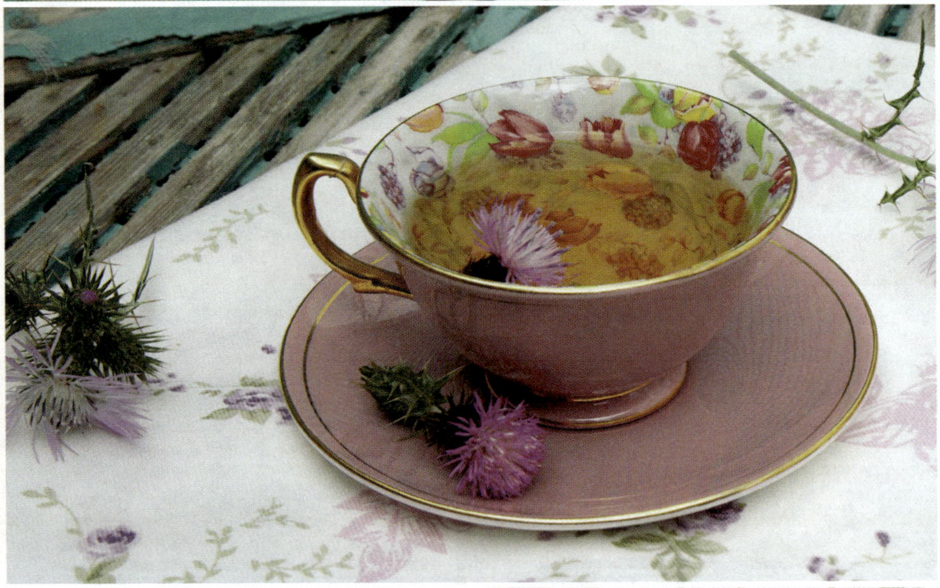

Este té de hierbas se ha utilizado tradicionalmente para mantener la salud del hígado y el bienestar general. El diente de león y el cardo mariano son apreciados en las diferentes prácticas a base de hierbas por sus posibles beneficios. La raíz de diente de león es popular por favorecer la digestión y se cree que contribuye a la función hepática. El cardo mariano se ha utilizado tradicionalmente para promover la salud hepática. Este té simple y natural puede proporcionar una forma agradable de incorporar estas hierbas a tu rutina diaria.

## INGREDIENTES:

- 2 cucharadas de semillas de cardo mariano (*Silybum marianum*)
- 2 cucharadas de raíz de diente de león fresca, picada (*Taraxacum officinale*)
- 4 tazas de agua

### *NOTAS:*

Puedes moler estas hierbas hasta hacer un polvo y ponerlas en cápsulas para las personas que encuentran el sabor desagradable o necesitan una forma fácil de tomarlas.

En algunos casos, el cardo mariano se utiliza en entornos clínicos para personas expuestas a ciertas toxinas. Por ejemplo, se ha utilizado en casos de intoxicación por hongos amanita, que pueden ser perjudiciales para el hígado. Es importante tener en cuenta que dichos tratamientos solo deben ser administrados por profesionales sanitarios.

## INSTRUCCIONES:

1 | **Preparar las raíces y las semillas:** recoge la raíz de diente de león fresca y las semillas de cardo mariano. Lava bien las raíces y las semillas con agua corriente para eliminar la suciedad y las impurezas. Usa un cuchillo para cortar las raíces en trozos pequeños y uniformes, y tritura suavemente las semillas para ayudar a liberar sus propiedades beneficiosas.

2 | **Cocer a fuego lento:** añade la raíz de diente de león picada y las semillas de cardo machacado en una olla de tamaño mediano. Agrega 4 tazas de agua a la olla, asegurándote de que las raíces y las semillas estén totalmente sumergidas. Deja hervir el agua suavemente a fuego medio. Cuando esté hirviendo, reduce el fuego a baja temperatura y deja la mezcla a fuego lento durante unos 20 minutos. Esto permite que el agua se infusione con los compuestos naturales de las raíces y las semillas.

3 | **Infusionar el té:** después de hervir a fuego lento, retira la olla del fuego. Tapa la olla y deja que la mezcla se infusione durante 10-15 minutos más. Esto ayuda a obtener los máximos beneficios de las raíces y las semillas.

4 | **Colar y servir:** usa un colador de malla fina o un paño de queso para colar el té, quitando los trozos de raíz. Vierte el té en una taza o tetera. Puedes añadir un edulcorante natural como miel o una rodaja de limón si lo deseas.

## DOSIS:

Por lo general, se recomienda beber de 1 a 2 tazas de este té todos los días.

# Tintura para el hígado graso

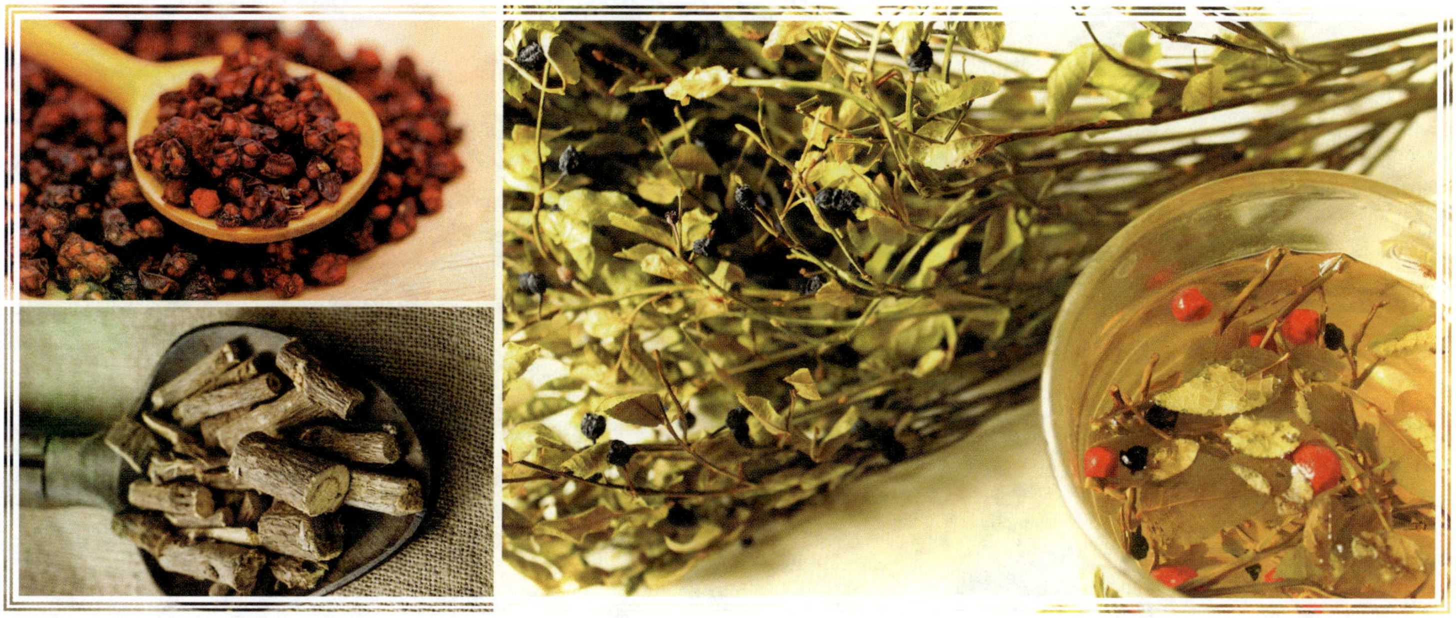

El hígado graso, cuyo término médico es esteatosis hepática, es una afección caracterizada por la acumulación de exceso de grasa en el hígado, que puede provocar inflamación y posibles problemas hepáticos con el tiempo. Aunque los tratamientos médicos convencionales y los cambios en el estilo de vida son esenciales para el tratamiento de la esteatosis hepática, la incorporación de remedios a base de hierbas puede aportar beneficios adicionales.

Esta mezcla de hierbas contiene tres hierbas que se han utilizado tradicionalmente por sus propiedades beneficiosas para el hígado: schisandra, raíz de regaliz y jengibre. Cada hierba de esta mezcla aporta compuestos únicos que pueden favorecer la salud hepática al reducir la inflamación, ayudar a los procesos de desintoxicación y proteger las células hepáticas.

## INGREDIENTES:

- 2 partes de bayas secas de schisandra (*Schisandra chinensis*)
- 1 parte de raíz de regaliz seca (*Glycyrrhiza glabra*)
- 1 parte de jengibre rallado (*Zingiber officinale*)
- Alcohol de alta graduación (como vodka) o glicerina vegetal (para una opción sin alcohol)

### *NOTAS:*

Consulta con tu médico antes, especialmente si tienes una afección médica o estás tomando medicamentos.

Las mujeres embarazadas y en período de lactancia deben consultar a su médico antes de usar esta tintura. Considera reducir el consumo de alcohol y evitar los alimentos procesados con alto contenido de grasas no saludables para mejorar aún más el bienestar del hígado.

## INSTRUCCIONES:

1 | **Preparación:** mide las hierbas secas utilizando el método de las partes (por ejemplo, si utilizas cucharadas, 2 cucharadas de bayas de schisandra, 1 cucharada de raíz de regaliz y 1 cucharada de jengibre rallado). Introduce las hierbas medidas en un frasco de vidrio limpio.

2 | **Infusionar la mezcla:** vierte el alcohol o la glicerina vegetal de alta resistencia sobre las hierbas, asegurándote de que estén completamente sumergidas. Deja aproximadamente 1.25 centímetros de espacio en la parte superior del frasco. Cierra bien el frasco con una tapa.

3 | **Dejar que repose:** conserva el frasco en un lugar fresco y oscuro durante 4-6 semanas, agitándolo suavemente a los pocos días para facilitar el proceso de infusión.

4 | **Colar:** después de 4-6 semanas, cuela el líquido a través de un colador de malla fina o un paño para queso en una botella de vidrio limpia, desechando las hierbas.

5 | **Almacenamiento:** guarda la tintura en un frasco de vidrio oscuro para protegerla de la luz. Etiqueta el frasco con la fecha y los ingredientes.

## DOSIS:

La dosis general para una tintura es de 1-2 goteros llenos (aproximadamente 20-40 gotas) en agua o zumo, que se toman 1-2 veces al día. Comienza con una dosis más baja y consulta a un profesional sanitario para encontrar la dosis que mejor te convenga.

# *Moringa en polvo*
## *para la desintoxicación hepática*

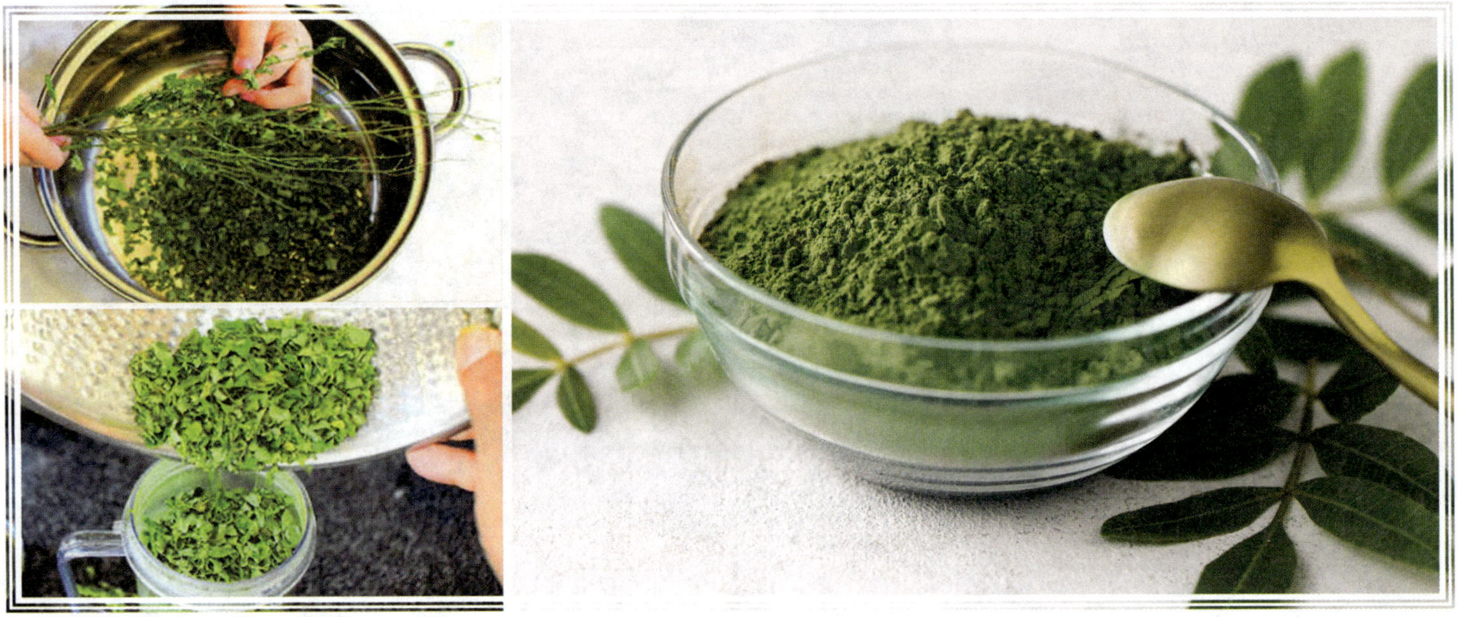

Se cree que el polvo de moringa ofrece beneficios potenciales para la salud hepática debido a sus propiedades antioxidantes, antiinflamatorias y hepatoprotectoras. Puede ayudar a proteger el hígado, a reducir la inflamación y favorecer la desintoxicación.

## INGREDIENTES:

- Hojas de moringa fresca (*Moringa oleifera*)

*NOTAS:*

Recuerda que, aunque la moringa se considera segura para la mayoría de las personas, el consumo excesivo de polvo de moringa puede tener efectos laxantes debido a su alto contenido en fibra. Si experimentas algún efecto adverso, reduce la dosis o interrumpe el uso. Consulta a un profesional sanitario antes de realizar cambios importantes en la dieta, especialmente si tienes problemas hepáticos. Debes complementar un enfoque holístico para promover la salud hepática, incluyendo una dieta equilibrada y opciones de estilo de vida saludables. Si sospechas que puedes padecer problemas hepáticos, consulta a un profesional sanitario para llevar a cabo una evaluación y tratamiento adecuados.

## INSTRUCCIONES:

1 | **Recolectar:** si tienes árboles de moringa en el patio de tu casa, recoge un ramillete de tallos. También se pueden comprar. Elige siempre las hojas verdes y maduras.

2 | **Lavar las hojas:** lava bien las hojas para eliminar la suciedad o los agentes contaminantes. Utiliza agua limpia y fría para este paso.

3 | **Dejar secar al aire:** sacude el exceso de agua de las hojas, ata los extremos de los tallos y cuélgalos boca abajo en un lugar cerrado que no reciba luz solar directa, para preservar los nutrientes. Deja las hojas colgando durante tres o cuatro días hasta que estén quebradizas al tacto.

4 | **Retirar los tallos:** separa las hojas de los pedúnculos y tallos. Cuantos menos tallos haya, más suave resultará el polvo.

5 | **Moler hasta convertir en polvo:** coloca las hojas de moringa secas en una licuadora o en un molinillo para especias o café. Muele las hojas hasta obtener un polvo fino. Es posible que tengas que hacerlo por lotes, dependiendo de la cantidad de hojas.

6 | **Conservación:** mantén la moringa en polvo en un recipiente hermético para conservar los nutrientes y guárdala en un lugar fresco y seco. Mantén el recipiente cerrado para evitar la entrada de humedad y prolongar la vida útil. El polvo durará hasta seis meses sin conservantes.

## DOSIS:

1-2 cucharaditas. La moringa en polvo se puede incorporar en la dieta para obtener beneficios potenciales para la salud hepática. Se puede agregar a batidos, sopas, ensaladas o usarla como condimento para cocinar.

# Aceite de menta
## *para alivio del SII*

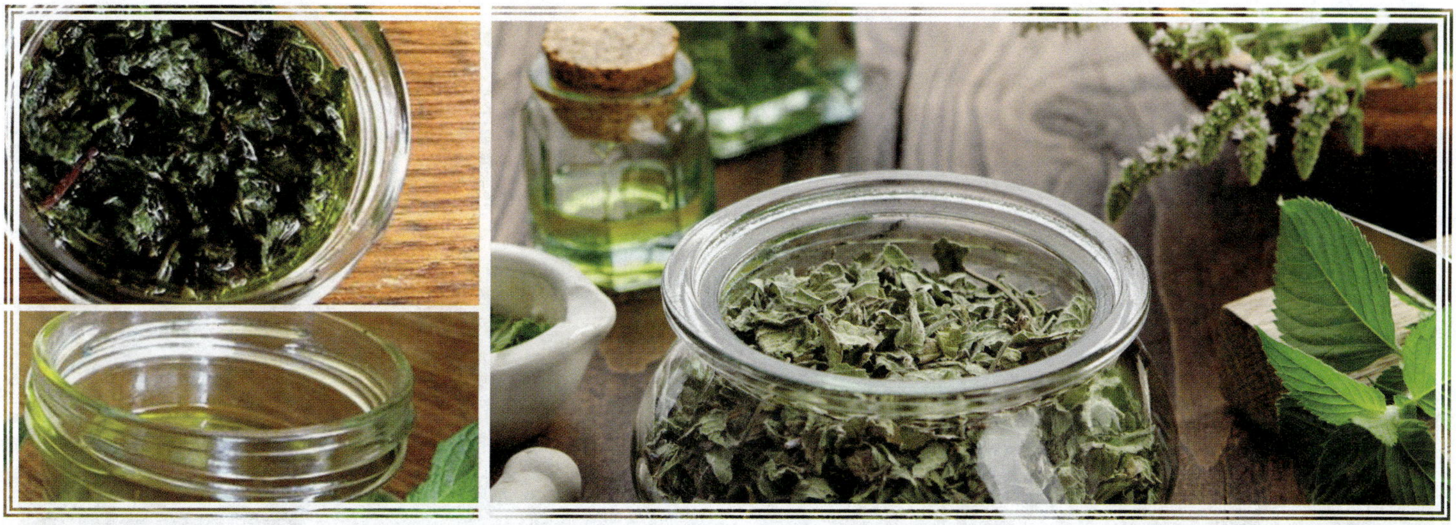

El aceite de menta suele utilizarse como remedio natural para los aliviar los síntomas del síndrome del intestino irritable (SII), como dolor abdominal, hinchazón y gases. Se ha demostrado que el ingrediente activo del aceite de menta, el mentol, relaja los músculos del tracto gastrointestinal y calma los espasmos, lo que puede ayudar a aliviar algunas de las molestias asociadas con el SII.

## INGREDIENTES:

- 1 taza de hojas de menta fresca (*Mentha piperita*) envasadas
- 1 taza de aceite portador (p. ej., aceite de oliva, aceite de almendras o aceite de coco)

*NOTAS:*

El aceite de menta con recubrimiento entérico parece ser seguro para tomar internamente siempre que se utilice una dosis adecuada. Sin embargo, los profesionales sanitarios no recomiendan ingerir aceites esenciales. Los aceites esenciales puros tienen concentraciones muy altas de los componentes activos y pueden ser tóxicos. Aquí usamos un aceite infusionado (en lugar de un aceite esencial).

El mentol puede causar efectos secundarios graves en los niños, por lo que los padres y cuidadores no deben aplicar aceite esencial de menta en la piel del niño ni permitirle inhalarlo o ingerirlo.

## INSTRUCCIONES:

1 | **Recoger y preparar las hojas de menta:** elige 1 taza, aproximadamente, de hojas de menta fresca de tu jardín o de un proveedor de confianza. Lava las hojas para eliminar la suciedad o los residuos. Asegúrate de que las hojas se sequen al aire durante algunos días antes de usarlas.

2 | **Triturar o moler las hojas:** tritura o muele suavemente las hojas de menta con un mortero para obtener los aceites esenciales y el aroma.

3 | **Preparación de la infusión:** coloca las hojas de menta machacadas en un frasco de vidrio. Agrega exactamente 1 taza del aceite portador elegido sobre las hojas hasta cubrirlas por completo. Asegúrate de que las hojas estén completamente sumergidas en el aceite.

4 | **Cerrar el frasco y dejar que repose:** cierra el frasco de vidrio con una tapa ajustada. Guárdalo en un lugar fresco y oscuro durante unas dos o tres semanas. Esto permite que el aceite se infusione con el sabor y los compuestos beneficiosos de las hojas de menta.

5 | **Agitar diariamente:** agita el frasco suavemente una vez al día para ayudar con el proceso de infusión y distribuir la menta.

6 | **Colar el aceite:** después del período de infusión, pasa el aceite a través de un paño para queso o un colador de malla fina a un recipiente limpio. Estruja el paño para extraer la mayor cantidad de aceite posible.

7 | **Transferir a una botella para su almacenamiento:** echa el aceite de menta colado en un frasco pequeño de vidrio oscuro con un gotero o tapón para facilitar la dispensación y el almacenamiento.

8 | **Almacenar correctamente:** guarda el aceite de menta en un lugar fresco y oscuro, alejado de la luz solar directa. Si se almacena correctamente, puede durar varios meses.

## DOSIS:

0.5 ml (½ gotero, aproximadamente) para adultos, 3 tomas al día. Es mejor tomarlo aproximadamente 1 hora antes de las comidas.

# *Tónico amargo*

## *de diente de león y genciana para la indigestión*

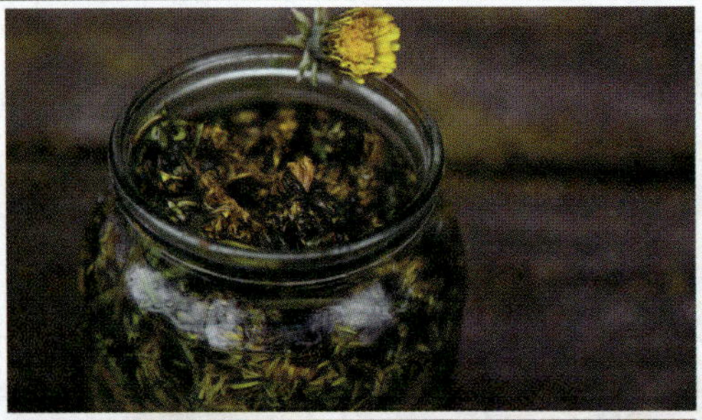

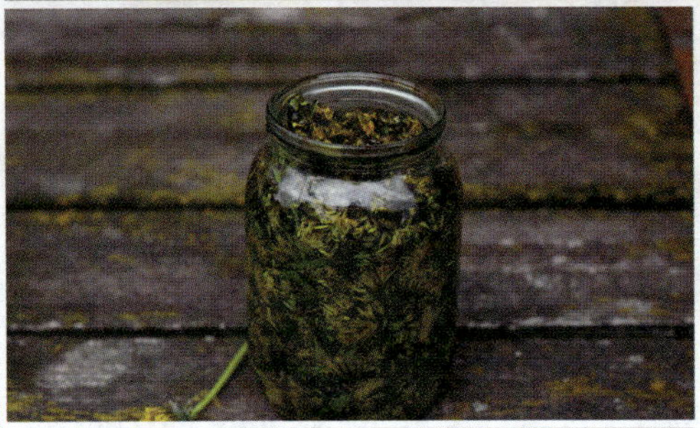

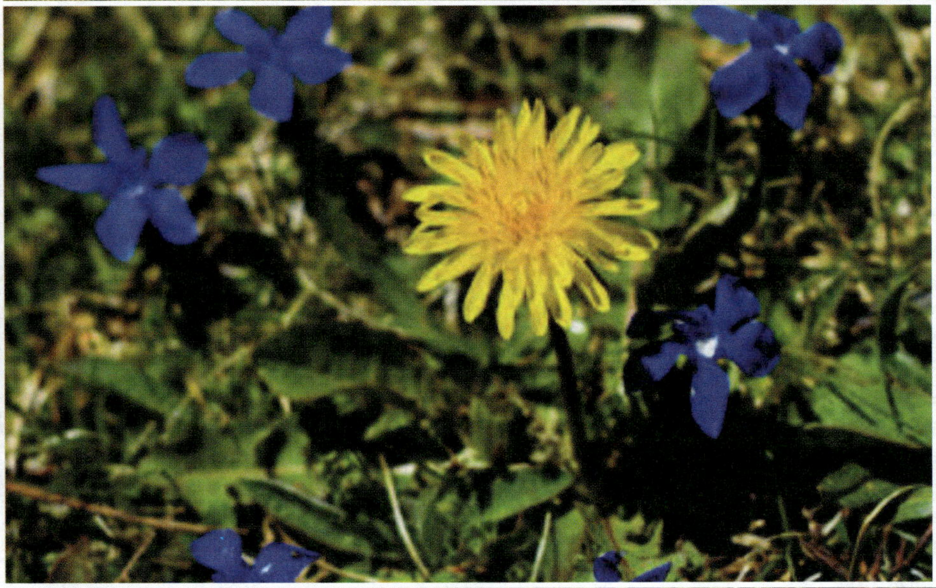

Este tónico es un remedio natural para la indigestión.

La raíz de diente de león se ha utilizado tradicionalmente para estimular la producción de jugos digestivos, ayudando con los problemas de indigestión y de hinchazón, mientras que la raíz de genciana es conocida como ayuda para la digestión, pues se cree que estimula las enzimas digestivas y mejora el apetito. Es especialmente valioso para ayudar a aquellos con problemas digestivos.

## INGREDIENTES:

- 2 cucharadas de raíz de diente de león seca y picada (*Taraxacum officinale*)
- 1 cucharada de raíz de genciana seca y picada (*Gentiana lutea*)
- 2 tazas de agua
- 1-2 cucharadas de miel o sirope de arce (opcional para que resulte dulce, ajustar al gusto)

### *NOTAS:*

Comienza con una dosis pequeña, ya que puede resultar bastante amargo, y ajústalo a tu preferencia. Agita la botella antes de cada uso, ya que las hierbas pueden asentarse en el fondo.

Si tienes alergias conocidas al diente de león o a la genciana, evita usar este tónico.

## INSTRUCCIONES:

1 | **Preparar los ingredientes:** mide 2 cucharadas de raíz de diente de león seca y picada y 1 cucharada de raíz de genciana seca y picada. Agrega 2 tazas de agua en una cacerola.

2 | **Hervir el agua:** coloca la cacerola en el fuego y calienta a temperatura media-alta. Espera hasta que el agua hierva.

3 | **Infusionar las raíces:** añade el diente de león seco y las raíces de genciana al agua hirviendo. Reduce el calor a baja intensidad.

4 | **Calentar la mezcla a fuego lento:** deja la mezcla a fuego lento durante unos 15-20 minutos. Este paso permite que el amargor de las raíces se infusione en el agua, creando el tónico.

5 | **Dejar enfriar el tónico:** retira la cacerola de la fuente de calor. Deja que la mezcla se enfríe sola hasta alcanzar la temperatura ambiente.

6 | **Colar:** cuela el líquido en un recipiente o botella de vidrio.

7 | **Endulzar (opcional):** si prefieres un sabor más dulce, añade 1-2 cucharadas de miel o sirope de arce al tónico. Remueve bien.

8 | **Guardar el tónico:** transfiere tu tónico terminado a una botella de vidrio o a un frasco con tapa.

## DOSIS:

Toma 1-2 cucharadas de este tónico amargo antes de las comidas para ayudar a la digestión.

# *Jengibre y VSM*

## *para distensión y alivio de los gases*

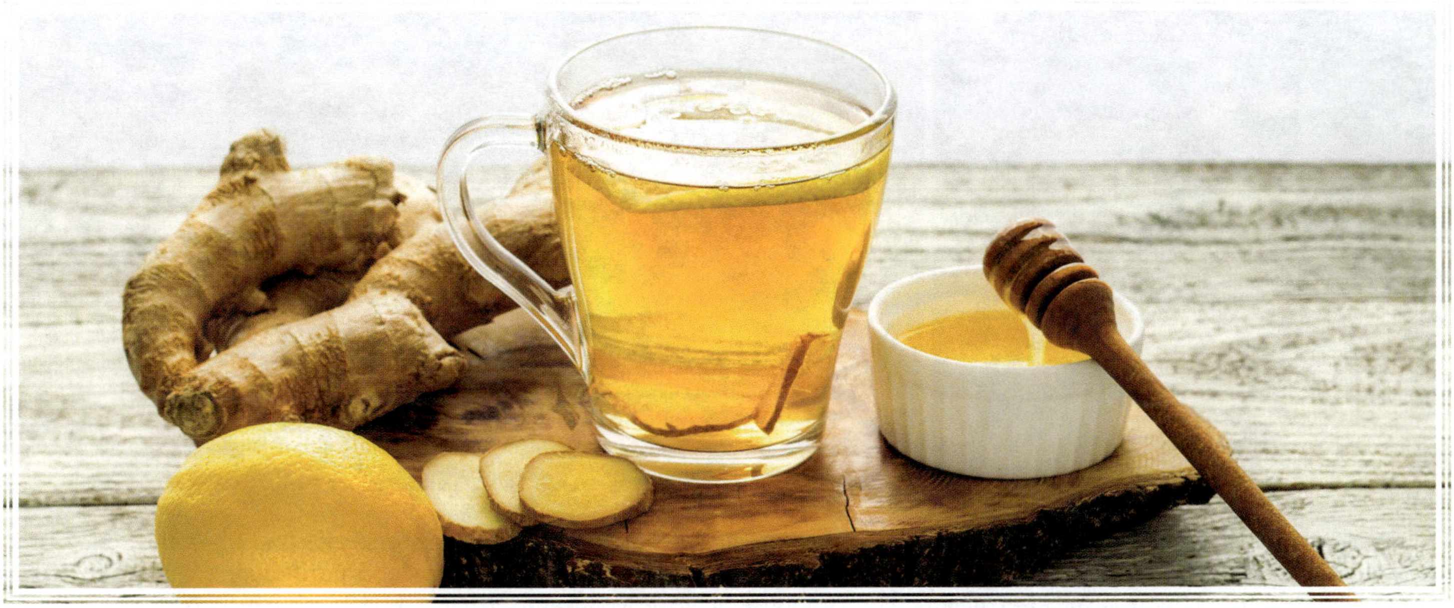

Este remedio casero combina las propiedades calmantes del jengibre y los beneficios digestivos del vinagre de sidra de manzana (VSM) para aliviar la hinchazón y los gases. Es una forma sencilla y natural de aliviar las molestias después de una comida abundante.

## INGREDIENTES:

- 2.5-5 centímetros de raíz de jengibre fresco (*Zingiber officinale*), pelada y cortada en rodajas finas (o 1-2 cucharaditas de jengibre en polvo)
- 1 cucharada de vinagre de sidra de manzana crudo sin filtrar
- 1 taza de agua tibia
- Opcional: miel o sirope de arce para aumentar el dulzor
- Opcional: una rodaja de limón para añadir sabor

### *NOTAS:*

La miel o el jarabe de arce son opcionales y se pueden ajustar a tu gusto.

A algunas personas les gusta la bebida sin endulzante debido al sabor dulce natural del jengibre.

## INSTRUCCIONES:

1 | **Preparar el jengibre:** si usas jengibre fresco, pela la raíz y córtala en rodajas finas. También puedes rallarlo para obtener un sabor a jengibre más intenso.

2 | **Calentar agua:** calienta 1 taza de agua a temperatura media, no hirviendo. Puedes usar un hervidor o una cacerola.

3 | **Combinar los ingredientes:** introduce el jengibre rebanado o rallado en una taza resistente al calor. Añade 1 cucharada de vinagre de sidra de manzana crudo sin filtrar al vaso.

4 | **Agregar agua tibia:** vierte con cuidado el agua tibia sobre el jengibre y el VSM en el vaso.

5 | **Endulzante y limón opcionales:** si lo deseas, agrega una cucharadita de miel o jarabe de arce para endulzar la bebida. También puedes exprimir una rodaja de limón para añadir sabor.

6 | **Mezclar bien:** remueve bien la mezcla para asegurarte de que el jengibre y el VSM se infusionen bien.

7 | **Reposar e infusionar:** deja que la bebida repose y se infusione durante unos 5 minutos; más si prefieres un sabor más fuerte de jengibre.

8 | **Retirar las rodajas de jengibre:** si has usado rodajas de jengibre fresco, puedes sacarlas de la taza antes de beberlas o dejarlas para obtener aún más sabor beneficios.

9 | **Servir y disfrutar:** tu bebida está lista para disfrutar. Bebe lentamente, especialmente después de las comidas o cuando experimentes distensión o molestias por gases.

## DOSIS:

Consume esta bebida según sea necesario, especialmente cuando experimentes distensión o molestias por gases después de las comidas. Comienza con una pequeña cantidad, como media taza, y aumenta gradualmente si es necesario.

# Limonada de diente de león
## *para la salud de la vesícula biliar*

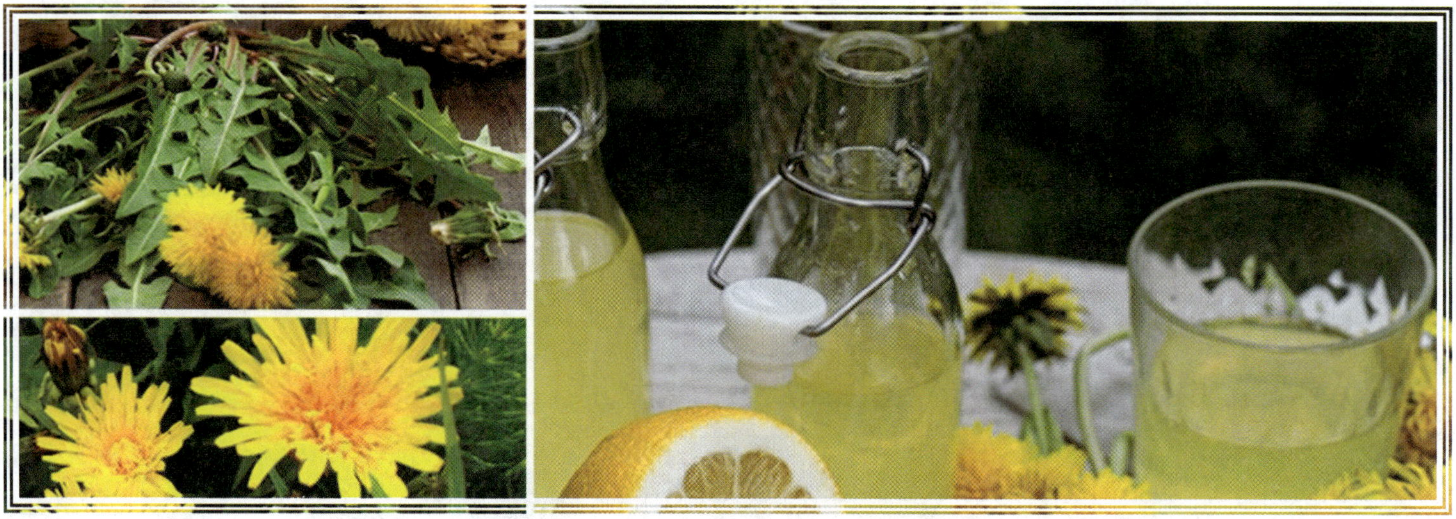

Esta refrescante limonada de diente de león no solo calma la sed, sino que también incorpora los beneficios tradicionales de esta hierba, que se utiliza para mantener la salud de la vesícula biliar. Los limones son conocidos por sus propiedades purificadoras y su alto contenido de vitaminas B y C, que también ayudan a equilibrar el amargor del diente de león. Tanto el diente de león como el limón se han utilizado tradicionalmente para ayudar a reducir el estrés oxidativo y mantener un metabolismo celular saludable, lo que hace que sean una combinación ideal.

## INGREDIENTES:

- 2-3 hojas de diente de león y raíz frescas (*Taraxacum officinalis*) o 1 cucharadita de hojas de diente de león y raíz secas
- 1 taza de agua hirviendo
- 1-2 cucharadas de zumo de limón fresco (ajustar al gusto)
- 1-2 cucharaditas de miel o sirope de arce (opcional, para añadir dulzor)
- Cubitos de hielo (opcional)
- Rodajas de limón y flores de diente de león frescas para decorar (opcional)

### *NOTAS:*

Si tienes alergia al diente de león o a plantas relacionadas, evita esta receta. Aunque el diente de león es generalmente seguro en cantidades moderadas, el consumo excesivo puede provocar malestar estomacal a algunas personas. Comienza con una pequeña cantidad. Puede guardarse en el frigorífico en un recipiente hermético durante un máximo de una semana o congelarse durante dos o tres meses.

## INSTRUCCIONES:

1 | **Cosechar o preparar el diente de león:** si tienes acceso a hojas de diente de león y raíces frescas, recolecta una planta joven y tierna. Lávalo bien y córtalo todo en trozos pequeños. Si no tienes diente de león fresco, puedes usar 1 cucharadita de hojas y raíz de diente de león secas.

2 | **Hervir el agua:** lleva 1 taza de agua a ebullición usando un hervidor o una cacerola.

3 | **Preparar la infusión:** agrega el diente de león fresco o seco en una taza o tetera resistente al calor. Vierte el agua hirviendo sobre las hojas.

4 | **Dejar que se infusione:** tapa la taza o tetera y deja que el diente de león repose durante unos 5-10 minutos. Esto permite que los compuestos beneficiosos de la hierba se infusionen en el agua.

5 | **Colar la infusión:** una vez infusionada la bebida, cuélala para eliminar las hojas y la raíz. Puedes usar un colador de malla fina o un infusor de té.

6 | **Añadir zumo de limón:** añade 1-2 cucharadas de zumo de limón fresco y remueve, ajustando la cantidad a tu preferencia de sabor.

7 | **Endulzar (opcional):** si lo deseas, agrega 1 o 2 cucharaditas de miel o sirope de arce a la limonada para aportar dulzor. Remueve bien.

8 | **Enfriar y servir:** deja que la limonada de diente de león se enfríe a temperatura ambiente y luego refrigera hasta que esté fría. Puedes añadir cubitos de hielo para que se enfríe más rápido.

9 | **Decorar (opcional):** al servir, puedes decorar la limonada con rodajas de limón y algunas flores frescas de diente de león para darle un toque divertido.

## DOSIS:

Bebe 1 vaso de limonada a primera hora de la mañana para reforzar los procesos de limpieza naturales de tu cuerpo.

# Rejuvelac

## *para el intestino permeable*

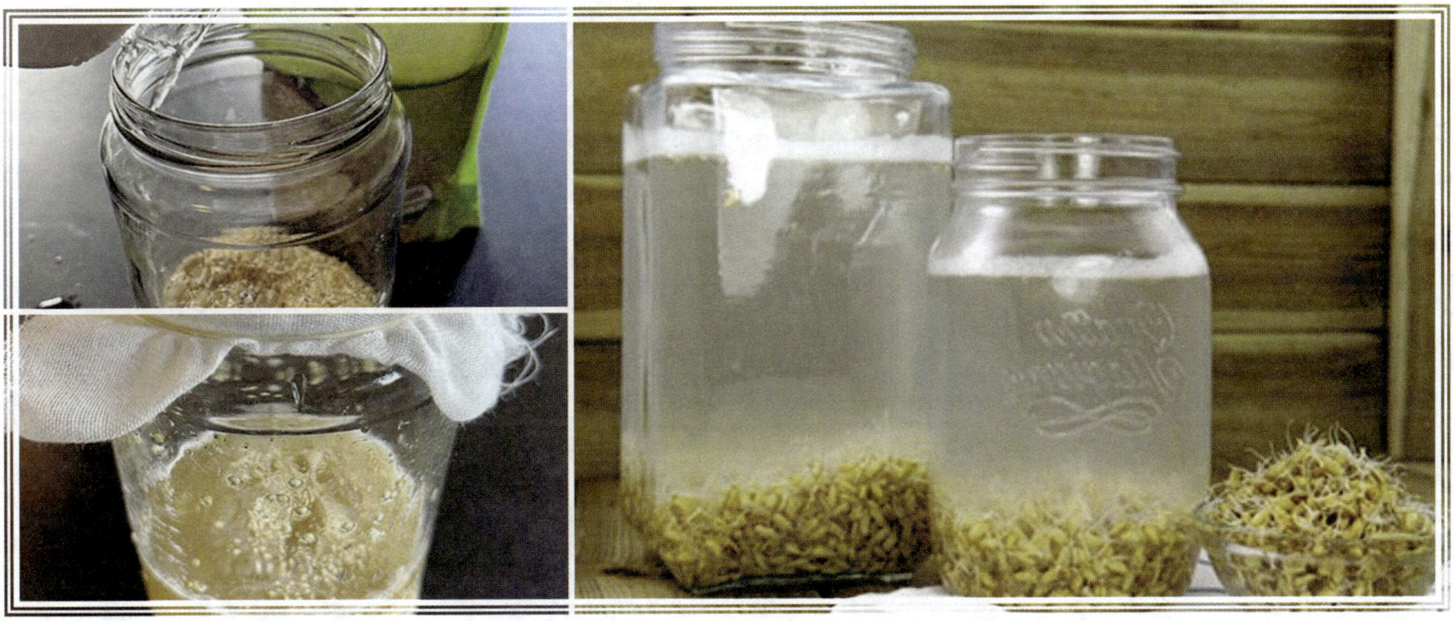

El rejuvelac es una bebida fermentada, tradicionalmente valorada por su contenido en probióticos. A menudo se consume para favorecer la digestión, mejorar la absorción de nutrientes y contribuir a la salud intestinal general.

## INGREDIENTES Y UTENSILIOS:

- ½ taza de cereales integrales sin gluten (como quinoa, trigo sarraceno o mijo)
- Agua filtrada
- Una jarra de vidrio grande o una jarra para brotes

*NOTAS:*

Si no te agrada el sabor ácido natural, puedes añadir un poco de miel para que tenga mejor sabor. Otra excelente forma de consumir tu rejuvelac diario es usarlo como base para batidos. Esto tiende a enmascarar completamente el sabor y aumenta enormemente su valor nutricional.

También se puede ser creativo y usarlo en aderezos caseros para ensaladas. El rejuvelac también se utiliza como base para crear queso vegano, porque añade un sabor fermentado a queso.

## INSTRUCCIONES:

1 | **Lavar los granos:** comienza lavando bien los granos sin gluten bajo el agua corriente fría. Asegúrate de eliminar cualquier residuo o impurezas.

2 | **Dejar los granos en remojo:** introduce los granos enjuagados en un vaso o en un frasco para brotes y añade suficiente agua filtrada para cubrirlos. Usa una tapa transpirable, como un trozo de tela de queso o un trapo de cocina limpio, y asegúralo con una cuerda o una goma. Deja los granos en remojo durante 6-8 horas o toda la noche.

3 | **Colar y aclarar:** después del tiempo de remojo, escurre los granos y acláralos bien bajo el agua corriente. Escurre bien para eliminar el exceso de agua.

4 | **Germinar los granos:** cubre el frasco con un paño de queso y déjalo en un lugar oscuro a temperatura ambiente durante 24-48 horas, enjuagando y escurriendo los granos cada 8-12 horas. Deberías ver que surgen brotes pequeños.

5 | **Fermentación:** una vez que los granos hayan brotado, añade 2 tazas de agua filtrada al tarro. Vuelve a cubrir con la tapa transpirable. Deja que los granos fermenten a temperatura ambiente durante 1-3 días. Durante este tiempo, el agua se volverá turbia y pueden aparecer burbujas. Esto es un signo de fermentación.

6 | **Colar el líquido:** una vez completado el proceso de fermentación, cuela el líquido en un recipiente de vidrio limpio. Este líquido es el rejuvelac. Puedes desechar los granos o utilizarlos para alimentar a las aves.

7 | **Refrigeración:** el rejuvelac debe almacenarse en un recipiente hermético en la nevera para mantener la frescura y evitar que se estropee. El rejuvelac almacenado correctamente puede durar hasta dos semanas en el frigorífico. Si observas algún signo de deterioro, como mal olor o moho, desecha el rejuvelac y prepara un nuevo lote.

## DOSIS:

Comienza con ¼ taza de rejuvelac todos los días. Aumenta gradualmente la cantidad a medida que el cuerpo se adapte, hasta 1 taza por día.

# Chupitos matutinos
## *para la salud intestinal*

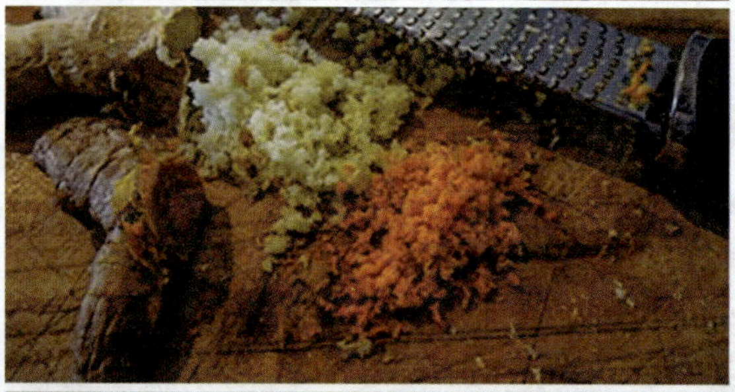

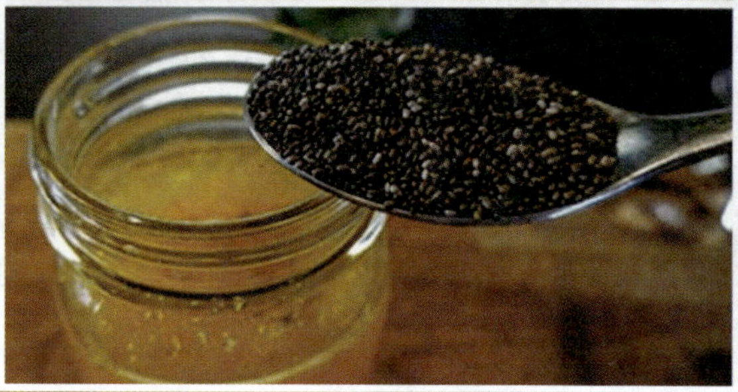

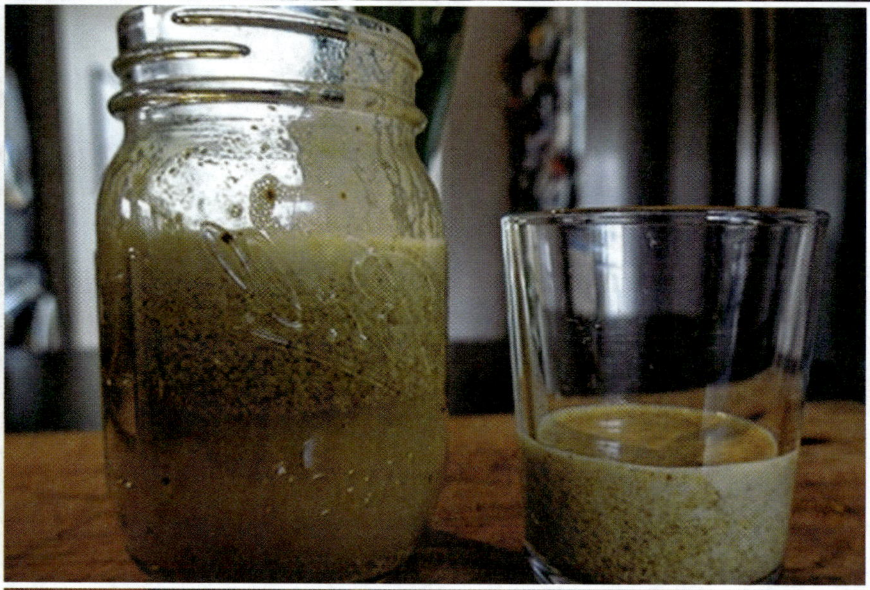

Estos chupitos matutinos para la salud intestinal son una forma sencilla de reforzar la salud digestiva y el bienestar general. Los chupitos tienen una mezcla concentrada de ingredientes que se utilizan tradicionalmente para ayudar a la digestión. Pueden ayudar a reducir la hinchazón, favorecer la absorción de nutrientes, promover un bioma intestinal saludable y ayudar a controlar los niveles de azúcar en sangre. Hay una variedad de ingredientes para elegir, y puedes personalizar tu chupito para la salud intestinal según tus necesidades y preferencias. Aquí tienes una receta para empezar, pero no dudes en adaptarla a tu gusto.

## INGREDIENTES:

- 1 taza de agua
- 1 limón
- ½ naranja
- ¼ taza de vinagre de sidra de manzana (con la madre)
- 1 cucharada de cúrcuma fresca (*Curcuma longa*)
- Una pizca de pimienta (*Piper nigrum*)
- 1 cucharada de jengibre fresco (*Zingiber officinale*)
- 1 cucharadita de miel (para añadir dulzor)
- 1 cucharada de semilla de chía

### *NOTAS:*

La cúrcuma puede manchar, así que ten cuidado al manipularla. Hay muchas formas diferentes de hacer un chupito matutino saludable.

Estos son otros ingredientes que dan buen resultado: pimienta de cayena, remolacha, verduras de hoja verde, cáscara de psyllium, papaya, zumo de aloe vera.

## INSTRUCCIONES:

1 | **Preparar los ingredientes:** mide una taza de agua y luego exprime el limón y la mitad de la naranja. *La alta acidez de los cítricos y el vinagre puede resultar fuerte para el organismo. De hecho, puede dañar los dientes y la garganta. Siempre diluye en agua los chupitos de ayuda para el sistema digestivo cuando tengan ingredientes tan ácidos.

2 | **Rallar la cúrcuma y el jengibre:** con un rallador, ralla las raíces frescas de cúrcuma y jengibre. Ambas raíces son ricas en fibra y tienen cáscaras muy nutritivas. Si puedes encontrar opciones orgánicas, aprovecha también la piel. De lo contrario, es mejor retirar la piel de las raíces antes de añadirlas a los chupitos para la salud intestinal.

3 | **Mezclar:** agrega a un tarro las raíces ralladas, la pimienta, el vinagre de sidra de manzana, la miel y las semillas de chía.

4 | **Remover o triturar:** tienes dos opciones. Remueve bien la mezcla para asegurarte de que todos los ingredientes estén bien combinados o tritura los ingredientes para obtener una mezcla más homogénea.

5 | **Dejar que las semillas de chía se hidraten:** deja reposar la mezcla durante unos minutos para que las semillas de chía absorban el líquido y se hinchen.

6 | **Disfrutar de la bebida y guardar el resto:** sírvete una dosis de 45 ml y siente una inyección de fuerza y sabor en la mañana. Puedes conservarlo en un recipiente bien cerrado durante una semana.

## DOSIS:

Toma un chupito al día para mejorar la salud intestinal. Ingiérelo a primera hora de la mañana con el estómago vacío para obtener los mejores resultados.

# Alivio herbal
## para el reflujo ácido

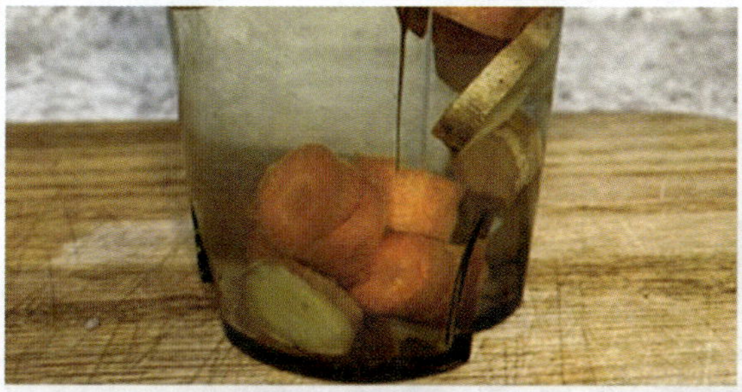
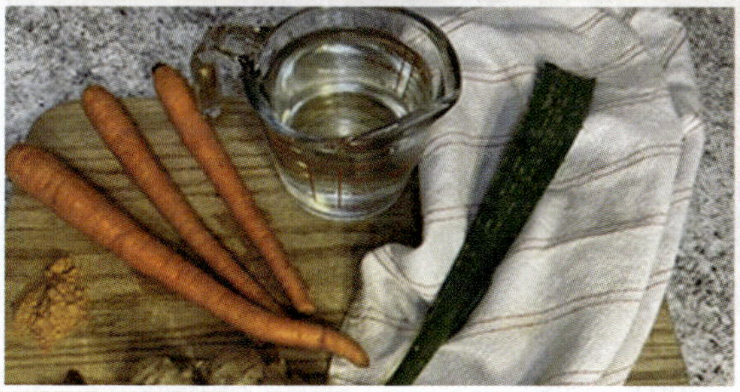
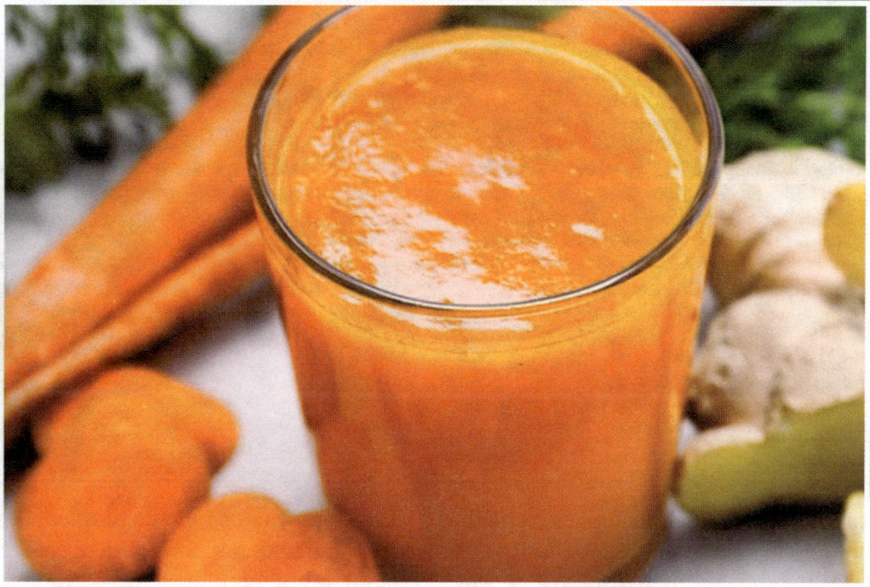

Hay muchas opciones naturales para ayudar con el reflujo ácido, y esta receta es un básico. El zumo de zanahoria proporciona una base rica en vitaminas y baja acidez, y combina sus propiedades calmantes con las del zumo de aloe. El zumo de aloe, conocido por sus propiedades antioxidantes y antiinflamatorias, se ha usado tradicionalmente para ayudar a aliviar los síntomas de la ERGE. El jengibre, una ayuda digestiva natural, es un ingrediente clave en este zumo para el reflujo ácido. La canela en polvo y la cúrcuma, ambas utilizadas durante siglos para mantener la salud digestiva, se suman a la efectividad de esta mezcla. Mézclalo todo para crear una bebida calmante y deliciosa que ayude a controlar el reflujo ácido.

## INGREDIENTES:

- 1 zanahoria
- Un trozo de jengibre de 2.5 centímetros (*Zingiber officinale*)
- 1 taza de zumo de aloe vera
- ¼ cucharadita de canela (*Cinnamomum verum*)
- ¼ cucharadita de cúrcuma (*Curcuma longa*)

### *NOTAS:*

El zumo de aloe vera es conocido por sus propiedades calmantes, pero algunas personas pueden ser sensibles. Si es la primera vez que consumes aloe vera, comienza con una pequeña cantidad para comprobar si ocurre cualquier reacción adversa. La cúrcuma y la canela son especias antiinflamatorias que pueden ayudar con la digestión, pero deben usarse con moderación.

## INSTRUCCIONES:

1 | **Preparar los ingredientes:** lava las zanahorias y los trozos de jengibre y, a continuación, córtalos en trozos de unos 1.25 centímetros.

2 | **Combinar los ingredientes:** añade la zanahoria y el jengibre en el vaso de la batidora y, a continuación, agrega el zumo de aloe.

3 | **Espolvorear la canela y la cúrcuma:** mezcla bien los ingredientes.

4 | **Colar la pulpa:** coloca un tamiz o colador pequeño sobre un vaso y vierte despacio el contenido de la batidora a través del tamiz. Usa una cuchara para presionar y obtener el zumo de la pulpa de zanahoria.
No tienes que colar el zumo si quieres aprovechar la fibra de la zanahoria y el jengibre, pero de esta manera es más fácil de digerir y proporcionará un alivio más rápido para el reflujo ácido. Si tienes un exprimidor, puedes exprimir las zanahorias y el jengibre y luego mezclar el aloe con las especias.

## DOSIS:

Bebe este jugo para el reflujo ácido aproximadamente 30 minutos antes de una comida o cuando experimentes síntomas. Comienza con una pequeña cantidad (alrededor de ⅛-¼ taza) para ver cómo reacciona tu cuerpo, y puedes aumentar gradualmente la dosis si es necesario. No consumas más de una taza por día.

# Mezcla de tés
## *para la gastritis, colitis y úlceras*

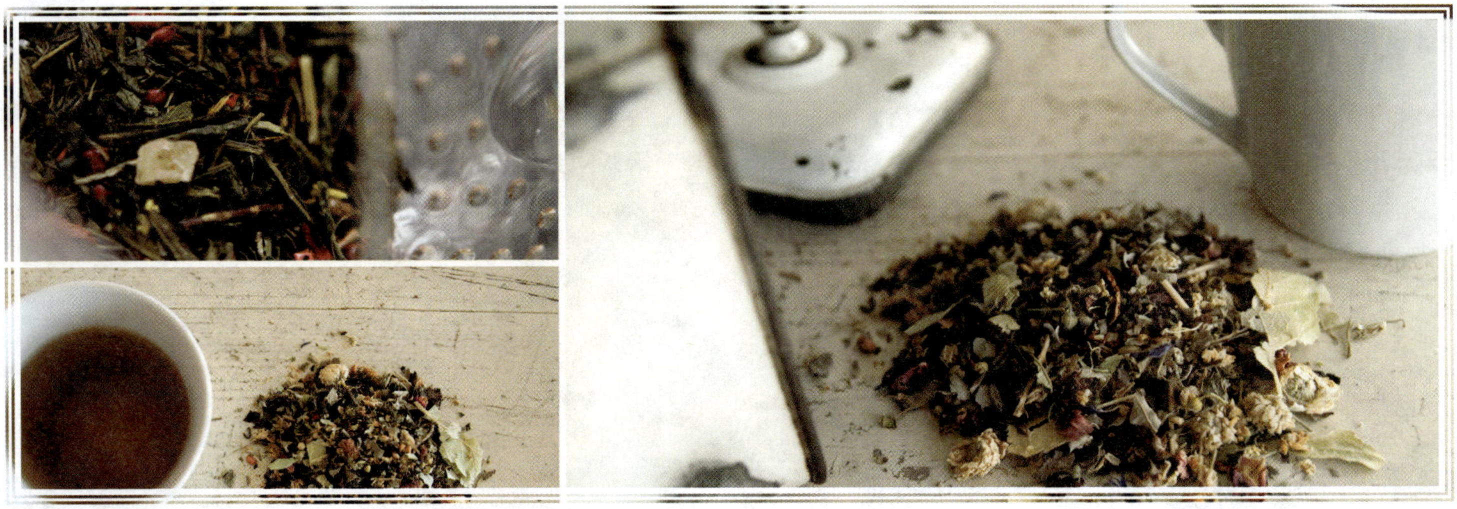

Durante mucho tiempo, los tés de hierbas han sido apreciados por sus propiedades calmantes y curativas. En esta receta, descubriremos una mezcla de ingredientes botánicos cuidadosamente seleccionados para promover el bienestar digestivo y reducir la inflamación. Cada hierba tiene un conjunto único de beneficios que, cuando se combinan, dan como resultado una mezcla armoniosa para proporcionar alivio y apoyo a aquellas personas que padecen molestias gastrointestinales.

## INGREDIENTES:

- 1 cucharada de flores secas de manzanilla (*Matricaria chamomilla*)
- 1 cucharada de raíz de malvavisco seca (*Althaea officinalis*)
- 1 cucharada de raíz de regaliz seca (*Glycyrrhiza glabra*)
- 1 cucharada de flores de caléndula secas (*Caléndula officinalis*)
- 1 cucharadita de hojas secas de ulmaria (*Filipendula ulmaria*)
- 1 cucharadita de corteza de olmo americano seca (*Ulmus rubra*)
- 4 tazas de agua

### *NOTAS:*

La raíz de regaliz debe utilizarse con precaución y durante períodos cortos, ya que algunas personas pueden experimentar un aumento de la presión arterial. Si tienes la presión arterial alta, consulta a un profesional sanitario antes de usar este té.

- **Raíz de malvavisco:** forma una capa protectora en el estómago y los intestinos, lo que reduce la irritación.
- **Camomila:** alivia la inflamación y calma las molestias digestivas.
- **Raíz de regaliz:** proporciona alivio gastrointestinal y puede ayudar con la curación.
- **Caléndula:** conocida por sus propiedades antiinflamatorias, puede ayudar a aliviar los problemas digestivos.
- **Ulmaria:** ayuda a reducir la acidez y la inflamación del estómago.
- **Olmo americano:** forma una capa que calma el tubo digestivo, aliviando las molestias.

## INSTRUCCIONES:

1 | **Hervir el agua:** en una olla mediana, hierve 4 tazas de agua.

2 | **Añadir las hierbas y las raíces:** una vez que el agua esté hirviendo, reduce el fuego a un nivel bajo y añade 1 cucharada de cada una de las hierbas secas.

3 | **A fuego lento:** deja la mezcla de hierbas a fuego lento durante unos 10-15 minutos. Asegúrate de que no hierva.

4 | **Dejar que se infusione:** después de haberse calentado a fuego lento, retira el recipiente del fuego. Deja que la mezcla de hierbas se infusione durante 10 minutos más con la tapa puesta.

5 | **Colar:** cuela el té en una taza o tetera y retira las hierbas usadas.

6 | **Endulzar (opcional):** si lo deseas, agrega un toque de miel para darle dulzor.

## DOSIS:

Bebe 1 taza de esta mezcla de té de hierbas 2-3 veces al día, idealmente 30 minutos antes de las comidas.

# Elixir para el equilibrio intestinal

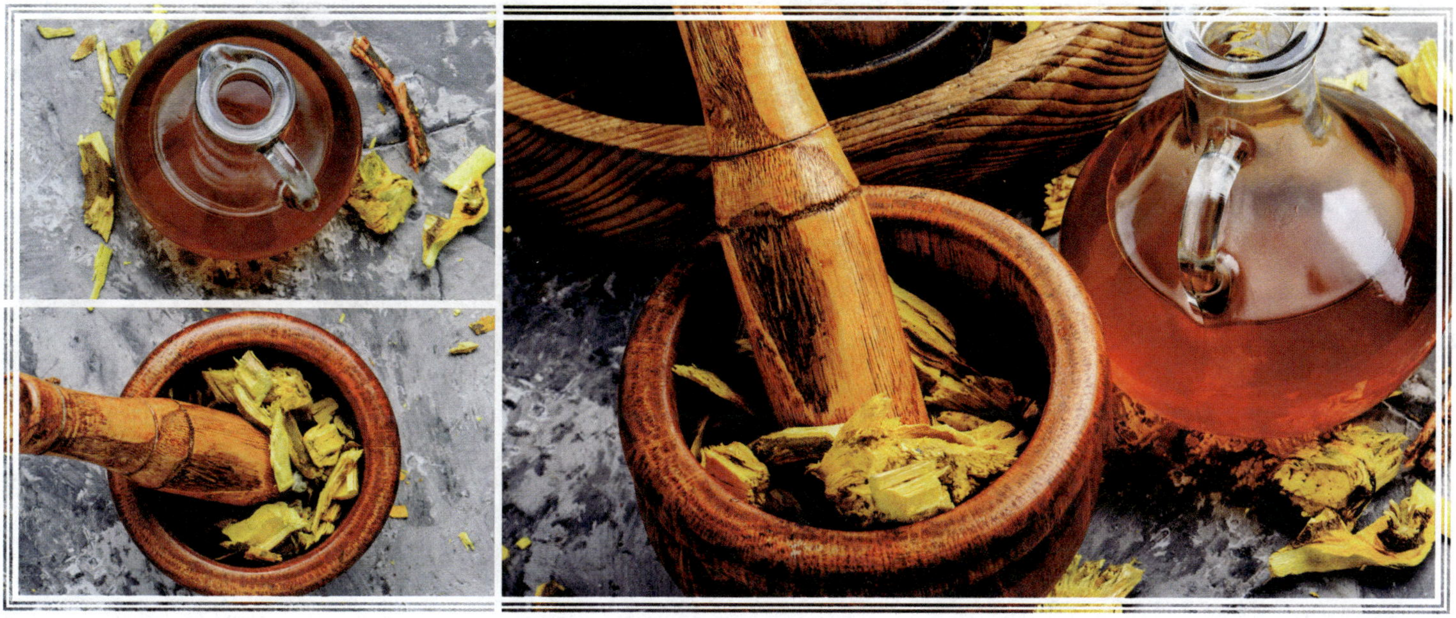

La berberina es un compuesto que se encuentra en varias plantas, como el sello de oro y el berberis, ambas reconocidas tradicionalmente por sus posibles beneficios para la digestión. Posee propiedades antiinflamatorias y antimicrobianas que favorecen la regulación de las deposiciones. Además, la berberina es conocida por su potencial para equilibrar la microbiota intestinal y promover un entorno digestivo saludable. También puede ayudar con el tratamiento de ciertos problemas digestivos al reducir las bacterias dañinas y la inflamación en el tracto gastrointestinal. Para aquellos que buscan una ayuda natural para la salud digestiva, las plantas que contienen berberina pueden ser una buena adición a su régimen.

## INGREDIENTES:

- Raíz de sello de oro seca (*Hydrastis canadensis*) o corteza de raíz de berberis (*Berberis vulgaris*)
- Vodka de unos 40 grados u otro alcohol de tu elección

### *NOTAS:*

Si la diarrea persiste durante más de 48 horas o empeora a pesar de usar tintura de berberina, es crucial buscar atención médica lo antes posible.

Aunque la tintura de berberina puede proporcionar alivio temporal, no sustituye una atención médica adecuada cuando la diarrea es grave o se prolonga en el tiempo.

Muchas personas con enfermedades autoinmunitarias no pueden usar el sello de oro, ya que tiene un gran efecto inmunoestimulador. Sustitúyelo por raíz de uva de Oregón o mahonia o bien utiliza berberis.

## INSTRUCCIONES:

1 | **Preparar los ingredientes:** comienza por conseguir la raíz de sello de oro seca o la corteza de raíz de berberis.

2 | **Cortar o triturar los ingredientes:** si las hierbas no están en una forma fina, trocea o tritúralas para aumentar su superficie. Esto ayudará en el proceso de extracción.

3 | **Mezclar con el alcohol:** introduce la hierba picada o triturada en un frasco de vidrio limpio. Añade suficiente vodka con un 40 % de graduación alcohólica o el alcohol que hayas elegido para cubrir completamente la hierba. Asegúrate de que la jarra o el frasco tenga una tapa ajustada.

4 | **Dejar que se infusione:** cierra bien el frasco de vidrio. Guárdalo en un lugar fresco y oscuro durante un mínimo de 4 a 6 semanas. Durante este tiempo, agita suavemente el frasco todos los días para mezclar el contenido.

5 | **Colar:** una vez finalizado el período de infusión, cuela el líquido a través de un paño de queso o un colador fino en un recipiente limpio. Este paso separa la tintura líquida del material herbal sólido.

6 | **Conservación:** transfiere la tintura colada a frascos de color ámbar u vidrio oscuro para su almacenamiento. Esto ayuda a proteger la tintura de la luz, lo que podría degradar su potencia.

## DOSIS:

Comienza con una dosis pequeña, alrededor de 10-20 gotas. Se puede tomar hasta tres veces al día cuando sea necesario. Si la tintura resulta demasiado amarga, puedes diluirla en una pequeña cantidad de agua o zumo.

# Grageas de nogal negro
## antiparasitarias

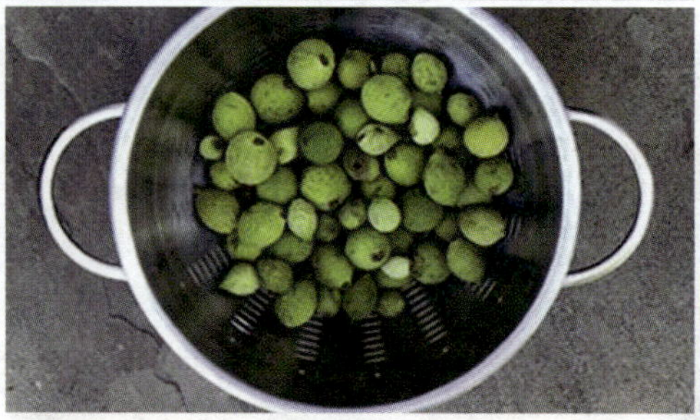

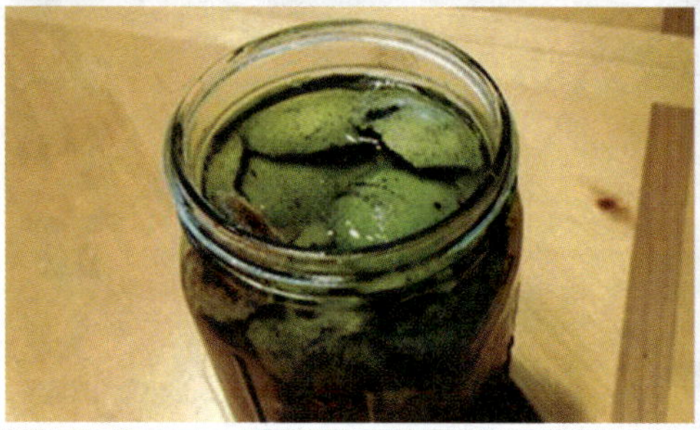

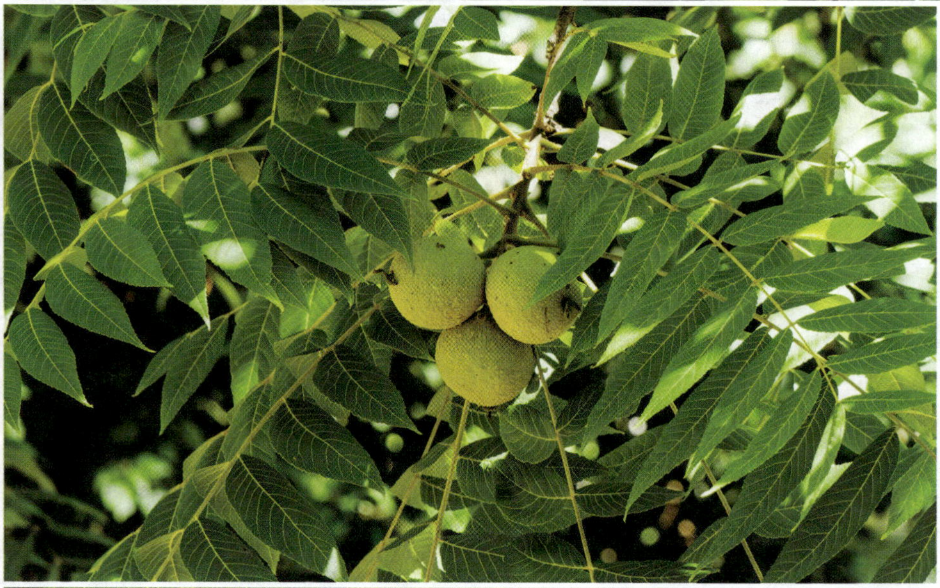

Históricamente, la tintura de cáscara de nogal negra ha sido valorada por sus potentes propiedades antioxidantes, antifúngicas, antivíricas, antibacterianas y antiparasitarias. También actúa específicamente contra los helmintos (gusanos parasitarios), que causan enfermedades como la esquistosomiasis (bilharzia), uno de los principales problemas de salud del mundo. También se ha utilizado como agente citotóxico y para reducir la sudoración excesiva, ayudar a la digestión y aliviar el sangrado menstrual abundante. Además, puede contribuir a la salud del corazón y ayudar a mejorar diversas afecciones de la piel, especialmente aquellas de naturaleza fúngica. Sus propiedades antiparasitarias provienen principalmente de su alto contenido de juglona (5-hidroxi-1,4-naftalenediona). Se ha demostrado que la juglona reduce significativamente la carga parasitaria.

## INGREDIENTES:

- 7 nueces enteras (*Juglans nigra*). *Para obtener los mejores resultados, utiliza las nueces más frescas disponibles, idealmente cuando aún estén muy verdes. Usarás las cáscaras de la nuez.
- Vodka con un 50 % de graduación alcohólica

### *NOTAS:*

Es mejor usar guantes durante la manipulación para evitar manchas (las cáscaras también se utilizan como tinte sostenible).

Las mujeres embarazadas o en período de lactancia, así como aquellas personas con ciertas afecciones médicas, deben consultar a un profesional sanitario antes de su uso.

El uso prolongado o excesivo puede provocar molestias gastrointestinales u otros efectos adversos. No apto para uso interno a largo plazo.

## INSTRUCCIONES:

1 | **Añadir las cáscaras de nuez:** corta o aplasta (un martillo funciona bien) las cáscaras de nuez en trozos pequeños e introdúcelas en un frasco de vidrio de 950 ml.

2 | **Preparar el recipiente:** llena el frasco con vodka, asegurándote de que las cáscaras estén sumergidas, dejando unos 0.6 cm de espacio en la parte superior.

3 | **Cerrar y almacenar:** tapa bien el frasco. Etiqueta y fecha.

4 | **Dejar que se infusione:** deja que la tintura repose durante 4-8 semanas. Cuanto más tiempo se infusione, más potente será. La frescura de las nueces negras también influye en la fuerza de la tintura.

5 | **Colar:** una vez que la tintura esté lista, cuela la mezcla con una tela de queso para eliminar las cáscaras de nuez y cualquier residuo.

6 | **Conservación:** vierte el líquido colado en botellas pequeñas de color oscuro con cuentagotas para facilitar su uso. Etiqueta.

## DOSIS:

Normalmente, 20 gotas de la tintura tres veces al día es una cantidad adecuada para la mayoría de los adultos.

# Mezcla natural con efecto laxante

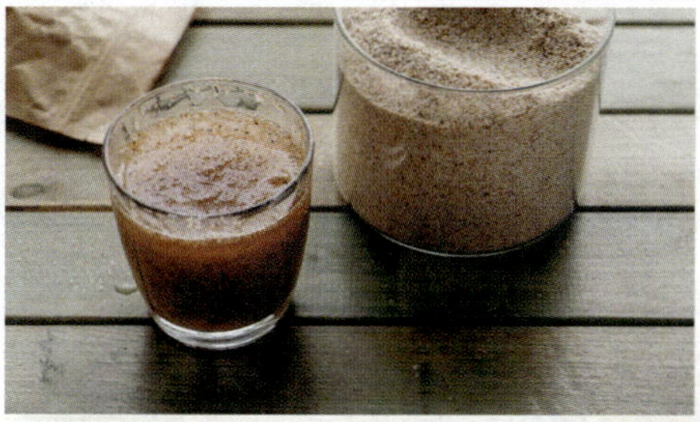

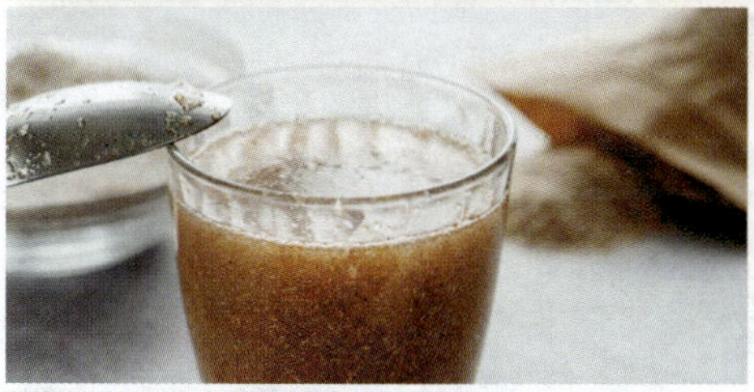

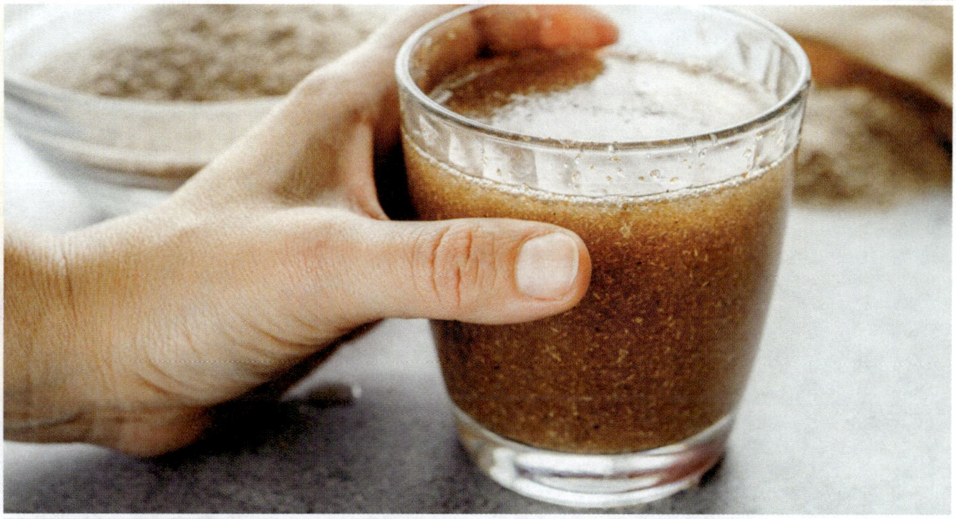

Juntas, estas hierbas trabajan sinérgicamente para ofrecer una solución suave y natural para el estreñimiento ocasional.

Las hojas de sen, conocidas por sus propiedades laxantes naturales, ayudan a estimular el colon para promover un funcionamiento regular, proporcionando alivio a corto plazo del estreñimiento. La raíz de diente de león favorece la salud digestiva general y la función hepática, ayudando a aliviar las molestias digestivas. La cáscara de psyllium añade fibra soluble, lo que aumenta el volumen de las heces y favorece unos movimientos intestinales saludables. Las semillas de hinojo no solo contribuyen al bienestar digestivo, sino que también mejoran el sabor del té.

## INGREDIENTES:

- 1 cucharadita de hojas de sen secas (*Senna alexandrina*)
- 1 cucharadita de raíz de diente de león seca (*Taraxacum officinale*)
- ½ cucharadita de cáscara de psyllium (*Plantago ovata*)
- ½ cucharadita de semillas de hinojo secas (*Foeniculum vulgare*)
- 1 taza de agua caliente

### *NOTAS:*

El sen no debe utilizarse durante períodos prolongados, ya que puede provocar dependencia de los laxantes.

Otras hierbas pueden servir como alternativas o añadidos: cáscara sagrada (*Rhamnus purshiana*), corteza de frángula (*Rhamnus frangula*), corteza de olmo americano (*Ulmus rubra*), ulmaria o reina de los prados (*Filipendula ulmaria*), triphala: una mezcla de hierbas ayurvédicas que consiste en amla o grosellero de la India (*Emblica officinalis*), bibhitaki (*Terminalia bellirica*) y haritaki (*Terminalia chebula*).

## INSTRUCCIONES:

1 | **Combinar las hierbas:** mezcla todas las hierbas y semillas secas (excepto la cáscara de psyllium) en un recipiente limpio y seco.

2 | **Hervir el agua:** en una olla, pon 1 taza (240 ml) de agua hasta el punto de ebullición.

3 | **Añadir las hierbas:** retira la olla del fuego y agrega con cuidado la mezcla de hierbas al agua caliente.

4 | **Infusionar:** coloca una tapa en la olla y deja que las hierbas se infusionen en el agua caliente durante un período prolongado, idealmente durante 30-45 min. Este tiempo de infusión más largo permite una extracción más profunda de las propiedades herbales.

5 | **Colar:** una vez transcurrido el tiempo de infusión, cuela el té en una taza con un colador de malla fina o un infusor de té.

6 | **Añadir la cáscara de psyllium:** ten en cuenta que la cáscara de psyllium absorberá algo de agua y creará una consistencia espesa y mucilaginosa. Esta consistencia espesa agrega volumen a las heces y ayuda a facilitar movimientos intestinales saludables. Bebe mucha agua durante todo el día cuando utilices hierbas laxantes para evitar la deshidratación.

## DOSIS:

Comienza con una pequeña cantidad, alrededor de 114 g, y bebe antes de acostarte. Si es necesario, aumenta gradualmente la cantidad.

# Chupito casero
## *para desintoxicar el colon*

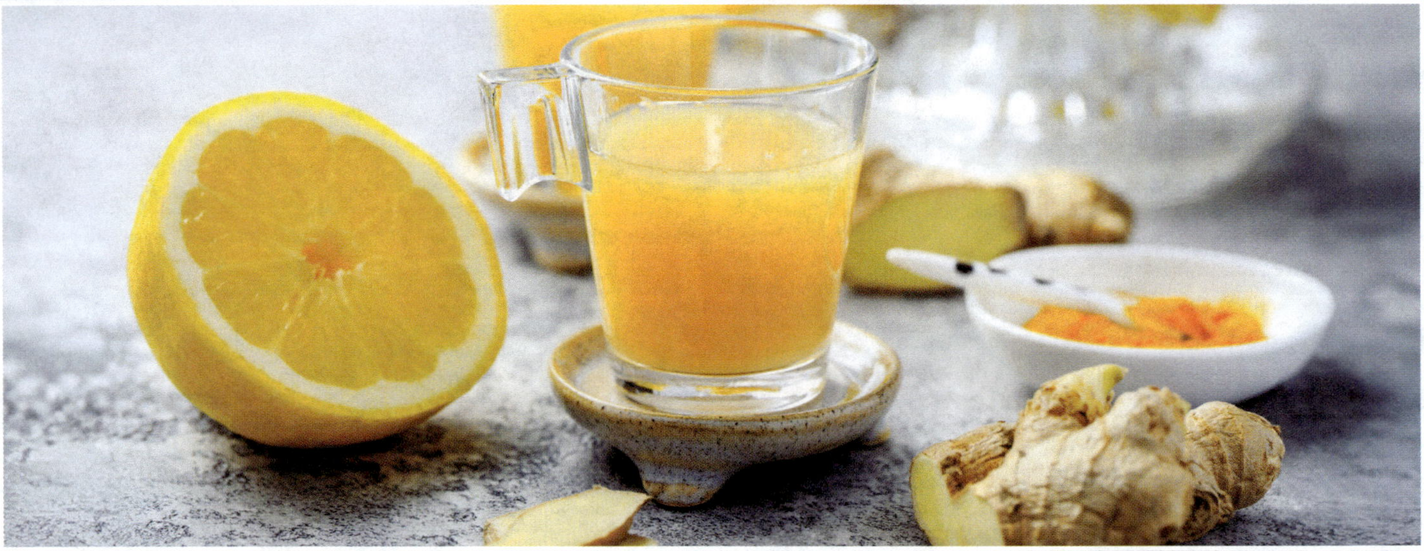

Al elaborar un chupito que favorezca la desintoxicación del colon, cada ingrediente debe ser elegido por su papel tradicional en el mantenimiento de la salud digestiva.

El vinagre de sidra de manzana se utiliza para estimular la digestión y equilibrar los niveles de pH, mientras que se cree que el zumo de limón, rico en vitamina C, limpia el organismo y ayuda a la función hepática. El jengibre molido es conocido por aliviar las molestias estomacales y promover una digestión eficiente. La cúrcuma, con sus propiedades antiinflamatorias, se utiliza a menudo para mantener la salud intestinal. Por último, se cree que la pimienta de cayena estimula el metabolismo y mejora la producción de enzimas digestivas. Estos ingredientes deben ser el complemento de una dieta equilibrada y un estilo de vida saludable, y es importante consultar siempre con un profesional sanitario antes de comenzar cualquier régimen dietético nuevo.

## INGREDIENTES:

- 1 cucharada de vinagre de sidra de manzana
- cucharadita de zumo de limón
- ½ cucharadita de jengibre molido
- ¼ cucharadita de cúrcuma en polvo
- Una pizca de pimienta de cayena
- 1 taza de agua tibia

*NOTAS:*

Si el sabor es demasiado fuerte, puedes añadir una cucharadita de miel para endulzarlo ligeramente. Ten en cuenta que añadir edulcorantes podría afectar a los beneficios previstos del chupito desintoxicante.

Consulta siempre con un profesional sanitario antes de comenzar cualquier régimen dietético nuevo, especialmente si padeces afecciones médicas existentes o estás embarazada.

## INSTRUCCIONES:

1 | **Preparar la mezcla:** en un vaso, mezcla el vinagre de sidra de manzana, el zumo de limón, el jengibre molido, la cúrcuma en polvo y la pimienta de cayena.

2 | **Añadir agua:** agrega el agua tibia en el vaso con los demás ingredientes. Remueve bien para asegurarte de que todo esté completamente disuelto y mezclado.

3 | **Servir:** bebe el chupito con el estómago vacío, idealmente por la mañana, para maximizar sus posibles beneficios en la digestión.

## DOSIS:

Puedes tomarlo una vez al día. Sin embargo, es mejor empezar con unas cuantas veces a la semana para ver cómo responde tu organismo.

# *Leche negra*

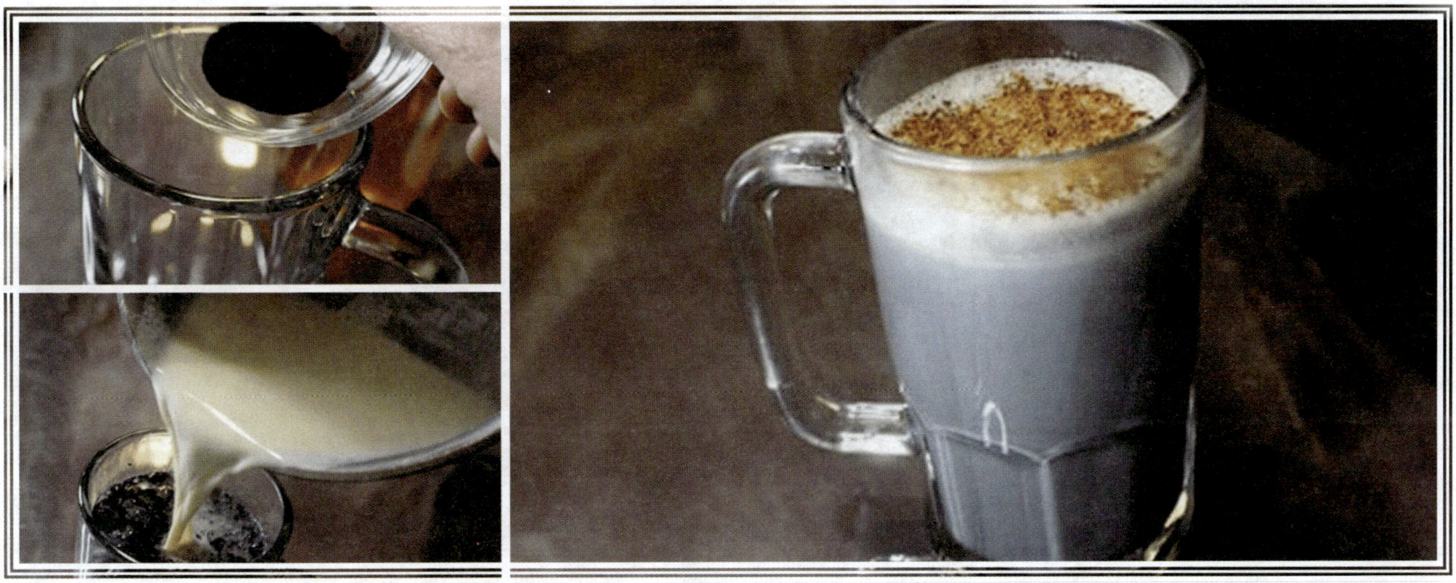

El carbón activado es conocido por sus propiedades de absorción, que tradicionalmente se utiliza para unirse a ciertas sustancias.

Esta bebida combina las cualidades calmantes de la leche no láctea con las interesantes propiedades del carbón activado. Esta bebida no solo es visualmente llamativa, sino que se ha utilizado tradicionalmente para ayudar al bienestar digestivo. Es una opción reconfortante para quienes están familiarizados con la hinchazón ocasional y las molestias estomacales, ya que ofrece un posible remedio de apoyo para comenzar bien el día. Disfruta de la rica y cremosa textura que se complementa con la dulzura de la vainilla y la calidez de la nuez moscada.

## INGREDIENTES:

- 3 tazas (720 ml) de leche no láctea de tu elección (como almendras, avena o leche de coco)
- 1 cucharadita de carbón activado (aproximadamente tres cápsulas enteras)
- 2 cucharaditas de extracto de vainilla o polvo
- 3 cucharaditas de miel (o ajústala a tu gusto)
- Una pizca de nuez moscada (para decorar y añadir sabor)

### *NOTAS:*

La leche negra y el carbón activado pueden interferir en la absorción de medicamentos y nutrientes, consumirlos por separado. Es posible que el carbón activado no sea adecuado para las personas con problemas digestivos y no se recomienda para mujeres embarazadas o en período de lactancia.

Un consumo excesivo puede causar problemas gastrointestinales. Consulta a un profesional sanitario si tienes alguna duda.

## INSTRUCCIONES:

1 | **Calentar la leche:** vierte la leche no láctea en una cacerola y llévala suavemente hasta fuego medio.

2 | **Mezclar el carbón y la vainilla:** en un bol pequeño, mezcla el carbón activado y el extracto o polvo de vainilla hasta que estén bien combinados.

3 | **Combinar los ingredientes:** una vez que la leche haga burbujas por el calor, retírala del fuego. Si tienes una batidora, vierte la leche y añade la mezcla de carbón y vainilla junto con la miel. Mezcla hasta que la mezcla quede suave y completamente integrada. Como alternativa, utiliza un espumador directamente en la cacerola para mezclarlo todo (mi método preferido por la facilidad).

4 | **Espumar y servir:** deja a parte la mayor parte de la mezcla de leche en una taza. Haz espuma con el resto de la leche en la cacerola con un espumador hasta que consigas una textura ligera. Agrega con cuidado la espuma sobre la leche del vaso.

5 | **Decorar:** espolvorea un poco de nuez moscada por encima para darle un toque especiado y un acabado aromático.

## DOSIS:

Lo mejor es tomar tu bebida de leche negra con el estómago vacío y al menos dos horas antes de ingerir cualquier medicamento o vitamina. Tomarlo lo primero por la mañana es ideal.

# *Infusión para alivio intestinal*

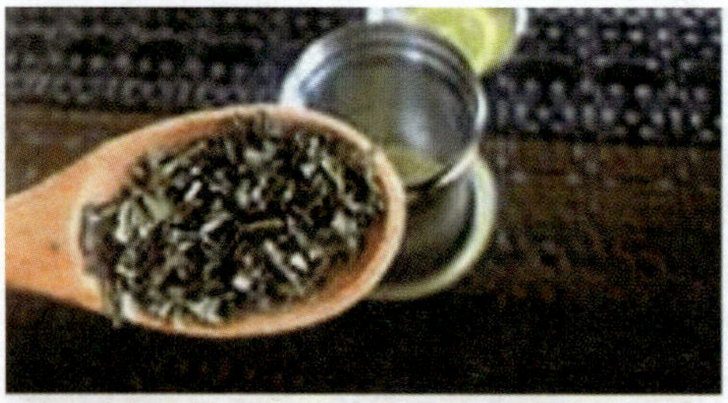

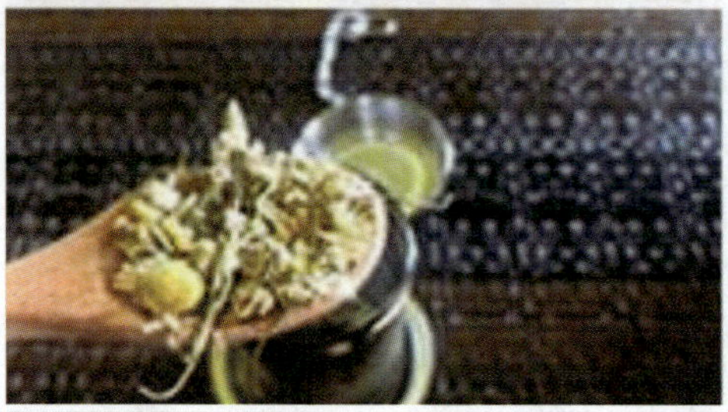

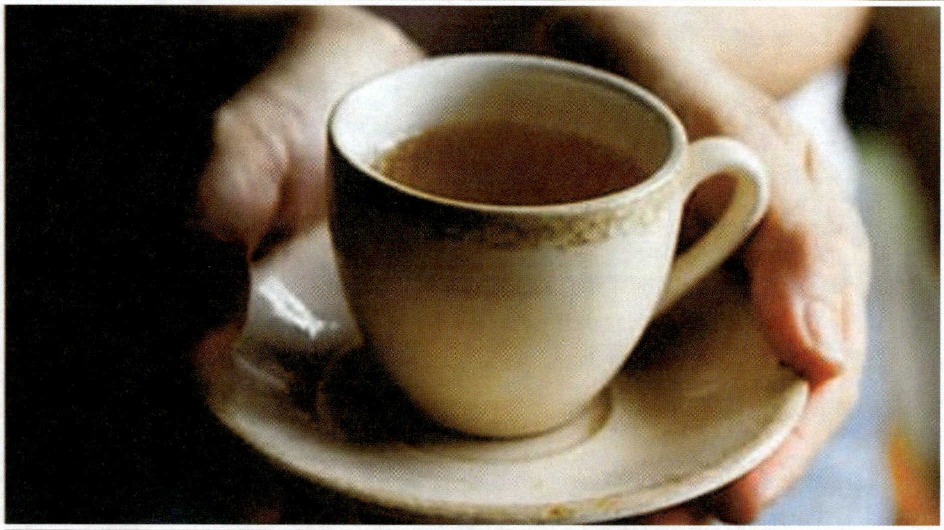

Este té casero resulta curativo para el intestino y combina una variedad de hierbas conocidas por sus beneficios digestivos.

Las hojas de menta ayudan a aliviar la indigestión y la hinchazón; las flores de manzanilla son famosas por sus propiedades antiinflamatorias, lo que ayuda a diversos problemas digestivos; la raíz de malvavisco, rica en mucílago, calma y protege el tubo digestivo; la corteza de olmo americano es calmante y proporciona efectos protectores en el sistema digestivo; la raíz de regaliz ayuda con la indigestión y mantiene un revestimiento mucoso saludable; la corteza de canela, además de añadir sabor, ayuda a regular los niveles de azúcar en sangre; y el jengibre es conocido por sus efectos digestivos, incluido para el alivio de las náuseas y como apoyo general para la salud intestinal.

## INGREDIENTES:

- • 240 ml de agua bien caliente
- ½ cucharadita de hojas de menta seca (*Mentha piperita*)
- ½ cucharadita de flores de manzanilla (*Matricaria chamomilla*)
- ¼ cucharadita de raíz de malvavisco (*Althaea officinalis*)
- 1 pizca de corteza de olmo americano (*Ulmus rubra*)
- ¼ cucharadita de raíz de regaliz (*Glycyrrhiza glabra*)
- ¼ cucharadita de corteza de canela (*Cinnamomum verum*) o de canela molida
- ¼ cucharadita de jengibre (*Zingiber officinale*)
- Endulzante al gusto (miel, estevia, fruta del monje; opcional)

### *NOTAS:*

Este té está diseñado para mantener la salud digestiva, pero no debe usarse como reemplazo del consejo médico si tienes una afección digestiva grave.

## INSTRUCCIONES:

1 | **Hervir el agua:** comienza hirviendo 240 ml de agua. Una vez que alcance una temperatura muy caliente, retírala de la fuente de calor.

2 | **Preparar las hierbas:** en una tetera o infusor de té, combina las hierbas secas.

3 | **Añade agua caliente:** agrega el agua caliente escaldada sobre las hierbas.

4 | **Dejar que se infusione:** tapa y deja que la mezcla se infusione durante unos 5-7 minutos. El tiempo de remojo varía según tu preferencia personal respecto a la intensidad del té.

5 | **Colar y servir:** después del tiempo de infusión, cuela el té en una taza y retira todas las hierbas.

6 | **Endulzar (opcional):** opcionalmente, añade endulzante a tu gusto. La miel, la estevia o la fruta del monje son excelentes opciones. Puedes omitir los endulzantes si prefieres el té sin endulzar.

7 | **Disfrútalo:** siéntate, relájate y disfruta de tu té casero de efecto curativo intestinal gracias a sus beneficios calmantes y digestivos.

## DOSIS:

Puedes disfrutar de este té curativo hasta tres veces al día, según tus necesidades digestivas. Puede ser especialmente calmante cuando se consume después de las comidas o cuando se experimenta malestar digestivo.

# Purgante para los parásitos
## *a base de hierbas*

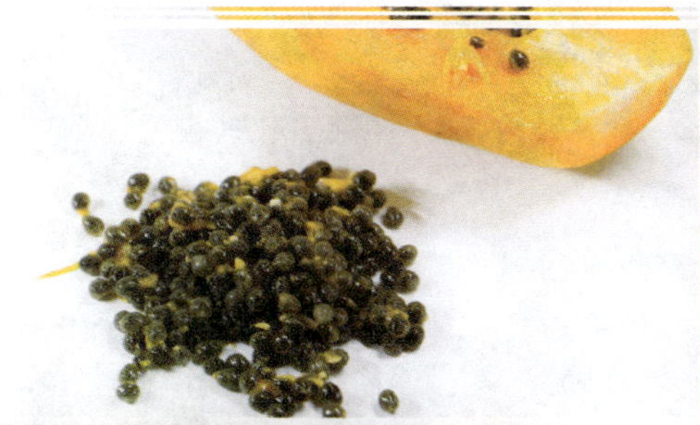

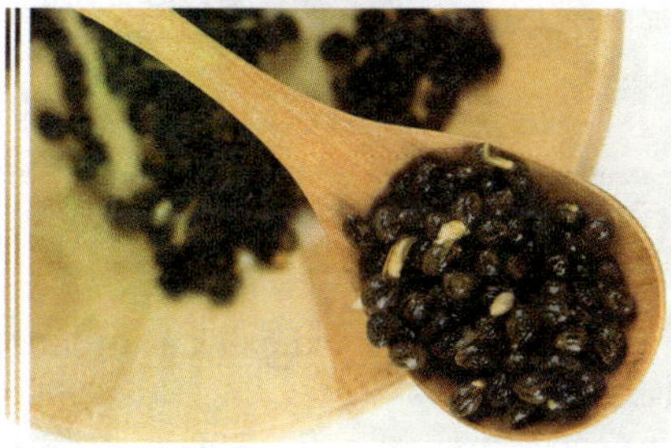

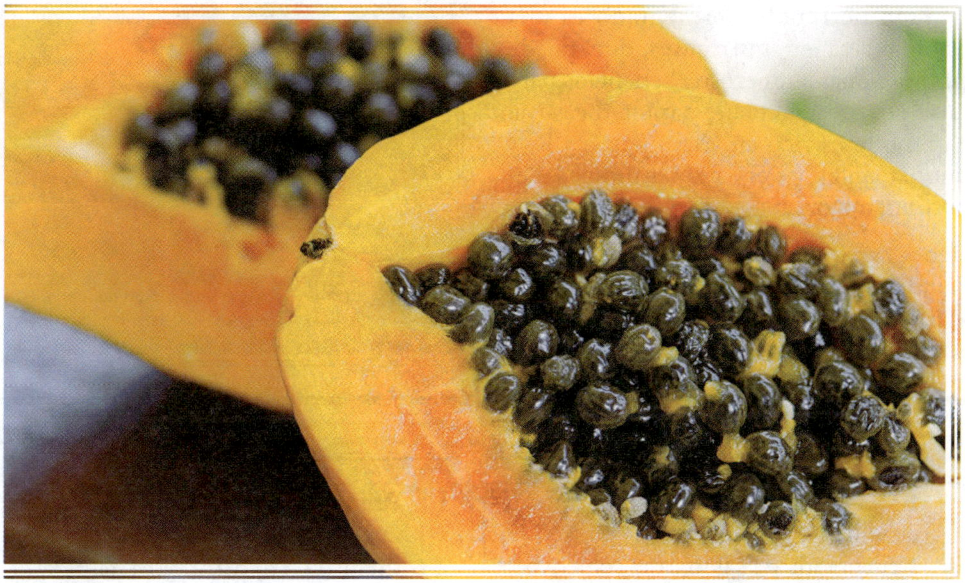

Las semillas de papaya se han utilizado durante mucho tiempo en las prácticas herbales tradicionales por sus posibles beneficios para favorecer la salud digestiva.

Si alguna vez has puesto la mano en el pomo de una puerta, jugaste con tu mascota o has caminado sin zapatos en el césped, ¡es muy probable que tengas parásitos dentro de ti! Estos parásitos podrían contribuir a ciertos problemas de salud.

Este «purgante herbal para los parásitos» es una forma sencilla de usar semillas de papaya para ayudar a abordar estas preocupaciones.

## INGREDIENTES:

- 1 papaya entera
- Miel
- 1 vaso para agua
- Cuchillo
- Cuenco pequeño

*NOTAS:*

Evita consumir azúcar, ya que puede alimentar a los parásitos.

Consulta a un profesional sanitario antes de utilizar este remedio si estás embarazada, en período de lactancia o padeces afecciones médicas crónicas. Algunas personas pueden ser alérgicas a las semillas de papaya. Interrumpe su uso si experimentas alguna reacción alérgica Si tomas medicamentos, consulta a un profesional sanitario antes de usar este remedio, ya que las semillas de papaya pueden interactuar con ciertos medicamentos

## INSTRUCCIONES:

1 | **Preparar las semillas de papaya:** primero, corta la papaya por la mitad a lo largo y saca las semillas con una cuchara. Desecha la carne fibrosa que rodea las semillas.

2 | **Enjuagar y secar las semillas:** a continuación, enjuaga bien las semillas con agua fría para eliminar cualquier resto de pulpa. Seca dando toquecitos con una toalla de papel y déjalas secar unos días.

3 | **Mezclar con miel:** una vez que las semillas se hayan secado, mezcla las semillas de papaya con la miel cruda en un cuenco o bol pequeño. Etiqueta y almacena.

## DOSIS:

Comienza con una cucharada de la mezcla al día y aumenta la dosis gradualmente según sea necesario.

# *Zumo de repollo fermentado*
## *(el mejor probiótico)*

El jugo de repollo fermentado es una bebida rica en nutrientes que puede proporcionar numerosos beneficios para la salud, especialmente para la digestiva. El repollo es rico en vitaminas C y K, y antioxidantes, y tiene fuertes propiedades antiinflamatorias.

Beber zumo de repollo puede ayudar a la salud intestinal, desintoxicar el organismo y proporcionar un impulso natural a tu sistema inmunológico.

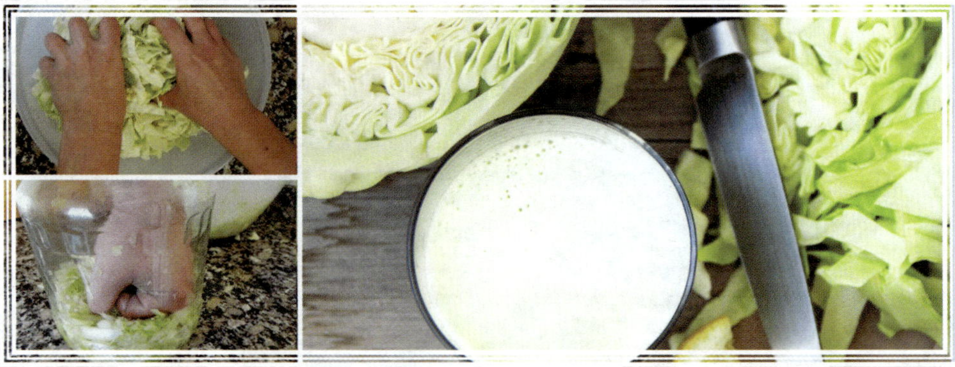

## INGREDIENTES:

- 1 repollo mediano (aproximadamente de 900 a 1400 g)
- 1 cucharada de sal marina (objetivo de 1.5-2 % de sal por peso)
- Opcional: Las semillas de alcaravea o bayas de enebro para darle sabor (1-2 cucharadas)

### *NOTAS:*

No olvides lavarte bien las manos y todos los utensilios antes de empezar con la elaboración. La limpieza es crucial en los procesos de fermentación. Algunas personas pueden experimentar un aumento de gases o hinchazón cuando introducen por primera vez el zumo de repollo en su dieta. Comienza con pequeñas cantidades para permitir que tu cuerpo se adapte.

Si tienes una afección tiroidea, consulta a un profesional sanitario antes de consumir grandes cantidades de zumo de repollo, ya que contiene goitrógenos, los cuales pueden interferir con la función de la tiroides.

No dudes en experimentar con diferentes combinaciones para encontrar tus favoritas.

Estas variaciones creativas pueden añadir sabores emocionantes y beneficios para la salud a las comidas: chucrut de cúrcuma y jengibre, chucrut de remolacha y zanahoria, chucrut de ajo y eneldo, chucrut de piña y jalapeño, chucrut de arándanos y romero. Para añadir sabor, también puedes intentar mezclar el zumo de repollo fermentado con otros zumos de verduras, como de zanahoria o manzana.

## INSTRUCCIONES:

1 | **Preparar el repollo:** retira las hojas exteriores del repollo y déjalas a un lado. Luego, corta el repollo en cuartos y retira el centro.

2 | **Picar el repollo:** pica el repollo finamente con un cuchillo afilado o una mandolina.

3 | **Ablandar el repollo:** en un recipiente grande, mezcla el repollo rallado y la sal. Masajea y aplica presión al repollo con las manos durante unos 10-15 minutos. Esto ayudará a ablandar las paredes celulares y liberar los jugos naturales del repollo.

4 | **Sabor opcional:** si vas a añadir semillas de alcaravea o bayas de enebro para dar más sabor, mézclalas con el repollo.

5 | **Envasar en un tarro:** envasa bien la mezcla de repollo en un frasco de fermentación de vidrio o cerámica que esté bien limpio. Presiona firmemente hacia abajo para que el repollo se sumerja en sus propios jugos. Deja algo de espacio en la parte superior del frasco para permitir que se expanda.

6 | **Añadir hojas de repollo encima:** coloca las hojas de repollo que dejaste a un lado antes encima de la mezcla de repollo. Esto ayudará a mantener el repollo sumergido.

7 | **Cerrar bien el frasco:** cierra el frasco con una tapa. Si el frasco tiene una tapa metálica, coloca un trozo de papel de estraza o una bolsa de plástico entre el repollo y la tapa para evitar la corrosión.

8 | **Permitir la fermentación:** deja que el chucrut fermente a temperatura ambiente durante 1-2 semanas aproximadamente. Compruébalo a los pocos días para asegurarte de que el repollo permanezca sumergido y para probar el nivel de fermentación deseado. Cuanto más fermente, más ácido resultará. El chucrut se puede disfrutar como guarnición, en ensaladas, sándwiches o como acompañamiento para carnes o verduras a la parrilla.

9 | **Extraer el zumo:** después de la fermentación, cuela la mezcla de repollo fermentado a través de un colador de malla fina o un paño de queso para recoger el líquido. Presiona hacia abajo el repollo para extraer la mayor cantidad posible de jugo.

10 | **Guardar el zumo:** vierte el zumo de repollo en frascos o botellas de vidrio limpios. Cierra bien y guárdalos en la nevera.

## DOSIS:

Comienza con ¼ a ½ taza de jugo de repollo por día. Aumenta gradualmente la cantidad a medida que el organismo se adapte, hasta 1 taza por día. Es mejor consumirlo con el estómago vacío para una absorción óptima.

# Extracto de milenrama
## *contra la hinchazón*

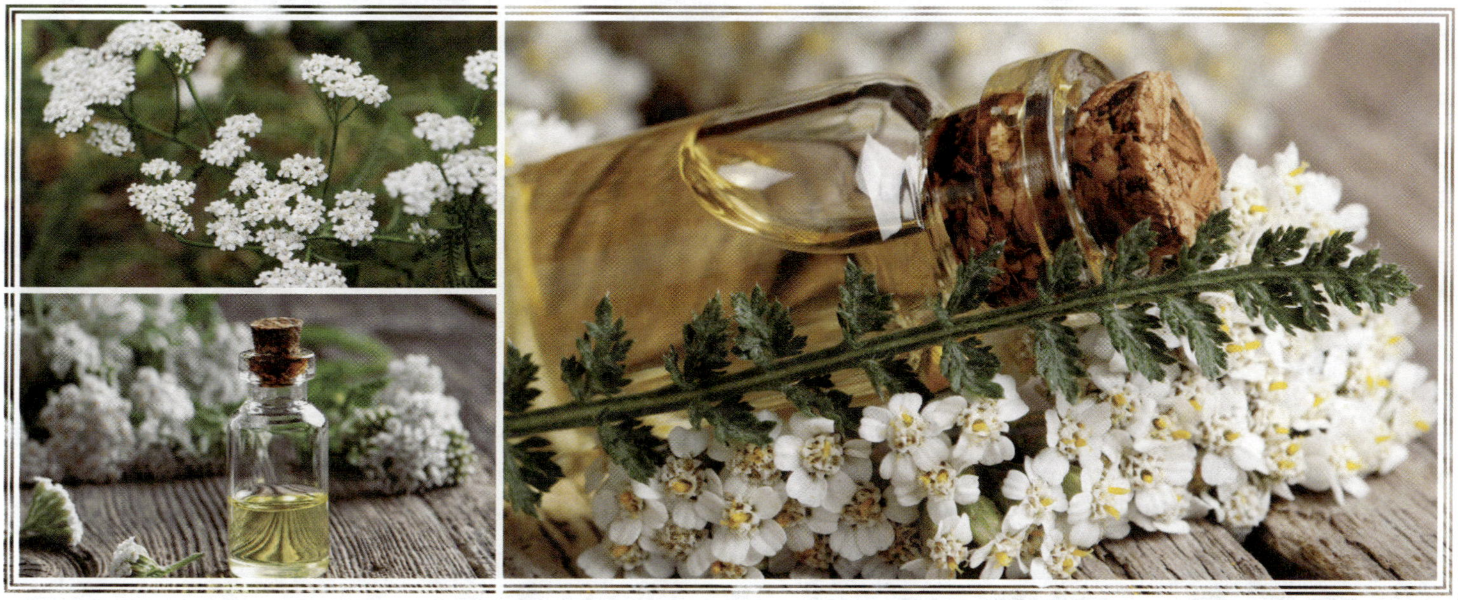

La milenrama (*Achillea millefolium*) se ha utilizado tradicionalmente por sus propiedades antiinflamatorias, digestivas, antibacterianas, coagulantes y diuréticas. Puede ayudar a aliviar la hinchazón al promover la digestión y reducir la retención de líquidos.

Esta receta proporciona un método sencillo para hacer extracto de milenrama, que se puede usar para aliviar la hinchazón y mejorar la salud digestiva.

## INGREDIENTES:

- 1 taza de flores secas de milenrama (*Achillea millefolium*)
- 2 tazas de vodka con un 40 % de graduación alcohólica u otro licor neutro
- 1 frasco de vidrio con tapa ajustada

### *NOTAS:*

No utilices extracto de milenrama si estás embarazada, en período de lactancia o tienes alergia a las plantas de la familia *Asteraceae*.

Consulta a un profesional sanitario antes de utilizar el extracto de milenrama si tienes alguna afección de salud subyacente o tomas otros medicamentos.

Interrumpe el uso si se produce alguna reacción adversa.

## INSTRUCCIONES:

1 | **Preparar las hierbas:** mide 1 taza de flores de milenrama secas e introdúcelas en el frasco de vidrio.

2 | **Añadir el vodka:** agrega 2 tazas de vodka de unos 40 grados sobre las flores secas, asegurándote de que las flores estén completamente sumergidas. No dudes en reducir las cantidades de esta receta de manera proporcional.

3 | **Dejar que repose:** cierra herméticamente el frasco y colócalo en un lugar fresco y oscuro. Deja que la mezcla repose durante 4-6 semanas, agitando suavemente el frasco a los pocos días para garantizar una mezcla completa.

4 | **Colar:** pasadas 4-6 semanas, cuela la mezcla a través de un colador de malla fina o un paño de queso en un frasco de vidrio limpio. Desecha las flores de milenrama después.

5 | **Embotellar y etiquetar:** transfiere el extracto colado a un frasco de vidrio oscuro con un cuentagotas para facilitar su uso. Etiqueta el frasco con la fecha y el contenido.

## DOSIS:

Toma de 10 a 20 gotas del extracto de milenrama en una pequeña cantidad de agua hasta 3 veces al día según sea necesario para aliviar la hinchazón.

# Aceite para aliviar las hemorroides

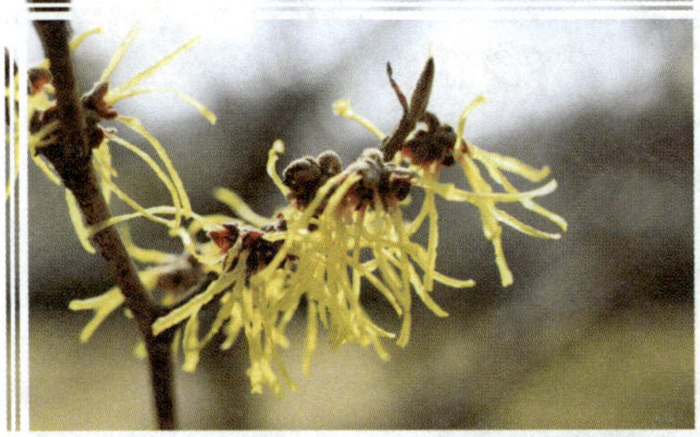

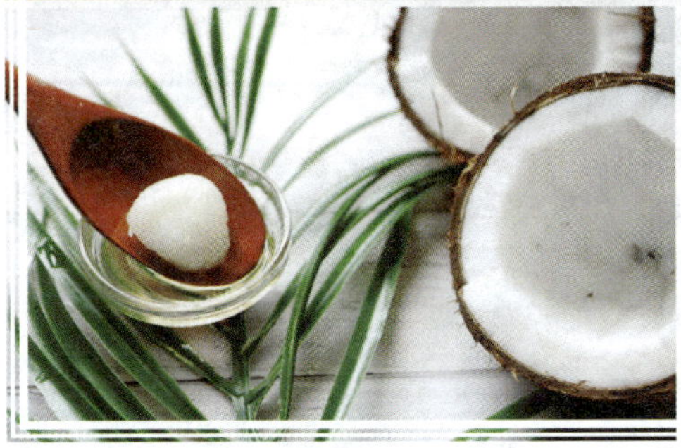

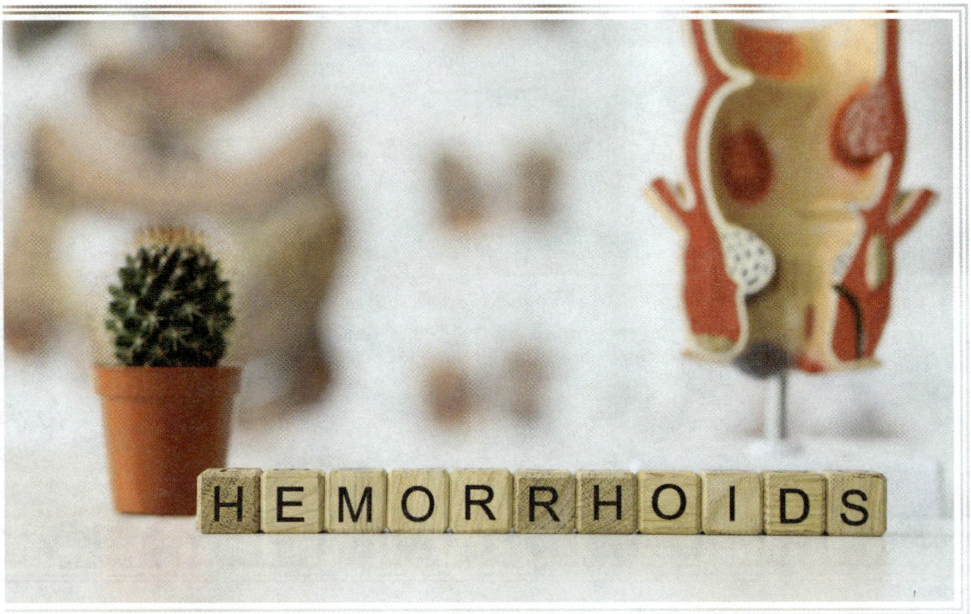


Las hemorroides, conocidas vulgarmente como almorranas, son venas inflamadas en el recto inferior y el ano. Las hemorroides pueden ser consecuencia del esfuerzo durante las deposiciones, estreñimiento crónico o embarazo. Los síntomas más frecuentes incluyen sangrado durante las deposiciones, picor y molestias. Esta mezcla de aceites relajantes combina ingredientes naturales conocidos por sus propiedades antiinflamatorias y analgésicas para ayudar a aliviar las molestias de las hemorroides. La mezcla está diseñada para reducir la hinchazón, el dolor y el picor. La milenrama también puede añadirse a esta mezcla.

## INGREDIENTES Y UTENSILIOS:

- 2 cucharadas de aceite de coco
- 1 cucharada de hamamelis
- 10 gotas de aceite esencial de lavanda
- 10 gotas de aceite esencial de incienso
- 5 gotas de aceite esencial de árbol de té
- Un frasco de vidrio pequeño y limpio para guardar la mezcla

*NOTAS:*

Prueba una pequeña cantidad en un parche de piel antes de usarlo en la zona a tratar para asegurarte de que no haya reacciones alérgicas. Interrumpe el uso si se produce irritación.

Si padeces alguna afección crónica, estás embarazada o en período de lactancia, consulta a un profesional sanitario antes de utilizar este remedio.

## INSTRUCCIONES:

1 | **Derretir el aceite de coco:** en un bol pequeño, derrite suavemente 2 cucharadas de aceite de coco si está sólido. Puedes utilizar un hervidor doble o un microondas en intervalos cortos.

2 | **Añadir hamamelis:** añade 1 cucharada de hamamelis en el aceite de coco fundido.

3 | **Añadir aceites esenciales:** añade 10 gotas de aceite esencial de lavanda, 10 gotas de aceite esencial de incienso y 5 gotas de aceite esencial de árbol de té. Mezcla bien para combinar todos los ingredientes. Utiliza ingredientes orgánicos de alta calidad para obtener los mejores resultados.

4 | **Almacenar:** transfiere la mezcla a un frasco de vidrio pequeño y limpio. Deja que se solidifique a temperatura ambiente o refrigera para acelerar el proceso. Guarda el aceite en un lugar fresco y oscuro para mantener su potencia. También puedes refrigerar el aceite si prefieres un efecto de frío durante la aplicación.

## DOSIS:

Aplica una pequeña cantidad de aceite en la zona afectada con un disco de algodón limpio o con las yemas de los dedos. Utilízalo hasta tres veces al día, especialmente después de defecar y antes de acostarte.

# *Kombucha herbal*
## *para la salud intestinal*

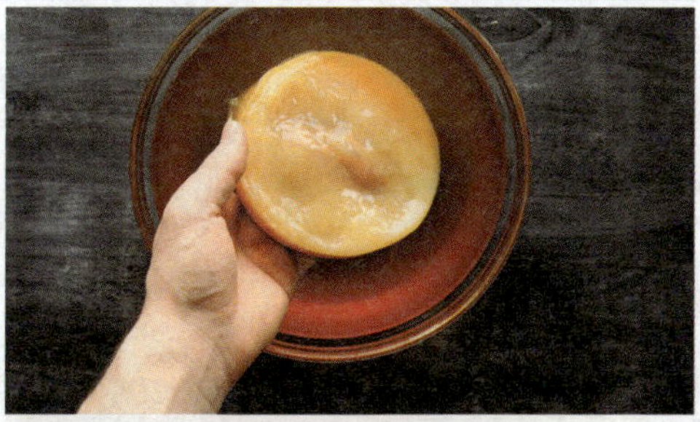
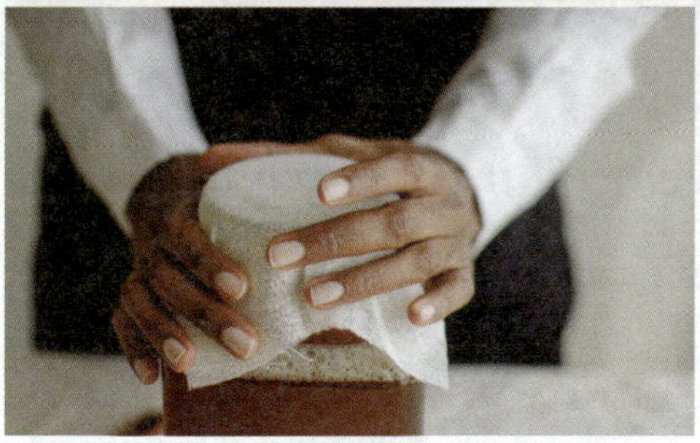
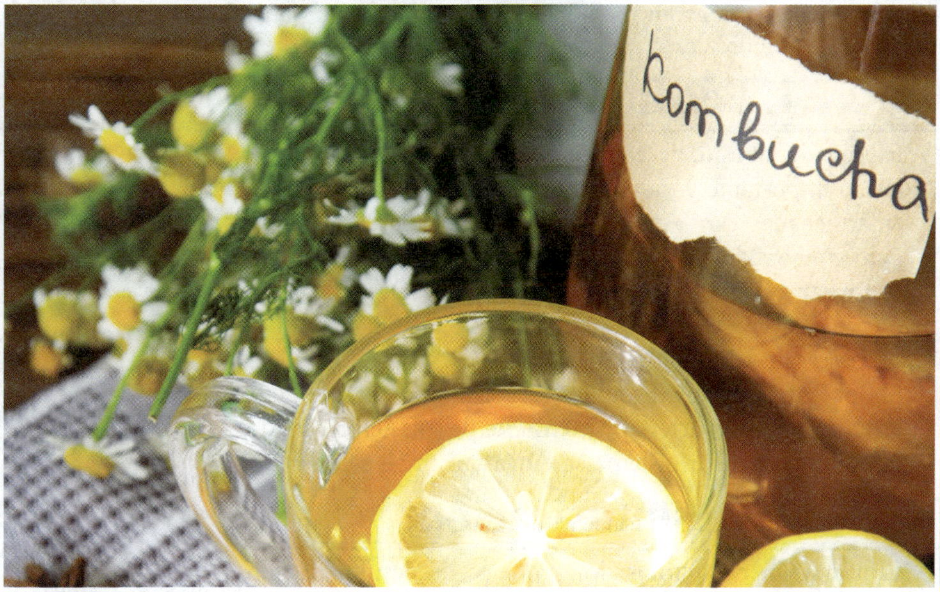


La kombucha es una bebida rica en probióticos que puede mejorar el equilibrio de bacterias beneficiosas en el intestino. Esta kombucha herbal es una forma fantástica de combinar los beneficios de los probióticos con las hierbas digestivas.

## INGREDIENTES Y UTENSILIOS:

- 1 kombucha SCOBY (cultivo simbiótico de bacterias y levaduras, por sus siglas en inglés)
- 4 tazas de té negro o verde preparado
- ½ taza de azúcar granulado
- Frasco de vidrio de 3.78 l
- Paño de queso o un trapo transpirable para cubrir el frasco
- 1 goma
- Agua filtrada
- Una mezcla de hierbas digestivas (como manzanilla, *Matricaria chamomilla*, hinojo, *Foeniculum vulgare* y menta, *Mentha piperita*)

*NOTAS:*

Ten cuidado con las proporciones de la mezcla de hierbas, ya que algunas pueden ser bastante potentes.

Como siempre, asegúrate de que los utensilios estén limpios y bien desinfectados para evitar la contaminación bacteriana no deseada.

## INSTRUCCIONES:

1 | **Preparar la mezcla de hierbas:** selecciona tus hierbas digestivas. Por ejemplo, puedes usar 1 cucharada de flores de manzanilla secas, 1 cucharada de semillas de hinojo y 1 cucharada de hojas de menta seca. Tritura las semillas de hinojo ligeramente para soltar sus sabores.

2 | **Preparar el té:** prepara el té negro o verde con 4 tazas de agua caliente.

3 | **Añadir el azúcar granulado hasta que se disuelva:** añade la mezcla de hierbas al té caliente. Deja que el té se enfríe a temperatura ambiente. Este es un paso importante porque, si pones tu SCOBY en agua caliente, este se destruye.

4 | **Colar el té:** es el momento de colar el té de hierbas para eliminar los trozos de jengibre, hinojo y menta.

5 | **Combinar los ingredientes:** transfiere el té de hierbas preparado y colado en el frasco de vidrio. Agrega suavemente la kombucha SCOBY al frasco.

6 | **Fermentación:** tapa el frasco con la tela de queso o un paño transpirable y sujétalo con una goma. Guarda el frasco en un lugar oscuro a temperatura ambiente durante 7-10 días. Comprueba el sabor de la kombucha después de 7 días. Si está a tu gusto, señal de que está lista. Si no es así, continúa con la fermentación durante unos días más.

7 | **Embotellar:** una vez que alcance el sabor deseado, retira el SCOBY. Transfiere la kombucha de hierbas a botellas de vidrio individuales, dejando algo de espacio en la parte superior. Cierra bien las botellas y déjalas reposar a temperatura ambiente durante otros 2-3 días para carbonatación.

8 | **Refrigeración:** después de la fermentación secundaria, traslada las botellas a la nevera para detener el proceso de fermentación.

## DOSIS:

Para la salud y el bienestar intestinal general, comienza con unos 120-240 ml de kombucha herbal al día.

# AYUDA HERBAL
*para desintoxicar el organismo*

La pérdida de peso y la desintoxicación son dos aspectos importantes para mantener un organismo saludable, y desempeñan un papel importante en el abordaje del riesgo de obesidad.

## 1. Pérdida de peso:

- **Riesgo de obesidad:** el exceso de peso es un factor de riesgo importante para diversos problemas de salud, como enfermedades cardíacas, diabetes y problemas articulares. Perder peso reduce estos riesgos y mejora el bienestar general.
- **Reforzar el metabolismo:** eliminar el exceso de peso puede mejorar el metabolismo, lo que facilita mantener un peso saludable a largo plazo.
- **Mejor salud cardiovascular:** la pérdida de peso puede reducir la presión arterial y los niveles de colesterol LDL, lo que contribuye a un sistema cardiovascular más saludable

## 2. Desintoxicación:

- **Eliminación de toxinas:** los procesos de desintoxicación ayudan al cuerpo a eliminar las toxinas acumuladas y los productos de desecho. Esto puede mejorar la función general de los órganos y reducir el riesgo de enfermedades crónicas.
- **Digestión mejorada:** desintoxicar el sistema digestivo puede mejorar la absorción de nutrientes y mejorar la salud digestiva.
- **Control de peso:** algunos planes de desintoxicación favorecen la pérdida de peso al promover hábitos alimenticios beneficiosos y reducir el antojo de alimentos poco saludables.

**Ahora, vamos a centrarnos en cómo puede ayudar la pérdida de peso y la desintoxicación:**

COMER DE MANERA CONSCIENTE:

- Tómate el tiempo necesario para saborear las comidas. Mastica bien y come sin distracciones.
- Elige alimentos naturales e integrales sin procesar e incluye muchas frutas y verduras en tu dieta.
- Reduce o elimina el azúcar, la cafeína y el alcohol.

EJERCICIO REGULAR: Practica una combinación de ejercicios aeróbicos, entrenamiento de fuerza, caminatas y yoga.

HIDRATACIÓN: Bebe mucha agua durante todo el día.

SUEÑO Y GESTIÓN DEL ESTRÉS:

- Trata de tener un descanso de calidad diario de 7 a 8 horas.
- Practica técnicas de relajación como meditación y respiración profunda.

CEPILLADO EN SECO: Usa un cepillo seco para exfoliar suavemente la piel antes de la ducha. Esto puede estimular el sistema linfático y mejorar la circulación.

AYUNO INTERMITENTE: Investiga acerca del ayuno intermitente, que puede ayudar a perder peso y mejorar la sensibilidad a la insulina. Ten en cuenta que el ayuno intermitente afecta a hombres y mujeres de manera diferente.

## AYUDA A BASE DE HIERBAS

### Té verde *(Camellia sinensis)*

Contiene catequinas, especialmente galato de epigalocatequina (EGCG), que puede acelerar el metabolismo y ayudar a quemar grasa. También tiene propiedades antioxidantes que favorecen la desintoxicación.

### Garcinia Cambogia *(Garcinia gummi-gutta)*

Este extracto de fruta tropical puede ayudar a suprimir el apetito e inhibir la formación de células grasas, lo que puede ayudar a perder peso.

### Diente de león *(Taraxacum officinale)*

Las raíces y hojas del diente de león son conocidas por sus propiedades diuréticas, que ayudan a desintoxicar al promover la eliminación de residuos y el exceso de agua.

### Cardo mariano *(Silybum marianum)*

El cardo mariano contribuye a la salud y la desintoxicación del hígado. Puede ayudar a proteger el hígado de las toxinas y favorecer su correcto funcionamiento.

### Jengibre *(Zingiber officinale)*

El jengibre ayuda a la digestión y puede ayudar a controlar el apetito. También puede ayudar a reducir la inflamación y promover la desintoxicación.

### Cúrcuma *(Curcuma longa)*

La curcumina, el compuesto activo de la cúrcuma, tiene propiedades antiinflamatorias y antioxidantes. Puede ayudar a perder peso al reducir la inflamación y mejorar el metabolismo.

### Cáscara de psyllium *(Plantago ovata)*

La cáscara de psyllium es una hierba rica en fibra que puede ayudar con el control del peso al promover una sensación de saciedad y mantener unas deposiciones regulares, lo que ayuda a desintoxicar.

### Canela *(Cinnamomum verum)*

La canela ayuda a regular los niveles de azúcar en la sangre, lo que puede ser beneficioso para el control del peso. También añade sabor a los alimentos y puede reducir el antojo de azúcar.

### Hinojo *(Foeniculum vulgare)*

Las semillas de hinojo contribuyen a la digestión y reducen la hinchazón, lo que puede ser útil durante la desintoxicación. También pueden actuar como supresores del apetito.

**!** Consulta a un profesional sanitario antes de utilizar los remedios de este libro, especialmente si estás embarazada, en período de lactancia, tomas medicación o padeces alguna enfermedad. El autor y el editor no asumen ninguna responsabilidad por los posibles efectos adversos. Se recomienda empezar con la dosis más pequeña para comprobar la respuesta y la tolerancia de tu organismo. Realiza siempre una prueba de parche antes de aplicar cualquier remedio sobre la piel. Interrumpe su uso de manera inmediata si se produce algún efecto secundario.

# *Té reductor*
## *durante todo el día*

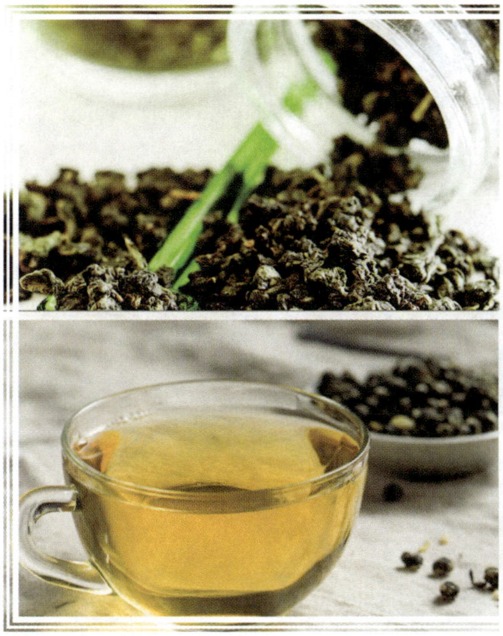

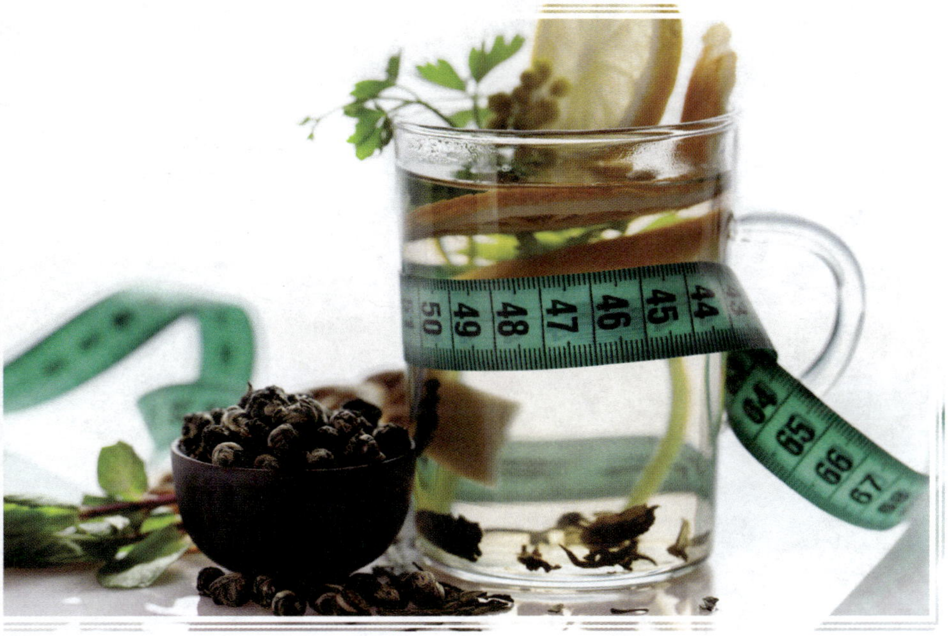

Este té adelgazante combina gurmar, ginseng, canela, granos de pimienta negra y té Oolong para ayudar potencialmente a controlar el peso al frenar los antojos de azúcar, aumentar los niveles de energía y acelerar el metabolismo.

## INGREDIENTES:

- ½ cucharadita de gurmar en polvo (*Gymnema sylvestre*)
- ½ cucharadita de ginseng (*Panax ginseng*)
- ½ cucharadita de canela en polvo (*Cinnamomum verum*)
- ½ cucharadita de granos de pimienta negra (*Piper nigrum*)
- 1-2 cucharaditas de hojas de té Oolong

### *NOTAS:*

Este té no reemplaza una dieta y el ejercicio saludables.

Debe utilizarse como medida complementaria en un plan de control del peso.

## INSTRUCCIONES:

1 | **Hervir el agua:** hierve 2 tazas de agua.

2 | **Infusionar el té de Oolong:** añade 1 taza de agua hirviendo sobre las hojas de té Oolong en una tetera. Deja que se infusione durante 3-5 minutos y cuela. El té Oolong, al igual que muchos otros tipos de té, tiene un tiempo de remojo óptimo específico para resaltar su sabor sin que se torne amargo. Prepararlo por separado te permite controlar el tiempo de reposo con precisión. Infusionar el té Oolong durante demasiado tiempo o a una temperatura demasiado alta puede dar lugar a un sabor amargo.

3 | **Preparar la mezcla de hierbas:** en un bol distinto, mezcla el polvo de gurmar, el ginseng, el polvo de canela y los granos de pimienta negra triturada. Agrega 1 taza de agua hirviendo y deja que repose durante 10 minutos. Separar el té de la mezcla de hierbas permite que los sabores del té y las hierbas estén equilibrados.

4 | **Combinar ingredientes:** combina la mezcla de hierbas del paso 3 con la taza de té Oolong.

5 | **Remover y disfrutar:** remueve bien para asegurarte de que los ingredientes herbales se mezclen correctamente con el té. Deja que se enfríe durante unos minutos y disfruta de tu té reductor. Puedes añadir un toque de miel o una rodaja de limón si lo deseas.

## DOSIS:

Una taza de té por la mañana. No lo bebas antes de acostarte, ya que podría impedir la conciliación del sueño.

# Agua de hoja de laurel

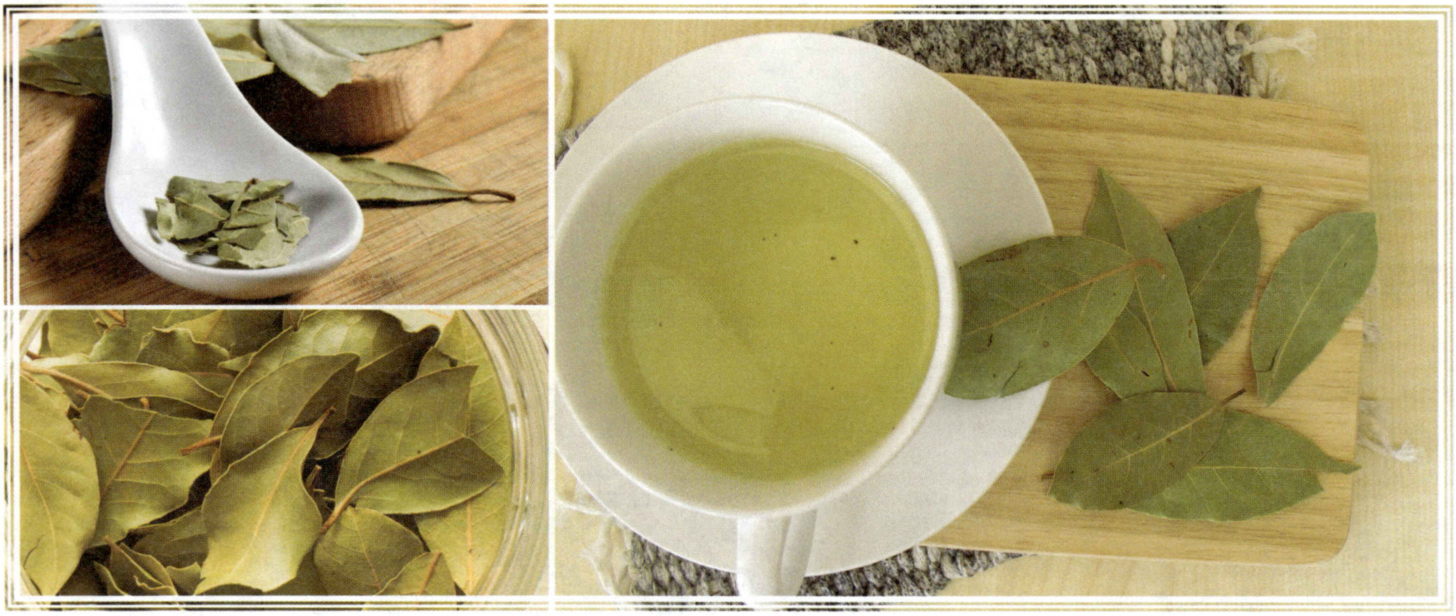

El agua de hoja de laurel es un remedio herbal popular que se ha utilizado tradicionalmente para ayudar a controlar el peso. Las hojas de laurel contienen compuestos como cineol y eugenol, que pueden ayudar a mejorar la digestión y aliviar las molestias digestivas. Se cree que el agua de hoja de laurel ayuda a reducir el apetito, lo que puede ayudar en el control del peso.

## INGREDIENTES:

- 2-3 hojas de laurel (*Laurus nobilis*)
- 4 tazas de agua

*NOTAS:*

Utiliza siempre hojas secas de laurel (*Laurus nobilis*) para hacer agua de hoja de laurel.

Las hojas frescas de laurel contienen más humedad, lo que puede introducir microorganismos no deseados o provocar el crecimiento de moho cuando se sumergen en agua durante un período prolongado, como en este caso, que se deben dejar en remojo durante toda la noche.

También puedes experimentar con otros ingredientes. Las hojas de laurel, el orégano y el té de canela son una receta popular para perder peso.

## INSTRUCCIONES:

1 | **Preparar las hojas de laurel:** coge 2-3 hojas de laurel (Laurus nobilis) y córtalas o tritúralas en trozos pequeños. Esto ayuda a obtener sus aceites esenciales y su sabor.

2 | **Hervir el agua:** en una olla, hierve aproximadamente 4 tazas de agua.

3 | **Añadir las hojas de laurel:** una vez que el agua esté hirviendo, añade los pequeños trozos de hojas de laurel a la olla con agua hirviendo. La cantidad de agua que se debe añadir al preparar esta bebida depende de la concentración deseada y del tamaño del recipiente. Por lo general, una recomendación estándar es usar aproximadamente 1 litro (unas 4 tazas) de agua para 2-3 hojas de laurel. Si te gusta un sabor más fuerte a laurel, puedes usar menos agua. Por ejemplo, puedes usar 2 tazas de agua para 2 o 3 hojas de laurel. Esto dará lugar a una infusión más fuerte.

4 | **Dejar que repose toda una noche:** tapa la olla y déjala en remojo durante la noche. Deja que las hojas de laurel se remojen en el agua caliente durante un período prolongado para ayudar a extraer sus sabores y beneficios.

5 | **Colar:** al día siguiente, cuela el agua para separarla de los restos de hojas de laurel. Puedes usar un colador de malla fina o un infusor de té para este paso.

6 | **Servir:** el agua de hoja de laurel ya está lista para su consumo.

## DOSIS:

Bebe el agua de laurel una vez al día. Comienza con una pequeña cantidad, como media taza, y ajusta la cantidad según tus preferencias y tolerancia. Evita el consumo excesivo. Guárdalo en la nevera.

# *Cápsulas para un vientre plano*

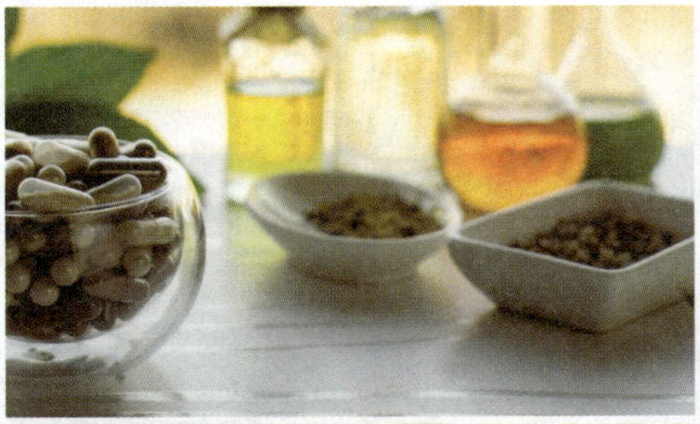

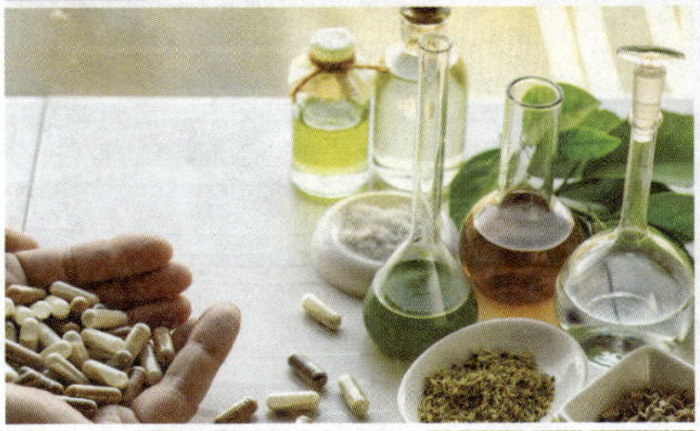

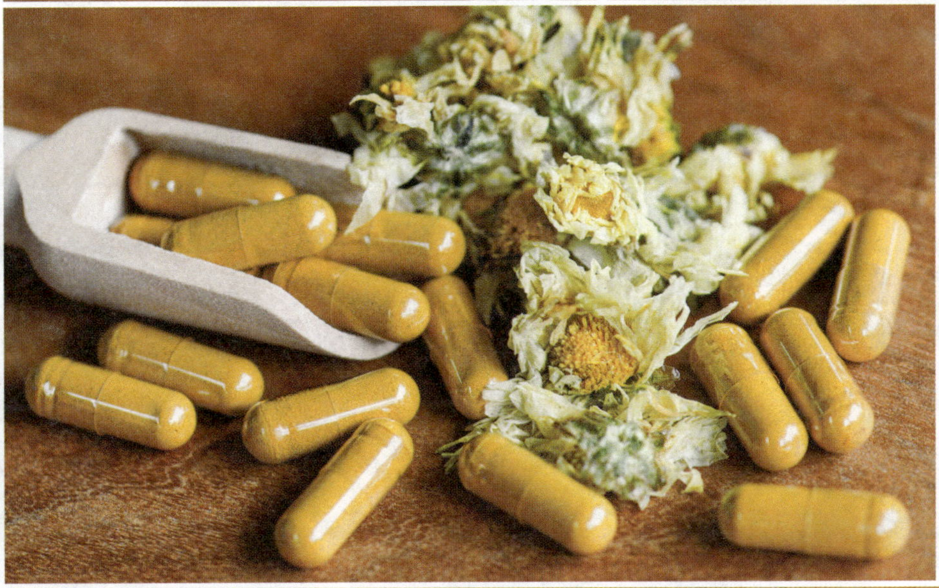

Hay muchas combinaciones diferentes de hierbas que se pueden usar para hacer cápsulas caseras para un vientre plano, pero esta mezcla es particularmente eficaz para favorecer la salud digestiva y el control del peso:

- **Semillas de hinojo:** se utiliza tradicionalmente para facilitar la digestión y reducir la hinchazón.
- **Jengibre:** conocido por ayudar con la digestión, estimular el metabolismo y reducir el apetito.
- **Raíz de diente de león:** mantiene la salud del hígado, lo que puede ayudar en el control del peso.
- **Cúrcuma:** apreciada por sus propiedades antiinflamatorias.
- **Pimienta de cayena:** contiene capsaicina, un compuesto que se cree que aumenta la termogénesis (producción de calor en el cuerpo), que puede ayudar a quemar calorías.

## INGREDIENTES:

- 2 partes de semillas de hinojo (*Foeniculum vulgare*)
- 2 partes de raíz de jengibre (*Zingiber officinale*)
- 1 parte de raíz de diente de león (*Taraxacum officinale*)
- 1 parte de cúrcuma (*Curcuma longa*)
- 1 parte de pimienta de cayena (*Capsicum annuum*)

*NOTAS:*

Si experimentas alguna reacción adversa, interrumpe el uso y consulta a un profesional sanitario.

Estas cápsulas no sustituyen una dieta y ejercicio equilibrados.

Recuerda seguir estos pasos cuidadosamente y consultar con un profesional sanitario antes de añadir cualquier suplemento a base de hierbas en tu rutina.

## INSTRUCCIONES:

1 | **Preparar las hierbas:** asegúrate de que las hierbas estén completamente secas para evitar la humedad en las cápsulas y tritura cada una de las hierbas secas individualmente hasta que se conviertan en un polvo fino.

2 | **Mezclar los polvos herbales:** combina las hierbas en polvo en las proporciones mencionadas en la lista de ingredientes.

3 | **Rellenar las cápsulas:** se puede utilizar una máquina de llenado de cápsulas o bien hacerlo a mano: llena las cápsulas vegetarianas o de gelatina vacías con la mezcla de hierbas.

4 | **Almacenar las cápsulas:** guarda las cápsulas caseras en un lugar fresco y seco, lejos de la luz solar directa.

## DOSIS:

1 cápsula antes de las comidas, hasta tres veces al día.

# Bebida para controlar los antojos

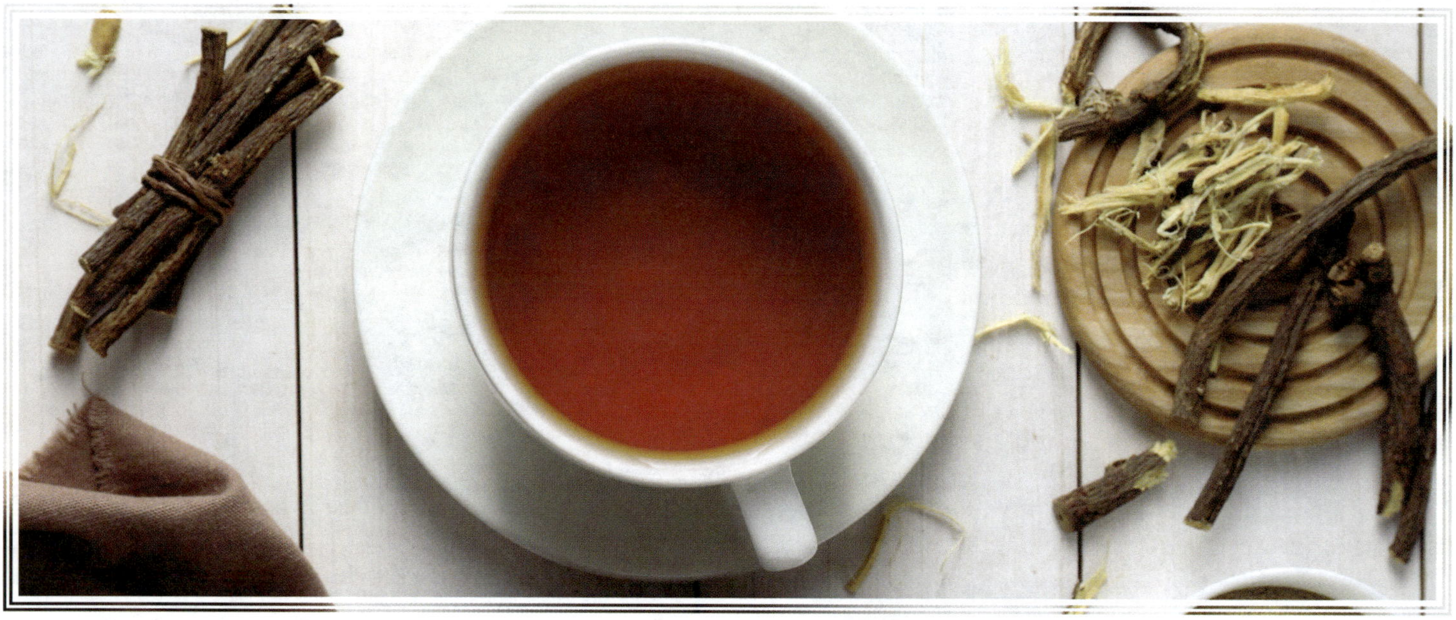

El té de raíz de regaliz es un remedio natural que puede ayudar a frenar los antojos de azúcar y promover un mejor equilibrio de azúcar en la sangre. Este té tiene un sabor dulce natural, lo que lo convierte en un delicioso sustituto de las bebidas azucaradas.

## INGREDIENTES:

- 1 cucharada de raíz de regaliz seca (*Glycyrrhiza glabra*)
- 1 taza de agua hirviendo
- Opcional: limón fresco o una rodaja de jengibre para añadir sabor

*NOTAS:*

Aunque el regaliz puede ser beneficioso para controlar los antojos de azúcar, debe usarse con moderación. El consumo excesivo de regaliz puede provocar presión arterial alta y pérdida de potasio.

Si padeces hipertensión o problemas renales, consulta a un profesional sanitario antes de usar el té de regaliz con regularidad.

## INSTRUCCIONES:

1 | **Hervir el agua:** hierve 1 taza de agua con un hervidor o cazo.

2 | **Preparar la raíz de regaliz:** si estás usando una bolsita de té de raíz de regaliz, simplemente colócala en una taza resistente al calor. Si has secado la raíz de regaliz, añade 1 cucharada de la raíz seca en la taza.

3 | **Agregar agua hirviendo:** vierte con cuidado el agua hirviendo sobre la raíz de regaliz.

4 | **Dejar que el té repose:** tapa la taza con un plato pequeño o una tapa para retener el vapor y deja que la raíz de regaliz se infusione en el agua caliente durante unos 5-10 minutos. Esto permite que los sabores y los compuestos beneficiosos se infusionen en el agua.

5 | **Sabores opcionales:** si lo deseas, agrega una pizca de limón fresco o una rodaja de jengibre al té para darle sabor. La raíz de regaliz tiene un sabor dulce natural, pero estas opciones pueden mejorar el sabor.

6 | **Servir y disfrutar:** el té de regaliz está listo para disfrutar. Bebe lentamente mientras aún está caliente, especialmente cuando sientas antojos de azúcar.

## DOSIS:

Bebe el té de regaliz siempre que tengas antojos de azúcar o después de una comida para frenar el antojo de dulce. Limita su consumo a 1 o 2 tazas al día para evitar una ingesta excesiva de regaliz, ya que cantidades elevadas pueden causar efectos indeseados.

# Purgante
## a base de diente de león y bardana

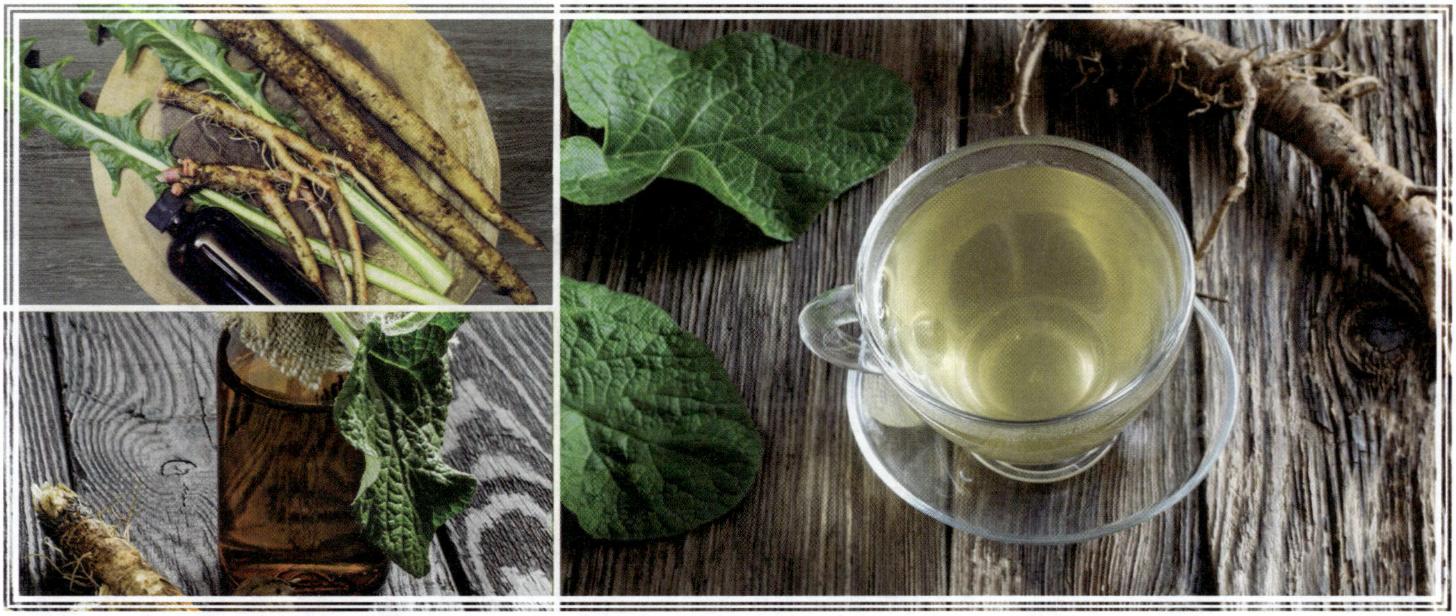

Este elixir de hierbas combina las propiedades desintoxicantes tradicionales de las raíces de león y bardana para ayudar a controlar el peso y promover el bienestar general. El diente de león es conocido por sus propiedades diuréticas, que ayudan a eliminar el exceso de líquido y las toxinas del organismo. La raíz de bardana es rica en fibra, lo que promueve una sensación de saciedad y ayuda a controlar el peso.

## INGREDIENTES:

- 2 cucharadas de raíz de diente de león seca (*Taraxacum officinale*)
- 2 cucharadas de raíz de bardana seca (*Articum lappa*)
- 4 tazas de agua filtrada
- 1 cucharada de miel
- rodajas de limón para decorar (opcional)

### NOTAS:

Ten en cuenta que, aunque este elixir puede favorecer la pérdida de peso y la desintoxicación, debe formar parte de un estilo de vida saludable más amplio que incluya una dieta equilibrada y actividad física regular.

Si prefieres una forma más concentrada de este remedio herbal, puedes hacer una tintura. Para ello, sigue las instrucciones de la primera parte del libro: *Elaboración de tinturas.*

## INSTRUCCIONES:

1 | **Hervir el agua:** hierve 4 tazas de agua filtrada en una olla.

2 | **Añadir las hierbas:** añade 2 cucharadas de raíz de diente de león seca y 2 cucharadas de raíz de bardana seca al agua hirviendo.

3 | **Cocer a fuego lento la mezcla:** reduce el calor y deja que la mezcla de hierbas se cueza a fuego lento durante aproximadamente 10-15 minutos. Este paso permite que los compuestos beneficiosos del diente de león y la bardana se infusionen en el agua.

4 | **Enfriar el elixir:** retira la olla del fuego y deja que el elixir se enfríe durante unos minutos antes de continuar.

5 | **Colar y eliminar las hierbas:** cuela el elixir para separar el líquido del material herbáceo y quedarte tan solo con la infusión.

6 | **Endulzar con miel:** añade 1 cucharada de miel cruda al elixir y remueve hasta que se disuelva. Este paso es opcional, pero mejora el sabor.

7 | **Pasar a un recipiente y refrigerar:** vierte el elixir en un recipiente limpio y deja que se enfríe a temperatura ambiente. También puedes refrigerarlo para disfrutar de una bebida fría y refrescante.

8 | **Decorar y servir (opcional):** para potenciar el sabor y mejorar la estética, puedes decorar tu elixir con rodajas de limón antes de servirlo.

## DOSIS:

Bebe 1 taza de este elixir antes de las comidas, hasta tres veces al día. Se recomienda seguir esta rutina durante algunas semanas como parte de una dieta equilibrada y un estilo de vida saludable.

# Café herbal
## metabólico

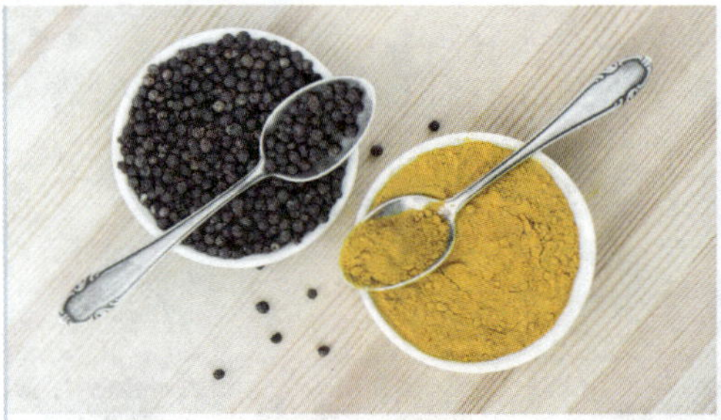

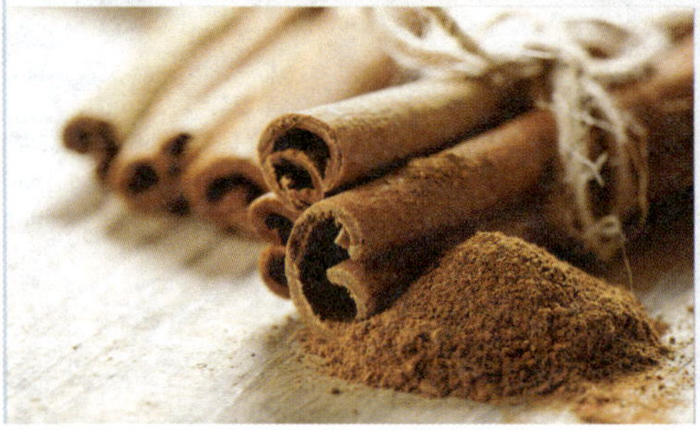

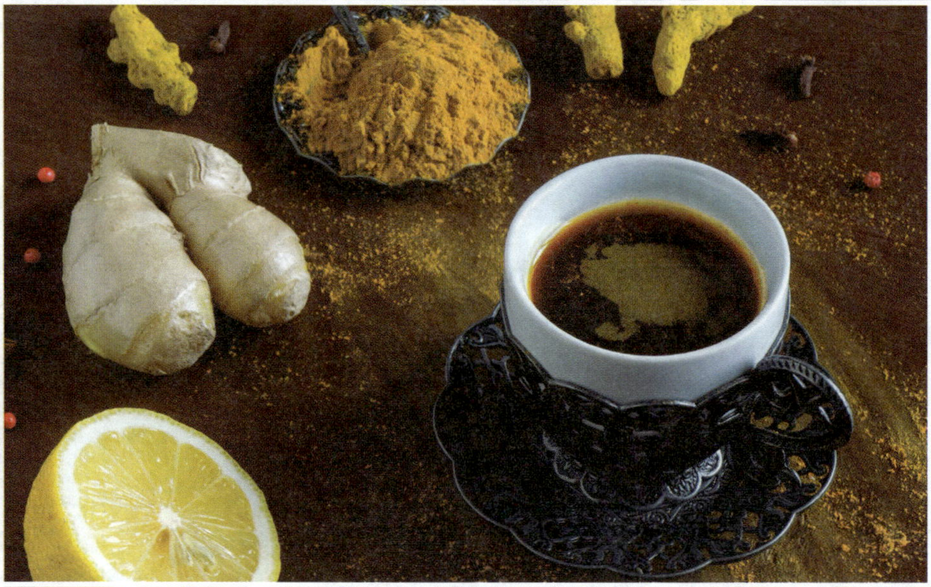

El café por sí solo tiene algunos beneficios para la salud sorprendentes. Pero cuando entras en una popular cafetería, pides un latte cremoso y le añaden sirope y azúcar, es cuando las cosas empiezan a cambiar. Esta receta combina ingredientes a base de hierbas conocidos por su potencial para ayudar a controlar el peso.

## INGREDIENTES:

- ½ cucharadita de cúrcuma en polvo (*Curcuma longa*)
- Una pizca de pimienta negra (*Piper nigrum*)
- ½ cucharadita de canela en polvo (*Cinnamomum verum*)
- ¼ cucharadita de jengibre en polvo (*Zingiber officinale*)
- 1 taza de café recién hecho (*Coffea arabica* o *Coffea canephora*)
- Aceite de coco MCT (opcional)
- Endulzante de tu elección

*NOTAS:*

Ten en cuenta que, aunque estas hierbas pueden tener algunos efectos beneficiosos, deben usarse como parte de una dieta equilibrada y un estilo de vida saludable. Los resultados individuales pueden variar.

## INSTRUCCIONES:

1 | **Preparar el café:** comienza preparando una taza de café mediante tu método preferido. Usa granos de café orgánicos de alta calidad para obtener los mejores resultados.

2 | **Añadir cúrcuma y pimienta negra:** mientras el café aún esté caliente, agrega ½ cucharadita de cúrcuma en polvo por sus beneficios antiinflamatorios y potencial efecto reductor. Añade una pizca de pimienta negra para mejorar la absorción de curcumina de la cúrcuma. Ten cuidado con la pimienta negra, ya que demasiado puede hacer que el café resulte picante.

3 | **Incorporar la canela:** mezcla ½ cucharadita de canela en polvo, la cual se sabe que ayuda a regular los niveles de azúcar en la sangre.

4 | **Añadir el jengibre:** añade 1/4 cucharadita de jengibre en polvo para obtener beneficios digestivos y sabor.

5 | **Potenciar la bebida con aceite de coco MCT (opcional):** si lo deseas, mejora aún más el café añadiendo una cucharadita de aceite de coco MCT para obtener más energía y sensación de saciedad.

6 | **Endulzar al gusto (opcional):** puedes endulzar tu café al gusto, pero ten en cuenta el exceso de azúcar, ya que puede contrarrestar los efectos beneficiosos de esta bebida.

## DOSIS:

Toma este café con efecto reductor por la mañana o antes de hacer ejercicio como suplemento de tu dieta habitual. Ajusta la cantidad de cúrcuma, pimienta negra y endulzante según tus preferencias.

# Batido reductor
## *verde*

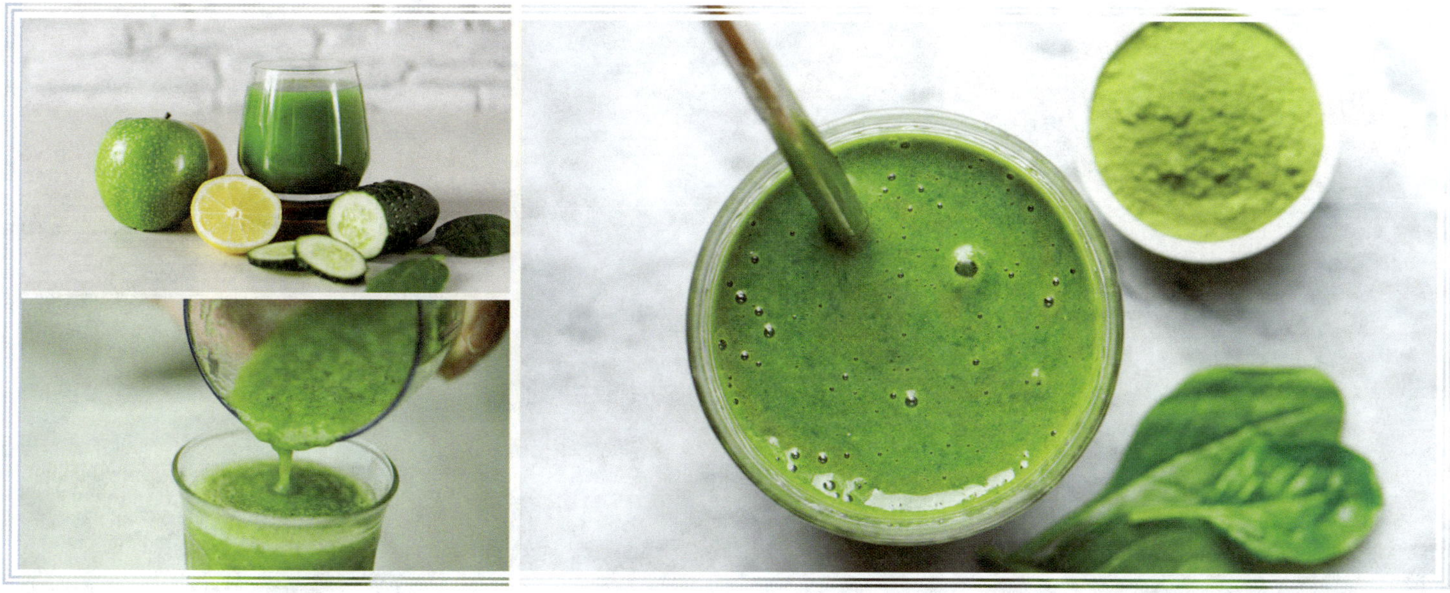

Esta receta de batido incorpora ingredientes a base de hierbas que ofrecen beneficios potenciales para estimular el metabolismo y ayudar en el control del peso.

## INGREDIENTES:

- 1 taza de espinacas frescas
- ½ taza de perejil fresco
- ½ taza de rodajas de pepino
- ½ aguacate mediano
- ½ limón, exprimido
- 1 cucharadita de jengibre rallado
- 1 cucharadita de miel (opcional, para que resulte más dulce)
- ½ manzana mediana picada
- ½ cucharadita de hojas de té verde o té verde en polvo
- ½ taza de agua fría o leche

### *NOTAS:*

Esta receta de batido verde efecto reductor contiene ingredientes ricos en oxalatos, como son especialmente las espinacas y el perejil. Los oxalatos son compuestos naturales que se encuentran en ciertos alimentos, pero pueden contribuir a la formación de cálculos renales en personas susceptibles.

- El pepino proporciona hidratación y aporta un sabor refrescante.
- El aguacate proporciona grasa y fibra saludables, lo que contribuye a una sensación de saciedad.
- Las espinacas y el perejil son ricos en vitaminas y minerales, lo que contribuye a la salud general.
- El zumo de limón aporta vitamina C y añade un sabor ácido.
- El jengibre puede ayudar a estimular el metabolismo.
- La miel añade dulzor, pero es opcional.
- La manzana también endulza y además proporciona fibra.
- El té verde contiene compuestos como catequinas que se han estudiado por su potencial para ayudar en el control del peso.

## INSTRUCCIONES:

1 | **Preparar las verduras:** lava bien las espinacas, el perejil y el pepino.

2 | **Preparar los demás ingredientes:** corta el aguacate por la mitad, retira el hueso y saca la pulpa. Exprime el limón, ralla el jengibre y pica la manzana.

3 | **Introducir los ingredientes en una batidora:** en una batidora, añade las espinacas, el perejil, las rodajas de pepino, el aguacate, el zumo de limón, el jengibre rallado, la miel (si lo deseas), la manzana picada, las hojas de té verde o el té verde en polvo y ½ taza de agua fría o leche. (Las alternativas sin lácteos como la bebida de almendras, de coco o de soja son mis favoritas).

4 | **Mezclar hasta que la textura sea suave:** mezcla todos los ingredientes hasta lograr una consistencia suave y cremosa. Es posible que debas parar para rebañar los laterales de la batidora y asegurarte de que se usa toda la mezcla.

5 | **Servir y disfrutar:** transfiere el batido verde a un vaso. Puedes decorarlo con una ramita de perejil o una rodaja de limón, si lo deseas.

## DOSIS:

Puedes tomar este batido por la mañana o como tentempié. No hay una dosis específica; ajustar los ingredientes y la cantidad de líquido según tu gusto y necesidades nutricionales.

# *Cápsulas de forskolina*
## *para estimular el metabolismo*

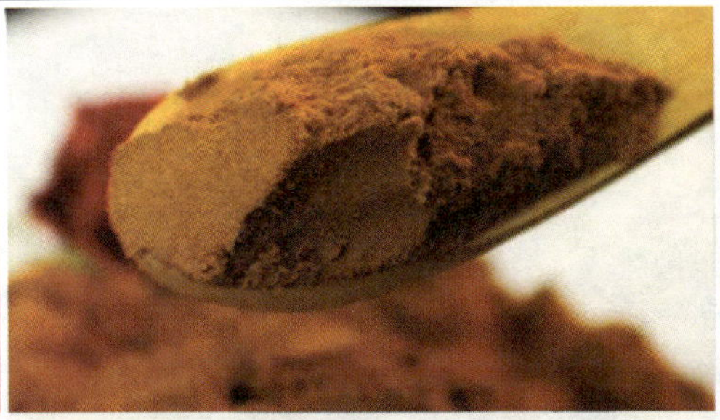

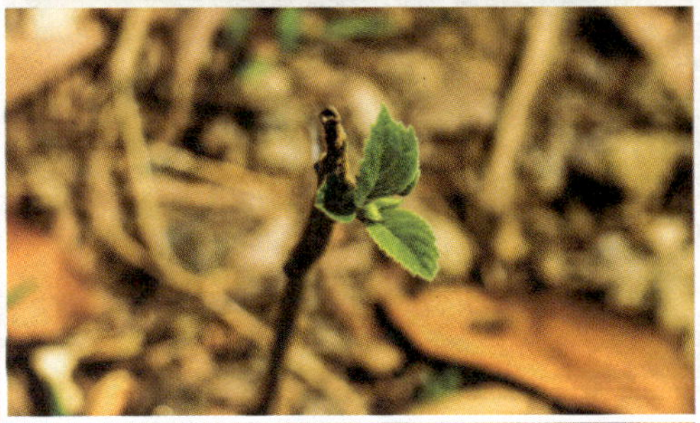

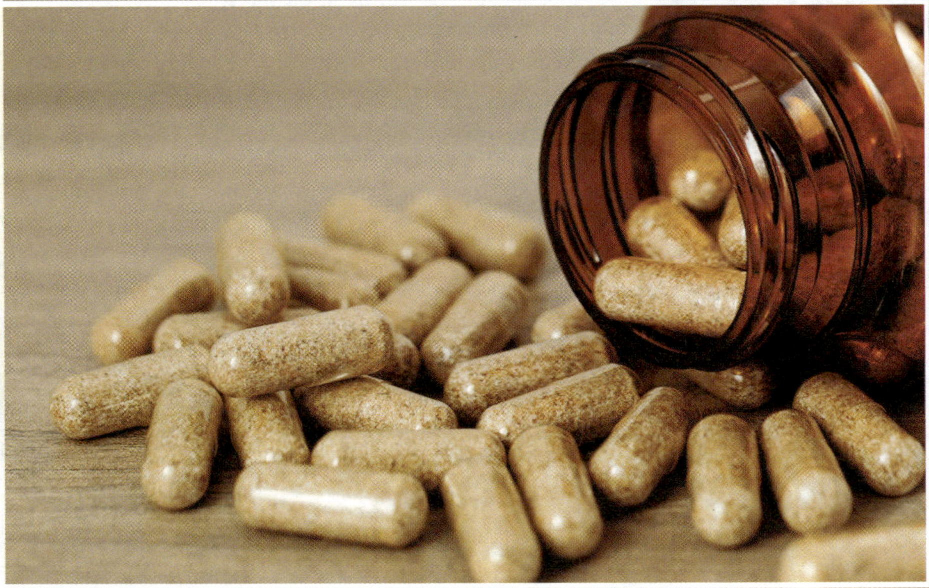

Las cápsulas caseras de forskolina proporcionan un método cómodo para consumir este suplemento de hierbas. La forskolina, derivada de la planta Coleus forskohlii, puede ayudar a estimular el metabolismo.

Se cree que la forskolina promueve la producción de lipasa sensible a las hormonas, una enzima que está implicada en el movimiento de los triglicéridos almacenados y en la liberación de ácidos grasos para que el organismo pueda usarlos para obtener energía. En términos sencillos, parece que la forskolina reduce el tamaño de las células grasas al promover su descomposición.

## INGREDIENTES:

- 2 cucharadas de raíz de forskolina seca (*Coleus forskohlii*)
- Cápsulas vegetarianas vacías

*NOTAS:*

La forskolina puede interactuar con ciertos medicamentos y afecciones médicas, así que consulta con un profesional sanitario antes de usarla, especialmente si tienes algún problema de salud subyacente.

Algunas personas pueden experimentar efectos secundarios como problemas digestivos o una disminución de la presión arterial cuando toman forskolina. Interrumpe el uso si experimentas algún efecto adverso.

Ten siempre cuidado al preparar y manipular suplementos a base de hierbas y asegúrate de que la higiene sea la adecuada para evitar la contaminación.

## INSTRUCCIONES:

1 | **Preparar el polvo de forskolina:** comienza por obtener la raíz de Coleus forskohlii seca. Asegúrate de que está completamente seca. Muele la raíz seca hasta que se haga un polvo fino con un molinillo de café o un mortero. El resultado será tu forskolina en polvo.

2 | **Llenar las cápsulas:** abre las cápsulas vegetarianas vacías y separa las dos mitades. Las cápsulas de tamaño «00» se utilizan comúnmente para suplementos herbales, ya que pueden contener una cantidad suficiente de hierbas en polvo sin ser demasiado grandes para tragarlas. Con una cuchara pequeña o una máquina de llenado de cápsulas, llena con cuidado cada mitad de las cápsulas con el polvo de forskolina.

3 | **Montar las cápsulas:** una vez que ambas mitades estén llenas, únelas para cerrarlas a presión. Asegúrate de que queden bien selladas para evitar que entre aire o humedad.

4 | **Almacenar las cápsulas:** guarda las cápsulas de forskolina en un recipiente hermético en un lugar fresco y seco, alejado de la luz solar directa. El almacenamiento adecuado es esencial para mantener su potencia.

## DOSIS:

Una dosis común es de 250-500 miligramos por día.

# Sopa de ortiga
## *para limpiar el organismo*

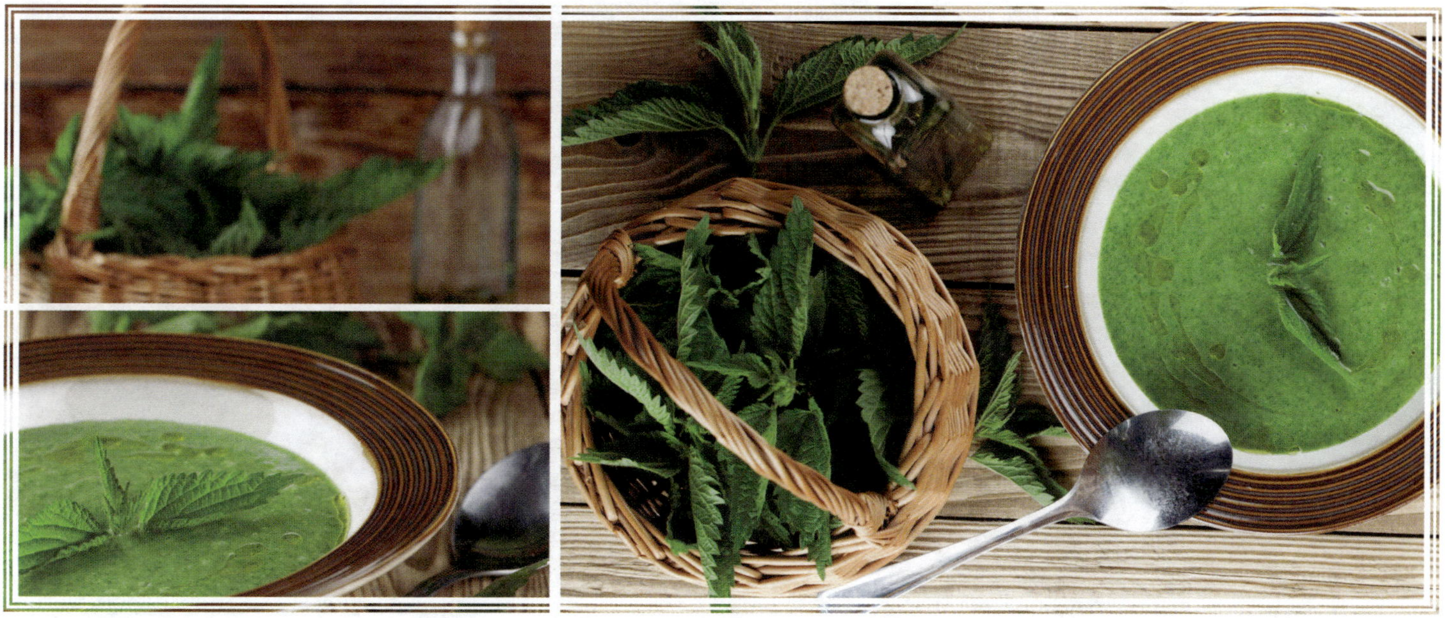

La sopa de ortiga es un plato de hierbas nutritivo y con efecto limpieza que puede ser una interesante adición a una dieta equilibrada. Las ortigas son conocidas tradicionalmente por sus propiedades diuréticas y son ricas en vitaminas y minerales, lo que las convierte en una opción saludable para aquellos que buscan potenciar el control del peso.

## INGREDIENTES:

- 2 tazas de hojas de ortiga frescas (*Urtica dioica*)
- 1 cebolla mediana, picada finamente
- 2 dientes de ajo picados
- 1 patata mediana cortada en dados
- 4 tazas de caldo de verduras
- 1 cucharada de aceite de oliva
- Sal y pimienta al gusto
- Zumo de medio limón (opcional)

*NOTAS:*

Ten cuidado al manipular hojas de ortiga frescas. Usa guantes para evitar pincharte.

Si tienes alergias o tomas medicamentos, consulta a un profesional sanitario antes de añadir ortigas a tu dieta.

## INSTRUCCIONES:

1| **Preparar las ortigas:** usa guantes para manipular hojas de ortiga frescas, ya que pueden causar irritación de la piel. Lava bien las ortigas y, a continuación, escáldalas en agua hirviendo durante 1-2 minutos. Escurre y trocéalas bien.

2| **Saltear las hierbas aromáticas:** en una olla grande, calienta el aceite de oliva a fuego medio. Añade la cebolla y el ajo picados. Saltea hasta que se vuelvan transparentes.

3| **Añadir patatas y ortigas:** añade las patatas cortadas en dados y las ortigas picadas a la olla. Remueve bien.

4| **Añadir el caldo de verduras:** vierte el caldo de verduras, asegurándote de que las ortigas y las patatas estén totalmente sumergidas. Lleva la mezcla a ebullición y, a continuación, reduce hasta fuego lento. Tapa y cocina durante unos 15-20 minutos o hasta que las patatas estén tiernas.

5| **Batir la sopa:** con una batidora, bate la sopa hasta que quede suave y cremosa.

6| **Sazonar y servir:** sazona la sopa con sal y pimienta al gusto. Si lo deseas, agrega el zumo de medio limón para darle más sabor y un refuerzo de vitamina C.

7| **Como alternativa,** puedes poner toda la planta en un exprimidor y añadir una dosis llena de antioxidantes a tu batido de la mañana.

## DOSIS:

Disfruta de un bol de sopa de ortiga como parte de tu almuerzo o cena. Puedes tomar esta sopa algunas veces por semana como parte de una dieta equilibrada.

# Barritas metabólicas
## con superalimentos

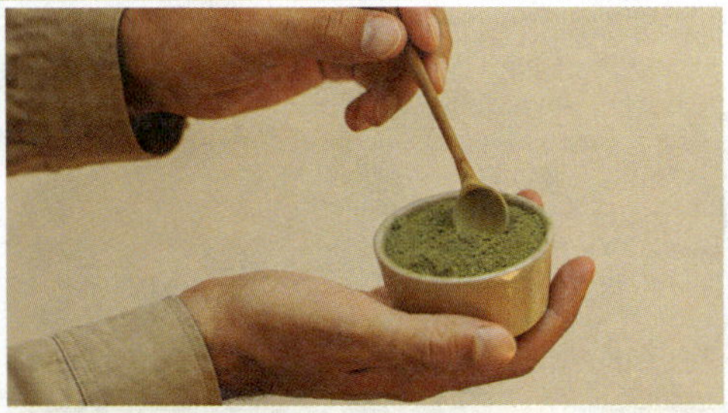

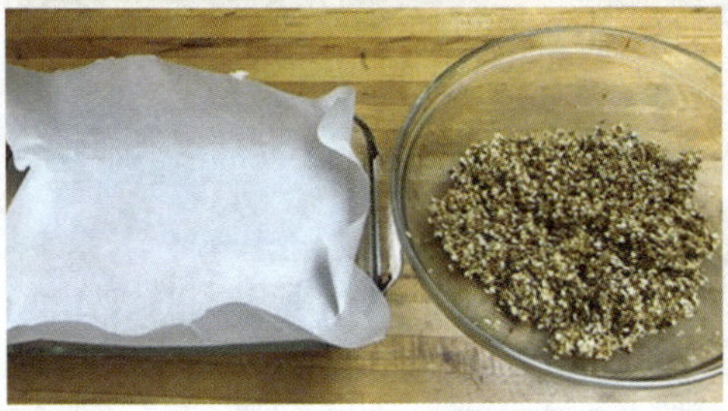

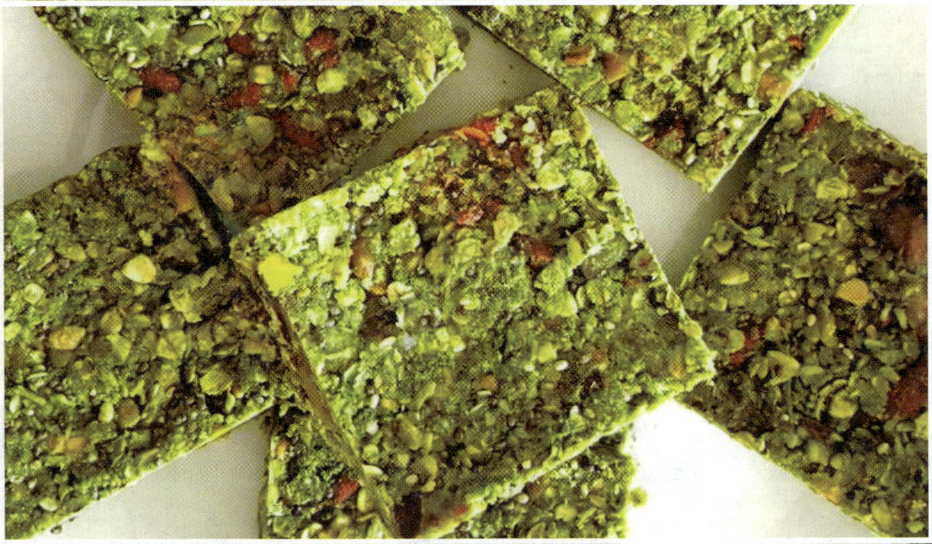

Estas barritas son un tentempié delicioso y nutritivo que puede ayudar a controlar el peso. Contienen ingredientes como matcha y bayas de goji que tienen propiedades para estimular el metabolismo y suprimen el apetito, junto con otros componentes ricos en nutrientes. La avena proporciona fibra para una sensación de saciedad. La mantequilla de almendras proporciona grasas y proteínas saludables. Las semillas de lino y de chía proporcionan ácidos grasos omega-3 y fibra. Al consumir semillas de chía, es esencial mantenerse hidratado, ya que absorben el agua y se obtiene sensación de saciedad. El cacao en polvo sin endulzar añade un sabor a chocolate y aporta antioxidantes.

## INGREDIENTES:

- 1 taza de copos de avena
- ½ taza de mantequilla de almendras
- ¼ taza de miel
- ¼ taza de semillas de lino molidas
- ¼ taza de semillas de chía
- ¼ taza de cacao en polvo sin endulzar
- ¼ taza de té verde en polvo (matcha, *Camellia sinensis*)
- ¼ taza de bayas de goji secas (*Lycium barbarum*)

*NOTAS:*

Comprueba las alergias a los frutos secos cuando utilices mantequilla de almendras. Si eres alérgico, considera usar una alternativa como la mantequilla de semillas de girasol.

Estas barritas contienen grasas saludables y azúcares naturales, así que ten en cuenta tu ingesta total de calorías si quieres controlar tu peso.

El té verde contiene cafeína, que puede variar en concentración. Si eres sensible a la cafeína, considera la posibilidad de usar un matcha descafeinado.

## INSTRUCCIONES:

1 | **Reunir los ingredientes:** prepara todos los ingredientes que necesitarás para hacer estas barritas con efecto reductor. Puedes añadir otros ingredientes como frutos secos picados, frutas secas o un toque de extracto de vainilla para darle más sabor y textura.

2 | **Mezclar los ingredientes secos:** combina los copos de avena, las semillas de lino molidas, las semillas de chía, el cacao en polvo sin endulzar, el té verde en polvo (matcha) y las bayas de goji secas en un bol mezclador.

3 | **Añadir los ingredientes húmedos:** mezcla la mantequilla de almendras y la miel con los ingredientes secos.

4 | **Mezclar y dar forma:** combina los ingredientes hasta que estén bien integrados y la mezcla se mantenga unida.

5 | **Preparar el plato para hornear:** cubre una bandeja cuadrada con papel de horno para que sea más fácil retirar las barritas después.

6 | **Presionar la mezcla en el plato:** presiona la mezcla firmemente en la bandeja de horno preparada.

7 | **Refrigerar:** coloca la bandeja para hornear en la nevera durante al menos 1-2 horas para dejar que la mezcla se asiente.

8 | **Cortar las barritas:** saca la bandeja de la nevera y corta la mezcla en barritas. Para conseguir unas barritas limpias y uniformes, usa un cuchillo afilado y sumérgelo en agua caliente antes de cortar. Esto evita que se pegue y garantiza cortes limpios.

9 | **Guardar:** guarda las barritas para controlar el peso en un recipiente hermético para su consumo posterior.

## DOSIS:

Disfrútalas como un capricho sin remordimientos o como fuente de energía lista para llevar.

# AYUDA A BASE DE HIERBAS
## *para el sistema respiratorio*

**El sistema respiratorio es crucial por varios motivos:**

- **Intercambio de oxígeno:** permite que el cuerpo capte oxígeno del aire y libere dióxido de carbono, un producto de desecho, lo que garantiza una oxigenación adecuada de las células del organismo.
- **Defensa inmunitaria:** el sistema respiratorio filtra las partículas y los patógenos dañinos, reduciendo el riesgo de infecciones.
- **Mantenimiento del equilibrio ácido-base:** regula los niveles de pH del cuerpo controlando la eliminación de dióxido de carbono, que puede afectar a la acidez de la sangre.
- **Vocalización:** el sistema respiratorio es esencial para el habla y la vocalización.
- **Apoyo a la circulación:** influye en la función cardíaca, ya que es vital un suministro eficiente de oxígeno al corazón.

**Consejos para mantener un sistema digestivo saludable:**

EVITAR EL TABACO Y LA EXPOSICIÓN A CONTAMINANTES:

Fumar y la exposición a contaminantes ambientales pueden dañar el sistema respiratorio. Dejar de fumar y minimizar la exposición a los contaminantes del aire son esenciales para la salud respiratoria a largo plazo.

CALIDAD DEL AIRE INTERIOR:

Mantén una buena calidad del aire interior ventilando los espacios habitables, y utilizando un purificador de aire y minimizando la exposición a contaminantes. Algunas plantas interiores también son de ayuda. Las mejores plantas purificadoras de aire son: el lirio de la paz, el aloe vera, la dracaena, la cinta, el helecho espada y los crisantemos.

PRACTICAR LA RESPIRACIÓN PROFUNDA:

Los ejercicios de respiración profunda pueden ayudar a mejorar la función y aumentar la capacidad de los pulmones. Prueba con técnicas como la respiración diafragmática o la respiración con los labios fruncidos.

## AYUDA A BASE DE HIERBAS

### Eucalipto *(Eucalyptus globulus)*

Las hojas o el aceite se han utilizado tradicionalmente para ayudar a abrir las vías respiratorias y aliviar la congestión. Pueden utilizarse en una inhalación de vapor o como aceite tópico.

### Verbasco o gordolobo *(Verbascum thapsus)*

Conocido por sus propiedades antiinflamatorias, el gordolobo se ha utilizado tradicionalmente para calmar la tos, abrir el tracto respiratorio, disminuir la mucosidad y estimular la expulsión de flemas. Puede usarse como tintura o té.

### Jengibre *(Zingiber officinale)*

El jengibre tiene propiedades antiinflamatorias y puede ayudar a aliviar los síntomas de las afecciones respiratorias. Puede consumirse como té o añadirse a las comidas.

### Cúrcuma *(Curcuma longa)*

La curcumina, un compuesto de la cúrcuma, tiene propiedades antiinflamatorias y antioxidantes que pueden beneficiar la salud respiratoria. Considera la posibilidad de usar cúrcuma para cocinar o tomar suplementos de curcumina.

### Menta *(Mentha piperita)*

La menta contiene mentol, utilizado tradicionalmente para ayudar a relajar los músculos del tracto respiratorio y facilitar la respiración. La menta se puede usar como té o aceite.

### Raíz de regaliz *(Glycyrrhiza glabra)*

La raíz de regaliz se ha utilizado tradicionalmente para problemas respiratorios debido a sus propiedades antiinflamatorias. Se puede consumir como té o suplemento.

### Tomillo *(Thymus vulgaris)*

El tomillo contiene compuestos con propiedades antimicrobianas que pueden contribuir a la buena salud respiratoria. Se puede utilizar en la cocción o como infusión de hierbas.

**!**

Consulta a un profesional sanitario antes de utilizar los remedios de este libro, especialmente si estás embarazada, en período de lactancia, tomas medicación o padeces alguna enfermedad. El autor y el editor no asumen ninguna responsabilidad por los posibles efectos adversos. Se recomienda empezar con la dosis más pequeña para comprobar la respuesta y la tolerancia de tu organismo. Interrumpe su uso de manera inmediata si se produce algún efecto secundario.

Algunos de los nombres de los remedios solo tienen fines creativos. Estos preparados caseros no contienen ingredientes farmacéuticos, no son equivalentes a ningún tratamiento médico ni deben utilizarse como sustitutos de este.

# *Espray para el dolor de garganta*

## *de romero y salvia*

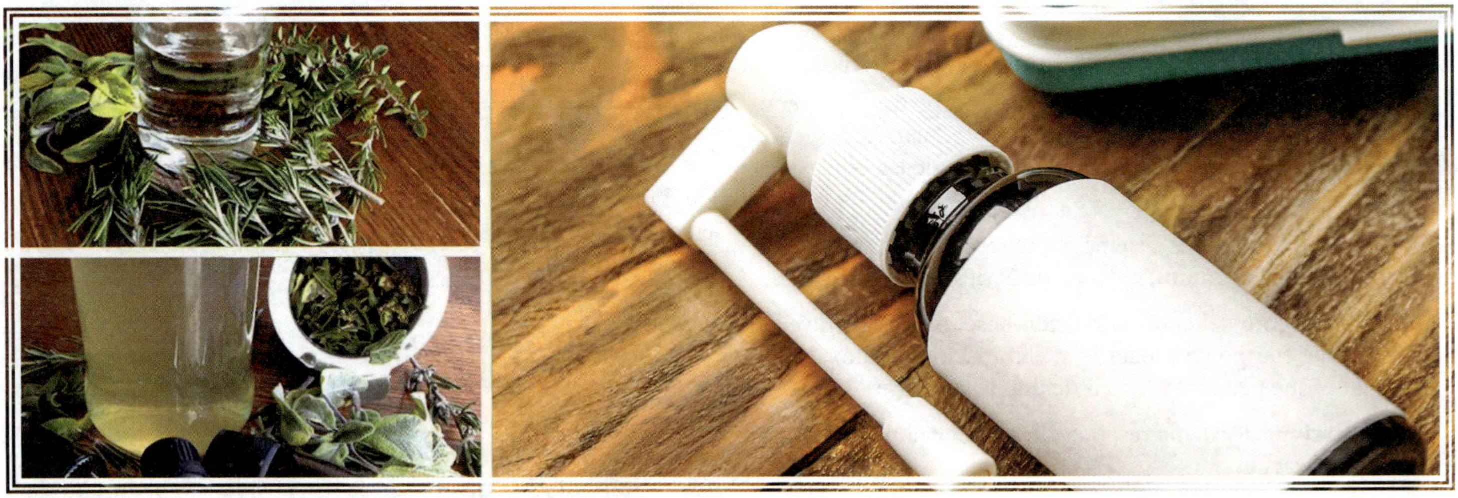

Este espray casero para el dolor de garganta aprovecha las propiedades calmantes del romero, la salvia y el orégano, junto con los aceites esenciales, para aliviar la irritación y las molestias de la garganta de manera natural. El romero contiene compuestos como el ácido rosmarinico, el ácido oleanólico, el eucaliptol, el ácido cafeico, el alcanfor y el alfa-pineno, que se utilizan de manera tradicional para ayudar a aliviar los dolores de garganta y los resfriados, y pueden ayudar a descomponer las biopelículas virales y bacterianas. El aceite esencial de orégano, rico en carvacrol, es conocido por su uso tradicional para tratar las molestias de la garganta y la garganta estreptocócica, y puede causar inicialmente una sensación de calor. Mientras tanto, el aceite esencial de salvia, con alfa-tujona y alcanfor, se ha utilizado tradicionalmente para aliviar las molestias de la garganta, la faringitis estreptocócica y los virus, y para reducir la sensibilidad al dolor y la inflamación.

## INGREDIENTES:

- 1.5 tazas de alcohol (al menos de 40 grados)
- 1 cucharada de salvia seca picada (*Salvia officinalis*)
- 1 cucharada de romero seco picado (*Salvia rosmarinus*)
- 1 cucharada de orégano seco picado (*Origanum vulgare*)
- 10 gotas de aceite esencial de salvia
- 10 gotas de aceite esencial de romero
- 10 gotas de aceite esencial de orégano

### *NOTAS:*

Para usarlo, agita bien el pulverizador para mezclar los ingredientes. Luego, rocía la solución de hierbas directamente en la parte posterior de la garganta según sea necesario para aliviar las molestias.

## INSTRUCCIONES:

1 | **Preparar las hierbas:** mide 1 cucharada de cada una de las hierbas secas. Si tienes hierbas frescas, duplica la cantidad.

2 | **Calentar el alcohol:** calienta 1.5 tazas de alcohol, como vodka o brandi, a una temperatura de entre 50 y 60 °C en un tarro dentro de una olla de agua tibia.

3 | **Añadir las hierbas:** añade las 3 hierbas y pon la tapa. Mantén el calor durante 2 horas y remueve ocasionalmente.

4 | **Colar la infusión:** después de infusionar, deja que el líquido se enfríe a temperatura ambiente. Luego, cuela la infusión de hierbas a través de un colador de malla fina o un paño de queso para eliminar las partículas de hierbas.

5 | **Añadir los aceites esenciales:** añade 10 gotas de cada uno de los aceites esenciales: de salvia, de romero y de orégano a la tintura de hierbas colada. Remueve bien para mezclar.

6 | **Transferir a una botella con espray:** utilizando un embudo si es necesario, vierte con cuidado la tintura herbal con aceites esenciales en un pequeño frasco con espray.

7 | **Etiquetar y almacenar:** etiqueta el frasco con el contenido y la fecha. Almacenar en un lugar oscuro y fresco durante un máximo de 1 año. Asegúrate de agitarlo antes de usar.

## DOSIS:

La frecuencia de uso puede variar dependiendo de la gravedad de los síntomas y de tu preferencia personal. Por lo general, puedes usarlo cada 2-4 horas, pero es esencial controlar cómo responde la garganta y ajustarlo en consecuencia.

# Grageas de jengibre, limón y miel

## para la tos

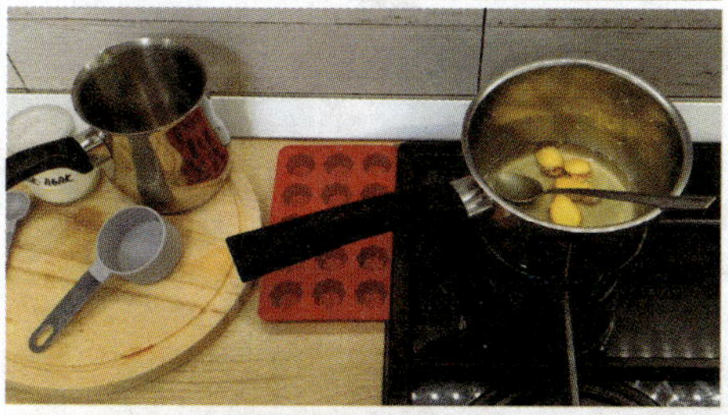

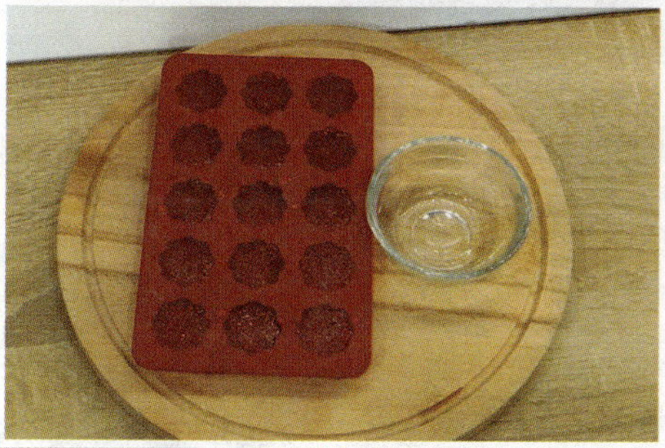

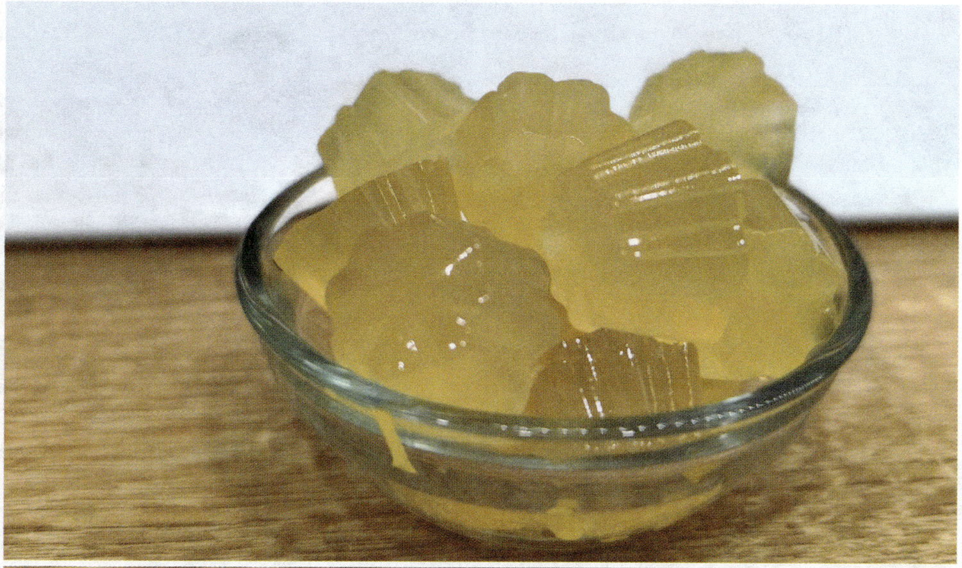

Al combinar estos ingredientes en unas grageas caseras para la tos, se consigue un remedio natural que no solo sabe bien, sino que también proporciona múltiples beneficios para calmar la tos y el dolor de garganta. La consistencia espesa de la miel recubre la garganta, proporcionando un efecto calmante y reduciendo la irritación. También aporta propiedades antibacterianas naturales y ayuda al sistema inmunitario. El zumo de limón, rico en vitamina C y antioxidantes, reduce la inflamación, descompone la mucosidad y añade un sabor agradable. Estas grageas son populares por sus propiedades antiinflamatorias, sus efectos calmantes para la garganta y por actuar como apoyo natural para la tos.

## INGREDIENTES:

- 4 cucharadas de miel cruda
- ¼ taza de zumo de limón de buena calidad (lo mejor es exprimirlo en el momento)
- De 4 a 5 rebanadas de jengibre fresco (*Zingiber officinale*)

### *NOTAS:*

Utiliza ingredientes frescos de alta calidad para obtener los mejores resultados.

Si bien estas grageas son naturales, evita el consumo excesivo. Una ingesta excesiva de miel puede provocar un aumento de los niveles de azúcar en sangre.

No se debe administrar miel cruda a bebés menores de un año debido al riesgo de botulismo. Para niños menores de un año, consulta con un pediatra para obtener los remedios más adecuados para la tos.

## INSTRUCCIONES:

1 | **Preparar el jengibre:** lava y corta finamente el jengibre fresco. Puedes dejar la cáscara para darle más sabor, pero asegúrate de que esté limpia.

2 | **Combinar ingredientes:** en una cacerola pequeña, mezcla la miel, el zumo de limón y el jengibre en rodajas. Calienta la mezcla a baja temperatura, removiendo constantemente. No dejes que hierva; simplemente caliéntala lo suficiente como para que el jengibre se infusione en el líquido. Esto debería llevar de 5 a 10 minutos.

3 | **Retirar las rodajas de jengibre:** una vez que la mezcla esté caliente y los sabores se hayan infusionado, retírala del fuego. Saca las rodajas de jengibre. En este punto, deberías obtener un jarabe fluido.

4 | **Formar las grageas:** espera a que el jarabe se enfríe un poco. Mientras aún está caliente pero no queme al tacto, usa una cuchara pequeña o un gotero para formar las grageas en un molde de silicona o en una bandeja forrada de papel para horno. Puedes hacerlas tan grandes o pequeñas como prefieras.

5 | **Dejar enfriar:** deja que las grageas se enfríen y solidifiquen a temperatura ambiente durante unas horas o hasta que ya no estén pegajosas al tacto. Esto puede tardar entre 4 y 8 horas, dependiendo del tamaño de las grageas y de la humedad del ambiente.

6 | **Almacenar:** una vez que las grageas se hayan endurecido, transfiérelas a un recipiente hermético. Guárdalas en un lugar fresco y seco. Se conservan en buen estado durante varias semanas.

## DOSIS:

Toma estas grageas para la tos según sea necesario. Para los adultos, una o dos grageas para la tos cada 2-4 horas es una dosis típica. Para los niños, ajusta la dosis en función de su edad y peso, pero una gragea cada 4-6 horas es un buen punto de partida.

# *Apósito*
## *de mostaza*

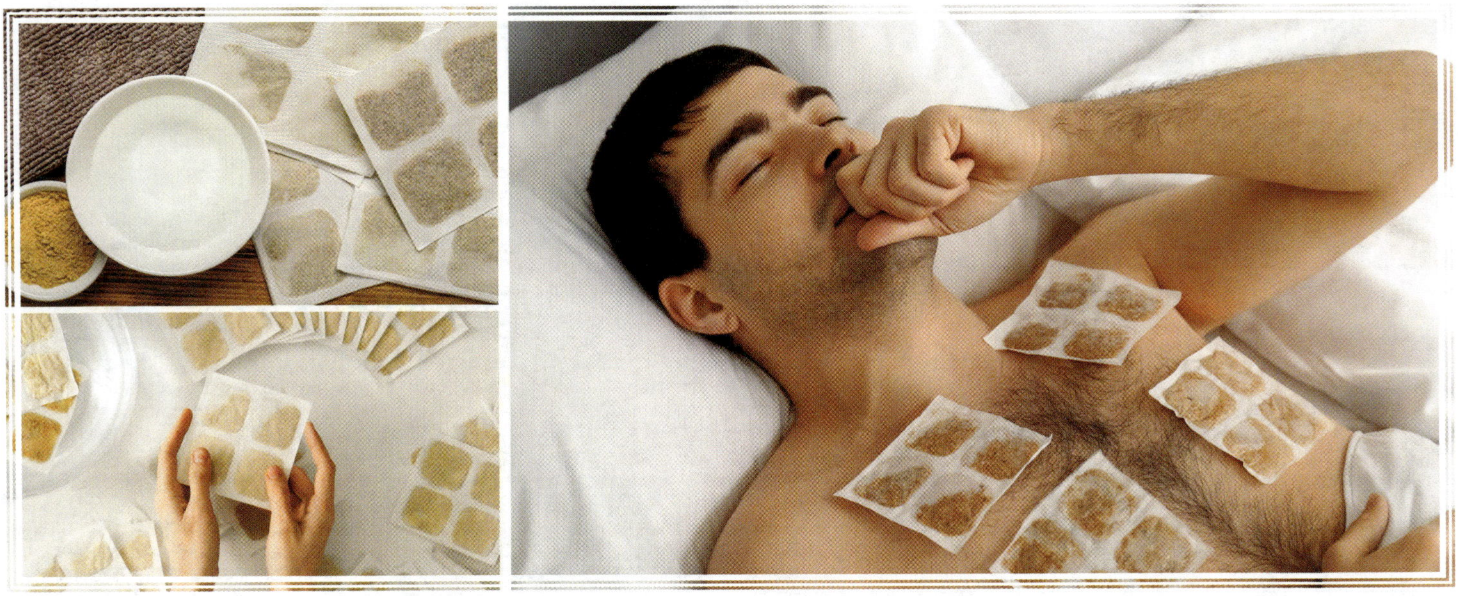

Un apósito de mostaza casero puede ser un remedio para la congestión del pecho y proporcionar además alivio de síntomas como tos y dificultad para respirar. Los apósitos de mostaza actúan creando una sensación de calor en la piel, que puede ayudar a aflojar la mucosidad, mejorar la circulación y aliviar las molestias.

## INGREDIENTES:

- 2 cucharadas de mostaza en polvo. Puedes encontrar mostaza en polvo en la mayoría de las tiendas de comestibles o en línea.
- 2 cucharadas de harina
- Agua (según sea necesario para formar una pasta espesa)

### *NOTAS:*

Los apósitos de mostaza pueden causar irritación o quemaduras en la piel si se dejan puestos durante demasiado tiempo o si la pasta de mostaza es demasiado fuerte.

Vigila siempre atentamente a la persona durante el tratamiento y retira el apósito si se sienten molestias o ardor excesivo. Ten especial cuidado al aplicar apósitos de mostaza a niños y ancianos, ya que su piel puede ser más sensible.

No utilices estos apósitos en personas con alergia a la mostaza.

## INSTRUCCIONES:

1 | **Preparar los utensilios:** necesitarás un bol para mezclar, una cuchara para remover, un paño limpio (como una toalla de cocina o un paño de muselina) y un envoltorio de plástico o una toalla pequeña.

2 | **Preparar la pasta de mostaza:** empieza añadiendo aproximadamente 2 cucharadas de polvo de mostaza en el bol para mezclar. Añade una cantidad igual de harina (2 cucharadas) al bol. Añade agua gradualmente mientras remueves hasta lograr una consistencia espesa y parecida a una pasta. Intenta conseguir una consistencia similar a la de la masa para tortitas.

3 | **Aplicar el apósito de mostaza:** coloca el paño limpio sobre una superficie plana. Extiende la pasta de mostaza uniformemente sobre la mitad del paño, dejando la otra mitad limpia. Dobla el paño por la mitad para cubrir la pasta de mostaza.

4 | **Calentar el paño:** calienta el apósito de mostaza en el microondas durante 5-10 segundos o calentándolo en una sartén seca durante unos segundos. Asegúrate de que esté caliente, pero sin quemar, para evitar quemaduras.

5 | **Aplicar el apósito:** coloca el apósito de mostaza caliente directamente sobre el pecho de la persona que padece congestión. Cubre el apósito con un paño fino o un envoltorio de plástico para proteger la piel. Deja el apósito colocado durante unos 10-15 minutos o hasta que se note caliente y la piel se vuelva rosada, pero no roja. Ten cuidado de no dejarlo puesto durante demasiado tiempo para evitar irritaciones o quemaduras en la piel.

6 | **Retirar el apósito:** si la persona se siente incómoda o experimenta una quemazón o irritación excesiva, retira el apósito inmediatamente. Después de retirar el apósito, limpia el pecho con un paño húmedo para eliminar cualquier residuo de mostaza.

## DOSIS:

Puedes repetirlo hasta 3 veces al día si es necesario, pero normalmente no hace falta usarlo más de una vez en el mismo día.

# Almohadilla efecto calor
## de patata

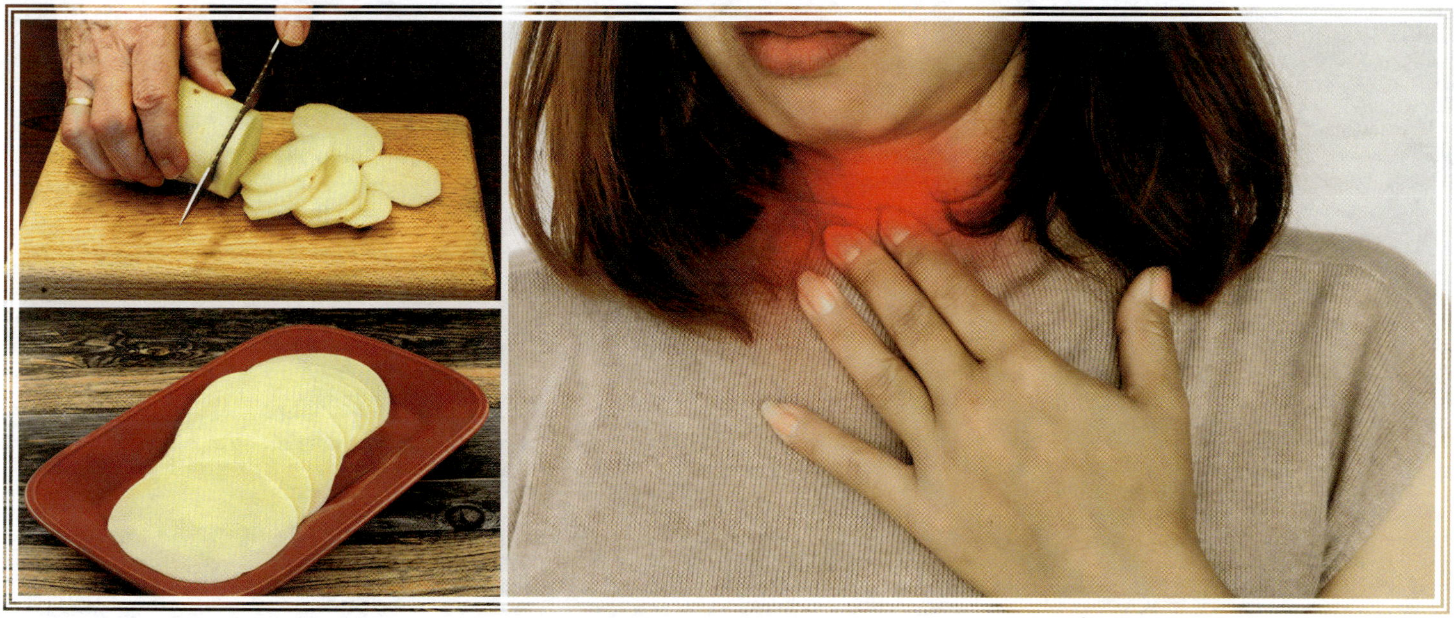

Las patatas se han utilizado durante mucho tiempo en remedios populares por sus propiedades para mantener el calor.

Esta sencilla «almohadilla de patata caliente» se puede hacer rápidamente para aliviar los dolores de garganta. Es una solución natural, sin dolor y sin productos químicos.

## INGREDIENTES:

- 1-2 patatas

### *NOTAS:*

Asegúrate de que las patatas no estén demasiado calientes antes de aplicarlas para evitar quemaduras.

Supervisa siempre a los niños cuando usen esta almohadilla térmica para garantizar su seguridad.

Si se tiene alergia a las patatas, no uses este remedio.

## INSTRUCCIONES:

1 | **Cortar las patatas en rodajas:** comienza cortando las patatas en rodajas finas.

2 | **Calentar las patatas:** coloca las rodajas de patata en la cocina o en el microondas hasta que estén calientes, pero no demasiado, para poder manipularlas.

3 | **Preparar la almohadilla efecto calor:** envuelve las rodajas de patata caliente en un paño o colócalas en un calcetín.

4 | **Aplicar en el cuello:** aplica las rodajas de patata envueltas en el cuello. Déjalas durante unos minutos para estimular la circulación y que actúen como una almohadilla térmica casera.

## DOSIS:

Usa esta almohadilla térmica siempre que tengas dolor de garganta. Aplícalo durante unos minutos hasta que las patatas empiecen a enfriarse.

# *Jarabe amish*
## *para la tos*

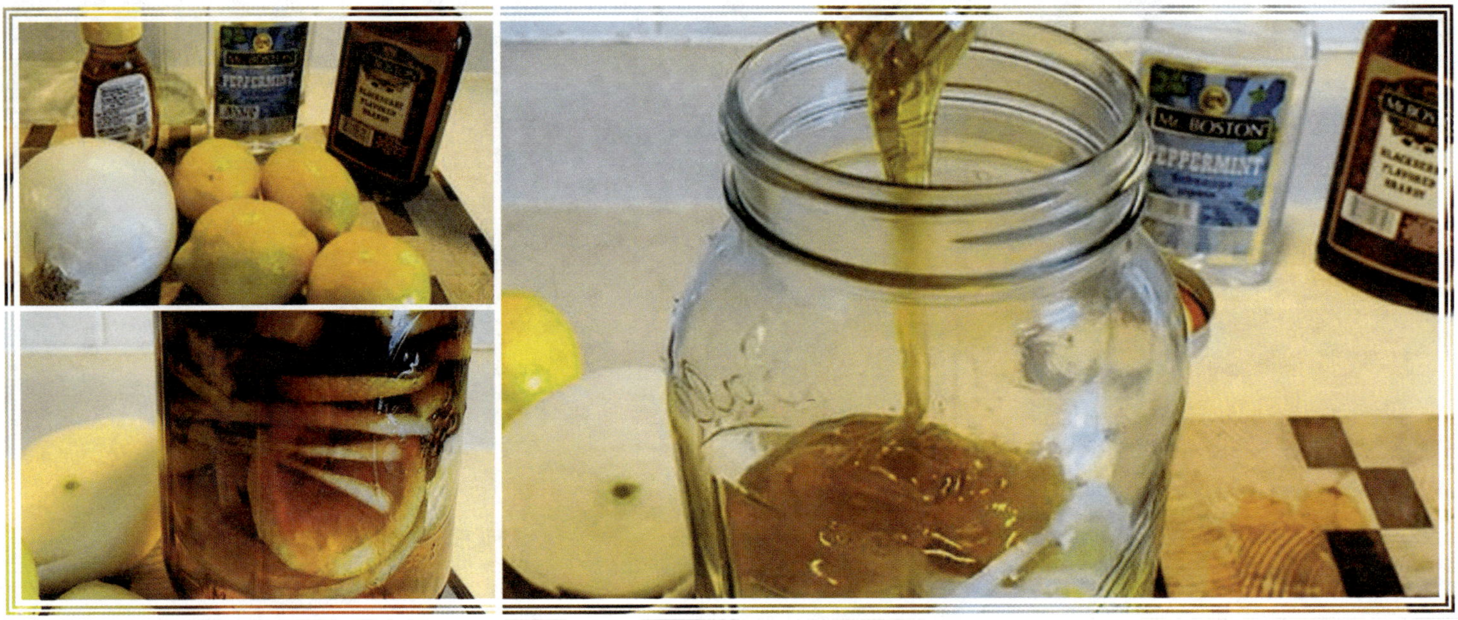


Este jarabe de los amish para la tos, también conocido como «zumo de serpiente», es un remedio antiguo que se usa para calmar la tos, aliviar el dolor de garganta y reducir la congestión. La combinación de cebollas, limones, miel, brandi y aguardiente de menta proporciona una mezcla de propiedades beneficiosas.

Las cebollas son conocidas por sus propiedades antimicrobianas, lo que ayuda a reducir la inflamación y combatir las infecciones respiratorias. Los limones, ricos en vitamina C, pueden ayudar al sistema inmunitario. La miel actúa como un supresor natural de la tos con propiedades antibacterianas que calman la garganta. El brandi de moras contiene antioxidantes y proporciona un efecto calor para aliviar los síntomas del resfriado, mientras que el aguardiente de menta aporta una sensación refrescante y ayuda a eliminar la congestión.

## INGREDIENTES:

- 1-2 cebollas medianas, cortadas en rodajas
- 2-4 limones en rodajas
- 560 ml de miel
- 560 ml de aguardiente de menta
- 560 ml de brandi de moras

### *NOTAS:*

Esta receta contiene alcohol. Evita dárselo a niños o personas sensibles al alcohol.

Para una versión sin alcohol, sustituye el brandi de moras y el aguardiente de menta por la misma cantidad de té fuerte de moras o jarabe de moras y extracto de menta.

Si los síntomas persisten durante más de una semana, consulta a un profesional sanitario.

## INSTRUCCIONES:

1 | **Preparar los ingredientes:** corta las cebollas y los limones en rodajas finas. En un recipiente de vidrio hermético, dispón capas alternas de rodajas de cebolla y rodajas de limón.

2 | **Combinar los ingredientes:** vierte la miel sobre las capas de cebollas y limones. Añade el aguardiente de menta y el brandi de moras, asegurándote de que cubran las capas por completo.

3 | **Infusionar:** cierra bien el recipiente y déjalo a temperatura ambiente durante tres días.

4 | **Colar:** después de tres días, cuela la mezcla para eliminar las rodajas de cebolla y limón, manteniendo el jarabe líquido.

5 | **Almacenar:** guarda el jarabe en un lugar fresco y oscuro. Puede durar entre 6 y 12 meses si se almacena correctamente.

## DOSIS:

Tomar 1 cucharada cada 4 horas según sea necesario para aliviar la tos y el dolor de garganta.

# *Jarabe de gordolobo y malvavisco*

## *para la tos*

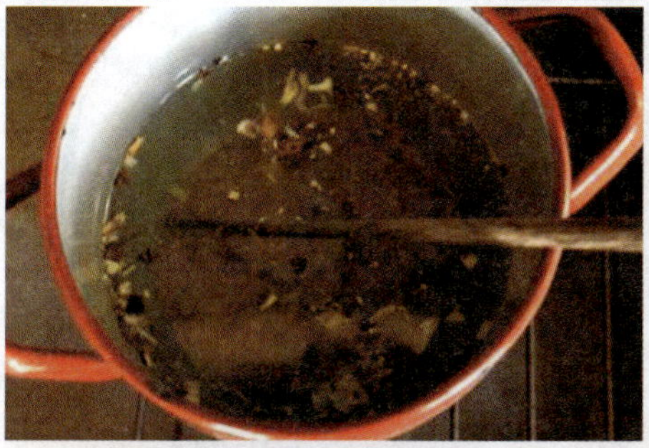

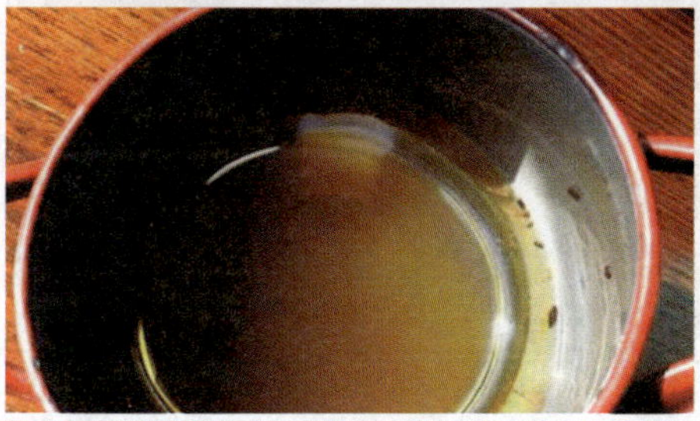

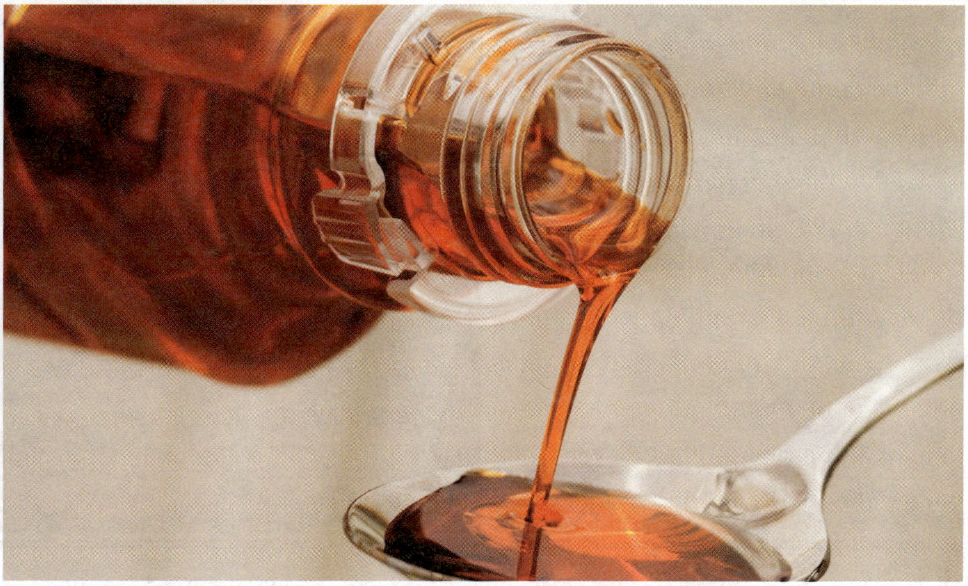

El gordolobo y la raíz de malvavisco son dos remedios a base de hierbas que se utilizan a menudo para aliviar la tos y las molestias respiratorias. Cuando se combinan en un jarabe casero para la tos, pueden proporcionar una alternativa natural a los jarabes de venta libre para la tos.

## INGREDIENTES:

- 1 cucharada de hojas y flores secas de gordolobo (*Verbascum thapsus*)
- 1 cucharada de raíz de malvavisco seca (*Althaea officinalis*)
- 2 tazas de agua
- ½ a 1 taza de miel (ajustar para obtener el nivel de dulzor deseado)

*NOTAS:*

Si la tos persiste o empeora después de algunos días de usar el jarabe, o si experimentas síntomas graves, busca atención médica.

Este jarabe no sustituye el asesoramiento o tratamiento médico profesional. Ten en cuenta cualquier alergia al gordolobo o a la raíz de malvavisco.

## INSTRUCCIONES:

1 | **Combinar las hierbas:** en una cacerola pequeña, mezcla 1 cucharada de hojas y flores secas de gordolobo (si están disponibles) con 1 cucharada de raíz de malvavisco seca.

2 | **Añadir agua:** vierte 2 tazas de agua en la cacerola con las hierbas.

3 | **Llevar a ebullición:** pon la cacerola a fuego medio-alto hasta que hierva la mezcla.

4 | **Reducir el calor y hervir a fuego lento:** una vez que hierva, baja el calor y deja las hierbas a fuego lento durante unos 15-20 minutos. Esto permite que el agua se reduzca a la mitad.

5 | **Colar el líquido:** después de que haya hervido a fuego lento, cuela el líquido en un recipiente resistente al calor para retirar el material herbáceo. Deja que se enfríe un poco, para que no escalde.

6 | **Añadir miel:** una vez que el líquido se haya enfriado, agrega de ½ a 1 taza de miel (ajusta el nivel de dulzor deseado). Remueve bien para asegurarte de que la miel esté completamente incorporada en el jarabe.

7 | **Almacenar:** vierte el jarabe preparado en un frasco o botella de vidrio limpio y hermético.

8 | **Refrigerar:** guarda el jarabe para la tos en la nevera para que se conserve mejor.

## DOSIS:

Toma 1-2 cucharadas de jarabe cada 4-6 horas según sea necesario. En el caso de los niños (mayores de 1 año), se les puede dar 1 o 2 cucharaditas de jarabe cada 4 o 6 horas, según sea necesario.

# *Alivio para la congestión nasal*
## *con vapor de eucalipto*

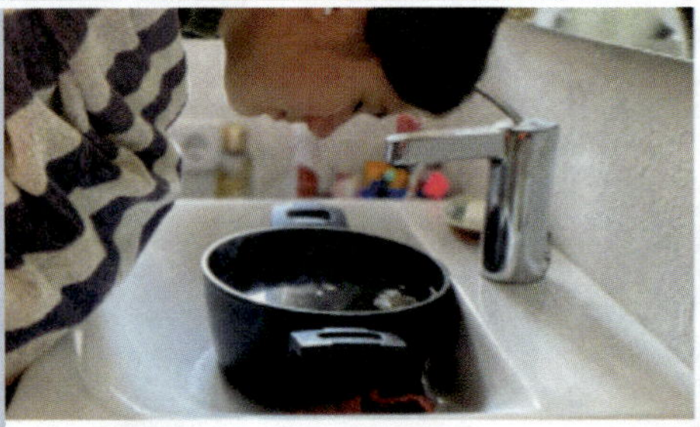

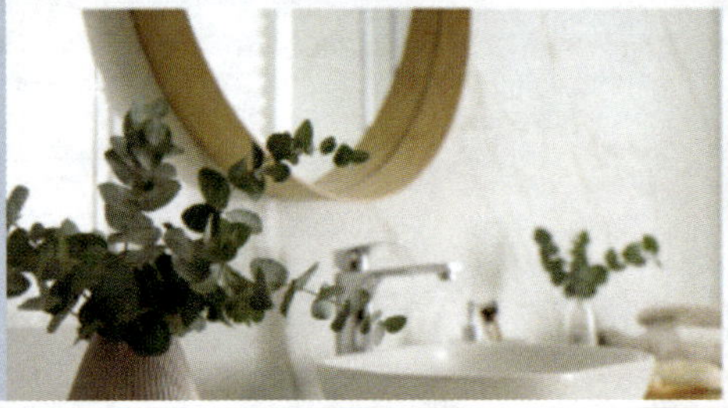

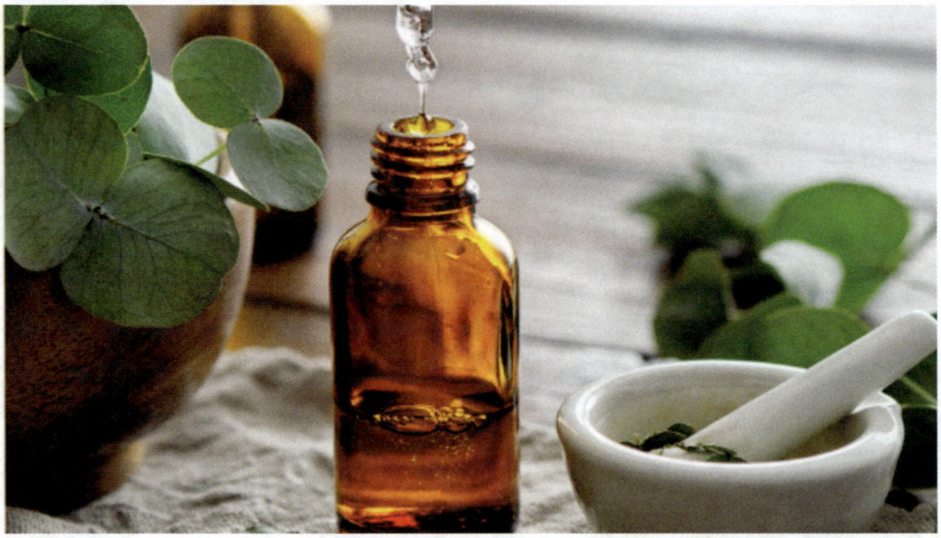

Elaborar un vapor de eucalipto casero para aliviar los senos paranasales puede ser una forma relajante de remediar la congestión y las molestias. Tradicionalmente, el aceite de eucalipto se ha utilizado para mantener la salud respiratoria al ayudar a eliminar la mucosidad y las impurezas de las vías respiratorias. Por este motivo, a menudo se encuentra en los lavados nasales con solución salina. Además, se cree que el vapor de eucalipto ayuda a promover el movimiento de unos pequeños filamentos similares al pelo en los pulmones (llamados cilios), que eliminan la mucosidad y las impurezas de las vías respiratorias.

## INGREDIENTES Y UTENSILIOS:

- Suficiente agua hirviendo para crear una buena cantidad de vapor
- Unas 3-5 gotas de aceite esencial de eucalipto (*Eucalipto globulus*)
- Una toalla grande para cubrir la cabeza y la cacerola o el bol, creando una especie de «carpa de vapor»

### *NOTAS:*

Ten cuidado al manipular agua hirviendo para evitar quemaduras. Mantén una distancia segura y no te inclines demasiado cerca de la olla. No añadas demasiado aceite de eucalipto. Unas pocas gotas suelen ser suficientes, ya que el aceite de eucalipto es potente.

Si experimentas alguna molestia o reacción adversa durante o después de la inhalación del vapor, detén el proceso inmediatamente.

## INSTRUCCIONES:

1 | **Hervir agua:** comienza hirviendo agua en una olla. Necesitarás suficiente agua hirviendo para crear una buena cantidad de vapor.

2 | **Preparar una superficie segura:** coloca la olla o el recipiente resistente al calor sobre una superficie estable y resistente al calor. Asegúrate de poder apoyarte cómodamente sobre la olla sin el riesgo de que se vuelque.

3 | **Añadir aceite de eucalipto:** una vez que el agua empiece a hervir, apaga el fuego y añade unas gotas (unas 3-5 gotas) de aceite esencial de eucalipto al agua caliente. El vapor transportará el aroma y las propiedades del eucalipto hacia los senos paranasales.

4 | **La carpa de vapor:** cubre con cuidado la cabeza, los hombros y la olla o el recipiente con una toalla grande, creando una especie de tienda de campaña o carpa para atrapar el vapor.

5 | **Inhalar el vapor:** siéntate o inclínate sobre la olla o el bol grande, manteniendo la cara a unos 30 cm del agua. Cierra los ojos e inhala el vapor profundamente por la nariz durante unos 5-10 minutos. Respira lenta y suavemente para evitar molestias.

6 | **Tomar descansos:** si el vapor se calienta demasiado o resulta demasiado intenso, haz descansos según sea necesario. Levanta la toalla y deja escapar parte del calor antes de retomar los vapores.

## DOSIS:

Puedes repetir este proceso de inhalación de vapor 2 o 3 veces al día o con la frecuencia necesaria para aliviar la congestión sinusal. También puedes utilizar aceite esencial de eucalipto en un nebulizador para aliviar los senos paranasales. Los nebulizadores convierten los líquidos en una fina bruma que puede inhalarse directamente por el sistema respiratorio, proporcionando los beneficios terapéuticos del aceite de eucalipto de forma eficaz. Este método permite una inhalación controlada y constante del vapor de eucalipto, lo que lo convierte en una opción conveniente para aquellos que buscan alivio de la congestión y las molestias asociadas.

# Compresa caliente de hierbas
## para la sinusitis

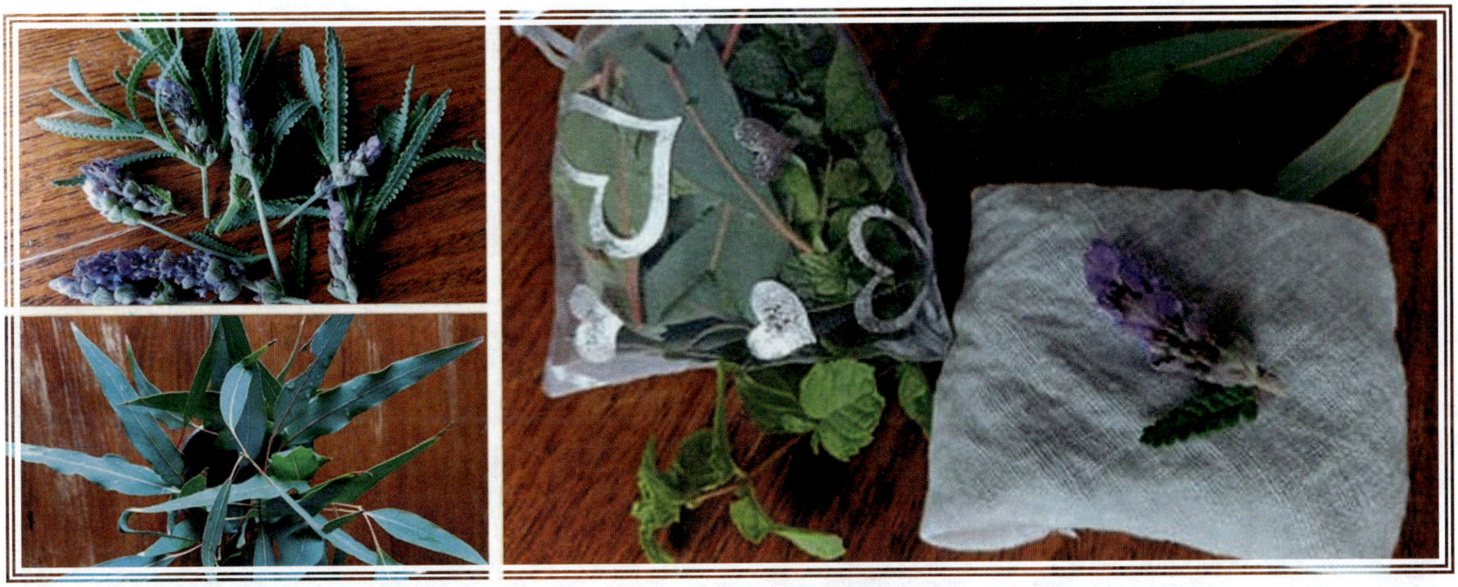

Cuando se trata de usar la aromaterapia para aliviar el dolor asociado con una cefalea sinusal, la combinación de eucalipto, menta y lavanda puede ser de ayuda. El eucalipto contiene eucaliptol, un antiinflamatorio que regula la mucosidad. La menta ayuda con varios dolores de cabeza, incluidos los de los senos paranasales. La lavanda reduce la frecuencia y la gravedad de las cefaleas y promueve una mejor calidad del sueño gracias a la aromaterapia mediante los aceites esenciales.

## INGREDIENTES:

- 2 cucharadas de cada una de las flores secas: lavanda (*Lavandula*), flores de manzanilla (*Matricaria chamomilla*), hojas de eucalipto y hojas de menta (*Mentha piperita*)
- 1 taza de arroz o semillas de lino crudos
- Una tela de un tejido natural y transpirable como el algodón o la muselina
- Cordón o gomas para cerrar la compresa de forma segura

### *NOTAS:*

Ten siempre cuidado con la temperatura para evitar quemaduras. Si la sinusitis persiste o empeora, consulta a un profesional sanitario para obtener el tratamiento médico adecuado. Asegúrate de que el tejido y las hierbas estén limpios y libres de contaminantes para evitar la irritación o infección de la piel.

## INSTRUCCIONES:

1 | **Mezclar las hierbas:** en un bol, combina las hierbas secas: 2 cucharadas de lavanda, manzanilla, eucalipto y menta.

2 | **Preparar la compresa:** extiende un paño de algodón de 25 x 25 cm sobre una superficie limpia.

3 | **Llenar la compresa:** coloca 1 taza de arroz o semillas de lino crudos en la mitad del paño para asegurarte de que la compresa retiene el calor de forma eficaz. Luego, distribuye uniformemente la mezcla de hierbas sobre el relleno.

4 | **Doblar y cerrar:** dobla la otra mitad del paño sobre el relleno para formar una bolsa. Asegura los bordes con cuerdas o bandas elásticas, asegurándote de que las hierbas y el relleno no se salgan.

5 | **Calentar la compresa:** calienta la compresa en el microondas durante 20-30 segundos. Comprueba con cuidado la temperatura, asegurándote de que esté caliente, pero no en exceso.

6 | **Comprobar la temperatura:** comprueba siempre la temperatura en la muñeca o el dorso de la mano para asegurarte de que se puede aplicar en la cara. Debe estar caliente, pero sin quemar.

7 | **Aplicar la compresa:** recuéstate y coloca la compresa tibia sobre los senos paranasales, ubicados a ambos lados de la nariz, debajo de los ojos. También puedes aplicarla en la frente y los pómulos. Mantenla en su lugar durante 10-15 minutos o hasta que se enfríe.

8 | **Guardar la compresa de hierbas** en un lugar fresco y seco cuando no se utilice. Puedes reutilizarla varias veces, pero sustituye las hierbas si pierden su aroma o efectividad.

## DOSIS:

Puedes usar esta compresa varias veces al día para ayudar a aliviar la congestión sinusal y las molestias. Sin embargo, nunca vuelvas a calentar la misma compresa inmediatamente después de usarla para evitar el sobrecalentamiento.

# *Gárgaras herbales*
## *para infecciones de garganta*

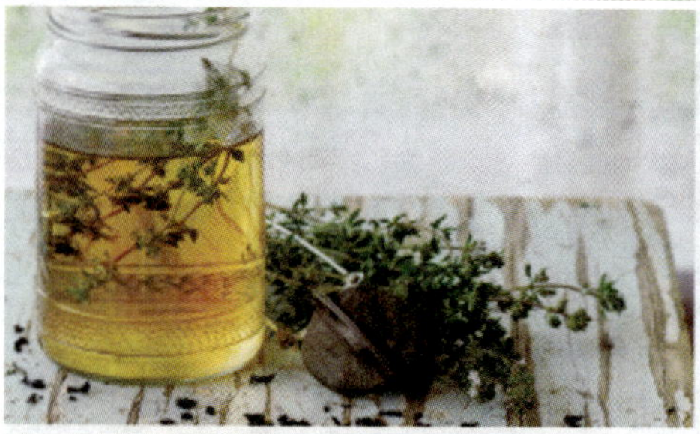
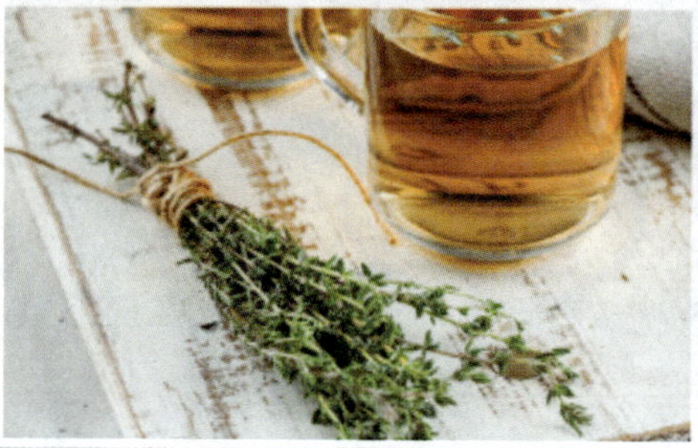
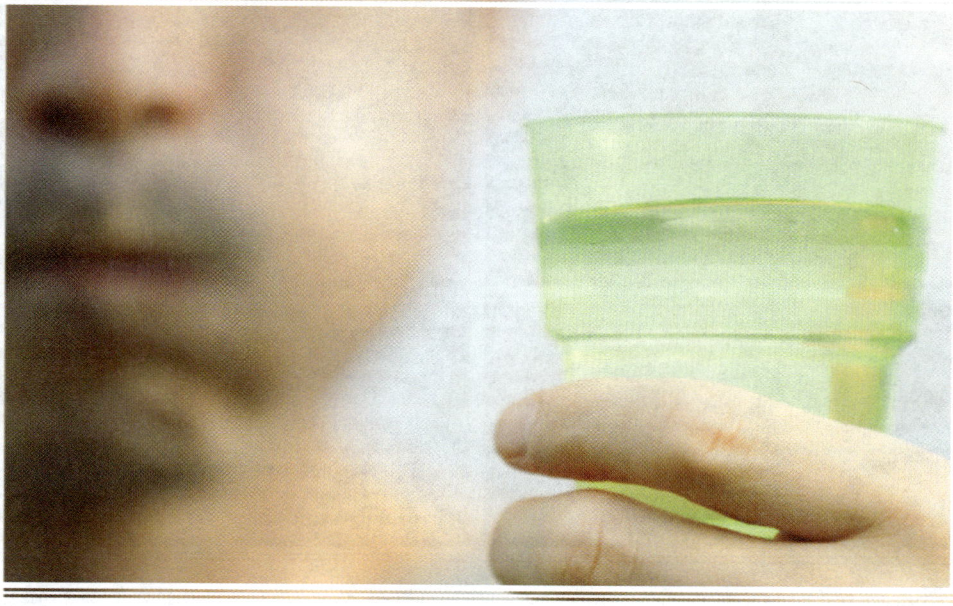

Las gárgaras de hierbas caseras pueden ser una forma de aliviar el dolor de garganta, reducir la inflamación y, potencialmente, ayudar a prevenir infecciones. El tomillo tiene propiedades antibacterianas y puede ayudar a aliviar la tos y el dolor de garganta. La salvia tiene propiedades antiinflamatorias y antimicrobianas. La menta tiene un efecto calmante y puede ayudar a aliviar las molestias de la garganta. La sal tiene propiedades antibacterianas naturales y también puede mejorar el dolor de garganta. La miel es conocida por sus propiedades antibacterianas y calma las molestias. El zumo de limón contiene vitamina C y tiene propiedades antimicrobianas.

### INGREDIENTES:

- 1 taza de agua tibia
- ½ cucharadita de sal
- 1-2 cucharadas de miel
- Zumo de medio limón
- Tu elección de hierbas (selecciona una o dos): tomillo (*Timo vulgaris*), salvia (*Salvia officinalis*), o menta (*Mentha piperita*)

*NOTAS:*

Asegúrate de que el agua esté caliente, pero sin quemar, para hacer gárgaras. El agua demasiado caliente puede escaldar la garganta, así que comprueba la temperatura antes.

Hidratación: además de hacer gárgaras, mantenerse bien hidratado bebiendo agua y tés de hierbas también puede ayudar a aliviar el dolor de garganta.

### INSTRUCCIONES:

1 | **Preparar agua tibia:** hierve el agua y deja que se enfríe ligeramente hasta que esté caliente, pero sin que queme, para hacer gárgaras.

2 | **Añadir sal y disolver:** añade ½ cucharadita de sal al agua tibia y remueve hasta que se disuelva.

3 | **Incorporar miel:** añade 1-2 cucharadas de miel a la mezcla, según tus preferencias de sabor.

4 | **Exprimir el zumo de limón:** exprime el zumo de medio limón en la mezcla.

5 | **Infusionar las hierbas:** para el tomillo, añade unas ramitas de tomillo o una cucharadita de hojas secas de tomillo. Para la salvia: añade unas cuantas hojas de salvia o una cucharadita de salvia seca. Para la menta: añade unas cuantas hojas de menta fresca o una cucharadita de hojas de menta seca.

6 | **Remover e infusionar:** remueve bien la mezcla para asegurarte de que la sal y la miel estén completamente disueltos, luego deja que se infusione durante unos minutos.

7 | **Hacer gárgaras de forma segura:** una vez que la mezcla esté a una temperatura cómoda para hacer gárgaras, toma un sorbo, inclina la cabeza hacia atrás y haz gárgaras durante unos 30 segundos antes de escupir. Ten cuidado de no tragar el líquido.

### DOSIS:

Haz gárgaras durante unos 30 segundos o un minuto, asegurándote de que la mezcla llegue a la parte posterior de la garganta. Repite el proceso para las gárgaras a las pocas horas o según sea necesario para calmar la garganta.

# Elixir calmante
## *para la temporada de resfriados y gripe*

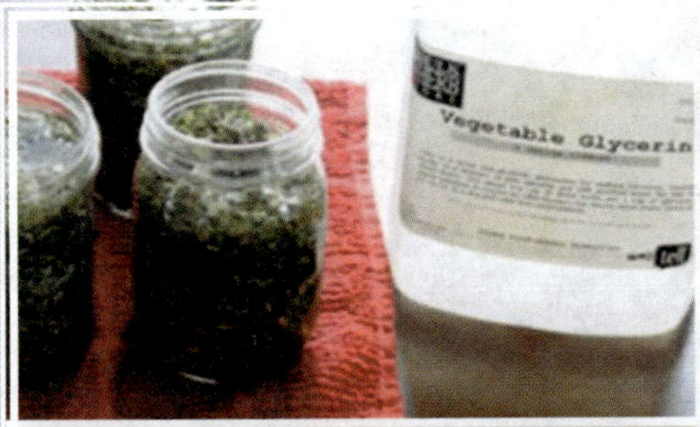


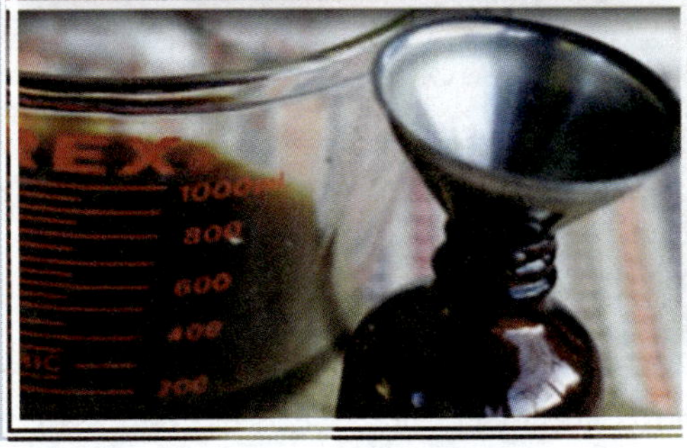

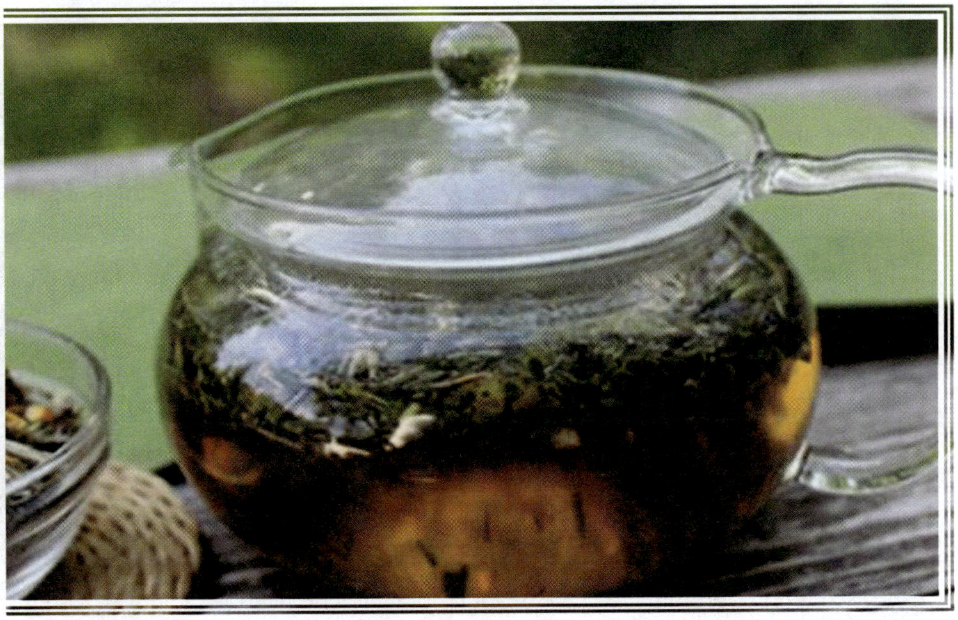

Este elixir de hierbas contiene tomillo, raíz de regaliz, hojas de milenrama, corteza de sauce blanco y efedra, que se utilizan tradicionalmente para las siguientes propiedades. Las cualidades antiinflamatorias y antimicrobianas del tomillo, los efectos inmunorreguladores de la raíz de regaliz, los atributos antiinflamatorios y reductores de la fiebre de la milenrama y las propiedades astringentes de la corteza de sauce blanco pueden ayudar a aliviar los síntomas del resfriado y la gripe. Las hojas de la efedra proporcionan posibles beneficios broncodilatadores, y deben utilizarse con precaución.

## INGREDIENTES:

- 1 cucharadita de tomillo picado (*Thymus vulgaris*)
- 1 cucharadita de raíz de regaliz picada (*Glycyrrhiza glabra*)
- 1 cucharadita de hojas de milenrama picadas (*Aquilea millefolium*)
- 1 cucharadita de corteza de sauce blanco picada (*Salix alba*)
- 1 cucharadita de hojas de efedra (*Ephedra* spp.)
- 1 taza de agua
- 3 tazas de glicerina

*NOTAS:*

Ten cuidado con cualquier alergia o sensibilidad a estas hierbas. Interrumpe el uso si experimentas reacciones adversas.

Utiliza la efedra (*Ephedra*) con precaución y solo en pequeñas cantidades debido a sus posibles efectos estimulantes y posibles efectos secundarios, especialmente si se usa en dosis altas.

## INSTRUCCIONES:

1 | **Preparar la mezcla de hierbas:** mezcla 1 cucharadita de tomillo picado, raíz de regaliz, hojas de milenrama, corteza de sauce blanco y hojas de efedra en una cazuela.

2 | **Infusionar las hierbas:** añade 1 taza de agua sobre las hierbas de la cacerola.

3 | **Hervir a fuego lento la infusión de hierbas:** la mezcla debe llegar a ebullición, luego reduce el calor y déjala hervir a fuego lento durante unos 10-15 minutos, para que se forme la infusión.

4 | **Enfriar la infusión de hierbas:** retira la cacerola del fuego y deja que se enfríe hasta que esté caliente, pero sin quemar.

5 | **Colar la infusión de hierbas:** con un colador de malla fina o un paño de queso, extiende las hierbas de la infusión, recogiendo el líquido en un frasco o recipiente de vidrio limpio con una tapa hermética. Asegúrate de que sea lo suficientemente grande para el siguiente paso.

6 | **Añadir glicerina:** mezcla 1 taza de glicerina en la infusión de hierbas caliente, remueve bien o agita en el frasco para que se mezcle correctamente.

7 | **Almacenar el elixir:** guarda el elixir en un lugar fresco y oscuro. Debe permanecer totalmente eficaz durante varios meses.

## DOSIS:

Por lo general, una o dos cucharaditas diarias es una cantidad adecuada para la mayoría de los adultos.

# «Antibiótico» de la abuela

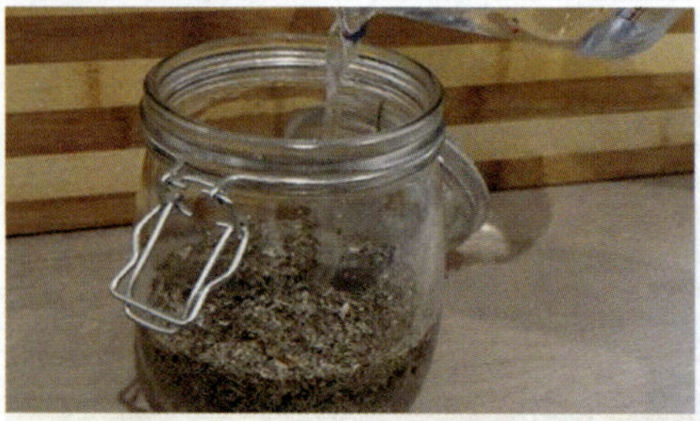
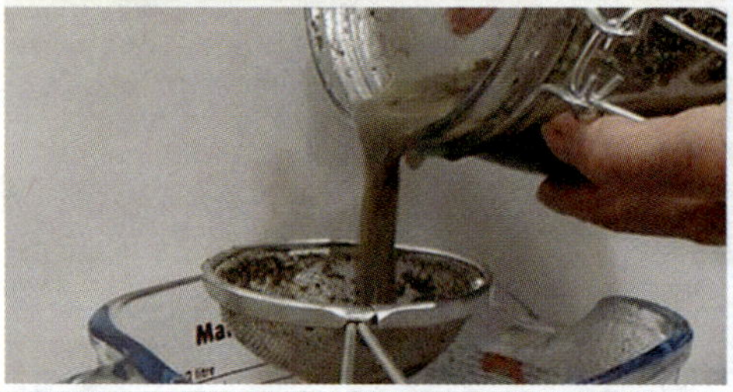
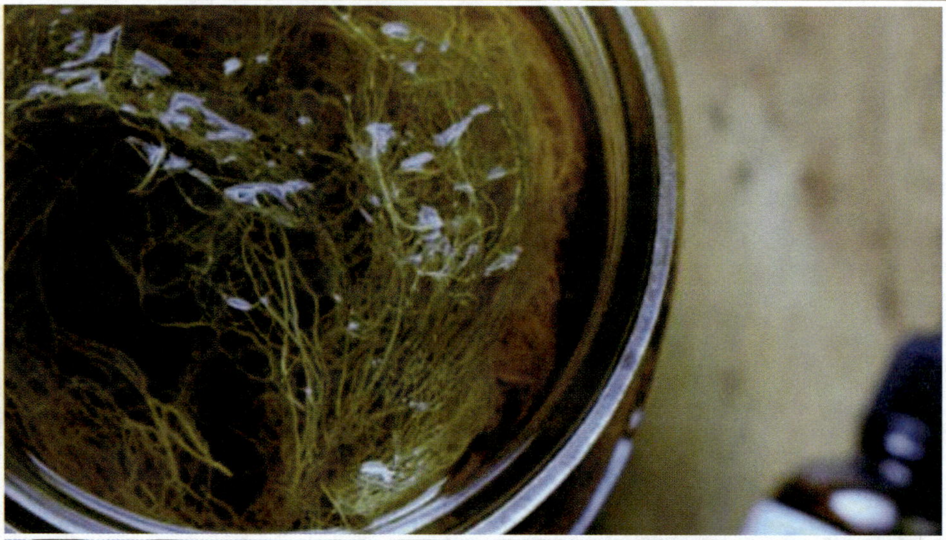

La usnea se ha utilizado tradicionalmente en las prácticas herbales para apoyar la salud respiratoria y las infecciones. Es conocida por su potencial para ayudar con la bronquitis, la neumonía, la sinusitis, la faringitis estreptocócica, los resfriados, la gripe y las molestias respiratorias. La usnea también se usa comúnmente para mantener la salud del tracto urinario, incluyendo la vejiga y los riñones. Se cree que sus propiedades antimicrobianas ayudan a mantener las defensas naturales del cuerpo y, al mismo tiempo, ayudan al sistema inmunitario.

## INGREDIENTES:

- Liquen usnea seco
- Alcohol de 40 o 50 grados, 240 ml
- Agua destilada

*NOTAS:*

Aunque la usnea se considera en general segura, normalmente se recomienda un uso a corto plazo. Consulta a un profesional sanitario si tienes previsto usarla durante un periodo prolongado o si padeces afecciones respiratorias crónicas.

También lo uso como espray para la garganta y para prevenir el resfriado o la gripe diariamente (debido a la pequeña cantidad consumida) en la temporada de resfriado y gripe y también cuando viajo.

También es útil como espray para acceder a ciertos puntos de la garganta si es necesario (p. ej., estreptococos).

## INSTRUCCIONES:

**INSTRUCCIONES**

1 | **Preparación:** comienza rompiendo o cortando el liquen de la usnea seca en trozos más pequeños para aumentar el área de la superficie para mejorar la extracción.

2 | **Combinar con alcohol:** introduce el liquen usnea picado en un frasco de vidrio y cúbrelo con alcohol de alta graduación, asegurándote de que el liquen esté totalmente sumergido. Utiliza una proporción de 1:2 de usnea y alcohol (p. ej., 30 g de usnea para 60 ml de alcohol).

3 | **Cerrar y almacenar:** cierra bien el frasco con una tapa. Guárdalo en un lugar fresco y oscuro durante al menos 6 semanas, agitando suavemente el frasco a los pocos días para agilizar la mezcla.

4 | **Colar:** después del período de extracción al alcohol, pasa el líquido a través de un paño de queso o un colador de malla fina a un recipiente limpio, reservando la usnea.

**EXTRACCIÓN AL AGUA**

1 | **Hervir agua:** en una olla aparte, hierve el agua destilada.

2 | **Añadir la usnea:** añade el liquen usnea que utilizaste en la extracción al alcohol al agua hirviendo. Utiliza una proporción de 1:2 de usnea y agua.

3 | **Hervir a fuego lento:** reduce para que hierva a fuego lento y déjalo durante aproximadamente una hora.

4 | **Colar:** después de hervir a fuego lento, cuela el líquido a través de un paño de queso o un colador de malla fina a otro recipiente limpio.

**Combina los extractos:** mezcla el extracto a base de alcohol y el extracto a base de agua en una proporción de 3:1 de tintura alcohólica con la extracción al agua. Transfiere la tintura combinada a frascos de vidrio oscuro para su almacenamiento.

## DOSIS:

Por lo general, 10-30 gotas diluidas en agua o zumo o ingeridas de manera directa 2-3 veces al día durante 7-10 días.

# Friegas caseras
## *para facilitar la respiración*

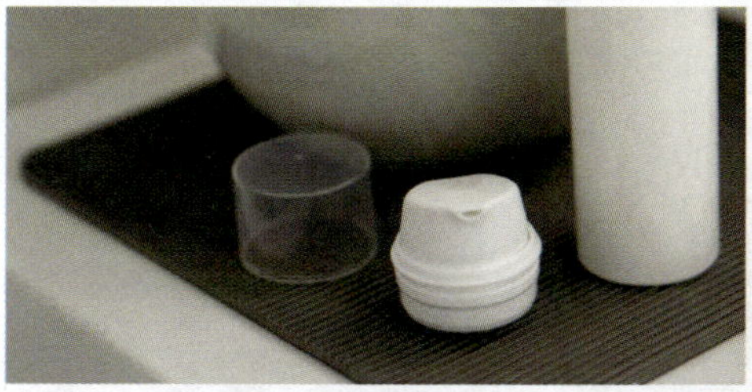

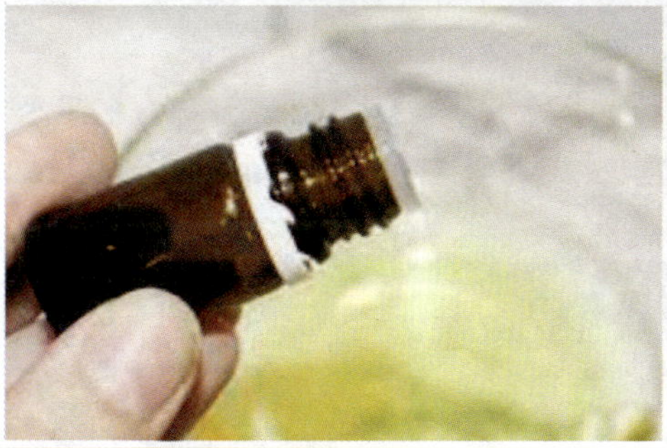

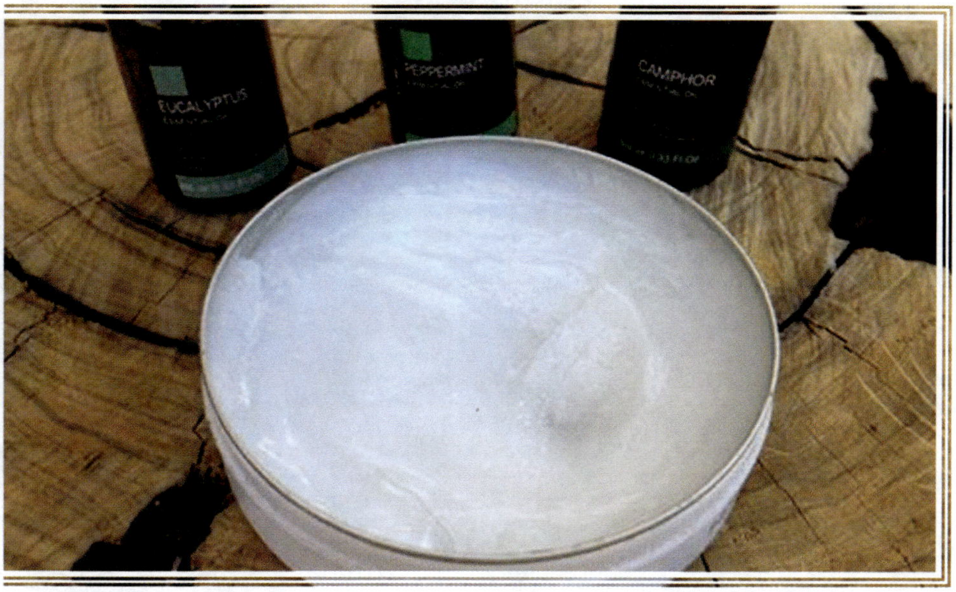


Es posible hacer tu propia pomada de Vicks VapoRub en casa con unos pocos y sencillos ingredientes. Esta versión casera puede aliviar la congestión, la tos y los músculos doloridos. El aceite de eucalipto es el ingrediente clave de Vicks VapoRub por su aroma similar al mentol. El aceite de menta proporciona propiedades calmantes y refrescantes adicionales. Se ha demostrado que el alcanfor favorece el flujo sanguíneo y alivia la tos. Al principio, produce una sensación refrescante en la piel, pero después de unos 10 minutos, cambia a una sensación de calor.

## INGREDIENTES:

- 1/2 taza de aceite de coco
- 2 cucharadas de cera de abejas
- Aceite esencial de eucalipto de 20 gotas (*Eucalyptus*)
- 20 gotas de aceite esencial de menta (*Mentha piperita*)
- 20 gotas de aceite esencial de alcanfor (*Cinnamomum camphora*)

*NOTAS:*

Esta pomada está destinada únicamente para uso externo. No debe ingerirse. Si tienes la piel sensible o alergias a alguno de los ingredientes, realiza una prueba de parche en una pequeña zona de la piel antes de aplicar la pomada en zonas más grandes.

Guarda tu VapoRub casero en un lugar fresco y seco con la tapa bien cerrada. Debería durar varios meses, pero si percibes algún cambio en el color, la consistencia o el aroma, es mejor hacer un nuevo lote.

## INSTRUCCIONES:

1 | **Prepara tu espacio de trabajo**: asegúrate de que el espacio de trabajo esté limpio y bien ventilado. Lávate bien las manos.

2 | **Derretir la cera de abejas y el aceite de coco:** en un recipiente de vidrio resistente al calor o en un hervidor doble, combina la cera de abejas y el aceite de coco. Coloca el recipiente en una olla con agua a fuego lento (hervidor doble) o en el microondas a intervalos cortos, removiendo con frecuencia hasta que ambos ingredientes se hayan derretido completamente y estén bien integrados. Ten cuidado de no sobrecalentar la mezcla.

3 | **Añadir los aceites esenciales:** retira la mezcla del calor y deja que se enfríe ligeramente (no debe llegar a solidificarse). Añade los aceites esenciales de eucalipto, menta y alcanfor. Ajusta el número de gotas según tu preferencia de aroma e intensidad.

4 | **Remover:** con un utensilio limpio, remueve muy bien la mezcla, asegurándote de que los aceites esenciales se distribuyen uniformemente.

5 | **Transferir a un recipiente:** vierte la mezcla en el recipiente hermético y tápalo mientras aún esté en estado líquido.

6 | **Enfriar y solidificar:** deja que la mezcla se enfríe y se solidifique a temperatura ambiente. Esto puede tardar unas horas.

7 | **Uso:** para utilizar el VapoRub casero, aplica una pequeña cantidad en el pecho, la espalda o la garganta (externamente) según sea necesario. También puedes dar un suave masaje sobre los músculos doloridos o las plantas de los pies si tienes tos. El calor del cuerpo ayudará a liberar los vapores calmantes.

## DOSIS:

Utilízalo con la frecuencia necesaria, pero normalmente 2 o 3 veces al día es suficiente.

# *Elixir de tomillo y miel*
## *para la respiración*

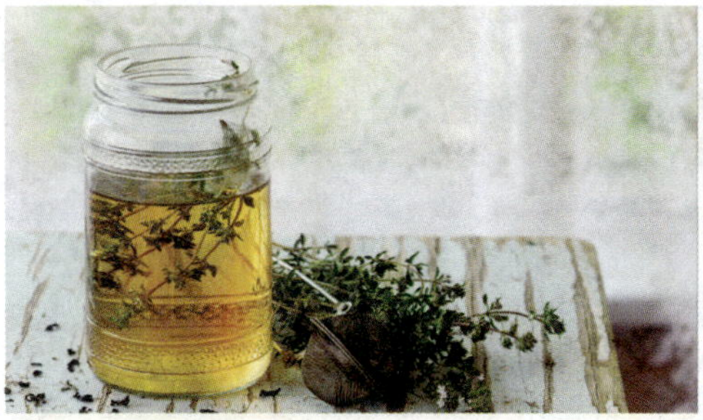
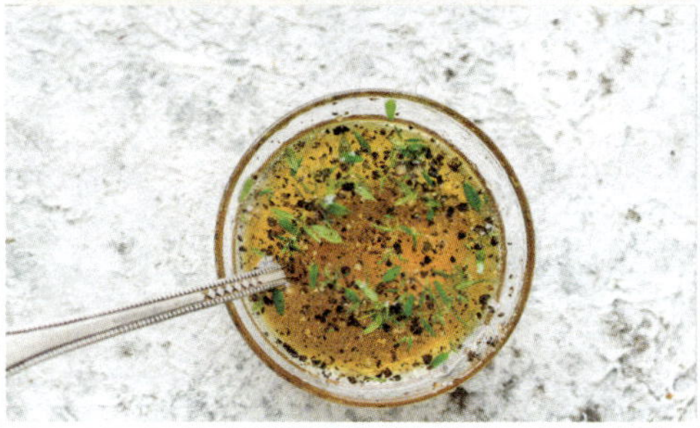
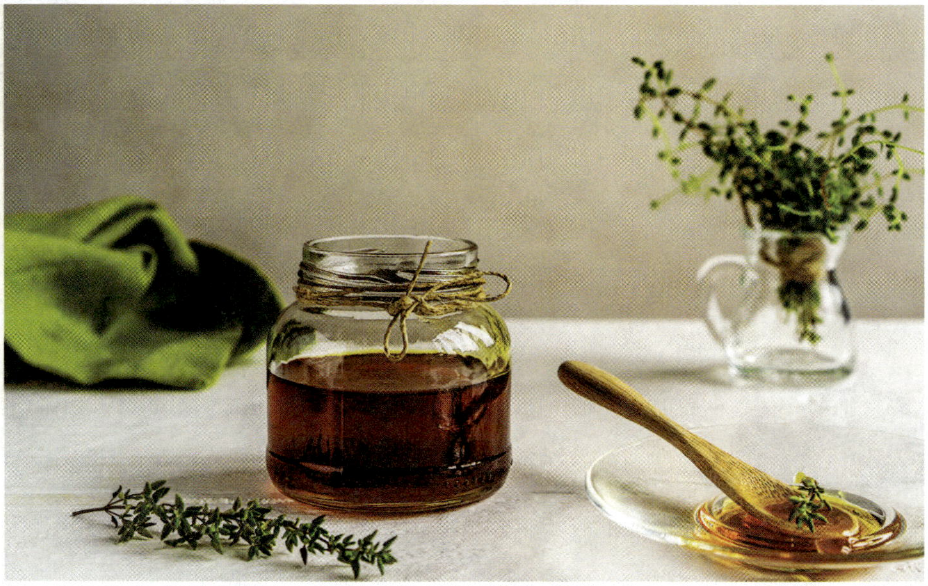

Este elixir respiratorio casero de tomillo y miel es un remedio natural que combina las propiedades calmantes del tomillo y la miel para ayudar a aliviar los síntomas respiratorios como la tos, la congestión y el dolor de garganta. El tomillo es conocido por sus propiedades antimicrobianas y antiinflamatorias, mientras que la miel ayuda a calmar el dolor de garganta y proporciona cierto alivio de la tos.

## INGREDIENTES:

- 1 taza de hojas de tomillo fresco o ½ taza de tomillo seco (*Thymus vulgaris*)
- 1 taza de miel cruda

*NOTAS:*

Ten cuidado si tienes alergia al tomillo o a productos derivados de las abejas, como la miel.

Si experimentas alguna reacción alérgica, interrumpe el uso y busca atención médica.

Evita administrar este elixir a bebés menores de un año. La miel puede suponer riesgos para la salud de los niños pequeños debido a la posible presencia de esporas botulínicas.

## INSTRUCCIONES:

1 | **Recolectar y preparar el tomillo:** si usas tomillo fresco, lávalo bien y retira las hojas de los tallos. Si vas a usarlo seco, omite este paso.

2 | **Combinar el tomillo y la miel:** introduce las hojas de tomillo (o el tomillo seco) en un frasco de vidrio limpio y seco. Vierte la miel sobre el tomillo.

3 | **Mezclar:** remueve la miel y el tomillo hasta que estén bien integrados.

4 | **Infusionar:** cierra bien el frasco y deja que la mezcla se infusione durante al menos 3-4 días. Puedes dejarlo hasta una semana para maximizar el sabor y las propiedades medicinales. Guarda el frasco en un lugar fresco y oscuro.

5 | **Filtra la mezcla:** después del periodo de infusión, pasa la mezcla a través de un paño para queso o un colador de malla fina a un frasco de vidrio limpio. Esto separará las hojas de tomillo de la miel infusionada. Es posible que calentar un poco del frasco en agua tibia ayude con este proceso.

6 | **Almacenar:** cierra la botella de vidrio con la miel infusionada y guárdala en un lugar fresco y oscuro. Sr conserva en buen estado durante varios meses.

## DOSIS:

Toma 1 o 2 cucharaditas según sea necesario para aliviar el dolor de garganta o calmar la tos. Puedes tomarlo directamente o mezclarlo con una taza de agua tibia o un té de hierbas.

# Tintura para unos «Pulmones fuertes»

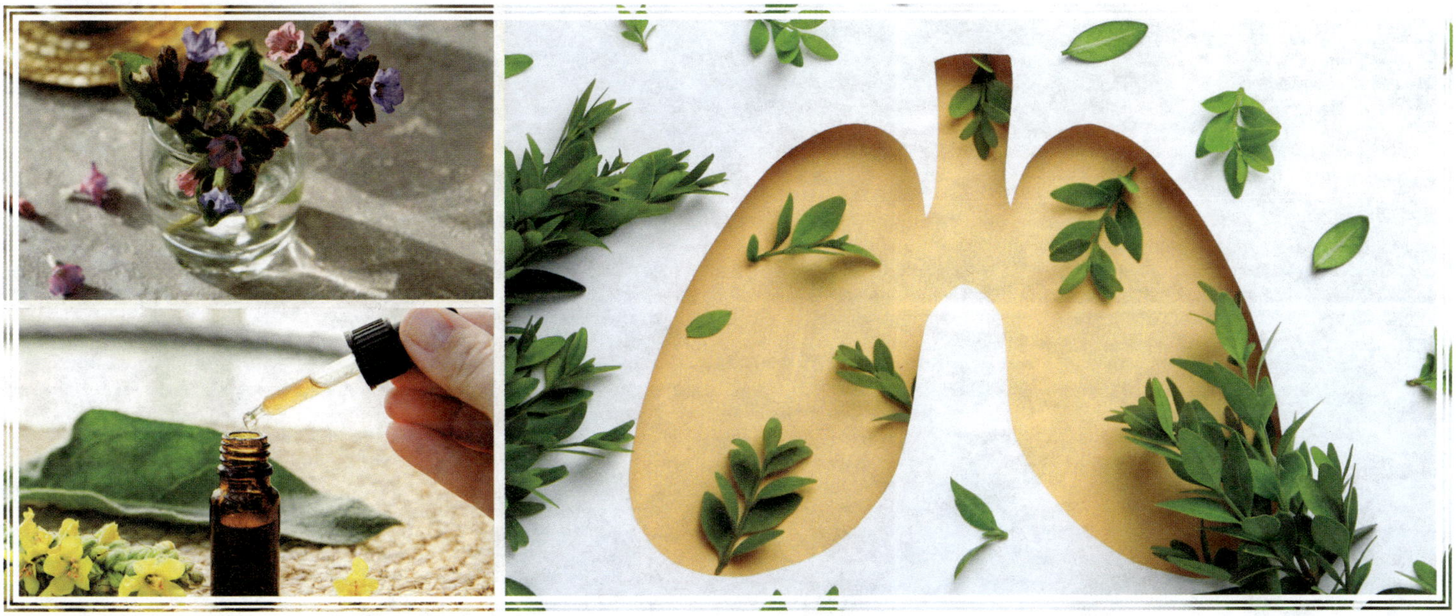

Se trata de una tintura casera para unos pulmones fuertes y sanos que puede contribuir a la salud respiratoria. Esta tintura consiste en hierbas e ingredientes conocidos por poseer propiedades que fortalecen y calman los pulmones.

El verbasco o gordolobo es conocido por sus beneficios respiratorios y puede ayudar a aliviar los pulmones irritados. La pulmonaria es una hierba que se utiliza tradicionalmente para la salud pulmonar. El tomillo es conocido por sus propiedades antimicrobianas y puede ayudar con la congestión respiratoria. La menta ayuda a abrir las vías respiratorias al tiempo que las calma.

## INGREDIENTES:

- ¼ taza de hojas de verbasco secas (*Verbascum thapsus*)
- ⅛ taza de hierba de pulmonaria seca (*Pulmonaria officinalis*)
- ⅛ taza de tomillo seco
- ⅛ taza de menta seca
- 1 taza de alcohol (el vodka o el brandi funcionan bien)

### *NOTAS:*

Con estas medidas se obtiene una pequeña remesa de tintura que te ayudará a mantener la salud respiratoria. Si deseas hacer un lote más grande, puedes aumentar a escala las medidas de las proporciones.

Comienza con una pequeña dosis y controla la respuesta de tu organismo. Ajusta la dosis según sea necesario en función de tus preferencias y necesidades individuales.

## INSTRUCCIONES:

1 | **Preparar los ingredientes:** recolecta o consigue las cantidades especificadas de hojas de verbasco secas, pulmonaria, tomillo y menta. Puedes encontrar estas hierbas en tiendas de alimentos saludables o en línea.

2 | **Combinar las hierbas:** mezcla las hierbas secas en un frasco de vidrio limpio con una tapa hermética. Asegúrate de tener las proporciones adecuadas de cada hierba.

3 | **Añadir alcohol:** añade 1 taza de alcohol (vodka o brandi) en el frasco que contiene la mezcla de hierbas para cubrirlas completamente. Cierra bien el frasco.

4 | **Agitar y remover:** agita suavemente el frasco para asegurarte de que las hierbas quedan totalmente sumergidas en el alcohol. Después, guarda el frasco bien cerrado en un lugar fresco y oscuro durante unas 4-6 semanas. Recuerda agitar el frasco una vez al día para favorecer la mezcla.

5 | **Colar la tintura:** después del período de remojo, colar el líquido a través de un colador de malla fina o un paño de queso en un frasco limpio, con cuentagotas y de vidrio oscuro.

## DOSIS:

Para usar la tintura, toma unas 20-30 gotas (aproximadamente 1-1.5 ml) directamente en la boca o dilúyela en una pequeña cantidad de agua, té o zumo. Puedes tomarla hasta tres veces al día o según sea necesario para mantener la salud respiratoria.

# *Jarabe del vaquero para la tos*

## *(con wiski)*

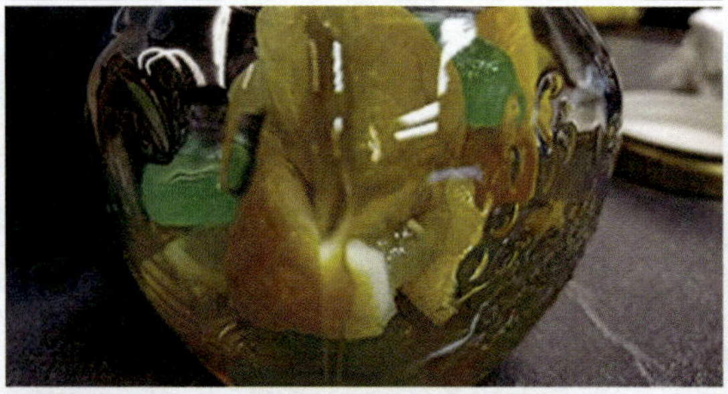

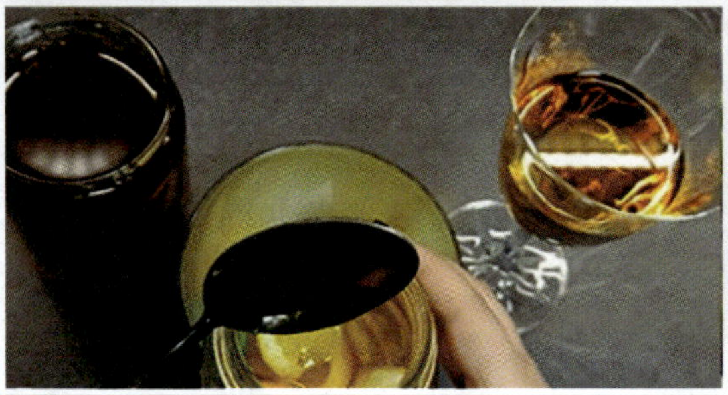

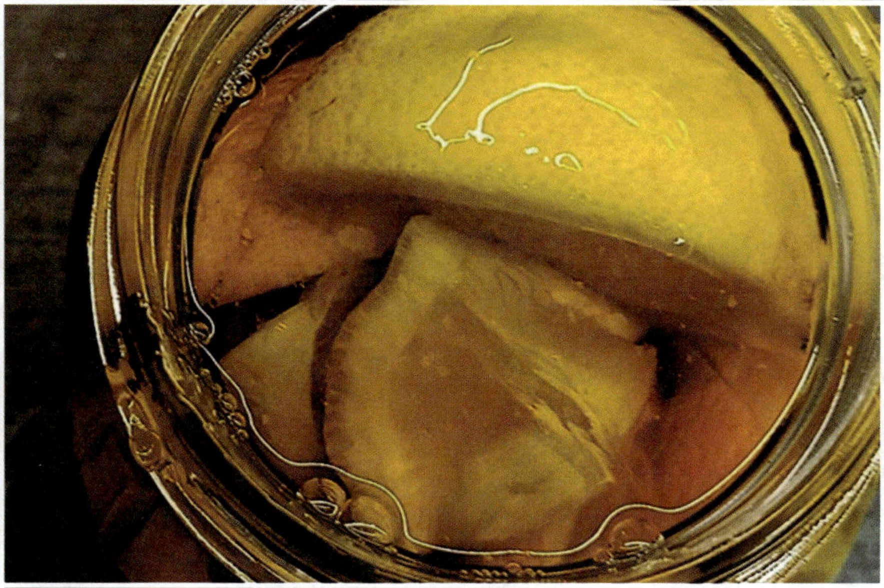

Este jarabe del vaquero para la tos es un remedio tradicional que se usa para combatir los síntomas de la tos. Es un remedio natural que combina las propiedades calmantes de la miel cruda, el limón, el wiski y los caramelos de menta para aliviar la tos. La miel cruda alivia el dolor de garganta, reduce la inflamación y proporciona antioxidantes. El limón descompone la mucosidad, alivia las molestias de la garganta y tiene propiedades antiinflamatorias. El wiski adormece la garganta y alivia temporalmente la tos. Los caramelos de menta proporcionan alivio a corto plazo gracias a los efectos del mentol.

## INGREDIENTES:

- Unos 120 ml de wiski
- 2 limones en rodajas (de tamaño mediano)
- 3 cucharadas de miel
- 8 caramelos de menta

### *NOTAS:*

Es importante usar el wiski de manera responsable y evitar dar miel cruda a los bebés.

Mantén el frasco en un lugar oscuro o en el frigorífico. De esta forma, se mantendrá en buen estado hasta un mes.

Recuerda que este remedio contiene alcohol y debe utilizarse de forma responsable. Este remedio no sustituye el asesoramiento médico ni los medicamentos con receta.

Si la tos persiste o empeora, consulta a un profesional sanitario.

## INSTRUCCIONES:

1 | **Preparar la base:** introduce 4 caramelos de menta en un frasco de cristal.

2 | **Añadir los ingredientes en capas:** Añade las rodajas de limón, cubriendo los caramelos de menta.

3 | **Primera adición de miel:** agrega dos cucharadas de miel.

4 | **Añadir más caramelos de menta:** dispón los caramelos de menta restantes sobre las rodajas de limón.

5 | **Otra capa con rodajas de limón:** cubre los caramelos con la segunda tanda de rodajas de limón.

6 | **Añadir miel por segunda vez:** añade otra cucharada de miel.

7 | **Agregar el wiski:** vierte el wiski en el frasco hasta cubrir el resto de los ingredientes.

8 | **Cerrar y mezclar suavemente:** cierra la tapa con cuidado y agítala suavemente.

9 | **Dejar que la mezcla se asiente:** deja el frasco en un lugar oscuro y agítalo cada 6 horas. Después de 24 horas, el jarabe para la tos estará listo para usar.

Este jarabe para la tos casero se puede tomar en sorbos pequeños según sea necesario para aliviar la tos. El wiski y la menta ayudan a adormecer la garganta y proporcionan alivio temporal de la tos, mientras que la miel alivia la garganta y el limón ayuda a descomponer la mucosidad.

## DOSIS:

Toma 1 cucharada de la mezcla cada 4 o 6 horas. También puedes añadir 1-2 cucharadas de este jarabe en agua tibia o té.

# Ponche caliente

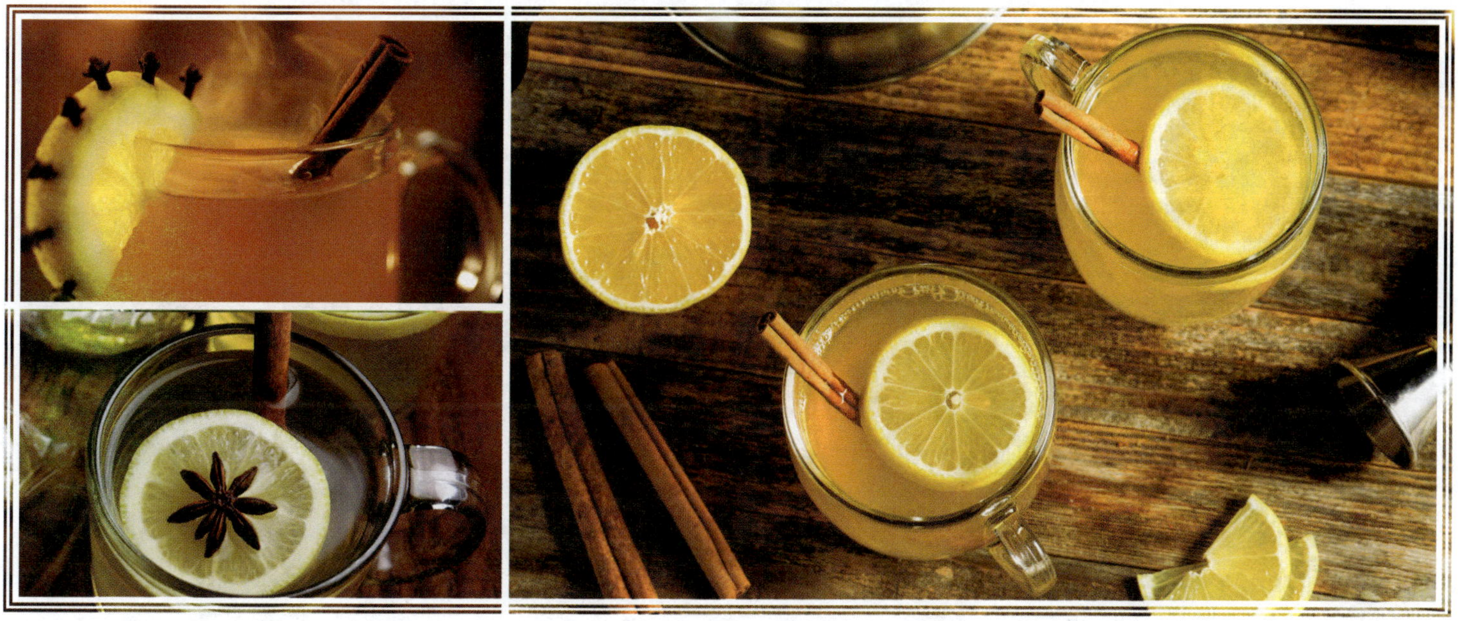

Un ponche caliente es una bebida clásica que es perfecta para el clima frío o para calmar el dolor de garganta.

El wiski proporciona un calor reconfortante, mientras que la miel aporta un toque dulce a la mezcla y es conocida tradicionalmente por sus propiedades calmantes. El zumo de limón fresco agrega un toque de sabor y se usa comúnmente por su contenido de vitamina C. Los clavos aportan un toque especiado y son conocidos por sus posibles efectos antiinflamatorios. La canela no solo añade un delicioso sabor, sino que también aporta posibles cualidades antioxidantes. Incluir anís estrellado en tu ponche añade complejidad al sabor, gracias a su sutil aroma a regaliz. El anís estrellado es una especia valorada por sus posibles propiedades antimicrobianas y digestivas.

## INGREDIENTES:

- 60 ml de wiski (wiski escocés o burbon)
- 1 cucharada de miel
- 15 ml de zumo de limón fresco
- 114 ml de agua caliente
- 2 clavos enteros
- 1 ramita de canela
- Opcional: rodaja de limón y anís estrellado para decorar

### *NOTAS:*

Ten cuidado al consumir alcohol, especialmente si tienes una baja tolerancia o sensibilidad a sus efectos.

La tolerancia al alcohol y sus efectos son diferentes para cada persona. Conoce tus límites y escucha a tu cuerpo.

Consulta a un profesional sanitario antes de consumir este ponche caliente, especialmente si estás tomando medicamentos que puedan interactuar con el alcohol o cualquiera de los ingredientes.

## INSTRUCCIONES:

1 | **Preparar los ingredientes:** prepara el wiski, la miel, el zumo de limón recién exprimido, el agua caliente, el clavo y la ramita de canela.

2 | **Calentar la taza:** calienta una taza enjuagándola con agua caliente y, a continuación, tira el agua.

3 | **Combinar ingredientes:** añade el wiski, la miel, el jugo de limón, el clavo y la ramita de canela en la taza caliente.

4 | **Añadir agua caliente:** llena la taza con agua caliente, dejando un poco de espacio en la parte superior.

5 | **Remover:** usa una cuchara para remover los ingredientes hasta que la miel se disuelva por completo.

6 | **Infusionar:** deja que el clavo y la canela reposen en la mezcla durante unos minutos para que se infusionen sus sabores. Retirar.

7 | **Decorar y servir:** si lo deseas, decora con una rodaja de limón. Recuerda mantenerte hidratado bebiendo agua mientras disfrutas de este ponche o después, ya que el alcohol puede contribuir a la deshidratación.

## DOSIS:

Disfruta de este ponche según lo necesites para entrar en calor y aliviar los síntomas de la tos. Es mejor disfrutarlo con moderación.

# *Tintura antiviral*
## *de aguja de pino*

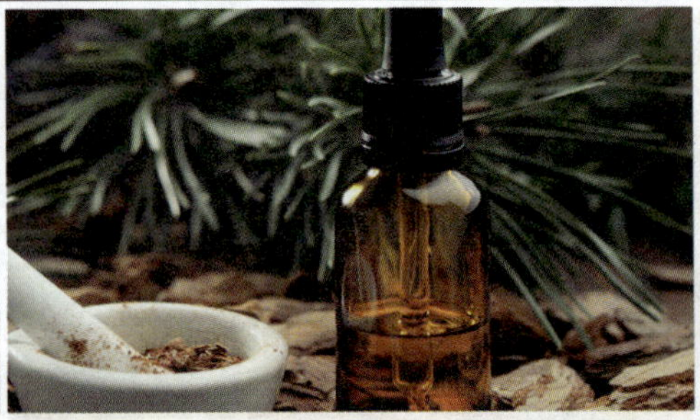

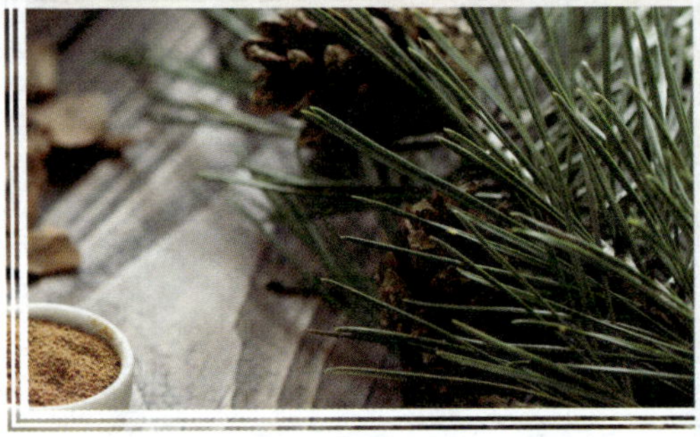

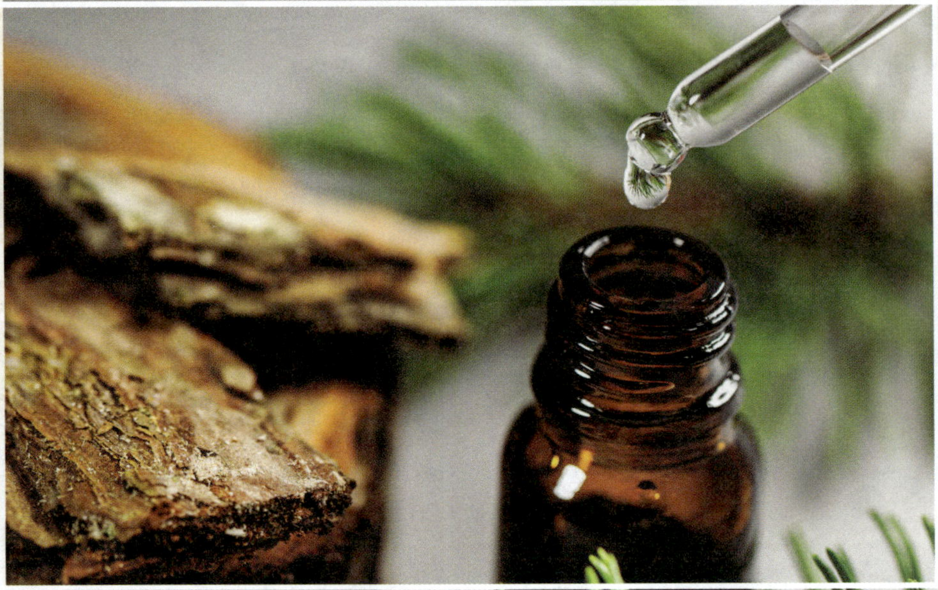

Las agujas de pino contienen compuestos como vitamina C, antioxidantes y ciertos aceites esenciales conocidos por tener propiedades antivirales. Tienen hasta cinco veces la cantidad de vitamina C de la naranja y contienen enormes cantidades de vitamina A. Además, los terpenos naturales de las agujas aportan una acción antibacteriana, antimicrobiana y antiinflamatoria. Las agujas de pino también contienen ácido shikímico, un compuesto natural conocido por su ayuda potencial con las complicaciones respiratorias debidas a ciertas enfermedades y se utiliza tradicionalmente como antiviral.

## INGREDIENTES:

- Agujas de pino frescas
- Alcohol de alta graduación (como un vodka de 50 grados o aguardiente (schnapps))

*NOTAS:*

Asegúrate de que puedes identificar correctamente las diferentes especies de pino.

Asegúrate de que las agujas de pino sean de especies no tóxicas, como el pino blanco oriental o el pino escocés.

Puedes utilizar las piñas jóvenes y verdes y las más maduras para hacer una tintura de piña de pino, pero las menos maduras tienen más valor medicinal. Deben recogerse directamente del árbol a finales de la primavera y principios del verano una vez que los niveles nutricionales hayan alcanzado su punto máximo.

## INSTRUCCIONES:

1| **Recolectar agujas de pino:** recoge agujas de pino verdes y frescas de un árbol de pino sano.

2| **Limpiar y secar:** enjuaga las agujas de pino con agua corriente y fría para eliminar la suciedad o los residuos. Seca dando toquecitos con un paño.

3| **Cortar o triturar:** corta las agujas de pino en trozos pequeños o utiliza un mortero para machacarlas ligeramente. Esto ayudará a liberar los compuestos activos.

4| **Colocar en un recipiente:** coloca las agujas de pino picadas o trituradas en un frasco de vidrio. Llena el frasco aproximadamente hasta la mitad con las agujas de pino.

5| **Añadir alcohol:** vierte el alcohol de alta graduación sobre las agujas de pino, asegurándote de que queden totalmente sumergidas. Cierra el frasco con una tapa hermética.

6| **Infusionar:** guarda el frasco en un lugar fresco y oscuro durante al menos cuatro semanas. Puedes agitar el frasco suavemente todos los días para ayudar con el proceso de extracción.

7| **Colar:** después del periodo de infusión, pasa la tintura a través de un colador de malla fina o un paño de queso para eliminar los sólidos de las agujas de pino. Transferir la tintura líquida a un frasco de vidrio oscuro y limpio para su almacenamiento.

8| **Almacenar:** guarda la tintura en un lugar fresco y oscuro, alejado de la luz solar directa. Cuando se almacena correctamente, puede tener una vida útil de varios años.

## DOSIS:

La dosis adecuada puede variar, por lo que es crucial consultar a un profesional sanitario o un herbolario para obtener orientación. Normalmente lo uso cuando estoy enfermo, tomando 1 ml (un gotero, aproximadamente) 2-3 veces al día.

# Chupitos de gelatina
## contra la gripe

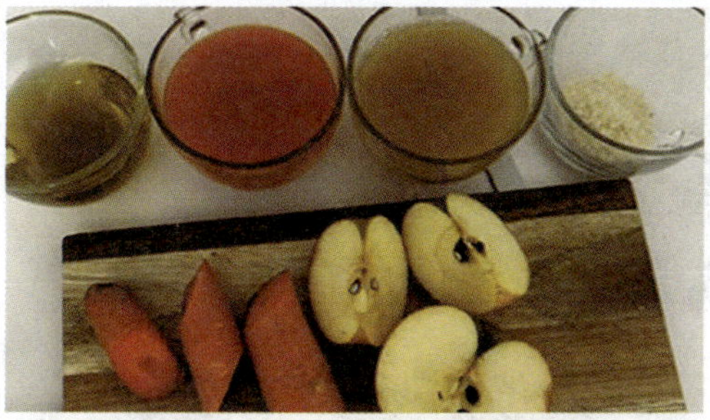

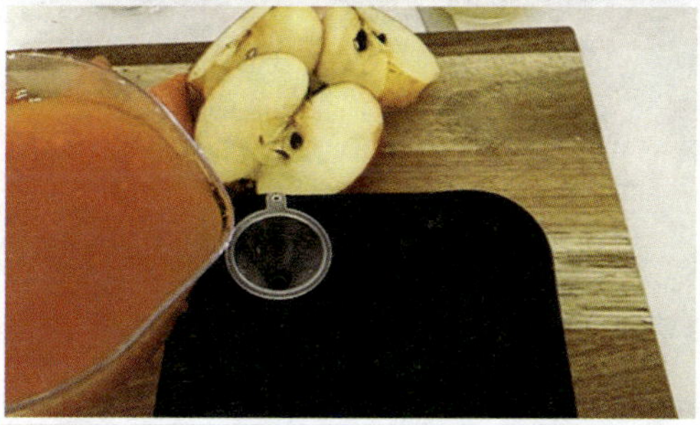

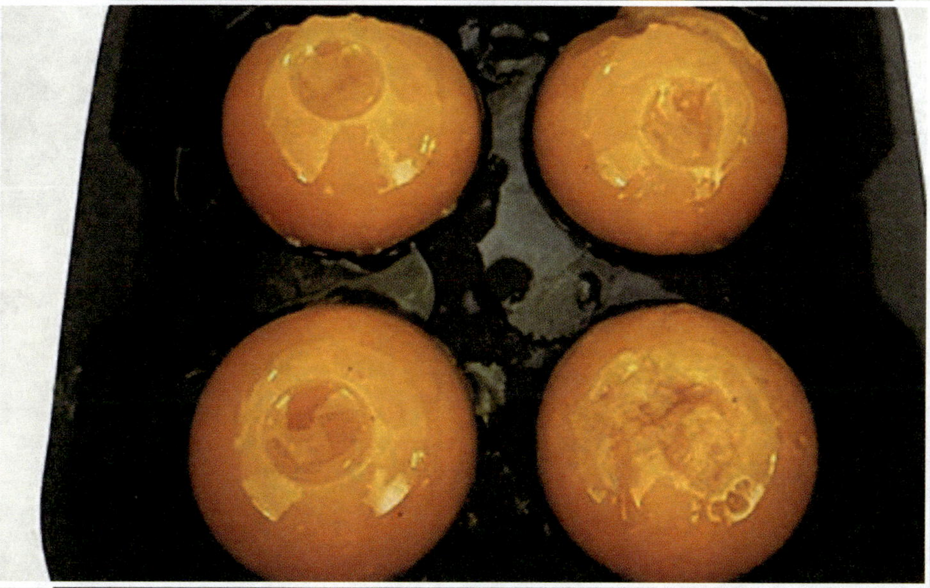

Esta receta de chupitos para tratar la gripe combina las propiedades potenciadoras de la inmunidad de la equinácea (*Echinacea purpurea*) con la ayuda rica en vitaminas del zumo de manzana y zanahoria recién exprimido.

Convertir los remedios para el bienestar en chupitos de gelatina supone obtener una forma cómoda y agradable de consumir ingredientes que estimulan el sistema inmunológico, adecuados tanto para adultos como para niños. Su portabilidad los hace ideales para el consumo fuera de casa, son aptos para estilos de vida ajetreados, mientras que los moldes individuales permiten un control de dosis personalizable. Además, estos chupitos enmascaran cualquier sabor no deseado, lo que los hace agradables para aquellos que pueden encontrar los remedios a base de hierbas poco atractivos. Además, en comparación con los zumos o tés frescos, los chupitos de gelatina tienen una vida útil más larga, lo que proporciona una opción conveniente para abastecerse de remedios potentes desde el punto de vista inmunitario.

## INGREDIENTES:

- 1 taza de zumo de manzana y zanahoria recién exprimidos
- 1 cucharada de copos de agar-agar
- ½ taza de té de equinácea (ajustar a tu preferencia)
- Opcional: miel o sirope de arce para más dulzor

### *NOTAS:*

Experimenta con diferentes variaciones de zumo para variar el sabor. Considera añadir ingredientes adicionales que mejoren el sistema inmunitario, como jengibre o zumo de limón, para obtener beneficios adicionales.

Consulta con un profesional sanitario antes de usar la equinácea, especialmente si padeces afecciones autoinmunes (la baya de saúco es un buen sustituto) o estás embarazada o en periodo de lactancia.

Evita esta receta si tienes alergias a alguno de los ingredientes.

## INSTRUCCIONES:

1 | **Preparar la mezcla de agar-agar:** en una cacerola pequeña, combina los copos de agar-agar y el té de equinácea. Deja reposar la mezcla durante unos minutos para que las escamas de agar-agar se ablanden.

2 | **Disolver el agar-agar:** calienta la mezcla a fuego medio, removiendo continuamente hasta que las escamas se disuelvan completamente. Esto suele tardar entre 5 y 7 minutos. Ten paciencia a medida que la mezcla se espese.

3 | **Incorporar el zumo:** una vez que los copos de agar-agar se disuelvan completamente, retira la mezcla del fuego. Remueve el zumo de manzana y zanahoria recién exprimido hasta que esté bien combinado.

4 | **Endulzante opcional:** si lo deseas, agrega miel o sirope de arce para darle dulzor. Ten presente que la miel es un calmante natural para la garganta y supone un tratamiento para la tos. Hay que evitar añadirla a las mezclas mientras hierven para conservar sus enzimas.

5 | **Dividir en moldes y dejar reposar:** vierte la mezcla en moldes de silicona o en un plato de vidrio. Refrigera hasta que solidifique, por lo general tarda 1 o 2 horas.

## DOSIS:

Disfruta de un chupito diario como medida preventiva durante la temporada de gripe o aumenta la dosis según sea necesario durante la enfermedad.

# Té de albahaca sagrada

## *para las flemas*

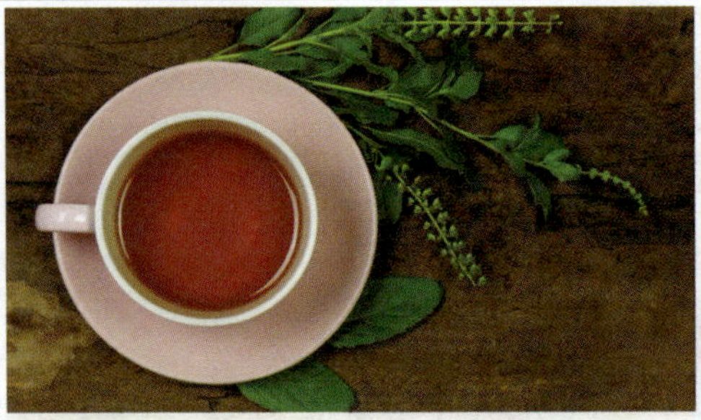

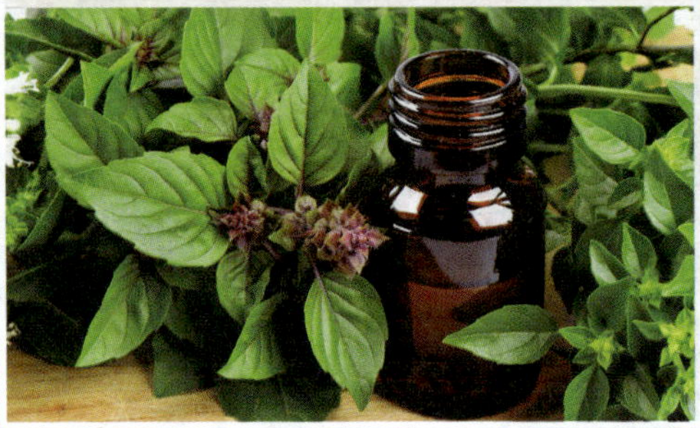

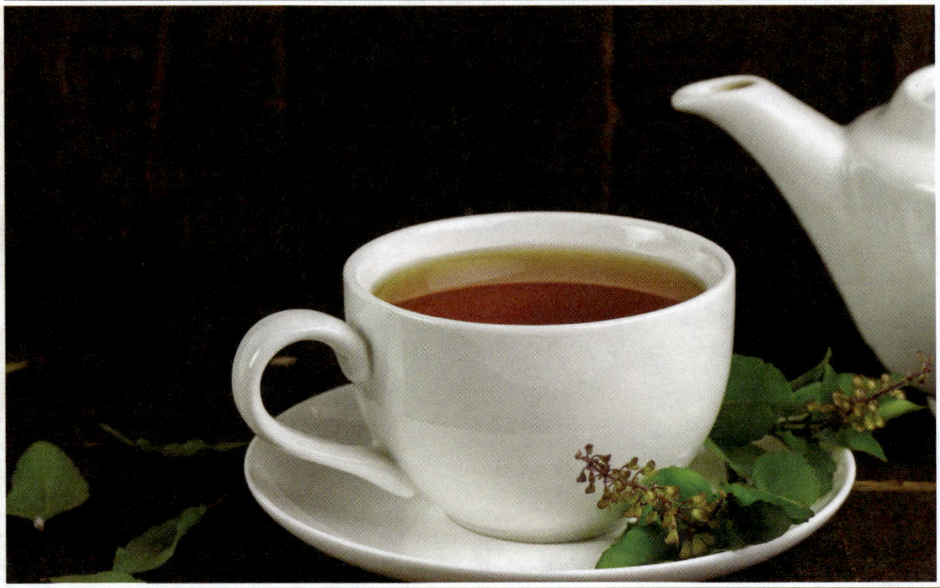

La albahaca sagrada, también conocida como tulsi, es una hierba popular con una larga historia de uso en sistemas de medicina tradicional como la ayurvédica. Se cree que tiene varios beneficios para la salud, incluido su potencial para ayudar con los problemas respiratorios, como la expectoración de las flemas.

## INGREDIENTES:

- Hojas de albahaca sagrada (*Ocimum tenuiflorum*)
- 1 taza de agua por porción
- Miel cruda (opcional): la miel se puede agregar para darle sabor y proporcionar alivio para el dolor de garganta

### *NOTAS:*

Si bien se prefieren las hojas de albahaca sagrada fresca, las hojas secas son una alternativa conveniente.

Las hojas frescas proporcionan un sabor y aroma más vibrantes, pero las hojas secas son una opción práctica, especialmente cuando no podemos conseguirlas frescas.

Si tienes alergia a la albahaca o a plantas similares, ten cuidado al probar este remedio y consulta a un profesional sanitario si es necesario.

## INSTRUCCIONES:

1| **Lavar las hojas de albahaca sagrada:** si utilizas hojas frescas, lávalas bien para eliminar la suciedad o las partículas contaminantes.

2| **Hervir el agua:** pon el agua en una olla y llévala a ebullición.

3| **Añadir hojas de albahaca sagrada:** una vez que el agua hierva, añade las hojas de albahaca sagrada a la olla. Puedes usar 4-6 hojas frescas o 1-2 cucharaditas de albahaca seca por taza de agua, según tu preferencia de sabor e intensidad.

4| **Hervir a fuego lento:** reduce el calor a baja temperatura y deja que las hojas de albahaca hiervan a fuego lento durante unos 5-10 minutos. Esto permite que el agua se infusione con los compuestos beneficiosos de la planta. Asegúrate de que el agua no llega a hervir a borbotones. Esto ayudará a preservar los sabores delicados y los compuestos beneficiosos de la hierba.

5| **Colar:** después de hervir a fuego lento, cuela el té para retirar las hojas de albahaca. Puedes usar un colador de malla fina o un infusor de té.

6| **Servir:** sirve el té de albahaca sagrada caliente en una taza. Si lo deseas, agrega miel para darle dulzor y obtener alivio para la garganta.

7| **Disfrutar:** bebe el té lentamente mientras aún está caliente. Además del té de albahaca sagrada, asegúrate de mantenerte bien hidratado bebiendo mucha agua, especialmente cuando te enfrentes a problemas respiratorios y quieras tratar las flemas.

Da rienda suelta a tu creatividad añadiendo otras hierbas como menta, jengibre o limoncillo para dar complejidad al sabor y obtener beneficios adicionales para la salud.

## DOSIS:

Bebe de 1 a 2 tazas de té de albahaca sagrada al día, especialmente cuando experimentas molestias respiratorias debido al exceso de flema.

# *Bálsamo para aliviar los síntomas de las alergias*

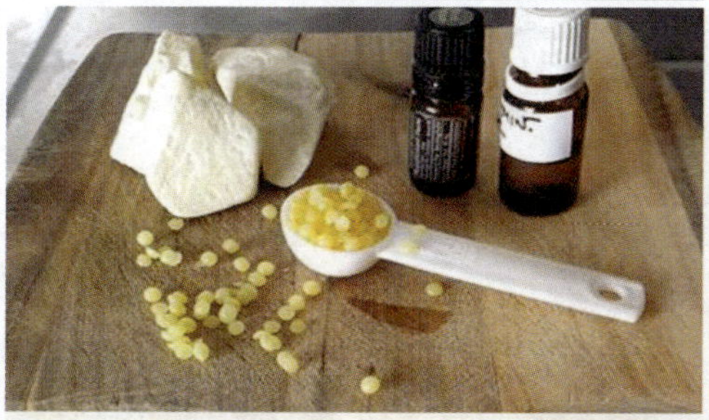

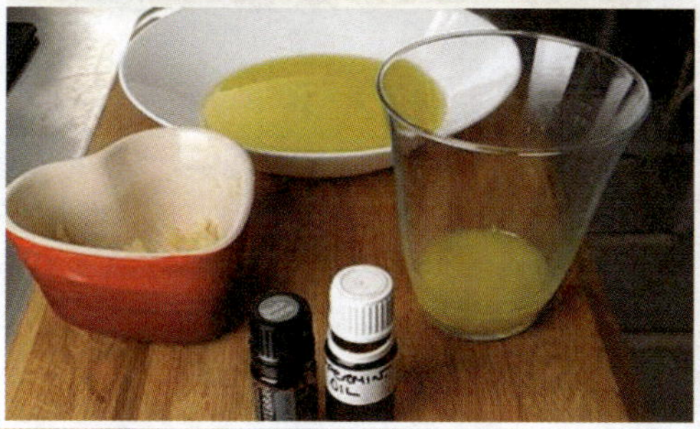

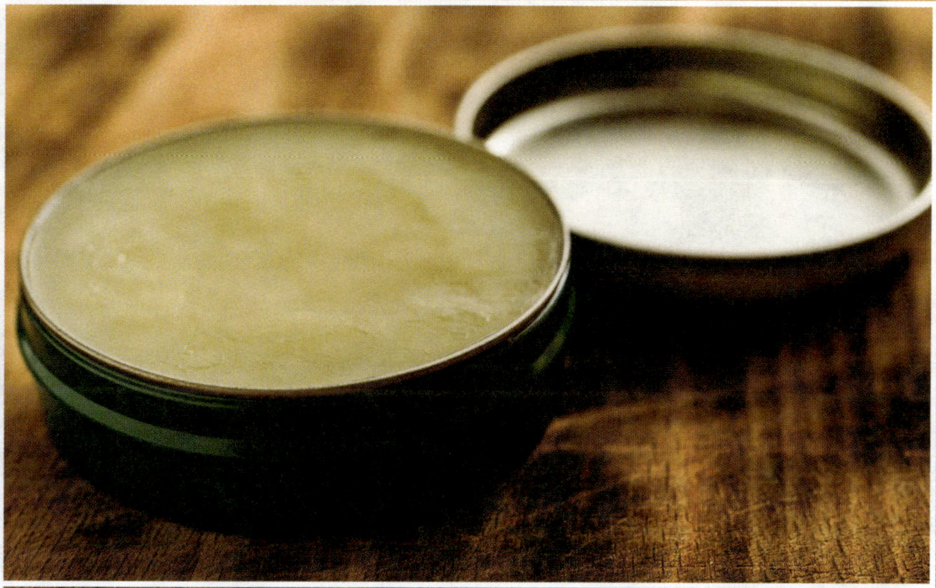

Elaborar un bálsamo antihistamínico casero para aliviar las alergias de forma natural puede ser una forma eficaz de aliviar las molestias que ocasionan las alergias. Ten en cuenta que, aunque estos ingredientes tienen propiedades antihistamínicas naturales, pueden no ser tan potentes como los medicamentos de venta libre o las hierbas como la ortiga, por lo que su efectividad puede variar de una persona a otra. Añadir ajo a tu bálsamo antihistamínico casero puede mejorar sus propiedades antiinflamatorias y potenciadoras del sistema inmunitario. Se recomienda utilizar junto con este remedio una tintura de ortiga 2-3 veces al día.

## INGREDIENTES:

- ¼ taza de aceite de coco
- 1-2 cucharadas de cera de abejas
- 2-3 dientes de ajo (picados finamente)
- Aceites esenciales (opcional):
  - Aceite de lavanda (*Lavandula*): 5-10 gotas
  - Aceite de menta (*Mentha piperita*): 5-10 gotas
  - Aceite de árbol de té (*Melaleuca alternifolia*): 5-10 gotas
  - Aceite de manzanilla (*Matricaria chamomilla*): 5-10 gotas

### *NOTAS:*

Asegúrate de hacer una prueba de parche en una pequeña zona de la piel antes de aplicar el bálsamo para comprobar si hay reacciones adversas al ajo o a los aceites esenciales.

## INSTRUCCIONES:

1 | **Preparar un hervidor doble:** llena una olla con unos centímetros de agua y coloca un vaso o recipiente de metal resistente al calor encima, asegurándote de que no toque el agua. Esto crea una caldera doble para derretir los ingredientes.

2 | **Fundir aceite de coco y cera de abejas:** añade 1/4 taza de aceite de coco y 1-2 cucharadas de cera de abejas al bol. Calienta la olla a fuego medio o bajo hasta que el aceite y la cera de abejas se derritan por completo, removiendo ocasionalmente.

3 | **Añadir ajo picado:** una vez que el aceite de coco y la cera de abejas se hayan derretido, añade los dientes de ajo finamente picados a la mezcla. Remueve bien para incorporar el ajo en el bálsamo.

4 | **Incorporar aceites esenciales:** añade los aceites esenciales elegidos en esta etapa por su fragancia y posibles beneficios antihistamínicos. Ajusta la cantidad según tus preferencias. Remueve bien la mezcla para distribuir uniformemente los aceites esenciales.

5 | **Dividir en recipientes:** retira la mezcla del fuego y déjala enfriar ligeramente, pero sin que llegue a solidificarse. Vierte el bálsamo líquido en recipientes pequeños, tubos de bálsamo labial o cualquier recipiente adecuado que tengas a mano. Deja que el bálsamo se enfríe y se solidifique a temperatura ambiente o en la nevera.

## DOSIS:

Cuando sea necesario, aplica el bálsamo en las zonas afectadas de la piel o frótalo suavemente sobre el pecho y debajo de la nariz para inhalar el aroma calmante.

# *Té antihistamínico*

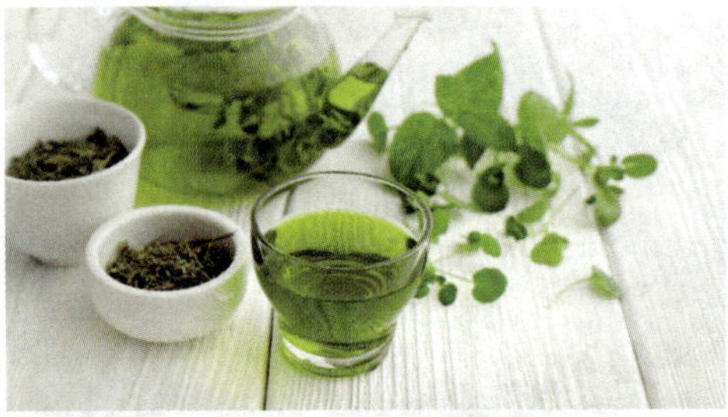

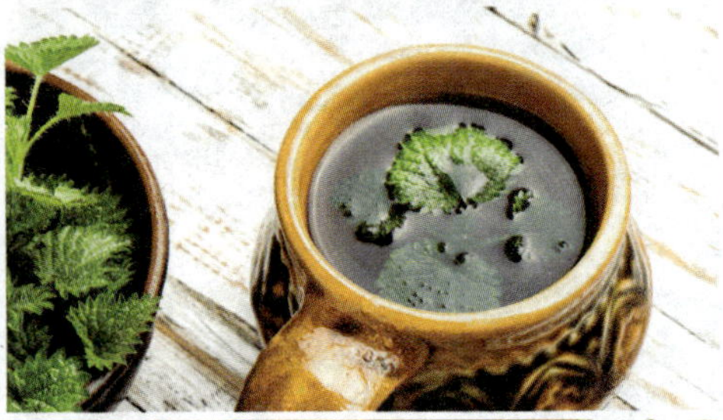

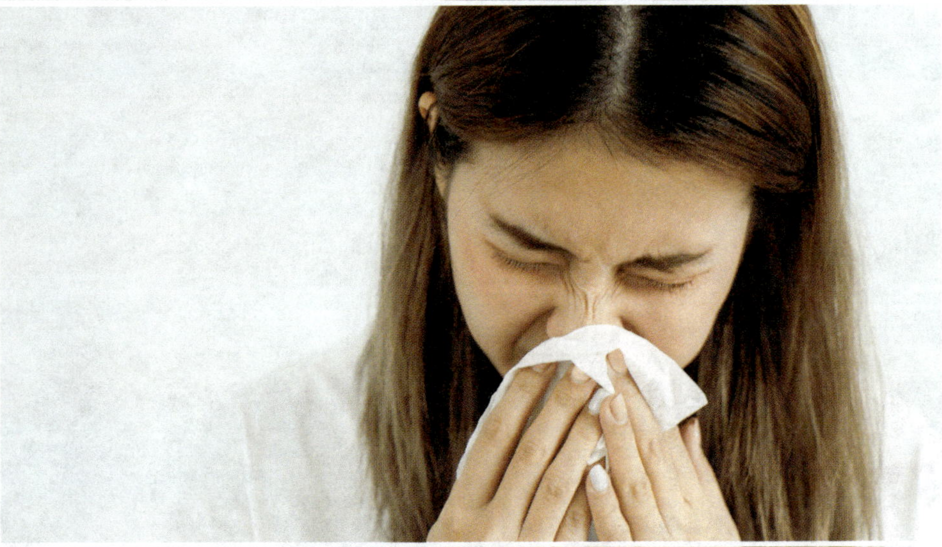

Este té antihistamínico es una mezcla de hierbas diseñada para ayudar a aliviar los síntomas de las alergias. Combina hierbas conocidas por sus propiedades antihistamínicas naturales, lo que proporciona alivio de reacciones alérgicas frecuentes, como son los estornudos, el picor y la congestión. Tradicionalmente, la ortiga se utiliza para mejorar la respuesta del cuerpo a los alérgenos. La menta alivia las molestias respiratorias y ayuda a limpiar las vías respiratorias. La manzanilla ofrece efectos calmantes y alivia el estrés relacionado con las alergias. El rooibos, rico en antioxidantes, ayuda a la salud del sistema inmunológico. El jengibre, conocido por sus propiedades antiinflamatorias, ayuda a la salud respiratoria.

## INGREDIENTES:

- 1 cucharadita de ortiga seca (*Urtica dioica*)
- 1 cucharadita de menta seca (*Mentha piperita*)
- 1 cucharadita de manzanilla seca (*Matricaria chamomilla*)
- 1 cucharadita de rooibos seco (*Aspalathus linealis*)
- 1 cucharadita de raíz de jengibre seca (*Zingiber officinale*)
- 2 tazas de agua hirviendo
- Miel (opcional, al gusto)

*NOTAS:*

La ortiga, la menta, la manzanilla, el rooibos y el jengibre pueden causar problemas digestivos leves o reacciones alérgicas. Comienza con pequeñas cantidades. Consulta a un médico si tomas antihistamínicos, anticoagulantes o medicamentos para la presión arterial, y antes de usarlos durante el embarazo, la lactancia o si padeces afecciones crónicas.

## INSTRUCCIONES:

1| **Combinar las hierbas:** en una tetera o un recipiente resistente al calor, combina la ortiga seca, la menta, la manzanilla, el rooibos y la raíz de jengibre. Utiliza hierbas orgánicas de alta calidad para obtener los mejores resultados.

2| **Hervir el agua:** lleva 2 tazas de agua a ebullición.

3| **Infusionar el té:** vierte el agua hirviendo sobre las hierbas. Tapa y deja que el té repose durante 10-15 minutos para permitir que las propiedades beneficiosas de las hierbas se infusionen en el agua.

4| **Colar el té:** después del tiempo de infusión, cuela las hierbas del té con un colador de malla fina o un paño de queso.

5| **Servir:** llena una taza con el té colado. Añade miel al gusto si lo deseas. Añade un poco de zumo de limón recién exprimido a tu té para darle más sabor. Puedes hacer más cantidad de la mezcla de hierbas y almacenarla en un recipiente hermético para mayor comodidad.

## DOSIS:

Bebe 1 o 2 tazas diarias de té antihistamínico, especialmente durante la temporada de alergias o cuando experimentes síntomas de alergia.

# *Tintura de ortiga*
## *para la fiebre del heno*

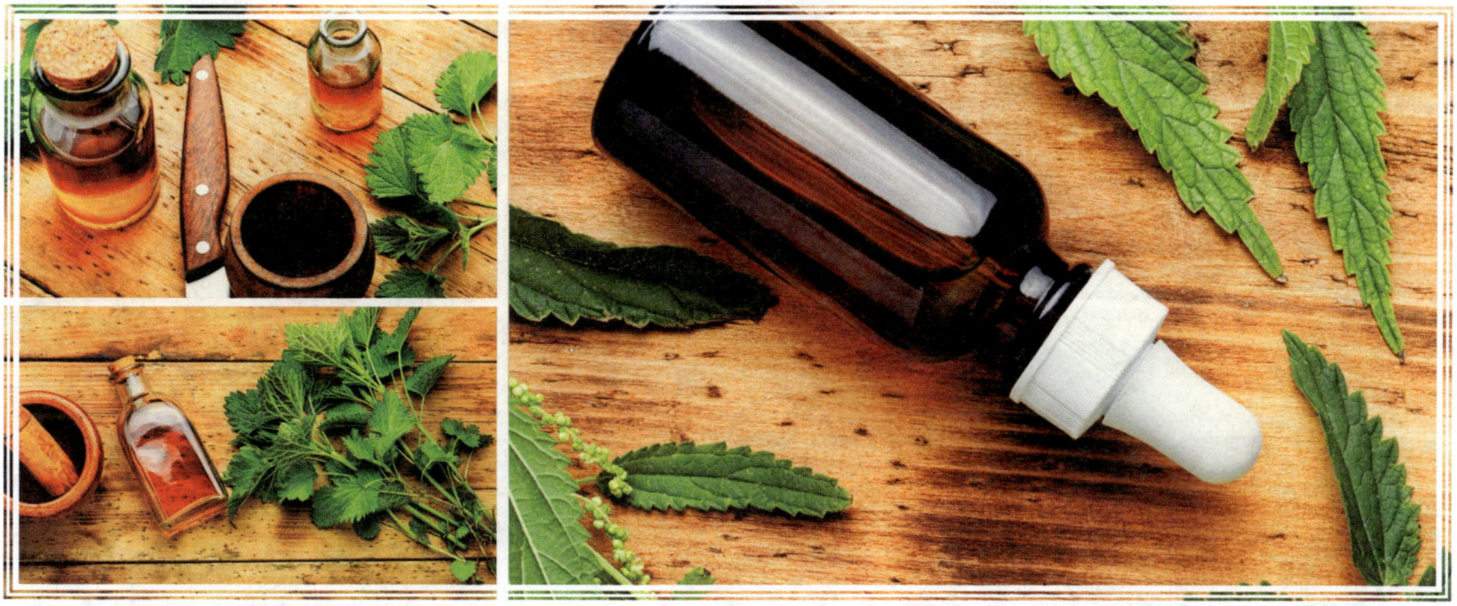

La ortiga es un remedio natural que algunas personas utilizan para aliviar los síntomas de la fiebre del heno (rinitis alérgica) y otras alergias. La ortiga tiene propiedades antiinflamatorias y antihistamínicas que pueden ayudar a reducir la respuesta alérgica.

## INGREDIENTES:

- Hojas y tallos de ortiga frescos (*Urtica dioica*)
- Alcohol de 40 o 50 grados (como vodka o brandi)

### *NOTAS:*

Cuando recolectes ortigas, usa guantes y ropa protectora para evitar la irritación de la piel por los pinchitos de la planta.

Si tienes alergia a alguna de las plantas de la familia *Urticaceae*, evita usar ortiga, ya que puede desencadenar reacciones alérgicas en algunas personas.

## INSTRUCTIES:

1 | **Recolecta la ortiga:** usa guantes para proteger las manos de los pinchazos. Cosecha hojas y tallos de ortiga frescos, pero las hojas más tiernas son más recomendables.

2 | **Corta la ortiga:** corta las hojas y los tallos de la ortiga. Esto aumentará la superficie para la extracción. Deja que las hojas se sequen primero para eliminar la mayor parte de los pinchos, lo que facilita el trabajo con la planta.

3 | **Llenar el recipiente:** coloca la ortiga picada en un frasco de vidrio. Llena el frasco aproximadamente hasta la mitad con la ortiga.

4 | **Añadir alcohol:** vierte el alcohol sobre la ortiga, asegurándote de que cubra completamente el material vegetal.

5 | **Cerrar y almacenar:** cierra bien el frasco con su tapa.

6 | **Agitar y guardar:** agita periódicamente el frasco suavemente para mezclar el alcohol y la ortiga. Guarda el frasco en un lugar fresco y oscuro, alejado de la luz solar directa.

7 | **Esperar y agitar:** deja reposar la tintura durante al menos 4-6 semanas, agitándola a los pocos días para ayudar con el proceso de extracción.

8 | **Colar:** después del período de reposo, cuela la tintura a través de una tela de queso o un colador de malla fina en un recipiente de vidrio limpio o botellas ámbar con cuentagotas. Extrae la mayor cantidad de líquido posible de la propia ortiga.

9 | **Etiquetar:** etiqueta la tintura con la fecha y el contenido.

## DOSIS:

Toma de 10 a 20 gotas de la tintura directamente en la boca para tratar los síntomas de la fiebre del heno, hasta tres veces al día. Comienza con una dosis más baja y ajusta según sea necesario. Puedes tomarla junto con un vaso pequeño de agua o zumo, pero funciona mejor si se toma por vía oral.

# *Infusión de hojas de gordolobo*
## *para aliviar la mucosidad*

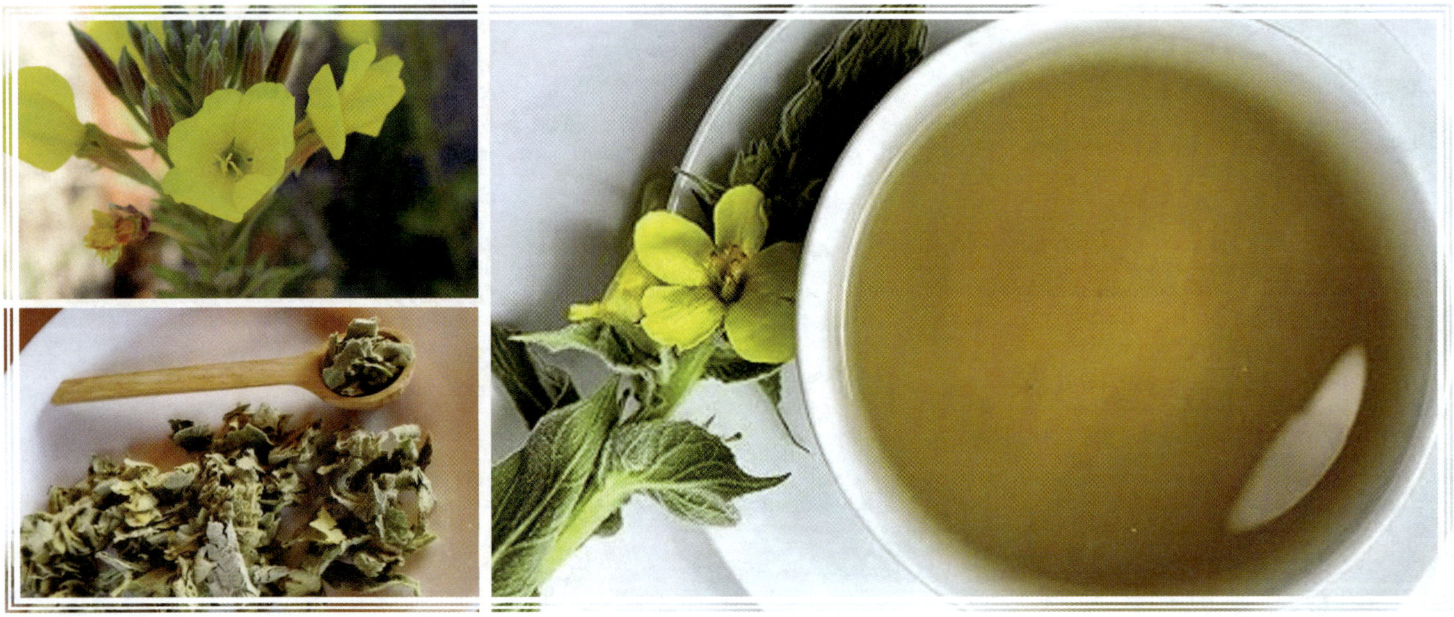

El té de hoja de gordolobo es un remedio que se ha utilizado tradicionalmente durante siglos para aliviar los problemas respiratorios y eliminar la mucosidad de las vías respiratorias. El gordolobo es conocido por sus propiedades calmantes y expectorantes. Además de para hacer té, el gordolobo se puede usar en mezclas de hierbas para fumar para obtener beneficios respiratorios. Una mezcla puede ser, por ejemplo, 1 cucharada de gordolobo seco y menta (*Mentha piperita*) y 1/2 cucharada de tomillo seco (*Thymus vulgaris*). Combina las hierbas en un recipiente, mezcla bien y use papel de liar o una pipa para fumar. Enciende el cigarro y realiza inhalaciones lentas y constantes, inhalando suavemente para evitar la irritación.

## INGREDIENTES:

- De 1 a 2 cucharadas de hojas de gordolobo seco o 1 o 2 hojas frescas (*Verbascum thapsus*)
- 1 taza de agua hirviendo
- Miel o limón (opcional, para añadir sabor)

### *NOTAS:*

Asegúrate de la calidad y la limpieza de las hojas de gordolobo que vayas a utilizar. Si vas a recolectar hojas frescas, cógelas de una fuente limpia y sin pesticidas. Cuando uses hojas secas, asegúrate de que sean de un proveedor de confianza para garantizar su seguridad y eficacia.

Usa el té de gordolobo durante un máximo de 7 a 10 días. Si tus síntomas persisten más allá de este plazo, consulta a un profesional sanitario. Si utilizas la mezcla para fumar, asegúrate siempre de que las hierbas utilizadas sean seguras para fumar y sean de proveedores de confianza.

## INSTRUCCIONES:

1 | **Preparar las hojas de gordolobo:** si usas hojas de gordolobo frescas, lávalas bien y córtalas en trozos pequeños. Si usas las hojas secas, utiliza 1 o 2 cucharadas.

2 | **Hervir el agua:** calienta 1 taza de agua hasta que hierva. Puedes utilizar un hervidor o un cazo para este fin.

3 | **Infusionar las hojas de gordolobo:** coloca las hojas de gordolobo en una tetera o una taza. Vierte el agua hirviendo sobre las hojas.

4 | **Tapar y reposar:** tapa la tetera o taza con una tapa o un platillo para atrapar el vapor y deja que el té se infusione durante unos 10-15 minutos. Este tiempo permite que los compuestos beneficiosos de las hojas de gordolobo se infusionen en el agua.

5 | **Colar el té:** después del reposo, usa un colador de malla fina o un infusor de té para retirar las hojas del té. Puedes desechar las hojas usadas.

6 | **Sabor opcional:** si lo deseas, puedes añadir miel o limón a tu té de hojas de gordolobo para mejorar el sabor y añadir propiedades calmantes adicionales. La miel cruda, en particular, puede ayudar a calmar la garganta.

7 | **Enfriar y disfrutar:** deja que el té se enfríe hasta que alcance una temperatura agradable y luego bebe lentamente. Puedes tomar este té 2 o 3 veces al día según sea necesario para ayudar a eliminar la mucosidad y aliviar las molestias respiratorias.

## DOSIS:

Comienza con 1 o 2 tazas de té de gordolobo al día. Si los síntomas son graves, puedes aumentar la dosis a 3 o 4 tazas al día.

# Calcetines con cebolla
## *para bajar la fiebre*

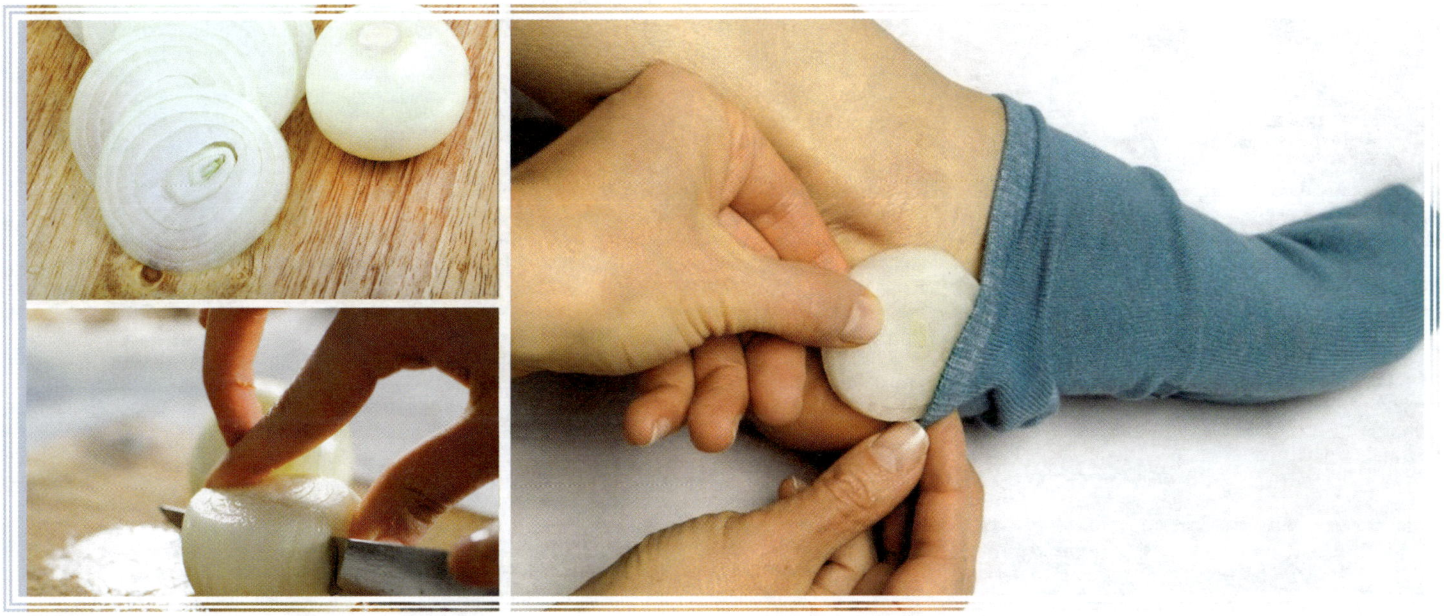

Los calcetines de cebolla son un remedio casero tradicional que se cree que ayuda a reducir la fiebre y a aliviar los síntomas de enfermedades como el resfriado común y la gripe. La explicación de la eficacia de los calcetines de cebolla es que los compuestos naturales de las cebollas, como los compuestos de azufre, pueden tener propiedades antiinflamatorias y antimicrobianas, lo que puede ayudar a reducir la fiebre y mejorar el bienestar general.

## INGREDIENTES Y MATERIALES:

- 1 cebolla (preferiblemente roja o blanca)
- 1 par de calcetines finos de algodón
- 1 par de calcetines gruesos de lana o forro polar

*NOTAS:*

Se cree que este remedio funciona expulsando el calor y las toxinas del cuerpo, lo que podría ayudar a reducir la fiebre y aliviar algunos síntomas. Sin embargo, las pruebas científicas que respaldan la eficacia de los calcetines de cebolla son limitadas y puede que no funcionen para todo el mundo.

Si tienes fiebre alta, otra cosa que puedes hacer es empapar los calcetines en vinagre.

Llévalos puestos durante unos 20 minutos y mójalos de nuevo cada media hora hasta que la temperatura empiece a bajar. Puedes usar vinagre normal o de sidra de manzana.

## INSTRUCCIONES:

1 | **Preparar la cebolla:** empieza pelando y picando finamente la cebolla o cortándola en rodajas. Usa una cebolla orgánica (para evitar que la piel absorba los pesticidas).

2 | **Seleccionar los calcetines:** elige un par de calcetines finos de algodón para minimizar el olor y mantener las cebollas en su lugar.

3 | **Rellenar con la cebolla:** coloca la cebolla picada uniformemente en los calcetines, distribuyéndola por ambos. Asegúrate de que los trozos de cebolla estén lo más extendidos posible para maximizar el contacto con los pies. También puedes usar rodajas finas y colocarlas directamente en los calcetines. Asegúrate de que las rodajas de cebolla estén en la parte inferior de los pies, no en la parte superior, para maximizar la absorción.

4 | **Limpiar los pies:** antes de ponerte los calcetines con la cebolla, asegúrate de que tus pies estén limpios y secos.

5 | **Poner los calcetines de cebolla:** ponte los calcetines de algodón rellenos de cebolla.

6 | **Aislar con otros calcetines:** a continuación, ponte un par de calcetines gruesos de lana o forro sobre los calcetines rellenos de cebolla. Estos calcetines exteriores ayudan a mantener los de cebolla en su lugar y proporcionan aislamiento.

7 | **Usar por la noche:** usa estos calcetines de cebolla durante la noche mientras duermes. Es esencial mantener los pies calientes y cubiertos durante toda la noche. Si el olor de la cebolla te molesta, espolvorea unas gotas de aceites esenciales perfumados en el exterior de los calcetines o en una funda de almohada de algodón.

8 | **Quitar por la mañana:** por la mañana, retira los calcetines y desecha los trozos de cebolla.

## DOSIS:

Siempre que sea necesario, usa estos calcetines de cebolla durante la noche mientras duermes.

# *Calcetines con vinagre*

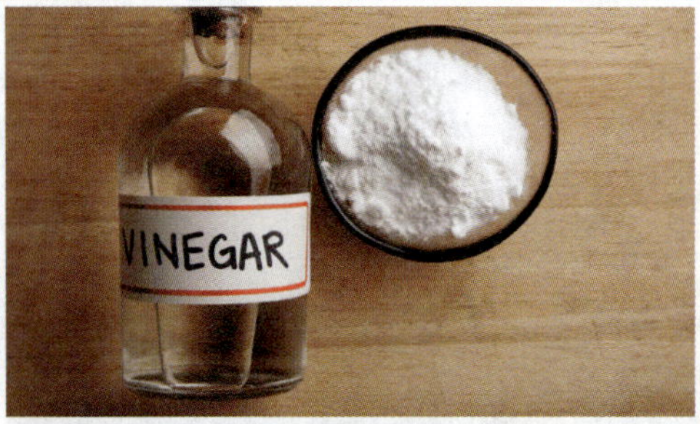

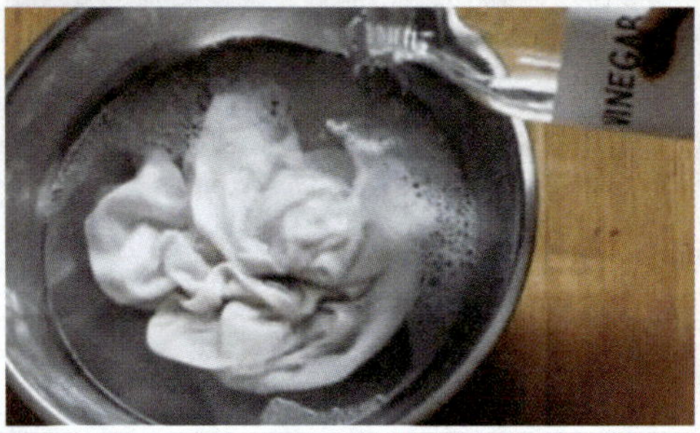

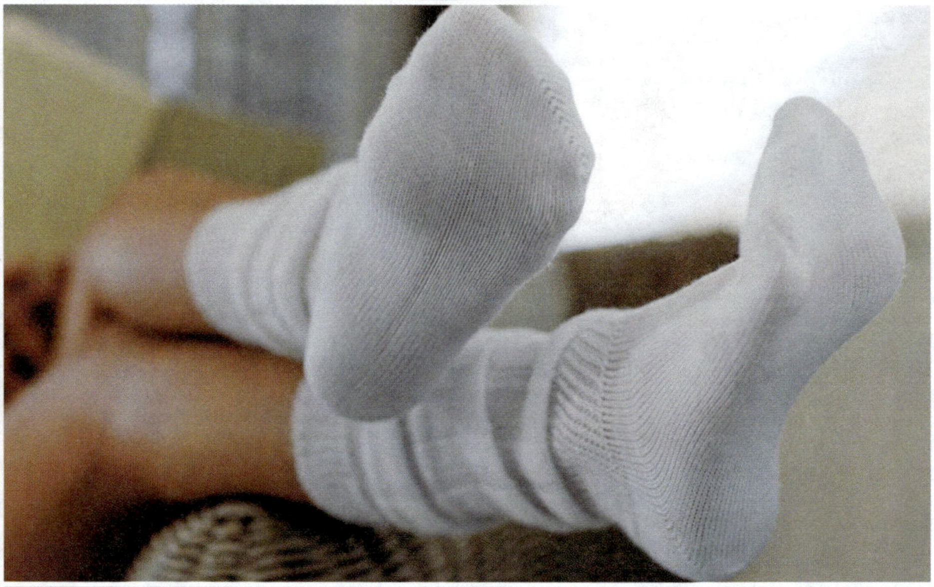

Los calcetines con vinagre son un remedio casero tradicional que se cree que ayuda a reducir la fiebre y proporciona alivio durante los procesos gripales y los resfriados. Este método sencillo y natural utiliza las propiedades refrescantes y antimicrobianas del vinagre para ayudar a aliviar los síntomas.

## INGREDIENTES Y UTENSILIOS:

- 2 tazas de agua
- ½ taza de vinagre (preferiblemente vinagre de sidra de manzana)
- 1 par de calcetines de algodón
- 1 par de calcetines de lana (opcionales para mayor comodidad)

*NOTAS:*

Si tienes la piel sensible, diluye aún más el vinagre y deja de usarlo si experimentas irritación o molestias.

Consulta con un profesional sanitario antes de utilizar este remedio, especialmente para niños, ancianos o si padeces alguna afección crónica.

Si la fiebre es muy alta o persistente, busca atención médica de inmediato.

## INSTRUCCIONES:

1 | **Preparar la solución de vinagre:** en un bol, mezcla 2 tazas de agua con ½ taza de vinagre. Aunque se prefiere el vinagre de sidra de manzana debido a sus beneficios adicionales para la salud y su agradable aroma, también se pueden usar otros tipos de vinagre. El vinagre blanco es un sustituto adecuado y funciona igual de bien para este remedio. Si tienes la piel sensible, considera diluir más el vinagre o usar tipos más suaves como el vinagre de arroz.

2 | **Empapar los calcetines:** sumerge los calcetines de algodón en la solución de vinagre hasta que estén completamente saturados.

3 | **Escurrir el exceso de líquido:** retira los calcetines de la solución y escurre el exceso de líquido para que estén húmedos, pero sin gotear.

4 | **Poner los calcetines:** ponte los calcetines de algodón húmedos en los pies. Para mayor comodidad, puedes llevar un par de calcetines de lana encima de los húmedos.

5 | **Descansar y relajarse:** acuéstate y descansa con los pies elevados si es posible. Deja los calcetines puestos hasta que estén secos. Asegúrate de que la temperatura de la habitación sea lo suficientemente alta como para evitar que sientas frío mientras utilizas este remedio. También puedes usar este método junto con otras técnicas para reducir la fiebre, como beber mucho líquido y descansar.

## DOSIS:

Usa el remedio de calcetines de vinagre según sea necesario para ayudar a reducir la fiebre y aliviar los síntomas del resfriado y la gripe. Puede repetirse varias veces al día si es necesario.

# Elixir
## para la fiebre

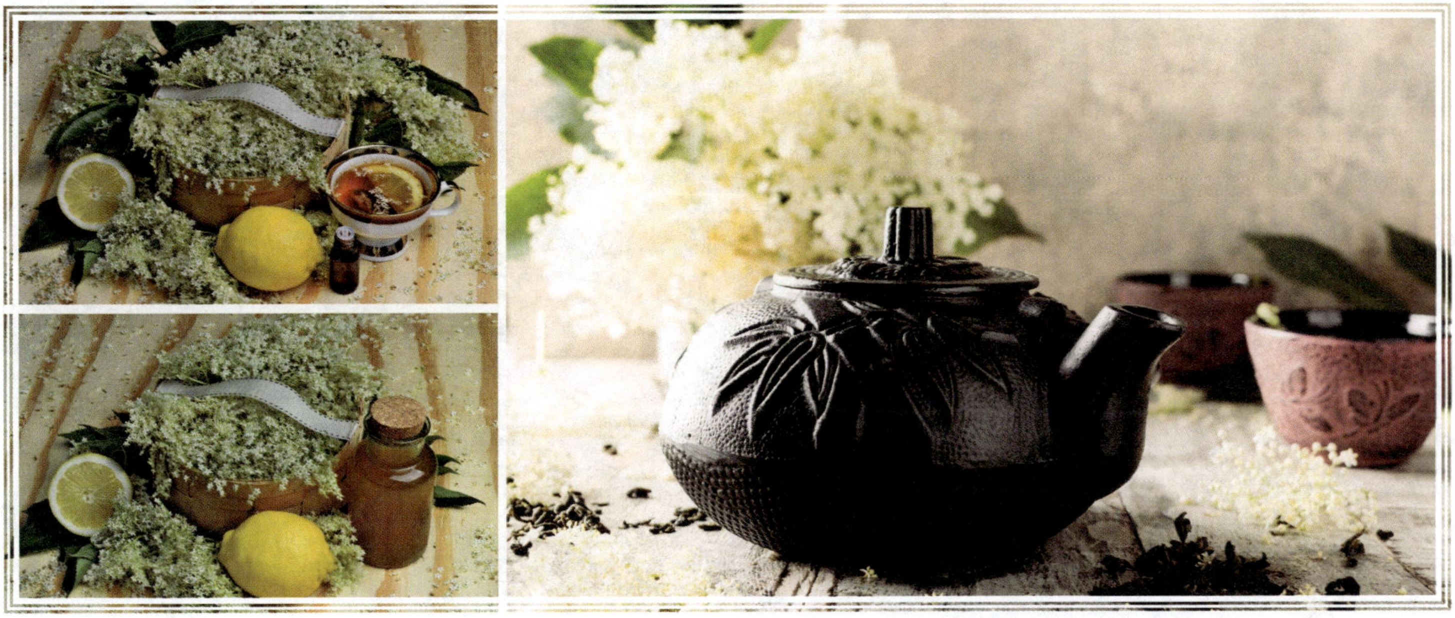

Para elaborar un elixir para la fiebre, podemos usar hierbas conocidas por sus propiedades antipiréticas (reductoras de la fiebre). Una combinación eficaz incluye menta (*Mentha piperita*) y flor de saúco (*Sambucus nigra*). La menta es ampliamente reconocida por su efecto refrescante en el cuerpo y su capacidad para reducir la fiebre, mientras que la flor de saúco se ha utilizado tradicionalmente para reforzar el sistema inmunitario y aliviar los síntomas de los resfriados y la fiebre. Si la fiebre es alta, la milenrama es una adición excelente.

## INGREDIENTES:

- 2 tazas de agua
- 1 cucharada de hojas de menta secas (*Mentha piperita*)
- 1 cucharada de flor de saúco seca (*Sambucus nigra*)
- 1 cucharada de miel (opcional, para más sabor)

*NOTAS:*

Consulta a un profesional sanitario antes de administrar remedios a base de hierbas a niños, mujeres embarazadas o personas con afecciones médicas preexistentes.

La menta puede causar acidez estomacal o reacciones alérgicas en algunas personas. Interrumpe el uso si se produce alguna reacción adversa.

## INSTRUCCIONES:

1 | **Preparar las hierbas:** en una cacerola pequeña, hierve el agua.

2 | **Infusionar:** una vez hirviendo, retira el agua del fuego y añade las hojas de menta seca y la flor de saúco. Tapa la cacerola y deja que las hierbas se infusionen durante unos 10-15 minutos para extraer sus propiedades beneficiosas.

3 | **Colar:** después del tiempo de reposo, cuela la mezcla para eliminar los residuos de hierbas. Utiliza un colador de malla fina o un paño de queso para este paso.

4 | **Endulzar (opcional):** si lo deseas, agrega miel al líquido una vez colado y remueve hasta que se disuelva. La miel no solo aporta dulzor, sino que también aporta propiedades antimicrobianas. Para obtener más sabor y beneficios que estimulan el sistema inmunológico, considera agregar una rodaja de limón fresco o un toque de jengibre al elixir.

5 | **Enfriar:** deja que el elixir se enfríe y alcance una temperatura templada antes de consumirlo. Se puede consumir caliente o frío, según las preferencias.

6 | **Almacenar:** guarda el elixir sobrante en un recipiente bien cerrado en la nevera durante un máximo de 24 horas. Recalienta suavemente antes de consumir.

## DOSIS:

Bebe de ½ a 1 taza del elixir cada 4 a 6 horas según sea necesario para reducir la fiebre. Mantén una hidratación adecuada bebiendo mucha agua además del elixir para favorecer el proceso natural de curación del cuerpo.

# Compresa herbal
## para la fiebre

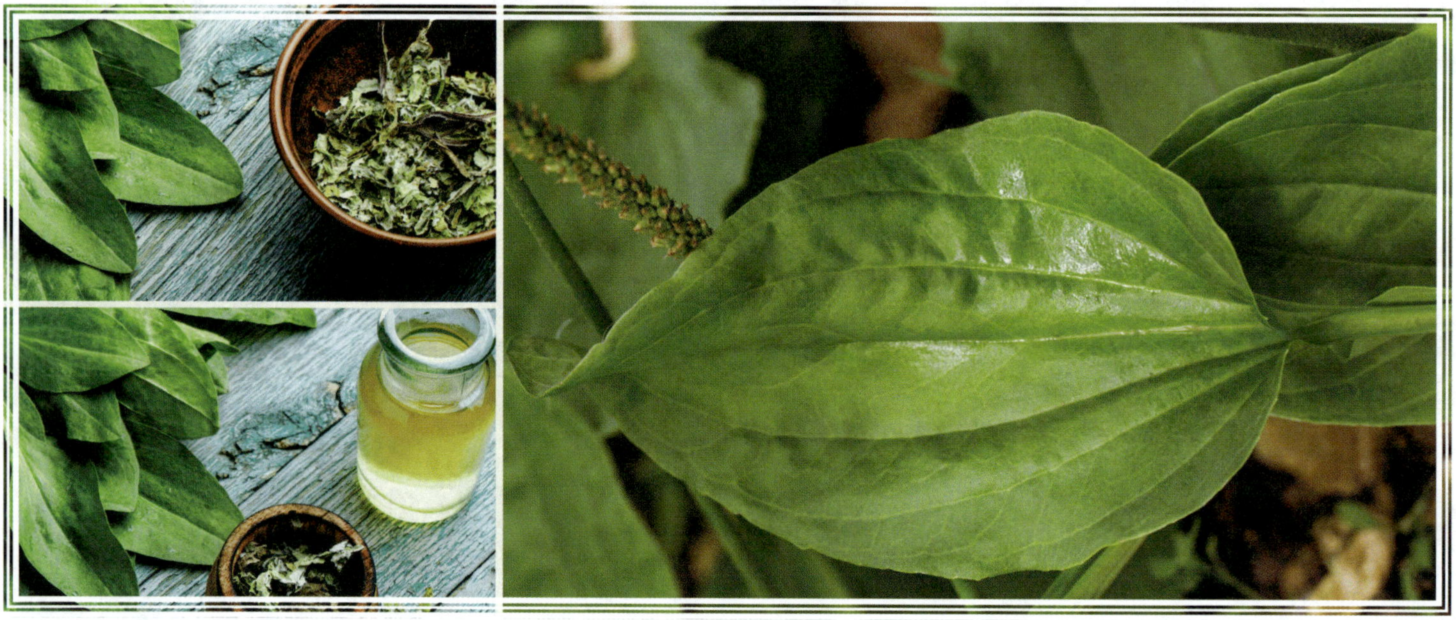

El llantén (*Plantago major)* es una maleza común, conocida tradicionalmente por sus propiedades antiinflamatorias y refrescantes. Esta compresa de hierbas puede ayudar a reducir la fiebre al proporcionar un efecto calmante y refrescante cuando se aplica sobre la piel. A menudo añado hojas y flores de aquilea a esta mezcla.

## INGREDIENTES:

- Hojas de llantén fresco (*Plantago major*)
- Una muselina limpia o un paño de queso
- Un vendaje o una tira de tela para asegurar la compresa

### *NOTAS:*

Prueba una pequeña cantidad de llantén triturado en la piel antes de usarlo para asegurarte de que no tienes una reacción alérgica. Interrumpe el uso si se produce irritación.

Si padeces alguna afección crónica, estás embarazada o en periodo de lactancia, consulta a un profesional sanitario antes de utilizar este remedio.

Si la fiebre es muy alta o persistente, busca atención médica de inmediato.

## INSTRUCCIONES:

1 | **Preparar las hojas de llantén:** el llantén es una maleza común que se encuentra en muchas áreas, lo que la convierte en un remedio accesible y fácil de encontrar. Reúne un puñado de hojas de llantén fresco. Lávalas bien para eliminar la suciedad o los contaminantes.

2 | **Triturar las hojas:** con un mortero o un utensilio limpio, tritura las hojas de llantén para obtener sus jugos. También puedes picarlas finamente y machacarlas para lograr un efecto similar.

3 | **Elaborar la compresa:** coloca las hojas machacadas sobre un paño limpio o un paño de queso. Pliega el paño para crear un pequeño paquetito que pueda aplicarse fácilmente a la piel.

4 | **Aplicar la compresa:** coloca la compresa de llantén en la frente, la parte posterior del cuello o las plantas de los pies. Mantenla en su lugar con la ayuda de un vendaje o una tira de tela.

5 | **Dejar actuar:** deja la compresa en su lugar durante 20-30 minutos o hasta que las hojas comiencen a secarse. Sustituye con hojas frescas si es necesario. Para una mayor sensación de frescor, puedes refrigerar las hojas antes de usarlas en la compresa.

## DOSIS:

Utiliza la compresa según sea necesario para ayudar a reducir la fiebre y proporcionar un efecto refrescante y calmante. A menudo agrego tintura de milenrama en el interior para ayudar a reducir la fiebre.

# Gelatina
## *para aliviar los ronquidos*

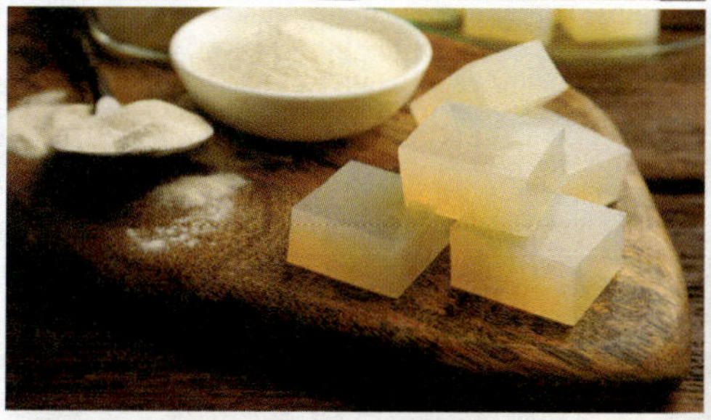

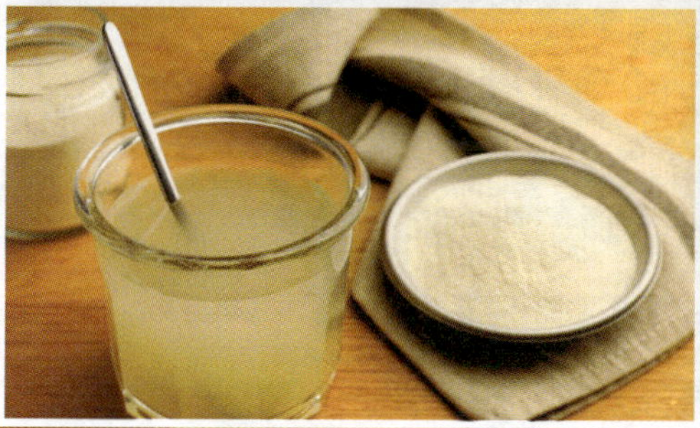

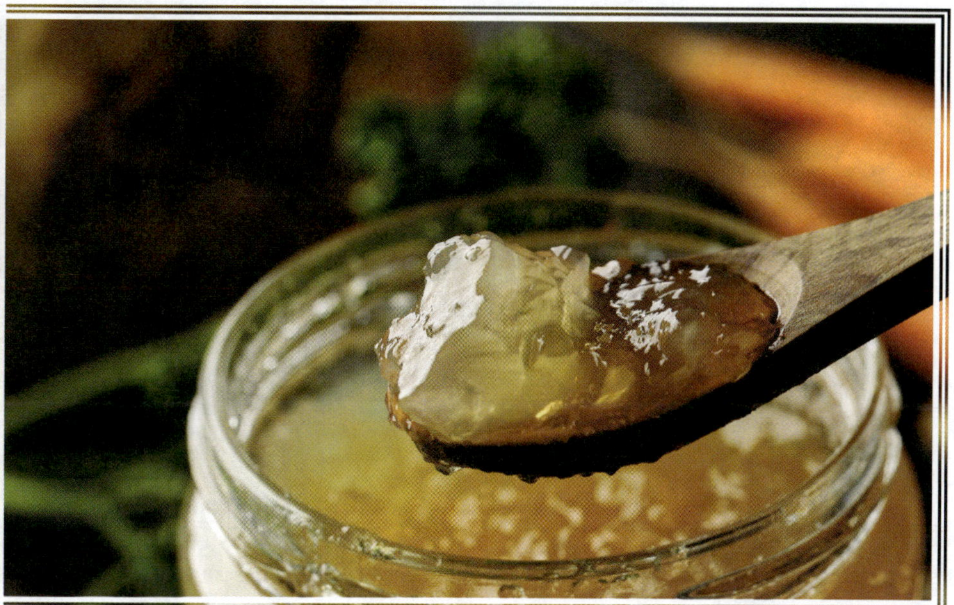

Los ronquidos pueden ser perjudiciales tanto para la persona que ronca como para su pareja. Aunque hay varias causas origen de los ronquidos, como congestión nasal, músculos relajados de la garganta o postura para dormir, el uso de una gelatina para los ronquidos puede ayudar a aliviar los síntomas al lubricar la garganta y las fosas nasales, reduciendo la irritación y la posible obstrucción.

Esta es una receta sencilla para elaborar una gelatina que ayude con los ronquidos. Se necesitan aceites esenciales de menta (*Mentha piperita*) y eucalipto (*Eucalyptus globulus*), conocidos por sus propiedades descongestivas y calmantes.

## INGREDIENTES:

- ½ taza de agua
- 1 cucharada de agar-agar en polvo (alternativa a la gelatina natural)
- 5 gotas de aceite esencial de menta (*Mentha piperita*)
- 5 gotas de aceite esencial de eucalipto (*Eucalipto globulus*)

### *NOTAS:*

Ajusta las cantidades de aceite esencial según tus preferencias personales, pero ten cuidado de no utilizar demasiado, ya que puede causar irritación cutánea.

Evita aplicar la gelatina sobre la piel dañada o irritada.

Interrumpe el uso si se produce alguna reacción adversa.

Mantener fuera del alcance de niños y mascotas.

## INSTRUCCIONES:

1 | **Preparar la mezcla de agar-agar:** en un cazo pequeño, calienta el agua hasta que alcance un suave hervor. Espolvorea lentamente el polvo de agar-agar en el agua hirviendo mientras remueves continuamente para evitar que se apelmace. Deja la mezcla a fuego lento durante 2-3 minutos hasta que el agar-agar se disuelva por completo.

2 | **Añadir aceites esenciales:** una vez que la mezcla de agar-agar esté suave y sin grumos, retira la cacerola del fuego. Añade los aceites esenciales de menta y eucalipto a la mezcla, removiendo bien para garantizar que se distribuyan uniformemente.

3 | **Dividir en moldes:** vierte con cuidado la mezcla de la gelatina líquida en un frasco, moldes pequeños de silicona o una bandeja para cubitos de hielo.

4 | **Dejar que se solidifique:** coloca los moldes en la nevera y deja que la gelatina se asiente durante al menos 1 hora, o hasta que quede firme.

5 | **Uso:** antes de acostarte, retira una porción de la gelatina para los ronquidos de su molde. Masajea suavemente una pequeña cantidad sobre la garganta y la zona del pecho, o debajo de las fosas nasales para aliviar la congestión nasal. Esta gelatina también se puede usar para friegas naturales para aliviar la congestión respiratoria durante la temporada de resfriado y gripe.

## DOSIS:

Utilízalo según sea necesario, preferiblemente antes de acostarte.

# Tónico de cúrcuma
## *para la inflamación*

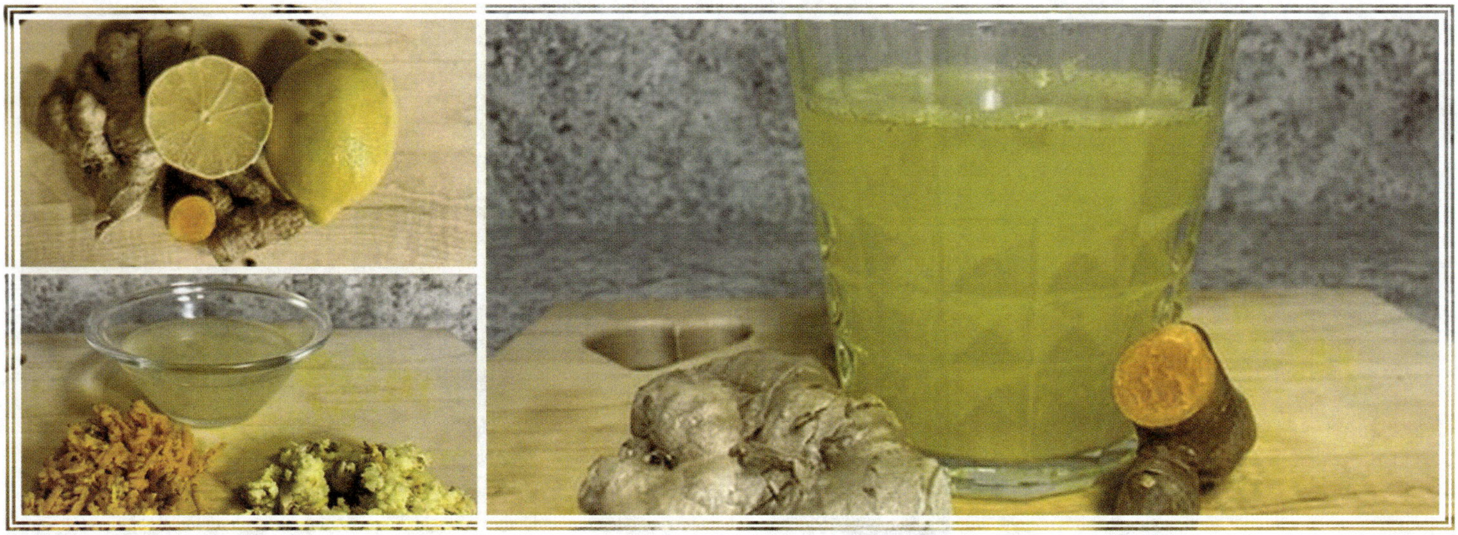

Este tónico se ha utilizado tradicionalmente para favorecer el bienestar general, y a muchas personas les resulta útil durante la temporada de resfriado y gripe. Además, es una excelente manera de comenzar el día sintiéndose renovado y lleno de energía. La cúrcuma es una especia valorada desde hace mucho tiempo por sus propiedades antiinflamatorias, antioxidantes y de apoyo inmunológico. Puedes ajustar las cantidades según tu gusto y tolerancia. Algunas personas prefieren un sabor más suave, mientras que a otras les gusta más fuerte.

## INGREDIENTES:

- 1 cucharada de cúrcuma fresca (*Curcuma longa*)
- 1 cucharada de jengibre fresco (*Zingiber officinale*)
- Una pizca de pimienta negra (*Piper nigrum*)
- Zumo de 1 limón (aproximadamente 3 cucharadas)
- 3 tazas de agua
- 1-2 cucharaditas de miel (opcional, para que sea más dulce)

*NOTAS:*

Recuerda que la cúrcuma puede teñir las superficies y la ropa, así que manipúlala con cuidado y limpia cualquier mancha rápidamente.

Además, ten en cuenta la posible tinción de los dientes, que puede producirse debido a los pigmentos naturales de la cúrcuma.

## INSTRUCCIONES:

1 | **Preparar la cúrcuma y el jengibre:** lava y pela la cúrcuma fresca y el jengibre. Ralla o córtalos finamente. Cuanto más fino piques, más sabor liberarán.

2 | **Hervir el agua:** en una cacerola, hierve 3 tazas de agua.

3 | **Añadir cúrcuma y jengibre:** una vez que el agua esté hirviendo, añade al agua la cúrcuma rallada o picada y el jengibre.

4 | **Añadir pimienta negra:** añade una pizca de pimienta negra a la mezcla. La pimienta negra contiene piperina, que mejora la absorción de la curcumina, el compuesto activo de la cúrcuma.

5 | **Hervir a fuego lento:** reduce el calor a baja temperatura y deja que la mezcla se cocine a fuego lento durante unos 15-20 minutos. Esto permitirá que los sabores y las propiedades medicinales se infusionen en el agua.

6 | **Colar:** después de que haya hervido a fuego lento, cuela el líquido para eliminar los trozos de cúrcuma y jengibre. Puedes usar un colador de malla fina o un trozo de tela de queso.

7 | **Añadir zumo de limón:** exprime el zumo de un limón en la infusión de cúrcuma y jengibre. Remueve bien para mezclar.

8 | **Endulzar (opcional):** si deseas endulzar tu tónico de cúrcuma, agrega 1 o 2 cucharaditas de miel cruda. Ajusta la cantidad a tu gusto.

9 | **Servir:** sirve el tónico de cúrcuma en una taza o vaso. Puedes disfrutarlo caliente, como un té, o dejarlo enfriar y servirlo sobre hielo para una bebida refrescante.

10 | **Disfrutar:** bebe este tónico de cúrcuma casero para disfrutar de los beneficios para la salud y los sabores de esta estimulante bebida.

## DOSIS:

Puedes tomar este tónico de cúrcuma 2 o 3 veces al día cuando tengas síntomas de resfriado o gripe. Puede ser útil tomar un vaso caliente por la mañana y otro por la noche, y quizás otro más suave durante el día. Si haces una buena cantidad, guarda el resto en un frasco de vidrio bien cerrado en el frigorífico hasta 3 días.

# AYUDA A BASE DE HIERBAS
*para el sistema nervioso*

El sistema nervioso sirve como centro de control del organismo, lo que garantiza que todos los demás sistemas funcionen juntos de forma armoniosa. Su capacidad para detectar, procesar y responder a estímulos internos y externos es crucial para mantener la salud, adaptarse a los cambios y responder a los desafíos del medio ambiente. Esta compleja red de comunicación y control es esencial para el bienestar general del organismo.

**Consejos para mantener un sistema nervioso saludable:**

DIETA EQUILIBRADA:

Sigue una dieta nutritiva rica en cereales integrales, proteínas magras, grasas saludables y una variedad de frutas y verduras. Los nutrientes como los ácidos grasos omega-3, las vitaminas del grupo B, el magnesio y los antioxidantes contribuyen a la función nerviosa.

EJERCICIO REGULAR:

Realiza de manera regular actividades físicas para reducir el estrés y promover la salud general. Los ejercicios aeróbicos, el yoga y el taichí son excelentes opciones para la salud del sistema nervioso.

EJERCICIOS PARA EL CEREBRO:

Mantén tu mente activa con rompecabezas, la lectura, el aprendizaje de nuevas habilidades y participación en desafíos cognitivos.

SUEÑO ADECUADO:

Prioriza un sueño de calidad para apoyar la función cognitiva y el bienestar emocional.

GESTIÓN DEL ESTRÉS:

Practica técnicas de reducción del estrés, como meditación, respiración consciente y atención plena.

CONEXIONES SOCIALES:

Fomenta relaciones positivas con amigos y familiares para el bienestar emocional.

HOBBIES Y RELAJACIÓN:

Realiza actividades con las que disfrutes para reducir el estrés y mejorar el estado de ánimo.

EVITA LAS TOXINAS:

Minimiza la exposición a toxinas y contaminantes ambientales.

## AYUDA A BASE DE HIERBAS

### Ashwagandha *(Withania somnifera)*

Se cree que la ashwagandha, una hierba adaptógena, ayuda a reducir el estrés y la ansiedad al favorecer el buen funcionamiento de las glándulas suprarrenales. Se puede tomar como suplemento en polvo o como tintura.

### Hongo melena del león *(Hericium erinaceus)*

Se cree que este hongo contribuye a la salud nerviosa fomentando la producción del factor de crecimiento nervioso (NGF, por sus siglas en inglés). Puede ayudar con los problemas de sueño, el estado de ánimo, la función cognitiva, los niveles de energía, la salud intestinal y los síntomas de estrés. Suele utilizarse como tintura de doble extracción.

### Melisa *(Melissa officinalis)*

La melisa se asocia con mejoras en la memoria, del estado de ánimo y el rendimiento cognitivo relacionado con la edad. También tiene la capacidad para reducir el estrés y la ansiedad, y favorecer una mayor claridad de pensamiento y concentración. La melisa es un antioxidante que ayuda a proteger los nervios. La melisa también inhibe los niveles cerebrales de acetilcolinesterasa (AChE), una enzima que ayuda a descomponer la acetilcolina (Ach), un neurotransmisor crítico que participa en la cognición y la memoria. Puede consumirse como té o tintura.

### Flor de la pasión o pasiflora *(Passiflora incarnata)*

La flor de la pasión es conocida por sus efectos calmantes y puede ayudar a aliviar la ansiedad y promover un mejor sueño. Por lo general, se usa como té o tintura por la noche.

### Ginkgo biloba *(Ginkgo biloba)*

El ginkgo biloba puede mejorar la función cognitiva y la circulación sanguínea del cerebro. Se encuentra disponible como suplemento o tintura.

### Bacopa o hisopo de agua *(Bacopa monnieri)*

Se cree que la bacopa contribuye a la función cognitiva y a la memoria. Puede tomarse como suplemento o tintura.

!

Consulta a un profesional sanitario antes de utilizar los remedios de este libro, especialmente si estás embarazada, en período de lactancia, tomas medicación o padeces alguna enfermedad. El autor y el editor no asumen ninguna responsabilidad por los posibles efectos adversos. Se recomienda empezar con la dosis más pequeña para comprobar la respuesta y la tolerancia de tu organismo. Interrumpe su uso de manera inmediata si se produce algún efecto secundario.

Algunos de los nombres de los remedios solo tienen fines creativos. Estos preparados caseros no contienen ingredientes farmacéuticos, no son equivalentes a ningún tratamiento médico ni deben utilizarse como sustitutos de este.

# Elixir para la memoria

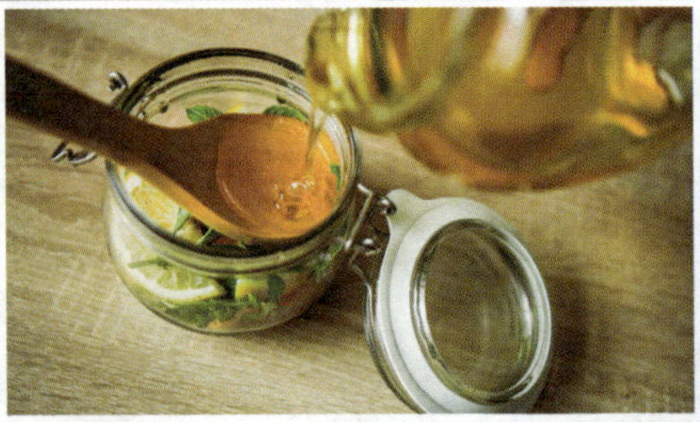

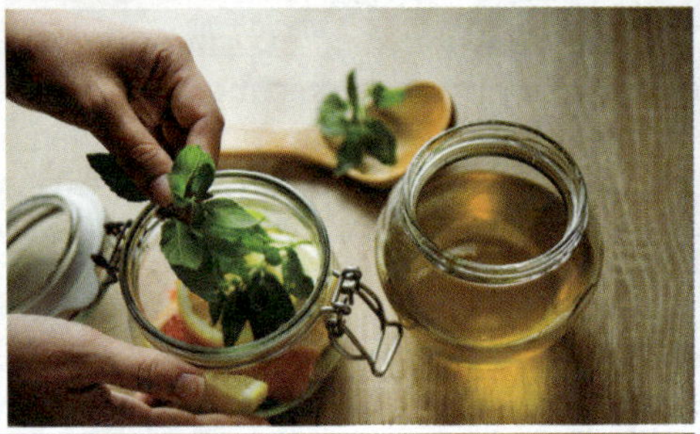

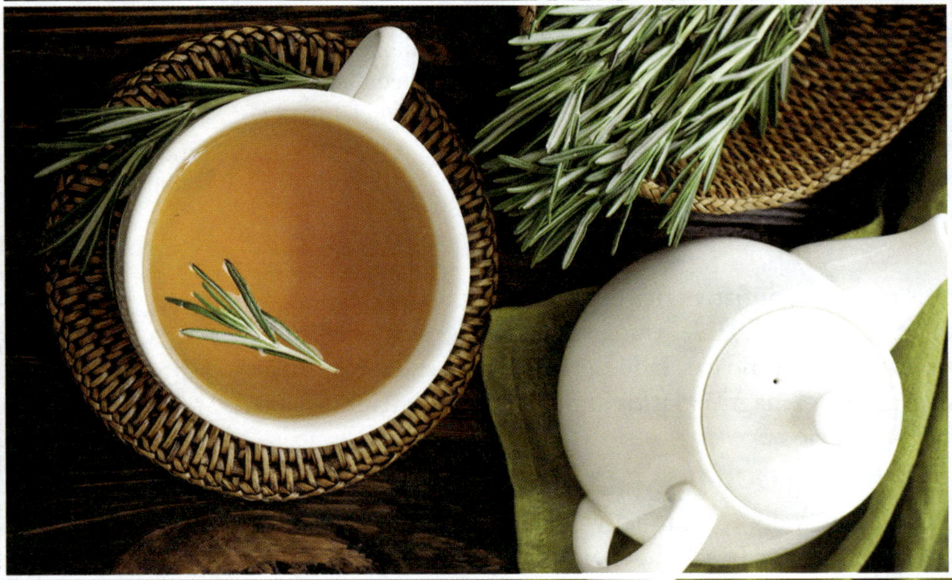

Este elixir para la memoria combina cinco hierbas que se han utilizado tradicionalmente por sus propiedades para favorecer la capacidad cognitiva y de mejora de la memoria. El romero, la ashwagandha, la melisa, el ginseng y el ginkgo biloba son famosos por su capacidad para favorecer la claridad mental, reducir el estrés y mejorar la función cerebral general.

## INGREDIENTES:

- 1 cucharada de romero seco (*Rosmarinus officinalis*)
- 1 cucharada de raíz de ashwagandha seca (*Withania somnifera*)
- 1 cucharada de melisa seca (*Melissa officinalis*)
- 1 cucharada de raíz de ginseng seca (*Panax ginseng*)
- 1 cucharada de ginkgo biloba seco (*Ginkgo biloba*)
- • 4 tazas de agua

### *NOTAS:*

Ya sea que uses hierbas frescas o secas, asegúrate de que sean de alta calidad y estén libres de pesticidas o contaminantes. Si la recoges de tu jardín, hazlo cuando las hierbas estén en su máximo esplendor.

## INSTRUCCIONES:

1 | **Preparar los ingredientes:** mide y prepara todas las hierbas secas: romero, ashwagandha, melisa, ginseng y ginkgo biloba.

2 | **Hervir el agua:** añade 4 tazas de agua a una olla y llévala a ebullición. Una vez hirviendo, añade una cucharada de cada una de las hierbas preparadas a la olla.

3 | **Hervir a fuego lento:** selecciona un fuego lento y deja que la mezcla hierva durante 15 minutos. Esto permite que las hierbas liberen sus compuestos beneficiosos en el agua.

4 | **Infusionar:** después de 15 minutos de hervir a fuego lento, apaga completamente el fuego.

5 | **Tapa la olla y deja que la mezcla repose** durante 30 minutos más. Esto garantiza la máxima extracción de las propiedades herbales.

6 | **Colar:** después de 30 minutos de infusión, cuela la mezcla a través de un colador de malla fina o un paño de queso en un recipiente limpio para eliminar el material herbal.

7 | **Servir:** sirve el elixir en tazas y disfrútalo. Puedes guardar el elixir restante en un frasco de vidrio en el frigorífico durante un máximo de 3 días. Para añadir sabor, considera agregar una cucharadita de miel o una rodaja de limón a cada taza.

8 | **Almacenar:** guarda el elixir en un recipiente bien cerrado en la nevera para mantener su frescura y potencia.

## DOSIS:

No bebas más de dos tazas de este elixir por día.

# *Tónico potenciador*
## *del cerebro*

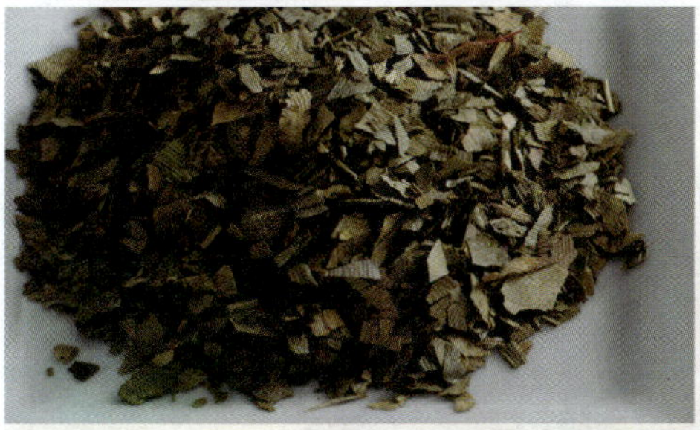

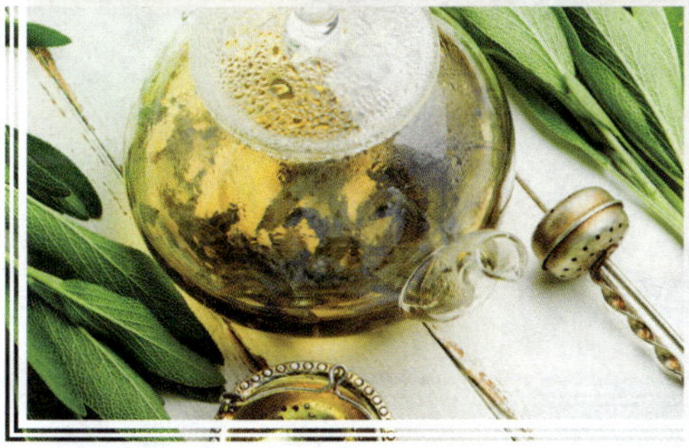

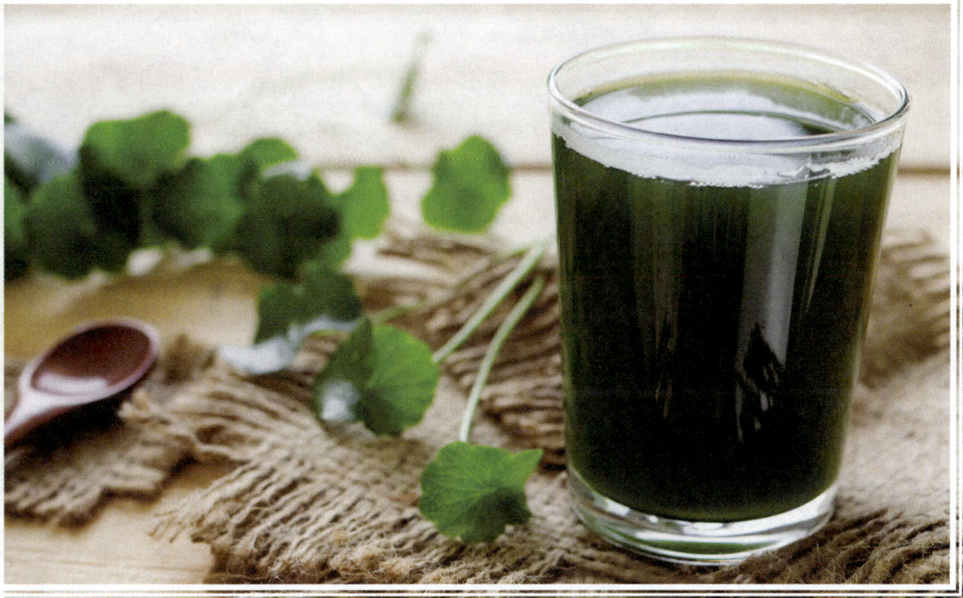

En la búsqueda de una función cognitiva óptima, este tónico potenciador de la función cerebral combina hierbas que son conocidas por sus propiedades para una mejora cognitiva. El ginkgo biloba, conocido por sus distintivas hojas en forma de abanico, se ha utilizado durante mucho tiempo por su capacidad para mejorar la circulación sanguínea hacia el cerebro, favoreciendo así la memoria y la concentración. Los activos más destacados de la bacopa apoyan la función cognitiva, la reducción de la ansiedad y la mejora de la memoria. La centella asiática, utilizada en la medicina tradicional, contribuye a mejorar la memoria, aumentar la claridad mental y aliviar la ansiedad. Por último, la salvia, una hierba con propiedades que mejoran la función cognitiva, enriquece aún más la mezcla, promoviendo la memoria y la concentración.

## INGREDIENTES:

- 1 cucharadita de hojas de *Ginkgo biloba* secas
- 1-2 cucharaditas de *Bacopa monnieri* seca
- 1-2 cucharaditas de centella asiática (*Centella asiatica*) seca
- 1-2 cucharaditas de salvia seca (*Salvia officinalis*)

### *NOTAS:*

Incorpora regularmente en tu dieta alimentos que estimulan el cerebro como arándanos, nueces y pescado graso para obtener beneficios adicionales.

Las hierbas pueden interactuar con los medicamentos que estés tomando. El *Ginkgo biloba*, por ejemplo, puede interactuar con anticoagulantes. Asegúrate de que no existan contraindicaciones con tus medicamentos.

## INSTRUCCIONES:

1 | **Preparar la infusión de hierbas:** hierve 4 tazas de agua en una olla.

2 | **Añadir las hierbas:** una vez que el agua esté hirviendo, añade las cantidades especificadas de hojas de Ginkgo biloba secas, Bacopa monnieri, Centella asiatica y salvia a la olla.

3 | **Hervir a fuego lento e infusionar:** reduce a fuego lento y tapar la olla. Deja que las hierbas se infusionen durante 10-15 minutos.

4 | **Colar la infusión:** después del período de reposo, cuela cuidadosamente la infusión en un vaso o recipiente, retirando las hierbas. Ya tienes listo el tónico herbal.

5 | **Endulzar y servir:** añade miel o estevia para endulzar el tónico herbal a tu gusto. Puedes conservar la infusión sobrante en el frigorífico durante un máximo de 2 días.

Antes de disfrutar de este elixir que sirve para estimular el cerebro, es aconsejable incorporar otros alimentos para el cerebro en la dieta, como arándanos, nueces y pescado graso.

## DOSIS:

Consume 1 taza de este tónico diariamente, preferiblemente por la mañana, para mejorar la función cognitiva.

# Potenciador natural
## *para la capacidad cerebral*

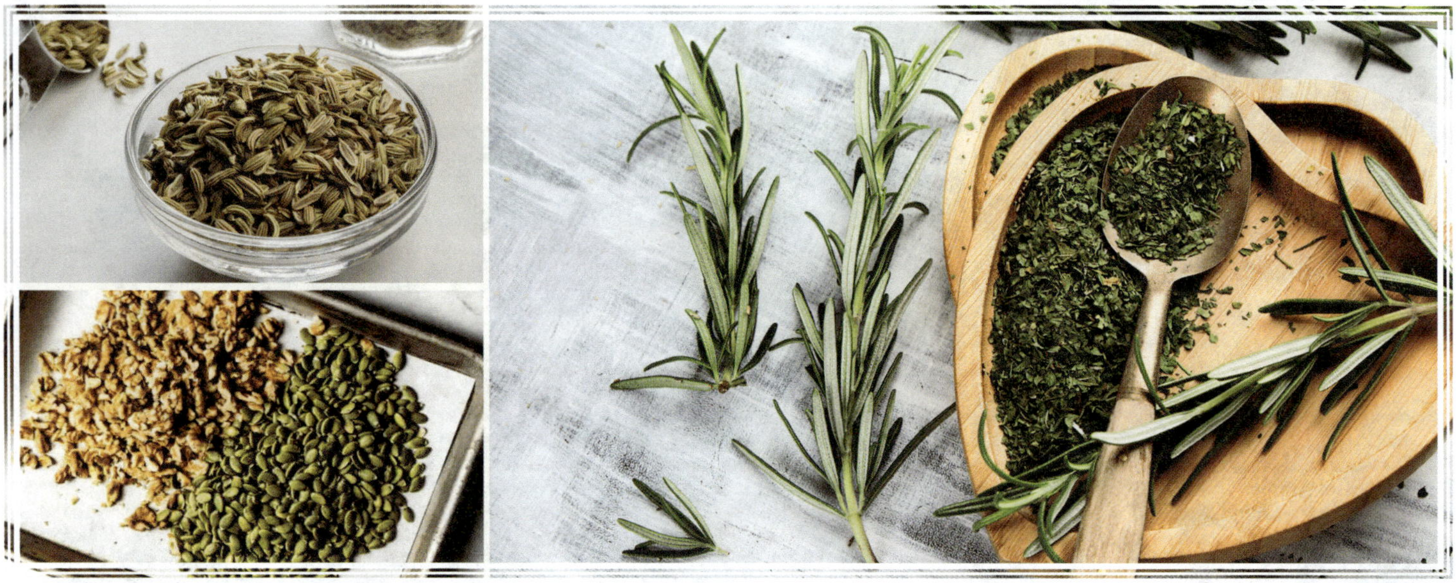

Esta receta crea un polvo «potenciador del cerebro» que combina ingredientes tradicionalmente valorados por sus propiedades para apoyar la capacidad cognitiva. Con romero, semillas de hinojo, nueces y semillas de calabaza, esta mezcla es rica en antioxidantes, ácidos grasos omega-3 y otros nutrientes que se cree que favorecen la salud cerebral y la claridad mental.

## INGREDIENTES:

- 2 cucharadas de romero seco
- 1 cucharadita de semillas de hinojo
- ¾ taza de nueces
- ½ taza de semillas de calabaza
- Estevia o fruta del monje (al gusto)
- Picadora, molinillo o batidora
- Tarro para almacenamiento

*NOTAS:*

Ajusta la cantidad de edulcorante según tu preferencia por el dulce.

Para potenciar el sabor y añadir beneficios nutricionales, considera añadir una pizca de canela o cacao en polvo a la mezcla.

## INSTRUCCIONES:

1 | **Mezclar los ingredientes:** coloca el romero seco, las semillas de hinojo, las nueces, las semillas de calabaza y una cantidad adecuada de estevia o fruta del monje en tu licuadora o molinillo.

2 | **Moler hasta obtener un polvo:** procesa todos los ingredientes hasta que se conviertan por completo en un polvo fino. Esto garantiza que los sabores y nutrientes estén bien mezclados y se consuman con facilidad.

3 | **Almacenar:** transfiere el polvo resultante a un frasco limpio y estéril. Tapa bien el frasco para conservar la frescura.

4 | **Refrigerar:** mantén el frasco en el frigorífico para mantener su potencia y

5 | **Servir:** incorpora 2 cucharaditas de polvo potenciador de la función cerebral a tu dieta diaria agregándolo a un vaso de leche, al café o a un batido.

## DOSIS:

Puedes consumirlo por la mañana antes de una comida o antes de acostarte, según tu rutina.

# Elixir de setas
## *para la capacidad cerebral*

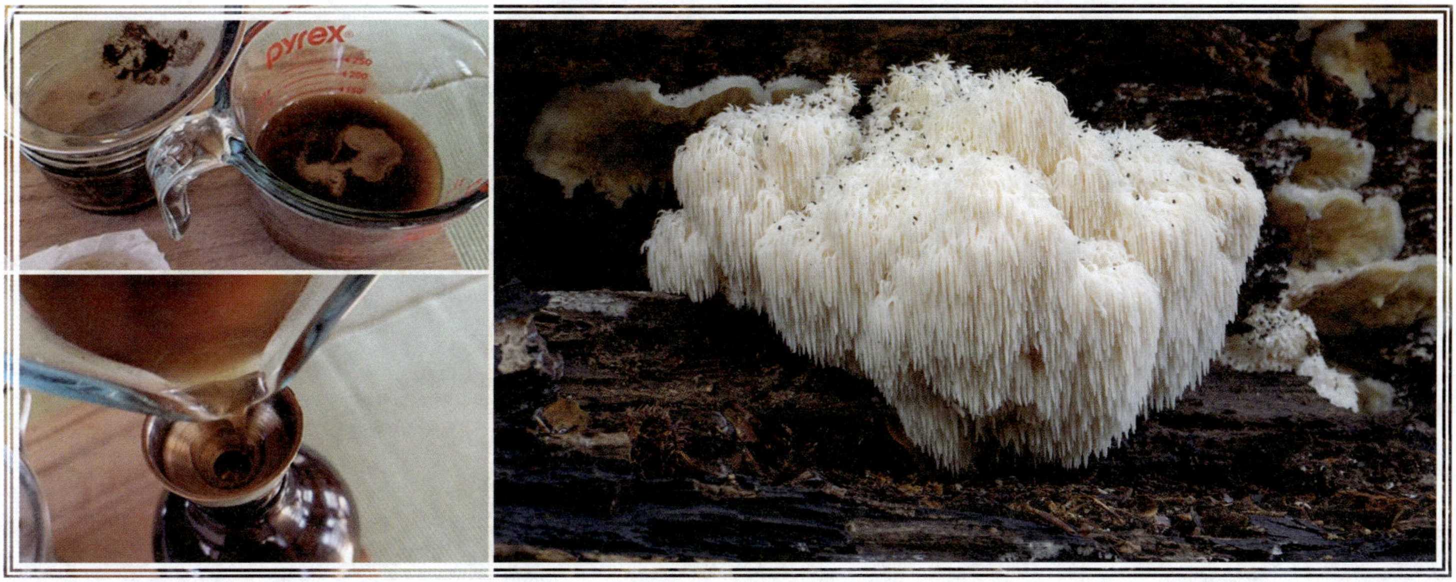


El hongo melena del león se ha utilizado tradicionalmente por sus posibles propiedades de apoyo a la función cognitiva. Contiene compuestos como hericenonas y erinacinas que contribuyen a la salud del cerebro, lo que lo convierte en una opción popular para abordar la confusión mental. Esta receta combina el método de extracción doble mediante alcohol y agua con el método espagírico para maximizar todos los beneficios de la melena de león.

## INGREDIENTES:

- 114 g de setas secas y molidas de melena de león (*Hericium erinaceus*)
- 2 tazas de alcohol de alta graduación
- 2 tazas de agua destilada

### *OPMERKINGEN:*

Ten en cuenta cualquier posible reacción alérgica, especialmente si tienes alergias a los hongos. Interrumpe el uso si experimentas efectos adversos.

Si eres especialmente sensible al sabor, puedes diluir la tintura con una pequeña cantidad de agua o zumo.

Estas setas también resultan deliciosas en sopas, cortadas finamente como alternativa a la carne en rollitos de primavera, o simplemente cocinadas con mantequilla de ajo silvestre para un plato sencillo y delicioso. También puedes elaborar tés o puedes encontrarlas en suplementos.

## INSTRUCCIONES:

1 | **Extracción al alcohol:** comienza por moler finamente las setas secas de melena de león. Coloca el hongo ya molido en un frasco de vidrio y cúbrelo con alcohol de alta graduación. Tapa bien el frasco y guárdalo en un lugar fresco y oscuro durante al menos 5-6 semanas, agitándolo suavemente todos los días. Después de 5 a 6 semanas, pasa el líquido a través de un colador de malla fina o un paño de queso a un recipiente de vidrio limpio. Este es el extracto al alcohol.

2 | **Extracción al agua:** toma el material de las setas colado de la extracción al alcohol y colócalo en una olla. Añade 2 tazas de agua destilada. Hierve a fuego lento la mezcla durante aproximadamente 1 hora, asegurándote de que el líquido se reduzca a la mitad de su volumen original. Cuela el líquido a través de un filtro de malla fina en un recipiente aparte. Este es el extracto al agua.

3 | **Combinar extractos:** mezcla el extracto al alcohol y el extracto al agua en un recipiente de vidrio (la proporción que yo uso suele ser de 3:1 de extracto al alcohol por extracto al agua. Puedes hacer 2:1 si tienes un alto porcentaje de alcohol, como aguardiente (schnapps)).

4 | **Método espagírico:** para extraer todo el espectro de minerales y compuestos, también puedes incorporar el método espagírico. Quema el material de setas sobrante de la extracción al alcohol hasta reducirlo a cenizas. A continuación, añade las cenizas a los extractos combinados.

5 | **Maduración y embotellado:** cierra el recipiente y déjalo reposar durante 2-4 semanas más si estás utilizando el método espagírico. Después de la maduración, cuela la tintura una vez más para eliminar las partículas restantes. Transfiere la tintura a botellas de vidrio oscuro y etiquétalas con la fecha y los ingredientes. Guarda la tintura en un lugar fresco y oscuro para conservar toda su potencia.

## DOSIS:

Comienza con 1-2 ml (aproximadamente 20-40 gotas) de tintura de hongo de melena de león, 1-3 veces al día.

# La infusión
## que agudiza la mente

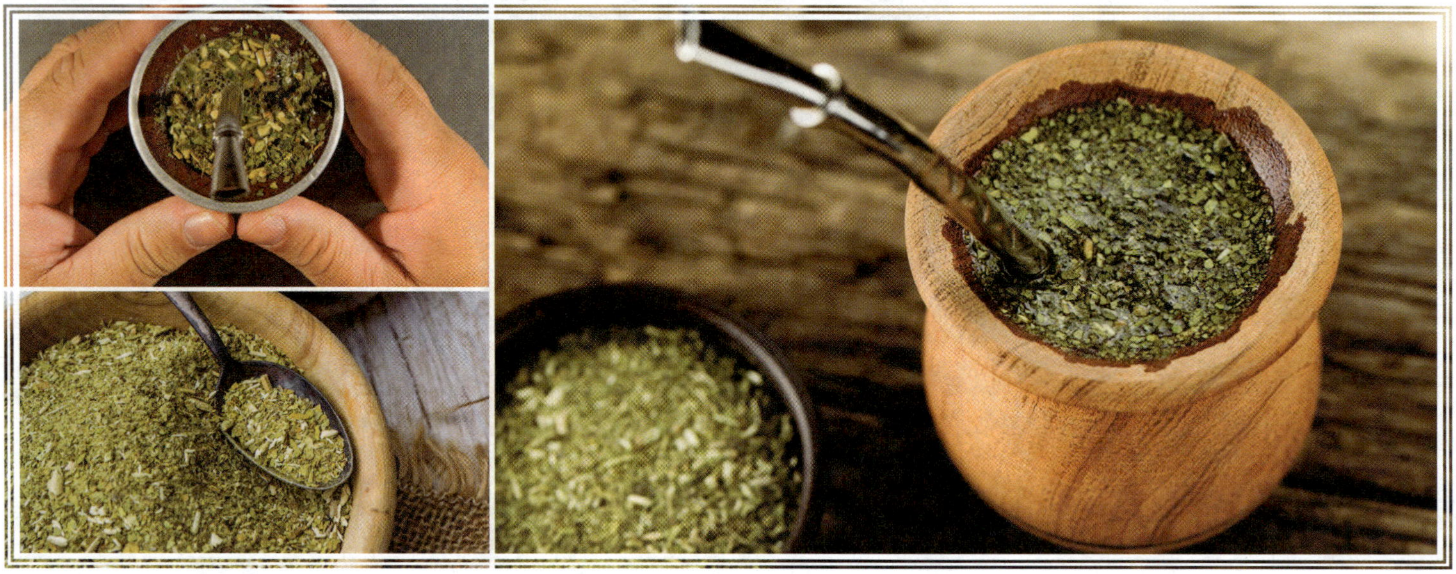

La yerba mate, científicamente conocida como Ilex paraguariensis, es una hierba de origen sudamericano conocida por sus propiedades estimulantes y que mejoran la capacidad cognitiva. Contiene cafeína y teobromina, que pueden ayudar a mejorar el estado de alerta mental y la concentración.

Las instrucciones para preparar la yerba mate que se describen a continuación se refieren a la forma tradicional, pero puedes prepararla como desees. El método más simple es tratar la yerba mate como cualquier otro té suelto, preparado en una taza o vaso normal o utilizando una prensa francesa.

## INGREDIENTES:

- 1 cucharada de hojas de yerba mate secas
- unos 240 ml de agua caliente a unos 70-80 °C

*NOTAS:*

El sabor y la fuerza de la yerba mate dependen de dónde se haya recogido la planta, su proceso de secado y tostado, la época del año y la proporción de tallos respecto a las hojas. Cada tipo tiene un sabor diferente, por lo que necesitarás probar algunas para encontrar tu favorita.

Puedes saborear un té yerba mate con cítricos, miel o menta para un sabor adicional.

La yerba mate contiene cafeína, así que evita un consumo excesivo, especialmente por la noche, ya que podría alterar el sueño.

## INSTRUCCIONES:

1| **Preparar la calabaza:** coloca la yerba mate seca en la calabaza para mate. Ajusta la cantidad en función de la intensidad con la que desees la infusión.

2| **Agitar para eliminar el polvo:** tapa la calabaza con la mano, dale la vuelta y agítala. Esto ayuda a eliminar parte del polvo para evitar que se obstruya el filtro de la bombilla. Omite este paso si tu yerba mate no tiene ramitas ni polvo.

3| **Formar un montoncito:** vuelve a colocar la calabaza para mate en su posición inicial e inclínala para formar un «montoncito» de yerba mate seca en un lado mientras expones la parte inferior de la calabaza.

4| **Insertar la bombilla:** coloca la bombilla (pajita metálica con filtro) en el montoncito con el filtro hacia abajo, de modo que toque la parte inferior de la yerba mate.

5| **Posicionar la calabaza:** con cuidado, coloca la calabaza para mate en posición vertical, asegurándote de que el mate seco no cubre el fondo.

6| **Añadir agua fría:** vierte una pequeña cantidad de agua fría sobre la yerba mate, apuntando hacia la parte inferior expuesta de la calabaza para mate. Espera a que el líquido empape las hojas secas.

7| **Añadir agua caliente:** llena la calabaza para mate con agua caliente, a unos 70-80 °C. Evita usar agua hirviendo, ya que puede hacer que el té sepa amargo. Si la bombilla aún no está en la calabaza, insértala, tapando la punta con el pulgar para evitar obstrucciones. La yerba mate se infusionará durante unos 5 minutos, mientras que un tiempo de reposo más largo dará como resultado una infusión más fuerte y amarga. Puedes añadir agua sobre el mate seco varias veces hasta que pierda su sabor.

## DOSIS:

Consume 1 o 2 tazas de té yerba mate al día para mejorar el estado de claridad y alerta mental.

# Combustible de Ginkgo biloba

## *para el cerebro*

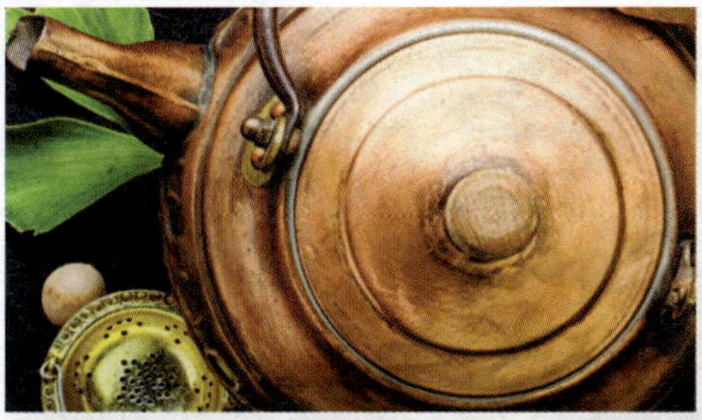

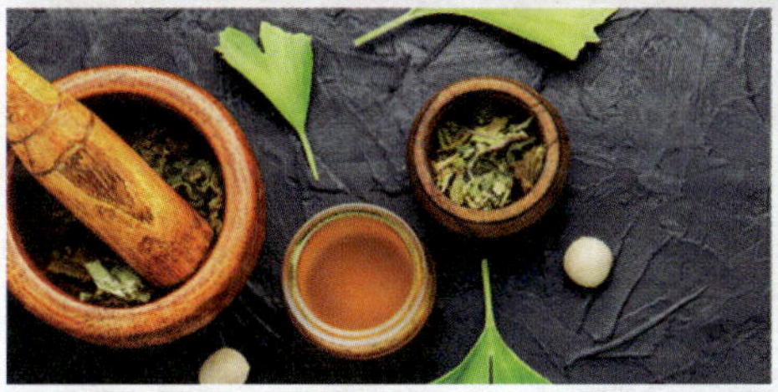

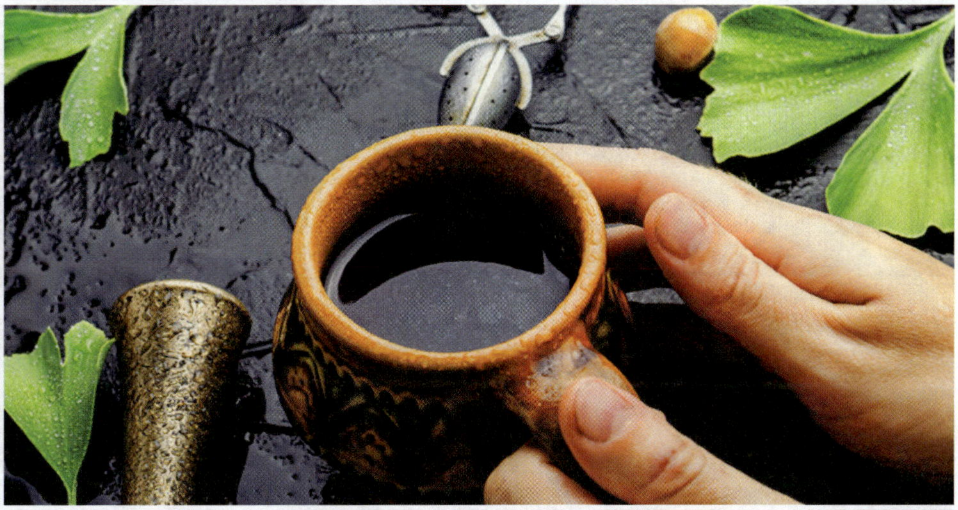

El ginkgo biloba tiene una larga historia de uso para mejorar la función cognitiva. Se ha utilizado en la medicina tradicional china desde al menos el siglo XI para tratar la demencia y otras dolencias. Los principales ingredientes activos de la hoja y la fruta del *Ginkgo biloba* son las lactonas de terpeno, los ácidos fenólicos y los glucósidos flavonoides.

Es particularmente conocido por su capacidad para aumentar el flujo sanguíneo hacia el cerebro. Este aumento de la circulación ayuda a una mejor administración de oxígeno y nutrientes, lo cual es vital para mantener la salud cognitiva. El ginkgo también posee propiedades antioxidantes, que ayudan a proteger el cerebro del daño oxidativo, un factor clave en el deterioro cognitivo relacionado con la edad.

## INGREDIENTES:

- 2 cucharaditas de hojas de ginkgo secas (*Ginkgo biloba*)
- 1 taza de agua hirviendo

*NOTAS:*

El hecho de que un remedio sea natural o de origen vegetal no significa necesariamente que sea seguro para todo el mundo. Existen casos de reacciones adversas al ginkgo e incluso reacciones al polen.

Además, ciertas personas o grupos deben evitar esta planta:

- Aquellos que toman medicamentos anticoagulantes
- Mujeres embarazadas y en periodo de lactancia
- Personas alérgicas a los mangos, los anacardos o la hiedra venenosa
- Pacientes que toman ISRS, IMAO o antidepresivos (por ejemplo, Prozac y Zoloft)
- AINE: analgésicos como el ibuprofeno y el paracetamol.

## INSTRUCCIONES:

1 | **Hervir el agua:** hierve una taza de agua.

2 | **Preparar las hojas de *Ginkgo biloba*:** mientras el agua hierve, añade 2 cucharaditas de hojas de ginkgo biloba secas en una tetera o un recipiente resistente al calor.

3 | **Verter agua hervida:** una vez que el agua haya hervido, viértela sobre las hojas de ginkgo biloba.

4 | **Infusionar el té de ginkgo:** tapa el recipiente y deja que el té se infusione durante unos 10-15 minutos. Esto permite que los compuestos beneficiosos se infusionen en el agua.

5 | **Colar el té:** después del tiempo de reposo, cuela el té para quitar las hojas. Puedes añadir un toque de miel o limón para añadir sabor, si lo deseas.

Para mejorar la eficacia del ginkgo biloba para la salud cognitiva, también puedes hacer una tintura combinando ¼ taza de hojas secas finamente picadas con 1 taza de alcohol de 40 grados. Este método da como resultado una forma concentrada de la hierba. Deja reposar durante 4-6 semanas antes de colarlo.

## DOSIS:

Consume este té 1 o 2 veces al día para obtener un apoyo cognitivo. Es mejor beber por la mañana para mejorar la claridad mental.

# *Jarabe*
## *para la migraña*

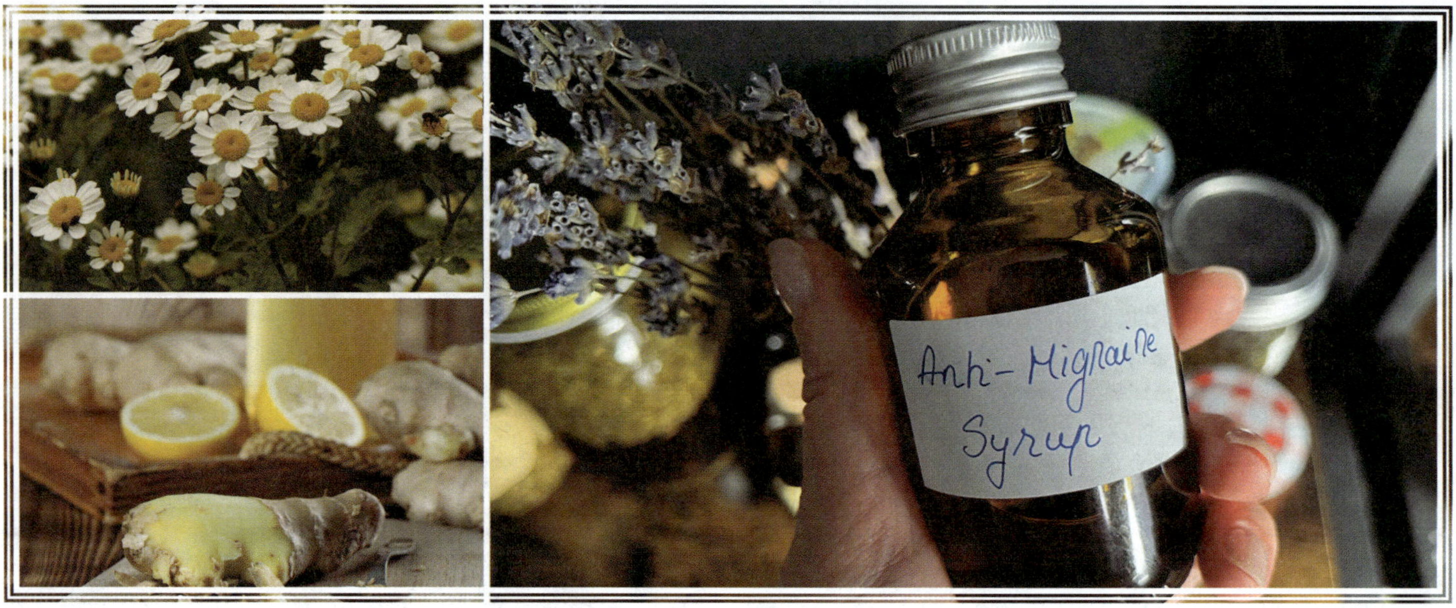


Las migrañas son dolores de cabeza debilitantes, a menudo acompañados de náuseas, sensibilidad a la luz y otros síntomas. Los remedios a base de hierbas pueden ofrecer alivio al actuar sobre la inflamación, reducir el dolor y calmar el sistema nervioso. Un remedio eficaz es este jarabe casero que contiene altamisa, también llamada hierba de santa María (*Tanacetum parthenium*) y jengibre (*Zingiber officinale*), ambas plantas conocidas por sus propiedades antiinflamatorias y analgésicas.

## INGREDIENTES:

- 1 taza de agua
- ¼ taza de hojas secas de altamisa (*Tanacetum parthenium*)
- 2 cucharadas de raíz de jengibre fresco (*Zingiber officinale*), rallado
- ½ taza de miel

### *NOTAS:*

Evita tomar este jarabe si eres alérgico a alguno de sus ingredientes.

Consulta a un profesional sanitario antes de usar este jarabe, especialmente si estás embarazada, en periodo de lactancia o tomando algún medicamento.

Interrumpe su uso si se produce alguna reacción adversa y busca atención médica.

## INSTRUCCIONES:

1 | **Hervir el agua:** hierve 1 taza de agua en una cacerola.

2 | **Infusionar la altamisa:** añade 1⁄4 taza de hojas secas de altamisa al agua hirviendo.

3 | **Hervir a fuego lento:** reduce el calor y deja hervir a fuego lento durante 10 minutos para infusionar en el agua las propiedades medicinales de la altamisa.

4 | **Colar:** cuela la mezcla para eliminar las hojas, dejando solo el líquido.

5 | **Añadir jengibre:** echa de nuevo el líquido ya infusionado a la cacerola y añade 2 cucharadas de jengibre fresco rallado.

6 | **Volver a hervir a fuego lento:** hierve a fuego lento durante 5 minutos adicionales para incorporar los beneficios del jengibre.

7 | **Enfriar:** retira del fuego y deja que la mezcla se enfríe ligeramente.

8 | **Añadir miel:** una vez enfriado, añade y remueve ½ taza de miel hasta que se disuelva por completo. Utiliza miel cruda por sus propiedades antimicrobianas adicionales. Considera añadir un poco de zumo de limón recién exprimido para darle sabor.

9 | **Guardar:** transfiere el jarabe a un recipiente limpio y hermético para su almacenamiento. Guarda el jarabe en la nevera para prolongar su vida útil.

## DOSIS:

Tomar 1 cucharada de jarabe cuando empiezan los síntomas de migraña. Repite cada 4-6 horas según sea necesario, sin exceder las 4 dosis en un periodo de 24 horas. Algunas personas usan este jarabe como medida preventiva para las migrañas, especialmente cuando se combina con la petasita.

# Mezcla de hierbas
## *para aliviar la cefalea*

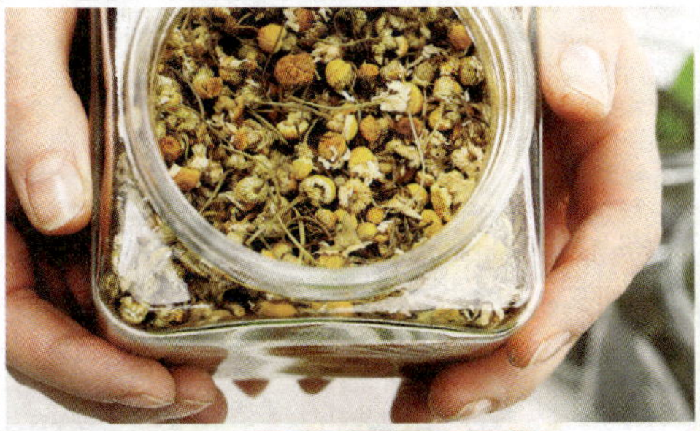
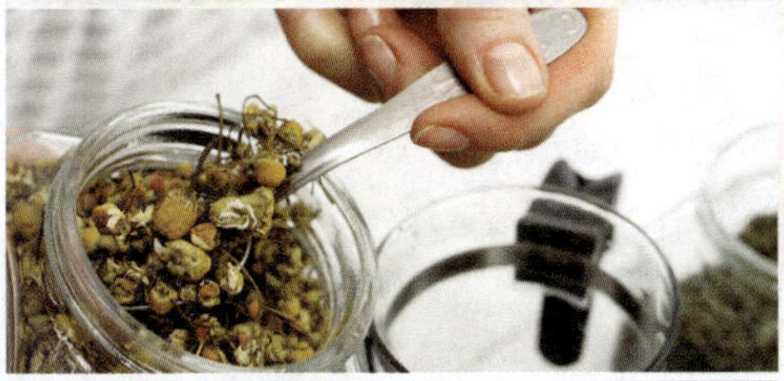
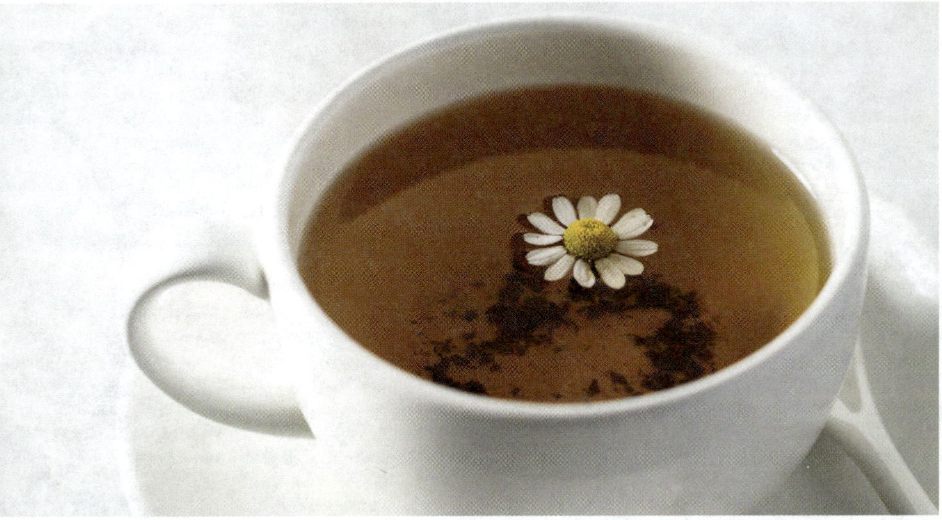

## INGREDIENTES:

- 1 cucharadita de hojas de altamisa (*Tanacetum parthenium*)
- 1 cucharadita de flores de manzanilla (*Matricaria chamomilla*)
- 1 cucharadita de hojas de menta (*Mentha piperita*)
- ½ cucharadita de corteza de sauce blanco (*Salix alba*)
- 1 taza de agua

*NOTAS:*

Pueden producirse alergias a cualquiera de las hierbas utilizadas, por lo que si experimentas alguna reacción adversa, interrumpe su uso.

Las mujeres embarazadas o en periodo de lactancia deben consultar a un profesional sanitario antes de utilizar esta mezcla de hierbas.

Dado que el sauce blanco contiene salicina, evita esta mezcla si eres alérgico a la Aspirina o tomas medicamentos anticoagulantes, ya que puede potenciar los efectos.

- Esta mezcla de té combina hierbas utilizadas tradicionalmente por su potencial para aliviar los dolores de cabeza.
- Se cree que la altamisa ayuda a reducir la frecuencia y la gravedad de las migrañas.
- La manzanilla es conocida por sus propiedades calmantes y antiinflamatorias, que pueden ayudar a aliviar las cefaleas tensionales relacionadas con el estrés al relajar los músculos.
- La menta es una planta valorada por sus propiedades analgésicas, que puede ayudar a relajar los músculos contracturados, promover el flujo sanguíneo y aliviar las molestias del dolor de cabeza.
- El sauce blanco, que contiene salicina, se ha utilizado tradicionalmente como analgésico y antiinflamatorio, para tratar varios tipos de cefaleas. Para prepararlo, recoge los brotes tiernos de un árbol de sauce y guárdalos en un tarro. Masticar unos pocos de estos brotes es un método tradicional para aliviar las molestias del dolor de cabeza. La corteza también se utiliza a menudo para este fin.

## INSTRUCCIONES:

1 | **Hervir el agua:** lleva una taza de agua a ebullición en una olla.

2 | **Añadir las hierbas:** una vez que el agua esté hirviendo, retírala del fuego y agrega las hojas de altamisa, las flores de manzanilla, las hojas de menta y la corteza de sauce blanco al agua caliente.

3 | **Infusionar:** tapa la olla y deja que las hierbas se infusionen durante unos 10-15 minutos.

4 | **Colar:** después del tiempo de reposo, cuela el té en una taza, retirando los materiales herbales.

5 | **Dejar enfriar:** deja que el té se enfríe ligeramente, pero asegúrate de que esté lo suficientemente caliente como para que sea agradable beberlo.

6 | **Endulzar (opcional):** si lo deseas, puedes endulzar el té con miel o limón.

7 | **Disfrutar:** relájate en una habitación tranquila y con iluminación tenue mientras bebes este té para maximizar sus efectos y aliviar el dolor de cabeza.

Mantente hidratado y lleva una dieta saludable para prevenir futuros dolores de cabeza.

## DOSIS:

Bebe este té cuando sientas dolor de cabeza, hasta dos veces al día.

# Leche de luna
## para dormir mejor

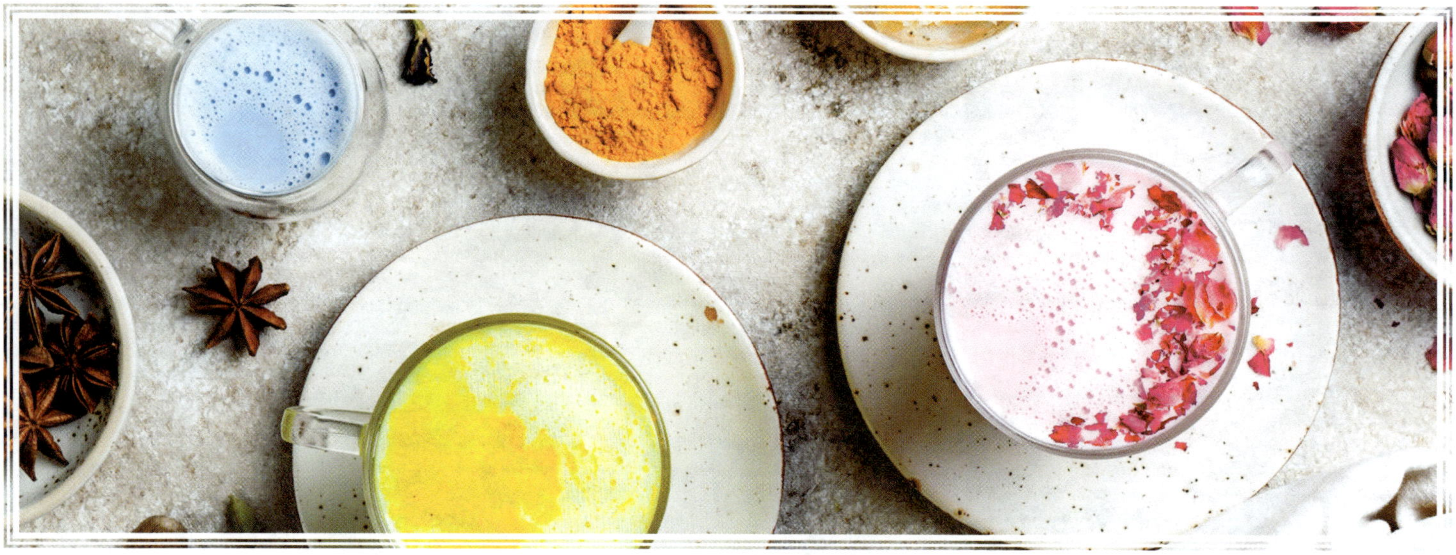

La leche de luna es un remedio ayurvédico tradicional que incluye hierbas conocidas por sus propiedades relajantes. La ashwagandha, un ingrediente clave en la leche de luna, es una hierba adaptógena conocida por su capacidad para reducir el estrés y la ansiedad. Ayuda a tu cuerpo a adaptarse a los factores estresantes, facilitando la relajación y la preparación para una noche de sueño reparador. El proceso de elaboración de la leche de luna también es un ritual calmante y meditativo. Puedes personalizarlo con otros adaptógenos como el tragacanto (no recomendado para personas con afecciones autoinmunes). La adición de aceite de coco virgen o ghee mejora la absorción de la cúrcuma, ya que es soluble en grasa.

## INGREDIENTES:

- 1 taza de leche entera o leche de frutos secos sin endulzar
- ½ cucharadita de canela molida (*Cinnamomum verum*)
- ½ cucharadita de cúrcuma molida (*Curcuma longa*)
- 1⁄4 cucharadita de ashwagandha molida (*Withania somnífera*)
- 2 pizcas de cardamomo molido (*Elettaria cardamomum*)
- 1 pizca de jengibre molido (*Zingiber officinale*)
- 1 pizca de nuez moscada molida (*Miristica* spp.)
- Una pizca de pimienta negra recién molida
- 1 cucharadita de aceite de coco virgen o ghee
- 1 cucharadita de miel cruda

### *NOTAS:*

Si bien la ashwagandha es generalmente segura, consulta a un profesional de la salud si estás embarazada, en periodo de lactancia o tienes problemas de salud específicos.

## INSTRUCCIONES:

1| **Hervir la leche a fuego lento:** hierve a fuego lento la leche que elijas en una cacerola pequeña.

2| **Añadir las especias:** mezcla con unas varillas la cúrcuma, la canela, la ashwagandha, el jengibre, el cardamomo, la nuez moscada y la pimienta negra recién molida. Bate vigorosamente para que no queden grumos.

3| **Incorporar las grasas saludables:** añade el aceite de coco virgen o el ghee, reduce el fuego un poco más y sigue cocinando durante unos 5-10 minutos. Cuanto más tiempo lo cocines, más fuerte será la infusión.

4| **Enfriar y endulzar:** retira la mezcla del fuego y deja que se enfríe ligeramente. A continuación, añade la miel cruda. No calientes la miel, ya que conserva sus propiedades curativas cuando se usa cruda.

5| **Servir y disfrutar:** sirve la leche de luna en una taza, asegurándote de que esté caliente, pero sin quemar, y disfrútala antes de irte a la cama, dejando que te lleve suavemente hacia una noche de sueño reparador.

Uno de los maravillosos aspectos de la leche de luna es su adaptabilidad. La leche de luna presenta variaciones versátiles, cada una con beneficios concretos para la relajación y el sueño: la leche de luna rosa, con pétalos de rosa, calma la mente; la leche de luna de lavanda utiliza lavanda para reducir el estrés. La leche de luna de azafrán añade un toque terroso que mejora el estado de ánimo. El intenso tono azul de la leche de luna azul proviene de las flores de guisantes mariposa, que se cree que reducen el estrés. Por último, la leche de luna de chocolate combina cacao con ingredientes tradicionales, proporcionando un sabor reconfortante y relajante.

## DOSIS:

Disfruta de la leche de luna unos 30 minutos antes de acostarte.

# La «Aspirina» de la naturaleza

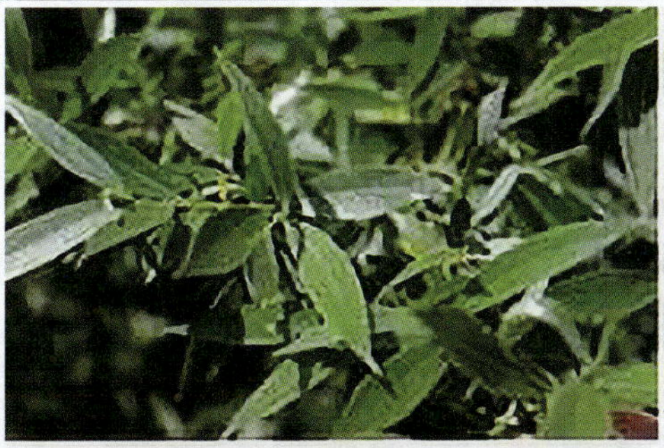

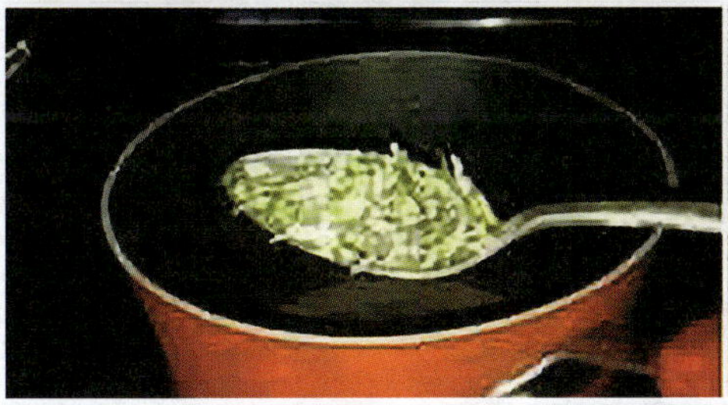

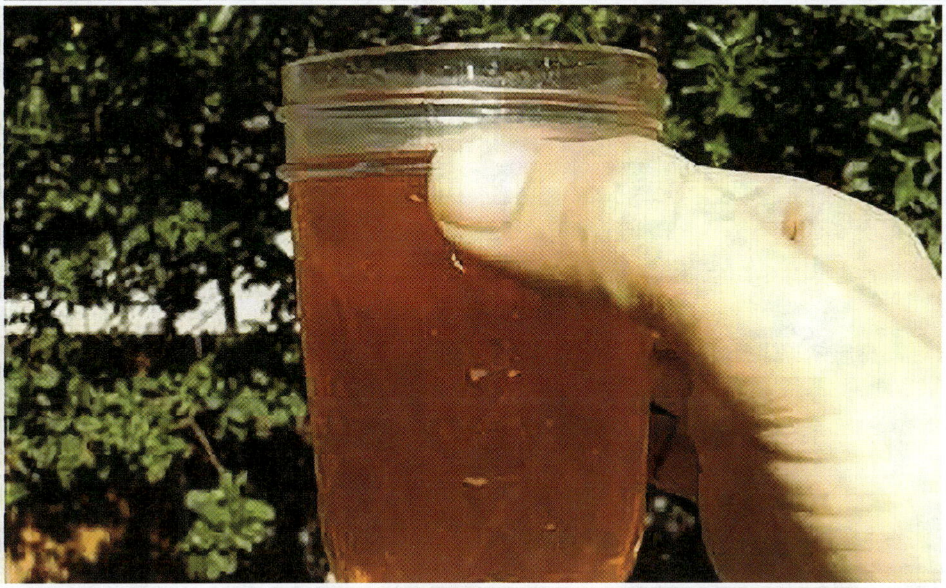

Hacer una tintura de corteza de sauce casera puede resultar una forma gratificante de explorar los usos tradicionales de la corteza de este árbol, que contiene salicilatos naturales (similares a la aspirina) y se ha utilizado durante siglos para aliviar el dolor de espalda, el dolor muscular y las cefaleas. Dado el reconocido papel de la Aspirina en la salud cardíaca, la corteza de sauce también se ha utilizado tradicionalmente de maneras que pueden proporcionar beneficios similares.

## INGREDIENTES:

- Corteza de sauce (*Salix alba*)
- Puedes recoger la corteza de sauce de los árboles que se encuentran en tu zona o bien comprar la corteza seca en tiendas de hierbas o en línea.
- Alcohol de alta graduación como vodka, brandi o ron. Procura que tenga un contenido de alcohol de al menos el 40-50 %

### *NOTAS:*

Las personas con afecciones como asma, úlceras estomacales, diabetes, gota, hemofilia, hipoprotrombina o enfermedad renal o hepática pueden ser sensibles a la Aspirina y, de manera similar, a la corteza de sauce, debido a sus efectos en la coagulación de la sangre. Es importante tener precaución con la corteza de sauce, ya que podría aumentar la hemorragia durante y después de una cirugía. Por lo tanto, se recomienda dejar de usar corteza de sauce al menos dos semanas antes de cualquier cirugía programada.

## INSTRUCCIONES:

1 | **Preparar la corteza de sauce:** si utilizas corteza de sauce fresca, córtala en trozos pequeños. Hay una capa exterior de corteza y una capa interior que tiene un color verdoso, esta es la que contiene más principio activo, mientras que la madera más oscura de debajo debe desecharse. Si usas corteza de sauce seca, puedes usarla tal cual.

2 | **Medir ingredientes:** por cada parte de corteza de sauce seca, usa 5 partes de alcohol. Por ejemplo, si tienes 30 g de corteza de sauce seca, usa 150 ml de alcohol.

3 | **Combinar ingredientes:** introduce la corteza de sauce en el frasco de vidrio y vierte el alcohol sobre ella. Asegúrate de que la corteza de sauce quede completamente sumergida en el alcohol. Cierra el frasco con una tapa y etiquétalo.

4 | **Agitar y almacenar:** agita vigorosamente el frasco para mezclar los ingredientes muy bien. Guárdalo en un lugar fresco y oscuro, como un armario o una despensa.

5 | **Tiempo de reposo:** deja que la mezcla repose durante al menos 4-6 semanas, agitando suavemente el frasco a los pocos días. Cuanto más se infusione, más potente será la tintura.

6 | **Colar y embotellar:** después del período de reposo, cuela el líquido a través de un colador de malla fina o un paño de queso en una botella de vidrio limpia. Exprime la mayor cantidad posible de líquido de la corteza de sauce. Durará varios años si se almacena correctamente.

## DOSIS:

Comienza con 1-2 ml (aproximadamente 20-40 gotas) de la tintura diluida en una pequeña cantidad de agua o zumo, tomada por vía oral. Puedes tomar esta dosis hasta tres veces al día.

# *Té de plátano*

## *para un sueño profundo*

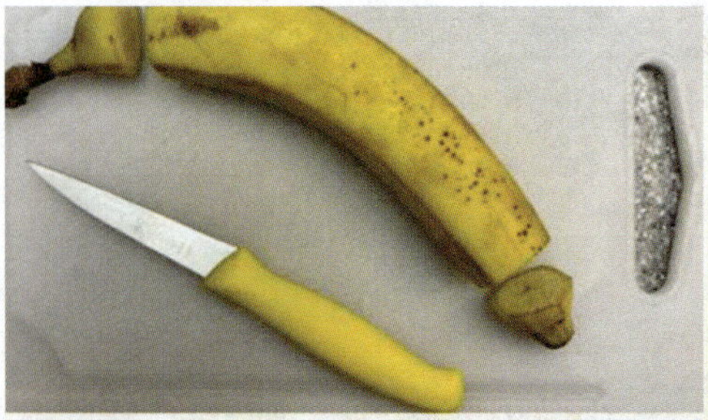

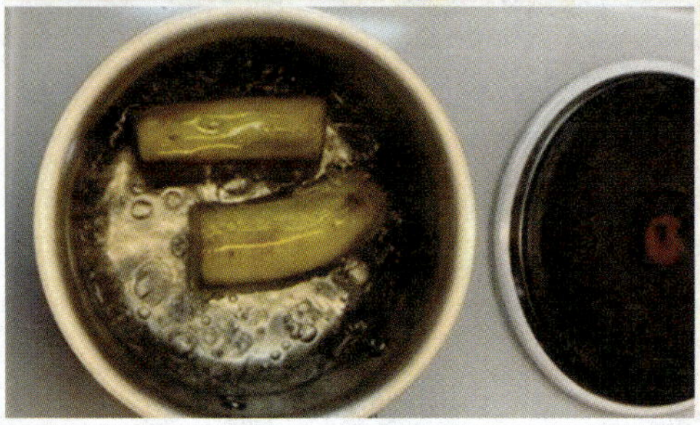

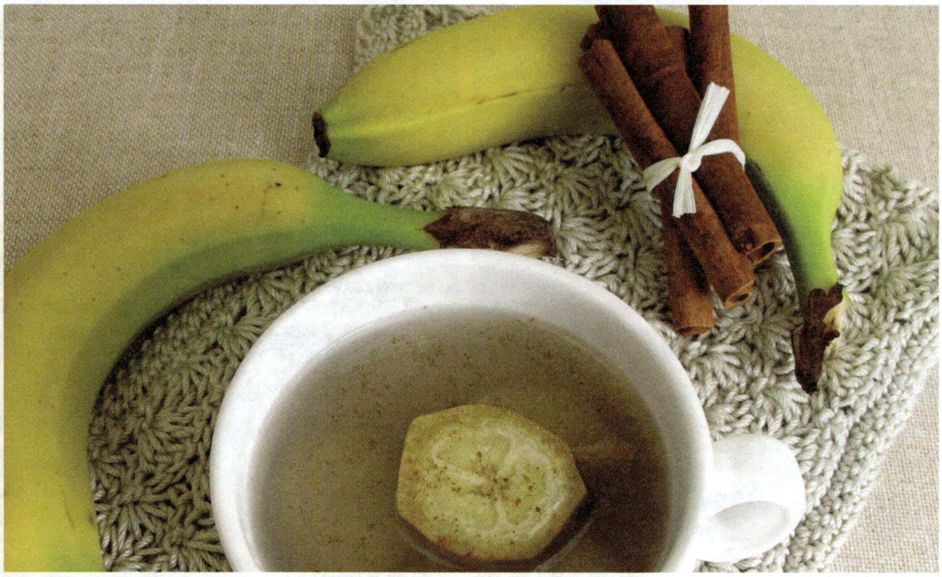

Los plátanos pueden parecer una opción inusual, pero pueden ser un remedio muy útil para promover un sueño profundo y reparador.

El plátano es una rica fuente de potasio, magnesio y triptófano. El potasio y el magnesio son minerales que se asocian a un mejor sueño. Estos minerales mejoran la duración del sueño y su calidad. Además, ayuda a relajar los músculos para que el periodo de sueño sea más tranquilo. El triptófano es un aminoácido. Este aminoácido desempeña un papel importante en la producción de serotonina y melatonina, dos hormonas que ayudan a inducir el sueño.

## INGREDIENTES:

- 1 plátano maduro entero o cáscara de plátano
- 2 tazas de agua
- Una pizca de canela (opcional)
- Miel (opcional)

*NOTAS:*

Los plátanos no parecen tener ningún efecto negativo para la salud conocido, pero pueden causar reacciones alérgicas en algunas personas que presentan alergia al látex.

Utiliza plátanos orgánicos previamente lavados, siempre que sea posible, ya que no contienen pesticidas ni sustancias químicas.

Comer una cantidad moderada de plátanos no debería aumentar significativamente los niveles de azúcar en sangre. Sin embargo, los diabéticos deben tener cuidado con los plátanos muy maduros.

## INSTRUCCIONES:

1 | **Preparar el plátano:** empieza lavando bien el plátano para eliminar cualquier suciedad superficial. Corta ambos extremos del plátano y deséchalos, luego puedes cortar todo el plátano por la mitad o en rodajas de 2.5-5 cm. Si debes controlar los niveles de azúcar y encuentras que la preparación anterior es demasiado dulce, puedes renunciar a usar la fruta (utiliza solo la cáscara). Si solo utilizas las pieles, retíralas con cuidado y asegúrate de que queden con la parte blanca interior.

2 | **Hervir el plátano:** coloca la cáscara de plátano en una olla con agua. Lleva el agua a ebullición y luego reduce a fuego lento. Deja que hierva a fuego lento durante unos 10-15 minutos.

3 | **Añadir ingredientes opcionales:** si lo deseas, agrega un chorrito de canela a la mezcla para darle más sabor. Puedes endulzar el té con miel si prefieres un sabor más dulce.

4 | **Colar y servir:** retira la cáscara de plátano o banana de la olla. Cuela el líquido en una taza o tetera. El té de plátano para un sueño profundo está listo para beber.

## DOSIS:

Bebe este té aproximadamente 30 minutos antes de acostarte para obtener los mejores resultados.

# Baño caliente
## de hierbas

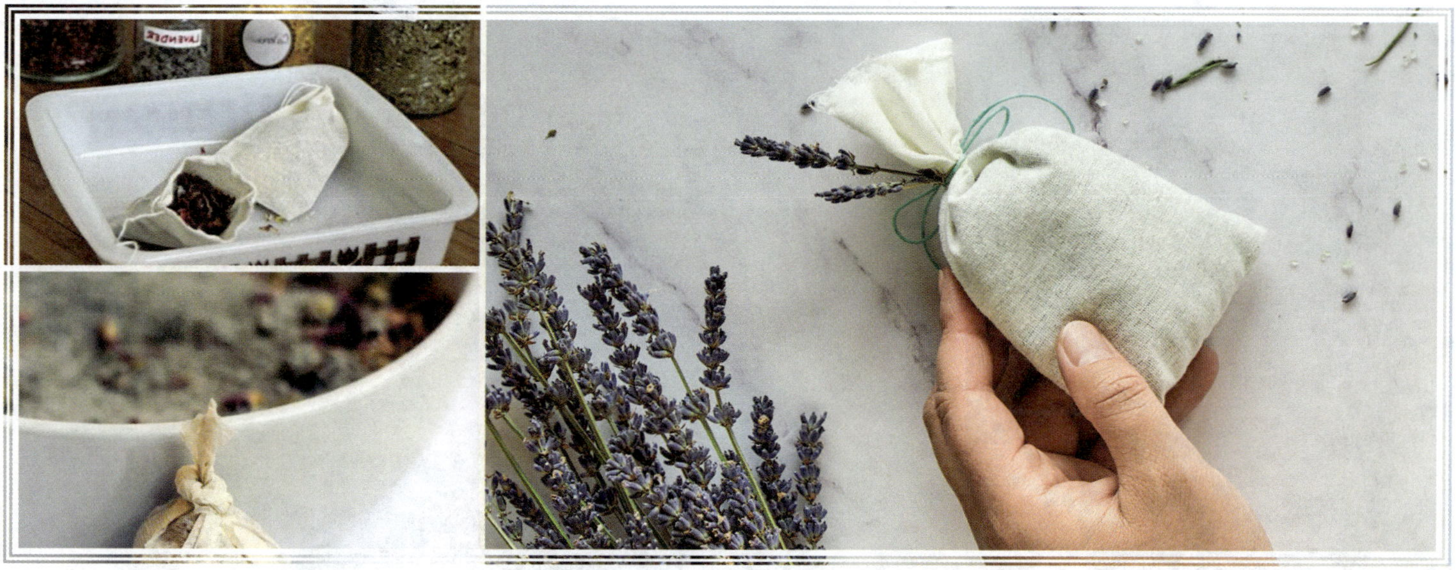

Nada consigue calmar el alma como un buen baño caliente, especialmente cuando este contiene hierbas, aceites esenciales nutritivos y sales. Cualquier hierba que puedas usar en un té para beber puede usarse para el baño.

Esta mezcla ofrece una armoniosa fusión del poder calmante de la lavanda, las propiedades relajantes de la manzanilla y los beneficios de la caléndula para la piel, lo que la convierte en una opción ideal para relajarse y cuidarse. Si quieres mejorar la experiencia, puedes añadir pétalos de rosa secos o frescos, que ayudarán a tonificar la piel. Las sales de Epsom ayudan a relajar los músculos y aliviar el dolor de los hombros, el cuello y la espalda. La adición de leche en polvo suaviza y calma la piel mientras ayuda a eliminar las células muertas de la piel y el bicarbonato de sodio se ha utilizado tradicionalmente para calmar ciertas afecciones cutáneas.

## INGREDIENTES:

- ⅛ taza de flores de lavanda (*Lavandula* flores spp.)
- ⅛ taza de flores de manzanilla (*Matricaria chamomilla*)
- ⅛ taza de flores de caléndula (*Calendula officinalis*)
- 2 tazas de sales de Epsom
- 1 taza de bicarbonato de sodio
- ½ taza de leche en polvo
- 15-20 gotas de los aceites esenciales que elijas (p. ej., jazmín, sándalo)
- Bolsas de té de muselina reutilizables o paño de queso

### *NOTAS:*

Realiza una prueba de parche antes de usar el té para el baño si sospechas que eres alérgico a algún ingrediente. Interrumpe el uso si se produce irritación o alergias en la piel.

Evita el contacto con los ojos cuando uses el té para el baño. Si se produce contacto, lava los ojos con agua limpia. Si la irritación persiste, busca atención médica.

## INSTRUCCIONES:

1 | **Preparar la mezcla de hierbas:** moler los brotes de lavanda, manzanilla y caléndula hasta conseguir una mezcla fina utilizando un molinillo de café o un mortero.

2 | **Combinar los ingredientes secos:** en un bol para mezclar, añade la mezcla de hierbas molidas, las sales de Epsom, el bicarbonato de sodio y la leche en polvo. Mezcla bien.

3 | **Añadir los aceites esenciales:** añade 15-20 gotas de los aceites esenciales elegidos a la mezcla. Mezcla bien para distribuir la fragancia uniformemente.

4 | **Almacenar el té para el baño:** transferir la mezcla a un recipiente hermético o saquitos pequeños para su almacenamiento. Conservar en un lugar fresco y seco, alejado de la luz solar directa. Son un gran regalo si se prepara en saquitos.

5 | **Uso:** haz un nudo la bolsita de té, utiliza una bolsa de muselina o un paño de queso para evitar que queden residuos en el baño. Colócalo en la bañera o colócalo tapando el grifo. Deja correr el agua mientras se llena la bañera. Deja que las hierbas se infusionen en el agua del baño durante unos 15 a 20 minutos. Ten cuidado al usar el té para el baño, ya que los aceites esenciales y los ingredientes en polvo pueden hacer que la superficie de la bañera se vuelva resbaladiza. Para evitar accidentes, limpia bien la bañera después.

## DOSIS:

Usa de ½ a 1 taza de té de hierbas por baño. Ajusta la cantidad según tus preferencias.

# *Infusión calmante*
## *de hierba de san Juan y tilo*

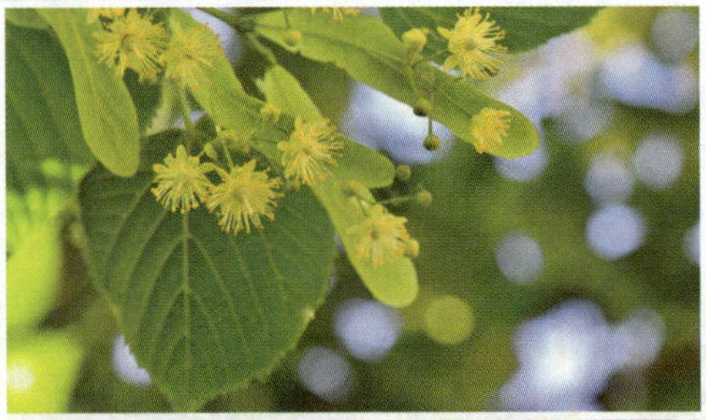

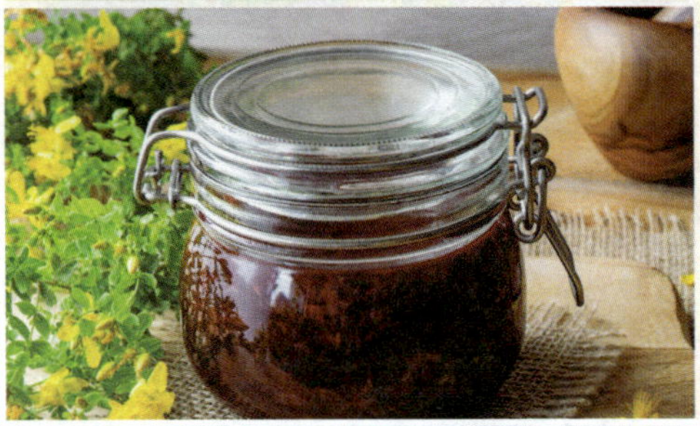

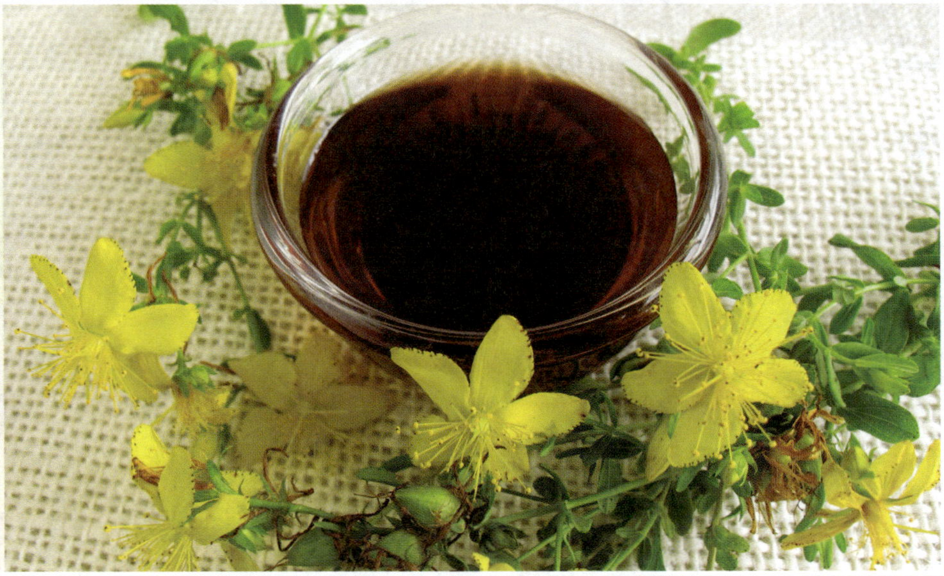

Al mezclar estas hierbas y elaborar una tintura a base de vinagre, conseguimos un remedio concentrado y fácil de usar para combatir la ansiedad de forma natural.

La hierba de san Juan se ha utilizado tradicionalmente para mantener estable el estado de ánimo y aliviar los sentimientos de inquietud. Sus compuestos activos pueden influir en los neurotransmisores relacionados con la regulación del estado de ánimo, lo que podría servir de apoyo para controlar los sentimientos de ansiedad y nerviosismo. El tilo es conocido por sus efectos calmantes. Rico en flavonoides, se cree que ayuda a reducir la tensión y promueve la relajación, lo que lo convierte en un valioso aliado durante los momentos de estrés.

## INGREDIENTES:

- ½ taza de flores secas de hierba de san Juan (*Hipericum perforatum*)
- ½ taza de flores secas de lino (*Tilia platyphyllos* o *Tilia cordata*)
- 2 tazas de vinagre de sidra de manzana

### *NOTAS:*

No conduzcas ni operes maquinaria pesada después de consumir la tintura, ya que puede causar somnolencia. La hierba de san Juan puede interactuar con ciertos medicamentos, como indinavir (utilizado para tratar el VIH), ciclosporina (utilizada para prevenir el rechazo de trasplantes de órganos), píldoras anticonceptivas, ISRS y más, por lo que es esencial consultar con un profesional sanitario previamente.

Si experimentas algún efecto adverso, interrumpe su uso y busca asesoramiento médico.

## INSTRUCCIONES:

1| **Preparar las hierbas:** empieza picando finamente la hierba de san Juan y las flores de lino.

2| **Combinar los ingredientes:** coloca las hierbas picadas en un frasco de vidrio.

3| **Añadir vinagre:** añade el vinagre de sidra de manzana sobre las hierbas hasta que estén completamente sumergidas. Asegúrate de que haya unos 2.5 cm de vinagre adicional por encima de las hierbas.

4| **Cerrar el frasco:** cierra bien el frasco con la tapa.

5| **Tiempo de infusión:** deja reposar la mezcla en un lugar fresco y oscuro durante unas 4-6 semanas. Agita el frasco con cuidado todos los días.

6| **Colar:** después del período de infusión, cuela el líquido a través de un colador de malla fina o una toallita para queso en un frasco de vidrio oscuro limpio. Ya tienes lista la tintura de vinagre de hierba de san Juan y tilo.

7| **Almacenar:** guarda la tintura en un lugar fresco y oscuro para que mantenga su potencia. Lleva un registro de cómo afecta la tintura a tus síntomas de ansiedad para ajustar la dosis si es necesario.

## DOSIS:

Toma 1 o 2 cucharaditas de la tintura directamente en la boca o en un vaso pequeño de agua hasta tres veces al día.

# Sedante natural

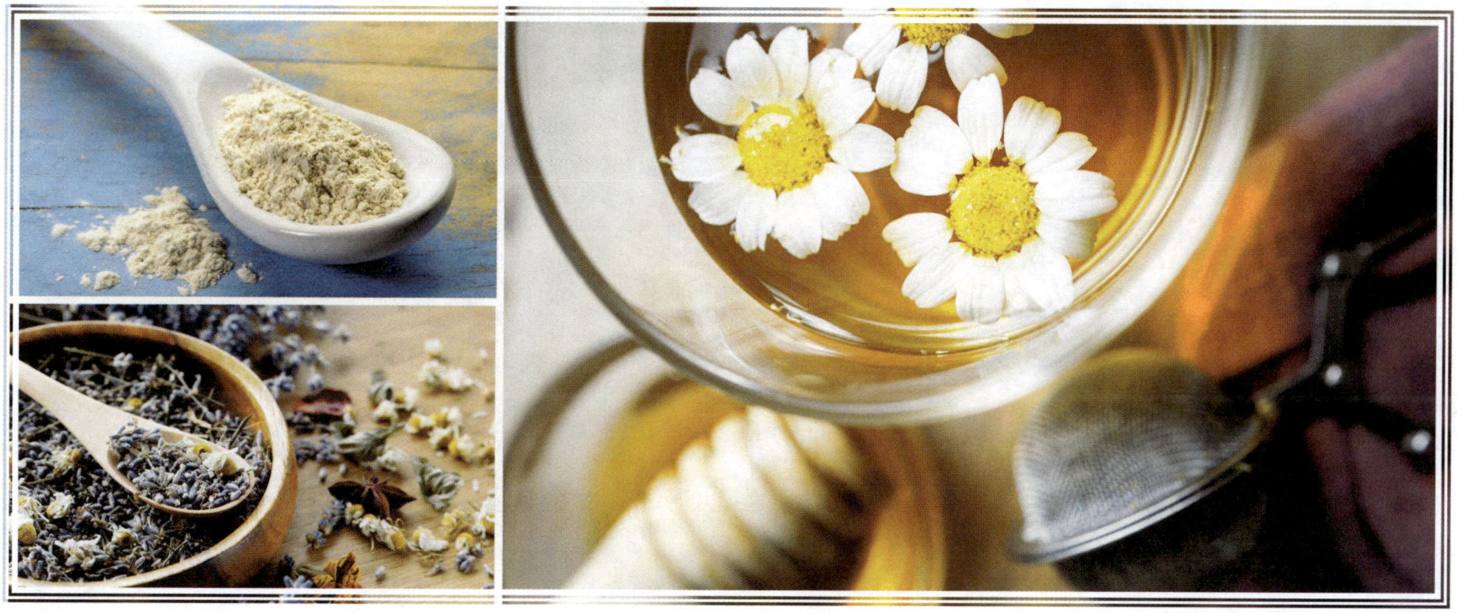

Este sedante líquido es una mezcla de hierbas de uso tradicional conocidas por sus propiedades calmantes.

La raíz de ashwagandha, la lavanda, la manzanilla y la melisa se han utilizado en varias culturas por sus efectos calmantes. Esta receta proporciona una forma sencilla de combinar estas hierbas en un potente compuesto líquido que puede favorecer la relajación y ayudar a aliviar la inquietud ocasional.

## INGREDIENTES:

- 2 cucharadas de raíz de ashwagandha seca (*Withania somnifera*)
- 1 cucharada de lavanda seca (*Lavandula angustifolia*)
- 1 cucharada de manzanilla (*Matricaria chamomilla*)
- 1 cucharada de melisa (*Melissa officinalis*)
- 2 tazas de agua

### NOTAS:

Consulta a un profesional sanitario antes de usar este té si estás embarazada, en periodo de lactancia, tomas medicamentos (especialmente para problemas tiroideos, presión arterial o ansiedad) o tienes afecciones médicas crónicas. Ten en cuenta las posibles alergias, especialmente a la manzanilla y a la lavanda. Este té puede causar somnolencia, así que evita conducir o manejar maquinaria pesada después de consumirlo.

## INSTRUCCIONES:

1 | **Combinar las hierbas:** en una cacerola de tamaño mediano, añade las hierbas.

2 | **Hierve a fuego lento:** añade 2 tazas de agua sobre las hierbas. Coloca la olla o cacerola en el fuego y deja que hierva a fuego lento. Deja que la mezcla se quede a fuego lento durante 20 minutos, asegurándote de que no llegue a hervir.

3 | **Reposo:** retira del fuego y deja reposar la mezcla durante 1 hora. Remueve ocasionalmente para asegurarte de que las hierbas estén bien infusionadas.

4 | **Colar:** después de que la mezcla haya reposado, cuela el líquido con un colador de malla o un paño de queso en un recipiente limpio.

5 | **Almacenar:** transfiere el líquido colado a una botella. Guarda el líquido con efecto sedante en la nevera. Se puede conservar durante un máximo de 4 semanas.

## DOSIS:

Comienza con una pequeña dosis de 1 cucharadita para evaluar la respuesta de tu organismo. Si es necesario, puedes aumentar gradualmente la dosis hasta 1 cucharada.

# *Elixir*
## *contra el estrés*

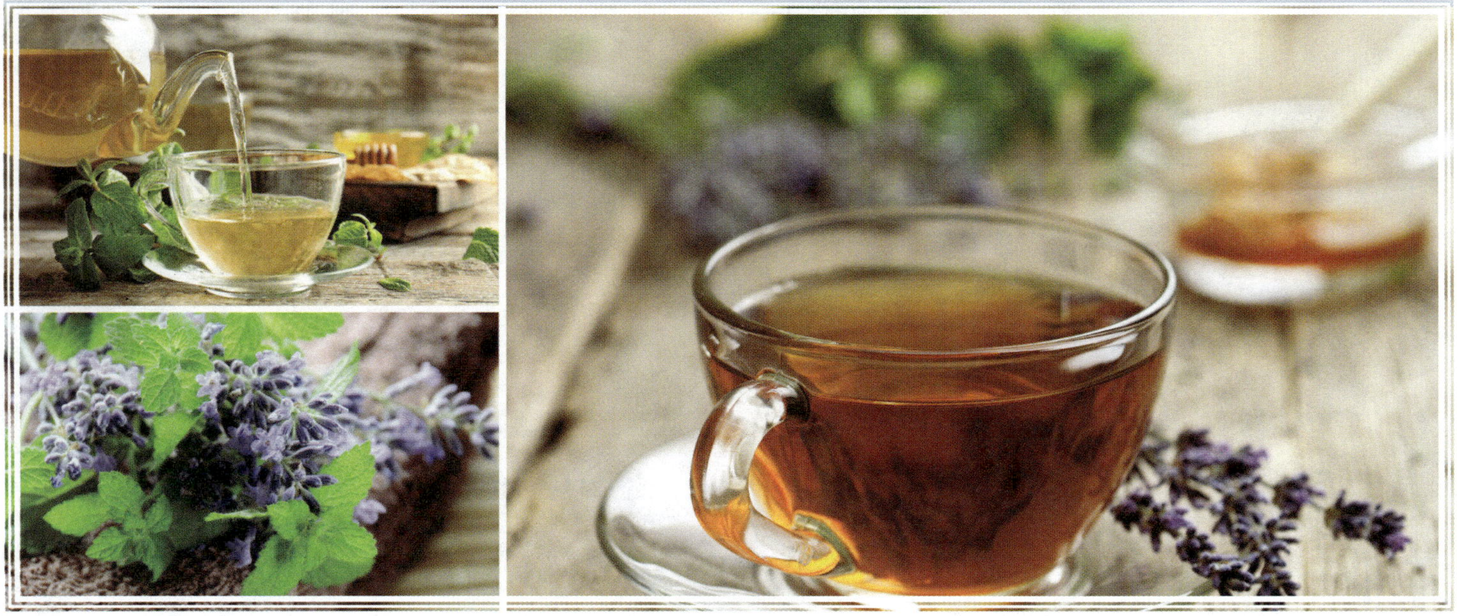

La lavanda y la melisa son dos hierbas muy reconocidas por sus propiedades calmantes y relajantes.

La lavanda, famosa por sus propiedades calmantes y relajantes, es una hierba muy versátil que va más allá de su agradable fragancia. El suave efecto sedante de la lavanda la convierte en una excelente opción para promover la relajación. Los beneficios que se han documentado incluyen la capacidad de calmar el sistema nervioso, aliviar el insomnio y reducir la ansiedad. La melisa es famosa por su capacidad para apaciguar la mente, reducir el estrés y animar el espíritu. Se ha utilizado durante generaciones para combatir la ansiedad, la inquietud y los trastornos del sueño. Cuando se combina con lavanda, su aroma a limón complementa sus notas florales, creando una combinación armoniosa y reconfortante. La melisa también puede usarse como tintura.

## INGREDIENTES:

- 1 cucharadita de flores de lavanda secas (*Lavandula angustifolia*)
- 1 cucharadita de hojas de melisa seca (*Melissa officinalis*)
- 1 taza de agua caliente
- Miel (opcional, para endulzar)

### *NOTAS:*

Si tienes alergias a las plantas de la familia *Lamiaceae*, ten precaución.

Si estás tomando algún medicamento, especialmente sedantes, consulta a un profesional sanitario antes de consumir regularmente lavanda y melisa, ya que podrían interactuar con ciertos medicamentos.

## INSTRUCCIONES:

1 | **Hervir el agua:** hierve un vaso de agua y deja que se enfríe ligeramente hasta unos 82 °C.

2 | **Medir las hierbas:** coloca una cucharadita de flores secas de lavanda y hojas de melisa en una tetera o infusor.

3 | **Añadir agua caliente:** añade el agua caliente sobre las hierbas en la tetera.

4 | **Infusionar:** tapa la tetera y deja reposar durante unos 5-7 minutos para que se liberen los sabores y las propiedades terapéuticas. Más tiempo de infusión puede hacer que el té resulte demasiado amargo, pero no dudes en experimentar con los tiempos de reposo para encontrar tu equilibrio preferido de sabores.

5 | **Colar:** colar el té en una taza.

6 | **Adiciones opcionales:** si lo deseas, agrega miel para endulzar. Remueve hasta que se disuelva. Para realzar el sabor, agrega una rodaja de limón o unas flores de lavanda frescas. Ajusta la miel y los ingredientes extra a tu gusto.

## DOSIS:

Consume este té calmante a base de hierbas según sea necesario para relajarte. Una taza por la noche puede ayudar a mejorar el sueño.

# *Vela de hierbas*
## *para aliviar el estrés*

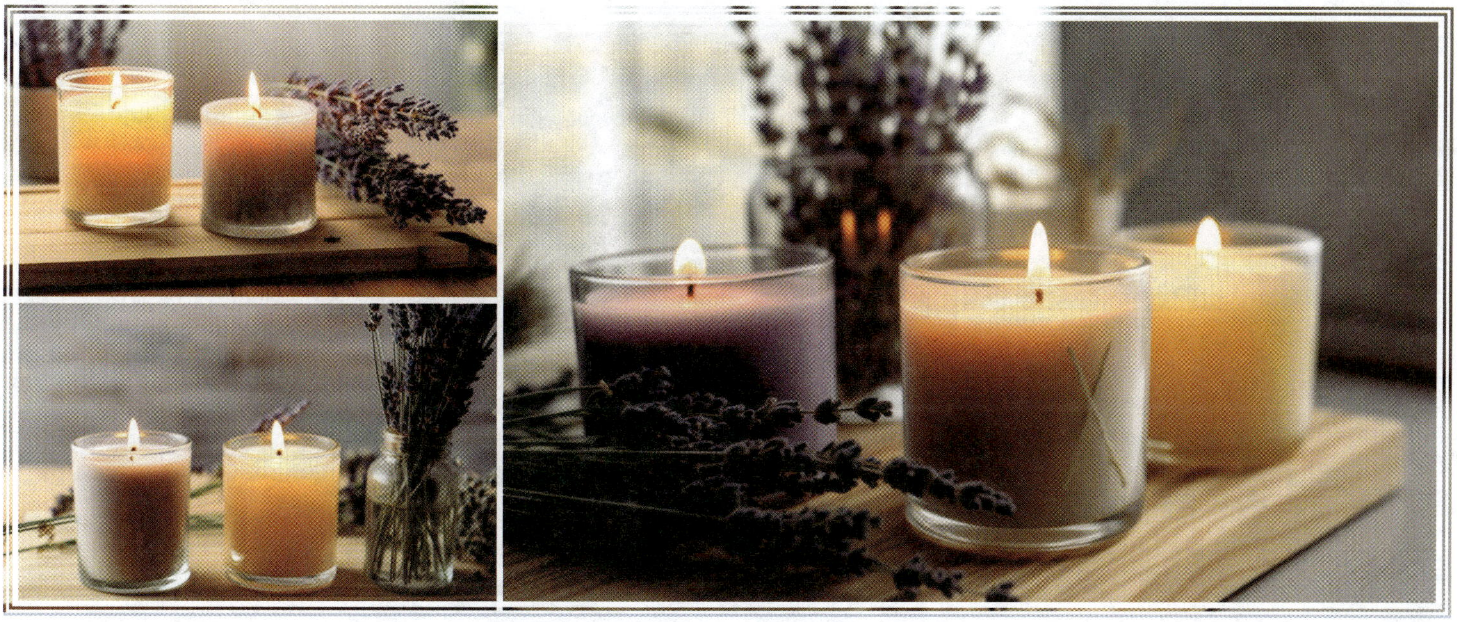

Disfrutar del suave titilar de una vela de hierbas puede ser un ritual significativo para relajarse y descansar. La lavanda es una hierba conocida por sus propiedades calmantes. Cuando se utiliza en aromaterapia, puede ayudar a reducir el estrés y mantener un estado mental tranquilo. Su aroma relajante se utiliza a menudo para calmar los pensamientos acelerados y promover un sueño reparador. La salvia ha sido apreciada durante siglos por su capacidad para despejar la mente, mejorar la concentración y liberar la tensión mental. El aroma de la salvia transmite una sensación de tranquilidad, lo que la convierte en una excelente aliada para momentos de relajación y contemplación.

## INGREDIENTES Y UTENSILIOS:

- 1 taza de copos de cera de soja
- Aceite esencial de lavanda
- Aceite esencial de salvia
- Flores de lavanda secas (*Lavandula flores* spp.)
- Hojas de salvia secas (*Salvia officinalis*)
- Mecha
- Contenedor de vidrio

*NOTAS:*

Experimenta con las proporciones de aceite esencial de lavanda y salvia para lograr la intensidad de tu aroma preferido.

Nunca dejes una vela encendida sin vigilancia. Coloca la vela sobre una superficie resistente al calor.

Mantener fuera del alcance de niños y mascotas.

Usa la vela en una habitación bien ventilada y disfruta del aroma herbal.

## INSTRUCCIONES:

1 | **Prepara tu área de trabajo:** configura un espacio de trabajo limpio y seguro para hacer la vela. Asegúrate de que todos los materiales estén a tu alcance.

2 | **Preparar el recipiente:** coloca la mecha en el centro del recipiente de vidrio y fíjala con un poco de cera derretida.

3 | **Derretir la cera:** derrite los copos de cera de soja con un hervidor doble o el microondas. La temperatura ideal para derretir la cera de soja es de unos 77 °C. Este proceso suele durar entre 10 y 15 minutos. Ten cuidado al manipular cera caliente.

4 | **Añadir aceites esenciales:** para una vela de tamaño estándar, añade 10-15 gotas de aceite esencial de lavanda y 5-10 gotas de aceite esencial de salvia a la cera derretida. Remueve bien los aceites en la cera para garantizar una distribución uniforme.

5 | **Añadir hierbas secas:** espolvorea algunas flores secas de lavanda y hojas de salvia en la cera para lograr un delicioso efecto visual y aromático.

6 | **Vierte la cera en el recipiente:** vierte con cuidado la cera perfumada en el recipiente de vidrio preparado con antelación, asegurándote de que la mecha permanezca centrada.

7 | **Dejar enfriar:** deja que la vela se enfríe y se solidifique. Este paso puede llevar unas cuantas horas.

8 | **Recorta la mecha:** recorta la mecha a unos 0.6 cm por encima de la superficie de la cera.

## DOSIS:

Enciende la vela y déjala quemar durante unas horas. Puedes usar la vela durante la meditación o antes de acostarte para mejorar la relajación.

# Sedante casero
## *para aliviar las crisis de angustia*

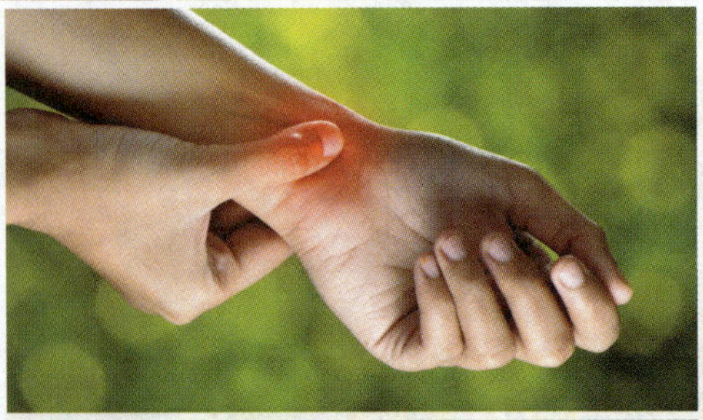

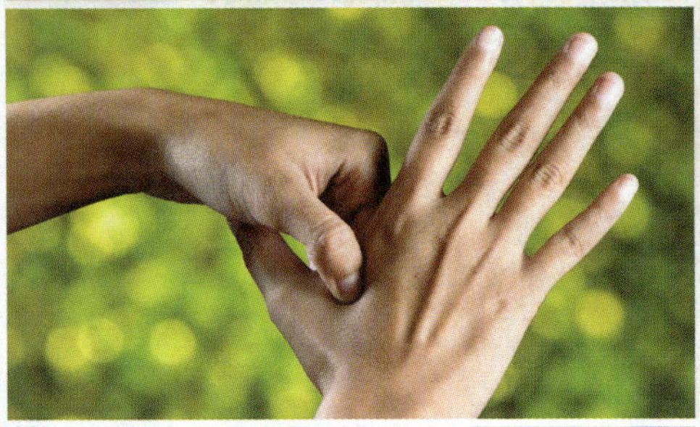

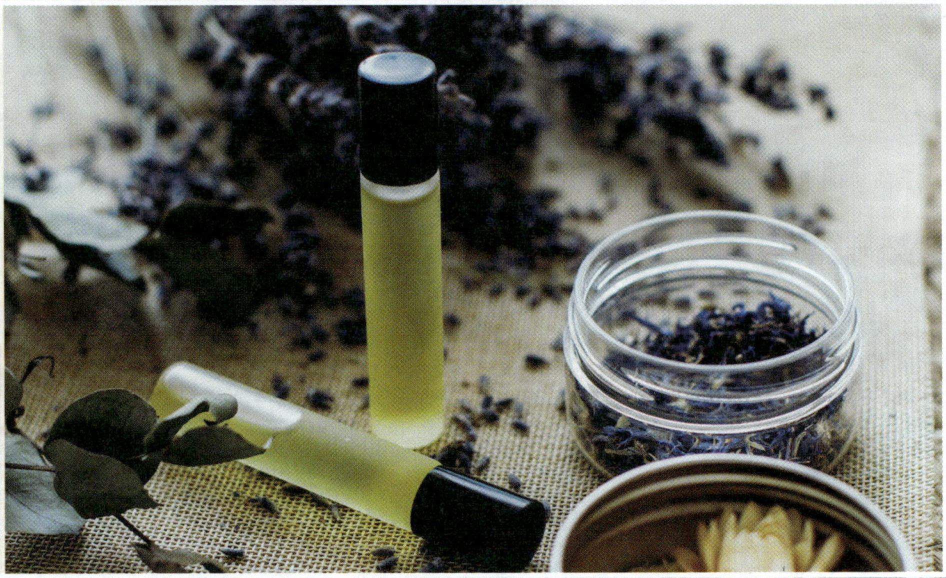

Este aceite de masaje que alivia la ansiedad combina una mezcla de aceites esenciales conocidos por sus propiedades calmantes. Utilizar un aceite para masaje puede reducir eficazmente la ansiedad y aliviar el estrés y la tensión, especialmente cuando se combina con la estimulación de puntos de acupresión específicos.

Estos puntos incluyen el punto LI4, situado entre el pulgar y el dedo índice, y el punto P6, justo por encima del interior de la muñeca. Entre las cejas, las sienes, las orejas, la parte superior de los pies y la zona entre el cuello y el hombro, se encuentran otros puntos de acupresión que pueden ayudar a aliviar el estrés.

## INGREDIENTES:

- 10 gotas de lavanda (*Lavandula angustifolia*) aceite esencial
- 8 gotas de aceite esencial de esclarea (*Salvia sclarea*)
- 6 gotas de aceite esencial de ylang ylang (*Cananga odorata*)
- 30 ml de aceite portador (p. ej., aceite de almendras dulces, aceite de jojoba)

### *NOTAS:*

Los aceites esenciales son potentes, asegúrate de que no tienes alergia a ninguno de ellos. No utilices aceites esenciales sin diluir directamente sobre la piel.

Si eres nuevo en el campo de la acupuntura, es una buena idea buscar orientación de un profesional cualificado. Pueden ayudarte a identificar los puntos y técnicas adecuados para tus necesidades específicas.

## INSTRUCCIONES:

1 | **Preparación:** asegúrate de tener un espacio de trabajo limpio y estéril. Utiliza una botella de vidrio oscuro para guardar el aceite de masaje, protegiéndolo de la luz UV y conservando su potencia. Para facilitar la aplicación, también puedes utilizar un bote con sistema de aplicación en roll-on. Este sistema se puede utilizar para aplicar presión controlada a los puntos de acupresión.

2 | **Mezclar los aceites esenciales:** en la botella de vidrio oscuro o el roll-on, agrega los aceites esenciales de lavanda, esclarea e ylang ylang. El cilantro, la albahaca dulce y la bergamota también son excelentes aceites esenciales para aliviar la ansiedad.

3 | **Añadir aceite portador:** vierte el aceite portador (p. ej., aceite orgánico de almendras dulces o jojoba) en la botella con los aceites esenciales.

4 | **Mezclar bien:** cierra bien la botella y agítala suavemente haciéndola rodar entre las palmas para mezclar los aceites.

5 | **Dejar que la mezcla repose:** guarda el frasco en un lugar fresco y oscuro durante 24-48 horas. Esto permite que los aceites se mezclen e intensifiquen su aroma.

6 | **Probar y ajustar:** antes de usar el aceite de masaje, realiza una prueba de parche en una zona pequeña de la piel para asegurarte de que no ocurra ninguna reacción alérgica. Si el aroma es demasiado fuerte, añade más aceite portador para diluirlo.

## DOSIS:

Aplica una pequeña cantidad de aceite de masaje en la piel y masajea suavemente. Si utilizas un roll-on, gira suavemente la bola sobre los puntos de presión con un movimiento circular o hacia arriba y hacia abajo. Utilízalo según sea necesario para relajarte y aliviar la ansiedad.

# Comprimidos reconstituyentes
## para aliviar la presión mental

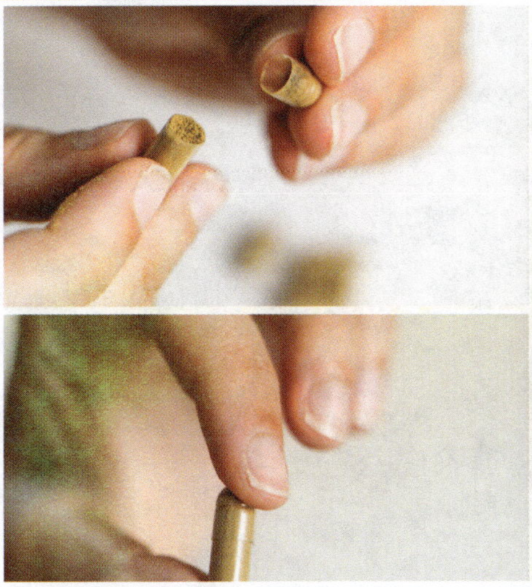

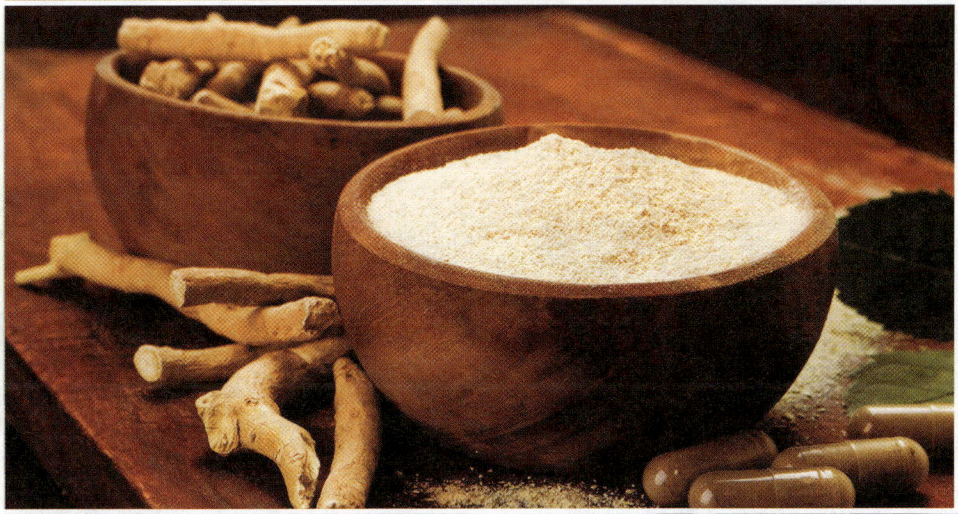

La ashwagandha, a menudo conocida como ginseng hindú, cuenta con una historia impregnada en la medicina ayurvédica y se la denomina acertadamente «somnífera» debido a su capacidad para promover un sueño reparador y aliviar el insomnio relacionado con el estrés. Esta hierba adaptógena es valorada por su potencial para aliviar el estrés y la ansiedad, lo que la convierte en una herramienta útil para las personas que buscan recuperar el equilibrio en situaciones difíciles. Además, la ashwagandha es conocida por sus efectos inmunodepresores. La rodiola, también conocida como raíz dorada, es famosa por su capacidad para mejorar la resistencia al estrés y aumentar los niveles de energía. Sus propiedades estimulantes se han utilizado tradicionalmente para ayudar a aliviar la fatiga y mejorar el estado de ánimo, lo que hace que sea beneficiosa para aquellos que buscan combatir el cansancio y las molestias relacionadas con el estrés. Además, ha mostrado potencial en la mejora del rendimiento físico y la función cognitiva, lo que lo convierte en una incorporación versátil a nuestro kit personal para el manejo del estrés. Cuando se combinan, la ashwagandha y la rodiola ofrecen un enfoque integral para reducir el estrés, logrando un equilibrio entre la relajación y el aumento de la energía, lo que en última instancia promueve el bienestar general.

## INGREDIENTES Y UTENSILIOS:

- Polvo de raíz de ashwagandha (*Withania somnifera*)
- Polvo de raíz de rodiola (*Rhodiola rosea*)
- Cápsulas vegetarianas (tamaño 00)
- Máquina de llenado de cápsulas (opcional, pero se recomienda)

### *NOTAS:*

Al igual que con cualquier suplemento, es esencial consultar a un profesional sanitario antes de iniciar un nuevo régimen, especialmente si tienes alguna afección médica.

Ten en cuenta que la rodiola puede tener una acción demasiado estimulante para las personas con trastornos autoinmunitarios.

Las personas que padecen trastorno bipolar deben evitar la rodiola.

## INSTRUCCIONES:

1 | **Preparar las hierbas:** mide la cantidad deseada de polvos de raíz de ashwagandha y rodiola. Una proporción habitual es de 2:1, por lo que puedes usar 2 partes de ashwagandha a 1 parte de rodiola o ajustar según tus preferencias.

2 | **Llenar las cápsulas:** si tienes una máquina de llenado de cápsulas, sigue las instrucciones del fabricante para llenar las cápsulas con los polvos de hierbas. Esto garantizará dosis precisas y uniformes. Si no tienes una máquina de llenado, puedes hacerlo manualmente. Para ello, abre una cápsula y sostén una mitad en cada mano. Usa una cuchara pequeña para introducir los polvos de hierbas en una de las mitades de la cápsula. Presiona suavemente la otra mitad sobre la primera para que las cápsulas se cierren de forma segura.

3 | **Almacenar:** guarda las cápsulas en un lugar fresco y seco, lejos de la luz solar directa.

## DOSIS:

La dosis específica dependerá del tamaño de las cápsulas y de la proporción entre la ashwagandha y la rodiola. Una dosis habitual es de 500-1000 mg al día. Dado que la rodiola es una hierba estimulante, es mejor tomarla por la mañana o por la tarde.

# Almohada herbal
## «dulces sueños»

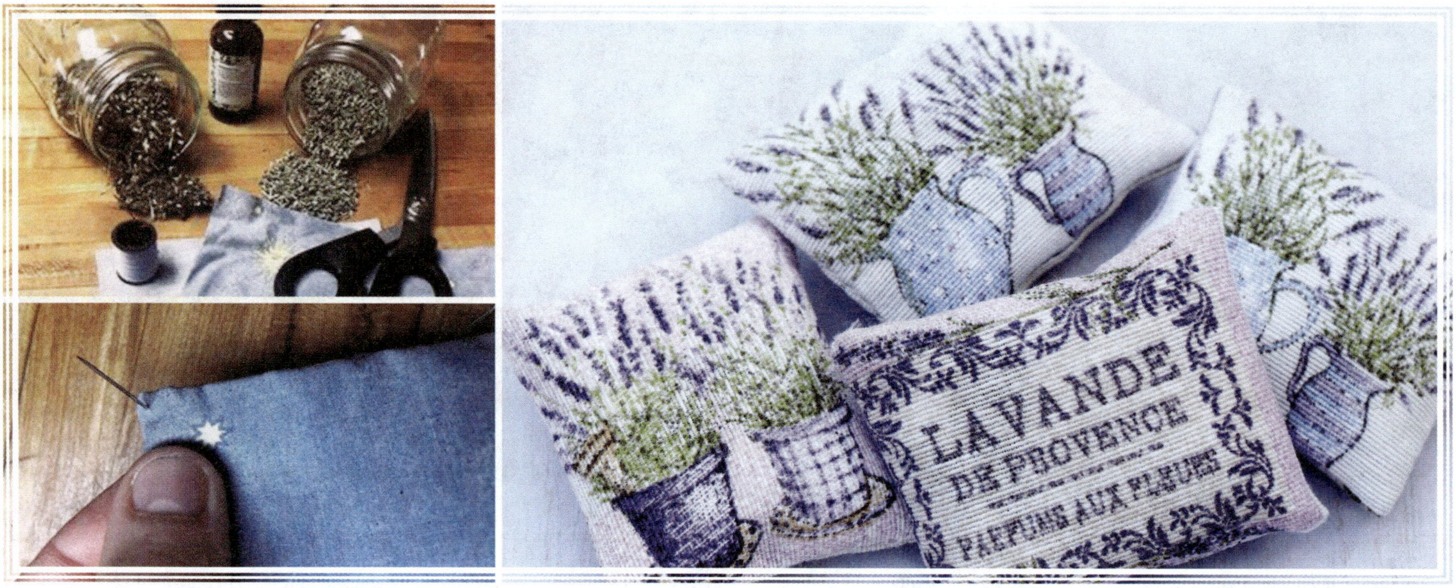


Esta almohada herbal está diseñada para promover unos sueños agradables y una noche de sueño reparador. La artemisa se ha utilizado durante siglos para mejorar la claridad de los sueños y fomentar un descanso tranquilo, mientras que la lavanda aporta un aroma relajante y calmante. Los aceites esenciales potenciarán aún más el efecto calmante.

## INGREDIENTES Y UTENSILIOS:

- 1 taza de hojas secas de artemisa (*Artemisa vulgaris*)
- 1 taza de flores de lavanda secas (*Lavandula angustifolia*)
- Aceites esenciales de tu elección
- Tela para la funda de almohada
- Máquina de coser o aguja e hilo
- Tijeras y alfileres
- Cinta o regla para medir
- Método de cierre (botones, cremallera o Velcro)

### *NOTAS:*

Para mejorar la eficacia de la almohada herbal, intenta usarla junto con otras técnicas de relajación, como la respiración profunda o la meditación.

Refresca la almohada añadiendo unas gotas de aceite esencial a las pocas semanas.

## INSTRUCCIONES:

1| **Preparar las hierbas:** comienza secando las hojas de artemisa y las flores de lavanda si aún no están secas. Puedes hacerlo extendiéndolas sobre una superficie limpia y seca durante unos días.

2| **Mezclar las hierbas:** en un bol para mezclar, añade las hojas secas de artemisa y las flores secas de lavanda. Mezcla con cuidado.

3| **Añadir los aceites esenciales:** en un bol pequeño aparte, selecciona tus aceites esenciales preferidos. Puedes elegir entre opciones como el ylang ylang, la manzanilla, la madera de cedro, el vetiver y la esclarea. Añade un total de 10-15 gotas de los aceites esenciales que elijas a la mezcla de hierbas secas. Mezcla bien para garantizar una distribución uniforme.

4| **Confeccionar la funda de almohada:** mide y corte dos piezas de tela idénticas. Por lo general, un cuadrado de 15 x 15 cm funciona bien para una almohada pequeña de hierbas.

5| **Coser la funda de almohada:** coloca los dos trozos de tela con los lados derechos juntos. Pon alfileres alrededor de tres lados, dejando un lado abierto. Usando una máquina de coser o aguja e hilo, cose a lo largo de los tres lados sujetos con los alfileres, usando un margen de costura de 1.25 cm. Gira la funda de la almohada hacia afuera a través del lado abierto y empuja suavemente hacia afuera las esquinas.

6| **Cerrar la funda de almohada:** decide el método de cierre (botones, cremallera o Velcro). Cose o fija el método de cierre elegido al lado abierto de la funda de almohada.

7| **Llenar la funda de almohada:** utilizando un embudo o una cuchara, llena con cuidado una bolsa de tela o funda de almohada con la mezcla de hierbas y aceites esenciales. Llénala bastante pero que no quede demasiado apretada para permitir el movimiento de las hierbas.

## DOSIS:

Coloca la almohada de hierbas debajo de tu almohada habitual o cerca de la cabeza mientras duermes. Disfruta del aroma relajante mientras descansas.

# *Píldoras a base de hierbas*
## *para dormir*

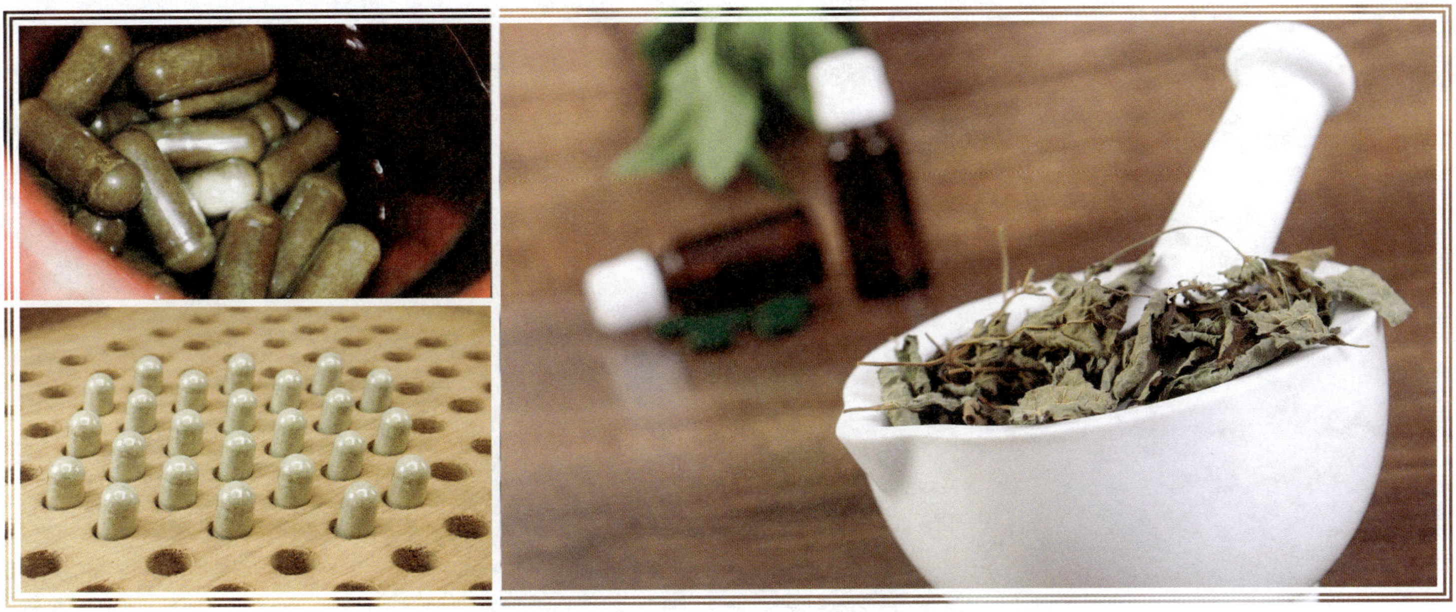

Para aquellas noches en las que el sueño parece que no llega y la inquietud te inunda, los remedios suaves y naturales pueden proporcionar la solución. Inspirada en las prácticas tradicionales, la siguiente receta combina hierbas reconocidas por sus propiedades calmantes.

Esta mezcla de flores de lúpulo (*Humulus lupulus*), raíz de valeriana (*Valeriana officinalis*), melisa (*Melissa officinalis*) y flor de la pasión (*Passiflora incarnatahas*) se ha utilizado históricamente para promover la relajación y ayudar a calmar la mente.

### INGREDIENTES Y UTENSILIOS:

- 25 g de flores de lúpulo secas
- 50 g de raíz de valeriana seca
- 25 g de hojas secas de melisa
- 25 g de flor de la pasión seca
- Cápsulas vacías (tamaño adecuado para usar con hierbas)
- Mortero o molinillo de café

*NOTAS:*

Se recomienda no conducir vehículos ni manejar maquinaria pesada después de tomar estas cápsulas de hierbas debido a los efectos relajantes de las hierbas utilizadas, especialmente la raíz de valeriana.

Recuerda que es importante consultar a un profesional sanitario antes de comenzar cualquier nuevo tratamiento a base de hierbas, especialmente si estás embarazada, en periodo de lactancia o tomas medicación.

### INSTRUCCIONES:

1 | **Preparar los ingredientes:** mide las hierbas según lo especificado: 30 gramos de flores de lúpulo secas, melisa y flor de la pasión, y 60 gramos de raíz de valeriana seca.

2 | **Moler:** con un mortero limpio o un molinillo de café, muele cada una de las hierbas por separado hasta obtener un polvo fino. Esto permite una textura más uniforme y ayuda a mezclar uniformemente las hierbas.

3 | **Mezclar:** combina las flores de lúpulo molidas, la raíz de valeriana, la melisa y la flor de la pasión en un bol. Mezcla bien para garantizar una distribución uniforme de cada hierba.

4 | **Llenar las cápsulas:** llena con cuidado las cápsulas vacías con la mezcla de hierbas en polvo. Dependiendo del tamaño de las cápsulas, la cantidad de polvo necesaria por cápsula variará.

5 | **Almacenar:** coloca las cápsulas llenas en un frasco esterilizado. Guarda el frasco en un lugar fresco y oscuro para ayudar a preservar la potencia y la eficacia de las hierbas. Almacenadas correctamente, estas cápsulas pueden permanecer en buen estado durante uno o dos años.

### DOSIS:

Toma de 1 a 2 cápsulas de 30 minutos a una hora antes de acostarte.

# Mezcla de sales de baño
## *para relajación*

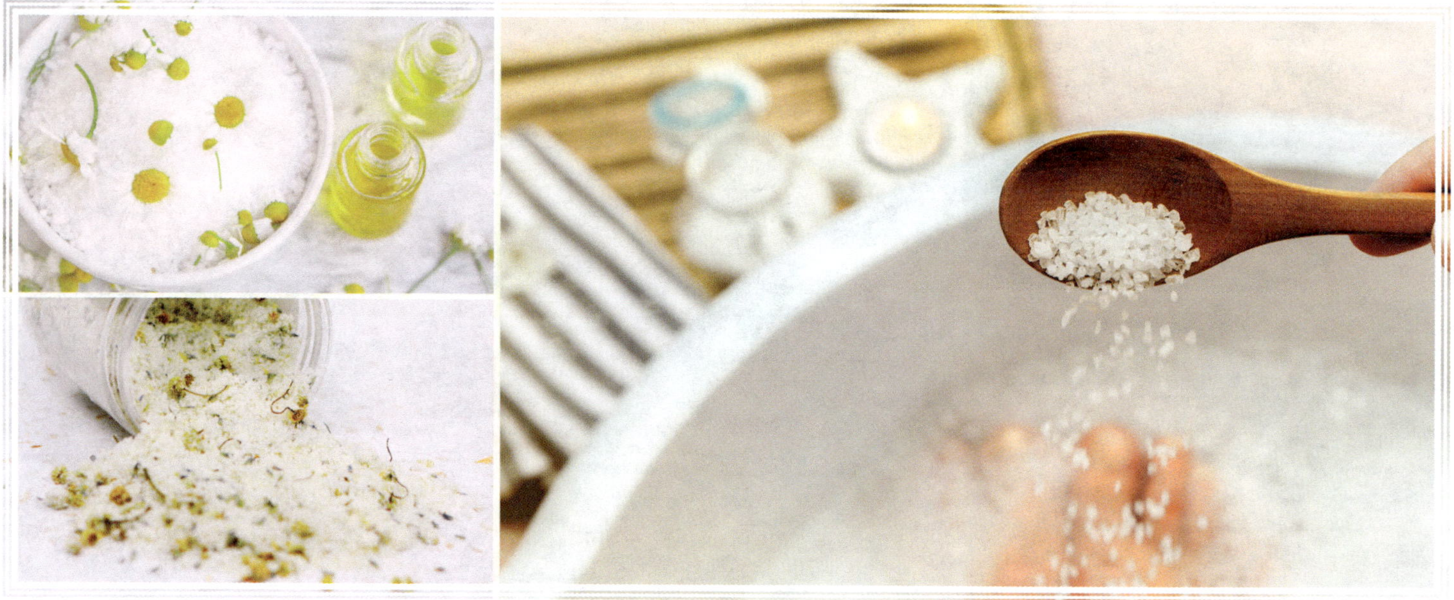

Disfruta de los beneficios terapéuticos de estas sales de baño, una mezcla creada para la relajación y la nutrición de la piel.

La manzanilla, conocida por sus propiedades calmantes, se combina con la exótica fragancia del aceite esencial de neroli para obtener una experiencia de baño relajante. El aceite esencial de neroli, extraído de las flores de naranja amarga, aporta un elemento aromático reconocido por sus efectos calmantes. La composición rica en minerales de las sales de Epsom e Himalaya potencia esta mezcla de sales de baño que tiene como objetivo proporcionar beneficios prácticos tanto para los músculos como para el bienestar general.

## INGREDIENTES:

- ½ taza de sales de Epsom
- ½ taza de sal del Himalaya
- ¼ taza de flores secas de manzanilla (*Matricaria chamomilla* o *Chamaemelum nobile*)
- 10-15 gotas de aceite esencial de neroli (*Citrus aurantium*)

### *NOTAS:*

Las personas con piel sensible deben tener cuidado. Si se produce irritación, interrumpe el uso. Ten en cuenta las posibles alergias a los aceites esenciales, especialmente al neroli. Si tienes antecedentes de reacciones alérgicas a los aceites cítricos, se recomienda una prueba de parche.

Consulta a un profesional sanitario si estás embarazada o tienes alguna afección médica antes de utilizar este producto.

## INSTRUCCIONES:

1 | **Combinar las sales y la manzanilla:** en un bol para mezclar, añade las sales de Epsom, la sal del Himalaya y las flores secas de manzanilla. Las sales de Epsom, ricas en magnesio, ayudan a relajar los músculos, mientras que la sal del Himalaya añade minerales al baño. Las relajantes flores de manzanilla impregnarán el agua del baño con su esencia calmante.

2 | **Añadir la fragancia de neroli:** añade con cuidado el aceite esencial de neroli a la mezcla. El aceite de neroli, derivado de las flores de la naranja amarga, tiene un aroma dulce y reconfortante. Remueve bien la mezcla para distribuir uniformemente esta deliciosa fragancia por todas las sales.

3 | **Almacenar para uso posterior:** transfiere la mezcla a un recipiente hermético. Es esencial asegurarse de que el recipiente esté bien sellado para preservar el aroma y las propiedades de las sales y hierbas. Guarda el recipiente en un lugar fresco y seco, alejado de la luz solar directa.

Crea un ambiente estilo spa atenuando las luces y escuchando música relajante durante el baño.

## DOSIS:

Agrega de ¼ a ½ taza de estas sales al agua tibia de la bañera. Sumérgete durante al menos 20 minutos para disfrutar de todos sus beneficios.

# Extracto de kava
## para relajarse y descansar

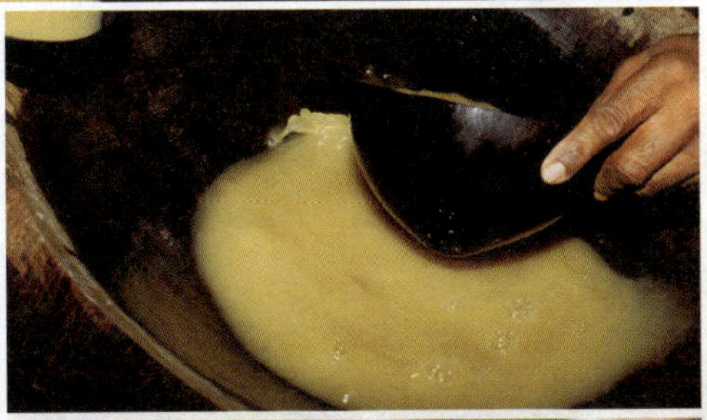

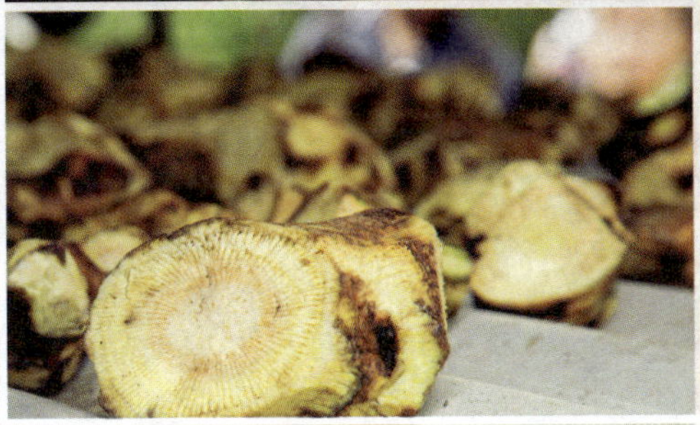

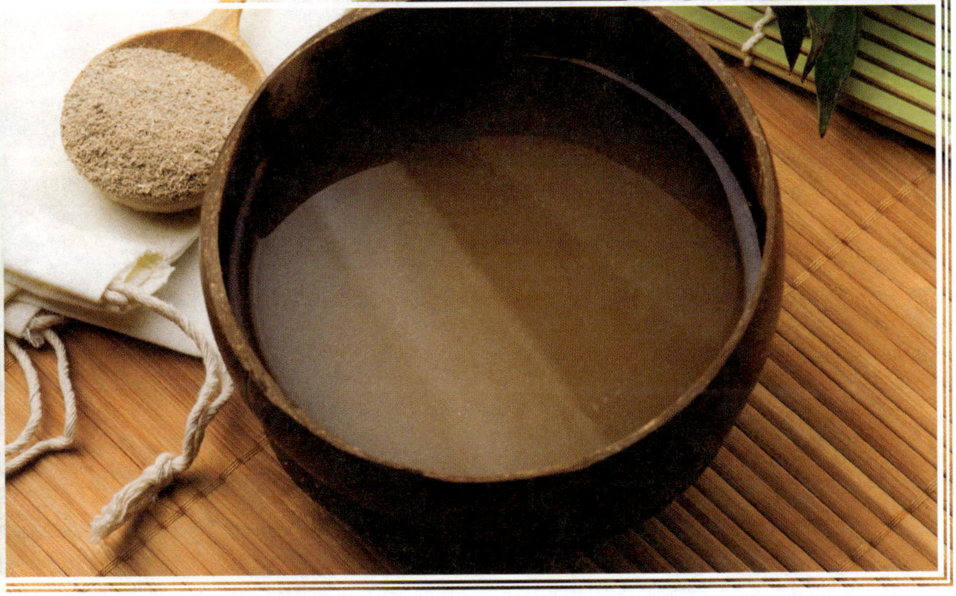

La kava es una bebida polinesia tradicional con numerosos beneficios para la salud. Los compuestos activos que se encuentran en la kava, conocidos como kavalactonas, desempeñan un papel fundamental en la aportación de los muchos efectos beneficiosos asociados con esta bebida tradicional. Estas kavalactonas son la esencia de lo que hace que la kava sea una bebida apreciada y valorada en muchas culturas. Se dice que la kava eleva el estado de ánimo, el bienestar y la sensación de satisfacción, y produce un efecto relajante. A menudo se utiliza para ayudar a controlar la ansiedad, el insomnio y las molestias nerviosas relacionadas.

## INGREDIENTES Y UTENSILIOS:

- Polvo de raíz de kava (*Piper methysticum*)
- Agua tibia
- Un colador de malla fina o una bolsa de tela

### *NOTAS:*

Las mujeres embarazadas o en periodo de lactancia deben evitar la kava.

No mezcle la kava con alcohol u otros sedantes.

Si tienes problemas hepáticos, consulta a un profesional sanitario antes de usar la kava.

Al comprar kava, es importante comprobar el número de kavalactonas en el producto. Puede aparecer en miligramos o como porcentaje.

Se considera seguro consumir menos de 250 mg al día durante varios meses, pero no se recomienda su uso a largo plazo.

## INSTRUCCIONES:

1 | **Medir los ingredientes:** para una sola porción, medir 2-4 cucharadas de raíz de kava en polvo. Ajusta la cantidad según tu gusto.

2 | **Preparar la kava:** añade la raíz de kava en polvo a un paño colador y colócalo en un bol.

3 | **Añadir agua caliente:** vierte agua tibia, aproximadamente 1 taza por cada cucharada de kava, en el paño. El uso de agua tibia en esta preparación tradicional mejora la emulsificación de las kavalactonas desde las partículas de la raíz hacia el líquido. Deja que la kava repose en la bolsa en el recipiente durante 5-10 minutos.

4 | **Amasar la Kava:** gira la parte superior del paño colador con la kava para cerrarlo y extraer todo el aire. Alterna entre amasar la kava y apretar la bolsa para colar el líquido en el recipiente. El agua del bol se volverá de un color marrón lechoso, similar a la leche con chocolate.

5 | **Colar la mezcla:** después de 5-10 minutos de amasado, escurre la bolsa apretando bien, colando todo el líquido en el vaso.

6 | **Disfrutar:** espera hasta que se enfríe y disfruta. Es posible que notes una leve sensación de entumecimiento en la lengua.

## DOSIS:

Bebe ½ taza de kava con el estómago vacío. Haz descansos de al menos 15 minutos entre tomas, ya que las kavalactonas pueden tardar un tiempo en empezar a actuar y en sentir los efectos.

# El narcótico legal casero

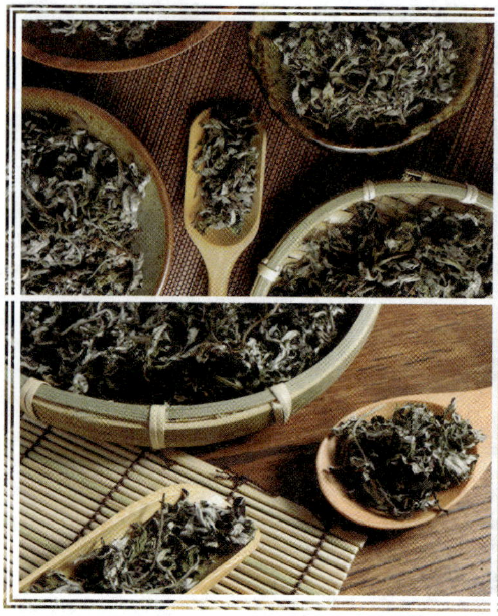

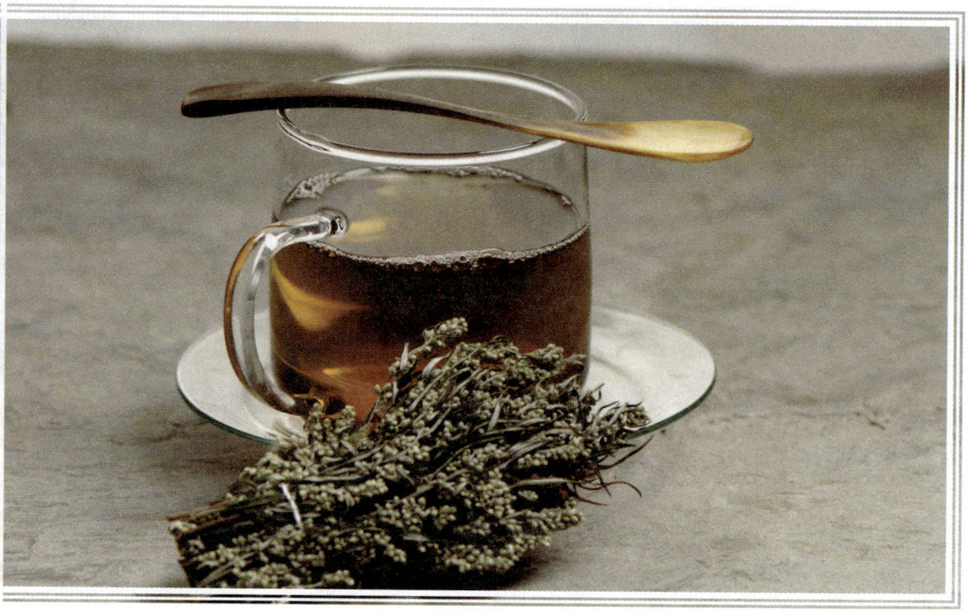

La artemisa a veces recibe coloquialmente el nombre de «narcótico legal» debido a sus propiedades psicoactivas. Contiene compuestos como la tujona, el cineol y el alcanfor, que contribuyen a sus propiedades medicinales. Es conocida por sus efectos calmantes y relajantes, lo que la convierte en una opción popular para preparaciones a base de hierbas destinadas a promover el sueño y la relajación. Además, se cree que la artemisa mejora la viveza y la capacidad para poder recordar los sueños, lo que conduce a su uso en prácticas tradicionales como el sueño lúcido y la adivinación.

## INGREDIENTES:

- 1 cucharada de hojas secas de artemisa (*Artemisa vulgaris*)
- 1 taza de agua
- Miel u otro endulzante (opcional, al gusto)

### *NOTAS:*

Las mujeres embarazadas deben evitar el uso de la artemisa, ya que puede estimular el útero y provocar un aborto espontáneo.

Las personas alérgicas a las plantas de la familia *Asteraceae* (como las ambrosías, las caléndulas y las margaritas) también pueden ser alérgicas a la artemisa y deben evitar su uso.

El consumo excesivo de esta planta puede causar efectos adversos debido a su contenido de tijona. Es esencial seguir las dosis recomendadas.

## INSTRUCCIONES:

1 | **Preparación:** hierve 1 taza de agua en una cacerola pequeña.

2 | **Añadir la artemisa:** una vez que el agua alcance el punto de ebullición, reduce el fuego a un nivel bajo y añade 1 cucharada de hojas secas de artemisa al agua.

3 | **Hervir a fuego lento:** deja que hierva a fuego lento en el agua durante unos 5-10 minutos. Esto ayudará a extraer los compuestos beneficiosos de la hierba. Para una infusión más fuerte, infusiona las hojas de artemisa durante más tiempo o aumenta la cantidad utilizada.

4 | **Colar:** después de hervir a fuego lento, retira la cacerola del fuego y cuela la infusión de artemisa con un colador de malla fina o un paño de queso para retirar las hojas.

5 | **Endulzar (opcional):** si lo deseas, añade miel u otro endulzante al gusto mientras la infusión aún esté caliente.

6 | **Servir:** sirve la infusión de artemisa en una taza y disfrútala caliente.

La artemisa también puede prepararse como una tintura infusionando la hierba seca en alcohol (como vodka o alcohol de grano) durante 4-6 semanas para extraer sus propiedades medicinales. En la medicina tradicional china (MTC), la artemisa se utiliza a menudo en la terapia de moxibustión, donde las hojas secas de la hierba se queman cerca de los puntos de acupuntura para estimular la circulación y promover la curación. Se cree que la moxibustión tiene varios efectos terapéuticos, como el alivio del dolor y el apoyo del sistema inmunitario.

## DOSIS:

1 taza al día, preferiblemente por la noche antes de acostarse. Se recomienda comenzar con una pequeña cantidad y aumentar gradualmente la dosis según sea necesario. Evita el consumo excesivo.

# Potenciador de hormonas
## *de la felicidad*

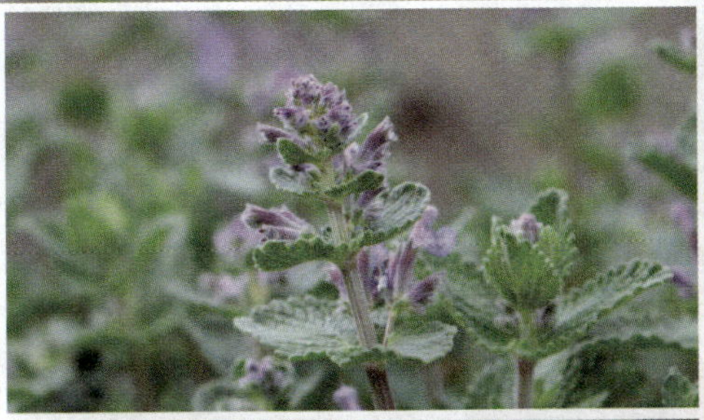

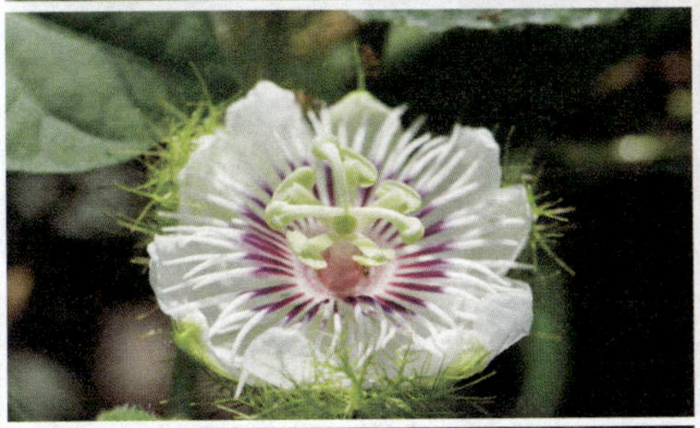

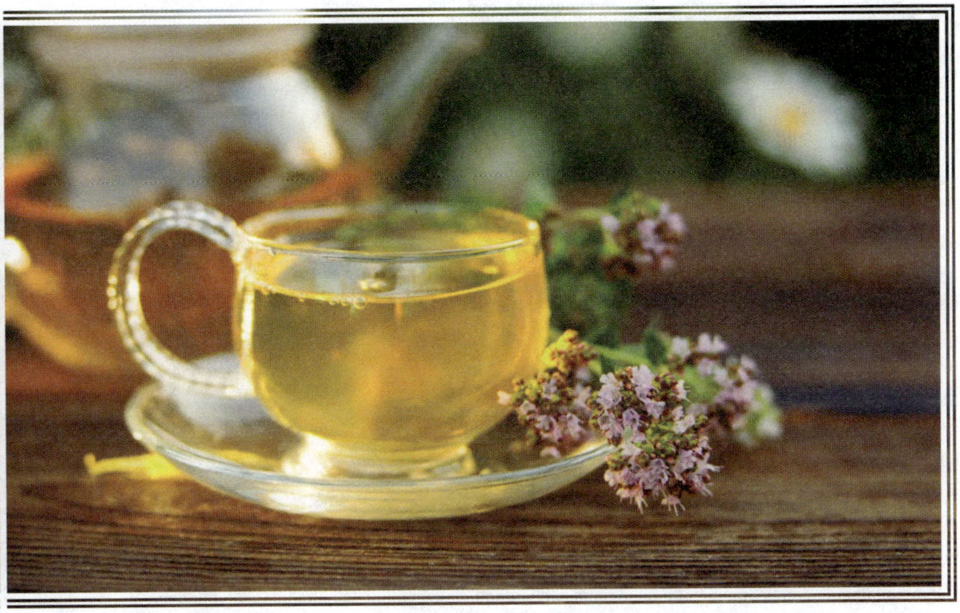

La hierba gatera (*Nepeta cataria*), también conocida como menta gatuna, es una planta herbácea que pertenece a la familia de la menta. Aunque comúnmente se asocia con sus efectos en los gatos, la menta gatuna también posee propiedades medicinales para los seres humanos. Contiene compuestos que pueden inducir a la relajación, reducir la ansiedad y promover sentimientos de bienestar. Cuando se combina con otras hierbas, puede actuar como potenciador natural de la oxitocina, a menudo denominada «hormona del amor». La oxitocina se asocia con los vínculos, la confianza y las interacciones sociales.

## INGREDIENTES:

- 2 cucharaditas de hierba gatera (*Nepeta cataria*)
- 1 cucharadita de flor de la pasión seca (*Passiflora incarnata*)
- 1 cucharadita de manzanilla seca (*Matricaria chamomilla*)
- 2 tazas de agua

*NOTAS:*

Si bien la hierba gatera y la flor de la pasión suelen ser seguras para el consumo, pueden causar somnolencia. Ten cuidado, especialmente si utilizas maquinaria pesada o pretendes conducir después de consumir este té. Las mujeres embarazadas o en periodo de lactancia deben consultar a un profesional sanitario antes de utilizar este remedio a base de hierbas. Si tienes alguna alergia conocida a las plantas de la familia de la menta, evita utilizarla.

## INSTRUCCIONES:

1 | **Preparación:** reúne todas las hierbas secas: la hierba gatera, la flor de la pasión y la manzanilla. Asegúrate de que sean de buena calidad para obtener resultados óptimos.

2 | **Hervir el agua:** lleva 2 tazas de agua a ebullición suave en una cacerola.

3 | **Añadir las hierbas:** una vez que el agua alcance el punto de ebullición, agrega 2 cucharaditas de hierba gatera seca, 1 cucharadita de flor de la pasión seca y 1 cucharadita de manzanilla seca a la cacerola.

4 | **Infusionar:** reduce el fuego a un nivel bajo y deja las hierbas a fuego lento durante unos 10 minutos, permitiendo que sus compuestos medicinales se infusionen en el agua.

5 | **Colar:** después de hervir a fuego lento, retira la cacerola del fuego y cuela la mezcla de hierbas para separar el líquido de los sólidos. Puedes utilizar un colador de malla fina o un paño de queso para este paso.

6 | **Enfriar:** deja que la infusión de hierbas se enfríe hasta una temperatura agradable para beber. Disfruta del té en un ambiente tranquilo y relajante para realzar sus efectos calmantes. Para un sabor adicional, puedes endulzar el té con miel o un endulzante natural de tu elección.

7 | **Almacenar:** la infusión de hierbas sobrante se puede guardar en un recipiente bien cerrado en el frigorífico durante un máximo de 2 días para mantener la frescura.

## DOSIS:

Consume 1 taza de este té de hierbas al día, preferiblemente por la noche.

# Tintura
## para aliviar las preocupaciones

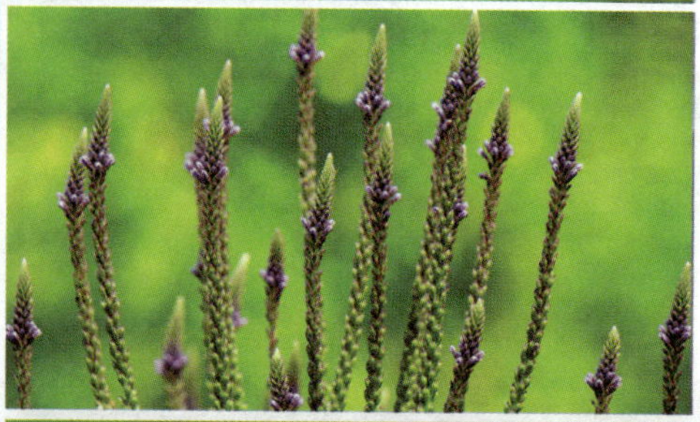

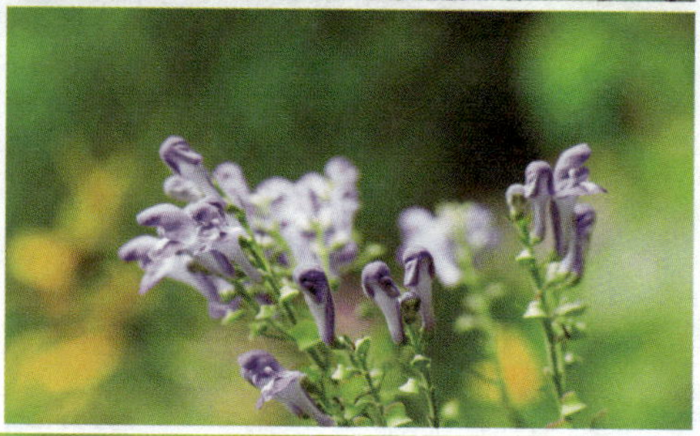

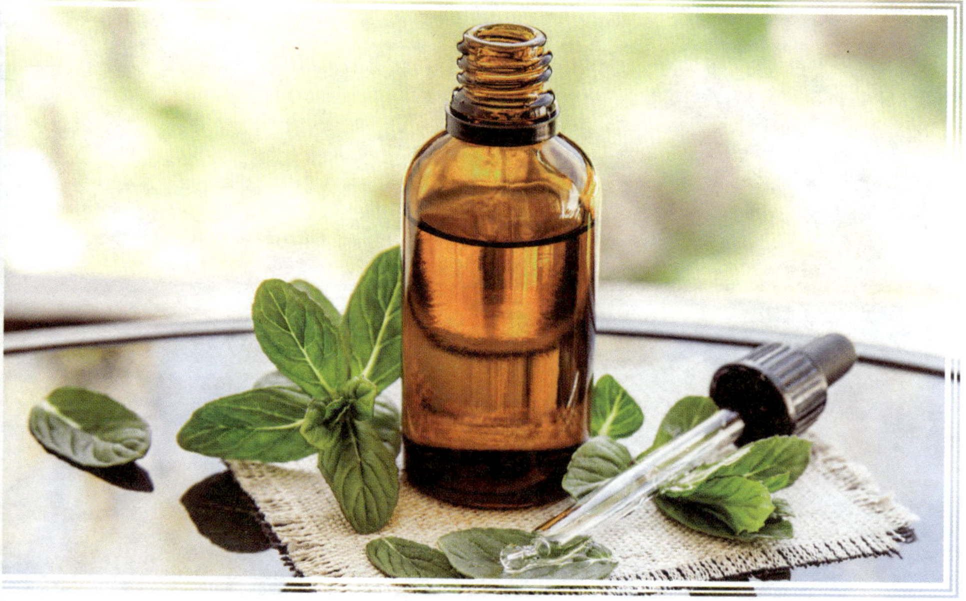

Esta tintura de hierbas combina escutelaria, albahaca sagrada y verbena azul. Estas hierbas se han utilizado tradicionalmente por sus efectos calmantes. La escutelaria se emplea a menudo para apoyar el sistema nervioso y puede ayudar a aliviar los sentimientos de ansiedad, contribuyendo a la relajación. La albahaca sagrada es reconocida como planta adaptógena que se utiliza para ayudar al organismo a adaptarse al estrés y promover una sensación de calma y equilibrio. La verbena azul se usa comúnmente para ayudar a aliviar el estrés y para apoyar un sueño reparador a través de sus efectos calmantes suaves. Esta mezcla está diseñada para ofrecer una ayuda para controlar la ansiedad y fomentar una mejor calidad del sueño, utilizando prácticas herbales antiguas.

## INGREDIENTES Y UTENSILIOS:

- 1 parte de escutelaria seca (*Scutellaria lateriflora*)
- 1 parte de albahaca sagrada seca (*Ocimum sanctum*)
- 1 parte de verbena azul seca (*Verbena hastata*)
- Alcohol de 40 % grados
- Tarro de vidrio con tapa hermética
- Paño de queso o colador de malla fina

### *NOTAS:*

La escutelaria puede causar somnolencia, por lo que debes evitar conducir u operar maquinaria pesada después de tomar esta tintura. La albahaca sagrada puede reducir los niveles de azúcar en sangre; consulta a un profesional sanitario antes de usarlo si tienes diabetes o estás tomando medicamentos para el control del azúcar. Las mujeres embarazadas y en periodo de lactancia deben evitar esta tintura a menos que lo apruebe un profesional sanitario.

## INSTRUCCIONES:

1| **Preparar las hierbas:** mide partes iguales de escutelaria seca, albahaca sagrada seca y verbena azul seca. Tritura ligeramente las hierbas para aumentar su superficie para la extracción. Combina estas hierbas en el frasco de vidrio, llenando aproximadamente hasta la mitad.

2| **Combinar las hierbas y el alcohol:** añade el vodka, el brandi o la glicerina vegetal sobre las hierbas picadas en el frasco hasta que queden completamente sumergidas y haya algo de líquido adicional encima (normalmente, unos 2.5-5 cm por encima de las hierbas).

3| **Cerrar e infusionar:** cierra el frasco con una tapa hermética. Guarda el frasco en un lugar fresco y oscuro de 4 a 6 semanas. Agita el frasco suavemente todos los días para mezclar el contenido.

4| **Colar:** después del período de infusión, pasa la tintura a través de un paño de queso o un colador de malla fina en un recipiente de vidrio limpio. Extrae la mayor cantidad de líquido posible de las hierbas. Si el sabor te parece demasiado fuerte, puedes diluir la tintura en agua o zumo cuando la tomes.

5| **Etiquetar y almacenar:** etiqueta el frasco con el nombre de la hierba, la fecha y otra información relevante. Guarda las tinturas en un lugar fresco y oscuro.

## DOSIS:

Para aliviar la ansiedad, toma 1-2 goteros (aproximadamente 30-60 gotas) de la tintura diluida en una pequeña cantidad de agua o zumo, 2-3 veces al día según sea necesario. Para favorecer el sueño, toma 1 o 2 goteros de la tintura diluidos en una pequeña cantidad de agua o zumo, aproximadamente 30 minutos antes de acostarte.

# *Tisana relajante*
## *de melisa y escutelaria*

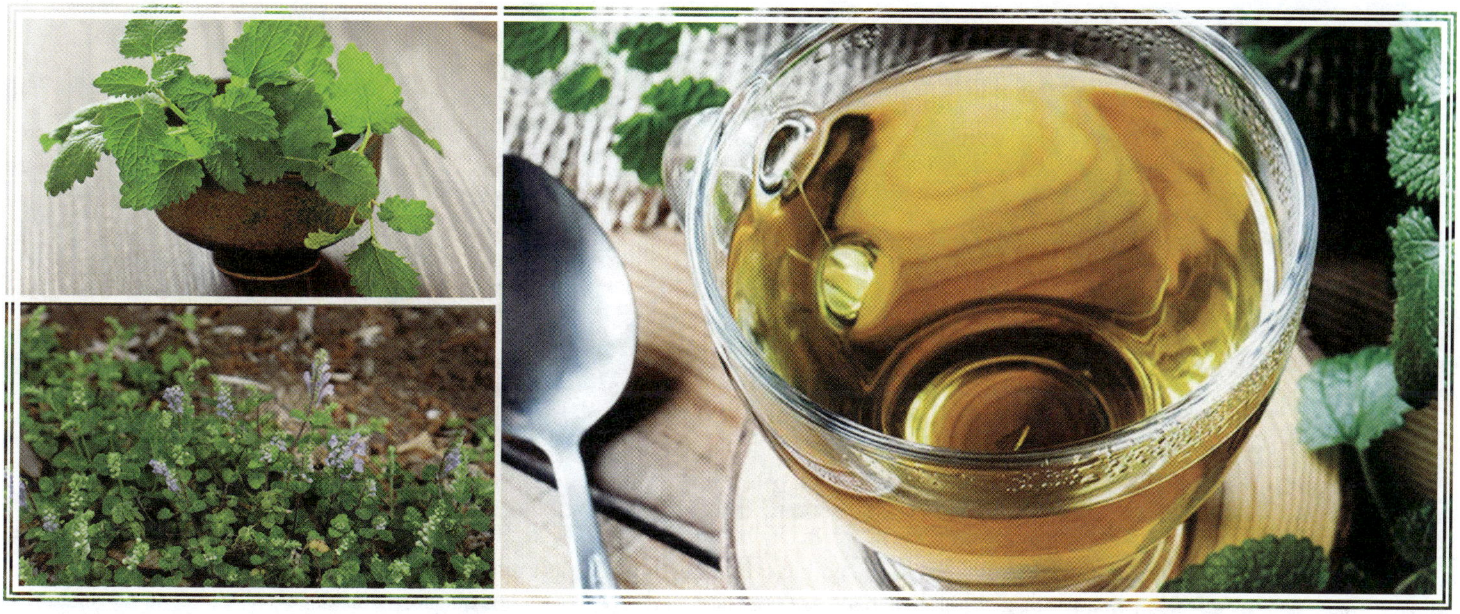

La melisa y la escutelaria son dos maravillosas hierbas conocidas por sus propiedades calmantes y relajantes.

La melisa ejerce sus efectos calmantes a través de la modulación del ácido GABA, los antioxidantes y la mejora del sueño, lo que la hace efectiva para la ansiedad y el estrés. La escutelaria, por otro lado, actúa como un tónico nervino, regula los receptores GABA, relaja la tensión muscular y tiene cualidades sedantes suaves, reduciendo la ansiedad y promoviendo la relajación. Juntas, se consigue una tisana muy buena, que proporciona una forma natural y relajante de relajarse y aliviar el estrés.

## INGREDIENTES:

- 2 cucharaditas de hojas secas de melisa (*Melissa officinalis*)
- 1 cucharadita de hojas secas de escutelaria (*Scutellaria lateriflora*)
- 1 taza de agua caliente
- Miel (opcional, para endulzar)

### *NOTAS:*

Si estás tomando medicamentos para la ansiedad, la depresión o los trastornos del sueño, consulta a un profesional sanitario antes de usar esta tisana para evitar cualquier interacción adversa.

Debido a las propiedades relajantes de la melisa y la escutelaria, ten precaución si eres sensible a sedantes u otras sustancias que provocan somnolencia.

## INSTRUCCIONES:

1 | **Reunir las hierbas:** comienza por conseguir las hojas secas de melisa y las hojas de escutelaria.

2 | **Hervir agua:** mide una taza de agua, caliéntala en un cazo y, cuando rompa a hervir, deja que se enfríe durante uno o dos minutos. Es importante no utilizar agua hirviendo, ya que puede dañar los compuestos de estas delicadas hierbas.

3 | **Combinar las hierbas:** coloca la melisa y las hojas de escutelaria en una tetera o en un recipiente resistente al calor.

4 | **Añadir agua caliente:** añade el agua caliente (pero no hirviendo) sobre las hierbas.

5 | **Infusionar:** tapa el recipiente y deja que las hierbas se infusionen durante unos 5-7 minutos. Esto permitirá que las hierbas liberen sus propiedades calmantes.

6 | **Colar:** después del tiempo de reposo, cuela la tisana para eliminar las hojas de hierbas.

7 | **Endulzar (opcional):** si prefieres tu tisana un poco más dulce, puedes añadir miel al gusto.

## DOSIS:

Bebe esta tisana por la noche para promover la relajación. 1 taza es una medida estándar, pero puedes ajustarla según tus preferencias. Es aconsejable no utilizar la escutelaria de forma continua durante más de unas semanas sin descanso.

# *Grageas*

## *para la tranquilidad mental*

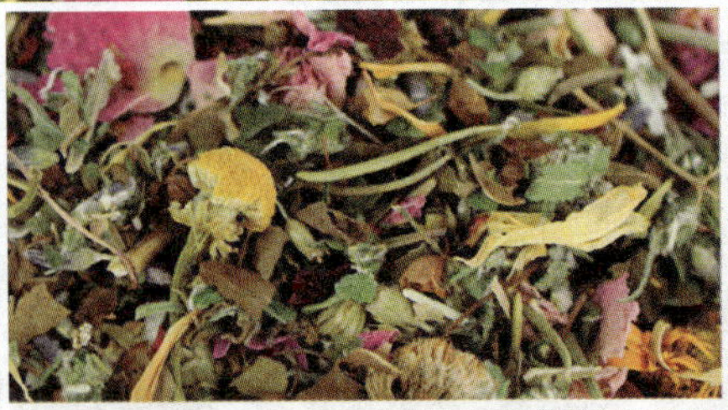

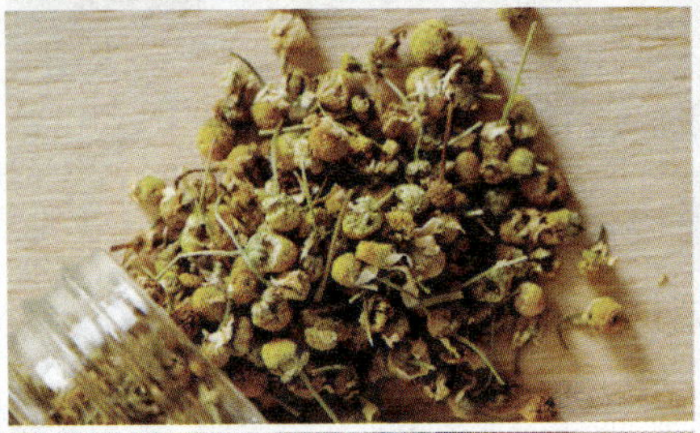

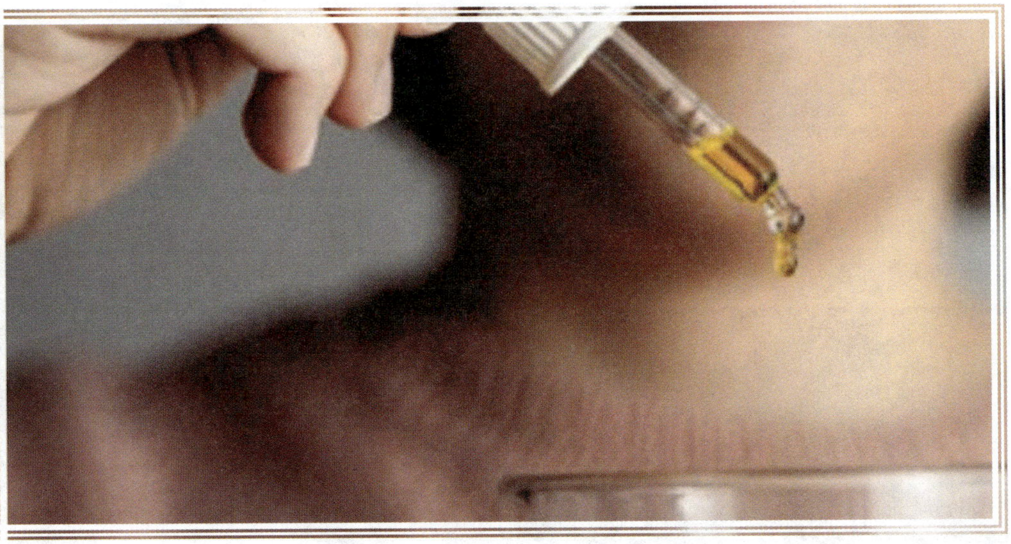

Estas grageas para la tranquilidad mental son una glicerita herbal calmante diseñada para ayudar a reducir el estrés y promover la relajación, utilizando una base de glicerina en lugar de alcohol. Esto hace que sean adecuadas para aquellos que son sensibles al alcohol. Esta mezcla utiliza hierbas y flores conocidas por sus propiedades calmantes, lo que proporciona una forma natural de favorecer el bienestar mental.

## INGREDIENTES Y UTENSILIOS:

- ½ taza de escutelaria (*Scutellaria lateriflora*)
- ½ taza de melisa seca (*Melissa officinalis*)
- ¼ taza de flores de manzanilla secas (*Matricaria chamomilla*)
- ¼ taza de pétalos de rosa secos (*Rosa* spp.)
- 2 tazas de glicerina vegetal
- ½ taza de agua destilada
- Un frasco de vidrio con una tapa hermética
- Un trozo de tela de queso o un colador de malla fina
- Botella con cuentagotas de vidrio oscuro

### *NOTAS:*

Consulta a un profesional sanitario antes de usar esta glicerita, especialmente si estás embarazada, en periodo de lactancia o tienes afecciones crónicas. Prueba primero una pequeña cantidad e interrumpe la administración si se producen reacciones alérgicas. Si tomas sedantes, antidepresivos o fármacos ansiolíticos, consulta a tu médico. La escutelaria se ha asociado en raras ocasiones con daño hepático; consulta a tu médico si padeces afecciones hepáticas o tomas medicamentos que afectan al hígado.

## INSTRUCCIONES:

1 | **Combinar las hierbas:** en un frasco de vidrio limpio y seco, añade la escutelaria seca, la melisa, las flores de manzanilla y los pétalos de rosa. Asegúrate de que la jarra sea lo suficientemente grande como para que quepan las hierbas y el líquido y queden unos 2.5 cm de espacio en la parte superior.

2 | **Preparar la solución de glicerina:** mezcla 2 tazas de glicerina vegetal con ½ taza de agua destilada para elaborar una solución de glicerina.

3 | **Añadir la solución de glicerina a las hierbas:** vierte la solución de glicerina sobre las hierbas, asegurándote de que estén completamente sumergidas. Usa un utensilio limpio para presionar las hierbas hacia abajo si es necesario.

4 | **Cerrar y almacenar:** cierra bien el frasco con su tapa. Guarda el frasco en un lugar fresco y oscuro durante 4-6 semanas. Agita el frasco suavemente a los pocos días para mezclar el contenido y mejorar el proceso de infusión.

5 | **Colar la mezcla:** después de 4-6 semanas, cuela la mezcla a través de un paño de queso o un colador de malla fina en un recipiente limpio, exprimiendo las hierbas para extraer la mayor cantidad de líquido posible. Desecha las hierbas usadas.

6 | **Transferir al frasco cuentagotas:** con un embudo pequeño, pasa con cuidado el líquido colado a un frasco cuentagotas de vidrio oscuro para su almacenamiento. Etiqueta el frasco con el nombre «Grageas para la tranquilidad mental» y la fecha de preparación. Asegúrate de que la botella cuentagotas esté bien cerrada para evitar la evaporación y la contaminación.

7 | **Almacenamiento y vida útil:** guarda la glicerita en un lugar oscuro y fresco para mantener su potencia y prolongar su vida útil. La glicerita adecuadamente cerrada y almacenada debería durar hasta dos años. Asegúrate de que el frasco cuentagotas esté bien cerrado para evitar la contaminación y la evaporación

## DOSIS:

Toma 1-2 goteros llenos (aproximadamente 20-40 gotas) hasta tres veces al día, según sea necesario. Puedes tomarlo directamente debajo de la lengua para una absorción rápida o mezclarlo con una pequeña cantidad de agua o tu té favorito.

# AYUDA A BASE DE HIERBAS
*para los sistemas de la audición y la visión*

Los sistemas auditivo y visual son esenciales para el bienestar general y la forma en que experimentamos el mundo. A medida que envejecemos, es un proceso natural que nuestros ojos y nuestro oído comiencen a degradarse. Por lo tanto, es aún más importante cuidar más estos sistemas sensoriales.

**Consejos para mantener estos sistemas saludables:**

PROTEGE TUS OÍDOS:

Evita la exposición a ruidos fuertes o usa protección para los oídos, como tapones para o auriculares con cancelación de ruido, cuando estés en entornos ruidosos para evitar daños auditivos.

GAFAS PROTECTORAS:

Utiliza gafas protectoras, como gafas de sol con protección UV, para proteger los ojos de los dañinos rayos UV y reducir el riesgo de cataratas y otras afecciones oculares.

EVITA EL USO DE BASTONCILLOS DE ALGODÓN:

No insertes bastoncillos de algodón u otros objetos en los oídos, ya que esto puede dañar las delicadas estructuras del canal auditivo.

LIMITA EL USO DE AURICULARES:

Evita el uso prolongado de auriculares o audífonos con el volumen muy alto, ya que esto puede contribuir a la pérdida auditiva con el tiempo.

EXÁMENES DE LA VISTA REGULARES:

Programa exámenes de la vista cada cierto tiempo para controlar tu salud visual y abordar cualquier problema de inmediato.

ILUMINACIÓN ADECUADA:

Asegúrate de que haya una iluminación adecuada al leer o trabajar para reducir la fatiga ocular.

DIETA EQUILIBRADA:

Consume una dieta rica en nutrientes como ácidos grasos omega-3, vitamina D, magnesio y antioxidantes para mantener la salud general del sistema auditivo. Tomar alimentos ricos en vitaminas A, C, E, zinc y ácidos grasos omega-3 para mantener la salud ocular y reducir el riesgo de degeneración macular asociada a la edad (DMAE) y otras afecciones oculares.

## AYUDA A BASE DE HIERBAS

### Ginkgo *(Ginkgo biloba)*

Esta hierba puede favorecer la circulación sanguínea hacia los ojos y los oídos, lo que podría beneficiar la salud visual y auditiva. Utilízalo como suplemento o tintura.

### Arándano silvestre o mirtilo *(Vaccinium myrtillus)*

El arándano contiene antioxidantes que pueden favorecer la salud visual, especialmente la visión nocturna. Utilízalo como suplemento o tintura.

### Eufrasia *(Euphrasia)*

Con un uso tradicional para mantener la salud ocular, la eufrasia u «ojo brillante» se puede usar como lavado ocular a base de hierbas o en forma de suplemento.

### Jengibre *(Zingiber officinale)*

Las propiedades antiinflamatorias del jengibre podrían beneficiar tanto a la salud auditiva como a la visual. Puede consumirse como parte de la dieta o como suplemento.

### Cúrcuma *(Curcuma longa)*

La curcumina, que se encuentra en la cúrcuma, tiene propiedades antioxidantes y antiinflamatorias que pueden ser beneficiosas tanto para los ojos como para los oídos. Considera incorporar cúrcuma a tu dieta o usar suplementos o tinturas de curcumina.

**!**

Consulta a un profesional sanitario antes de utilizar los remedios de este libro, especialmente si estás embarazada, en período de lactancia, tomas medicación o padeces alguna enfermedad. El autor y el editor no asumen ninguna responsabilidad por los posibles efectos adversos. Se recomienda empezar con la dosis más pequeña para comprobar la respuesta y la tolerancia de tu organismo. Interrumpe su uso de manera inmediata si se produce algún efecto secundario.

Algunos de los nombres de los remedios solo tienen fines creativos. Estos preparados caseros no contienen ingredientes farmacéuticos, no son equivalentes a ningún tratamiento médico ni deben utilizarse como sustitutos de este.

# Aceite para los oídos

## que alivia la irritación, la inflamación y las infecciones

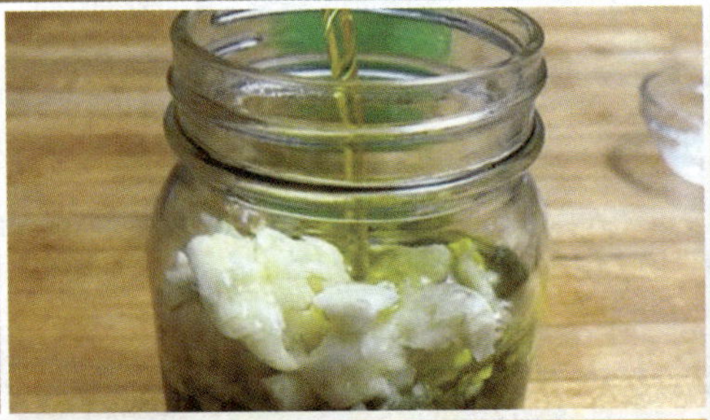

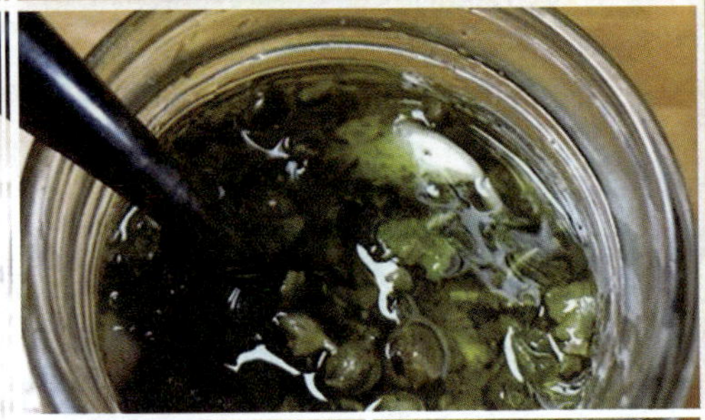

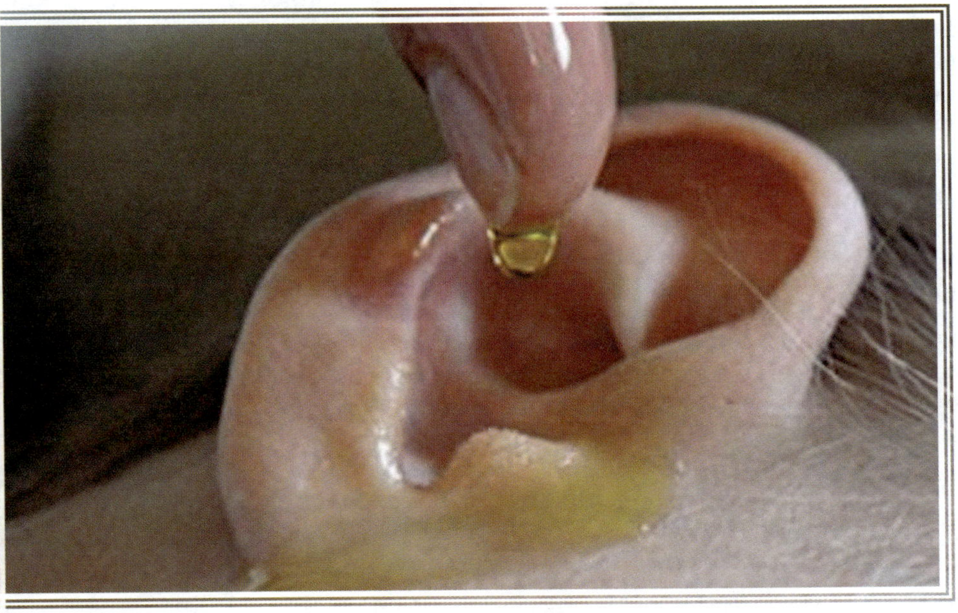

El gordolobo y el ajo son dos poderosos aliados herbales conocidos por sus propiedades medicinales.

Cuando se combinan, el gordolobo y el aceite de ajo pueden ayudar a reducir la hinchazón y la congestión dentro del sistema linfático, permitiendo que el líquido fluya y liberando cualquier acumulación en los oídos. El aceite de oliva puede ayudar a suavizar la cera de los oídos, facilitando su eliminación, mientras que el ajo es conocido por sus propiedades limpiadoras naturales. Esta combinación se puede utilizar para mantener la salud del oído. Lo utilicé con mis hijos siempre que tenían una infección auditiva. Añadir flores u hojas de milenrama para una ayuda adicional.

## INGREDIENTES:

- ¼ taza de flores de gordolobo secas (*Verbascum thapsus*)
- 2 dientes de ajo fresco (*Allium sativum*)
- ½ taza de aceite de oliva (preferiblemente extra virgen)

### *NOTAS:*

Asegúrate de que el cuentagotas que utilices esté limpio y esterilizado.

No uses este aceite si tienes un tímpano perforado o si presentas alguna secreción en el oído.

Consulta a un profesional sanitario si los síntomas persisten o empeoran.

Realiza siempre una prueba de parche para detectar alergias.

## INSTRUCCIONES:

1 | **Preparar los ingredientes:** comienza recolectando todos los ingredientes y luego corta finamente los dos dientes de ajo frescos.

2 | **Infusionar el aceite:** en una cacerola pequeña, mezcla el ajo picado, las flores de gordolobo secas y la media taza de aceite de oliva.

3 | **Calentar suavemente:** calienta la mezcla a baja temperatura, dejando que se infusione durante aproximadamente 1-2 horas. Recuerda remover ocasionalmente para evitar quemaduras.

4 | **Refrigerar:** después de que el aceite haya absorbido las propiedades beneficiosas del gordolobo y el ajo, retíralo del fuego y déjalo enfriar.

5 | **Colar el aceite:** cuela el aceite a través de un colador de malla fina o un paño de queso en un recipiente de vidrio limpio y estéril. Presiona las hierbas para extraer todo el aceite infusionado.

6 | **Almacenar:** guarda el aceite de gordolobo y ajo en un lugar oscuro y fresco. Asegúrate de que esté etiquetado con la fecha de preparación como referencia.

## DOSIS:

Para usar el aceite, calienta unas gotas a temperatura ambiente. Con un cuentagotas limpio, aplica 2-3 gotas en el oído afectado 2-3 veces al día. Masajea suavemente el lóbulo de la oreja para ayudar a distribuir el aceite.

# *Espray personalizado*
## *para aliviar los dolores de oído y las infecciones*

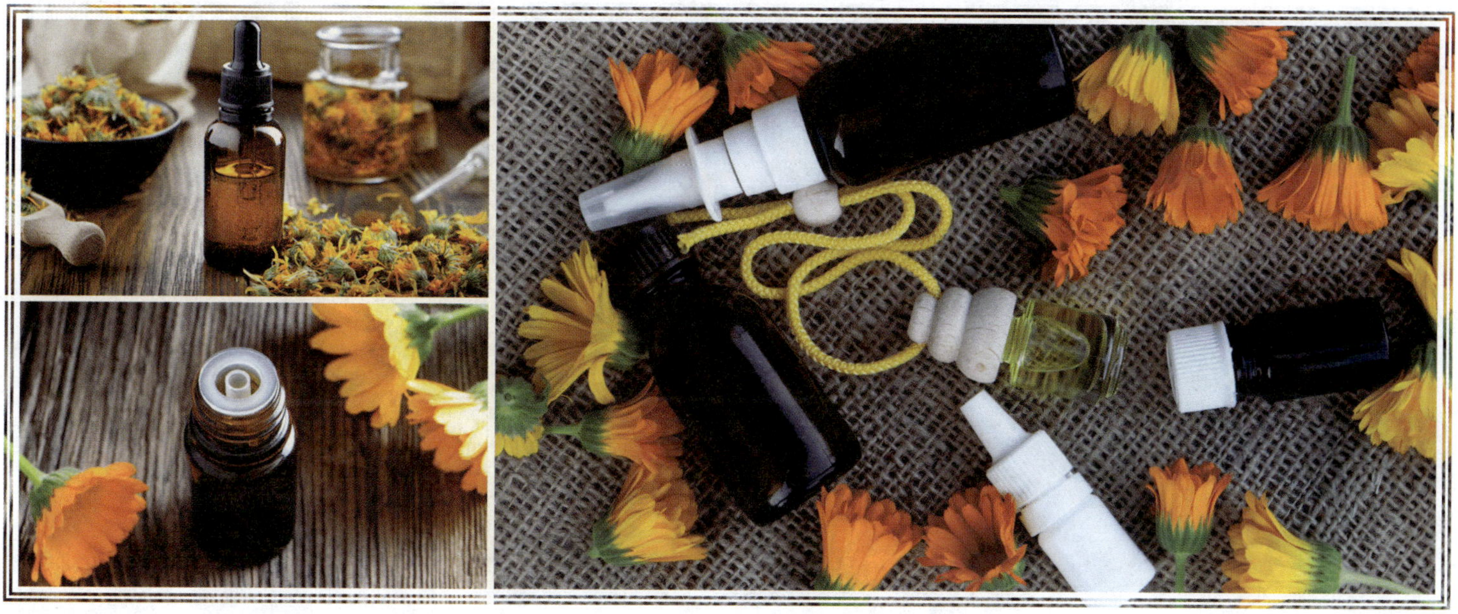

La *Calendula officinalis*, comúnmente conocida como caléndula, es una hierba tradicionalmente valorada por sus muchas propiedades beneficiosas. Sus efectos antiinflamatorios, antimicrobianos y calmantes la convierten en una excelente opción para mantener la salud de los oídos. Este espray para los oídos de caléndula puede ayudar a nutrir los oídos y aliviar las molestias.

## INGREDIENTES:

- 1 cucharada de flores de caléndula secas (*Calendula officinalis*)
- ¼ taza de aceite de oliva
- 1 taza de agua destilada
- 1 cucharada de hamamelis (opcional, para propiedades astringentes añadidas)

### *NOTAS:*

Si bien esta receta utiliza pétalos de caléndula secos, también puedes usar flores frescas. Sin embargo, las flores secas son las más adecuadas para las infusiones, ya que tienen un menor contenido de humedad y menos probabilidades de introducir agua en el aceite, lo que puede hacer que se estropee. Si el dolor o las molestias persisten, consulta a un profesional sanitario.

Antes de utilizar el espray, realiza una prueba de sensibilidad aplicando una pequeña cantidad en el interior de la muñeca.

## INSTRUCCIONES:

1 | **Infusión de hierbas:** coloca los pétalos de flores de caléndula secas en un frasco de vidrio limpio y seco. Vierte el aceite de oliva sobre las flores de caléndula, asegurándote de que estén completamente sumergidas. Cierra bien el frasco y agítalo suavemente para distribuir las flores uniformemente.

2 | **Infusión solar:** coloca el frasco en un alféizar soleado durante 3 a 4 semanas, permitiendo que el calor del sol infusione el aceite con las propiedades medicinales de la caléndula. Cuanto más tiempo permitas que la caléndula infusione el aceite, más potentes serán las gotas para los oídos. Si prefieres una infusión más suave, déjalo durante 2 semanas, pero para un producto más fuerte, debe estar reposando durante 4 semanas completas. Agita el frasco suavemente a diario.

3 | **Colar:** después del período de infusión, pasa el aceite a través de un colador de malla fina o un paño de queso a un recipiente de vidrio limpio. Presiona los pétalos para extraer todo el aceite ya infusionado.

4 | **Mezclar:** en un pulverizador, mezcla 1 cucharada del aceite de caléndula infusionado con 1 taza de agua destilada. Añade 1 cucharada de hamamelis si lo utilizas. Agita bien para combinar todos los ingredientes.

5 | **Almacenar:** guarda el aerosol de caléndula en un lugar fresco y oscuro para conservar toda su potencia.

6 | **Uso:** agita bien el frasco antes de cada uso. Rocía el espray de caléndula para los oídos en el canal auditivo según sea necesario. Calienta ligeramente el pulverizador colocando la botella en un bol de agua tibia antes de usarla para mayor comodidad. Evita usar el aerosol si está demasiado frío, ya que las gotas frías pueden causar mareos.

## DOSIS:

Rocía en el oído afectado según sea necesario, hasta tres veces al día.

# Glicerita

## *para calmar el pitido de oídos y los acúfenos*

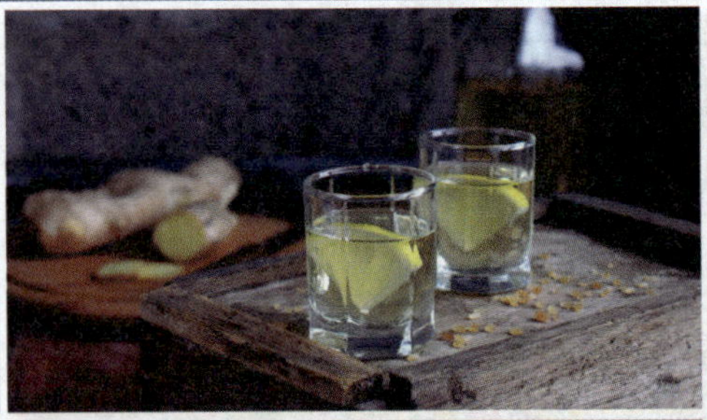

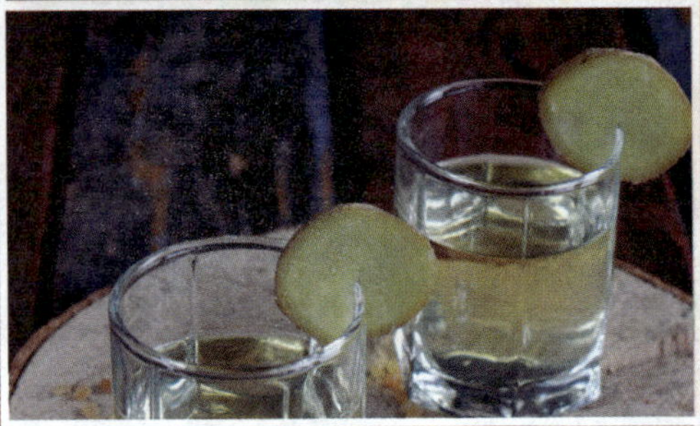

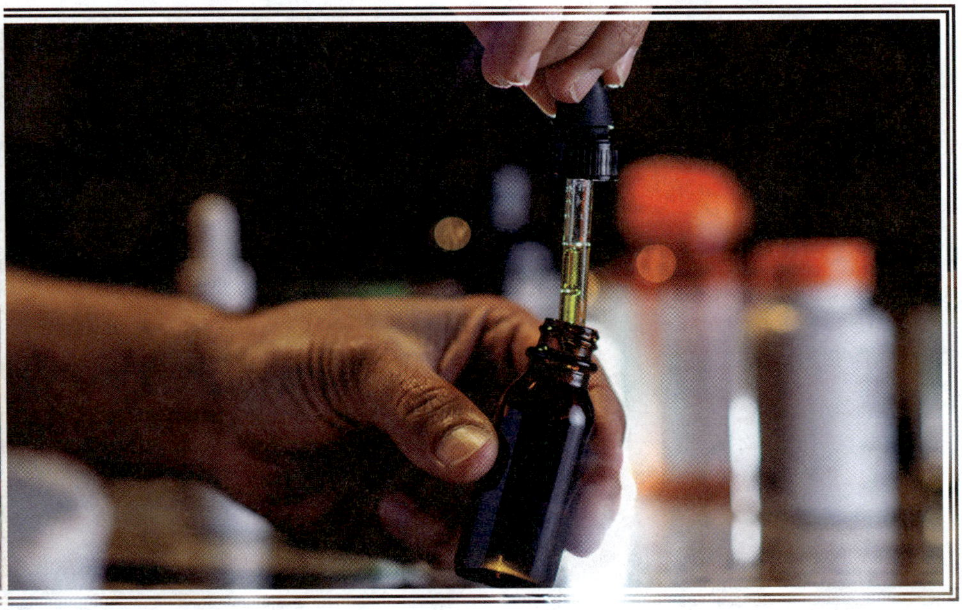

Los acúfenos, la percepción persistente de pitidos o zumbidos en los oídos, suponen un problema importante para aquellos que los experimentan. Aunque los acúfenos crónicos o a largo plazo pueden indicar un problema médico subyacente, los remedios a base de hierbas como el jengibre y la glicerita de gordolobo pueden proporcionar alivio. El jengibre (*Zingiber officinale*) es conocido por sus propiedades antiinflamatorias, que pueden ayudar a reducir la inflamación del oído. También mejora la circulación, abordando potencialmente los problemas relacionados con un flujo sanguíneo deficiente en el oído. El gordolobo o verbasco (*Verbascum thapsus*) se ha reconocido tradicionalmente por sus efectos calmantes, lo que lo hace útil para tratar las molestias del oído. Además de su uso principal para la asistencia respiratoria, la naturaleza delicada del gordolobo contribuye a la salud general de los oídos. Ten en cuenta que los vasodilatadores como los cordyceps, los reishi y las tinturas de setas de melena de león también son útiles para los acúfenos.

## INGREDIENTES:

- 2 cucharadas de hojas de gordolobo secas (*Verbascum thapsus*)
- 2.5 cm de raíz de jengibre fresco (*Zingiber officinale*), rallado
- Glicerina vegetal
- Botella de vidrio oscuro de 30 ml con cuentagotas

### *NOTAS:*

Los acúfenos, especialmente cuando son crónicos o persistentes, justifican una evaluación médica exhaustiva, ya que podrían ser indicativos de un problema de salud subyacente.

Es crucial no depender únicamente de remedios a base de hierbas.

Una evaluación exhaustiva por parte de un profesional sanitario es esencial para un diagnóstico y tratamiento adecuados.

## INSTRUCCIONES:

1 | **Preparar la infusión de gordolobo:** introduce 2 cucharadas de hojas de gordolobo seco en un frasco de vidrio limpio. Vierte suficiente glicerina vegetal sobre el gordolobo para cubrirlo por completo. Cierra el frasco y agítalo suavemente para asegurarte de que la glicerina cubre la hierba.

2 | **Preparar el extracto de jengibre:** ralla una porción de 2.5 cm de raíz de jengibre fresco.

3 | **Presionar el jengibre rallado para extraer el zumo:** debes tener aproximadamente 1 cucharadita de zumo de jengibre.

4 | **Combinar los ingredientes:** después de 4-6 semanas de reposo, cuela la glicerina infusionada con el gordolobo en un recipiente limpio. Añade 1 cucharadita de zumo de jengibre fresco a la glicerita de gordolobo. Mezcla bien.

5 | **Envasar la glicerita:** con un embudo, vierte la glicerita en un frasco de vidrio oscuro de 30 ml que tenga cuentagotas.

6 | **Almacenar:** guarda la glicerita en un lugar fresco y oscuro para mantener su potencia. Agita la botella antes de cada uso para asegurarte de que los ingredientes estén bien mezclados.

## DOSIS:

Toma 1-2 goteros (aproximadamente 20-40 gotas) de glicerita hasta tres veces al día según sea necesario. Si prefieres modificar el sabor de la glicerita, puedes mezclarla con zumo de limón.

# *Aceite de hierbas*

## *para el vértigo*

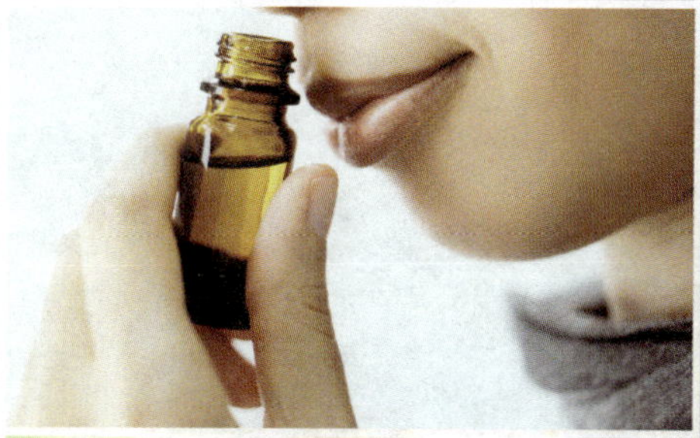

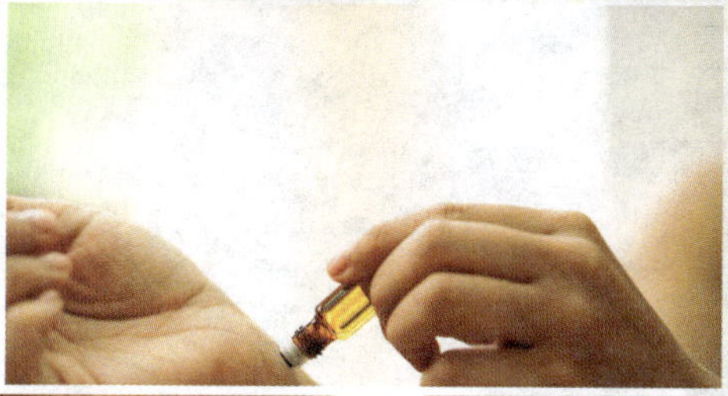

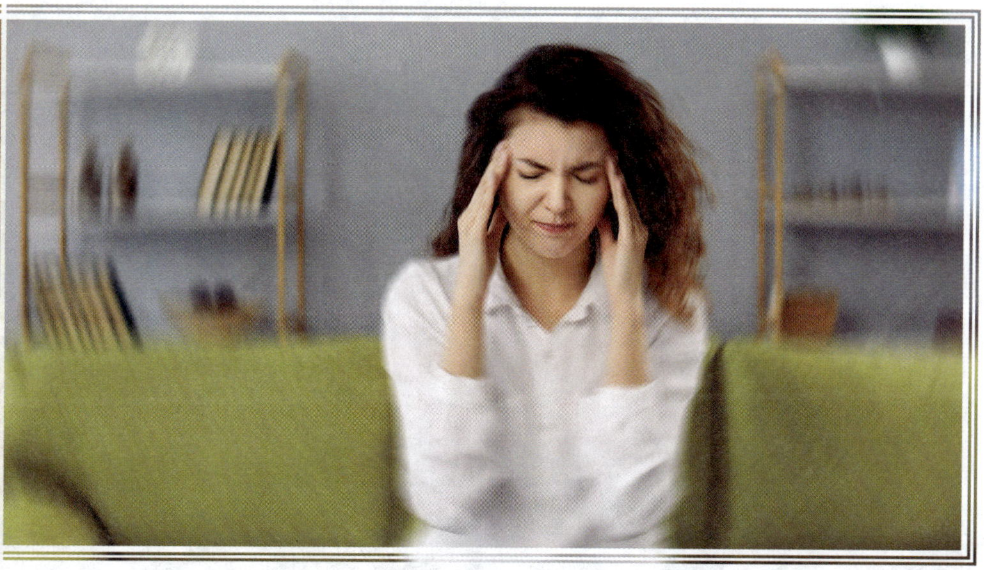

Si bien el vértigo puede ser invalidante, este remedio puede ayudar a recuperar el control. Los aceites de jengibre (*Zingiber officinale*), melisa (*Melissa officinalis*) y menta (*Mentha piperita*) son conocidos por sus beneficios terapéuticos. En esta mezcla, puedes aprovechar sus propiedades únicas para aliviar los síntomas del vértigo. El aceite de jengibre ayuda a reducir los mareos, mientras que la melisa y los aceites de menta proporcionan un efecto calmante en el sistema nervioso. Ten en cuenta que la gotu kola es una excelente hierba para tratar el vértigo.

## INGREDIENTES:

- 5 gotas de aceite esencial de jengibre (*Zingiber officinale*)
- 5 gotas de aceite esencial de melisa (*Melissa officinalis*)
- 5 gotas de aceite esencial de menta (*Mentha piperita*)
- 1 cucharada de aceite portador (p. ej., aceite de almendras dulces)

### *NOTAS:*

Realiza siempre una prueba de parche antes de usar aceites esenciales en la piel para asegurarte de no tener alergias ni sensibilidades.

No ingieras los aceites esenciales.

Si se produce irritación, interrumpe el uso inmediatamente.

Practica ejercicios de respiración profunda junto con la aplicación de la mezcla de aceite para obtener mejores resultados.

## INSTRUCCIONES:

1 | **Elegir un recipiente:** comienza por seleccionar una botella de vidrio limpia y vacía o un recipiente con roll-on para la mezcla de aceite.

2 | **Añadir aceite esencial de jengibre:** añade 5 gotas de aceite esencial de jengibre (*Zingiber officinale*) a la botella. El aceite de jengibre es eficaz para reducir la sensación de mareo y náuseas asociadas con el vértigo.

3 | **Añadir aceite esencial de melisa:** a continuación, añade 5 gotas de aceite esencial de melisa (*Melissa officinalis*). El aceite de melisa tiene propiedades calmantes que pueden ayudar a aliviar el estrés y la ansiedad relacionados con el vértigo.

4 | **Añadir aceite esencial de menta:** por último, añade 5 gotas de aceite esencial de menta (*Mentha piperita*) a la mezcla. El aceite de menta es conocido por su capacidad para aliviar las náuseas y los mareos, lo que lo convierte en una valiosa adición.

5 | **Mezclar el aceite portador:** vierte 1 cucharada de aceite portador (como aceite de almendras dulces) en la botella. El aceite portador sirve para diluir los aceites esenciales, garantizando una aplicación tópica segura.

6 | **Agitar:** cierra bien la botella y agítala suavemente para mezclar bien los aceites.

7 | **Aplica la mezcla de aceites:** aplica una pequeña cantidad de la mezcla en las muñecas, las sienes y detrás de las orejas. También puedes masajearlo en el cuello y los hombros.

8 | **Inhalar y relajarse:** inhala el aroma relajante y respira profundamente. Esto puede ayudar a aliviar los mareos y promover la relajación.

## DOSIS:

Aplica la mezcla de aceite según sea necesario, pero evita usarlo en exceso. Un par de veces al día suele ser suficiente.

# *Parches de perejil*
## *para acúfenos*

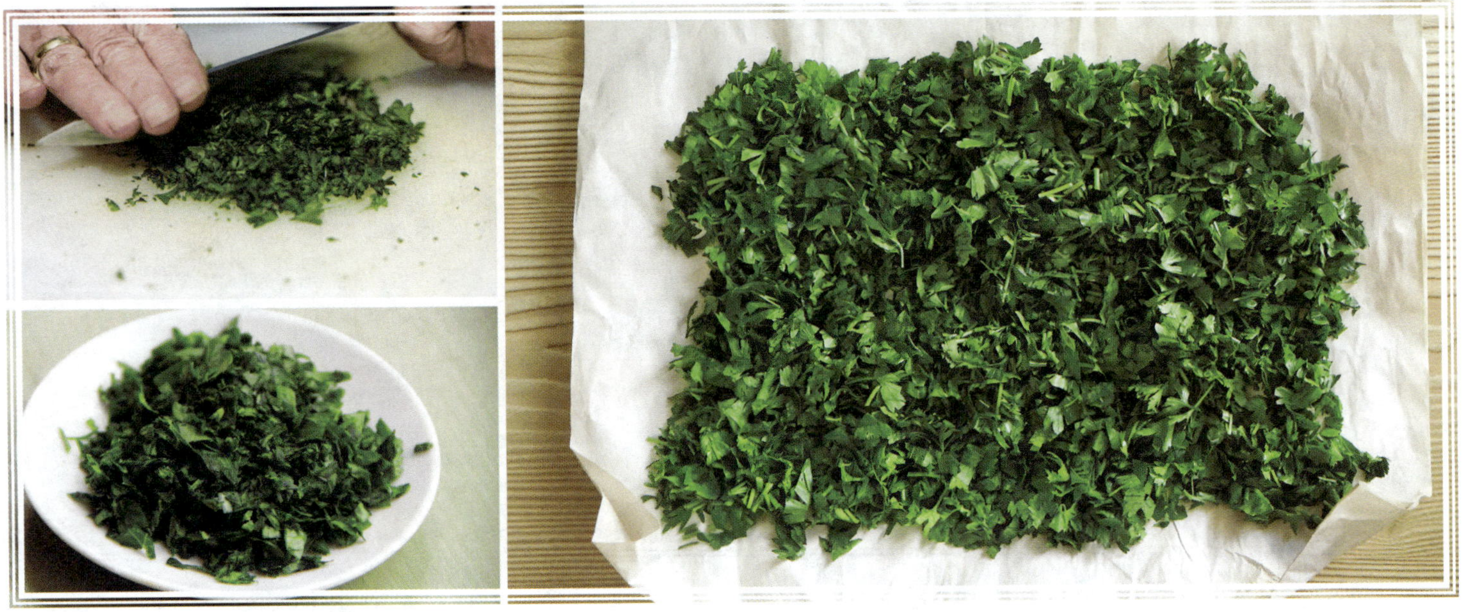

El perejil es una hierba común conocida por sus usos culinarios, pero también tiene aplicaciones en remedios tradicionales a base de hierbas. Esta receta utiliza los posibles beneficios antiinflamatorios y circulatorios del perejil para ayudar a aliviar los síntomas de los acúfenos, una afección caracterizada por zumbidos o pitidos en los oídos.

## INGREDIENTES:

- Hojas frescas de perejil
- Paño de queso o un trapo limpio y fino
- Cinta médica o vendajes adhesivos

### *NOTAS:*

Antes de usar el parche de perejil, prueba una pequeña cantidad de perejil triturado en la piel para asegurarte de que no tienes una reacción alérgica. Si experimentas enrojecimiento, picor o irritación, interrumpe el uso.

Consulta con un profesional sanitario antes de utilizar este remedio, especialmente si estás embarazada, en periodo de lactancia o tienes alguna afección médica crónica. Si los acúfenos persisten o empeoran, solicita asesoramiento a un profesional sanitario, ya que puede indicar una afección subyacente que requiera atención médica.

## INSTRUCCIONES:

1 | **Preparar el perejil:** lava bien un puñado de hojas de perejil fresco para eliminar la suciedad o los contaminantes. Sécalos dando toquecitos con una toalla limpia. Utiliza hojas de perejil frescas para obtener los mejores resultados, ya que contienen los niveles más altos de compuestos beneficiosos.

2 | **Machacar el perejil:** con un mortero o un utensilio limpio, machaca suavemente las hojas de perejil para obtener sus jugos.

3 | **Formar el parche de perejil:** coloca las hojas de perejil machacadas sobre un trozo de tela de queso o un paño limpio y fino. Dobla el paño para crear un pequeño parche que pueda colocarse fácilmente sobre la oreja. Puedes preparar varios parches con antelación y guardarlos en un recipiente hermético en el frigorífico durante un máximo de 24 horas.

4 | **Aplicar el parche:** coloca el parche de perejil sobre la oreja, asegurándote de que cubra la zona donde sientes los acúfenos. Fija el parche en su lugar con cinta médica o un vendaje adhesivo.

5 | **Dejar actuar:** deja el parche de perejil bien colocado durante al menos 30 minutos, hasta una hora. Combina este remedio con otras técnicas de relajación, como la respiración profunda o la meditación, para mejorar sus efectos calmantes.

## DOSIS:

Aplica el parche de perejil una o dos veces al día según sea necesario. Puedes usarlo siempre que experimentes molestias relacionadas con los acúfenos.

# *Compresa antiinflamatoria*
## *para el oído*

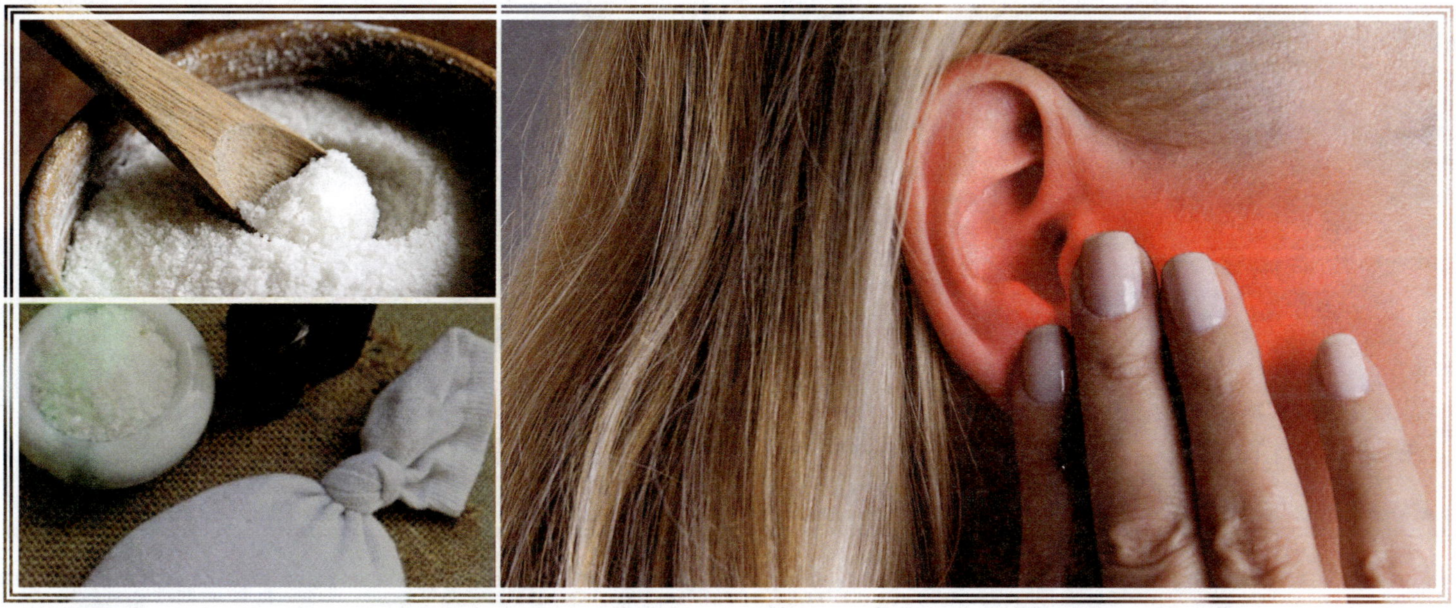

Más allá de su papel como elemento básico de la cocina para dar sabor a los alimentos, la sal se ha utilizado durante siglos por sus propiedades beneficiosas. En el contexto de los dolores de oído, una compresa de sal tibia sirve como remedio simple y tradicional. Esta técnica utiliza los principios de la ósmosis para extraer el exceso de líquido del conducto auditivo, lo que puede proporcionar alivio de las molestias del oído. Cuando la bolsa de sal tibia se aplica en la oreja, ayuda a equilibrar la concentración de soluto en ambos lados del tímpano.

## INGREDIENTES:

- 1 taza de sal gruesa
- Un paño o calcetín limpio y seco

### *NOTAS:*

Asegúrate de que la compresa no esté demasiado caliente para evitar quemar la piel.

Este remedio puede aliviar la presión y las molestias asociadas con los dolores de oído, y sirve como medida temporal hasta que puedas consultar a un médico para recibir atención profesional. Si el dolor de oídos persiste o empeora, consulta a un profesional sanitario inmediatamente.

Ajusta la concentración de aceite esencial para niños y consulte siempre con un pediatra antes de usar remedios a base de hierbas en los más pequeños.

## INSTRUCCIONES:

1 | **Preparación:** comienza calentando la sal gruesa en un recipiente apto para microondas durante aproximadamente 1-2 minutos. Comprueba y remueve periódicamente la sal para garantizar un calentamiento uniforme. Asegúrate de que la sal esté lo suficientemente caliente como para resultar cómoda, pero sin quemar al tacto.

2 | **Llenar el paño o calcetín:** toma la sal tibia y colócala en el paño o el calcetín. Ata el extremo abierto del paño o calcetín de forma segura, creando una bolsa llena de sal. Para mayor comodidad, considera usar una opción de calor húmedo, humedeciendo ligeramente el paño antes de llenarlo con sal. También puedes mejorar la experiencia añadiendo unas gotas de aceite esencial de lavanda o manzanilla a la sal para lograr un efecto de aromaterapia calmante.

3 | **Comprobar la temperatura:** antes de usarlo, prueba la temperatura de la bolsa de sal en el interior de la muñeca para asegurarte de que no esté demasiado caliente.

4 | **Aplicación:** acuéstate sobre el lado donde tienes el dolor de oídos. Coloca la bolsa llena de sal sobre la oreja afectada. Déjalo actuar durante 15-20 minutos o hasta que se enfríe. Puedes repetir este proceso según sea necesario para conseguir alivio.

## DOSIS:

Usa la compresa caliente de sal según sea necesario, generalmente no más de 3 a 4 veces al día.

# Colirio antibiótico

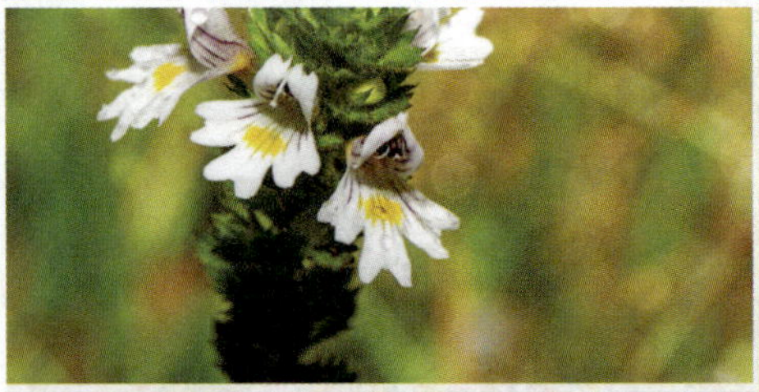

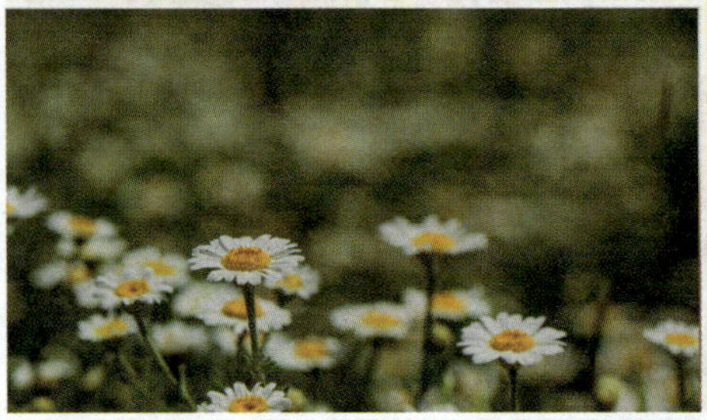

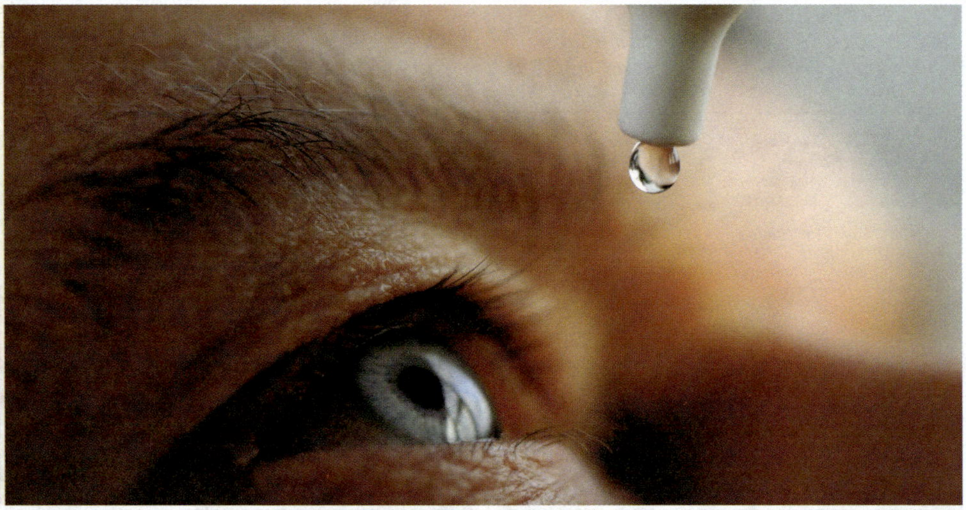

La eufrasia y la manzanilla son dos maravillosas hierbas conocidas tradicionalmente por sus propiedades calmantes. La eufrasia, también llamada «brillo ocular» se utiliza a menudo para tratar afecciones oculares como inflamación, blefaritis, conjuntivitis, ojos rojos, orzuelos, picor en los ojos, escozor y visión débil, mientras que la manzanilla ofrece efectos antiinflamatorios y calmantes.

La combinación de estas hierbas en forma de gotas para los ojos proporciona un remedio suave pero eficaz para calmar y mantener el bienestar general del sistema ocular.

## INGREDIENTES:

- 1 cucharadita de eufrasia deshidratada (*Euprasia officinalis*)
- 1 cucharadita de flores secas de manzanilla (*Matricaria chamomilla*)
- ½ taza de agua destilada
- Un frasco cuentagotas de vidrio limpio y que tenga cierre hermético

### *NOTAS:*

Asegúrate de que la punta del cuentagotas no toque el ojo para evitar la contaminación.

No lo utilices si eres alérgico a la eufrasia o a la manzanilla.

Si experimentas alguna reacción adversa, interrumpe el uso y consulta a un profesional sanitario.

## INSTRUCCIONES:

1 | **Infusión de hierbas:** introduce la eufrasia seca y la manzanilla en un recipiente de vidrio o cerámica resistente al calor. Hierve el agua destilada y viértela sobre las hierbas. Tapa el recipiente y déjalo infusionar durante 15-20 minutos.

2 | **Colar:** después de infusionar, cuela el líquido a través de un colador de malla fina o un paño de queso en un recipiente limpio. Deja que el líquido se enfríe a temperatura ambiente.

3 | **Llenar el frasco cuentagotas:** con un embudo, transfiere la infusión de hierbas al frasco cuentagotas de vidrio.

4 | **Almacenar:** guarda el frasco en un lugar fresco y oscuro para mantener la frescura de la infusión.

También puedes hacer una compresa a partir de una decocción de eufrasia, que se usa para aliviar el enrojecimiento, la hinchazón y las alteraciones visuales debido a infecciones oculares. A veces se administra un té internamente junto con el tratamiento tópico. También se utiliza para el tratamiento de la fatiga ocular y otras alteraciones de la visión.

## DOSIS:

Utilízalo según sea necesario para irritaciones o molestias oculares. Para una salud ocular integral y calmante, aplica 2-3 gotas en cada ojo hasta tres veces al día. Ten siempre cuidado y busca asesoramiento profesional si percibes alguna reacción inesperada.

# *Lavado para ojos*
## *con agua de caléndula y rosa*

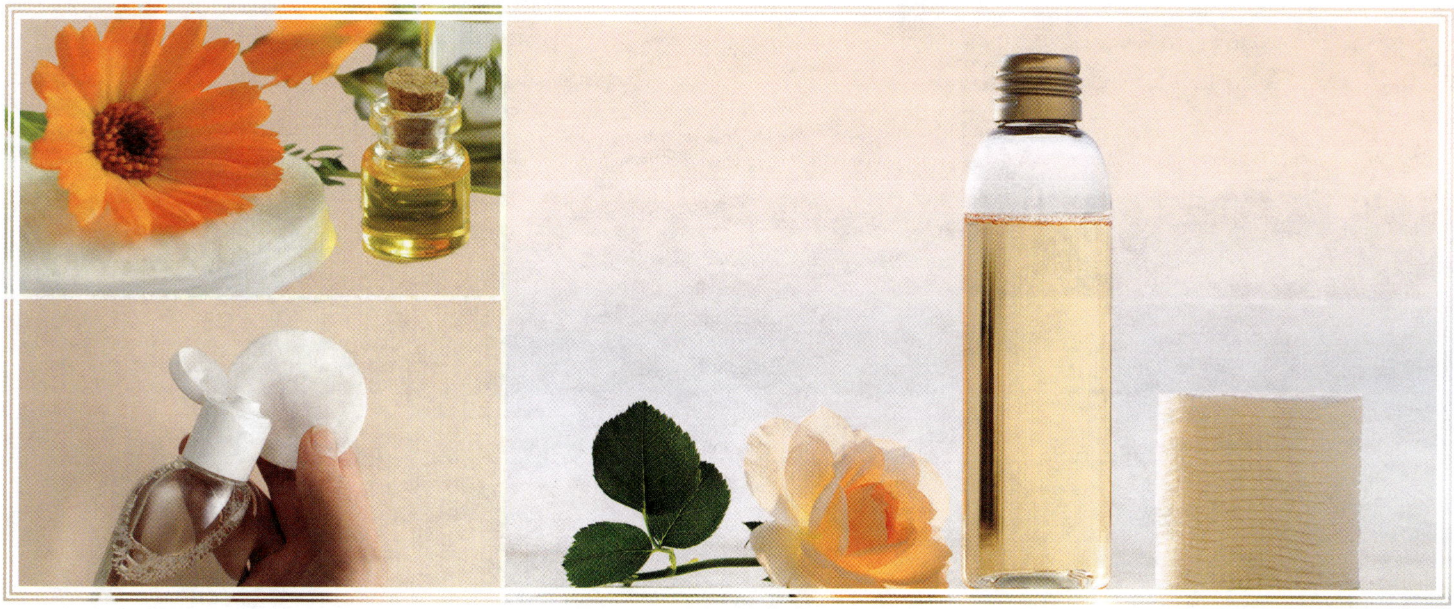

La caléndula, y la rosa de Damasco, son dos joyas de la botánica conocidas por sus propiedades calmantes y antiinflamatorias.

Combinan perfectamente para crear una fórmula suave diseñada para aliviar los ojos irritados y refrescarlos cuando los sentimos fatigados. Este lavado para ojos es una buena adición a tu rutina de cuidado ocular, ya que proporciona un toque relajante y refrescante en los ojos.

## INGREDIENTES Y MATERIALES:

- 1 cucharadita de flores caléndula secas (*Caléndula officinalis*)
- 1 taza de agua destilada o filtrada
- 1 cucharadita de agua de rosa de Damasco (*Rosa damascena*)
- Bolas o discos de algodón

### *NOTAS:*

Asegúrate de que el agua que utilizas es pura y estéril para evitar la contaminación.

Si la irritación ocular persiste o empeora, consulta a un profesional sanitario.

Guarda cualquier caléndula sobrante y solución de agua de rosas en un recipiente limpio y hermético en la nevera para su uso futuro.

Utiliza siempre bolitas o discos de algodón limpias para evitar la contaminación.

## INSTRUCCIONES:

1 | **Preparar la infusión de caléndula:** hierve el agua y déjala enfriar a una temperatura templada. Coloca las flores de Calendula officinalis secas en un recipiente limpio y resistente al calor. Vierte el agua tibia sobre las flores de caléndula, cubriéndolas por completo. Deja que la infusión repose durante 15-20 minutos.

2 | **Colar la infusión de caléndula:** cuela la infusión a través de un colador de malla fina o un paño de queso en un recipiente limpio para eliminar los pétalos de flores.

3 | **Mezclar con agua de rosas:** añade 1 cucharadita de hidrosol de rosa de Damasco a la infusión de caléndula.

4 | **Empapar el disco o la bola de algodón:** empapa una bola o un disco de algodón limpios en la solución de caléndula y agua de rosas. Aprieta para extraer el exceso de líquido y evitar que gotee.

5 | **Aplicar en los ojos:** cierra los ojos y coloca el algodón sobre los párpados cerrados. Déjalo reposar durante unos minutos, ya que proporciona un alivio relajante a los ojos. Repite según sea necesario para ambos ojos.

## DOSIS:

Utiliza este lavado para los ojos según sea necesario para la irritación ocular. Es suave y seguro para un uso regular.

# *Mezcla de aloe vera y pepino*
## *para ojos cansados*

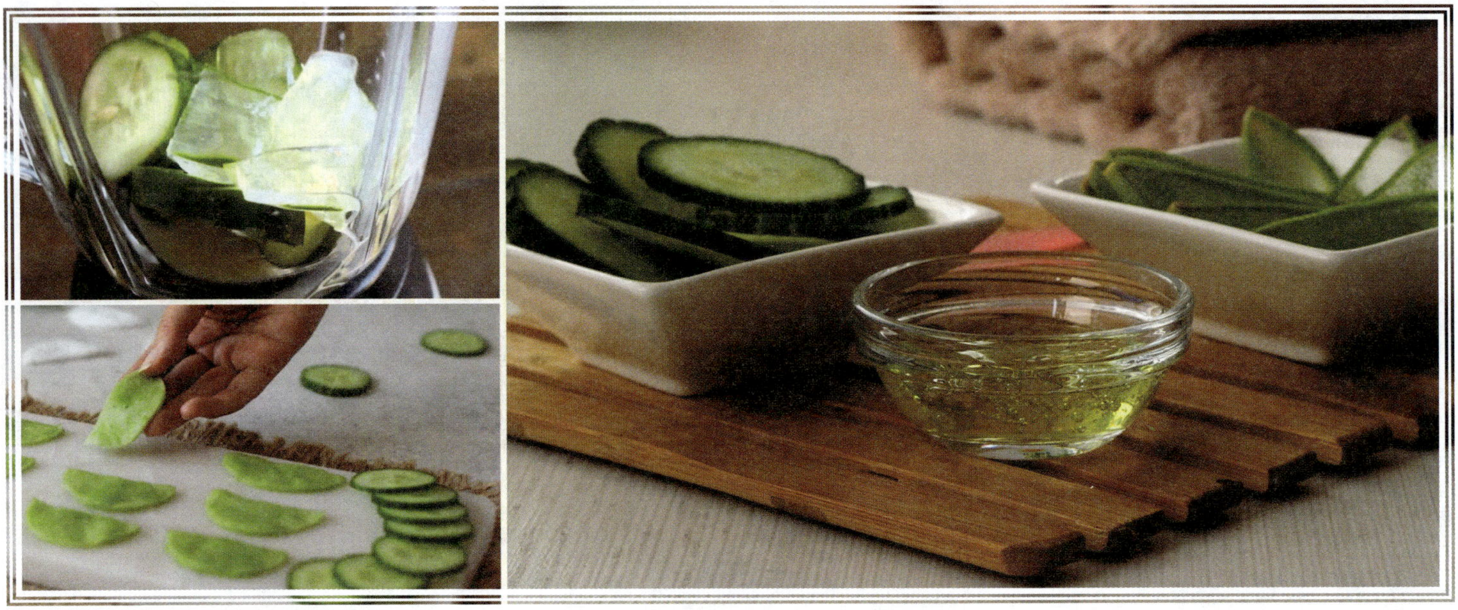

Las exigencias de la vida a menudo pueden afectar a los ojos, que se sienten cansados e hinchados.

El aloe vera, el pepino y el té verde son ingredientes totalmente naturales reconocidos por sus propiedades calmantes y rejuvenecedoras. Esta mascarilla para ojos que se puede hacer en casa está diseñada para proporcionar una experiencia placentera, proporcionando alivio a los ojos cansados e hinchados.

## INGREDIENTES Y UTENSILIOS:

- 2 cucharadas de gel de aloe vera (*Aloe barbadensis miller*)
- 4 rodajas de pepino fresco
- 1 bolsita de té verde (*Camellia sinensis*)
- Discos de algodón o muselina suave

*NOTAS:*

Evita que la mezcla entre en los ojos, ya que puede causar irritación.

Si tienes una alergia conocida al aloe vera, los pepinos o el té verde, no uses esta mascarilla para ojos.

Realiza una prueba de parche en un área pequeña de la piel antes de aplicar la mascarilla ocular

Para mayor comodidad y una experiencia tipo spa, enfría la mezcla en la nevera antes de aplicarla.

## INSTRUCCIONES:

1 | **Extraer el gel de aloe vera:** comienza extrayendo cuidadosamente el gel de una hoja de aloe vera. Para ello, corta una hoja de aloe madura y extrae el gel. Asegúrate de usar gel de aloe vera puro sin productos químicos añadidos. Mide 2 cucharadas de gel de aloe vera e introdúcelo en un bol limpio.

2 | **Preparar un té verde:** hierve una taza de agua y coloca una bolsita de té verde en ella durante unos 5 minutos. Deja que el té se enfríe a temperatura ambiente. Retira la bolsita de té y mide 2 cucharadas del té verde.

3 | **Mezclar los ingredientes:** mezcla las 2 cucharadas de gel de aloe vera, las 2 cucharadas de té verde y las cuatro rodajas de pepino en una licuadora. Se debe formar una pasta suave y uniforme.

4 | **Aplicación:** sumerge un disco de algodón o una muselina en la mezcla. Aplica suavemente el algodón o la muselina humedecidos en la zona inferior de los ojos. Recuéstate, relájate y deja actuar la mascarilla durante 15-20 minutos.

5 | **Almacenar:** si te sobra mezcla, guárdala en el frigorífico para usarla en el futuro. Asegúrate de que el recipiente sea hermético para conservar su frescura.

## DOSIS:

Usa esta mascarilla casera para los ojos siempre que sientas los ojos cansados o hinchados. Aplica una vez al día o según sea necesario.

# Glicerita de arándanos silvestres
## para mejorar la visión nocturna y la circulación en los ojos

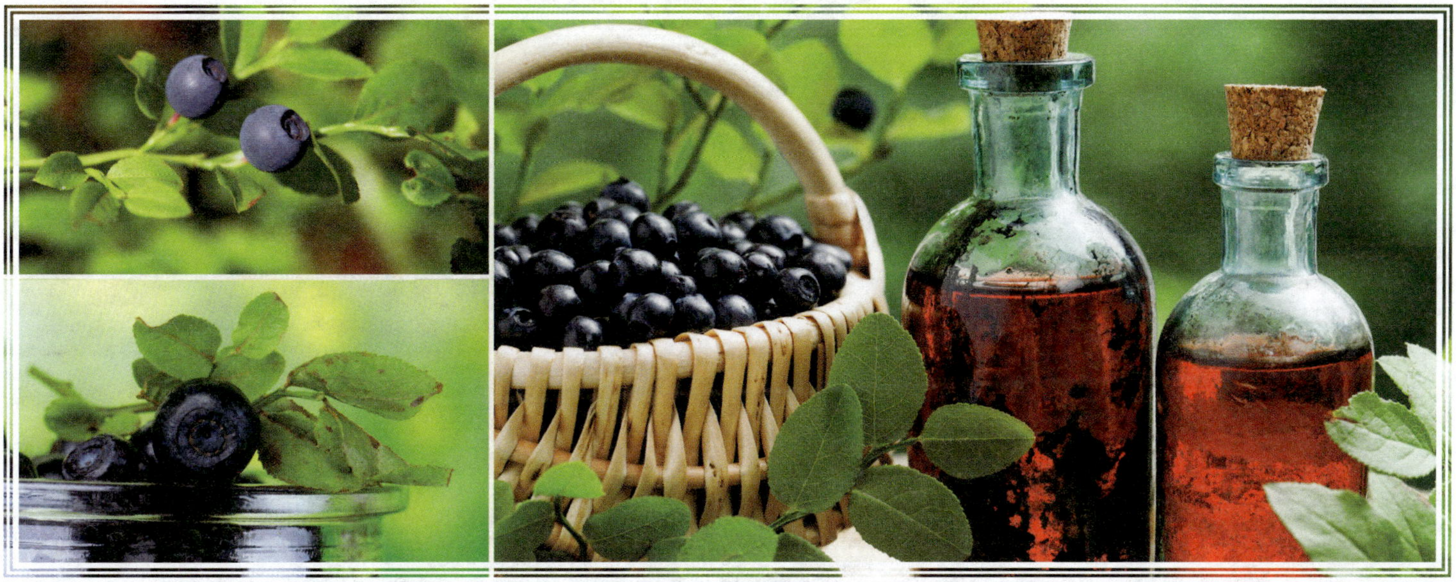

El arándano silvestre o mirtilo posee una rica historia de uso tradicional, es valorado por su capacidad para promover la salud ocular y mejorar la visión nocturna. Estos efectos beneficiosos pueden atribuirse a diversas acciones de los arándanos, como estabilizar la producción de lágrimas, fortalecer las fibras de colágeno dentro de los capilares y favorecer el desarrollo de vasos sanguíneos resistentes. Esto, a su vez, contribuye a mejorar la circulación de los ojos. Además, se ha demostrado que el alto contenido de antocianina de los arándanos estimula la producción de rodopsina, un pigmento sensible a la luz que resulta crucial para ayudar a los ojos a adaptarse a los cambios en la luz y mejorar potencialmente la visión nocturna.

## INGREDIENTES:

- 1 taza de bayas de arándanos silvestres secos o mirtilos (*Vaccinium myrtillus*)
- 1.5 tazas de glicerina vegetal de calidad alimentaria
- ½ taza de agua destilada

### *NOTAS:*

Consulta a un profesional sanitario antes de usarlo si padeces alguna afección médica específica o estás tomando medicamentos.

Por lo general, el arándano es seguro para la mayoría de las personas, pero es esencial consultar con un profesional sanitario antes de comenzar cualquier remedio a base de hierbas, especialmente si estás embarazada, en periodo de lactancia o tienes problemas de salud subyacentes.

Las reacciones alérgicas al arándano son raras, pero pueden ocurrir. Si experimentas algún efecto adverso, interrumpe el uso y busca atención médica.

## INSTRUCCIONES:

1 | **Preparación:** mide 1 taza de arándanos secos. Asegúrate de que las bayas estén limpias y libres de residuos. Si aún no están trituradas, tritura ligeramente las bayas con un mortero o utilizando un paño limpio para abrirlas, permitiendo que la glicerina extraiga los compuestos beneficiosos de manera más eficaz.

2 | **Mezclar:** coloca el arándano triturado en un frasco de vidrio. Vierte ½ taza de agua destilada templada y luego una taza y media de glicerina vegetal apta para alimentos sobre las bayas, asegurándote de que estén completamente sumergidas. Remueve bien la mezcla para integrar el agua, la glicerina y las bayas.

3 | **Macerar:** cierra bien el frasco y guárdalo en un lugar fresco y oscuro. Agita el frasco suavemente cada día durante unas 4 semanas para promover la extracción de los compuestos beneficiosos.

4 | **Colar:** después del período de maceración, cuela la mezcla a través de un colador de malla fina o un paño de queso en un frasco de vidrio limpio y seco. Exprime la mayor cantidad de líquido posible para maximizar el extracto.

5 | **Almacenar:** guarda la glicerita de arándanos en un lugar fresco y oscuro para mantener su potencia.

6 | **Etiquetar:** etiqueta el frasco con el contenido, la fecha de preparación y las instrucciones de dosificación para facilitar su utilización.

## DOSIS:

La dosis recomendada suele ser de 20-30 gotas, que se toman 2-3 veces al día.

# Tintura de ginkgo biloba
## *para favorecer la salud de la retina y el flujo sanguíneo*

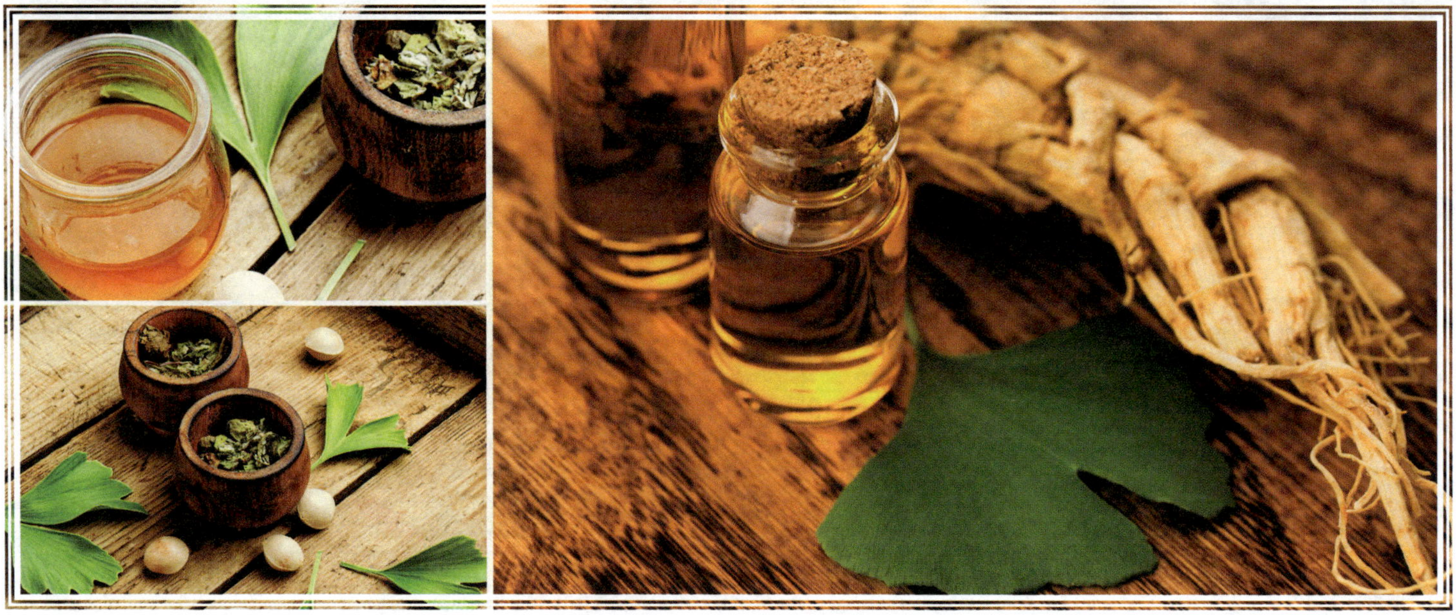

El ginkgo biloba es un remedio herbal popular conocido por sus posibles beneficios para la salud de la retina y la mejora del flujo sanguíneo. Al promover un flujo sanguíneo constante y ayudar a mantener la presión intraocular baja, el ginkgo biloba puede contribuir a la salud ocular integral. Se cree que ayuda a mantener la agudeza visual y contribuye a prevenir problemas relacionados con la salud macular y los problemas oculares derivados de la diabetes.

## INGREDIENTES:

- ¼ taza de hojas secas de *Ginkgo biloba*
- 1 taza de vodka de 40 grados

*NOTAS:*

El *Ginkgo biloba* puede interactuar con ciertos medicamentos o afecciones médicas subyacentes.

Consulta a un profesional sanitario antes de usar esta tintura, especialmente si estás embarazada, en periodo de lactancia o tomando otros medicamentos.

Interrumpe el uso y consulta a un profesional sanitario si experimentas alguna reacción adversa.

## INSTRUCCIONES:

1 | **Preparar el frasco de vidrio:** comienza limpiando un frasco de vidrio que tenga una tapa hermética para asegurarte de que queda esterilizado.

2 | **Medir las hojas de ginkgo biloba:** mide y coloca 1⁄4 taza de hojas secas de ginkgo biloba en el frasco de vidrio.

3 | **Añadir vodka:** añade 1 taza de vodka de 40 grados sobre las hojas de ginkgo biloba secas en el frasco, asegurándote de que estén completamente sumergidas.

4 | **Cerrar el frasco:** cierra bien el frasco con la tapa.

5 | **Tiempo de maceración:** deja que la mezcla se macere en un lugar fresco y oscuro durante unas 4-6 semanas. Agita el frasco suavemente a los pocos días para mezclar los ingredientes.

6 | **Colar:** después del período de maceración, pasa la tintura a través de un colador de malla fina o un paño para queso en un frasco de vidrio oscuro limpio. Presiona el material vegetal para extraer todo el líquido.

7 | **Almacenar:** guarda la tintura en un lugar fresco y oscuro para que mantenga su potencia.

## DOSIS:

15-30 gotas (0.5-1 ml) en un vaso de agua o directamente en la boca, hasta tres veces al día.

# *Antioxidante*

## *para la protección de la visión*

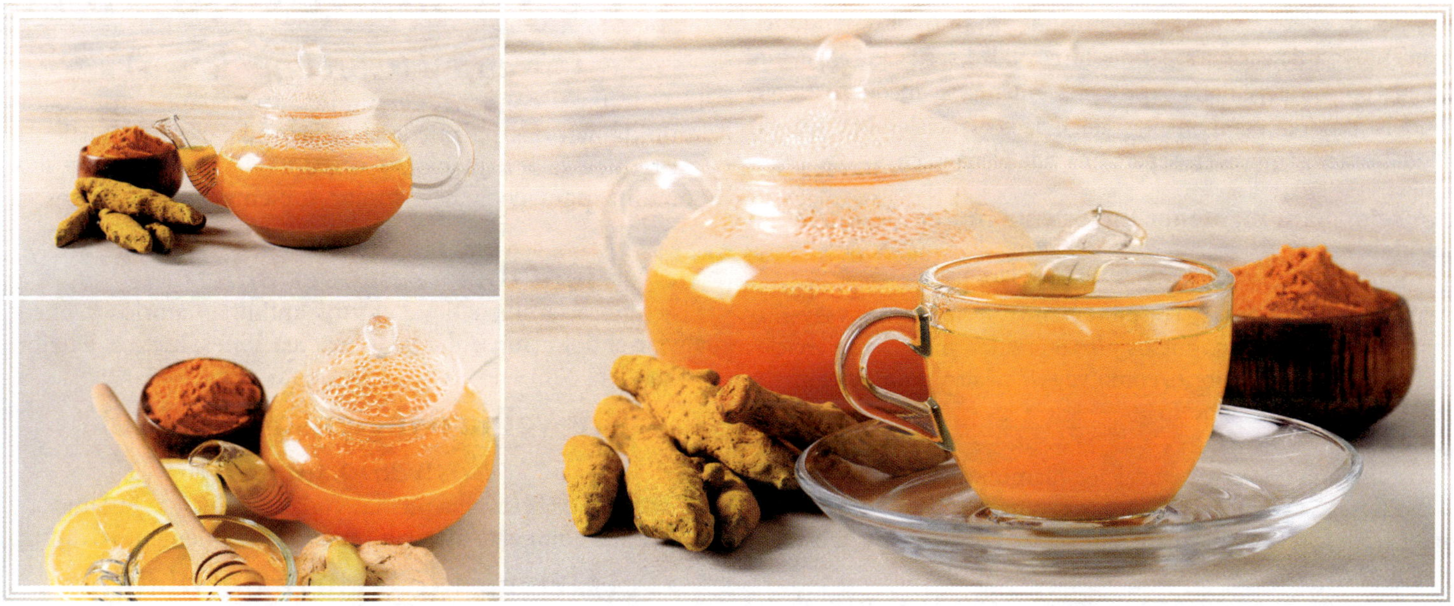

El componente activo de la cúrcuma, conocido como curcumina, es un compuesto polifenólico que ha ganado un amplio reconocimiento por sus potentes propiedades antioxidantes y antiinflamatorias. Estas cualidades son especialmente significativas en lo que respecta a la salud ocular, ya que los ojos son muy susceptibles al estrés oxidativo y a la inflamación, lo que puede contribuir a diversos problemas de la visión.

## INGREDIENTES:

- 1 cucharadita de polvo de raíz de cúrcuma seca (*Curcuma longa*)
- 1 taza de agua
- Una pizca de pimienta negra
- Miel o estevia al gusto (opcional)

*NOTAS:*

Si estás tomando otras hierbas medicinales o suplementos dietéticos, ten en cuenta las posibles interacciones. Algunas combinaciones pueden ser beneficiosas, mientras que otras pueden tener efectos adversos. Consulta con un profesional sanitario o herbolario para garantizar combinaciones seguras.

La cúrcuma, especialmente en dosis altas, puede causar molestias gastrointestinales. Si tienes el estómago sensible o antecedentes de problemas gastrointestinales, comienza con una pequeña cantidad y vigila la respuesta de tu cuerpo.

## INSTRUCCIONES:

1 | **Preparación de la mezcla de cúrcuma:** en una cacerola pequeña, añade una taza de agua. Mezcla una cucharadita de raíz de cúrcuma seca en polvo. Usar raíz de cúrcuma fresca es una alternativa viable. Solo tienes que rallar o picar finamente la raíz fresca y usarla en la receta. Añade una pizca de pimienta negra para mejorar la absorción de la curcumina. Añadir un poco de grasa saludable, como aceite de coco o ghee, puede mejorar aún más la absorción de la curcumina.

2 | **Remover:** remueve bien la mezcla.

3 | **Hervir a fuego lento:** hierve la mezcla a fuego lento durante 15-20 minutos. A medida que la mezcla hierve a fuego lento, esto permite que la cúrcuma libere sus compuestos beneficiosos en el líquido. Este proceso de hervido suave no solo mejora el sabor, sino que también asegura que la curcumina se extraiga de manera efectiva. Un tiempo de cocción más largo permite la infusión de más curcumina, lo que hace que este té sea aún más potente para mantener la salud ocular. Remueve ocasionalmente.

4 | **Colar y endulzar:** retira la cacerola del fuego y cuela el líquido en un vaso. Endulza el té de cúrcuma con miel o estevia si lo deseas.

5 | **Disfrutar:** bebe y disfruta mientras está caliente. La naturaleza cálida y relajante de este té lo convierte en un complemento ideal para tu rutina diaria, ya sea que lo disfrutes por la mañana, como una bebida estimulante al mediodía o para tomar una taza relajante por la noche.

## DOSIS:

Puedes consumir este té de cúrcuma diariamente para mantener la salud de la visión. Una taza al día es una recomendación habitual.

# AYUDA A BASE DE HIERBAS
*para la salud musculoesquelética*

El sistema musculoesquelético es vital para el movimiento y la estructura de nuestro cuerpo. Compuesto por huesos, músculos, tendones, ligamentos y articulaciones, permite la movilidad, sostiene la estructura del cuerpo y protege órganos cruciales. Además, la médula ósea que contiene produce componentes sanguíneos esenciales. Mantener la salud de este sistema es clave para una vida plena y activa.

**Consejos para mantener un sistema musculoesquelético saludable:**

EJERCICIO REGULAR:
Realizar ejercicios de carga de peso, como caminar, correr y levantar pesas para fortalecer los huesos y los músculos. Incorpora ejercicios de flexibilidad y equilibrio, como yoga y pilates, para mantener la salud de las articulaciones.

DIETA EQUILIBRADA:
Consume una dieta rica en calcio, vitamina D y otros nutrientes esenciales para mantener la salud ósea. Incluye fuentes de proteínas magras para promover el mantenimiento y el crecimiento muscular.

HIDRATACIÓN ADECUADA:
Una hidratación adecuada es esencial para la lubricación de las articulaciones y la función general del organismo. Bebe suficiente agua para que las articulaciones y los músculos funcionen sin problemas. Asegúrate de consumir suficientes minerales, como magnesio, potasio, calcio y zinc.

CONCIENCIACIÓN POSTURAL:
Mantén una buena postura para reducir el estrés en la columna vertebral y las articulaciones.

CHEQUEOS REGULARES:
Visita a un profesional sanitario para realizar controles de rutina, especialmente si tienes problemas musculoesqueléticos. El diagnóstico y el tratamiento tempranos pueden evitar que los problemas empeoren.

EVITA LA SOBRECARGA Y LAS LESIONES:
Presta atención a las señales de tu cuerpo. Si sientes dolor, descansa y busca atención médica. Previene las lesiones aprendiendo las técnicas adecuadas en deportes y actividades diarias.

CONTROL DEL PESO:
Mantén un peso saludable para reducir la tensión en las articulaciones, especialmente en la parte inferior del cuerpo.

CALZADO ADECUADO:
Elije un calzado cómodo y con buen soporte que se ajuste bien para evitar problemas en los pies, las rodillas y la parte baja de la espalda.

ERGONOMÍA:
Si tienes un trabajo de escritorio, configura un espacio de trabajo ergonómico con la altura adecuada de la silla, la colocación del teclado y la altura del monitor para evitar acumular tensión en los músculos y las articulaciones.

ESTIRAMIENTOS:
Después de hacer ejercicio o actividades extenuantes, realiza estiramientos para reducir el riesgo de distensiones y lesiones. Se recomienda realizar estiramientos diarios, independientemente del ejercicio.

SUEÑO DE CALIDAD:
Asegúrate de dormir bien y con tranquilidad. El sueño es esencial para la recuperación muscular y la salud general.

## AYUDA A BASE DE HIERBAS

### Cúrcuma *(Curcuma longa)*
La cúrcuma contiene curcumina, que tiene propiedades antiinflamatorias que pueden ayudar a aliviar el dolor articular y a reducir la inflamación. Considera la posibilidad de usar cúrcuma para cocinar o tomar suplementos o tinturas de curcumina.

### Jengibre *(Zingiber officinale)*
El jengibre también tiene efectos antiinflamatorios y puede aliviar el dolor muscular y las articulaciones. Incluye jengibre en tu dieta o tómalo como suplemento.

### Boswellia o incienso de la India *(Boswellia serrata)*
El extracto de boswellia puede ayudar a reducir la inflamación y aliviar el dolor articular. Utilízalo como suplemento o tintura.

### Harpagófito o garra del diablo *(Harpagophytum procumbens)*
La garra del diablo se ha utilizado tradicionalmente para mantener la salud de las articulaciones y reducir el dolor. Utilízalo como suplemento o tintura.

### Árnica *(Arnica montana)*
El árnica se utiliza tópicamente como crema o gel para aliviar los dolores musculares, la rigidez y los hematomas. Solo para uso externo.

### Sauce blanco *(Salix alba)*
La corteza de sauce blanco contiene salicina, un compuesto similar al ácido acetilsalicílico que alivia el dolor. Utilízalo como suplemento o tintura.

### Pimienta cayena *(Capsicum annuum)*
La cayena contiene capsaicina, que puede ayudar a reducir las molestias al bloquear las señales de dolor. Se utiliza por vía tópica en cremas o pomadas.

### Consuelda *(Symphytum)*
La consuelda se ha utilizado durante siglos para mantener la salud de los huesos y las articulaciones. Puede aplicarse por vía tópica como crema o usarse en compresas. Solo para uso externo.

> ! Consulta a un profesional sanitario antes de utilizar los remedios de este libro, especialmente si estás embarazada, en período de lactancia, tomas medicación o padeces alguna enfermedad. El autor y el editor no asumen ninguna responsabilidad por los posibles efectos adversos. Se recomienda empezar con la dosis más pequeña para comprobar la respuesta y la tolerancia de tu organismo. Interrumpe su uso de manera inmediata si se produce algún efecto secundario.
>
> Algunos de los nombres de los remedios solo tienen fines creativos. Estos preparados caseros no contienen ingredientes farmacéuticos, no son equivalentes a ningún tratamiento médico ni deben utilizarse como sustitutos de este.

# *Analgésico natural*

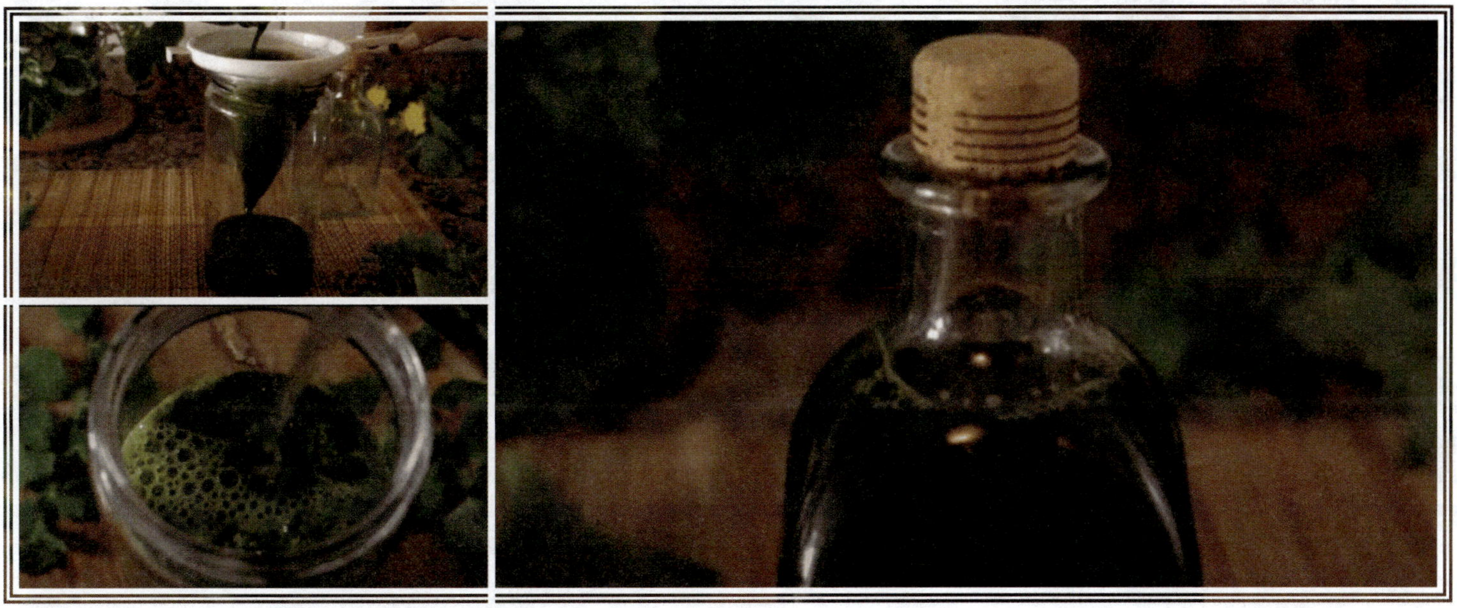

La lechuga silvestre (*Lactuca virosa*) tiene una historia de uso en las prácticas herbales. A menudo es ignorada como si fuera maleza, pero se cree que esta planta común tiene propiedades que pueden ayudar con el dolor.

Esta receta de «analgésico natural» es una forma sencilla de incorporar la lechuga silvestre a tu rutina para un bienestar natural.

## INGREDIENTES:

- 20 hojas de lechuga silvestre fresca
- Vodka de 40 grados
- Un frasco de vidrio limpio con tapa
- Tamiz o tela de queso
- Frasco oscuro con cuentagotas

### *NOTAS:*

La lechuga silvestre puede causar somnolencia. No conduzcas ni operes maquinaria pesada después de tomar este remedio. Consulta a un profesional sanitario antes de usar la lechuga silvestre si estás embarazada, en periodo de lactancia o tienes alguna afección crónica.

Si estás tomando algún medicamento, consulta a un profesional sanitario antes de usar este remedio, ya que la lechuga silvestre puede interactuar con ciertas medicinas.

## INSTRUCCIONES:

1 | **Recolectar la lechuga silvestre:** consigue aproximadamente 20 hojas de lechuga silvestre.

2 | **Preparar las hojas:** corta las hojas en rodajas finas y llena la mitad del frasco de vidrio con estas hojas picadas.

3 | **Llenar el recipiente:** añade vodka de 40 grados sobre las hojas, llenando el frasco hasta la parte superior. Etiqueta y fecha.

4 | **Cerrar y almacenar:** cierra bien el frasco con su tapa y guárdalo en un lugar fresco y oscuro durante 4-6 semanas, agitando el frasco diariamente para facilitar el proceso de extracción.

5 | **Colar el líquido:** después de 4 a 6 semanas, cuela el líquido a través de un tamiz o tela de queso en un frasco oscuro con cuentagotas. Etiqueta tu frasco cuentagotas con el nombre y la fecha en que se fabricó. Guarda el frasco en un lugar fresco y oscuro para mantener su efectividad.

## DOSIS:

No tomes más de 10 gotas al día, ya que la lechuga silvestre puede tener efectos sedantes en cantidades mayores. Comienza con una dosis más pequeña para ver cómo reacciona tu cuerpo antes de tomar la dosis completa.

# *Ibuprofeno amish*

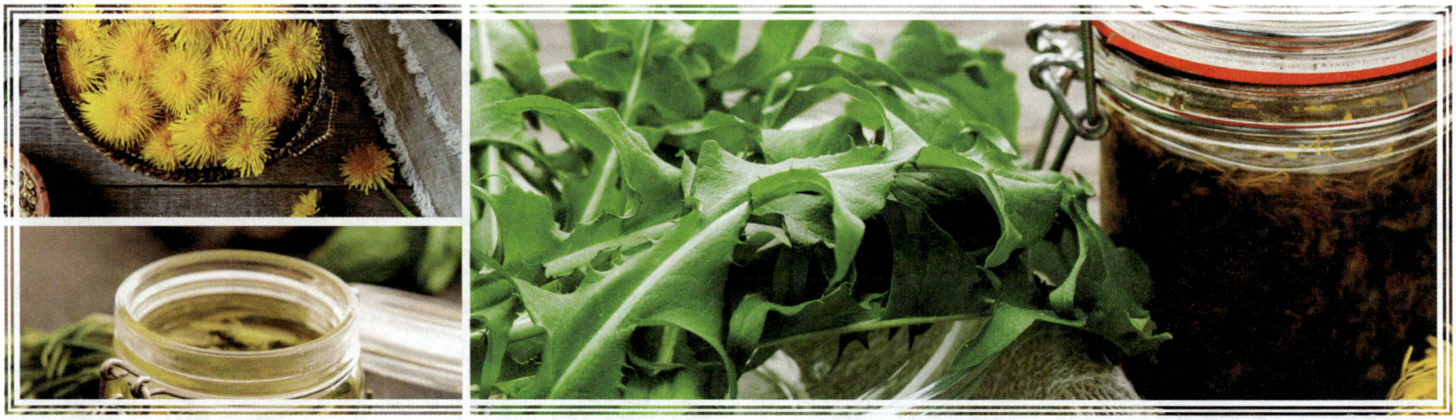

La comunidad amish es conocida por su uso de remedios naturales y por su enfoque holístico de la salud. Esta receta de «Ibuprofeno amish» utiliza las propiedades medicinales del diente de león y el romero para crear un tónico natural que alivia el dolor. Al infusionar estas hierbas en vinagre de sidra de manzana crudo, puedes aprovechar sus posibles beneficios para elaborar un remedio simple y casero. Este enfoque tradicional ofrece una alternativa natural a los métodos convencionales de alivio del dolor, con base en siglos de sabiduría herbal.

## INGREDIENTES Y UTENSILIOS:

- ½ taza de flores de diente de león secas, hojas y raíces (1 taza)
- ¼ taza de hojas de romero secas (½ taza de hojas frescas)
- 2 tazas de vinagre de sidra de manzana crudo (con la madre)
- Un frasco de vidrio con una tapa hermética
- Un trozo de tela de queso o un colador de malla fina
- Botella de vidrio oscuro para almacenamiento

### *NOTAS:*

Consulta a un profesional sanitario antes de utilizar este remedio, especialmente si estás embarazada, en periodo de lactancia o tienes afecciones médicas crónicas.

Interrumpe el uso si experimentas alguna reacción alérgica.

Si tomas medicamentos, consulta a un profesional sanitario, ya que las hierbas pueden interactuar con ciertas medicinas.

## INSTRUCCIONES:

1 | **Combinar las hierbas y el vinagre:** introduce media taza de diente de león seco y un cuarto de taza de romero en un frasco de vidrio. Llena el frasco con vinagre de sidra de manzana crudo, asegurándote de que las hierbas estén completamente sumergidas.

2 | **Cerrar el frasco:** cierra el frasco con una tapa hermética. Si estás utilizando un frasco con tapa metálica, cubre la parte superior del frasco con un envoltorio de plástico, tela de queso o papel de hornear antes de enroscar la tapa metálica para evitar la corrosión y la oxidación.

3 | **Almacenar y agitar:** guarda el frasco en un lugar fresco y oscuro o en la nevera durante 2 semanas. Agitar diariamente. Durante este tiempo, los dientes de león y el romero liberarán sus propiedades curativas en el vinagre de sidra de manzana.

4 | **Colar la mezcla:** después de 2 semanas, cuela la mezcla a través de un trozo de tela de queso o un colador de malla fina, asegurándote de exprimir tanto líquido como sea posible.

5 | **Transferir al frasco para almacenar:** transfiere el líquido colado a un frasco de vidrio oscuro con una tapa de plástico para su almacenamiento. Puedes guardarlo en el frigorífico o en un lugar oscuro y fresco. Si usas hierbas frescas, este remedio durará alrededor de 6 meses. Si usas hierbas secas, debería durar más de 9 meses.

## DOSIS:

Cuando sea necesario, mezcla 2 cucharaditas de este «Ibuprofeno amish» con un vaso de agua o tu té de hierbas favorito. Puedes consumirlo hasta tres veces al día.

# *Crema articular*
## *natural*

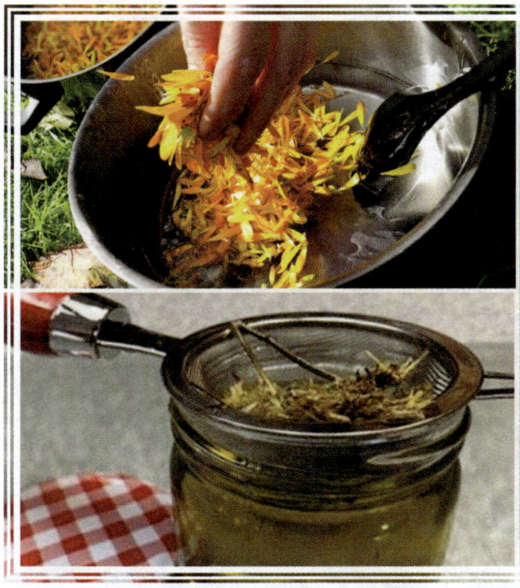

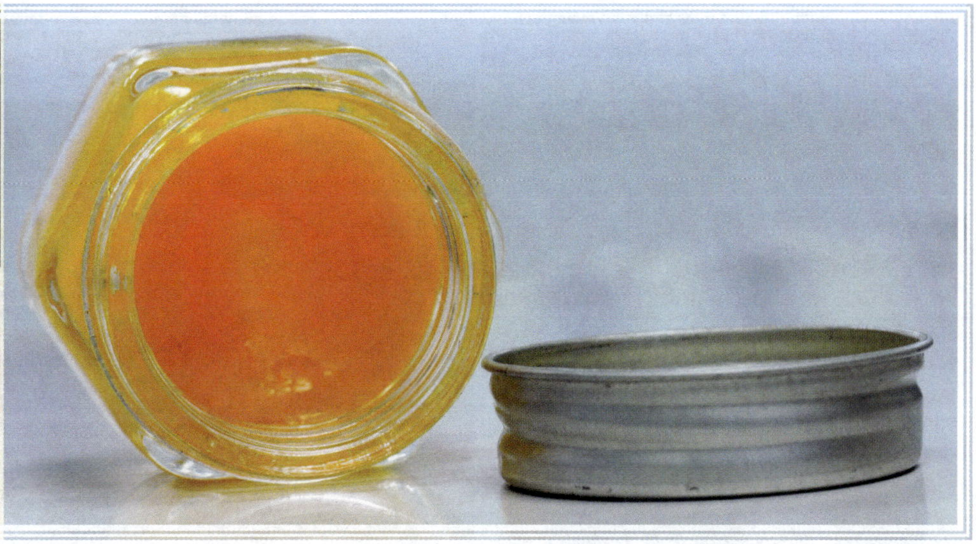

El árnica es un conocido remedio a base de hierbas valorado por sus propiedades antiinflamatorias y calmantes, lo que lo convierte en una opción popular para tratar las molestias musculares y la inflamación. Se cree que sus compuestos activos, como la helenalina, ayudan a reducir la hinchazón e inhiben las señales de dolor, proporcionando alivio de las molestias musculares y de los cartílagos causadas por distensiones, esguinces o sobreesfuerzo. También se cree que el árnica ayuda a mejorar la circulación sanguínea hacia la zona afectada, ayudando en la administración de nutrientes y la eliminación de residuos, lo que puede contribuir al proceso de curación. Cuando se aplica poco después de una lesión, puede minimizar los hematomas y la hinchazón que a menudo acompañan el traumatismo muscular y del cartílago.

## INGREDIENTES:

- ½ taza de Arnica montana (aceite infundido)
- ⅛ taza de cera de abejas
- 5-10 gotas de aceite esencial de menta
- ⅛ cucharadita de aceite de vitamina E (opcional)

*NOTAS:*

El árnica nunca debe ingerirse. El consumo de árnica puede conllevar riesgos graves para la salud, como malestar gastrointestinal, mareos e incluso intoxicación. Mantenla fuera del alcance de niños y mascotas.

No aplicar sobre la piel lesionada o heridas abiertas. Evita el contacto con los ojos y las membranas mucosas.

Antes de utilizar productos de árnica, realiza una prueba de parche en una pequeña zona de la piel para comprobar si aparece alguna reacción alérgica. Interrumpe el uso si experimentas picor, enrojecimiento o hinchazón.

## INSTRUCCIONES:

1 | **Preparación del aceite infusionado con árnica:** comienza por elaborar aceite con árnica. Para ello, llena un frasco limpio y seco con flores de Arnica montana secadas recientemente y cúbrelas con un aceite portador, como aceite de oliva orgánico, de jojoba, de cáñamo o aceite de almendras. Cierra el frasco y déjalo en un lugar cálido y oscuro durante 4-6 semanas, agitándolo diariamente. Una vez que el aceite esté listo, cuela las flores de árnica, quedándote con el aceite infusionado con el árnica.

2 | **Derretir la cera de abejas:** en un hervidor doble, derrite la cera de abejas.

3 | **Añadir el aceite infusionado:** una vez que la cera de abejas se haya derretido por completo, añade el aceite con árnica y remueve bien.

4 | **Añadir aceite esencial de menta (opcional):** añade el aceite esencial de menta para conseguir una fragancia y un efecto refrescante.

5 | **Añadir aceite de vitamina E (opcional):** si lo deseas, añade aceite de vitamina E como conservante para prolongar la vida útil de tu elaboración.

6 | **Transferir a recipientes adecuados:** vierte la mezcla en recipientes o frascos limpios y secos.

7 | **Dejar enfriar:** deja que la pomada se enfríe y se solidifique en los contenedores.

8 | **Almacenar:** guarda la pomada de árnica en un lugar fresco y oscuro y mantenlo bien cerrado para mantener su eficacia. Mantener alejado de la luz solar directa y las fuentes de calor.

## DOSIS:

Aplica la pomada de árnica en la zona afectada, según sea necesario, hasta 3 veces al día.

# Aceite herbal de consuelda y lavanda

## *para las articulaciones*

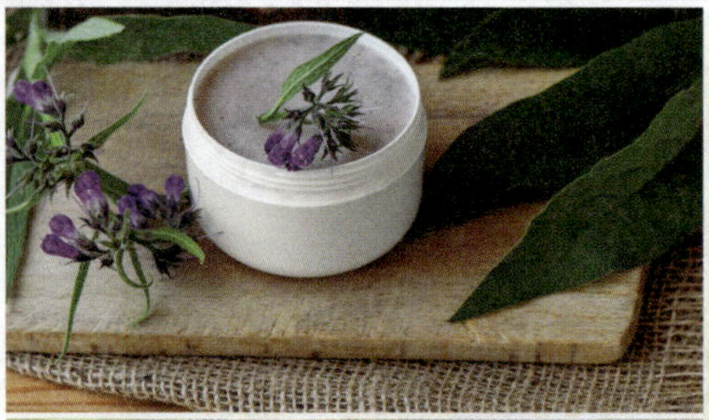

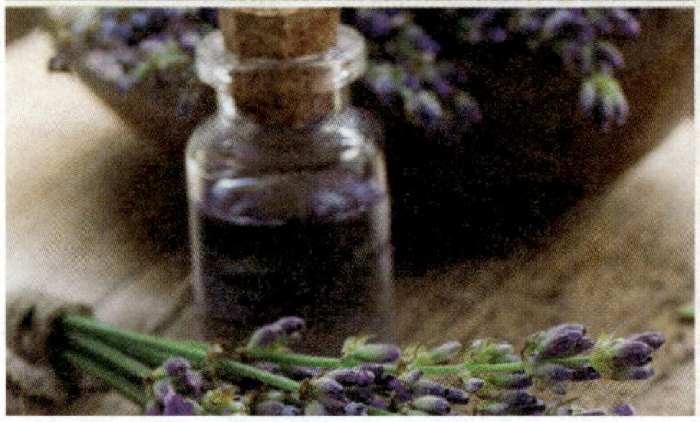

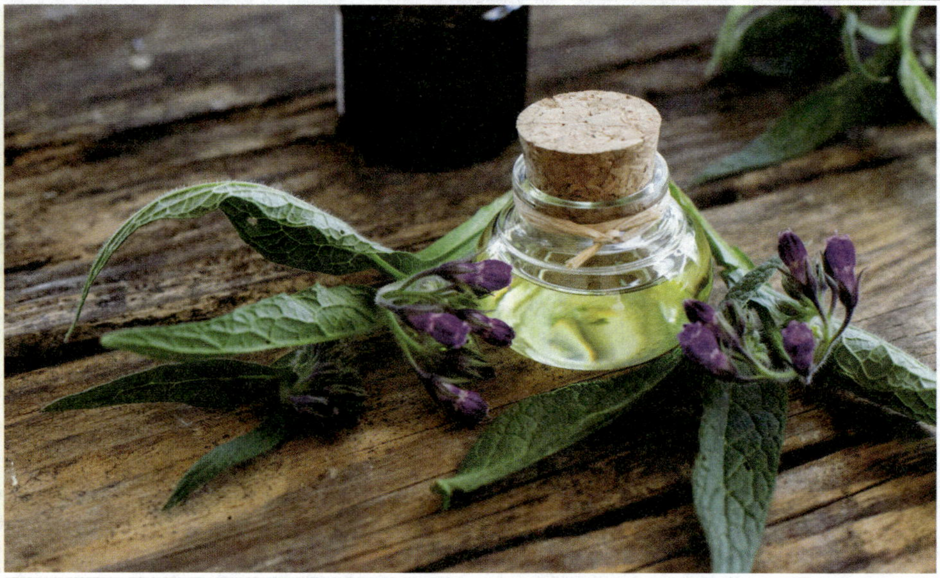

La consuelda y la lavanda son dos hierbas potentes conocidas por sus propiedades beneficiosas. La consuelda se ha utilizado tradicionalmente por su capacidad para mantener la salud de las articulaciones, reducir la inflamación y aliviar las molestias. La lavanda es apreciada por su aroma calmante y sus propiedades antiinflamatorias. La combinación de estas hierbas en un aceite puede aliviar los problemas relacionados con las articulaciones.

## INGREDIENTES:

- ¾ taza de hojas de consuelda secas (*Symphytum officinale*)
- ¼ taza de flores de lavanda secas (*Lavandula angustifolia*)
- 2 tazas de aceite portador (como aceite orgánico de oliva o almendras)

*NOTAS:*

Este aceite puede ser especialmente útil para el uso sobre la marcha y para tratar áreas específicas de dolor articular.

No utilices la consuelda en heridas abiertas o piel lesionada.

La lavanda generalmente se considera segura, pero puede hacer que la piel se vuelva más sensible a la luz solar. Evita la exposición prolongada al sol después de aplicar el aceite, especialmente si tienes la piel clara o sensible.

## INSTRUCCIONES:

1 | **Preparación:** comienza por asegurarte de que la consuelda y la lavanda estén completamente secas. La humedad puede provocar el crecimiento de moho en el aceite de hierbas.

2 | **Combinar las hierbas:** en un tarro de vidrio limpio, combina las hojas de consuelda secas y las flores de lavanda.

3 | **Añadir el aceite portador:** vierte el aceite portador sobre las hierbas, asegurándote de que estén completamente sumergidas.

4 | **Infusionar:** cierra bien el frasco y colócalo en un lugar cálido y soleado durante 4-6 semanas. Esto permite que las hierbas se infusionen en el aceite. Agita suavemente todos los días (o al menos unas cuantas veces a la semana).

5 | **Colar:** después del período de infusión, pasa el aceite a través de un colador de malla fina o un paño para queso para eliminar el material vegetal. Extrae la mayor cantidad de aceite posible. Puedes mejorar las propiedades aromáticas del aceite añadiendo unas gotas de aceite esencial de lavanda.

6 | **Almacenar:** transfiere el aceite infusionado a una botella de vidrio oscuro, lo que ayuda a protegerlo de la luz. Guárdalo en un lugar fresco y oscuro.

Je kunt je smeerwortel- en lavendelolie makkelijk omzetten in een zalf die prettig is in gebruik. Door de dikkere consistentie breng je de zalf eenvoudiger aan op je gewrichten. Smelt hiervoor bijenwas (gebruik een verhouding van 4 delen olie op 1 deel bijenwas) zachtjes op laag vuur. Meng de gesmolten was vervolgens met je kruidenolie. Giet het mengsel daarna in potjes of blikjes voor handig gebruik.

## DOSIS:

Aplica el aceite de hierbas en las articulaciones afectadas según sea necesario, masajeando suavemente para obtener los mejores resultados. Usa una pequeña cantidad y aumenta según sea necesario.

# «Mejor que el colágeno»

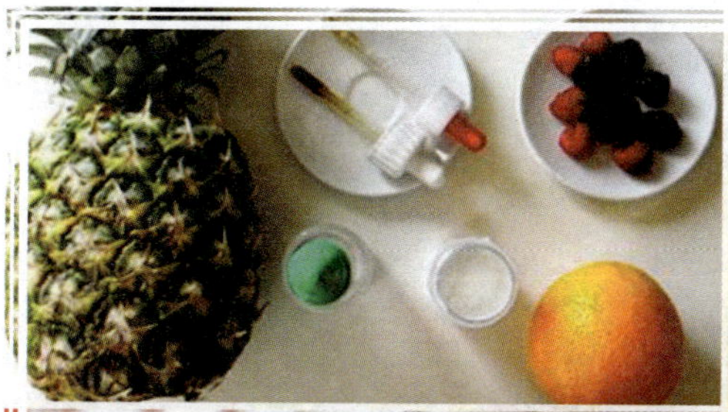

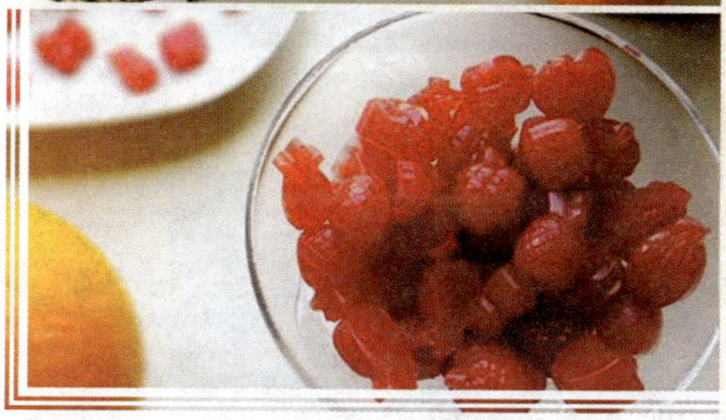

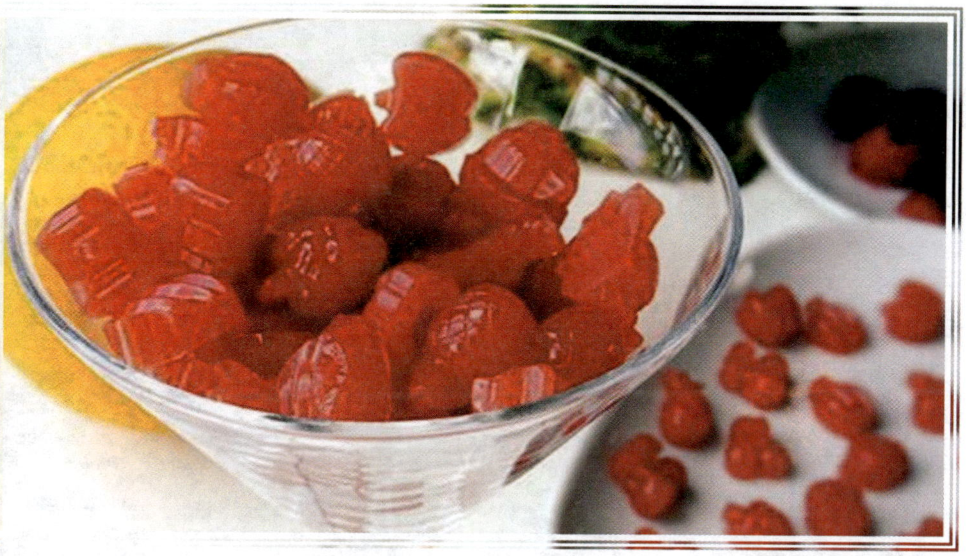

El colágeno, la proteína responsable de la elasticidad y el aspecto juvenil de la piel, disminuye naturalmente con la edad, lo que provoca arrugas y flaccidez. Para contrarrestar este efecto, estas gominolas caseras incorporan ingredientes clave conocidos por sus propiedades para estimular el colágeno. Las rosas son ricas en vitamina C, esencial para la síntesis del colágeno; el agar-agar proporciona calcio y hierro para la salud de la piel; la miel cruda hidrata y contiene antioxidantes; y amla, acerola, naranja y piña contienen grandes dosis de vitamina C, vitales para la producción de colágeno. Estas gominolas ofrecen una forma deliciosa de estimular la producción de colágeno, mantener la elasticidad de la piel, reducir los signos del envejecimiento y darle un toque tropical a tu rutina diaria de cuidado de la piel.

## INGREDIENTES Y UTENSILIOS:

- ½ taza de decocción de rosas (*Rosa canina*)
- 2 cucharadas de agar-agar en polvo
- ¼ taza de miel cruda
- ¼ taza de zumo de naranja fresco
- ¼ taza de zumo de piña fresco
- 1 cucharada de polvo de amla o grosella de la India (*Phyllanthus emblica*)
- 1 cucharadita de acerola (*Malpighia emarginata*) en polvo
- Moldes de gominolas

### *NOTAS:*

Si tienes alergia a alguno de los ingredientes, evita consumir estas gominolas.

Consulta a un profesional sanitario antes de añadir nuevos suplementos a tu dieta, especialmente si estás embarazada, en periodo de lactancia o tienes afecciones de salud subyacentes.

## INSTRUCCIONES:

1 | **Preparar la decocción de rosa mosqueta:** empieza haciendo una decocción de rosa mosqueta. Hierve ½ taza de agua en una olla tapada, baja el fuego y añade ½ taza de rosa mosqueta. Tapa para que no se evapore el agua y cuece a fuego lento durante 15-20 minutos. Colar y volver a colocar en la olla.

2 | **Añadir el agar-agar:** en la olla, mezcla 2 cucharadas de agar-agar en polvo con la decocción de rosa mosqueta. Remueve bien.

3 | **Calentar y disolver:** calienta la mezcla a fuego lento, removiendo constantemente hasta que el agar-agar se disuelva por completo.

4 | **Añadir miel:** retira del fuego y agrega ¼ taza de miel cruda. Remueve hasta que esté completamente incorporada.

5 | **Añadir zumos y polvos:** mezcla ¼ taza de zumo de naranja recién exprimido, ¼ taza de zumo de piña también recién hecho, 1 cucharada de amla en polvo y 1 cucharadita de acerola en polvo. Remueve hasta que la mezcla quede suave.

6 | **Verter en moldes:** vierte la mezcla en moldes para gominolas. Prueba a usar moldes de silicona con formas divertidas.

7 | **Enfriar y reposar:** deja que las gominolas se enfríen a temperatura ambiente durante aproximadamente una hora.

8 | **Retirar de los moldes:** una vez sólidas, retira con cuidado las gominolas de los moldes y guárdalas en un recipiente hermético en la nevera para mantenerlas frescas.

## DOSIS:

Toma de 2 a 3 gominolas al día para estimular la formación de colágeno.

# *Linimento a base de hierbas*

## *para lesiones deportivas y torceduras*

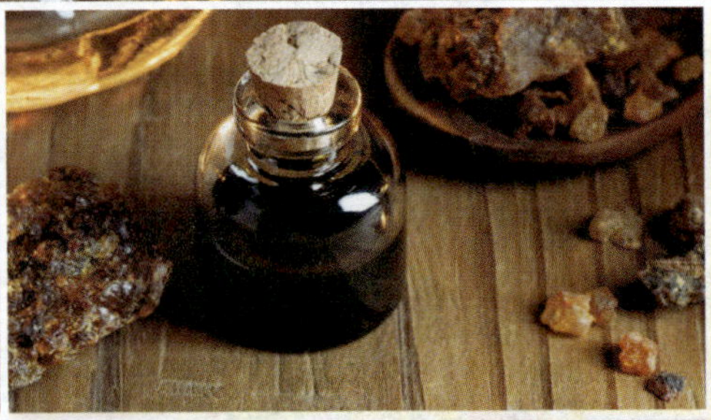

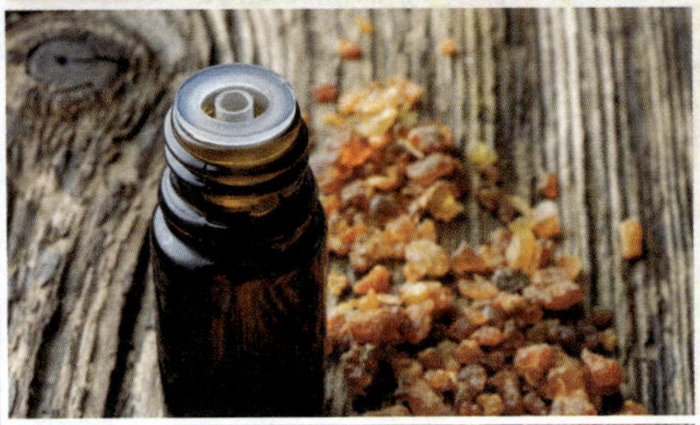

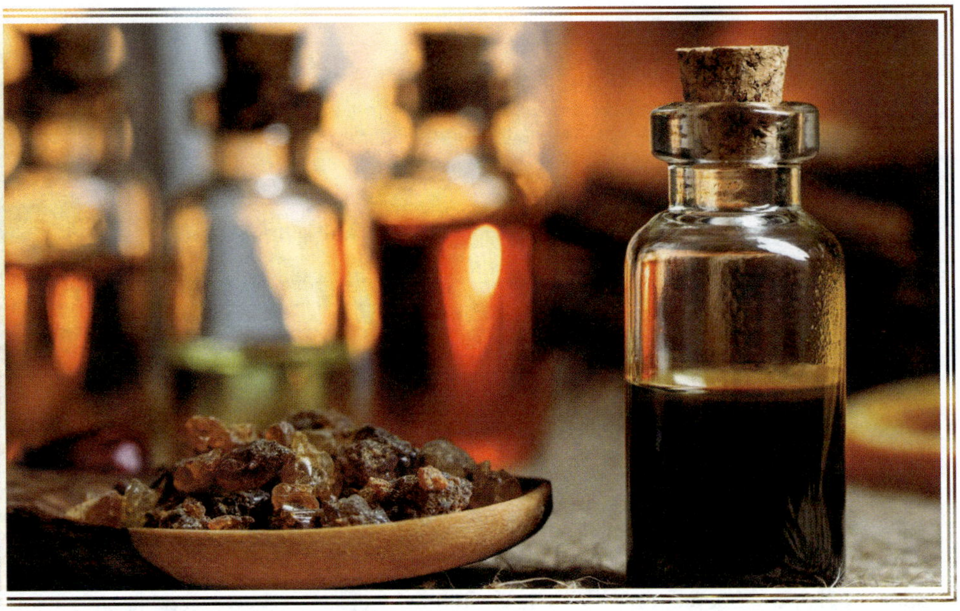

Este producto herbal combina los beneficios del árnica seca, la caléndula y la mirra para formar una solución calmante y eficaz para tratar las lesiones deportivas y las torceduras.

El *Arnica montana* es conocida por sus propiedades antiinflamatorias, la *Calendula officinalis* ayuda en el proceso de curación de la piel dañada y la mirra ofrece propiedades antiinflamatorias y beneficiosas adicionales.

### INGREDIENTES Y UTENSILIOS:

- 1 cucharada flores de árnica secas (*Arnica montana*)
- 1 cucharada de flores de caléndula secas (*Calendula officinalis*)
- 1 cucharada de resina de mirra seca (*Commiphora myrrha*)
- 1 taza (240 ml) de hamamelis
- 1 frasco de vidrio y 1 botella de vidrio con tapas herméticas

*NOTAS:*

Solo para uso externo.

Ten cuidado al aplicar productos herbales sobre piel sensible o dañada y evita el contacto con los ojos y las membranas mucosas. Realiza siempre una prueba de parche en una pequeña zona de la piel para asegurarte de que no se produce una reacción adversa al linimento.

### INSTRUCCIONES:

1 | **Preparar la botella de vidrio:** empieza esterilizando el frasco de vidrio y asegúrate de que esté completamente seco antes de continuar.

2 | **Combinar las hierbas secas:** en la botella de vidrio, introduce las flores de árnica recién secadas, las flores de caléndula secas y la resina de mirra seca.

3 | **Añadir hamamelis:** vierte el extracto de hamamelis sobre las hierbas secas en el frasco. El hamamelis actuará como portador y ayudará a extraer las propiedades herbales. En su lugar, puedes usar alcohol para uso cutáneo.

4 | **Cerrar e infusionar:** cierra bien la botella y agita para mezclar los ingredientes. Deja que la mezcla se infusione durante al menos dos semanas, agitando el frasco suavemente una vez al día para fomentar la extracción de las propiedades herbales.

5 | **Colar y almacenar:** después del tiempo de infusión, cuela la mezcla para eliminar las hierbas secas. Transfiere el linimento a un frasco de vidrio limpio para su almacenamiento. Guarda el linimento en un lugar fresco y oscuro para prolongar su vida útil.

6 | **Aplicación:** aplica una pequeña cantidad de producto en la zona afectada y masajea suavemente sobre la piel.

### DOSIS:

Utilízalo según sea necesario, pero no más de 3-4 veces al día.

# El bálsamo caliente de la abuela

## *para el dolor de espalda*

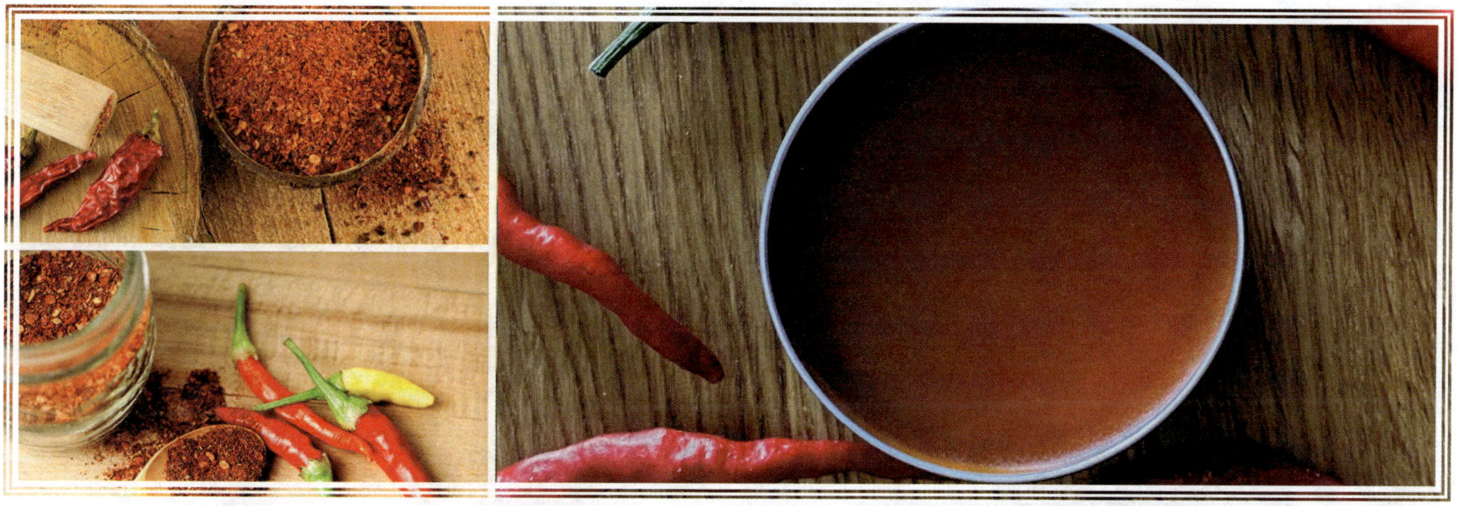

El dolor muscular, articular y de espalda puede alterar nuestra vida diaria, haciendo que las tareas sencillas sean un desafío. Esta crema está formulada específicamente para proporcionar alivio de las molestias y la inflamación.

La pimienta de cayena, conocida por su contenido de capsaicina, desensibiliza los receptores del dolor, reduciendo las molestias. Cuando se aplica por vía tópica, mejora la circulación sanguínea para la recuperación muscular. El jengibre, con gingerol, un compuesto antiinflamatorio, reduce la hinchazón y alivia el dolor muscular y articular. Su efecto calor se une a la pimienta de cayena, mejorando las propiedades calmantes de la crema. El aceite esencial de romero es tradicionalmente conocido por sus propiedades analgésicas y antiinflamatorias, que pueden ayudar a aliviar el dolor.

## INGREDIENTES:

- ¼ taza de pimienta de cayena en polvo (*Capsicum annuum*)
- ¼ taza de jengibre (*Zingiber officinale*) en polvo
- ¼ taza de cera de abejas
- ¼ taza de aceite de coco
- 10 gotas de aceite esencial de romero (*Rosmarinus officinalis*)
- ¼ taza de gel de aloe vera

### *NOTAS:*

Evita el contacto con los ojos, las membranas mucosas o las heridas abiertas. Lávate bien las manos después de la aplicación. Interrumpe el uso si se produce irritación o sensación de quemazón. No usar en niños o mascotas.

Consulta a un profesional sanitario antes de usarlo si tienes la piel sensible, alergias o cualquier afección médica.

## INSTRUCCIONES:

1 | **Reunir los ingredientes:** primero, prepara todos los ingredientes que necesitarás para preparar la crema.

2 | **Preparación de la base:** comienza derritiendo ¼ taza de cera de abejas y ¼ taza de aceite de coco en un hervidor doble. Calienta la mezcla hasta que ambos ingredientes estén completamente mezclados.

3 | **Añadir las hierbas:** una vez que la cera de abejas y el aceite de coco se hayan derretido por completo, añade ¼ taza de pimienta de cayena en polvo y ¼ taza de jengibre en polvo a la mezcla. Remueve bien para garantizar una distribución uniforme de los polvos de hierbas.

4 | **Incorporar aceites esenciales y aloe vera:** después de mezclar los polvos de hierbas, retira la mezcla del calor y déjala enfriar durante unos minutos. Ahora añade las 10 gotas de aceite esencial de romero (nota: el incienso también funciona bien). A continuación, añade ¼ de taza de gel de aloe vera, que contribuye a las propiedades calmantes e hidratantes de la crema.

5 | **Transferir y refrigerar:** transfiere la crema de hierbas a un recipiente limpio y hermético. Deja que se enfríe completamente antes de cerrar el recipiente.

## DOSIS:

Para usarlo, aplica una pequeña cantidad de la crema de pimienta en la zona afectada. Masajea suavemente sobre la piel hasta que se absorba por completo. Utilízalo según sea necesario, pero no superes las tres aplicaciones al día. Lávate las manos después de aplicarlo para evitar que entre a los ojos.

# *Tintura para mantener la movilidad*
## *si se padece artritis*

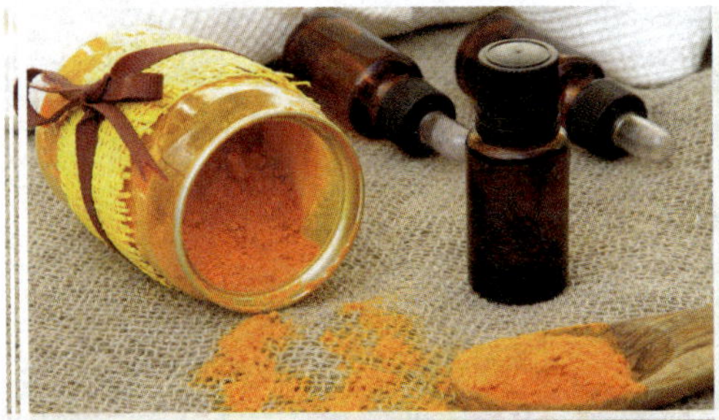
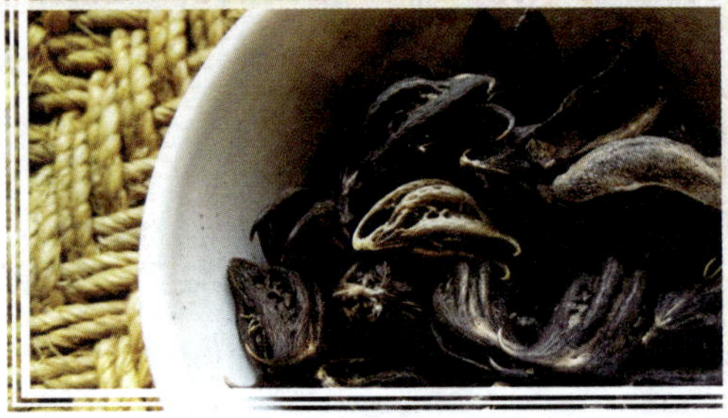
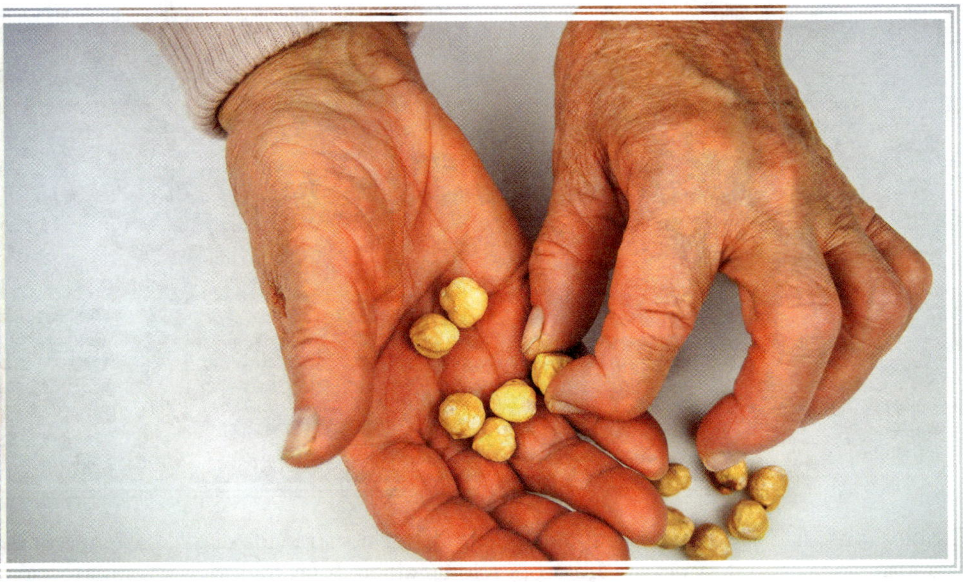

Esta tintura herbal combina varias hierbas conocidas tradicionalmente por sus propiedades antiinflamatorias y analgésicas, lo que puede ayudar a reducir las molestias asociadas con la artritis. La garra del diablo es conocida por sus capacidades antiinflamatorias y de alivio del dolor, que se utilizan tradicionalmente en la medicina africana para aliviar las molestias articulares. La cúrcuma tiene potentes efectos antiinflamatorios gracias a la curcumina, lo que puede reducir la inflamación y el dolor articular. El jengibre posee propiedades antiinflamatorias, lo que alivia las molestias e hinchazón relacionadas con la artritis. La corteza de sauce contiene salicina, similar a la aspirina, que proporciona un alivio natural del dolor. La boswellia es conocida por sus beneficios antiinflamatorios, especialmente en el tratamiento de la osteoartritis y la artritis reumatoide. El toque de pimienta negra ayuda con la biodisponibilidad de la curcumina. Se recomienda tomar una tintura diaria de ortiga junto con esta tintura, especialmente para aquellos que necesitan un apoyo adicional.

## INGREDIENTES:

- 2 partes de garra del diablo (*Harpagophytum procumbens*)
- 1 parte de cúrcuma (*Curcuma longa*)
- 1 parte de jengibre (*Zingiber officinale*)
- 1 parte de corteza de sauce (*Salix* spp.)
- 1 parte de boswellia (*Boswellia serrata*)
- Una pizca de pimienta negra
- Alcohol de 40 grados, como vodka o brandi

### *NOTAS:*

Evita esta tintura si eres alérgico a alguno de los ingredientes.

Interrumpe el uso si experimentas alguna reacción adversa.

Combina esta tintura con una dieta equilibrada y ejercicio regular para obtener mejores resultados en el tratamiento de la artritis.

## INSTRUCCIONES:

1 | **Preparar las hierbas:** pica o tritura finamente las hierbas seleccionadas para aumentar la superficie, permitiendo una mejor extracción de sus compuestos beneficiosos durante el proceso de elaboración de la tintura.

2 | **Infusionar:** en un frasco de vidrio, combina las hierbas picadas, asegurándote de que la proporción de los ingredientes sea precisa y llenando el frasco 1/3-½ con todos los ingredientes herbales. Llena el frasco con alcohol de 40 grados, como vodka o brandi, asegurándote de que todas las hierbas estén completamente sumergidas. Etiqueta.

3 | **Tiempo de remojo:** cierra bien el frasco de vidrio y colócalo en un lugar fresco y oscuro. Deja que las hierbas se infusionen en el alcohol durante aproximadamente 4-6 semanas. Durante este periodo, agita suavemente el frasco a los pocos días para garantizar una extracción completa.

4 | **Colar y almacenar:** después del tiempo de infusión, pasa la tintura a través de una malla fina o un paño de queso, recogiendo el extracto líquido en un recipiente de vidrio limpio. Guarda la tintura en un frasco de vidrio oscuro en un lugar fresco y que no reciba luz (como un armario) para su uso futuro.

## DOSIS:

Toma 1-2 ml (aproximadamente 30-60 gotas) de la tintura, directamente en la boca o diluida en una pequeña cantidad de agua, tres veces al día. Ajusta la dosis según sea necesario, pero no superes la cantidad diaria recomendada.

# *Alivio del dolor articular*

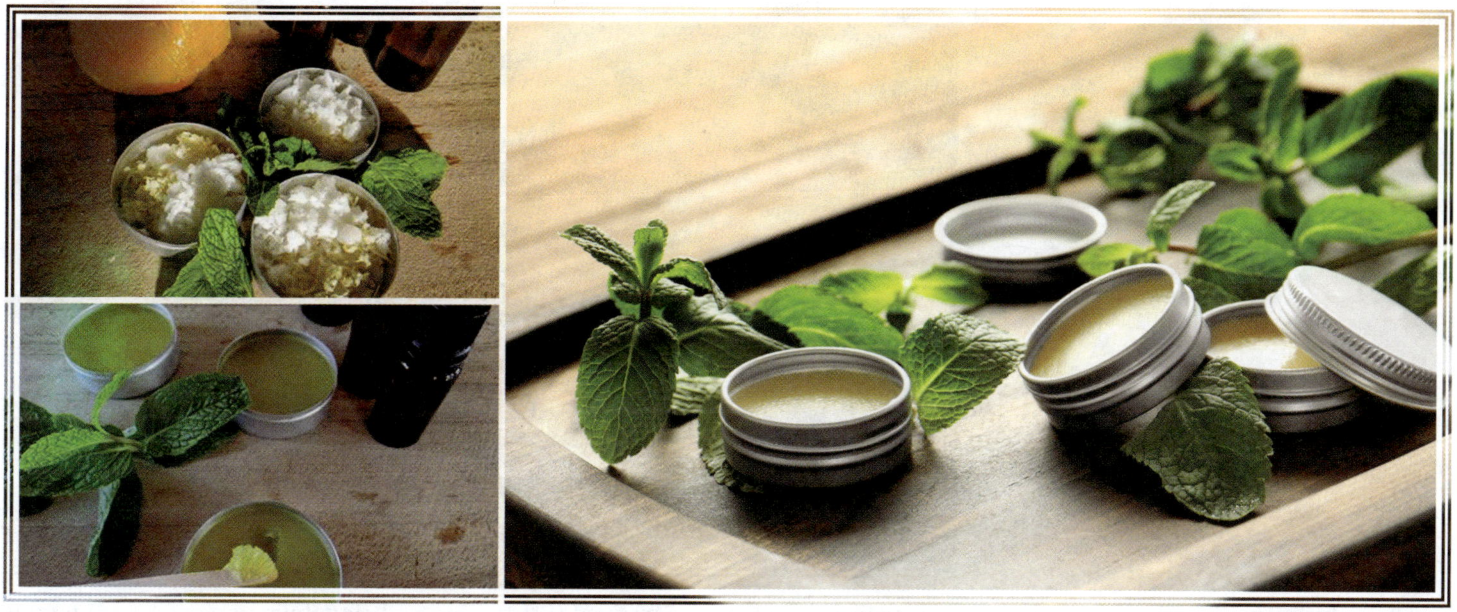

El poder calmante de la menta reside en sus compuestos de mentol. Muchas plantas de la familia de la menta contienen cierta cantidad de mentol. La menta verde tiene las concentraciones más altas. La hierbabuena también tiene mentol y, al igual que la menta verde, tiene carvacrol y limoneno. Estas plantas analgésicas se han utilizado tradicionalmente para aliviar el dolor durante siglos. Más recientemente, se ha reconocido que sus cualidades analgésicas proporcionan un apoyo seguro para la osteoartritis y otras molestias musculoesqueléticas crónicas.

## INGREDIENTES:

- 3 cucharadas de cera de abejas rallada
- 3 cucharadas de coco en escamas
- ½ taza de aceite infusionado con hojas de menta
- 30 gotas de aceite esencial de menta (*Mentha piperita*)
- 15 gotas de aceite esencial de hierbabuena (*Mentha spicata*)

*NOTAS:*

Solo para uso externo.

No aplicar sobre la piel con heridas. Si experimentas irritación o molestias, deja de usarlo.

La pomada también es excelente para paliar los dolores de cabeza. Aplica una pequeña cantidad en la base del cráneo y alrededor de las orejas y las sienes para aliviar los dolores de cabeza.

## INSTRUCCIONES:

1 | **Preparar el área de trabajo:** asegúrate de que tu espacio de trabajo esté limpio y desinfectado. Reúne todos los ingredientes y utensilios.

2 | **Fundir la cera de abejas y los aceites:** en un hervidor doble, derrite las 3 cucharadas de cera de abejas rallada a fuego lento hasta que esté completamente líquida. Añade 3 cucharadas de coco en escamas y ½ taza de aceite de menta a la cera de abejas derretida. ** Para preparar el aceite infusionado con menta, llena un frasco de vidrio con hojas de menta secadas recientemente (menta o hierbabuena) y cúbrelas con el aceite portador que elijas (como aceite de oliva o coco). Cierra el tarro, colócalo en un lugar soleado durante 2-4 semanas, agitando diariamente. Después del tiempo de infusión, escurre las hojas. Ya tienes el aceite de menta, perfecto tanto para usos culinarios como herbales.

3 | **Remover:** remueve bien para mezclar. Calienta esta mezcla hasta que todo esté bien incorporado. Retira del fuego.

4 | **Adición de aceites esenciales de menta:** deja que la mezcla se enfríe ligeramente, pero no se solidifique. Añade 30 gotas de aceite esencial de menta y 15 gotas de aceite esencial de hierbabuena. Remueve bien.

5 | **Dividir en recipientes:** divide la mezcla en tres recipientes de 30 ml. Asegúrate de que estén limpios y secos. Deja que la pomada se enfríe y se solidifique durante unas horas. Etiqueta los recipientes.

## DOSIS:

Aplica una pequeña cantidad de pomada de menta en la zona afectada y masajea suavemente hasta que se absorba. Utilízala según sea necesario, hasta 3 o 4 veces al día.

# *Emplasto de tres hierbas*
## *para el dolor por artritis*

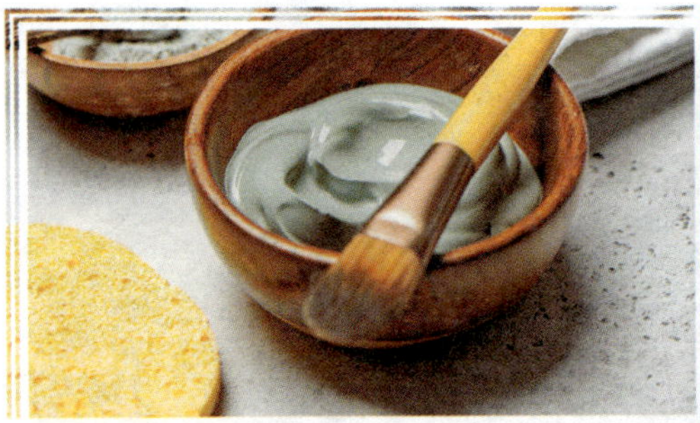

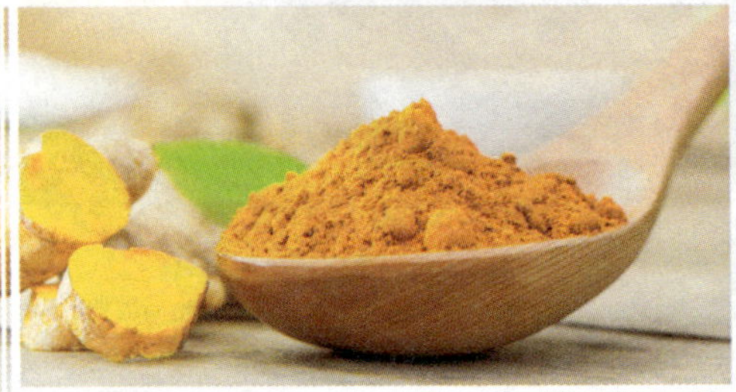

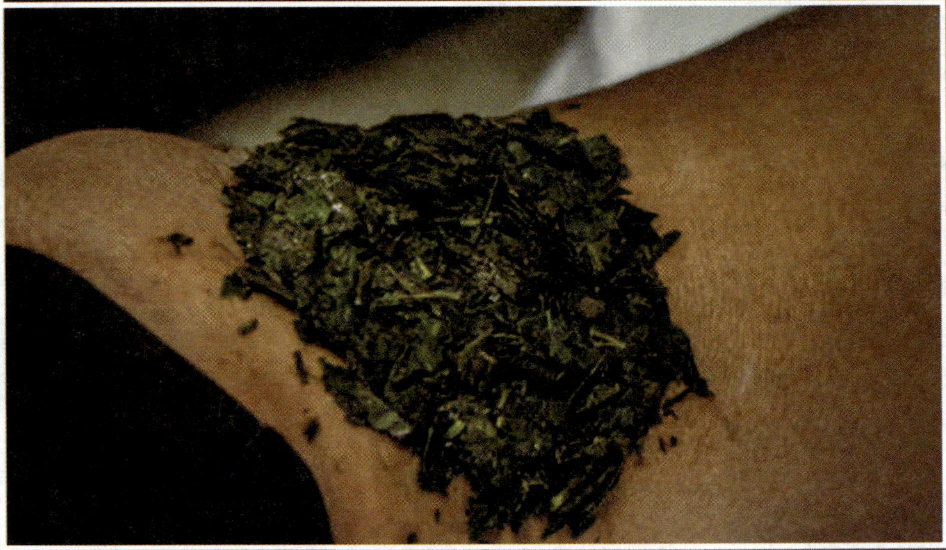

Para la elaboración de esta cataplasma para la artritis se combinan ingredientes naturales tradicionalmente reconocidos por sus propiedades terapéuticas. La arcilla verde se utiliza por su capacidad para eliminar impurezas y reducir la inflamación. Las hojas de consuelda proporcionan efectos calmantes y pueden ayudar a disminuir la hinchazón, mientras que las flores de árnica son valoradas por sus propiedades antiinflamatorias y calmantes. La cúrcuma se incluye por sus potentes efectos antiinflamatorios, gracias a la curcumina, que puede aliviar el dolor y la hinchazón articulares. Juntos, estos ingredientes constituyen una cataplasma destinada a aliviar las molestias asociadas a la artritis.

## INGREDIENTES:

- ½ taza de arcilla verde
- ¼ taza de hojas dulces frescas o secas de consuelda (*Symphytum officinale*)
- ¼ taza de flores de árnica frescas o secas (*Arnica montana*)
- 2 cucharadas de polvo de cúrcuma (*Curcuma longa*)
- Agua tibia, suficiente para formar una pasta
- Gasa o paño limpio

### *NOTAS:*

Prueba siempre primero con una pequeña cantidad en la piel para comprobar si aparece alguna reacción alérgica.

El árnica solo debe utilizarse por vía tópica y nunca sobre pieles dañadas, ya que puede ser irritante y tóxica si se ingiere.

Consulta a un profesional sanitario antes de utilizar cualquier tratamiento nuevo, especialmente si tienes piel sensible o tomas medicación.

## INSTRUCCIONES:

1 | **Preparar las hierbas:** si usas hierbas frescas, lávalas y pícalas finamente. Si usas hierbas secas, desmenúzalas en trozos más pequeños.

2 | **Mezclar los ingredientes:** en un bol, combina la arcilla verde, las hojas de consuelda, las flores de árnica y la cúrcuma en polvo. Añade gradualmente agua tibia y remueve hasta formar una pasta de consistencia untable.

3 | **Calentar la cataplasma (opcional):** si lo deseas, puedes calentar suavemente la mezcla en un hervidor doble hasta que esté caliente, pero sin quemar, para mejorar los efectos calmantes de la cataplasma.

4 | **Aplicar la cataplasma:** extiende la mezcla sobre un trozo de gasa o un paño limpio. Dobla el paño para envolver la mezcla por completo.

5 | **Colocar la cataplasma:** coloca la cataplasma directamente sobre la zona afectada. Si tienes la piel sensible, puedes colocar un paño fino entre el emplasto y la piel.

6 | **Asegurar la cataplasma:** usa un paño adicional o una venda elástica para mantener la cataplasma en su lugar.

7 | **Dejar que actúe:** mantén el emplasto hasta una hora, comprobando ocasionalmente para garantizar la comodidad y la seguridad.

8 | **Eliminar y limpiar:** después de retirar la cataplasma, lava suavemente la zona con agua tibia y seca con toquecitos suaves.

## DOSIS:

Aplica la cataplasma hasta dos veces al día, según sea necesario, para aliviar las molestias de la artritis.

# *Tintura antiinflamatoria*
## *para las articulaciones*

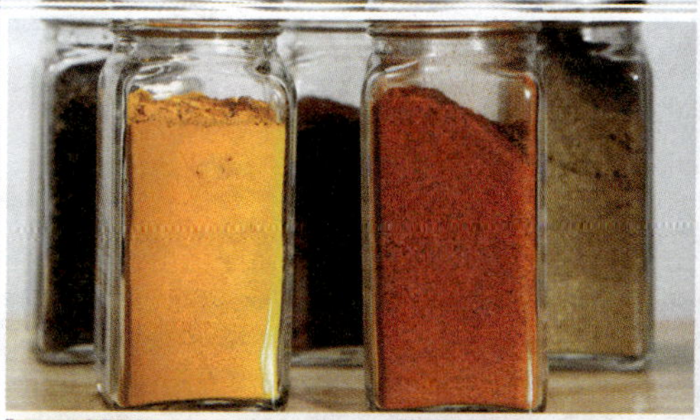

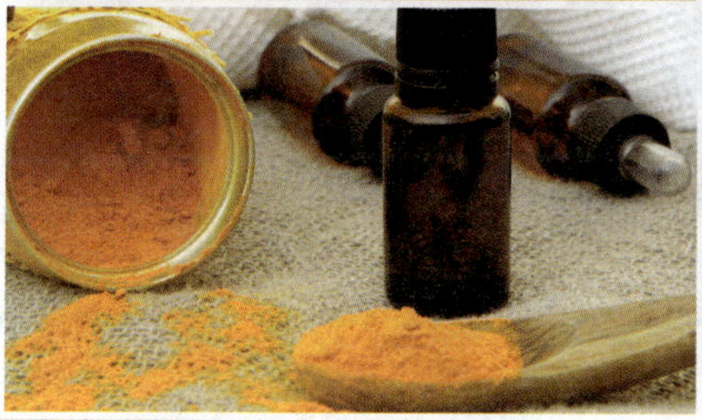

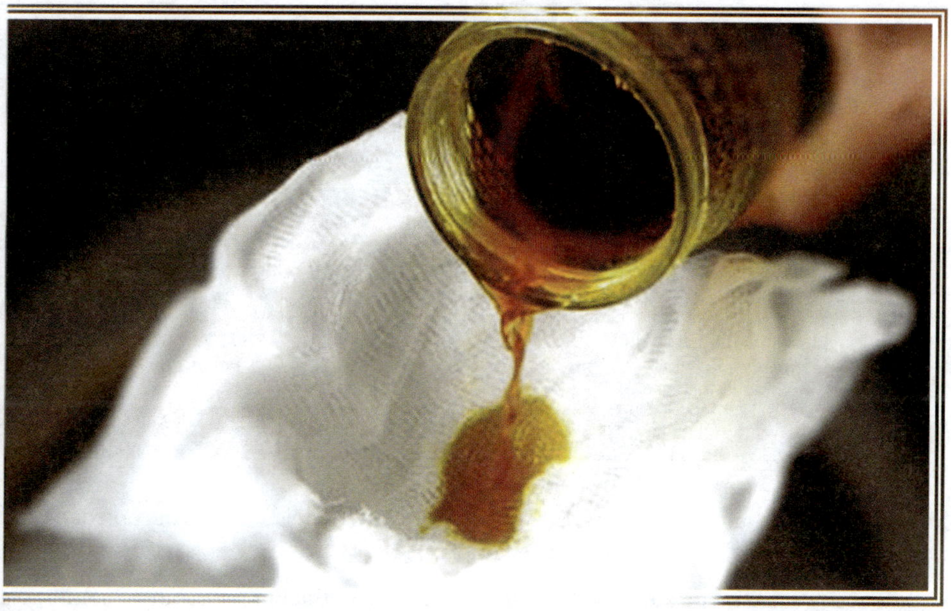

Para esta receta de tintura antiinflamatoria se necesitan ingredientes naturales tradicionalmente reconocidos por su potencial para apoyar la salud de las articulaciones y reducir la inflamación. Al infusionar estos ingredientes en vodka, se crea un extracto que puede ayudar a controlar las molestias articulares.

## INGREDIENTES:

- 1 raíz de jengibre fresco (*Zingiber officinale*)
- 1 raíz de cúrcuma fresca (*Curcuma longa*)
- 3 pimientas de cayena frescas (*Capsicum annuum*)
- Un puñado de hojas de menta fresca (*Mentha piperita*)
- Vodka (suficiente para cubrir los ingredientes)

*NOTAS:*

Consulta siempre con un profesional sanitario antes de comenzar cualquier tratamiento nuevo, especialmente si tienes afecciones médicas existentes o tomas otros medicamentos.

Las tinturas que contienen altas concentraciones de ingredientes activos como la cayena pueden interactuar con ciertas medicinas y afectar a las personas de forma diferente.

## INSTRUCCIONES:

1 | **Preparar los ingredientes:** pela y corta una raíz de jengibre y otra de cúrcuma en trozos pequeños para aumentar la superficie. Corta en rodajas tres pimientas de cayena con cuidado, usando guantes para evitar la irritación. Pica aproximadamente un puñado de hojas de menta para liberar sus aceites.

2 | **Combinar en un tarro:** introduce el jengibre picado, la cúrcuma, las pimientas de cayena y las hojas de menta en un frasco de vidrio limpio.

3 | **Cubrir con alcohol:** añade suficiente vodka sobre los ingredientes para sumergirlos por completo. El vodka es preferible debido a su sabor neutro y alto contenido de alcohol, que es excelente para extraer los compuestos activos de los ingredientes.

4 | **Cerrar y almacenar:** cierra bien el frasco y guárdalo en la nevera. Deja que la mezcla se infusione durante cuatro a seis semanas. Agita el frasco ocasionalmente para mezclar el contenido y promover la extracción.

5 | **Colar y conservar:** después del periodo de infusión, saca el frasco del frigorífico. Cuela los ingredientes sólidos con un colador de malla fina o un paño para queso, conservando el líquido. Transfiere la tintura líquida a un frasco o tarro limpio y bien cerrado para su almacenamiento. Guarda la tintura en un lugar fresco y oscuro. Debido a que es a base de alcohol, seguirá siendo potente y conservará sus propiedades terapéuticas durante años sin refrigeración.

## DOSIS:

Las tinturas son muy concentradas, por lo que normalmente se necesitan unas pocas gotas por dosis. Comienza con una pequeña cantidad para ver cómo responde tu cuerpo. Puedes aumentar gradualmente la dosis hasta encontrar la que mejor te funciona.

# Bálsamo calmante
## casero

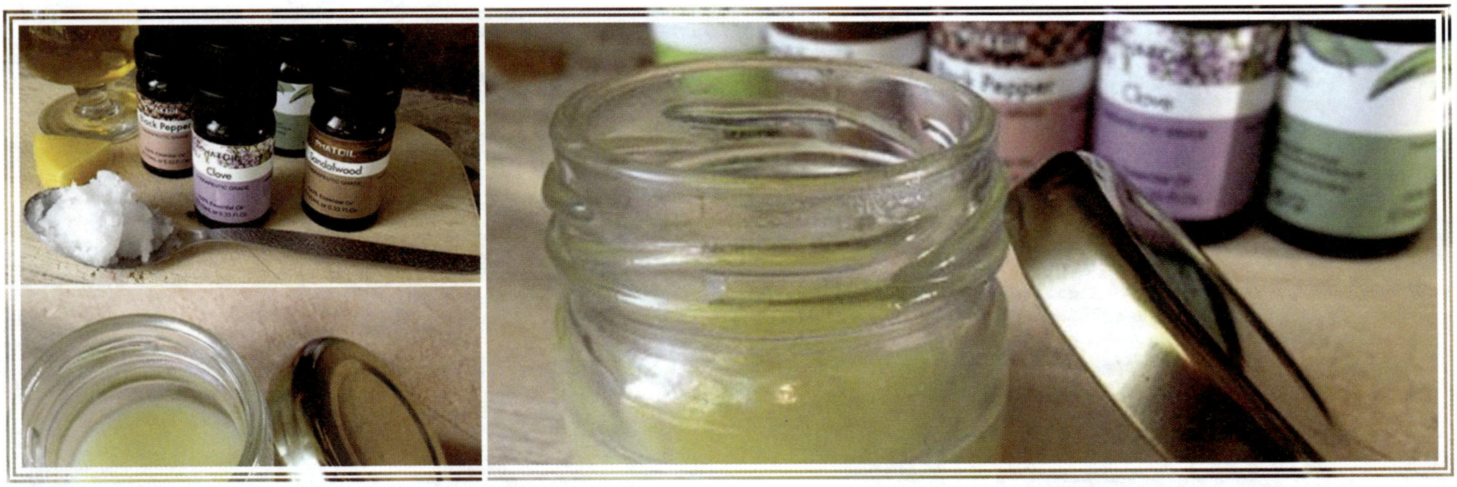


Este bálsamo calmante es una pomada tópica popular conocida por sus propiedades calmantes, que combina varios ingredientes clave utilizados tradicionalmente para aliviar el dolor:

- **El aceite esencial de alcanfor blanco** produce una sensación refrescante cuando se aplica sobre la piel, seguida de un efecto de calor. Esta doble acción puede ayudar a distraer la mente del dolor o las molestias.
- **El mentol**, que se encuentra en el aceite esencial de menta y hierbabuena, proporciona un efecto refrescante, que puede aliviar el dolor al adormecer la superficie de la piel.
- **El aceite esencial de canela** es conocido por sus propiedades, que aportan calor. Ayuda a aumentar el flujo sanguíneo a la zona en la que se aplica, lo que alivia los músculos y las articulaciones doloridos.
- **El aceite esencial de clavo** es otro aceite de efecto calor potente con propiedades analgésicas. Puede ayudar a reducir el dolor y la inflamación de los músculos y las articulaciones.
- **El aceite esencial de cayeputi** tiene propiedades de efecto calor y se utiliza tradicionalmente para aliviar el dolor, especialmente para las molestias musculares y articulares.

## INGREDIENTES:

- Aceite esencial de alcanfor blanco (*Cinnamomum camphora*) (15 %)
- Mentol (*Mentha* spp.) en forma de aceite esencial de menta o hierbabuena (15 %)
- Aceite esencial de canela o cassia (*Cinnamomum* spp.) (10 %)
- Aceite esencial de clavo (*Eugenia caryophyllata*) (10 %)
- Aceite esencial de cayeputi (*Melaleuca cajuputi*) (7 %)
- Una base, como aceite de coco o cera de abejas

### NOTAS:

Solo para uso externo.

Evita el contacto con los ojos, las membranas mucosas y las heridas abiertas. Realiza una prueba de parche en una pequeña zona de la piel para comprobar si suceden reacciones adversas antes de su uso generalizado. Interrumpe el uso si se produce irritación.

## INSTRUCCIONES:

1 | **Preparar la base:** mide la base (cera de abejas) según el tamaño de lote deseado. Constituirá el porcentaje restante de tu bálsamo. Normalmente, se recomienda una proporción del 57 % de base y del 43 % de aceites esenciales para este bálsamo. Si es más fácil, puedes calcular a ojo entre un 60 % de base y un 40 % de aceites esenciales. O bien, usa una taza medidora pequeña para cada una, y mezcla después.

2 | **Mezclar los aceites esenciales:** en un recipiente limpio y seco, combina los aceites esenciales en los porcentajes recomendados.

3 | **Combina la base y los aceites esenciales:** en un hervidor doble o en el microondas, derrite la base (aceite de coco o cera de abejas) hasta que esté completamente líquida. Una vez derretida, añada la mezcla de aceites esenciales y remueve bien para garantizar una distribución uniforme.

4 | **Refrigerar y almacenar:** deja que la mezcla se enfríe ligeramente. Transfiere el bálsamo a recipientes limpios y herméticos.

## DOSIS:

Aplica una pequeña cantidad de este bálsamo casero en la zona afectada. Aplícalo con un masaje circular hasta que se absorba por completo. Lávate las manos al terminar.

# Extracto analgésico
## de piña

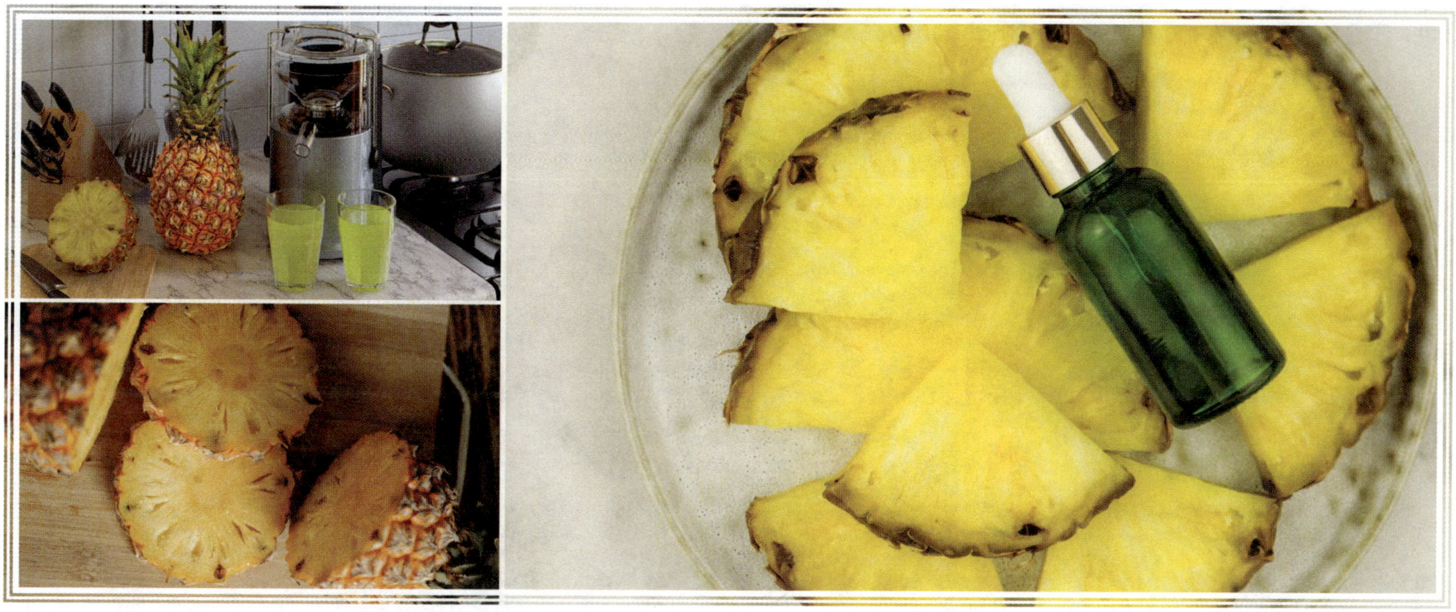

La bromelina, una enzima derivada de la piña, es conocida por sus propiedades analgésicas. Tiene efectos antiinflamatorios y analgésicos, por lo que es una opción natural para tratar el dolor.

## INGREDIENTES Y UTENSILIOS:

- Piña fresca, incluido el tallo
- Exprimidor
- Paño de queso o estopilla

### *NOTAS:*

Si prefieres una aplicación tópica, también puedes utilizar el extracto en forma de cataplasma sobre la zona afectada.

Si eres alérgico a la piña o a la bromelina, no utilices este extracto.

Evita consumir grandes cantidades, ya que puede provocar molestias digestivas en algunas personas.

Consulta a un profesional sanitario antes de utilizar bromelina si estás embarazada, en período de lactancia o tomas medicamentos, ya que puede interactuar con ciertos fármacos.

## INSTRUCCIONES:

1 | **Preparación:** empieza seleccionando una piña fresca, incluido el tallo. Corta la piña en trozos pequeños. Retira y desecha cualquier trozo de la piña que parezca dañado, blando o descolorido. Estos signos indican putrefacción y pueden afectar a la calidad de la bromelina.

2 | **Exprimir:** utiliza un exprimidor para extraer el zumo de todos los trozos de piña, incluido el tallo. Este método garantiza que obtengas la forma más concentrada de bromelina.

3 | **Colar:** una vez hecho el zumo, pásalo por una estopilla o un colador de malla fina para eliminar los restos de pulpa. Deberías obtener un extracto claro y puro.

4 | **Almacenar:** puedes congelar el extracto en cubiteras para conservarlo durante más tiempo. Almacenar adecuadamente tu extracto fresco de bromelina de piña es crucial para conservar su actividad enzimática. Mantén una temperatura inferior a 4 grados Celsius (24.8 grados Fahrenheit). Esta temperatura es esencial para preservar la actividad enzimática de la bromelina.

También puedes elaborar una tintura de bromelina de piña con vodka, simplemente mezclando los trozos de piña fresca con vodka de alta graduación (de 50 grados) en una proporción de 1:2 (1 parte de piña por 2 de vodka). Deja infusionar esta mezcla en un recipiente hermético durante 4-6 semanas, agitándola periódicamente. Cuela y guarda la tintura en un frasco de cristal de color ámbar para una dosificación fácil. Toma 1-2 goteros (aproximadamente 1-2 ml) debajo de la lengua o en agua hasta tres veces al día para aliviar el dolor.

## DOSIS:

Para aliviar el dolor, consume 1-2 cucharadas de extracto de bromelina de piña en ayunas hasta tres veces al día.

# Pastillas calmantes
## con plantas del patio

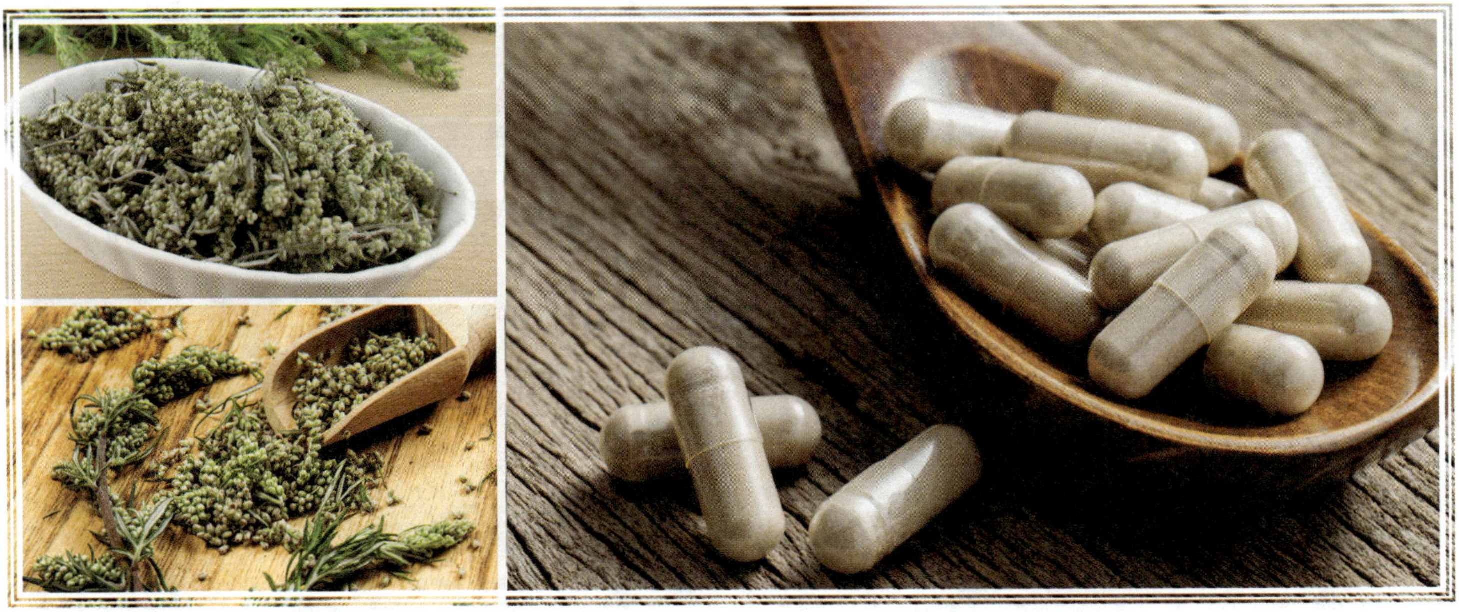

Estas pastillas calmantes elaboradas con plantas que se pueden encontrar en el patio de cualquier casa se hacen con artemisa (*Artemisia vulgaris*), una hierba utilizada tradicionalmente por sus propiedades calmantes y para ayudar a aliviar el malestar ocasional. Esta sencilla receta proporciona una forma natural de favorecer la relajación y calmar los dolores leves.

## INGREDIENTES:

- ½ taza de artemisa seca (*Artemisia vulgaris*)
- Miel o glicerina (para ligar la mezcla)
- Cápsulas vacías (tamaño 00 recomendado)

### *NOTAS:*

Consulta siempre con un profesional sanitario antes de empezar cualquier régimen nuevo a base de hierbas, sobre todo si estás embarazada, en periodo de lactancia o tomas otros medicamentos.

Ten en cuenta las posibles alergias a la artemisa. No superes la dosis recomendada para evitar posibles efectos secundarios. Mantener fuera del alcance de los niños.

## INSTRUCCIONES:

1 | **Preparar la artemisa:** con un mortero o un molinillo de café, tritura finamente la artemisa seca hasta obtener un polvo fino. Con ½ taza de artemisa seca deberías poder obtener unas 50-60 cápsulas, según la firmeza con que estén envasadas.

2 | **Mezclar y ligar la mezcla:** en un cuenco, añade una pequeña cantidad de miel o glicerina al polvo de artemisa. Mezcla bien hasta lograr una consistencia ligeramente pegajosa. Esto ayudará a que el polvo se adhiera al formar las pastillas.

3 | **Formar las pastillas:** con una cucharilla, llena cada cápsula vacía con la mezcla de artemisa, apretando bien, pero sin llenar demasiado. También puedes formar bolitas del tamaño de un guisante con la mezcla si prefieres no utilizar cápsulas. Con ½ taza de artemisa seca deberías poder hacer unas 50-60 cápsulas, según la firmeza con que estén envasadas.

4 | **Almacenar:** guarda las cápsulas rellenas o los comprimidos en un recipiente hermético en un lugar fresco y oscuro. Pueden conservarse hasta 6 meses.

## DOSIS:

Toma 1-2 cápsulas o pastillas según necesites para calmar el dolor leve. Empieza con una dosis más baja para evaluar la respuesta de tu organismo.

# *Aceite de magnesio*
## *para los calambres de las piernas*

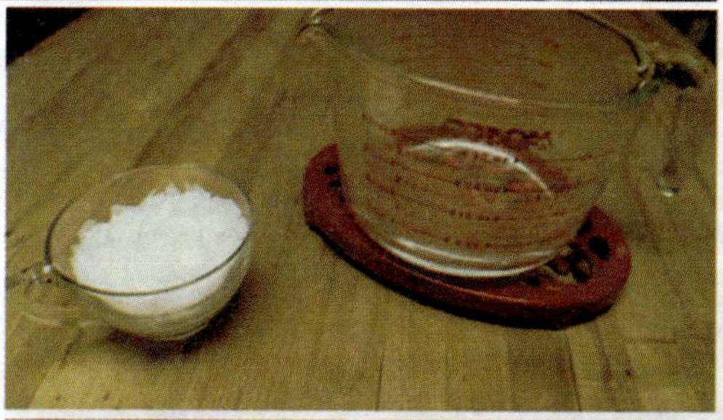
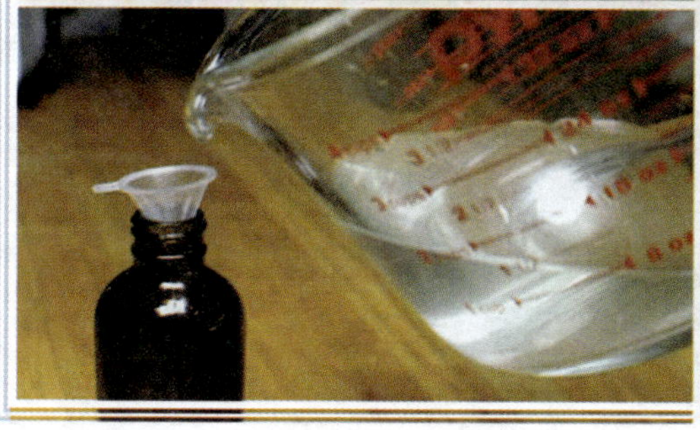
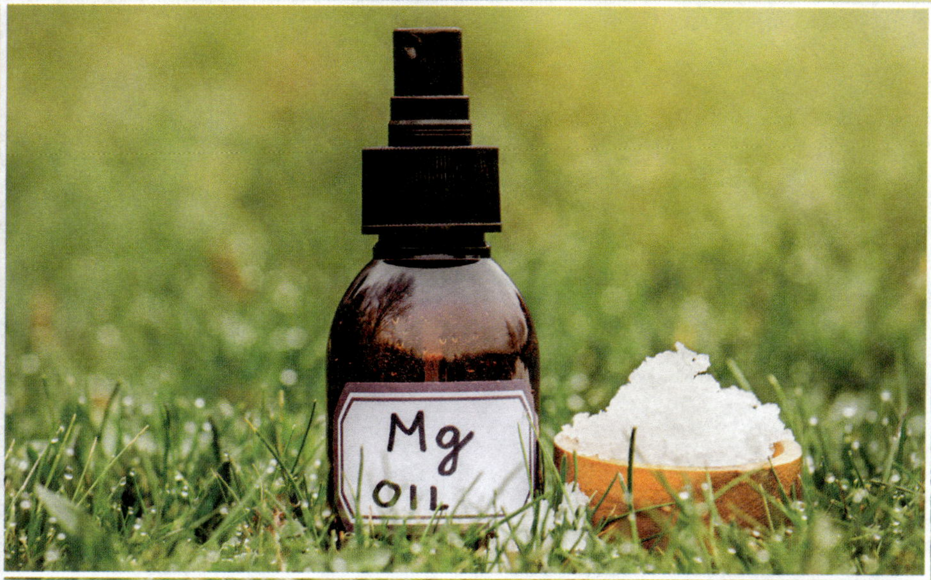


El magnesio es un electrolito esencial en el organismo, responsable de la relajación muscular y para evitar los calambres. Se pierde a través del sudor y la orina, junto con otros minerales vitales como el sodio, el potasio y el hierro.

Muchas personas no ingieren suficiente magnesio en su dieta, y factores como el consumo de medicamentos y ciertas afecciones médicas pueden agravar la deficiencia de este mineral. Una de las mejores formas de aliviar estos síntomas es tomar suplementos de magnesio. Pero si algunos de los síntomas que experimentas están relacionados con los músculos, como agujetas, calambres, piernas inquietas y dolor, hacer un masaje muscular con magnesio puede ser de ayuda.

## INGREDIENTES:

- ¼ taza de copos de magnesio
- ¼ de taza de agua destilada caliente
- 10 gotas de aceite esencial de lavanda
- 1 cucharada de aceite de coco

### *NOTAS:*

Evita aplicar el aerosol sobre piel agrietada o irritada.

Si tienes alergias o sensibilidad cutánea, realiza una prueba de parche antes de utilizar el espray en una zona más extensa.

Si estás embarazada o en periodo de lactancia, consulta a un profesional sanitario antes de utilizar este remedio.

## INSTRUCCIONES:

1 | **Preparar el espray dc magnesio:** empieza mezclando ¼ de taza de copos de magnesio y ¼ de taza de agua destilada caliente en un cuenco limpio. Remueve bien hasta que los copos de magnesio estén totalmente disueltos.

2 | **Añadir aceites esenciales:** añade 10 gotas de aceite esencial de lavanda al espray de magnesio. Las propiedades calmantes de la lavanda potenciarán la eficacia del aerosol. También puedes experimentar con distintos aceites esenciales para personalizar el aroma a tu gusto.

3 | **Incluir aceite de coco:** para que la mezcla se extienda más fácilmente, añade 1 cucharada de aceite de coco. Mézclalo todo bien para que los aceites queden bien combinados.

4 | **Transfiérelo al bote con pulverizador:** vierte con cuidado la mezcla de magnesio para masaje en un bote con pulverizador o en un frasco cuentagotas. Asegúrate de que el recipiente está limpio y seco antes de transferir la mezcla. Etiqueta.

## DOSIS:

Pulveriza una pequeña cantidad o aplica unas gotas del aceite de magnesio directamente sobre la zona de la pierna afectada por los calambres. Aplica un suave masaje sobre la piel. Utilízalo según sea necesario cuando tengas calambres en las piernas o en los pies.

# *Trébol rojo fermentado*

## *(puede ayudarte a reconstruir la masa ósea)*

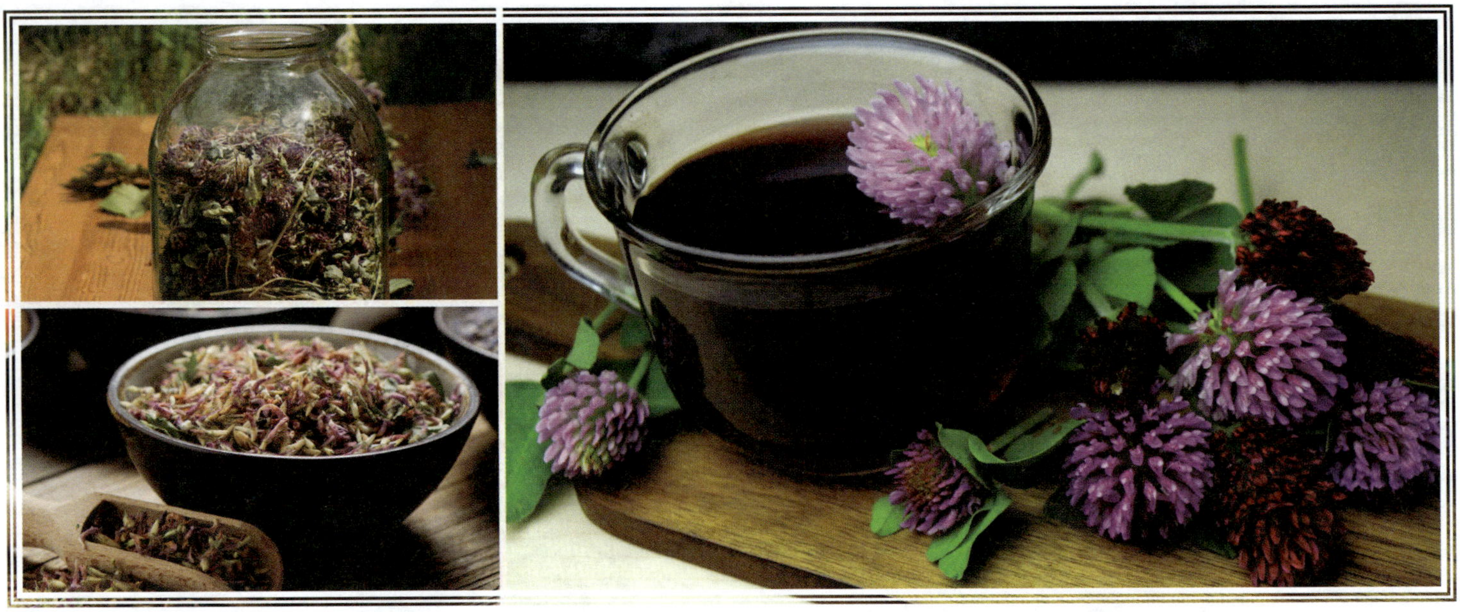

Se cree que el trébol rojo (*Trifolium pratense*), una joya del reino de las plantas, es beneficioso para la salud ósea gracias a su rico contenido en isoflavonas y fitoestrógenos. Estos compuestos naturales pueden contribuir a la reconstrucción de la masa ósea mejorando la densidad de los huesos y el equilibrio hormonal.

## INGREDIENTES:

- ¼ taza de flores secas de trébol rojo (*Trifolium pratense*)
- Algo menos de 950 ml de agua purificada (necesitas un mínimo de 710 ml)
- ¼ taza de azúcar
- ¼ taza de miel ecológica de trébol rojo (opcional, para aportar sabor)

### *NOTAS:*

Si tienes antecedentes de enfermedades relacionadas con las hormonas, como cánceres sensibles a los estrógenos (por ejemplo: de mama, ovarios, útero), endometriosis o fibromas uterinos, consulta con un profesional sanitario antes de utilizar trébol rojo. Consulta con tu médico si estás embarazada o en periodo de lactancia.

## INSTRUCCIONES:

1 | **Preparar un tarro de cristal:** empieza esterilizando un tarro de cristal de 950 ml y su tapa para garantizar la desinfección.

2 | **Añadir flores de trébol rojo:** añade ¼ de taza de flores secas de trébol rojo (Trifolium pratense) al tarro esterilizado.

3 | **Infusión con agua:** vierte 710 ml de agua purificada a temperatura ambiente sobre las flores de trébol rojo del tarro. Asegúrate de que el agua no esté demasiado fría ni demasiado caliente, ya que las temperaturas extremas pueden afectar al proceso de fermentación.

4 | **Endulzar con azúcar:** añade ¼ de taza de azúcar y remueve suavemente para que se disuelva. Utiliza un tarro y una botella de cristal para la fermentación, para evitar cualquier reacción química con los recipientes hechos de plástico.

5 | **Miel opcional:** para potenciar el sabor y el dulzor, también puedes añadir ¼ de taza de miel de trébol rojo ecológica (es opcional, pero recomendable) en este momento.

6 | **Tapar parcialmente y que comience la fermentación:** cubre el tarro con su tapa esterilizada, dejando un pequeño hueco para que salga el gas (o utiliza un tarro especial para fermentación).

7 | **Fermentación prolongada:** coloca el tarro en un lugar fresco y oscuro, alejado de la luz solar directa y a temperatura ambiente durante un periodo de fermentación prolongado de 5 a 7 días. Este mayor tiempo de fermentación permite una infusión más potente.

8 | **Colar y almacenar:** tras el largo periodo de fermentación, cuela el líquido en una botella de cristal limpia, desechando las flores de trébol rojo. Cierra bien el frasco y guárdalo en el frigorífico. Estará listo para usar tras una semana de fermentación.

## DOSIS:

Consume 1-2 cucharadas soperas de trébol rojo fermentado al día. Puedes diluirlo con agua, añadirlo a tu bebida favorita o incluso a un aliño para ensalada.

# Pomada de diente de león

## para aliviar el dolor de músculos y articulaciones

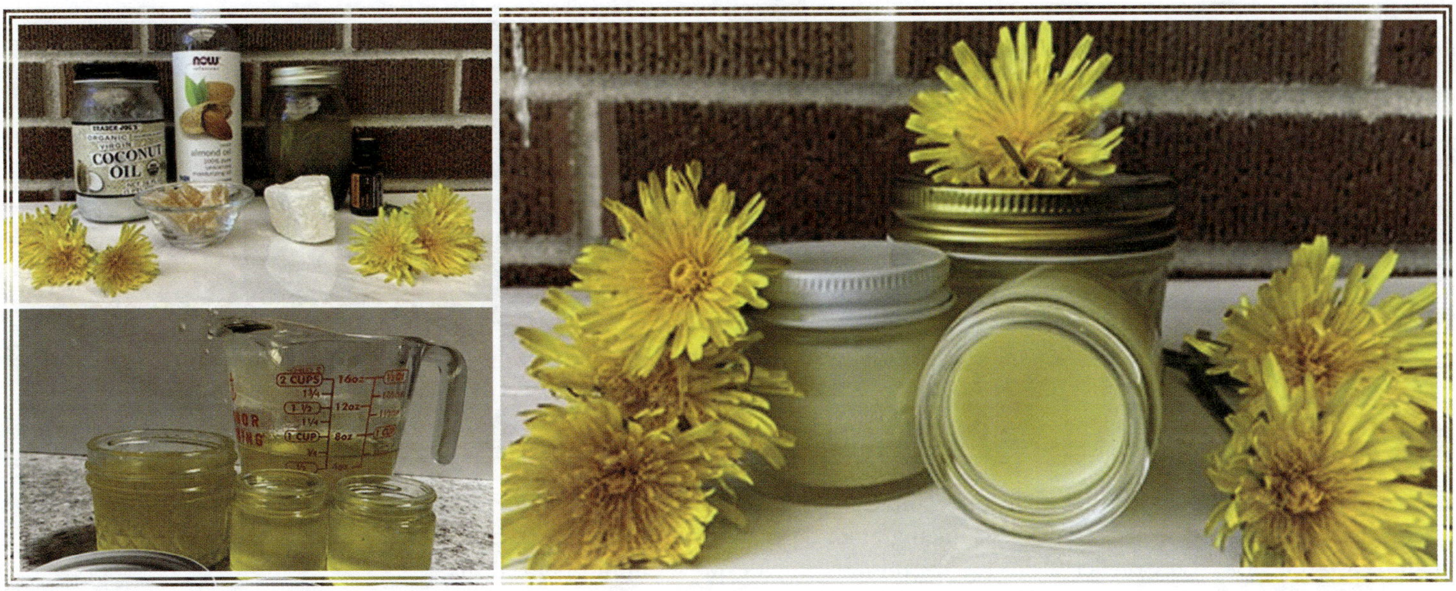


Este bálsamo curativo de diente de león está específicamente formulado para aliviar las articulaciones doloridas. Las potentes propiedades antiinflamatorias del diente de león, cortesía de los flavonoides y polifenoles, pueden ayudar a calmar el dolor y la rigidez articular al reducir la inflamación. Además, esta hierba es nutricionalmente rica en vitaminas (A, C y K) y minerales como el calcio y el potasio, que favorecen la salud de las articulaciones y la reparación de los tejidos. Los efectos diuréticos del diente de león ayudan a eliminar el exceso de líquidos y toxinas, lo que mejora la hinchazón de las articulaciones. Además, sus antioxidantes, incluidos el betacaroteno y los polifenoles, combaten los radicales libres perjudiciales, protegiendo los tejidos articulares del daño y el dolor.

## INGREDIENTES:

- ½ taza de flores secas de diente de león
- 1 taza de aceite de coco
- ½ taza de aceite de almendras dulces
- 42.5 g de cera de abeja
- 28 g de manteca de karité
- 10-15 gotas de aceite esencial de tu elección (por ejemplo, jazmín)

*NOTAS:*

Para mejorar la salud de las articulaciones, considera también la posibilidad de tomar té de diente de león. Este doble enfoque puede proporcionar un apoyo integral a tus articulaciones.

Antes de aplicar la pomada, deberás calentarla para que sea más fácil de extender. Pon una pequeña cantidad de bálsamo en las manos y frótalo suavemente hasta que se derrita.

Realiza una prueba en una zona pequeña antes de aplicar la pomada libremente para asegurarte de que no ocurren reacciones adversas.

## INSTRUCCIONES:

1 | **Cosechar las flores de diente de león:** recoge 1 taza de flores de diente de león. Asegúrate de que están libres de pesticidas y lávalas a conciencia. Sécalas antes de infusionarlas en aceite.

2 | **Preparar la infusión de hierbas:** introduce las flores de diente de león en un tarro de cristal limpio y seco. Derrite al mismo tiempo el aceite de coco y el aceite de almendras dulces hasta que estén calientes, pero sin llegar a hervir. Vierte los aceites calientes sobre las flores de diente de león del tarro. Cierra el tarro y déjalo reposar en un lugar soleado durante unas 2 semanas para que infusione. Agita suavemente el tarro todos los días.

3 | **Colar el aceite de hierbas:** tras el tiempo de infusión, cuela el aceite con un colador de malla fina o una estopilla para eliminar las flores de diente de león.

4 | **Elaborar el bálsamo:** derrite al baño maría la cera de abeja y la manteca de karité.

5 | **Combinar los ingredientes**: una vez esté todo derretido, añade el aceite infusionado de diente de león a la mezcla de cera de abeja y manteca de karité. Remueve bien para mezclar.

6 | **Añadir un aceite esencial:** añade 10-15 gotas del aceite esencial que elijas (por ejemplo, jazmín) para obtener una agradable fragancia y beneficios añadidos.

7 | **Repartir en recipientes:** vierte la mezcla en recipientes limpios y herméticos (como latas pequeñas o tarros de cristal). Deja que el bálsamo se enfríe y se solidifique. Etiqueta.

## DOSIS:

Aplica la pomada de diente de león sobre las articulaciones en las que sientas dolor según sea necesario. Masajéalo suavemente en las zonas afectadas.

# Caldo de berros

## *para fortalecer las articulaciones y los huesos*

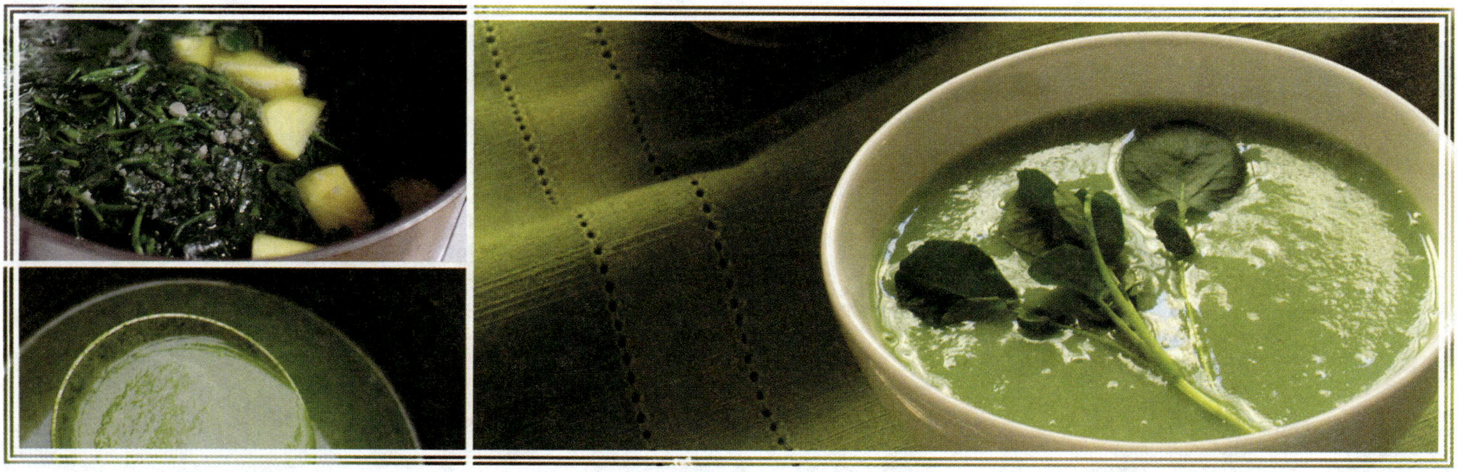

El berro, una hoja pequeña de sabor intenso, es conocido tradicionalmente por favorecer la salud ósea y reducir la inflamación de las articulaciones. Una taza de berros contiene 85 microgramos de vitamina K, lo que representa el 106 % de la dosis diaria recomendada. La vitamina K favorece la absorción del calcio en el organismo e impide que se elimine por la orina.

## INGREDIENTES:

- 2 tazas de berros, sin apelmazar (*Nasturtium officinale*)
- ½ taza de zanahorias cortadas
- 3 dientes de ajo, cortados en láminas finas
- 1 patata blanca pelada y cortada en dados de 1.25 cm
- 1 litro de agua
- Sal y pimienta al gusto
- Unas rodajas de jengibre (*Zingiber officinale*) para darle más sabor y vitaminas

*NOTAS:*

Si tienes alguna alergia o sensibilidad a los ingredientes utilizados en esta receta, sustitúyelos.

Si tienes antecedentes de cálculos renales o problemas de riñón, ten precaución con los berros, ya que contienen oxalatos, que pueden contribuir a la formación de cálculos renales. Limita su consumo o consulta a un profesional sanitario.

## INSTRUCCIONES:

1| **Preparar los berros:** empieza lavando y limpiando bien los berros para eliminar cualquier suciedad o impureza. Si vas a utilizar los berros para una ensalada, puedes recortar los tallos. Para esta sopa, sin embargo, puedes usarlos. Escurre y resérvalos.

2| **Reunir los ingredientes:** reúne y prepara los ingredientes. En una olla grande, mezcla el agua, las zanahorias cortadas en rodajas, el ajo cortado en láminas finas y la patata blanca cortada en dados.

3| **Añadir jengibre:** opcionalmente, puedes añadir unas rodajas de jengibre para realzar el sabor y aportar vitaminas adicionales.

4| **Hervir:** lleva la mezcla a ebullición a fuego medio-alto. Cuando empiece a hervir, reduce el fuego a un suave hervor, tápalo y déjalo cocer durante unos 20-25 minutos hasta que las verduras estén tiernas.

5| **Añadir los berros:** cuando las demás verduras estén tiernas, añade las 2 tazas de berros a la olla. Continúa cociendo a fuego lento hasta que los berros estén blandos, lo que llevará entre 5 y 7 minutos adicionales.

6| **Sazonar:** sazona el caldo con sal y pimienta al gusto.

7| **Triturar:** retira la olla del fuego y deja que se enfríe un poco. Se puede consumir tal cual o bien triturarlo para obtener una textura más suave (yo lo prefiero triturado). Con una batidora, tritura cuidadosamente la mezcla hasta obtener una sopa suave y cremosa.

8| **Servir:** para un aporte nutricional extra, añade un chorrito de zumo de limón recién exprimido o un chorrito de aceite de oliva antes de servir.

9| **Almacenar:** este caldo puede guardarse en el frigorífico durante unos días, así que puedes preparar una buena cantidad para disfrutarla a lo largo de la semana.

## DOSIS:

Consumir una taza diaria de esta sopa de berros para fortalecer las articulaciones y los huesos.

# Zumo
## *para fortalecer los huesos*

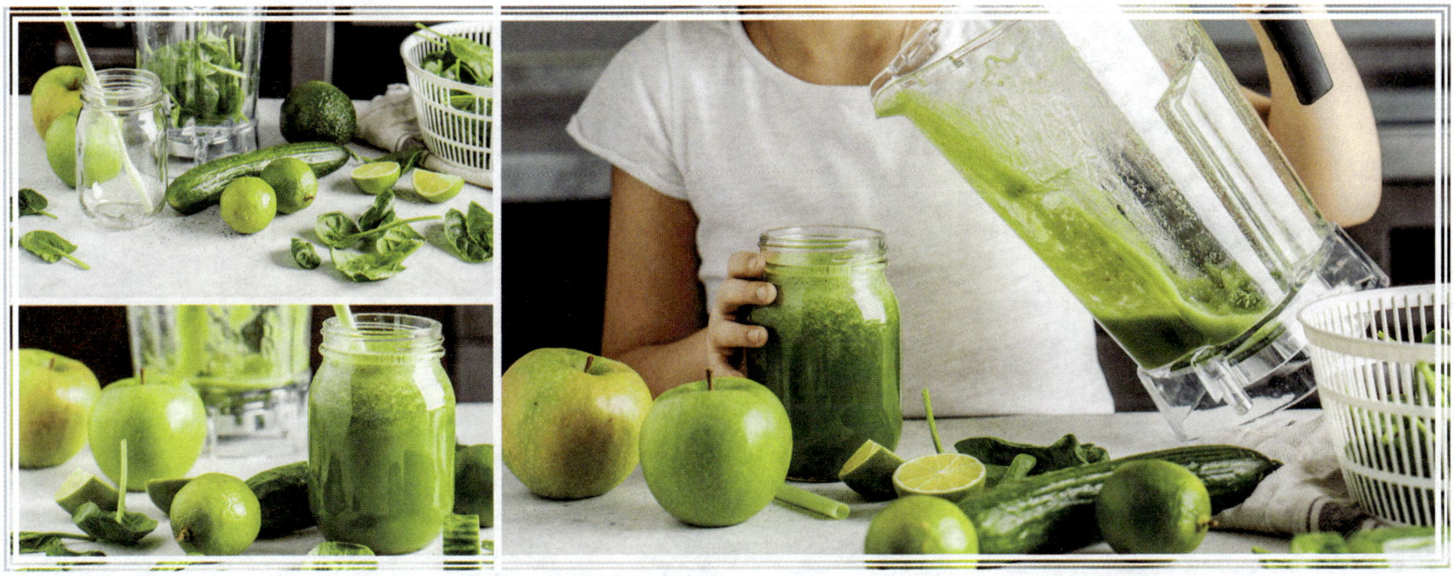

Preparar un zumo que favorezca la resistencia ósea con ingredientes vegetales ricos en calcio puede contribuir de forma natural a la salud de los huesos. La col rizada o kale aporta calcio y vitamina K, que son cruciales para la salud ósea, mientras que las espinacas aportan calcio adicional y minerales de gran importancia. Las naranjas potencian la vitamina C, ayudan a absorber el calcio y añaden un sabor suave al zumo. El apio aporta calcio y propiedades antiinflamatorias, y las manzanas endulzan de manera natural y añaden fibra. Las semillas de chía y de sésamo son fuentes ricas en calcio, ácidos grasos omega-3 y otros minerales esenciales.

## INGREDIENTES:

- 1 taza de kale
- 1 taza de espinacas
- 1 naranja, pelada
- 1 pepino pequeño
- 2 tallos de apio
- 1 manzana
- 1 cucharada de semillas de chía
- 1 cucharadita de semillas de sésamo molidas

### *NOTAS:*

Aunque el calcio de origen vegetal puede ofrecer beneficios, no debe considerarse como un tratamiento o cura de afecciones médicas, sino más bien como un complemento de una dieta equilibrada y un estilo de vida sano. Este zumo aporta varios nutrientes tradicionalmente conocidos por favorecer la salud ósea. Una dieta equilibrada y llevar a cabo una actividad física adecuada es esencial para mantener unos huesos sanos. Comenta siempre los cambios en tu dieta con un profesional sanitario, sobre todo si tienes problemas de salud preexistentes o preocupaciones de índole dietética.

## INSTRUCCIONES:

1 | Preparar los ingredientes: lava bien todas las verduras y frutas. Corta el kale, las espinacas, el pepino, el apio y la manzana en trozos que se puedan triturar fácilmente.

2 | Exprimir: introduce el kale, las espinacas, la naranja, el pepino, el apio y la manzana en la licuadora. Procesa los ingredientes hasta que queden suaves. Si el zumo resulta demasiado espeso, modifica la consistencia añadiendo un poco de agua o hielo para licuarlo más o diluirlo.

3 | Añadir semillas: una vez esté listo el zumo, incorpora las semillas de chía y las semillas de sésamo molidas. Déjalo reposar unos minutos para que las semillas de chía se hinchen y espesen ligeramente el zumo.

4 | Servir: vierte el zumo en un vaso y disfrútalo inmediatamente. Para un aporte nutricional extra, añade un chorrito de zumo de limón recién exprimido o un hilo de aceite de oliva antes de servir.

5 | Almacenar: este zumo puede guardarse en el frigorífico durante unos días, así que puedes preparar una buena cantidad para disfrutarla a lo largo de la semana.

**Variantes:** puedes añadir hierbas frescas como perejil o menta para aportar sabor y nutrientes. La hoja de ortiga es una gran adición si puedes conseguirlas. Utilizar bok choy y hojas de mostaza en lugar de col rizada y espinacas puede ayudar a minimizar la ingesta dietética de oxalatos, lo que parece mejorar la biodisponibilidad del calcio en el zumo. Este ajuste es especialmente beneficioso para las personas preocupadas por la ingesta de oxalatos debido a ciertos problemas de salud, como los cálculos renales.

## DOSIS:

Consume un vaso diario de este zumo fortalecedor de huesos para favorecer la salud ósea.

# «Calcetines» de repollo

## *para la inflamación y el dolor articular*

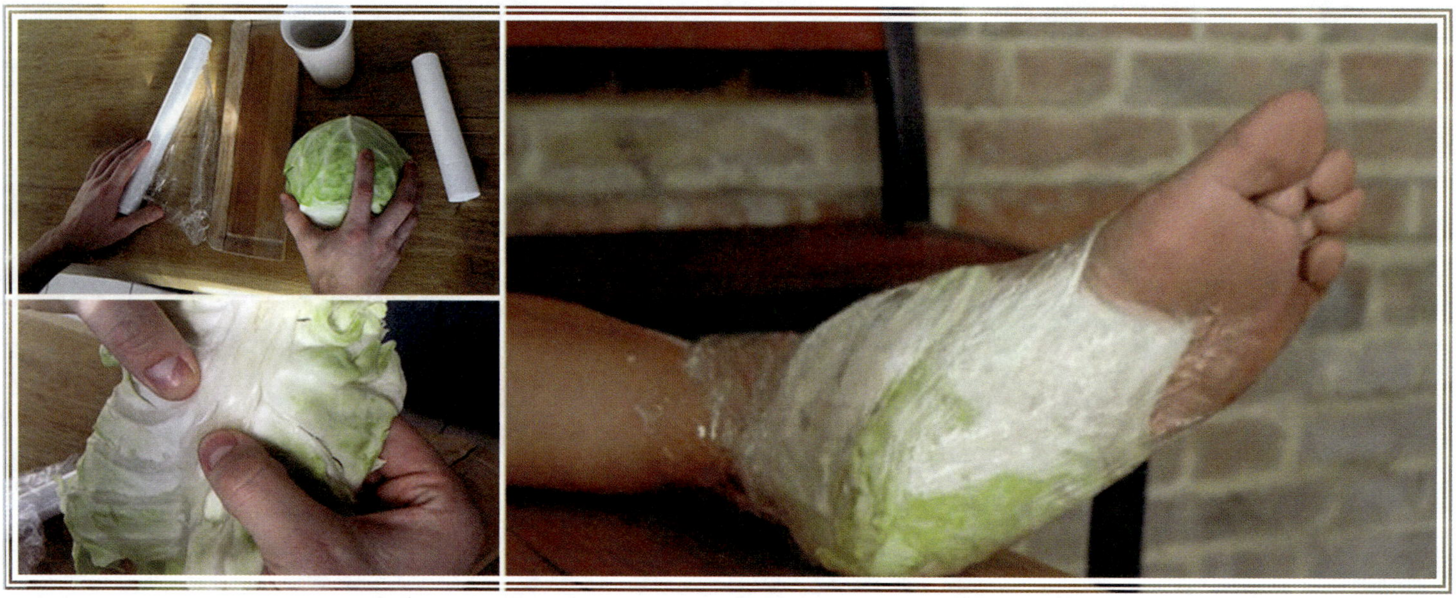

La col se ha utilizado durante siglos en la fitoterapia tradicional por sus propiedades antiinflamatorias. Contiene varios compuestos beneficiosos, como antioxidantes y compuestos de azufre, como los glucosinolatos. Cuando se utilizan de manera tópica, se cree que las hojas de col ayudan a reducir la inflamación y aliviar el dolor articular.

## INGREDIENTES Y MATERIALES:

- Hojas de col fresca
- Envoltorio de plástico o venda
- Paño limpio o gasa

### *NOTAS:*

Si tienes alergia a la col o a cualquier verdura relacionada de la familia Brassica, abstente de aplicar la col en la piel. Realiza siempre una prueba de parche aplicando un trozo pequeño de hoja de col sobre la piel.

Además del dolor articular, las hojas de col también se utilizan para aliviar la congestión mamaria en madres lactantes. Si padeces ingurgitación mamaria, sigue los mismos pasos para aplicarte hojas de col en el pecho afectado. Asegúrate de que cubren las zonas afectadas, pero evita la zona del pezón.

## INSTRUCCIONES:

1| **Seleccionar y preparar las hojas de col:** elige hojas de col frescas, preferiblemente ecológicas, ya que están libres de pesticidas y productos químicos no deseados. Busca hojas flexibles y que no estén marchitas. Lava las hojas bajo el grifo para eliminar cualquier suciedad o impureza.

2| **Ablandar las hojas de col:** puedes poner las hojas directamente sobre la piel, pero se pueden hacer más flexibles introduciéndolas en agua hirviendo o en el microondas para conseguir ablandar las hojas de col. Llena una olla con agua suficiente para sumergir las hojas de col y llévala a ebullición. Deja las hojas de col en el agua hirviendo durante unos 2-3 minutos. Este paso adicional de escaldado hace que las hojas se adapten más fácilmente a la articulación y puede aumentar su eficacia. Una vez escaldadas, retira las hojas con cuidado utilizando unas pinzas y déjalas enfriar hasta que alcancen una temperatura agradable para su aplicación. Para liberar más jugos de la col, golpea cuidadosamente las hojas con un rodillo o un martillo para carne.

3| **Aplicar la venda de col:** coloca las hojas de col sobre la zona articular afectada, como la rodilla, el tobillo o el codo. Asegúrate de que las hojas cubren la articulación y la zona circundante donde sientes dolor. Coloca las hojas de modo que se solapen ligeramente para que quede todo bien cubierto. Para fijar las hojas de col en su sitio, cúbrelas con film transparente o una venda. Esto ayudará a mantenerlas en contacto con la piel. Evita apretar demasiado para permitir una óptima circulación y comodidad.

## DOSIS:

Aplica el vendaje de col durante al menos una hora, según tus preferencias y el nivel de dolor. Puedes repetir este tratamiento una vez al día o cuando sea necesario para obtener alivio. La cataplasma de col puede dejarse toda la noche para una mejoría prolongada.

# *Aceite infusionado con agujas de pino*

## *para reumatismo y dolor por artritis*

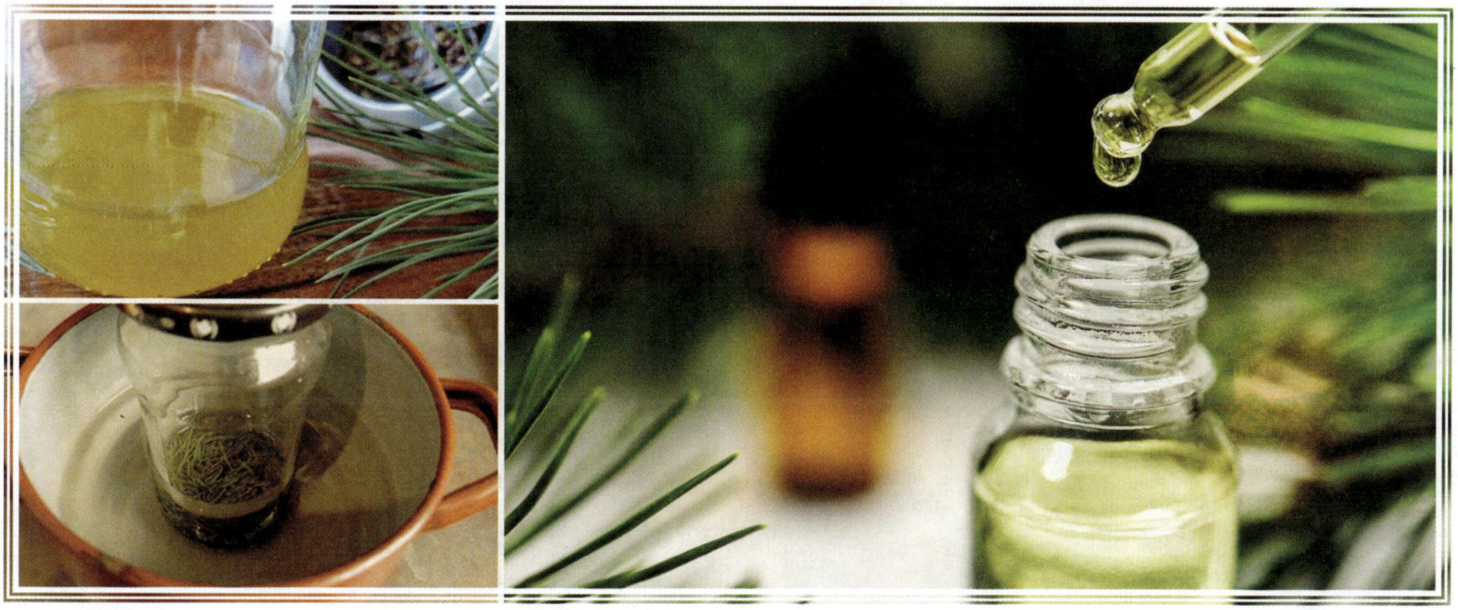

Las agujas de pino (*Pinus* spp.) son bien conocidas por sus usos tradicionales. Contienen compuestos como trementinas y pinenos, que tienen efectos antiinflamatorios y analgésicos, por lo que resultan beneficiosos para el reumatismo y la artritis. Al considerar el uso del pino con fines medicinales, es importante elegir la especie adecuada. No todas las especies de pino son adecuadas para el uso herbal, y algunas pueden ser tóxicas. He aquí unas cuantas especies comunes de pino consideradas generalmente seguras para aplicaciones herbarias y medicinales: Pino blanco oriental (*Pinus strobus*), pino silvestre (*Pinus sylvestris*) y pino ponderosa (*Pinus ponderosa*).

## INGREDIENTES:

- 1 taza de agujas de pino frescas (*Pinus* spp.)
- 1 taza de aceite portador (como aceite de oliva o de coco)

### *NOTAS:*

Realiza una prueba de parche antes de usarlo para comprobar si aparece alguna reacción alérgica. Si se produce irritación, interrumpe su uso.

Aunque las agujas de pino tienen propiedades medicinales y pueden utilizarse por vía tópica, ingerirlas puede suponer un riesgo.

Las agujas de pino contienen compuestos como trementinas y pinenos, que, consumidos en grandes cantidades, pueden irritar el aparato digestivo y las mucosas, provocando molestias estomacales, náuseas y una posible intoxicación.

## INSTRUCCIONES:

1 | **Recoger las agujas de pino:** recolecta agujas de pino frescas. Asegúrate de que están limpias y libres de residuos.

2 | **Preparar las agujas de pino:** lava bien las agujas de pino y sécalas a toquecitos con un paño limpio.

3 | **Machacar las agujas de pino:** utiliza un mortero para machacar suavemente las agujas de pino. Esto ayuda a liberar los aceites y compuestos esenciales.

4 | **Proceso de infusión:** en un tarro de cristal, introduce las agujas de pino machacadas. Añade el aceite portador sobre las agujas de pino, asegurándote de que quedan totalmente sumergidas. Cierra bien el tarro.

5 | **Método de infusión mediante la luz solar:** coloca el tarro en el alféizar de una ventana que reciba luz solar o en el exterior, en un lugar cona luz solar directa, durante unas 2-4 semanas. Esto permitirá que el aceite se infusione con las agujas de pino.

6 | **Agitar a diario:** agita suavemente el tarro todos los días para favorecer la correcta infusión.

7 | **Colar el aceite:** tras el periodo de infusión, utiliza un colador de malla fina o una estopilla para colar el aceite en un recipiente de cristal limpio. Etiqueta.

8 | **Almacenar:** guarda el aceite de agujas de pino en un lugar fresco y oscuro, dentro de un recipiente hermético.

## DOSIS:

Para uso tópico, aplica una pequeña cantidad del aceite en la zona afectada y masajea suavemente. Utilízalo según sea necesario.

# *Sales de baño de corteza de sauce*

## *para la inflamación*

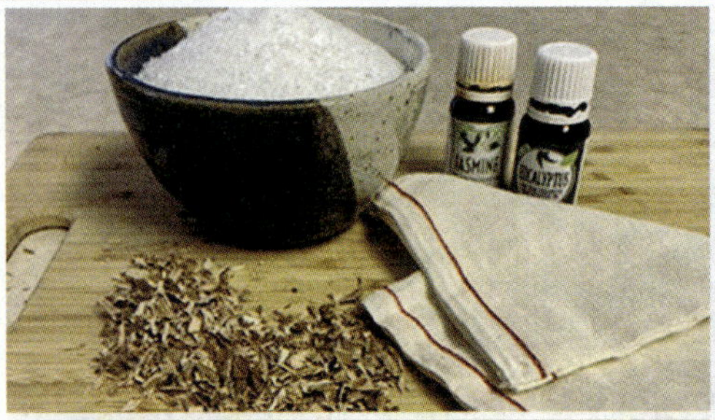

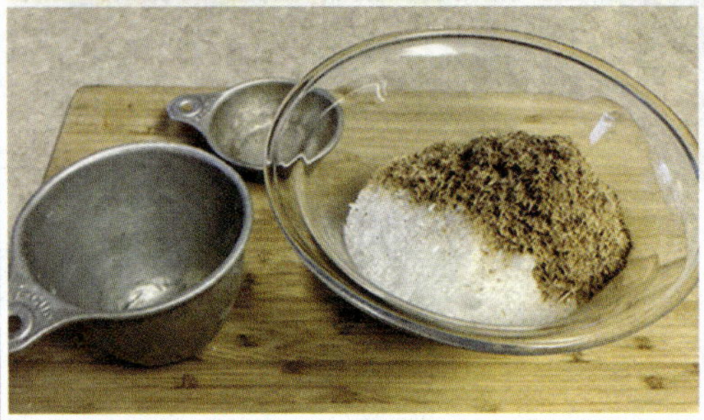

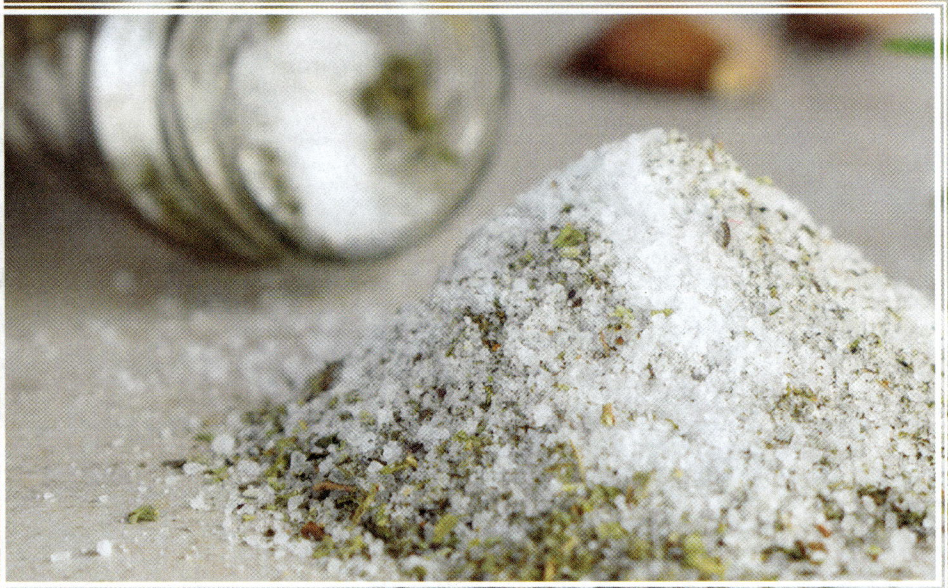

Recibe su nombre por el género *Salix*: la corteza de sauce contiene salicina, un precursor natural de la aspirina, conocida tradicionalmente por sus propiedades analgésicas y antiinflamatorias. Cuando se utiliza en sales de baño, la salicina alivia la tensión muscular y las molestias articulares al impregnar la piel mientras se disfruta de un baño relajante. Además, las sales de Epsom, ricas en magnesio y sulfato, complementan estos beneficios. El magnesio relaja los músculos, y el sulfato favorece los procesos de desintoxicación, proporcionando aún más alivio durante un baño caliente.

## INGREDIENTES:

- 1 taza de sales de Epsom (sulfato de magnesio)
- ½ taza de sal marina (cloruro sódico)
- ¼ taza de corteza de sauce seca y molida (*Salix alba*)
- 10-15 gotas de tu aceite esencial favorito (opcional, para fragancia)

### *NOTAS:*

Si tienes alergia a la aspirina o una sensibilidad conocida a los salicilatos, es aconsejable evitar el uso de sales de baño de corteza de sauce. La salicina es una forma natural de salicilato y puede causar reacciones adversas, como erupciones cutáneas. Consulta con un profesional sanitario si estás embarazada, en periodo de lactancia o tienes algún problema médico antes de utilizar este producto.

## INSTRUCCIONES:

1| **Preparar la corteza de sauce:** empieza moliendo finamente la corteza de sauce seca hasta convertirla en polvo. Para ello, puedes utilizar un molinillo de café o un mortero. Si no encuentras corteza de sauce seca, puedes comprar extracto de corteza de sauce y añadir unas gotas a la mezcla de sales de baño.

2| **Mezclar las sales:** en un cuenco, mezcla las sales de Epsom, la sal marina y la corteza de sauce molida. Asegúrate de mezclar bien para distribuir uniformemente la corteza de sauce.

3| **Añadir aceites esenciales:** si quieres añadir una fragancia agradable a estas sales de baño, añade de 10 a 15 gotas de tu aceite esencial favorito. El aceite esencial de lavanda o manzanilla complementa el aroma natural de la corteza de sauce. Mezcla el aceite esencial con las sales hasta que esté todo bien distribuido. Puedes personalizar la fragancia de tus sales de baño utilizando distintos aceites esenciales. Solo tienes que asegurarte de que son aptos para la piel.

4| **Almacena tus sales de baño:** pasa la mezcla a un tarro de cristal bien cerrado para conservar su frescura y aroma. Cuando tengas la ocasión de darte un baño relajante, dispón la mezcla de sal en una bolsa de muselina y cuélgala debajo del grifo o déjala flotar en la bañera.

## DOSIS:

Para un baño normal, añade aproximadamente de ¼ a ½ taza de estas sales de baño al agua caliente de la bañera. Sumérgete durante al menos 20-30 minutos para disfrutar de los efectos calmantes.

# Parches con el «Ibuprofeno»
## de la naturaleza

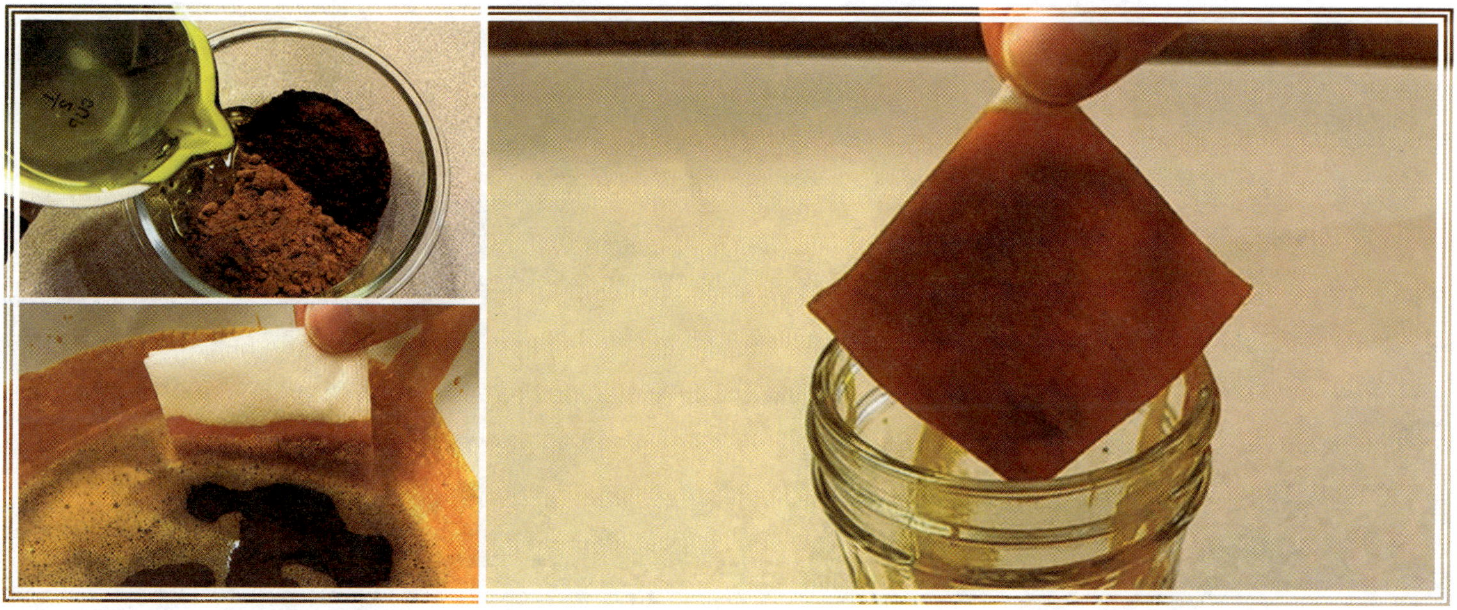

La pimienta de cayena (*Capsicum annuum*) y la cúrcuma (*Curcuma longa*) son famosas por sus propiedades antiinflamatorias. Al mezclarse con aceite de oliva y cera de abejas, conseguimos un parche calmante que puede ayudar a aliviar varios tipos de dolor, incluidos los musculares y articulares.

## INGREDIENTES Y MATERIALES:

- 3 cucharadas de cayena en polvo
- 3 cucharadas de cúrcuma
- ½ taza de aceite de oliva
- ½ taza de escamas de cera de abeja
- Gasas
- Cinta adhesiva de papel impermeable
- Tarros de cristal

### *NOTAS:*

Evita el contacto con los ojos y las mucosas. Evita utilizarlo sobre piel agrietada o irritada. Interrumpe su uso si se produce alguna reacción adversa. Lávate bien las manos después de manipular los parches.

Mantener fuera del alcance de los niños y los animales domésticos.

Consulta con un profesional sanitario antes de usarlo, especialmente si estás embarazada, en periodo de lactancia o tomando medicación.

## INSTRUCCIONES:

1 | **Mezclar los ingredientes:** mezcla la cayena en polvo y la cúrcuma con ½ taza de aceite de oliva en un cuenco mediano hasta que se hayan distribuido uniformemente.

2 | **Calentar la mezcla:** introduce el contenido bien mezclado en una olla pequeña o mediana. Caliéntalo a fuego medio durante unos minutos, pero sin que llegue a hervir. Añade ½ taza de escamas de cera de abeja en la mezcla que sigue al fuego y remueve hasta que se derritan uniformemente. Evita que los vapores entren en contacto con los ojos. Puedes tapar la olla, pero vigílala para evitar que se queme.

3 | **Sumerge los apósitos de gasa:** sumerge completamente las gasas en la mezcla caliente, luego colócalas en el tarro de cristal. No se pegarán una vez frías. Si es necesario, puedes enfriarlas antes sobre papel encerado.

4 | **Enfriar:** coloca el tarro de cristal (o el papel encerado) con las gasas en el frigorífico para que se enfríen durante al menos 30 minutos antes de utilizarlas. Los parches deben estar fríos al tacto cuando se vayan a usar.

5 | **Almacenar:** guarda siempre los parches en el frigorífico. También puedes guardar la mezcla restante pasándola a otro tarro de cristal y guardándola en el frigorífico. Se puede utilizar como pomada o crema, aplicando la mezcla con una cuchara sobre una venda o directamente sobre la piel.

6 | **Aplicar y usar:** una vez frío, coloca un parche en las zonas afectadas. Cubre el parche con cinta deportiva o con una venda grande o similar. Deja el parche puesto durante 1-2 horas, o toda la noche para un efecto prolongado.

## DOSIS:

Aplica el parche en la zona afectada según sea necesario para aliviar el dolor.

# Mezcla calmante de hierbas
## *para el dolor por fibromialgia*

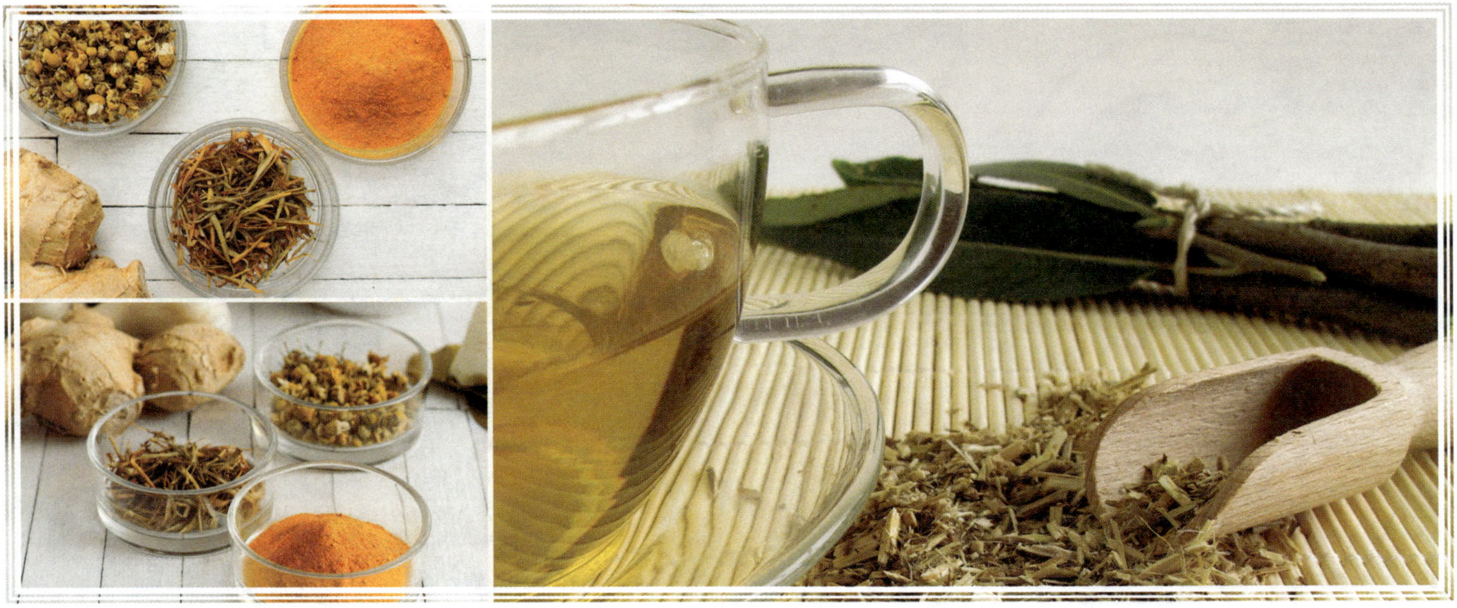

La fibromialgia es una enfermedad crónica caracterizada por dolor generalizado, sensibilidad y otros síntomas. Este remedio incorpora hierbas conocidas tradicionalmente por sus propiedades de apoyo para controlar el malestar, la inflamación y favorecer la relajación.

La cúrcuma tiene propiedades antiinflamatorias que ayudan a reducir el dolor y las molestias asociadas a la fibromialgia. El jengibre tiene propiedades antiinflamatorias y analgésicas, que pueden aliviar el dolor. La corteza de sauce blanco contiene salicina, un compuesto similar a la aspirina, que puede ayudar a controlar el dolor. La manzanilla tiene propiedades calmantes, que pueden ayudar con los aspectos psicológicos de la fibromialgia.

## INGREDIENTES:

- 1 cucharada de cúrcuma seca (*Curcuma longa*)
- 1 cucharada de jengibre seco (*Zingiber officinale*)
- 1 cucharada de corteza seca de sauce blanco (*Salix alba*) o 2 cucharaditas si se utiliza en polvo
- 1 cucharada de flores secas de manzanilla (*Matricaria chamomilla*)
- 4 tazas de agua

### *NOTAS:*

Realizar ejercicio regular, técnicas de control del estrés y mantener una dieta equilibrada complementa los tratamientos herbales y contribuye a mejorar la calidad de vida de las personas que padecen fibromialgia. Consulta con un profesional sanitario para un tratamiento integral de la fibromialgia.

## INSTRUCCIONES:

1| **Mezclar las hierbas:** combina las hierbas seleccionadas, que serán la base para tu mezcla de hierbas. Introduce todas las hierbas en una olla o cacerola.

2| **Añadir agua:** añade 4 tazas de agua en la olla con las hierbas para elaborar la decocción de hierbas. Pon la olla en el fuego y calienta a temperatura media-alta.

3| **Llevar a ebullición:** mientras se calienta la mezcla, espera a que empiece a hervir suavemente.

4| **Cocer a fuego lento:** cuando la mezcla rompa a hervir, baja el fuego y déjala cocer a fuego lento durante 15-20 minutos. Este proceso de cocción ayudará a extraer los compuestos medicinales de las hierbas.

5| **Colar la mezcla de hierbas:** retira la olla del fuego. Con un colador de malla fina o una estopilla, cuela el líquido en una taza o un tarro de cristal. Ya está lista tu decocción de hierbas.

6| **Disfrutar de la mezcla:** tu mezcla de decocción de hierbas calmantes para el dolor de la fibromialgia está lista para tomar.

## DOSIS:

Bebe 1 taza de esta mezcla de hierbas dos veces al día, preferiblemente por la mañana y antes de acostarte. Si prefieres una tintura, simplemente infusiona estas hierbas en un alcohol de 40 grados, como el vodka (consulta Tintura de mantenimiento de la movilidad para la artritis en el capítulo Apoyo herbal para la salud musculoesquelética).

# APOYO HERBAL
*para un sistema inmunitario sano*

Un sistema inmunitario fuerte es crucial para mantener la salud general. Actúa como mecanismo de defensa del organismo contra infecciones, enfermedades o agentes extraños. El sistema inmunitario está formado por varios componentes, como los glóbulos blancos, anticuerpos y tejidos linfoides, que trabajan en conjunto para identificar y neutralizar las amenazas.

**Consejos y remedios herbales para reforzar el sistema inmunitario:**

DIETA SANA:

Una dieta equilibrada rica en frutas, verduras, proteínas magras y cereales integrales proporciona las vitaminas y minerales esenciales necesarios para una correcta función inmunitaria. Entre los nutrientes clave están la vitamina C (presente en los cítricos), la vitamina D (procedente de la luz solar y de alimentos enriquecidos) y el zinc (que encontramos en frutos secos y semillas).

HIDRATACIÓN ADECUADA:

Mantenerse bien hidratado favorece los procesos naturales de desintoxicación del organismo y ayuda al sistema inmunitario a funcionar de forma óptima. Intenta beber al menos 8 vasos (2 l) de agua al día.

EJERCICIO REGULAR:

La actividad física favorece una buena circulación, que ayuda a las células inmunitarias a desplazarse por el cuerpo con mayor eficacia. Intenta realizar 150 minutos de ejercicio de intensidad moderada a la semana.

SUEÑO DE CALIDAD:

Un sueño de calidad es esencial para la salud inmunitaria. Procura dormir entre 7 y 9 horas cada noche para que tu cuerpo pueda repararse y regenerarse.

EVITA FUMAR Y BEBER ALCOHOL EN EXCESO:

Tanto el tabaco como el consumo excesivo de alcohol pueden debilitar el sistema inmunitario.

HIGIENE DE LAS MANOS:

Las buenas prácticas higiénicas, como lavarse las manos con regularidad y evitar un contacto estrecho con personas enfermas, ayudan a prevenir la propagación de infecciones.

EVITAR EL USO EXCESIVO DE ANTIBIÓTICOS:

Utiliza antibióticos solo cuando te los recete un profesional sanitario, ya que su uso excesivo puede debilitar la capacidad del sistema inmunitario para combatir las infecciones.

## APOYO HERBAL

### Equinácea (*Echinacea purpurea*)

Se cree que la equinácea estimula el sistema inmunitario y puede ayudar a reducir la gravedad y duración de los síntomas del resfriado. Utilízala como suplemento, té o tintura. No utilizar o hacerlo con precaución si tienes una enfermedad autoinmune.

### Astrágalo (*Astragalus membranaceus*)

El astrágalo es un adaptógeno que ayuda a mejorar la función inmunitaria y funciona como protector contra el estrés. Se utiliza a menudo en la medicina tradicional china y puede tomarse como suplemento, té o tintura. No utilizar o hacerlo con precaución si tienes una enfermedad autoinmune.

### Ajo (*Allium sativum*)

El ajo contiene compuestos con propiedades de refuerzo inmunitario. Incluye ajo fresco en tu dieta o toma suplementos de ajo.

### Ginseng (*Panax ginseng*)

El ginseng es un adaptógeno que puede mejorar las respuestas inmunitarias y ayudar al organismo a hacer frente al estrés. Utilízalo como suplemento o tintura.

### Cúrcuma (*Curcuma longa*)

La curcumina de la cúrcuma tiene efectos antiinflamatorios y antioxidantes que pueden favorecer la salud inmunitaria. Incorpora la cúrcuma a tus recetas o toma suplementos o tinturas de curcumina.

### Aceite de Orégano (*Origanum vulgare*)

El aceite de orégano tiene propiedades antimicrobianas y puede ayudar a reforzar la función inmunitaria. Puede tomarse como suplemento, pero con precaución, ya que es bastante potente.

### Setas

Ciertos hongos como el reishi, la cola de pavo, el cordyceps, la melena de león, el shiitake y el maitake contienen compuestos que favorecen la función inmunitaria. Puedes consumirlos como parte de tu dieta o como tintura de doble extracción.

### Saúco (*Sambucus nigra*)

El saúco se ha utilizado tradicionalmente para aliviar los síntomas del resfriado y la gripe. Está disponible como jarabe, extracto, tintura o suplemento.

### Raíz de regaliz (*Glycyrrhiza glabra*)

La raíz de regaliz tiene propiedades inmunomoduladoras y antivirales. Utilízala como suplemento o tisana.

!

Consulta a un profesional sanitario antes de utilizar los remedios de este libro, especialmente si estás embarazada, en período de lactancia, tomas medicación o padeces alguna enfermedad. El autor y el editor no asumen ninguna responsabilidad por los posibles efectos adversos. Se recomienda empezar con la dosis más pequeña para comprobar la respuesta y la tolerancia de tu organismo. Interrumpe su uso de manera inmediata si se produce algún efecto secundario.

Algunos de los nombres de los remedios solo tienen fines creativos. Estos preparados caseros no contienen ingredientes farmacéuticos, no son equivalentes a ningún tratamiento médico ni deben utilizarse como sustitutos de este.

# *Jarabe de bayas de saúco*

## *potenciador del sistema inmunitario*

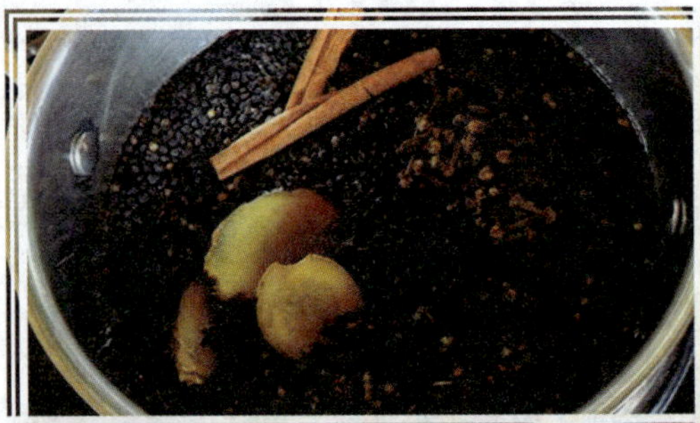

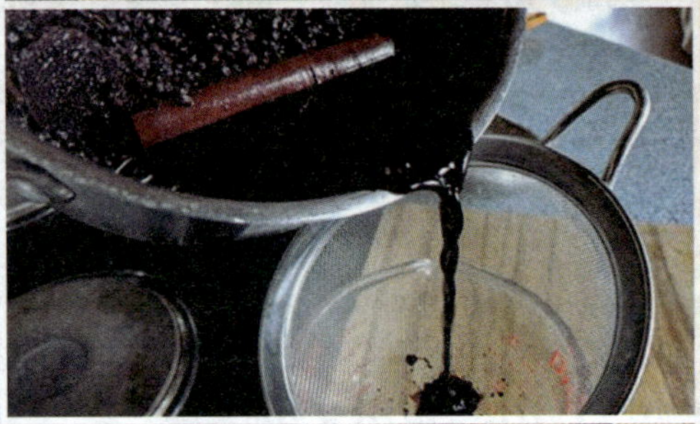

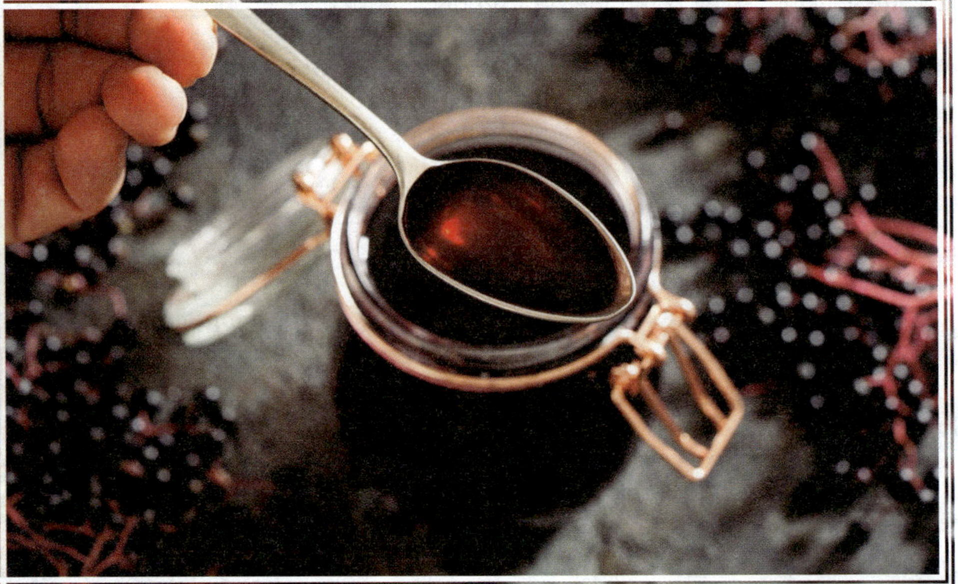

Las bayas de saúco son ricas en antioxidantes y se conocen tradicionalmente por sus propiedades antivirales de apoyo durante las temporadas de resfriados y gripe. Para los que busquen variaciones, hay un amplio margen para la creatividad con esta receta. Para mejorar la conservación, puedes aumentar el contenido de azúcar o introducir una pequeña cantidad de alcohol, como vodka o brandi. Además, puedes explorar un mundo de sabores incorporando diversas hierbas, extractos o aromatizantes. Por ejemplo, tu sirope puede tener un toque a limón o cítricos, o la reconfortante suavidad de la vaina de vainilla. Adaptando esta receta a tus preferencias, puedes elaborar un elixir único y delicioso que no solo va a reforzar tu salud inmunitaria, sino que también estará delicioso.

## INGREDIENTES:

- 1 taza de saúco negro seco (*Sambucus nigra*)
- 2 tazas de agua mineral
- 2 ramas de canela
- 1 cucharada de clavos enteros
- 3 rodajas de raíz de jengibre
- ½ taza de miel de origen local cruda

### *NOTAS:*

Nunca consumas bayas de saúco crudas o sin procesar, pues pueden causar síntomas de intoxicación por cianuro, como náuseas, vómitos, diarrea y, en casos graves, dificultad respiratoria.

Los niños y las personas con problemas de salud son especialmente susceptibles a estos efectos.

Asegúrate de identificar con precisión la baya del saúco negro (*Sambucus nigra*) y evita utilizar especies potencialmente tóxicas.

## INSTRUCCIONES:

1 | **Preparar las bayas de saúco:** enjuaga bien las bayas de saúco negras secas bajo el chorro de agua fría e introdúcelas en una olla mediana.

2 | **Hervir las bayas:** añade las 2 tazas de agua mineral a la olla con las bayas de saúco. Lleva la mezcla a ebullición y luego reduce a fuego lento. Déjalo cocer a fuego lento unos 30 minutos, hasta que el líquido se reduzca a la mitad.

3 | **Añadir especias:** cuando el líquido se haya reducido, añade a la olla las 2 ramas de canela, 1 cucharada de clavos enteros y 3 rodajas de raíz de jengibre. Sigue cociendo a fuego lento durante 20-30 minutos más.

4 | **Colar la mezcla:** retira la olla del fuego y deja que se enfríe unos minutos. A continuación, cuela el líquido con un colador de malla fina o una estopilla en un recipiente de cristal limpio. Retira los sólidos.

5 | **Añadir miel cruda:** cuando el líquido se haya enfriado a temperatura media, añade ½ taza de miel local cruda. Remueve hasta que la miel esté completamente disuelta. También puedes añadir un chorrito de zumo de limón para aumentar la vitamina C.

6 | **Almacenar:** pasa el sirope de saúco a un tarro de cristal con tapa. Guárdalo en el frigorífico. Etiqueta y fecha tu sirope de saúco para tenerlo como referencia.

## DOSIS:

Para apoyo inmunitario, los adultos pueden tomar 1 cucharada sopera diaria, mientras que los niños pueden tomar 1 cucharadita al día. Si tienes la sensación de que estás incubando algún virus o ya estás enfermo, puedes tomar la misma dosis cada 2-3 horas.

# Leche dorada con cúrcuma
## (antiinflamatoria)

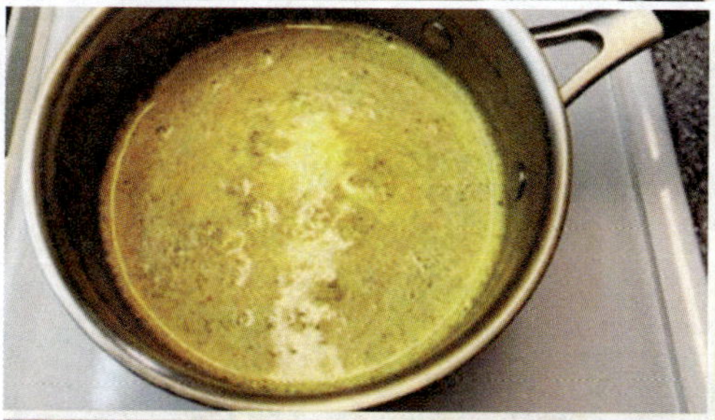

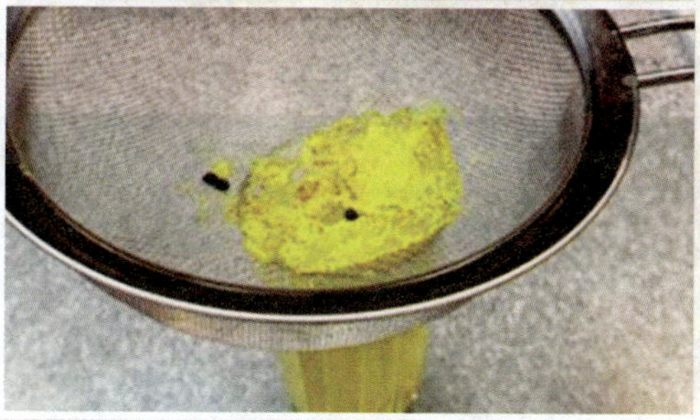

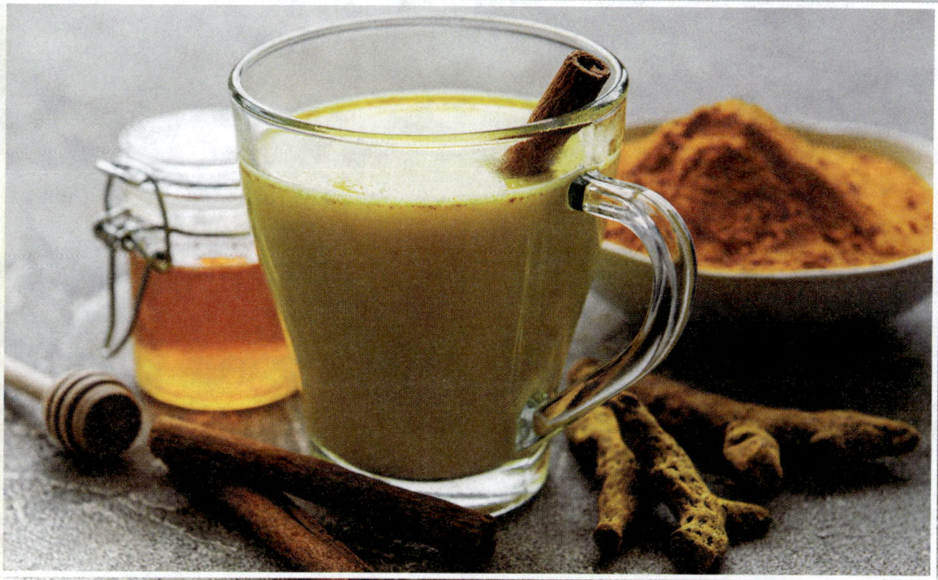

La leche dorada, también conocida como «Haldi Doodh» en la India, es un remedio herbal tradicional utilizado por sus propiedades antiinflamatorias. El ingrediente clave de esta receta es la cúrcuma, conocida científicamente como *Curcuma longa*. La cúrcuma contiene un compuesto activo llamado curcumina, estudiado por sus efectos antiinflamatorios.

## INGREDIENTES:

- 1 taza de leche entera
- ½ cucharadita de cúrcuma molida (*Curcuma longa*)
- ¼ cucharadita dc pimienta negra molida
- ½ cucharadita de miel (opcional)
- Una pizca de canela (*Cinnamomum verum*) para darle sabor (opcional)

### *NOTAS:*

Las personas con problemas de la vesícula biliar deben evitar el uso de cúrcuma. La cúrcuma puede empeorar los cálculos biliares u obstruir el conducto biliar.

No utilices cúrcuma si tienes problemas o enfermedades hepáticas, ya que puede agravar la afección. Además, esta hierba puede inhibir la absorción del hierro. Por tanto, también debe ser evitada por las personas con anemia ferropénica u otros problemas relacionados con el hierro.

## INSTRUCCIONES:

1 | **Calentar la leche:** empieza calentando en un cazo a fuego lento 1 taza de leche entera. No dejes que llegue a ebullición. Puedes sustituir la leche entera por bebida de almendras, de coco o cualquier otra bebida vegetal si tienes intolerancia a la lactosa o prefieres una opción sin lácteos.

2 | **Añadir la cúrcuma y la pimienta negra:** añade ½ cucharadita de cúrcuma molida y ¼ de cucharadita de pimienta negra molida a la leche. Remueve bien. Puedes utilizar raíz de cúrcuma fresca si puedes conseguirla. Ralla un trozo de 2.5 cm y añádelo a la leche para conseguir un sabor más intenso.

3 | **Cocer a fuego lento e infusionar:** cuece la mezcla a fuego lento durante unos 5 minutos, para que los sabores se integren y la cúrcuma se impregne en la leche. Si prefieres una consistencia más espesa, considera la posibilidad de añadir un toque de aceite de coco o nata para obtener una textura cremosa.

4 | **Endulzar:** si prefieres un sabor ligeramente dulce, añade ½ cucharadita de miel. Puedes utilizar sirope de arce, néctar de agave o el edulcorante que prefieras. Ajusta el nivel de dulzor a tu gusto. Algunas personas lo prefieren sin edulcorante.

5 | **Especias opcionales:** si lo deseas, espolvorea una pizca de canela para añadir sabor y aroma. Se puede utilizar nuez moscada, vainilla o cardamomo como alternativas a la canela para conseguir un perfil de sabor diferente. Experimenta con varias especias para encontrar tu combinación favorita.

6 | **Colar:** cuela la leche dorada en una taza para eliminar cualquier poso. Ten cuidado con las manchas, ya que la cúrcuma puede dejar marcas amarillas en las superficies y la ropa.

## DOSIS:

Bebe esta leche dorada de efecto calmante una vez al día, preferiblemente antes de acostarte, para aliviar la inflamación.

# *Sopa de «penicilina»*

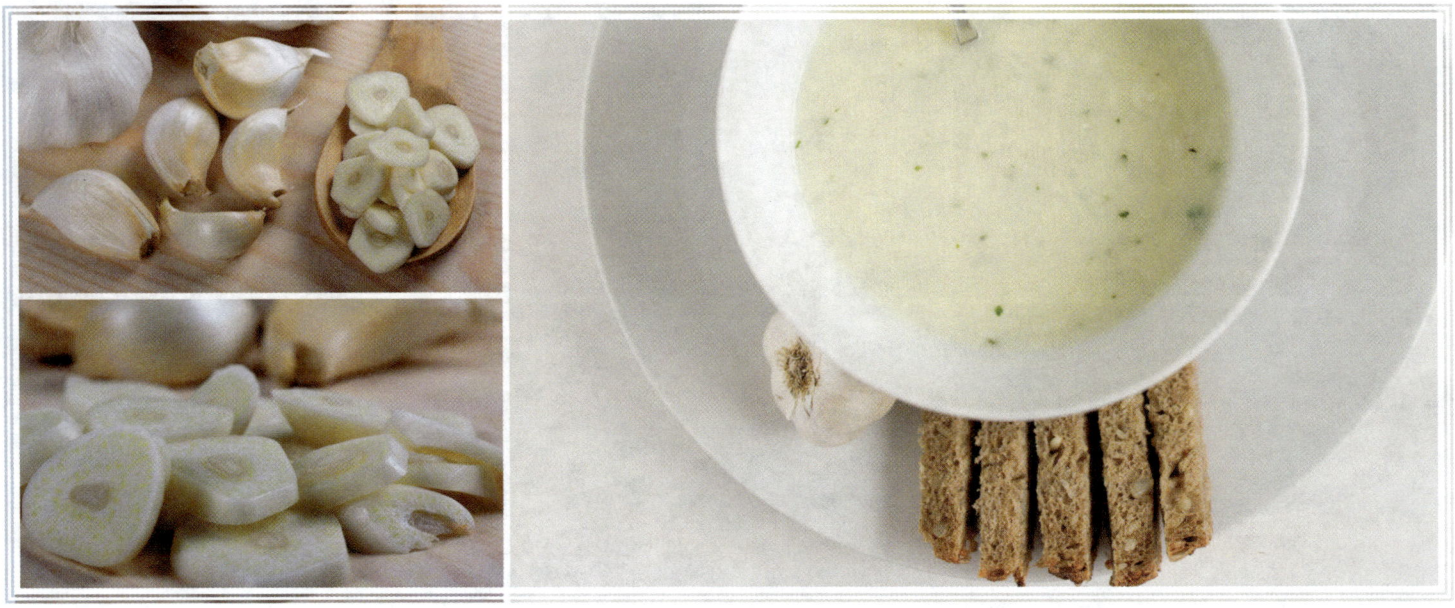

La sopa de «penicilina» debe su nombre a la comparación de sus propiedades terapéuticas con las de la penicilina, un antibiótico ampliamente utilizado. Sin embargo, en lugar de recurrir a los fármacos, esta sopa aprovecha las propiedades antibacterianas naturales del ajo. El ajo contiene alicina, un compuesto conocido por sus efectos antimicrobianos. Esta planta se ha valorado durante siglos por su capacidad para favorecer la función inmunitaria. En esta sopa, las cualidades beneficiosas del ajo se combinan con diferentes verduras para conseguir un plato nutritivo que no solo es sabroso, sino que también favorece la salud en general.

## INGREDIENTES:

- 50 dientes de ajo (*Allium sativum*), pelados y picados
- 4 cucharadas de aceite de oliva
- 6 tazas de caldo de verduras o de pollo
- 1 taza de zanahorias cortadas en dados
- 1 taza de apio cortado en dados
- 1 taza de cebolla picada
- 1 cucharadita de tomillo seco (*Thymus vulgaris*)
- Sal y pimienta al gusto
- Perejil fresco para decorar

*NOTAS:*

El ajo puede interactuar con ciertos medicamentos, sobre todo los anticoagulantes.

Consulta con tu médico si tienes dudas o padeces alguna enfermedad.

## INSTRUCCIONES:

1 | **Preparar los ingredientes:** pela y pica los 50 dientes de ajo. Corta en dados las zanahorias, el apio y pica la cebolla.

2 | **Saltear el ajo:** calienta el aceite de oliva en una olla grande a fuego medio. Añade el ajo picado y sofríelo durante 1-2 minutos hasta que desprenda aroma, con cuidado de no quemarlo.

3 | **Añadir las verduras:** añade a la olla las zanahorias, el apio y la cebolla cortados. Cuece otros 5 minutos hasta que las verduras se ablanden ligeramente.

4 | **Añadir el caldo y los condimentos:** añade el caldo de verduras. Incorpora tomillo seco, sal y pimienta al gusto.

5 | **Cocina la sopa a fuego lento:** lleva la sopa a ebullición, luego baja el fuego y déjala cocer a fuego lento durante 15-20 minutos hasta que las verduras estén tiernas y los sabores bien integrados.

6 | **Servir:** sirve la sopa de ajo en cuencos. Adorna con perejil fresco para darle más sabor y mejorar la presentación. Esta sopa se congela bien, así que puedes hacer mucha cantidad y guardarla para usarla más tarde.

## DOSIS:

Disfruta de un tazón de sopa de ajo siempre que te apetezca reforzar tu sistema inmunitario o tu bienestar durante la temporada de resfriados o gripe.

# *Tintura de equinácea y astrágalo*

## *para un sistema inmunitario fuerte*

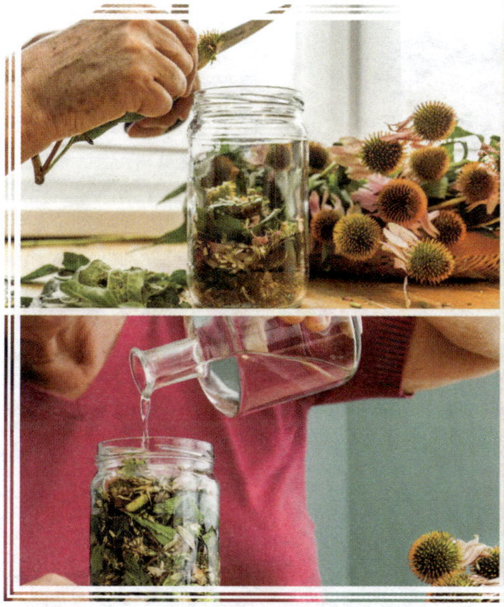

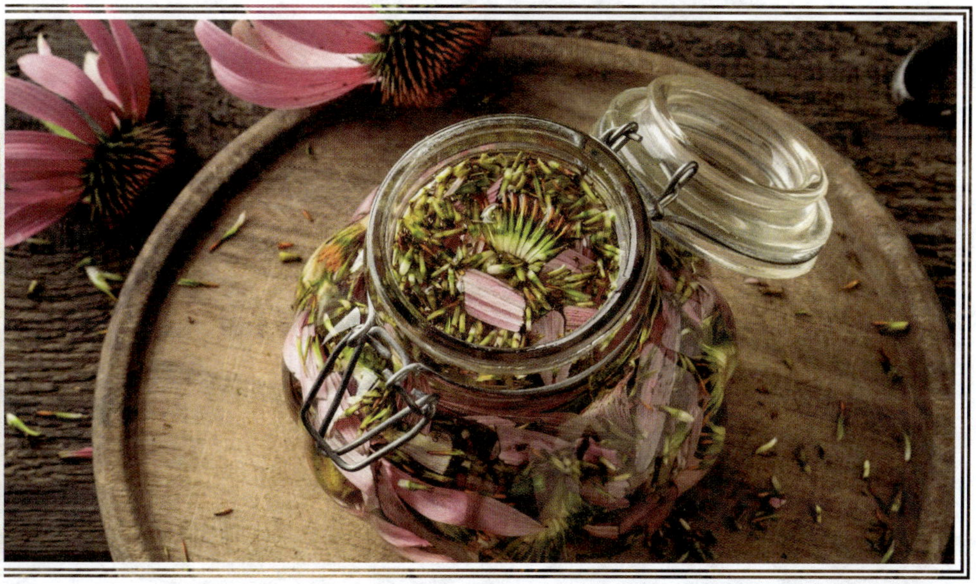

La equinácea y el astrágalo son dos hierbas con muy buena fama y conocidas tradicionalmente por sus propiedades de apoyo inmunitario. La equinácea se utiliza habitualmente para reforzar las defensas del organismo contra las infecciones y puede ayudar a reducir la gravedad y la duración de los resfriados y las afecciones respiratorias. El astrágalo se valora por su capacidad de mejorar el sistema inmunitario, favorecer la adaptabilidad a los factores estresantes y promover el bienestar a largo plazo. Juntos, el apoyo inmunitario inmediato de la equinácea y los beneficios a largo plazo del astrágalo crean una combinación sinérgica que puede ayudar a fortalecer el sistema inmunitario.

## INGREDIENTES:

- 1 parte de raíz seca de equinácea (*Echinacea purpurea*)
- 1 parte de raíz seca de astrágalo (*Astragalus membranaceus*)
- Vodka o alcohol de grano de 40 grados

### *NOTAS:*

La equinácea y el astrágalo son hierbas inmunoestimulantes, que pueden no ser adecuadas para personas con afecciones autoinmunes como artritis reumatoide, lupus o esclerosis múltiple.

Si padeces una enfermedad autoinmune, consulta a un profesional sanitario antes de utilizar estas hierbas. Las hierbas alternativas para equilibrar el sistema inmunitario y que resultan menos estimulantes son: la baya del saúco y el hongo cola de pavo.

## INSTRUCCIONES:

1 | **Preparación:** empieza midiendo las hierbas. Por ejemplo, si tomas 30 g de raíz de equinácea, también debes tomar 30 g de raíz de astrágalo.

2 | **Combinar las hierbas:** coloca las raíces secas de equinácea y astrágalo en un tarro de cristal. Asegúrate de que las hierbas estén finamente picadas o trituradas para lograr la máxima extracción. Llena el tarro hasta 1/3 de su capacidad con las hierbas.

3 | **Alcohol y hierbas:** añade suficiente alcohol en el tarro para que las hierbas queden cubiertas. Cierra el tarro con una tapa hermética.

4 | **Agitar y almacenar:** agita suavemente el tarro para asegurarte de que las hierbas estén bien saturadas. Guárdalo en un lugar fresco y oscuro durante unas 6-8 semanas. Agita el tarro a diario para favorecer la mezcla.

5 | **Colar:** tras el periodo de maceración, cuela la tintura a través de una estopilla en un recipiente limpio.

6 | **Embotellado:** utiliza un recipiente de cristal oscuro para guardar la tintura, ya que la protege de la luz, que puede degradar su potencia.

7 | **Almacenar:** guarda la tintura en un lugar fresco y oscuro para mantener su eficacia. Etiqueta con el nombre de la tintura y la fecha en que se hizo.

## DOSIS:

Toma 1-2 ml (aproximadamente 20-40 gotas) de la tintura en un vaso de agua 2-3 veces al día cuando sea necesario para conseguir un refuerzo inmunitario.

# Miel de hierbas
## *antiviral*

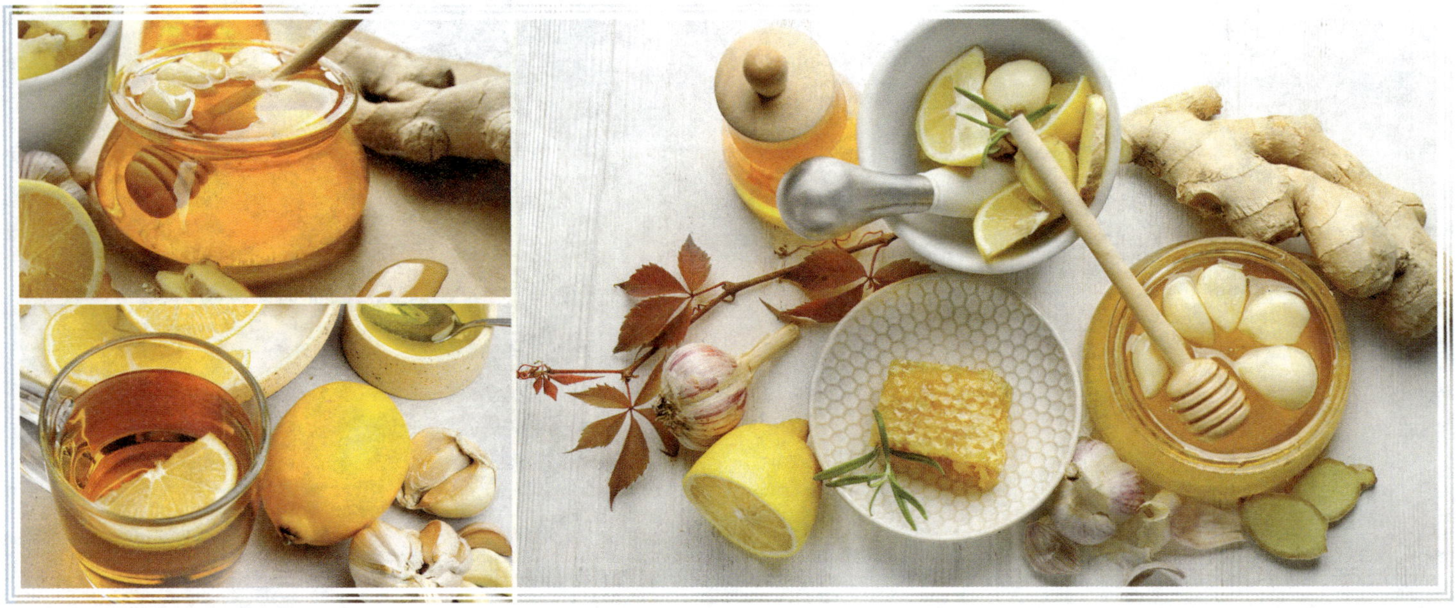

El ajo, el limón y la miel se han utilizado durante siglos por sus posibles propiedades de refuerzo inmunitario. El ajo contiene alicina, a la que se atribuyen efectos antimicrobianos y potenciadores del sistema inmunitario. Los limones son una fuente rica en vitamina C y antioxidantes, y la miel tiene antioxidantes naturales y propiedades calmantes. El jengibre contiene compuestos con propiedades antiinflamatorias, que pueden ayudar a reducir la inflamación en todo el organismo. Esto es especialmente beneficioso cuando se busca favorecer la salud general y el sistema inmunitario. Además, añade al elixir un sabor agradable y ligeramente picante.

## INGREDIENTES:

- 5-6 dientes de ajo fresco (*Allium sativum*)
- 1 limón
- 1 taza de miel cruda
- 1 trozo pequeño de jengibre fresco (*Zingiber officinale*)

*NOTAS:*

No des miel ni elixires a base de miel a bebés menores de 1 año debido al riesgo de botulismo.

Si tienes alergia al ajo, al limón, al jengibre o a la miel, consulta a un profesional sanitario antes de utilizar este elixir.

Puedes añadir una cucharadita de este remedio al agua caliente o a una tisana para obtener una bebida calmante.

## INSTRUCCIONES:

1| **Preparar el ajo:** pela y pica finamente los dientes de ajo.
2| **Preparar el limón:** lava bien el limón y córtalo en rodajas.
3| **Preparar el jengibre:** pela y pica finamente el trocito de jengibre.
4| **Mezclar los ingredientes:** en un tarro de cristal limpio, mezcla el ajo picado, las rodajas de limón y el jengibre.
5| **Añadir miel:** vierte la miel cruda sobre la mezcla de ajo, limón y jengibre.
6| **Infusionar:** remueve bien la mezcla hasta que todos los ingredientes estén bien recubiertos de miel. Cierra el tarro de cristal con una tapa y deja que la mezcla infusione durante al menos 3-4 días. Si dejas que el elixir infusione durante más tiempo, se intensificarán los sabores y los posibles beneficios para la salud. Puede dejarse a temperatura ambiente durante este tiempo.
7| **Colar:** tras el periodo de infusión, cuela el elixir para separar el líquido de los trozos de ajo, limón y jengibre. Guarda el líquido en un recipiente limpio y hermético.

## DOSIS:

Toma 1-2 cucharaditas del elixir al día, especialmente durante la temporada de gripe y resfriados, para reforzar tu sistema inmunitario.

# Mezcla de setas
## *para fortalecer la inmunidad*

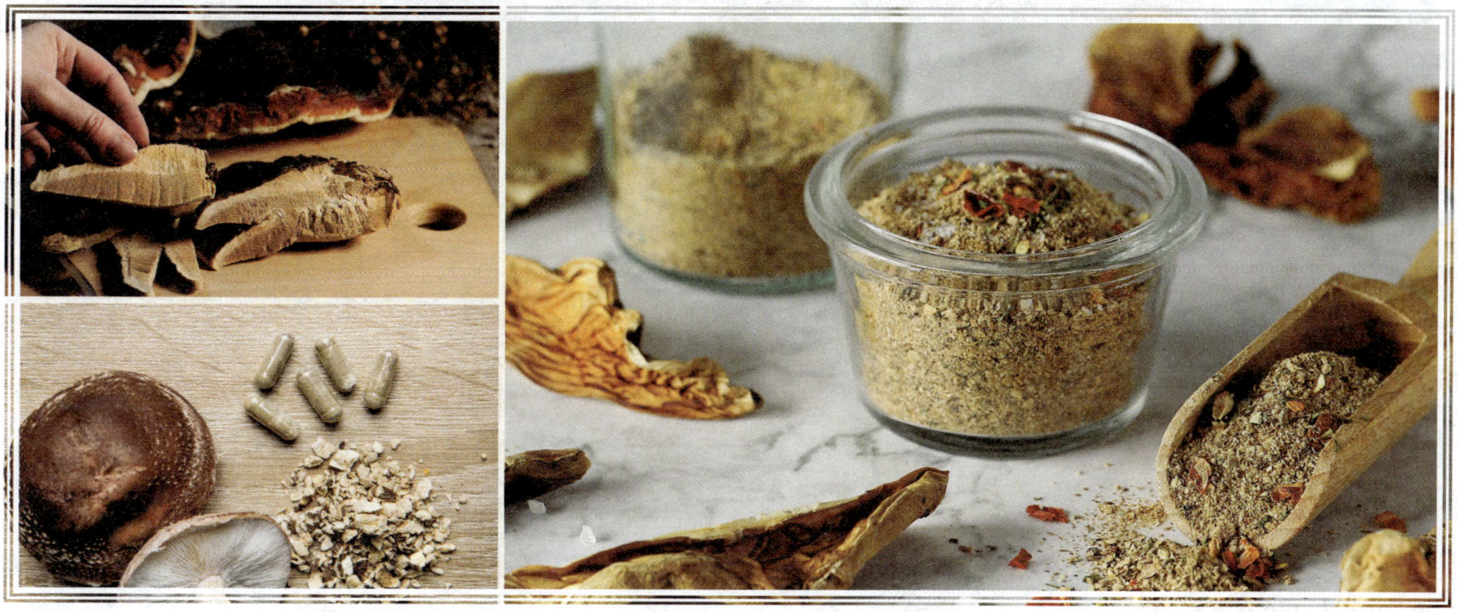

Esta mezcla de hongos para la inmunidad incorpora tres tipos clave, cada uno de ellos famoso por sus propiedades de refuerzo inmunológico.

Los hongos reishi son antivirales y contienen compuestos que estimulan la producción de glóbulos blancos y reducen el estrés oxidativo. Las setas shiitake son ricas en lentinano y betaglucanos, que mejoran la respuesta inmunitaria y aportan nutrientes esenciales. Las setas maitake proporcionan betaglucanos inmunomoduladores y antioxidantes que combaten la inflamación y favorecen la función inmunitaria. Esta mezcla combina estas poderosas variedades de hongos para crear una potente sinergia de compuestos potenciadores del sistema inmunitario, lo que la convierte en un valioso complemento para tu rutina diaria de bienestar.

## INGREDIENTES:

- 2 cucharadas soperas de setas reishi secas (*Ganoderma lucidum*)
- 2 cucharadas soperas de setas shiitake secas (*Lentinula edodes*)
- 2 cucharadas soperas de setas maitake secas (*Grifola frondosa*)

### *NOTAS:*

Si estás embarazada, en período de lactancia o padeces alguna enfermedad, consulta a tu médico antes de utilizar esta mezcla.

Interrumpe su uso y acude al médico si experimentas alguna reacción adversa.

Para añadir un toque picante extra a tu mezcla inmunoestimulante, añade copos de chile.

## INSTRUCCIONES:

1 | **Preparar las setas:** empieza por conseguir las setas reishi, shiitake y maitake secas. Asegúrate de que estén limpias y sin residuos. Si compras las setas, es esencial que adquieras setas deshidratadas ecológicas de alta calidad para obtener el mejor resultado.

2 | **Moler las setas:** tritura cada tipo de seta individualmente hasta obtener un polvo fino mediante un molinillo de café limpio. Asegúrate de que queden muy finamente molidas.

3 | **Combina los polvos de setas:** en un cuenco, mezcla las setas reishi, shiitake y maitake en polvo. Mézclalos bien para elaborar tu mezcla de setas para la inmunidad.

4 | **Guardar la mezcla:** pasa la mezcla a un recipiente hermético, preferiblemente un tarro de cristal, y guárdala en un lugar fresco y oscuro.

5 | **Servir:** puedes incorporar esta mezcla de setas a batidos, sopas, café, o espolvorearla sobre tus comidas para añadir un toque de refuerzo inmunitario.

## DOSIS:

Toma de ½ a 1 cucharadita de la mezcla de setas para la inmunidad al día, mezclada con tu bebida o comida favorita.

# Té inmunitario

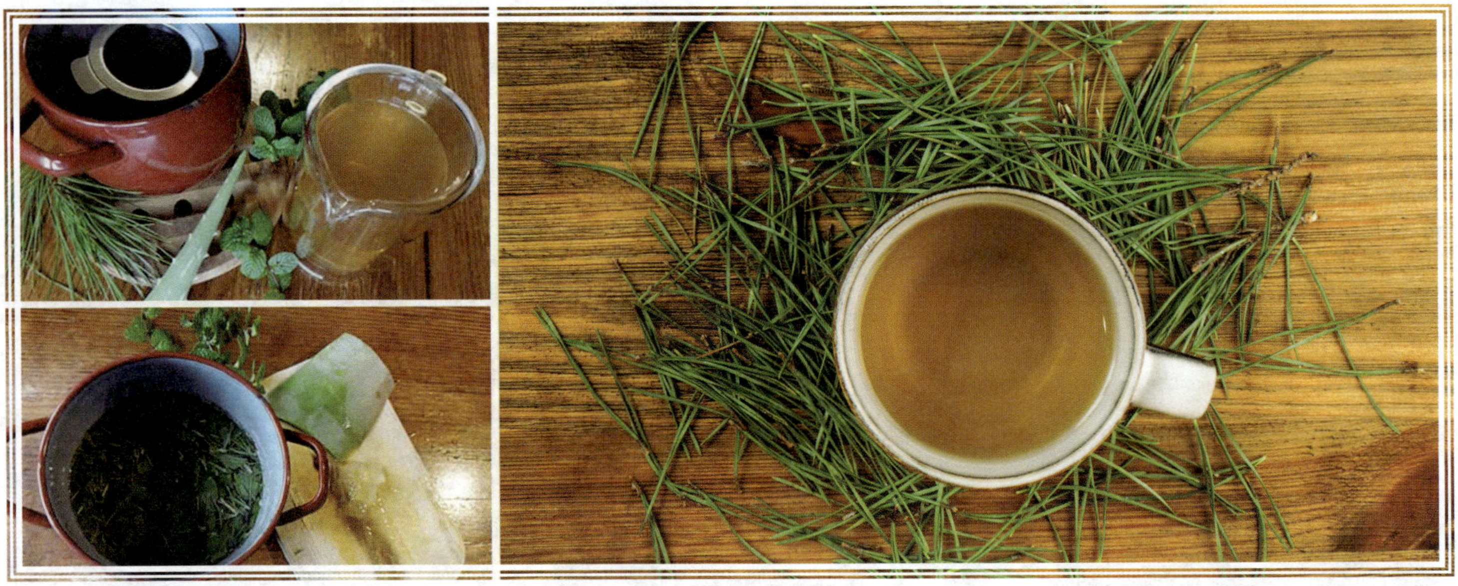

Esta receta explora la sinergia del aloe vera, las agujas de pino, la menta y el romero, todos ellos con propiedades únicas que contribuyen a un sistema inmunitario sano.

El aloe vera, aunque opcional, ofrece cualidades calmantes y antiinflamatorias, favoreciendo el bienestar general. Las agujas de pino frescas o secas proporcionan una fuente rica en vitamina C, un nutriente vital conocido por su potencial de refuerzo inmunitario. La menta añade un elemento refrescante a la mezcla, al tiempo que aporta beneficios antimicrobianos y digestivos. El romero, con su sabor potente, aporta antioxidantes y propiedades antiinflamatorias a la mezcla, potenciando las propiedades de apoyo inmunitario de este té. Al combinar estas hierbas en este té inmunológico, conseguimos un sabroso elixir que ayuda a tu organismo a afrontar los retos diarios con vitalidad y fuerza.

## INGREDIENTES:

- 1 cucharada de gel de aloe vera (opcional)
- 1 cucharada de agujas de pino frescas (*Pinus* spp.) o 1 cucharadita de agujas de pino secas
- 1 cucharada de menta fresca (*Mentha* spp.) o 1 cucharadita de menta seca
- 1 cucharada de romero fresco (*Rosmarinus officinalis*) o 1 cucharadita de hojas de romero secas

### *NOTAS:*

La elección de la especie de pino puede variar, y es importante que te asegures de seleccionar una especie de pino segura y apta para el consumo.

Aunque muchas especies de pino son comestibles y tienen contenido en vitamina C, las especies más utilizadas con fines culinarios y herbolarios son el pino blanco oriental (*Pinus strobus*) y el pino silvestre (*Pinus sylvestris*).

## INSTRUCCIONES:

1 | **Preparar las hierbas:** si utilizas agujas de pino, menta y romero frescas, pícalas finamente o tritúralas para que liberen sus compuestos aromáticos. Si utilizas hierbas secas, machácalas ligeramente en un mortero para potenciar su sabor. * Si vas a recolectar las agujas de pino, asegúrate de que procedan de un árbol que no haya sido tratado con pesticidas u otros productos químicos.

2 | **Hervir el agua:** pon a hervir 2 tazas de agua en una olla.

3 | **Infusionar las hierbas:** añadir las agujas de pino frescas o secas, la menta y el romero al agua hirviendo. Reduce el calor a fuego lento y deja que las hierbas se infusionen durante unos 5-7 minutos. Ajusta la intensidad del té variando la cantidad de hierbas secas o el tiempo de infusión según tu gusto.

4 | **Colar el té:** después de dejarlo reposar, cuela el té para eliminar las partículas herbales, dejando un líquido sin posos.

5 | **Añadir el aloe vera (opcional):** si lo deseas, añade 1 cucharada de gel de aloe vera a la infusión colada. Remueve bien para combinar.

## DOSIS:

Consume 1 o 2 tazas diarias de este té cargado de propiedades para reforzar tu sistema inmunitario. Se disfruta mejor caliente.

# *Infusión de raíces*
## *antiinflamatoria*

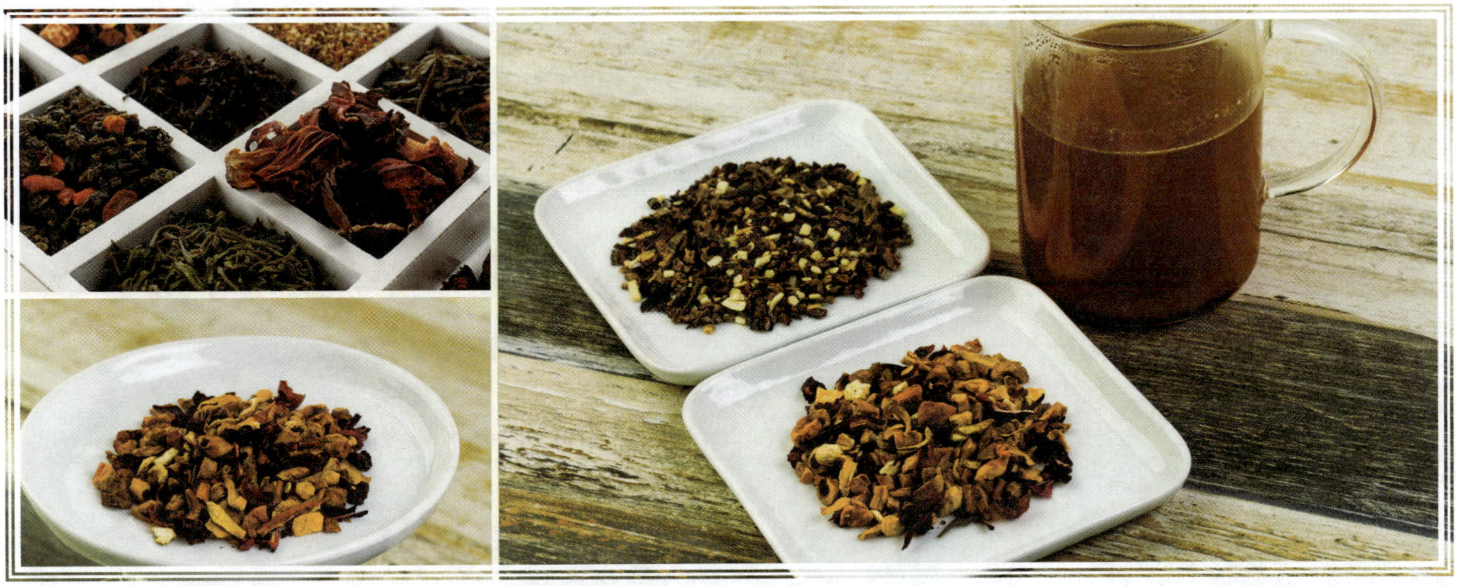

Esta mezcla de infusiones es una deliciosa combinación diseñada para reforzar tu sistema inmunitario. La cúrcuma, célebre por sus beneficios antiinflamatorios y antioxidantes, actúa sinérgicamente con el jengibre, conocido por sus propiedades antiinflamatorias y de refuerzo inmunitario. La caléndula contribuye a la mezcla con sus efectos calmantes y antiinflamatorios, mejorando el apoyo inmunitario general. La canela no solo añade un toque de sabor delicioso, sino que también aporta propiedades antioxidantes que favorecen un sistema inmunitario sano. El rooibos, rico en antioxidantes, constituye una base calmante para esta armoniosa infusión de hierbas, proporcionando una opción suave y sin cafeína para el bienestar inmunitario.

## INGREDIENTES:

- 1 cucharadita de cúrcuma molida (*Curcuma longa*)
- 1 cucharadita de jengibre fresco, cortado en rodajas (*Zingiber officinale*)
- 1 cucharadita de pétalos secos de caléndula (*Calendula officinalis*)
- 1 cucharadita de rooibos seco (*Aspalathus linearis*)
- 1 rama de canela (o ½ cucharadita de canela molida)
- 1 vaso de agua

### *NOTAS:*

Cuando vayas a utilizar esta tisana, ten en cuenta las posibles reacciones alérgicas y consulta a un profesional sanitario si estás embarazada, en periodo de lactancia o tienes problemas de hígado o vesícula biliar.

La cúrcuma puede causar molestias estomacales o empeorar los problemas de vesícula biliar, el jengibre puede aumentar el riesgo de hemorragia y la caléndula deben evitarla aquellas personas con alergia a las plantas de la familia *Asteraceae*.

## INSTRUCCIONES:

1 | **Hervir el agua:** empieza poniendo a hervir 1 taza de agua en una tetera u olla.

2 | **Añadir las hierbas:** cuando el agua llegue a ebullición, incorpora al agua hirviendo 1 cucharadita de cúrcuma molida, 1 cucharadita de jengibre fresco cortado en rodajas, 1 cucharadita de pétalos secos de caléndula, una rama de canela (o ½ cucharadita de canela molida) y 1 cucharadita de rooibos seco. Si prefieres una versión con cafeína, considera sustituir el rooibos por té verde en la receta. Esto añade un suave toque de cafeína junto con los beneficios antioxidantes del té verde. Ajusta el tiempo de infusión según tus preferencias para el té verde y disfruta del punto energizante de esta mezcla de apoyo inmunitario.

3 | **Infusionar:** deja reposar la mezcla de hierbas en el agua hirviendo durante 7-10 minutos. En este paso se extraen los compuestos beneficiosos de las hierbas.

4 | **Colar:** tras el periodo de infusión, cuela el té en una taza utilizando un colador de malla fina o un infusor de té. Esto ayuda a eliminar las partículas sólidas de las hierbas, dejando un líquido agradable y sabroso. Endúlzalo con miel cruda o un chorrito de leche de almendras para darle más sabor.

## DOSIS:

Saborea 1 taza de esta tisana al día. Ajusta la frecuencia según tus preferencias y siempre consulta con tu médico si tienes problemas de salud específicos.

# Pomada dorada
## *antiinflamatoria*

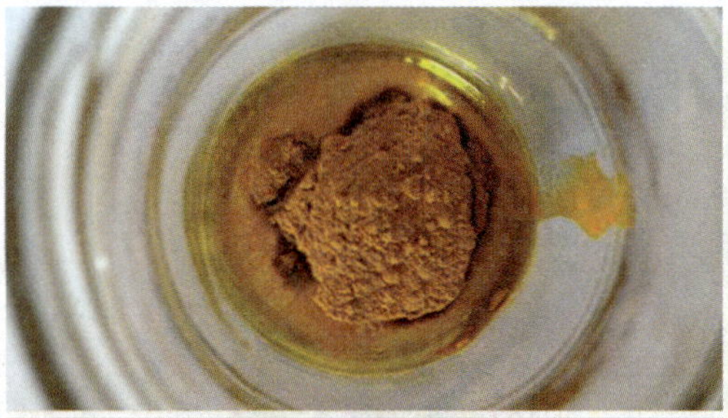

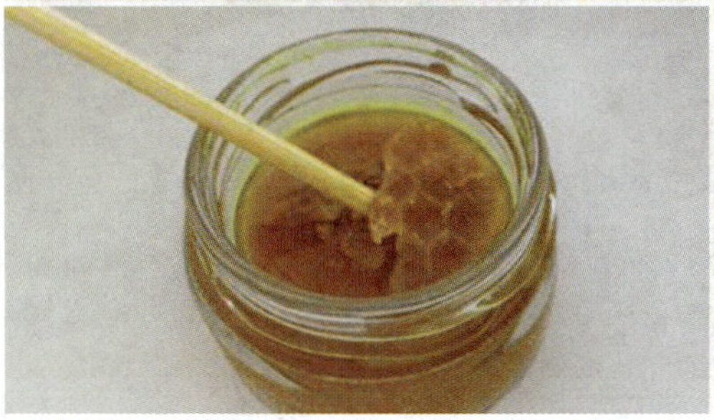

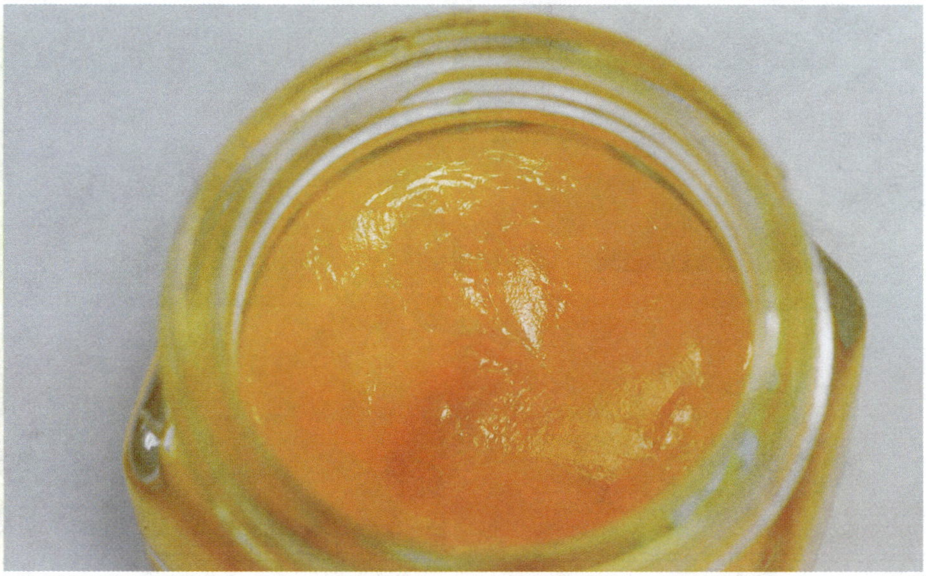

La cúrcuma es una potente hierba conocida por sus propiedades antiinflamatorias. Esta pomada dorada combina los beneficios de la cúrcuma con las propiedades calmantes de los aceites vehiculares y los efectos nutritivos para la piel de la cera de abeja. La aplicación tópica de la pomada permite que la piel absorba directamente los compuestos beneficiosos. La piel, al ser el órgano más grande del cuerpo, desempeña un papel crucial en la defensa inmunitaria. Al favorecer la salud de la piel y reducir la inflamación localmente, la pomada ayuda indirectamente al sistema inmunitario general.

## INGREDIENTES:

- 6 cucharaditas de cúrcuma seca en polvo (*Curcuma longa*)
- 8 cucharadas soperas de aceite portador ecológico (aceite de oliva o una mezcla de diferentes aceites vegetales)
- 28 g de cera de abejas

*NOTAS:*

Realiza una prueba de parche antes de su uso generalizado para comprobar si aparece alguna reacción alérgica.

Evitar el contacto con los ojos, las mucosas y la piel agrietada.

Consulta con un profesional sanitario si estás embarazada, en periodo de lactancia o bajo supervisión médica.

Interrumpe su uso si se observa irritación.

## INSTRUCCIONES:

1 | **Infusión de cúrcuma:** combina 6 cucharaditas de cúrcuma seca en polvo con 8 cucharadas del aceite portador ecológico que hayas elegido en un cuenco resistente al calor. Calienta suavemente para infusionar el aceite con la cúrcuma.

2 | **Colar:** una vez caliente, cuela el aceite infusionado con cúrcuma utilizando un colador de malla fina o una estopilla para eliminar cualquier partícula sólida (este paso es necesario para la cúrcuma fresca rallada, pero puedes omitirlo si utilizas cúrcuma en polvo).

3 | **Fundir la cera de abejas:** en otro recipiente resistente al calor, derrite 28 g de cera de abeja al baño maría (preferiblemente) o en el microondas.

4 | **Combinar los ingredientes:** añade poco a poco el aceite infusionado con cúrcuma a la cera de abejas, removiendo continuamente para lograr una incorporación uniforme.

5 | **Dejar enfriar:** retira la mezcla del fuego y déjala enfriar un poco antes de pasarla a tarros o botes limpios y esterilizados.

6 | **Solidificación:** deja que la pomada se solidifique completamente antes de cerrar los recipientes. Etiqueta.

7 | **Almacenar de manera adecuada:** guarda la pomada en un lugar fresco y oscuro para prolongar su vida útil.

## DOSIS:

Aplica una pequeña cantidad de pomada dorada por vía tópica en la zona afectada, masajeando suavemente hasta que se absorba. Repítelo 2-3 veces al día, o según necesites un poco de alivio.

# *Quinina*
## *casera*

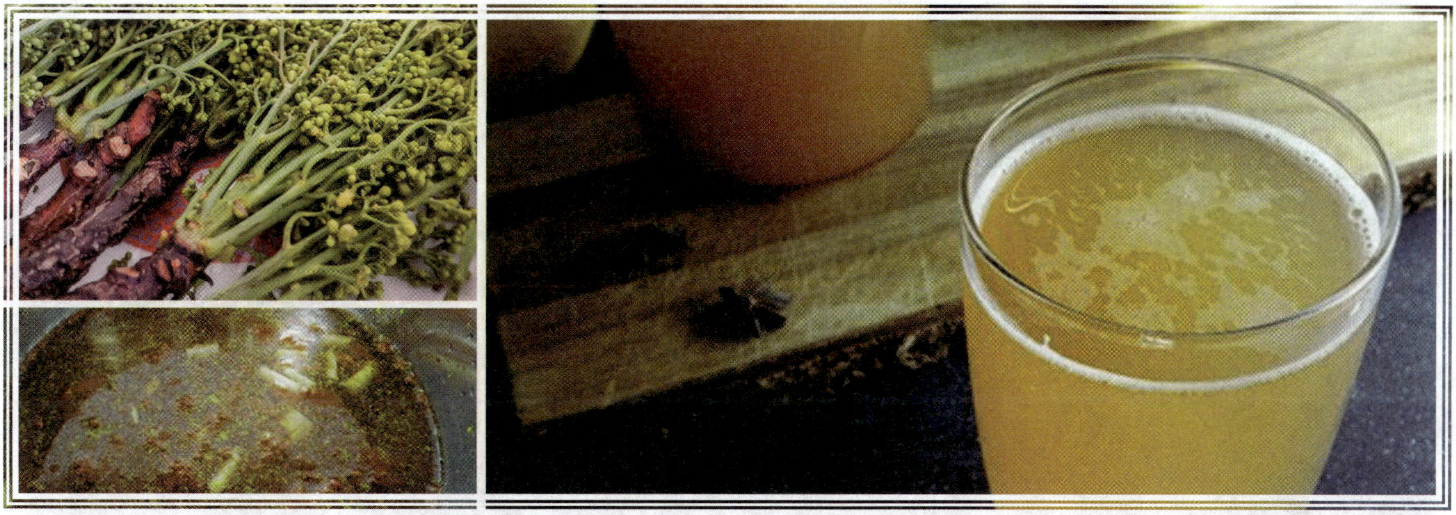

Esta receta combina una variedad de ingredientes sabrosos y cargados de beneficios, lo que la hace tan saludable como agradable. La quinina, derivada de la corteza del árbol de la quina, se ha utilizado tradicionalmente por sus posibles propiedades de apoyo inmunitario. La corteza del árbol de la quina contiene alcaloides de la quinina, como la quinina y la cinconidina, a los que se atribuyen efectos inmunoestimulantes. La quinina (en dosis mayores) se sigue utilizando para el tratamiento de la malaria, a menudo junto con otros medicamentos.

## INGREDIENTES:

- 4 tazas de agua filtrada
- 2 cucharaditas de corteza de quino en polvo
- Ralladura de 1 naranja
- Ralladura de 2 limones
- 2 vainas de anís estrellado
- 1 tallo de limoncillo
- 2 cucharadas de ácido cítrico
- 1 cucharadita de cilantro en polvo (o 1 ¼ cucharadita de semillas de cilantro)
- 10 gotas de estevia líquida
- Agua o agua con gas (para mezclar una vez preparada la mezcla de quinina)

*NOTAS:*

Ten en cuenta que, aunque los preparados caseros no estén tan estandarizados como los productos farmacéuticos, puedes hacer un sencillo tónico de quinina en casa. Consulta con un profesional sanitario antes de usar quinina, ya que tiene muchos posibles (y algunos, graves) efectos secundarios. No lo utilices si padeces miastenia grave.

## INSTRUCCIONES:

1 | **Infusionar la corteza de quino:** en un cazo, mezcla 4 tazas de agua filtrada con 2 cucharaditas de corteza de quino en polvo.

2 | **Añadir ralladura aromática y especias:** introduce en la mezcla la ralladura de 1 naranja, la ralladura de 2 limones, 2 vainas de anís estrellado y 1 tallo de limoncillo. Añade 2 cucharadas soperas de ácido cítrico para aumentar la acidez de la bebida tónica.

3 | **Cocer a fuego lento para infusionar los sabores:** lleva la mezcla a ebullición suave, luego reduce el fuego y cuece a fuego lento durante 15-20 minutos, dejando que se mezclen los sabores. Retíralo del fuego y déjalo enfriar a temperatura ambiente.

4 | **Proceso de maduración:** vierte la mezcla de quinina en un recipiente, preferiblemente un tarro de cristal con una tapa bien ajustada. Guárdalo en el frigorífico durante 72 horas, agitando suavemente unas cuantas veces al día. Este paso permite que la infusión se intensifique, realzando el sabor y la potencia generales de la tónica.

5 | **Colar:** tras el periodo de infusión, vierte la mezcla infusionada a través de un colador y de una estopilla, dejando pasar el líquido y recogiendo los sólidos restantes.

6 | **Endulzar con estevia:** añade 10 gotas de estevia líquida para endulzar el tónico de forma natural.

7 | **Mezclar bien:** remueve bien el preparado para que se mezclen bien todos los ingredientes.

8 | **Servir:** para darle un toque refrescante, mezcla la tónica de quinina con agua o agua con gas para crear una bebida revitalizante (1 parte de quinina por 2 partes de agua o agua con gas). Puedes conservar el tónico en un recipiente hermético en el frigorífico hasta un mes.

## DOSIS:

Toma 1-2 cucharadas del tónico casero de quinina para favorecer el apoyo inmunitario tras consultar con un profesional sanitario. En general, se considera seguro en esta dosis, pero es mejor consultar antes.

# Zumo potenciador
## *de glóbulos blancos*

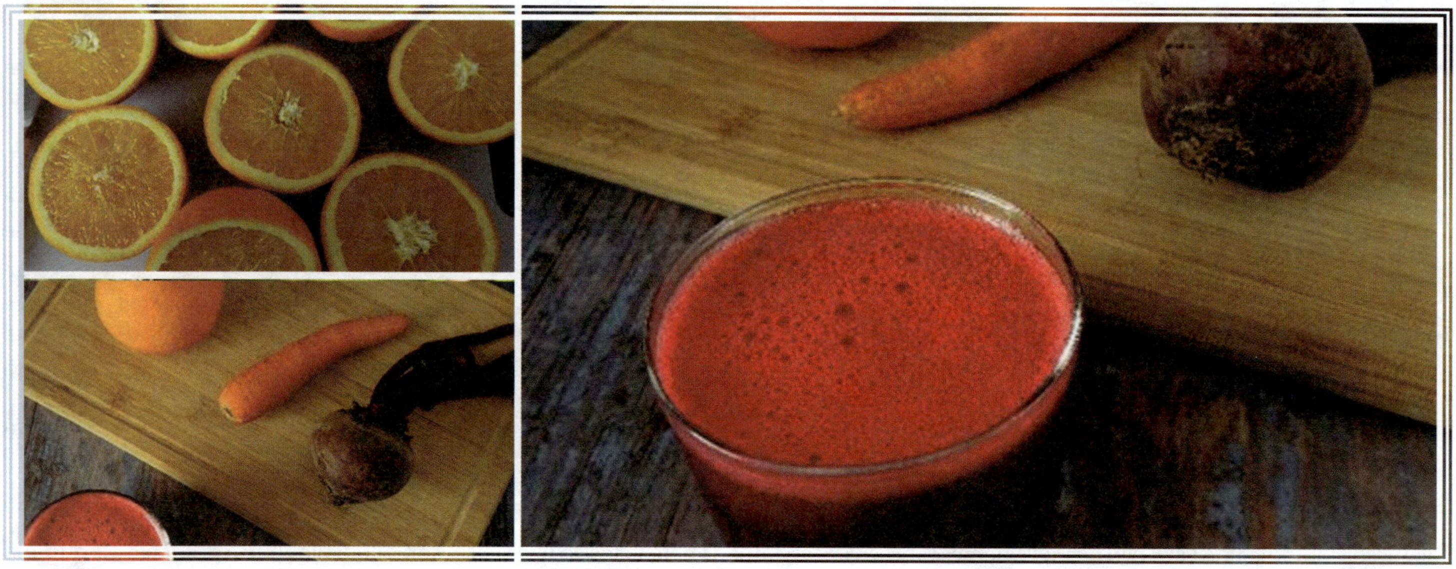

Las zanahorias y las remolachas son ricas en antioxidantes, vitaminas y minerales, como la vitamina C, la vitamina A y el potasio, que favorecen la función inmunitaria general. Estas verduras también contienen fitonutrientes como el betacaroteno y las betalaínas, que han demostrado tener propiedades para el refuerzo inmunitario y pueden ayudar a aumentar la producción de glóbulos blancos, mejorando así la capacidad del organismo para combatir infecciones y enfermedades. Además, el perejil es una buena fuente de vitamina C y vitamina K, así como de flavonoides y antioxidantes, que contribuyen aún más a la salud inmunitaria.

Añadir extracto de astrágalo (*Astragalus membranaceus*) o de equinácea (*Echinacea purpurea*) potencia los beneficios inmunoestimulantes, mientras que el jengibre añade un toque de calidez y profundidad al perfil de sabor. Unidos, se consigue un zumo delicioso y nutritivo. También pueden utilizarse extractos o tinturas de saúco y madreselva japonesa (ver nota al margen).

## INGREDIENTES:

- 1 litro de zumo de naranja natural (aproximadamente 8-12 naranjas recién exprimidas)
- 1 zanahoria mediana, picada
- 1 remolacha mediana, picada
- Un trozo de 2.5 cm de jengibre (*Zingiber officinale*), pelado
- Un puñado de hojas de perejil
- 1 cucharadita de miel o edulcorante (opcional)
- Extracto o tintura de astrágalo o equinácea

### *NOTAS:*

Si estás embarazada, en periodo de lactancia o tienes algún problema de salud subyacente, consulta con un profesional sanitario antes de consumir este zumo.

Si padeces una enfermedad autoinmune, es mejor que sustituyas el astrágalo y la equinácea por saúco y madreselva japonesa, ya que las primeras hierbas pueden resultar demasiado inmunoestimulantes.

## INSTRUCCIONES:

1| **Reunir y preparar los ingredientes:** prepara los ingredientes como se indica. En una batidora, mezcla el zumo de naranja natural, la zanahoria troceada, la remolacha troceada, el jengibre pelado y las hojas de perejil. Utiliza zumo de naranja recién exprimido para conseguir el mejor sabor y contenido nutricional.

2| **Endulzar:** añade la miel o un endulzante si lo deseas para un sabor más dulce. Ten precaución si utilizas miel o endulzante, sobre todo si debes controlar los niveles de azúcar en sangre.

3| **Añadir el extracto:** añade 10-15 gotas de extracto de astrágalo o equinácea a la batidora.

4| **Mezclar:** tritura a velocidad alta hasta que los ingredientes estén bien combinados y la mezcla quede homogénea.

5| **Colar:** si es necesario, cuela el zumo con un colador de malla fina o una estopilla para eliminar la pulpa.

6| **Servir:** vierte el zumo en un vaso y sírvelo frío o con hielo.

## DOSIS:

Disfruta de un vaso diario de este zumo potenciador del sistema inmunitario para obtener unos beneficios óptimos para la salud.

# *Cápsulas de antibióticos*
## *a base de hierbas*

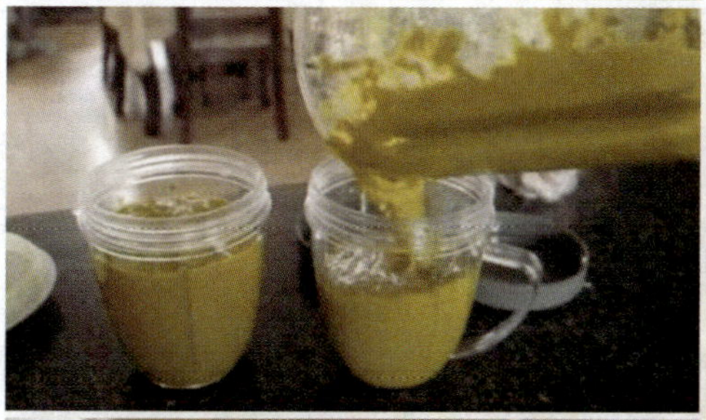

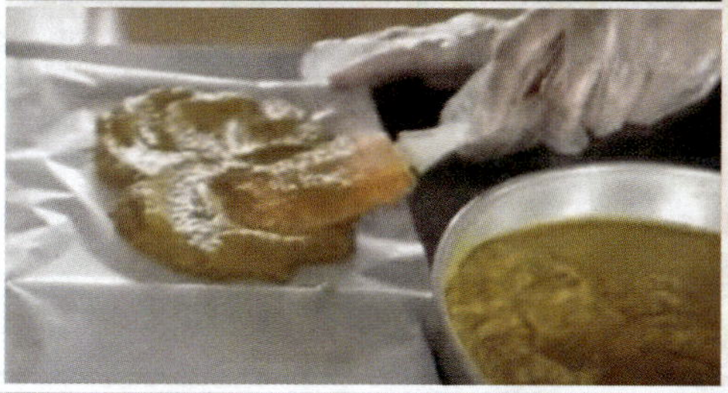

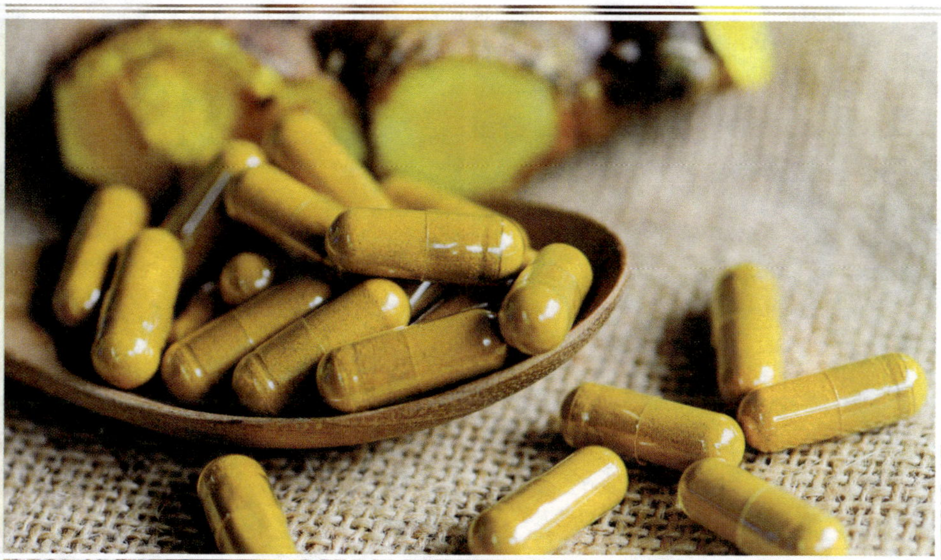

Esta receta ofrece una alternativa natural a los antibióticos convencionales al utilizar las propiedades únicas de varias hierbas. Desde el picante sabor del chile jalapeño hasta el sabor terroso y único del rábano picante rallado, cada ingrediente contribuye a un enfoque holístico del bienestar. Incluye cúrcuma, rica en antioxidantes, equinácea, que refuerza el sistema inmunitario, y hojas de moringa, repletas de nutrientes.

## INGREDIENTES:

- ¼ taza de cebolla picada
- 2 chiles jalapeños picantes
- 2 cucharadas de rábano picante rallado
- ¼ taza de jengibre rallado (*Zingiber officinale*)
- 2 cucharadas de cúrcuma en polvo (*Curcuma longa*)
- ¼ taza de ajo picado
- ¼ taza de hojas de moringa (*Moringa oleifera*)
- ¼ taza de equinácea (*Echinacea purpurea*)
- 3 tazas de vinagre de sidra de manzana
- Cápsulas de gelatina vacías (tamaño 0 o 00)

### *NOTAS:*

Comprueba regularmente el proceso de secado para evitar que se queme. La mezcla estará suficientemente seca cuando se vuelva marrón y presente una textura que se pueda desmenuzar.

Si preparas cápsulas con regularidad, considera la posibilidad de invertir en una bandeja de llenado de cápsulas para mayor eficacia.

## INSTRUCCIONES:

1 | **Mezclar los ingredientes:** pica todos los ingredientes y colócalos en una batidora. Añade por último el vinagre de sidra de manzana en la batidora. Tritura a velocidad alta hasta obtener un líquido suave y consistente, similar a la textura de un batido.

2 | **Periodo de infusión:** guarda el líquido mezclado en tarros y guárdalos en un lugar fresco y oscuro durante dos semanas.

3 | **Proceso para espesar:** cuando hayan pasado 2 semanas, vierte el líquido en una fuente de horno metálica e introdúcela en el horno a baja temperatura. Deja que se evapore la humedad y que el líquido espese hasta alcanzar una consistencia más espesa que la masa de un bizcocho.

4 | **Extender y secar:** cubre una bandeja para galletas con papel para horno y extiende la mezcla espesada en una capa uniforme. Vuelve a poner la mezcla en el horno a fuego lento para que se seque bien, evitando que se queme. Se volverá marrón cuando se seque.

5 | **Convertir la mezcla en polvo:** desmenuza la mezcla seca y colócala en una batidora de vaso (o batidora normal). Pícala a alta velocidad hasta obtener un polvo fino.

6 | **Rellenar las cápsulas:** con una cuchara o cucharón, rellena la parte interior de las cápsulas de gelatina hasta que el polvo quede a ras del borde. Tápalo con la parte exterior de la cápsula.

7 | **Almacenamiento y dosificación:** guarda las cápsulas de antibiótico terminadas en un tarro hermético y a prueba de humedad. Si lo puedes conseguir, incluye un paquete desecante de sílice en el tarro para proteger las cápsulas de la humedad. Las cápsulas pueden durar hasta un año o más si se conservan correctamente.

## DOSIS:

Empieza con una cápsula al día y ajusta la dosis en función de la respuesta individual. Omite o sustituye la equinácea si padeces un trastorno autoinmunitario. El saúco, el orégano y la milenrama son buenas alternativas.

# *Sidra de fuego* *amish*

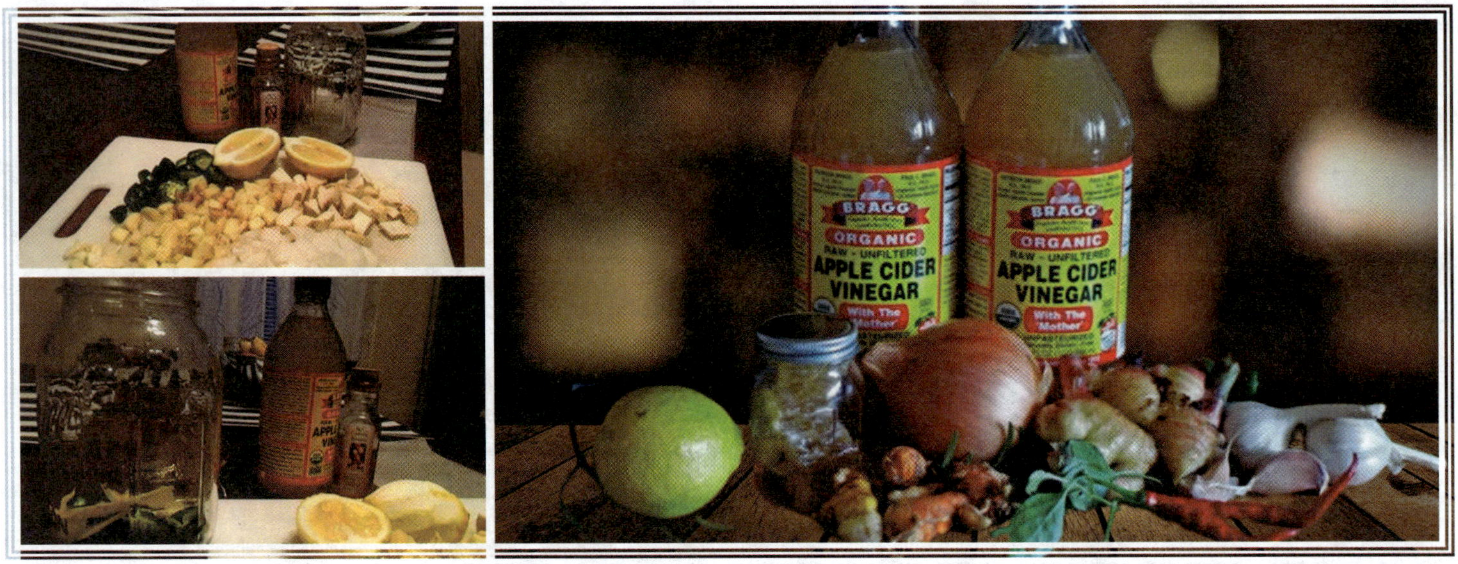


Este remedio tradicional amish es un tipo de sidra de fuego que combina las propiedades únicas de la cebolla, el ajo, el rábano picante, la miel, la pimienta negra y el vinagre de sidra de manzana para conseguir un tónico natural. Las cebollas, ricas en quercetina y compuestos azufrados, son conocidas por sus efectos analgésicos y antiinflamatorios. El ajo, abundante en alicina, se utiliza tradicionalmente por sus propiedades antiinflamatorias. El rábano picante aporta sus cualidades antibacterianas, mientras que las propiedades naturales de la miel ayudan al control microbiano. La piperina de la pimienta negra aumenta la absorción de nutrientes, potenciando los beneficios de toda la mezcla. Si lo deseas, puedes personalizar la receta para adaptarla a tus preferencias y necesidades específicas. Puedes ajustar las cantidades de ingredientes para conseguir la potencia o el perfil de sabor que sea de tu gusto. Además, puedes explorar la posibilidad de añadir otras hierbas o especias conocidas por sus propiedades, como el jengibre, la cúrcuma, el limón o la pimienta de cayena.

## INGREDIENTES:

- 1 cebolla mediana, finamente picada
- 3 dientes de ajo, picados
- 2 cucharadas de rábano picante rallado
- ¼ taza de miel cruda
- Una pizca de pimienta negra molida
- Vinagre de sidra de manzana, suficiente para cubrir los ingredientes

### *NOTAS:*

Consulta con un profesional sanitario antes de utilizar este remedio, sobre todo si tienes algún problema de salud subyacente o estás embarazada o en periodo de lactancia.

Interrumpe su uso si se produce alguna reacción adversa.

Ajusta la cantidad de miel y pimienta a tu gusto.

Para obtener un tónico más suave, licúa el líquido colado antes de pasarlo al recipiente de conservación.

## INSTRUCCIONES:

1 | **Preparar los ingredientes:** pica finamente la cebolla, pica los dientes de ajo, ralla el rábano picante.

2 | **Combinar los ingredientes:** en un tarro de cristal limpio, pon en capas la cebolla picada, el ajo picado y el rábano picante rallado. Vierte la miel sobre las capas de ingredientes. Añade una pizca de pimienta negra molida.

3 | **Cubrir con vinagre de sidra de manzana:** añadir el vinagre de sidra de manzana sobre la mezcla hasta que todos los ingredientes queden completamente cubiertos.

4 | **Mezclar bien:** utiliza una cuchara para remover suavemente los ingredientes, asegurándote de que se distribuyen uniformemente.

5 | **Cerrar y guardar:** cierra bien el tarro con una tapa. Etiqueta y fecha. Guarda el tarro en un lugar fresco y oscuro hasta 1 mes para que los sabores reposen y las propiedades medicinales se infusionen en el vinagre.

6 | **Colar y transferir:** al cabo de 1 mes, cuela la mezcla por un colador de malla fina o una estopilla para eliminar los sólidos. Pasa el líquido a un tarro o frasco de cristal limpio para guardarlo.

## DOSIS:

Toma 1 cucharada sopera de esta sidra hasta tres veces al día, según necesites, para aliviar el dolor y la inflamación.

# *Té azul*
## *para aliviar la inflamación*

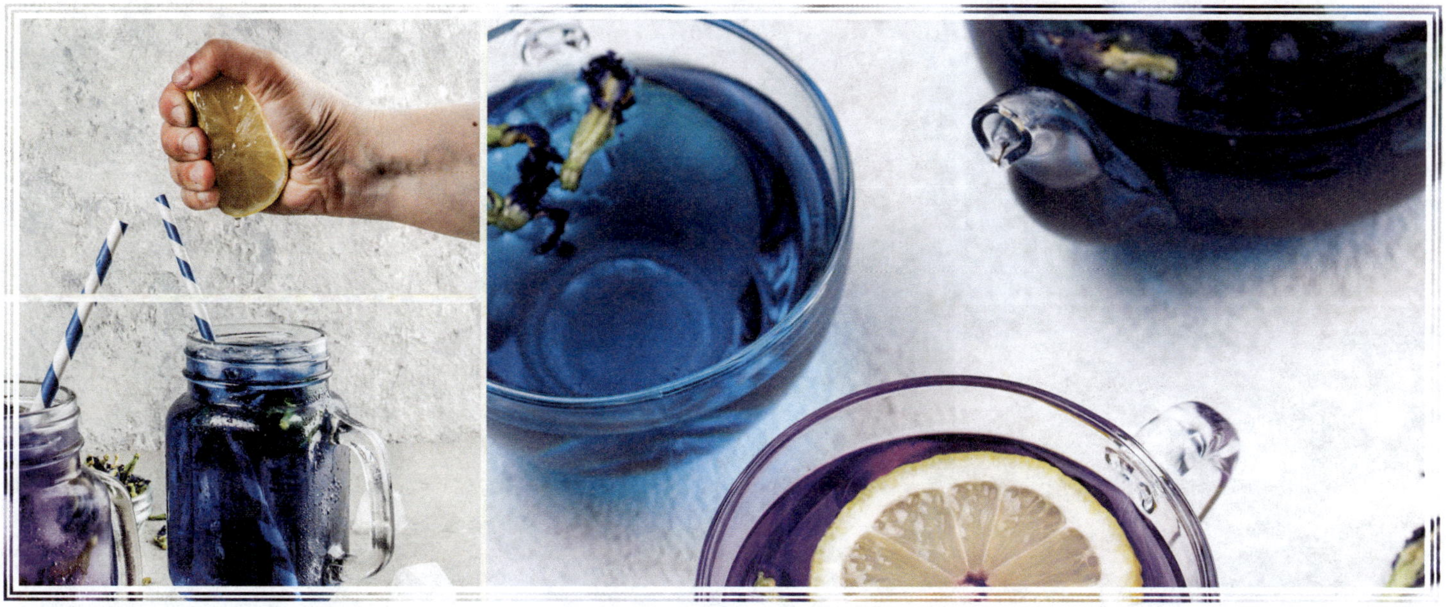

La flor del guisante mariposa, denominada científicamente *Clitoria ternatea*, no solo se reconoce por su llamativo aspecto azul, sino por sus propiedades antiinflamatorias. Las flores ayudan a lograr un gran té antiinflamatorio gracias a las antocianinas de la planta - son unos compuestos antioxidantes que dan a las flores su vibrante color azul. Las antocianinas de las flores ayudan a combatir la inflamación crónica, precursora de muchas enfermedades. También ayuda a reducir el dolor y la hinchazón en afecciones como la artritis reumatoide. Esta receta va un paso más allá al incorporar limón, no solo para conseguir un efecto de cambio de color, sino también para potenciar los beneficios generales para la salud.

## INGREDIENTES:

- 2 cucharaditas de flores secas de guisante mariposa (*Clitoria ternatea*)
- 1 taza de agua caliente
- 1 cucharada de zumo de limón fresco

*NOTAS:*

Las personas con alergias conocidas a las flores de guisante o a los cítricos deben tener precaución o evitar este té.

Para un toque refrescante en los calurosos días de verano, prueba a servir el té de flor de guisante mariposa y limón con hielo. Este sencillo gesto transforma la infusión de hierbas en una bebida fresca y vigorizante, perfecta para mantenerse hidratado mientras disfrutas de los beneficios antiinflamatorios y antioxidantes de las flores del guisante mariposa.

## INSTRUCCIONES:

1 | **Proceso de infusión:** hierve 1 taza de agua. Coloca las flores secas de guisante mariposa en una tetera. Vierte el agua caliente sobre las flores, para iniciar la extracción de los compuestos beneficiosos. Irá quedando de un vivo color azul. Deja reposar la infusión de 5 a 7 minutos. Experimenta con los tiempos de remojo para conseguir la intensidad de color y sabor que buscas.

2 | **Colar y servir:** cuela el té para eliminar los restos de flores, dejando el líquido azul. Es visualmente impresionante. Sirve el té en una taza.

3 | **Añadir limón:** exprime medio limón en cada taza y observa cómo cambia el color de azul brillante a un tono morado. Como el té contiene zumo de limón, recuerda enjuagarte la boca con agua después de cada taza para eliminar el ácido y proteger el esmalte dental.

4 | **Complementos opcionales:** endulza con miel si prefieres un toque dulce. También puedes jugar añadiendo más ingredientes y combinaciones de sabores (por ejemplo, menta, hierba limón o jengibre). Como este té tiene un sabor tan sutil, se presta a muchos añadidos, así que elige los que te gusten y sean beneficiosos para tu salud.

## DOSIS:

Para quienes buscan sus beneficios antiinflamatorios, es recomendable consumir 1-2 tazas al día.

# Barritas herbales
## de vitaminas

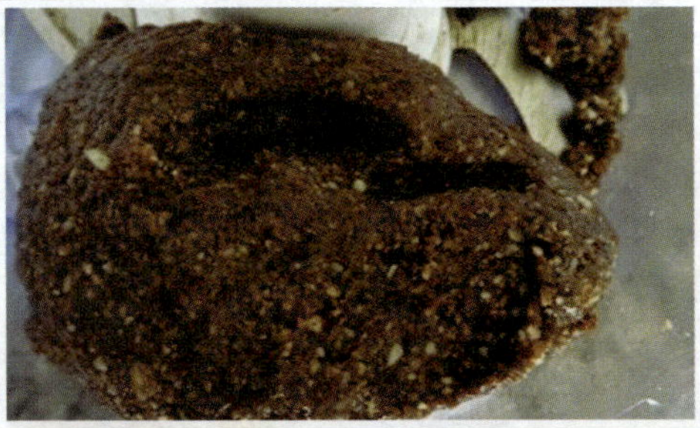
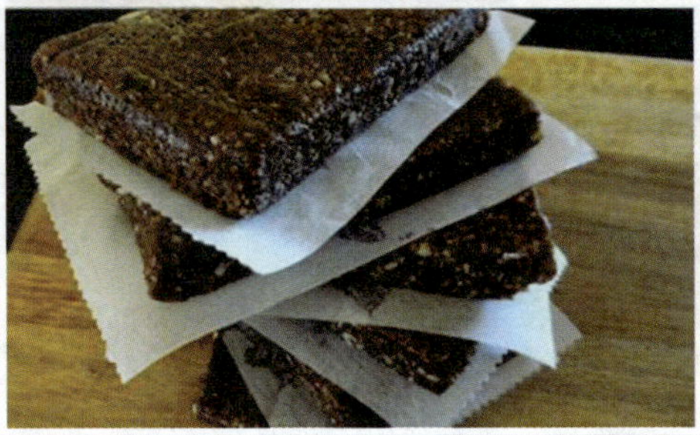
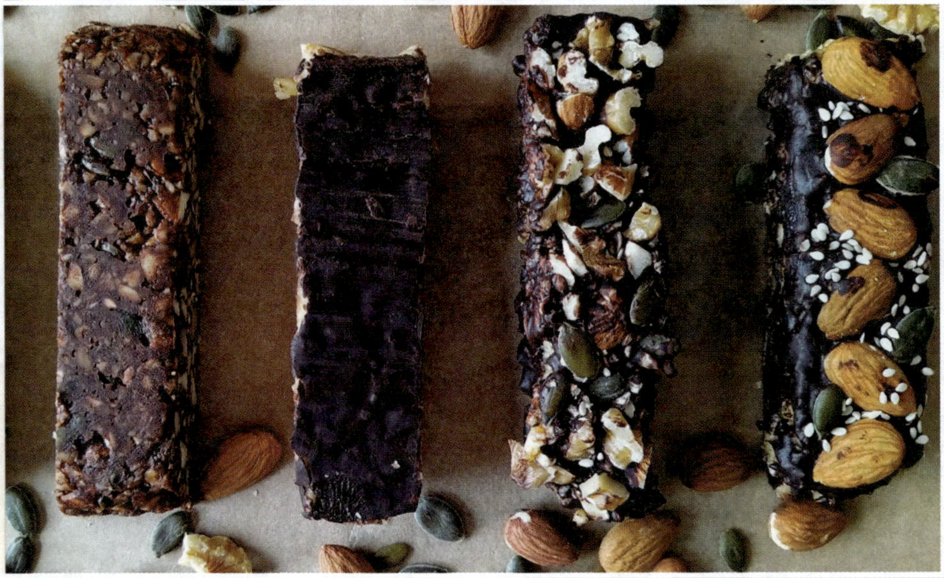

Elaboradas para apoyar y mejorar tu sistema inmunitario, estas barritas vitamínicas incorporan una mezcla de hierbas ricas en nutrientes. El arándano, conocido por sus propiedades antioxidantes y su riqueza en antocianinas, contribuye a la salud inmunitaria. Las bayas de saúco, famosas por sus propiedades antivirales y antioxidantes, son un elemento básico en los remedios herbales para el bienestar general. La raíz de regaliz, con sus propiedades antiinflamatorias y antivirales, se incluye para reforzar el sistema inmunitario. Repletas de nutrientes esenciales, las semillas de calabaza aportan una dosis de zinc vital para la función inmunitaria, mientras que las semillas de girasol, ricas en vitamina E, contribuyen a mantener un sistema inmunitario fuerte. El cacao en polvo no solo añade un rico sabor, sino que también contiene flavonoides que pueden favorecer al inmunitario.

## INGREDIENTES:

- 114 g de dátiles secos sin hueso
- 140 g de frutos secos variados
- 1 cucharadita colmada de arándano en polvo
- 1 cucharadita de extracto de saúco
- 1 cucharadita de extracto de raíz de regaliz
- 1 cucharada de pipas de calabaza
- 1 cucharada de pipas de girasol
- 2 cucharadas de cacao puro en polvo
- 2 cucharadas de miel cruda

### *NOTAS:*

Personaliza la mezcla de frutos secos según tus preferencias y restricciones dietéticas.

Guarda las barritas vitamínicas en un recipiente hermético en el frigorífico para prolongar su frescura.

Las personas con alergias a cualquiera de los ingredientes enumerados anteriormente deben evitar su consumo.

## INSTRUCCIONES:

1 | **Preparar la base:** en un robot de cocina, mezcla los dátiles secos sin hueso y los frutos secos variados. Licuar hasta conseguir una mezcla pegajosa y cohesiva. Presiona la mezcla en un molde forrado para crear una base uniforme para las barritas de vitaminas.

2 | **Capa de infusión de hierbas:** en un bol pequeño, mezcla el polvo de arándano, el extracto de saúco y el extracto de raíz de regaliz. Extiende esta mezcla de hierbas uniformemente sobre la base preparada.

3 | **Cobertura rica en nutrientes:** espolvorea semillas de calabaza, pipas de girasol y cacao puro en polvo sobre la capa de hierbas.

4 | **Endulzar y dejar que repose:** rocía la miel uniformemente por encima, para añadir un sabor dulce. Guarda la mezcla en el congelador durante 30 minutos.

5 | **Cortar y servir:** Una vez que la mezcla se haya asentado en el congelador, utiliza un cuchillo afilado para cortar cuidadosamente en cuadrados o barritas individuales. Para un corte limpio, pasa el cuchillo por agua caliente antes de cortar cada porción. Guárdalas en recipientes para consumirlas cómodamente a diario.

## DOSIS:

Toma un cuadrado de la barrita vitamínica de hierbas al día para un apoyo inmunitario óptimo. Las calorías por ración variarán en función de los ingredientes específicos que utilices, su contenido nutricional y el tamaño de las barritas.

# *Limpiador linfático*

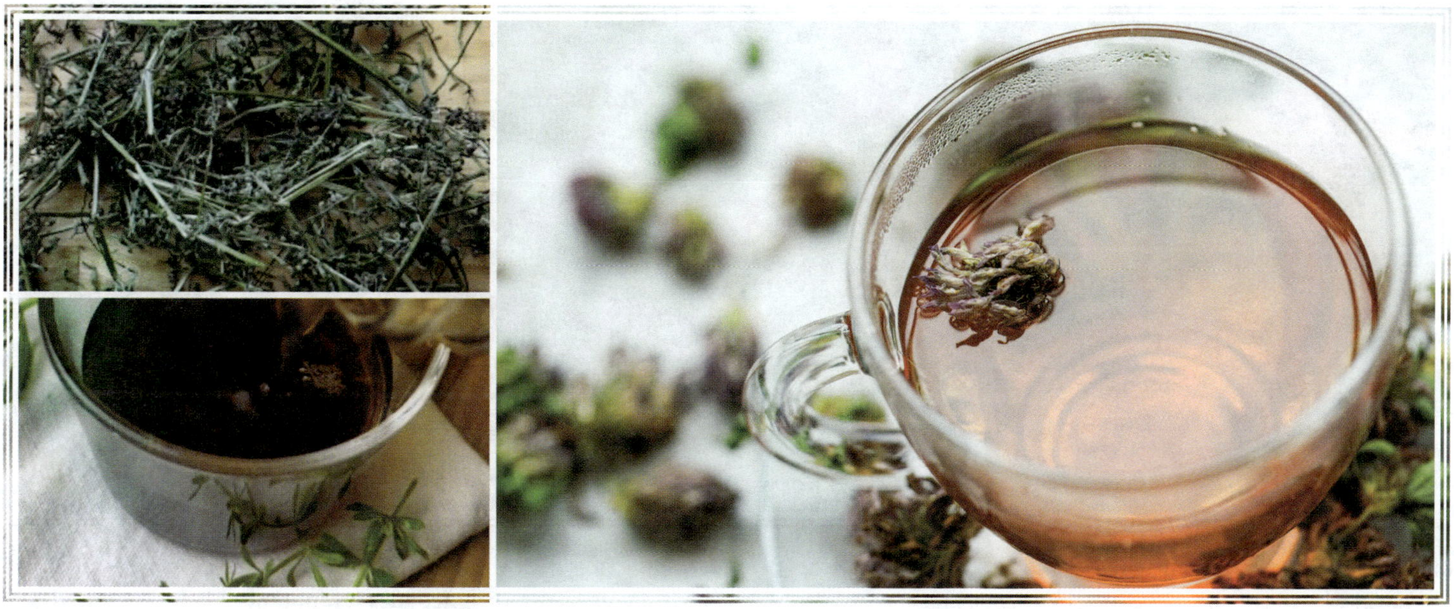

El sistema linfático desempeña un papel crucial en la función inmunitaria, ayudando a eliminar los desechos y las toxinas del cuerpo. Las hierbas como el amor de hortelano y el trébol rojo se han utilizado tradicionalmente para favorecer la salud linfática, promoviendo el drenaje linfático y la circulación.

- Para añadir sabor y beneficios, incorpora otras hierbas de apoyo linfático, como la raíz de bardana o la hoja de diente de león.
- Considera la posibilidad de añadir un chorrito de zumo de limón o un hilo de miel para realzar el sabor de la infusión.
- Combinar este remedio herbal con ejercicio suave, como yoga o caminar, puede favorecer aún más la circulación linfática.

## INGREDIENTES:

- 2 cucharadas de amor de hortelano (*Galium aparine*)
- 2 cucharadas de flores secas de trébol rojo (*Trifolium pratense*)
- 4 tazas de agua

### *NOTAS:*

El amor de hortelano es una hierba que puede interactuar con ciertos medicamentos, sobre todo con los anticoagulantes. Ten cuidado si tomas medicamentos o tienes una afección relacionada con hemorragias.

El trébol rojo puede tener efectos estrogénicos y deben evitarlo las personas con afecciones sensibles a las hormonas, como cáncer de mama, fibromas uterinos o endometriosis.

## INSTRUCCIONES:

1 | **Preparar las hierbas:** mezcla el amor de hortelano y las flores de trébol rojo en una tetera o recipiente refractario.

2 | **Infusión:** pon a hervir 4 tazas de agua. Añade el agua hirviendo sobre las hierbas. Tápalo y déjalo reposar de 15 a 20 minutos para extraer los compuestos beneficiosos.

3 | **Colar:** después de dejarla reposar, cuela la infusión de hierbas con un colador de malla fina o una estopilla en un recipiente limpio.

## DOSIS:

Bebe 1-2 tazas diarias de la infusión de hierbas. Para un efecto de limpieza más intensa, puedes beber hasta 3 tazas al día durante un periodo limitado, normalmente de 1 a 2 semanas.

# Extracto de setas
## *para ayudar con las infecciones víricas*

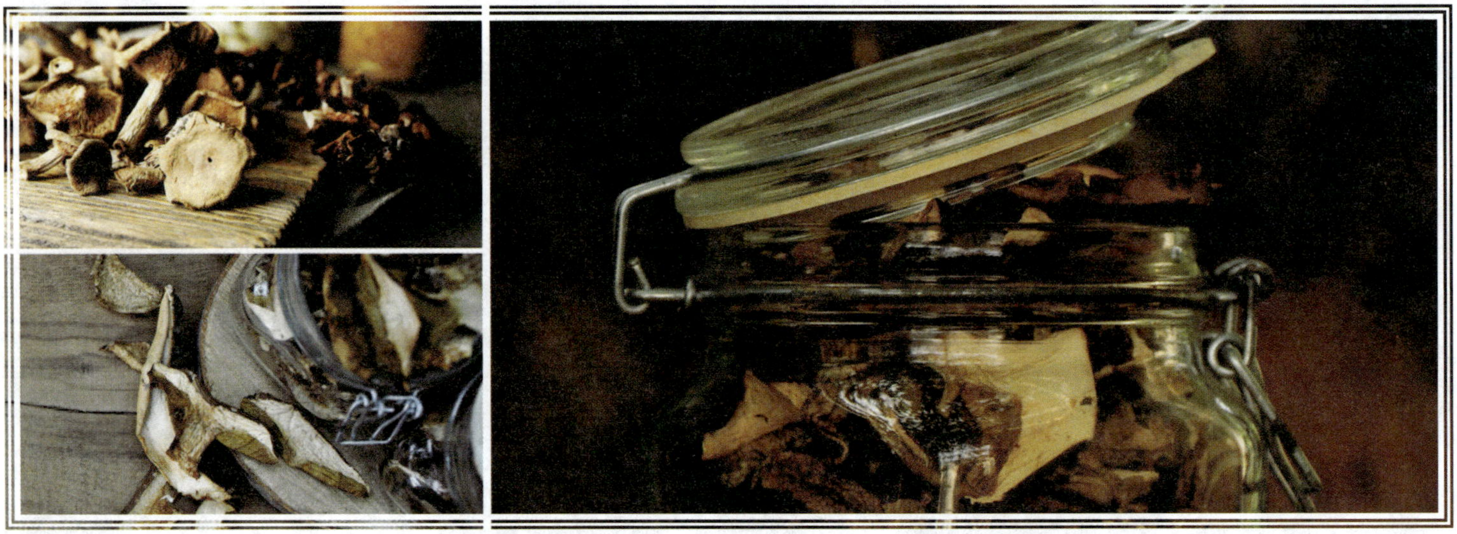

Las setas seleccionadas, entre las que se encuentran el reishi (*Ganoderma lucidum*), el shiitake (*Lentinula edodes*), el maitake (*Grifola frondosa*) y la cola de pavo (*Trametes versicolor*), se han utilizado tradicionalmente por sus propiedades inmunomoduladoras y antivirales, por lo que pueden ayudar a hacer frente a las infecciones por el VPH (virus del papiloma humano).

El hongo reishi, rico en betaglucanos, parece potenciar la actividad de las células inmunitarias; el shiitake, que contiene lentinan, tiene efectos inmunomoduladores; el maitake, con betaglucanos, favorece la función inmunitaria; la cola de pavo, con polisaccaropéptidos (PSP) y polisacárido-K (PSK), contribuye a la inmunomodulación. Juntos, estos hongos pueden crear un efecto sinérgico, ayudando a la capacidad del sistema inmunitario para reconocer y combatir las infecciones víricas, inhibiendo potencialmente el VPH. Además, sus propiedades antiinflamatorias pueden ayudar a modular las respuestas inmunitarias y reducir la inflamación asociada a la persistencia del VPH.

## INGREDIENTES:

- 30 g de seta reishi seca (*Ganoderma lucidum*)
- 30 g de seta shiitake seca (*Lentinula edodes*)
- 30 g de seta maitake seca (*Grifola frondosa*)
- 30 g (secos) de seta cola de pavo (*Trametes versicolor*)
- 2 tazas de vodka (al menos 40 % de alcohol)
- 2 tazas de agua destilada

### *NOTAS:*

Aunque es prometedor, se necesita más investigación específica sobre el VPH, y las respuestas individuales varían.

Consulta con un profesional sanitario antes de usarlo, especialmente si padeces alguna enfermedad.

Vigila cualquier reacción adversa e interrumpe su uso si observas algún efecto no deseado.

## INSTRUCCIONES:

1 | **Preparación de las setas:** asegúrate de que todas las setas estén limpias y picadas o trituradas en trozos pequeños. Coloca las setas reishi, shiitake, maitake y cola de pavo secas en un tarro de cristal.

2 | **Extracción al alcohol:** vierte 2 tazas de vodka sobre las setas, asegurándote de que queden totalmente sumergidas. Cierra bien el tarro y guárdalo en un lugar fresco y oscuro durante 6-8 semanas, agitándolo periódicamente.

3 | **Extracción al agua:** tras el periodo de extracción con alcohol, cuela el extracto alcohólico en un recipiente aparte. Reúne las setas escurridas e introdúcelas en una cacerola. Añade 2 tazas de agua destilada a la cacerola y cuece a fuego lento durante 1-2 horas, reduciendo el agua a la mitad.

4 | **Combinar las extracciones:** cuela el extracto acuoso, exprimiendo cualquier resto de líquido de las setas. Combina los extractos alcohólico y acuoso en un recipiente de cristal utilizando una proporción de 3 partes de tintura alcohólica por 1 parte de extracción al agua.

5 | **Etiquetar y almacenar:** etiqueta la tintura con la fecha de preparación. Guarda la tintura en un frasco de cristal oscuro, en un lugar fresco y oscuro.

## DOSIS:

Consume 1 cucharadita de tintura de doble extracción al día. Dilúyela en agua o zumo o tómalo directamente en la boca.

# *La «amoxicilina» de la naturaleza*

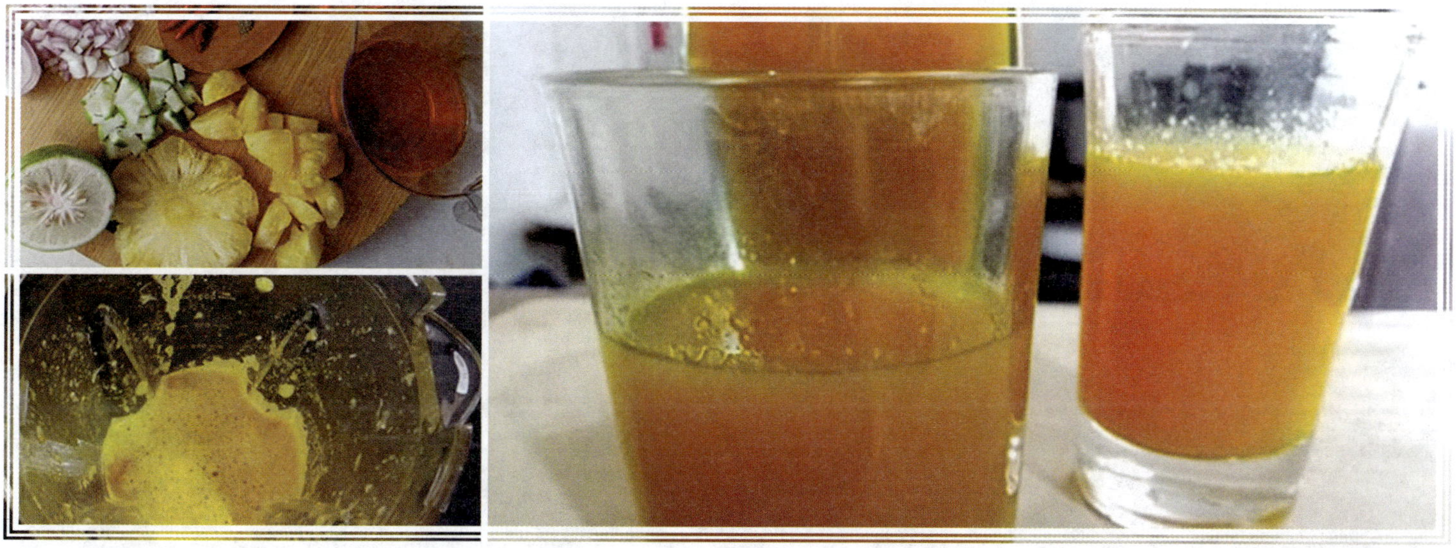

La «amoxicilina» de la naturaleza es un preparado de hierbas diseñado para reforzar la inmunidad y promover la salud en general. Repleta de ingredientes naturales famosos por sus propiedades antimicrobianas y antiinflamatorias, esta receta aprovecha el poder de hierbas como el jengibre (*Zingiber officinale*), la cúrcuma (*Curcuma longa*), el ajo (*Allium sativum*) y otras, combinadas con el toque ácido del vinagre de sidra de manzana. La adición de piña fresca y miel no solo realza el sabor, sino que aporta beneficios adicionales para la salud. Experimenta con distintas hierbas y especias para personalizar la receta a tu gusto.

## INGREDIENTES:

- ⅔ de taza de vinagre de sidra de manzana
- ½ taza de piña fresca, lavada y cortada en dados de 1.25 cm
- un pedazo de jengibre de 5 cm, pelado
- un pedazo de 2.5 cm de raíz de cúrcuma pelada (o ½ a ¾ cucharadita de cúrcuma en polvo)
- 2 o 3 dientes de ajo
- 1 cebolla mediana
- ¼ de lima o limón ecológico con piel, picado
- 1 ½ cucharadas de miel
- ⅛ cucharadita de pimienta de cayena
- Una pizca de pimienta negra

### *NOTAS:*

Aunque este preparado de hierbas suele ser seguro para el consumo, las personas alérgicas a alguno de los ingredientes o con problemas de salud subyacentes o las mujeres embarazadas o en periodo de lactancia, deben consultar a un profesional sanitario antes de utilizarlo.

## INSTRUCCIONES:

1 | **Preparar los ingredientes:** lava y trocea la piña, el jengibre, la cúrcuma, el ajo, la cebolla y la lima (o el limón) como se especifica. Asegúrate de que todos los ingredientes sean frescos y ecológicos para conseguir la máxima potencia y beneficios para la salud.

2 | **Mezclar:** introduce todos los ingredientes preparados en una batidora, incluido el vinagre de sidra de manzana y la miel. También puedes utilizar pimienta de cayena fresca en lugar de en polvo para obtener una sidra más picante. Bate hasta que quede suave y bien mezclado.

3 | **Colar (opcional):** si lo deseas, cuela la mezcla con un colador de malla fina para eliminar la pulpa y extraer solo el líquido. Sin embargo, consumir la pulpa proporciona beneficios adicionales para la salud.

4 | **Almacenar:** pasa el zumo colado o sin colar a un tarro de cristal limpio para guardarlo. Cierra bien el tarro y refrigéralo. Puede conservarse en el frigorífico hasta 2 semanas.

- Toma un vasito tipo chupito de este preparado antes de las comidas para favorecer la digestión y reforzar la inmunidad.
- Incorpora el tónico a los aliños para ensaladas o adobos para darles un sabor añadido
- Mézclalo con agua con gas para obtener un cóctel refrescante y saludable.

## DOSIS:

1 vaso de chupito (aproximadamente 30-60 ml) al día.

# Pomada limpiadora
## para la Candida

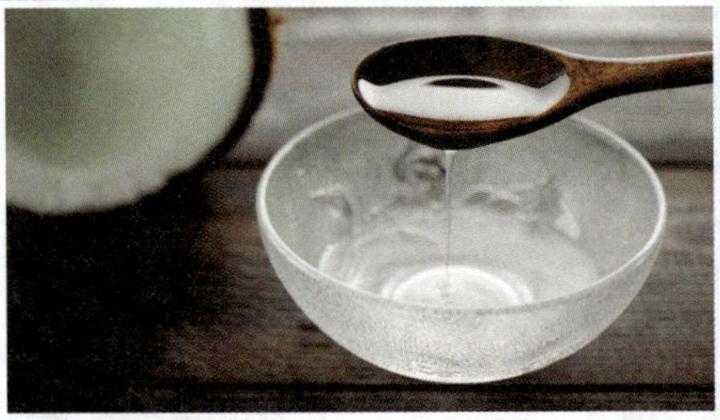

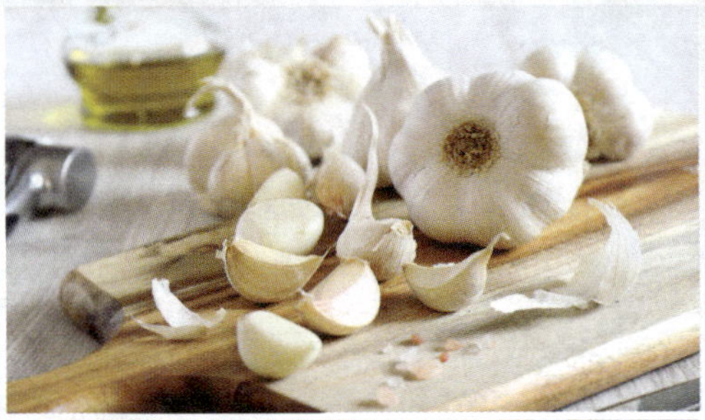

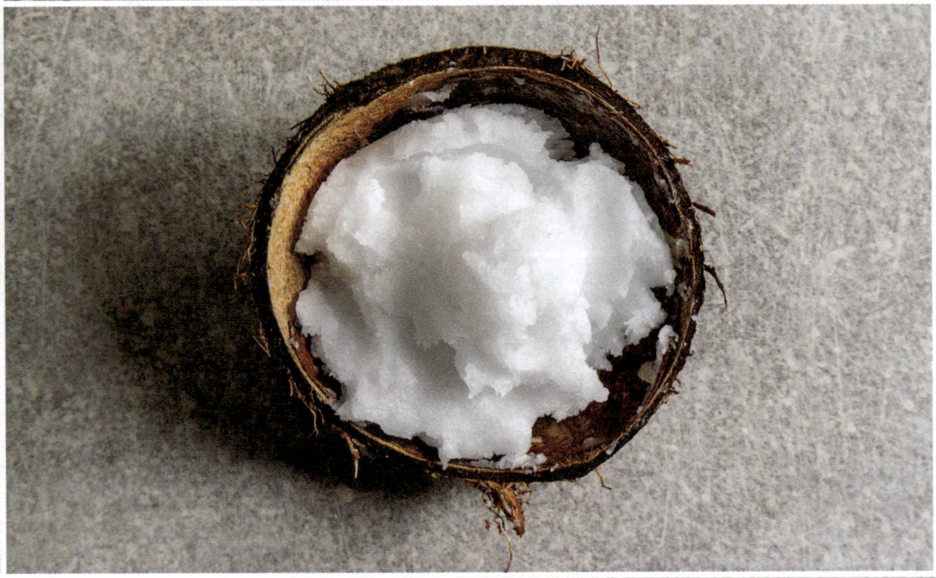

El crecimiento excesivo de cándida puede causar diversos problemas de salud, como infecciones por hongos, problemas digestivos y fatiga. También puede manifestarse externamente, provocando problemas cutáneos como infecciones por hongos y erupciones fúngicas. Para ayudar al organismo a controlar la cándida, puedes elaborar una pomada calmante utilizando hierbas conocidas tradicionalmente por sus propiedades antifúngicas. Una combinación eficaz incluye el aceite del árbol del té (*Melaleuca alternifolia*) y el ajo (*Allium sativum*), ambos conocidos por sus potentes propiedades antifúngicas. Además, abordar el equilibrio digestivo interno puede implicar centrarse en ajustes dietéticos, probióticos y hierbas para ingerir. Para el apoyo interno, considera incorporar madreselva japonesa (*Lonicera japonica*), cúrcuma o ácido caprílico.

## INGREDIENTES:

- 1 cucharada de aceite de coco
- 3 gotas de aceite del árbol del té (*Melaleuca alternifolia*)
- 1 diente de ajo (*Allium sativum*), picado

*NOTAS:*

Evita aplicar la pomada sobre la piel agrietada o zonas sensibles, ya que puede causar irritación.

Realiza una prueba de parche antes de utilizar la pomada de forma extensiva para asegurarte de que no aparece una reacción alérgica a ninguno de los ingredientes.

Si se produce irritación, interrumpe su uso y consulta a un profesional sanitario.

## INSTRUCCIONES:

1 | **Derretir el aceite de coco:** pon el aceite de coco en un cazo pequeño y caliéntalo suavemente hasta que se vuelva líquido.

2 | **Añadir el aceite del árbol del té:** una vez derretido el aceite de coco, retíralo del fuego y añade las gotas de aceite de árbol de té. Remueve bien para combinar.

3 | **Mezclar con el ajo picado:** añade el ajo picado a la mezcla de aceite y remueve bien para distribuirlo uniformemente.

4 | **Enfriar y dejar que solidifique:** deja enfriar la mezcla hasta que se solidifique y adquiera una consistencia de bálsamo firme. Pásalo a un recipiente: Una vez que la pomada haya alcanzado la consistencia deseada, pásala a un recipiente limpio y hermético adecuado para el almacenamiento.

5 | **Almacenar:** guarda la pomada en un lugar fresco y oscuro para prolongar su vida útil. Considera la posibilidad de añadir otras hierbas antifúngicas como el orégano (*Origanum vulgare*) o el tomillo (*Thymus vulgaris*) para una mayor eficacia.

## DOSIS:

Aplica una pequeña cantidad de la pomada en las zonas afectadas hasta tres veces al día.

# *Aceite antivírico calmante*

## *para herpes labiales y sarpullidos por herpes*

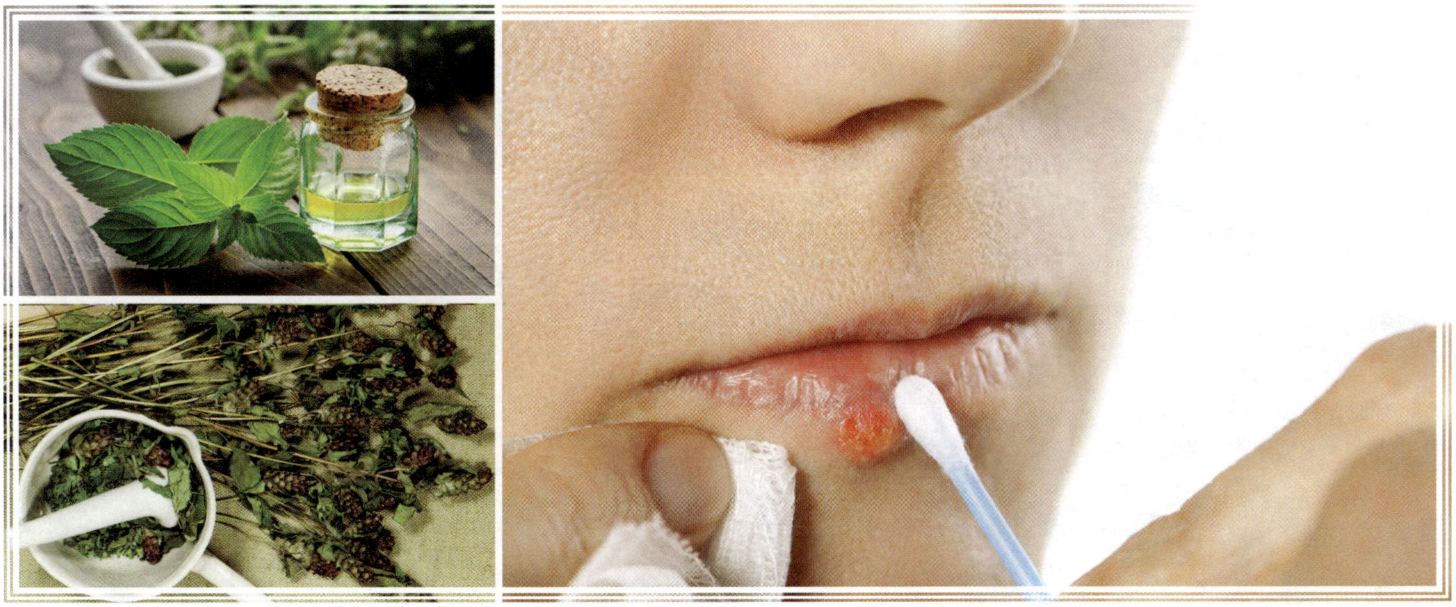

Este aceite calmante, utilizado tradicionalmente por sus posibles propiedades antivirales, puede ayudar a controlar los brotes de herpes.

La melisa demuestra una importante actividad antivírica tanto contra el VHS-1 como contra el VHS-2, al tiempo que calma el sistema nervioso y reduce el estrés, desencadenantes habituales de los brotes. La consuelda menor contiene compuestos antivirales y propiedades antiinflamatorias para aliviar las molestias. La salvia ayuda a secar y curar las llagas del herpes y las lesiones del herpes zóster. El romero contiene propiedades antivirales contra los virus del herpes. La caléndula alivia y ayuda a curar las llagas del herpes y las lesiones del herpes zóster, favoreciendo la regeneración de la piel. El aceite esencial de geranio ofrece un alivio rápido del dolor, sobre todo para las molestias relacionadas con el herpes zóster. Estas hierbas trabajan juntas para proporcionar alivio y apoyo a quienes sufren brotes en la piel.

## INGREDIENTES:

- Melisa, consuelda menor (*Prunella vulgaris*), salvia, romero, caléndula
- Aceite de almendras o de oliva ecológico
- Aceite esencial de geranio (*Pelargonium graveolens*)

*NOTAS:*

Realiza una prueba de parche antes de aplicar el aceite en una zona más amplia de la piel para comprobar si aparece alguna reacción alérgica.

Evita el contacto con los ojos y las mucosas.

Consulta a un profesional sanitario antes de utilizarlo si estás embarazada, en periodo de lactancia o tienes alguna enfermedad subyacente.

Se combina mejor con tinturas internas de melisa y las siguientes setas medicinales: cola de pavo, reishi y cordyceps.

## INSTRUCCIONES:

1 | **Preparar las hierbas:** rompe o machaca la melisa, la consuelda menor, la salvia, el romero y la caléndula. Introduce sin presionar las hierbas en un tarro de cristal esterilizado.

2 | **Infusión:** llena el tarro hasta ⅓ con las hierbas secas. Vierte aceite de almendras o de oliva ecológico sobre las hierbas, llenando el tarro hasta 1.25 cm de la parte superior.

3 | **Almacenar:** tapa bien el tarro y etiquétalo con el contenido y la fecha. Guarda el tarro en un lugar fresco y oscuro de 6 a 8 semanas (no más) para que las hierbas se infusionen en el aceite.

4 | **Colar:** tras el periodo de infusión, cuela el aceite con una estopilla en un tarro de cristal limpio y esterilizado. Etiqueta y fecha.

5 | **Añadir aceite esencial:** añade ~10 gotas de aceite de geranio a la mezcla. Mezcla bien para eliminar las burbujas de aire.

6 | **Almacenar y utilizar:** guarda el aceite colado en un lugar fresco y oscuro. Si se almacena correctamente, el aceite durará de 1 a 2 años.

## DOSIS:

Aplica una pequeña cantidad del aceite por vía tópica en la zona afectada, según sea necesario.

# Bálsamo de hierbas
## para el herpes

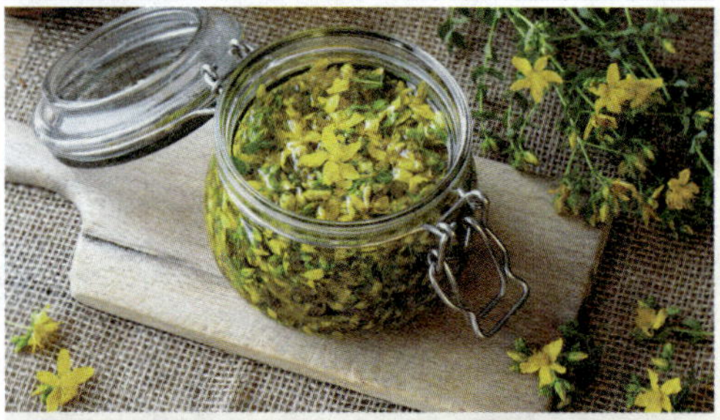
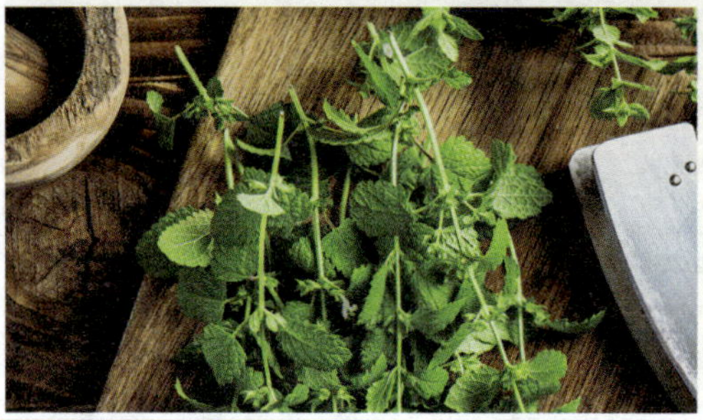
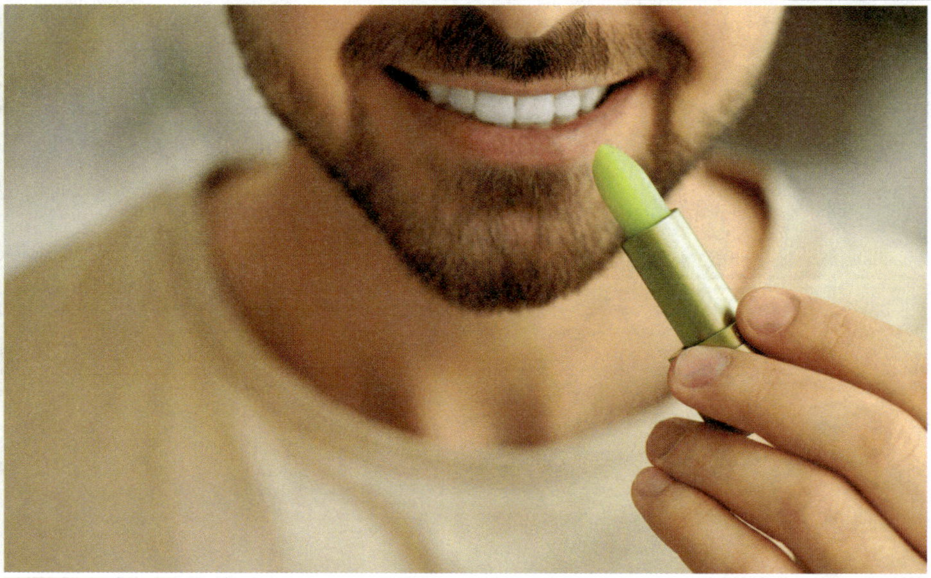

Elaborar un bálsamo de hierbas especialmente diseñado para calmar las irritaciones cutáneas puede aportar muchos beneficios, sobre todo si incluye ingredientes conocidos por sus propiedades calmantes. Las principales hierbas utilizadas son la melisa, conocida por sus propiedades antivirales, y la hierba de san Juan, que también es un conocido antiviral y ayuda además a reducir la inflamación. Además, se incluyen aceites esenciales de lavanda y árbol del té por sus propiedades calmantes y antisépticas.

## INGREDIENTES:

- ¼ taza de melisa seca (*Melissa officinalis*)
- ¼ taza de Hierba de san Juan seca (*Hypericum perforatum*)
- ½ taza de aceite de coco
- ¼ taza de escamas de cera de abejas
- 10 gotas de aceite esencial de lavanda (*Lavandula angustifolia*)
- 10 gotas de aceite esencial de árbol del té (*Melaleuca alternifolia*)

### *NOTAS:*

Realiza una prueba de parche antes del primer uso para asegurarte de que no se producen reacciones alérgicas. Evita utilizarlo sobre piel dañada o heridas abiertas. Si se produce irritación o reacciones adversas, interrumpe su uso inmediatamente y consulta a un profesional sanitario.

No se recomienda su uso durante el embarazo o la lactancia sin consultar al médico.

## INSTRUCCIONES:

1| **Preparar la infusión:** mezcla la melisa seca y la hierba de san Juan en un tarro resistente al calor. Añade el aceite de coco al tarro, asegurándote de que las hierbas queden totalmente sumergidas. Pon el tarro al baño maría o en un cazo con agua y caliéntalo suavemente durante 2-3 horas, manteniendo el agua a fuego lento. Esto permite que las hierbas se infusionen en el aceite.

2| **Colar el aceite infusionado:** al cabo de 2-3 horas, cuela el aceite con un colador de malla fina o una estopilla en un cuenco limpio resistente al calor, exprimiendo todo el aceite posible de las hierbas.

3| **Derretir la cera de abejas:** añade las escamas de cera de abeja al aceite infusionado y vuelve a colocar el bol en el baño maría. Calienta suavemente hasta que la cera de abejas esté completamente derretida, removiendo de vez en cuando. Para un bálsamo más firme, aumenta ligeramente la cantidad de cera de abejas; para obtener uno más suave, reduce la cera de abejas.

4| **Añadir aceites esenciales:** una vez derretida la cera de abejas, retira el cuenco del fuego. Añade los aceites esenciales de lavanda y árbol de té a la mezcla, removiendo.

5| **Dejar que el bálsamo se asiente:** vierte la mezcla en recipientes pequeños y limpios, latas o tubos vacíos de pintalabios para facilitar su aplicación. Deja que el bálsamo se enfríe y solidifique completamente antes de tapar los recipientes. Guarda el bálsamo en un lugar fresco y oscuro para prolongar su vida útil.

## DOSIS:

Aplica una pequeña cantidad de bálsamo directamente en la zona afectada 2-3 veces al día durante un brote. Para uso preventivo, aplícalo una vez al día en las zonas propensas a los brotes.

# Desintoxicante
## de metales pesados

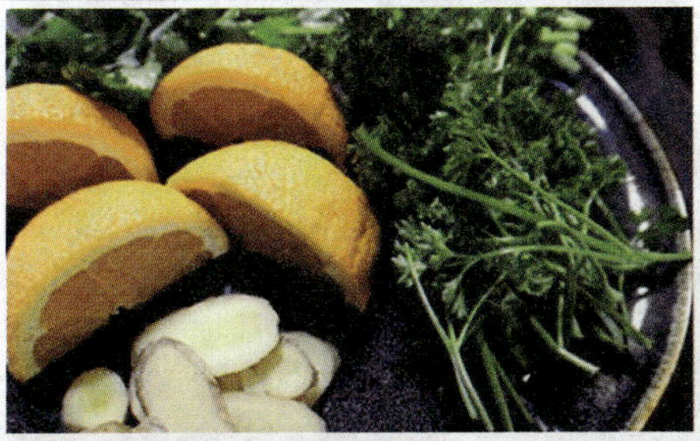

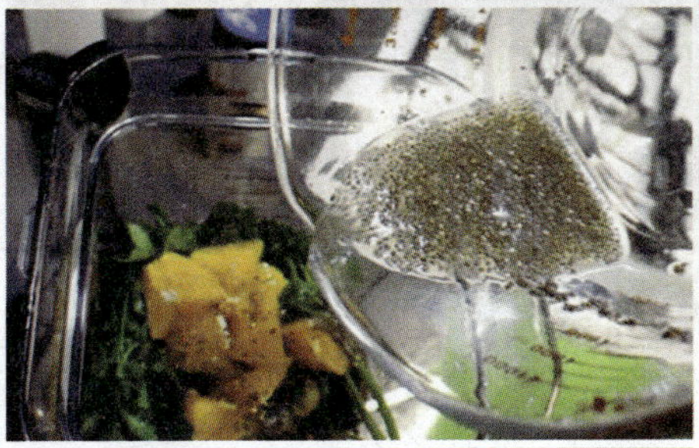

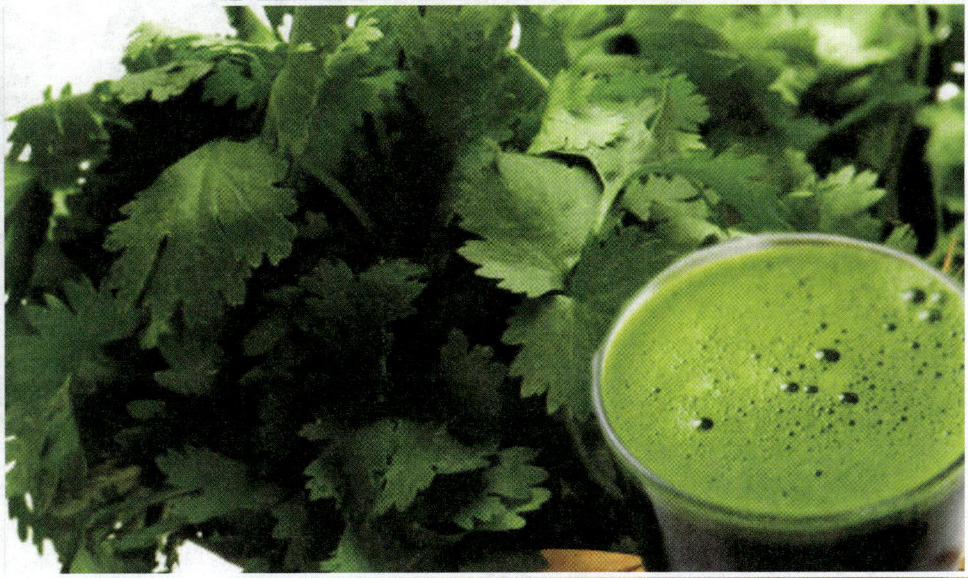

Este desintoxicante está diseñado para ayudar a eliminar del organismo los metales pesados acumulados, mediante ingredientes naturales conocidos por sus propiedades desintoxicantes. Este batido combina ingredientes potentes como la moringa, el jengibre, el cilantro y el perejil, entre otros, para favorecer los procesos de desintoxicación de tu organismo.

## INGREDIENTES:

- ¾ de taza de papaya
- 1 cucharada de moringa en polvo
- Un trozo de 1.25 cm de raíz de jengibre
- Un puñado pequeño de cilantro
- Un puñado pequeño de perejil
- 1 naranja, cortada en gajos
- 1 cucharadita de canela
- 1 cucharadita de vainilla en polvo
- 2 cucharadas de semillas de chía
- 1 taza de caldo de huesos (o caldo vegetal para una opción vegana)
- 1 taza de hielo
- 2 cucharadas de miel
- 4 cucharadas de azúcar de dátiles o 4 dátiles crudos

*NOTAS:*

Consulta a un profesional sanitario antes de empezar cualquier régimen de desintoxicación, sobre todo si estás embarazada, en período de lactancia o padeces enfermedades crónicas. Asegúrate de que no existen alergias a los ingredientes y deja de hacerlo si se producen reacciones. Consulta a tu médico si tomas medicamentos.

## INSTRUCCIONES:

1 | **Dejar en remojo las semillas de chía:** mezcla las semillas de chía con el caldo de huesos y déjalas en remojo mientras preparas los demás ingredientes. Utiliza caldo vegetal si eres vegano o no encuentras caldo de huesos.

2 | **Preparar los ingredientes:** reúne todos los ingredientes. Mide y corta todo en trozos pequeños. Utiliza ingredientes frescos y ecológicos siempre que sea posible.

3 | **Añadir hielo a la batidora:** añade el hielo a la batidora.

4 | **Incorporar los ingredientes restantes:** añade a la batidora las semillas de chía remojadas y el caldo, la papaya, la moringa en polvo, la raíz de jengibre, el cilantro, el perejil, los gajos de naranja, la canela, la vainilla en polvo, la miel y el azúcar de dátiles (o dátiles en pedazos).

5 | **Mezclar:** tritura hasta que quede suave.

6 | **Servir:** servir en un vaso y beberlo inmediatamente para obtener mejores resultados. Si necesitas conservarlo, guárdalo en un recipiente hermético en el frigorífico y consúmelo en 24 horas.

## DOSIS:

Toma este batido tantas veces como desees. Para obtener mejores resultados, consúmelo con el estómago vacío y espera al menos una hora antes de comer o tomar medicamentos.

# *Gotas de hongo*

## *para un sistema inmunitario hiperactivo*

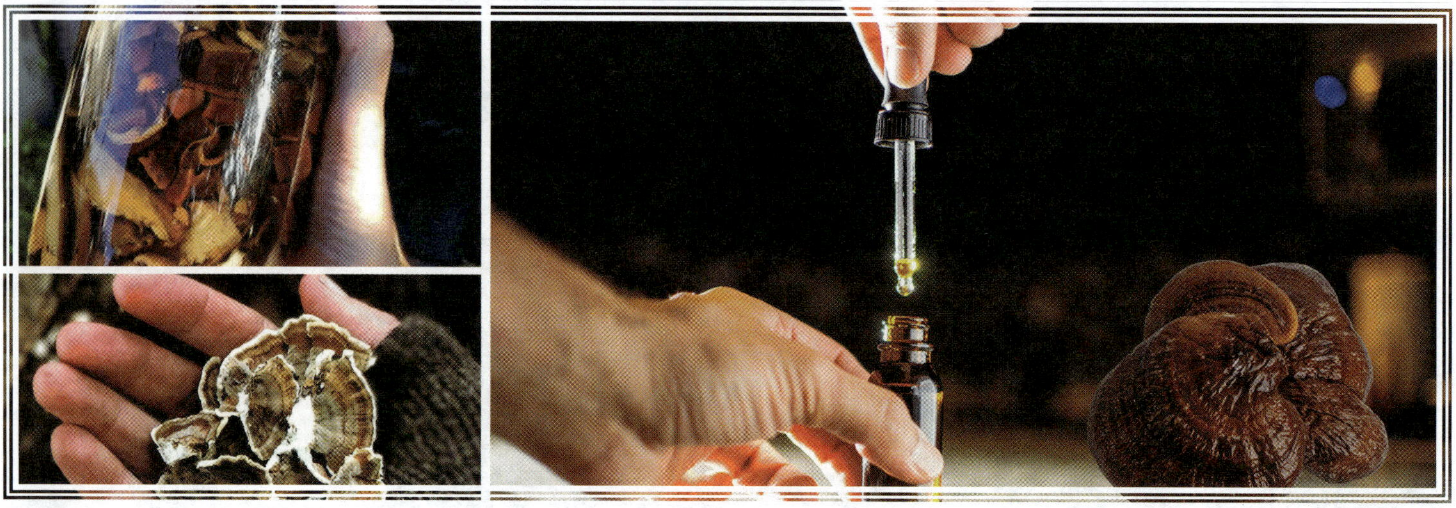

Las gotas de hongos son un remedio natural destinado a reforzar el sistema inmunitario y controlar los trastornos de tipo autoinmune. Los principales hongos utilizados en esta tintura son el reishi, conocido por sus propiedades inmunomoduladoras, y el hongo cola de pavo, reconocido por sus beneficios inmunorreguladores y antiinflamatorios. Estos hongos actúan sinérgicamente para ayudar a equilibrar la respuesta inmunitaria y reducir la inflamación asociada a las afecciones autoinmunitarias. Un método de extracción doble garantiza que se obtengan eficazmente tanto los compuestos solubles en agua como los solubles en alcohol.

## INGREDIENTES:

- ¼ taza de setas reishi secas (*Ganoderma lucidum*)
- ¼ taza de setas de cola de pavo secas (*Trametes versicolor*)
- 2 tazas de vodka
- 2 tazas de agua destilada
- Tarro de cristal de 560 ml
- Frascos cuentagotas para guardar

### *NOTES:*

Es importante señalar que esto no pretende tratar, curar ni prevenir ningún trastorno autoinmunitario, sino apoyar la salud general como parte de una estrategia holística de bienestar. Consulta siempre con un profesional sanitario antes de empezar cualquier régimen de salud nuevo, sobre todo si padeces un trastorno autoinmunitario.

No lo utilices si eres alérgico a las setas. Las mujeres embarazadas o en periodo de lactancia deben evitar el uso de tinturas de hongos sin consejo médico.

Si se produce alguna reacción adversa, interrumpe su uso inmediatamente y busca atención médica.

## INSTRUCCIONES:

1 | **Preparar las setas:** pica o tritura las setas secas en trozos pequeños para aumentar su superficie de extracción.

2 | **Extracción al alcohol:** introduce las setas troceadas en un tarro de cristal limpio de un litro. Vierte el vodka sobre las setas, asegurándote de que queden totalmente sumergidas. Cierra bien el tarro y agítalo. Etiqueta y fecha. Guarda el tarro en un lugar fresco y oscuro durante 6-8 semanas, agitándolo suavemente a los pocos días.

3 | **Colar la tintura de alcohol:** al cabo de 6-8 semanas, cuela la infusión de alcohol a través de un colador de malla fina o una estopilla en un cuenco limpio, exprimiendo todo el líquido posible de los trozos de setas. Deja a un lado la tintura de alcohol.

4 | **Extracción al agua:** introduce los trozos de setas escurridas en una cacerola. Añade 2 tazas de agua destilada y hierve a fuego lento. Cuece a fuego lento durante 1-2 horas, procurando que el agua no se evapore del todo. Añade más agua si es necesario para mantener las setas sumergidas.

5 | **Colar la tintura al agua:** después de cocer a fuego lento, cuela el extracto acuoso a través de un colador de malla fina o una estopilla en un cuenco limpio, exprimiendo de nuevo todo el líquido posible de los trozos de setas. Deja que el extracto acuoso se enfríe completamente.

6 | **Combinar los extractos:** combina los extractos al alcohol y al agua en un recipiente de cristal limpio. La proporción debe ser aproximadamente de 3:1 entre la tintura alcohólica y tu extracción al agua. Mezcla bien para asegurar una combinación completa.

7 | **Embotellar la tintura:** transfiere la tintura combinada a frascos cuentagotas para facilitar su uso. Guarda los frascos cuentagotas en un lugar fresco y oscuro para conservar la potencia de la tintura.

## DOSIS:

1-2 cuentagotas (aproximadamente 30-60 gotas) 2-3 veces al día. Empieza con una dosis baja y auméntala gradualmente para evaluar la tolerancia y la eficacia. Para una eficacia máxima, toma estas gotas directamente en la boca. Si el sabor es demasiado fuerte, puedes añadir las gotas al agua, al zumo o al té.

# APOYO HERBAL

## *para problemas y heridas de la piel*

La piel es el órgano más grande del cuerpo y desempeña un papel crucial en la protección del organismo contra los elementos externos, regulando la temperatura y sirviendo de barrera contra las infecciones.

**Consejos para promover la salud de la piel:**

LIMPIEZA SUAVE: Utiliza un limpiador suave para eliminar la suciedad, la grasa y el maquillaje sin eliminar los aceites naturales de tu piel. Una limpieza excesiva puede provocar sequedad e irritación.

EXFOLIACIÓN: Exfolia 1-2 veces a la semana para eliminar las células muertas y favorecer la renovación de la piel. Evita la exfoliación excesiva, que puede provocar sensibilidad.

PROTECCIÓN SOLAR: Utiliza diariamente un protector solar de amplio espectro con un FPS 30 como mínimo, incluso en días nublados. La protección solar ayuda a prevenir el envejecimiento prematuro y reduce el riesgo de cáncer de piel.

HIDRATACIÓN: Bebe mucha agua para mantener tu piel hidratada desde dentro. Hidrata tu piel para mantener su barrera de humedad.

DIETA SANA: **Alimentos antioxidantes y vitamina C:** Frutas, verduras, frutos secos, té verde y cítricos protegen la piel de los radicales libres, favorecen la producción de colágeno y ayudan a la cicatrización, además de proteger contra los daños solares.

## APOYO HERBAL

### Aloe Vera *(Aloe barbadensis miller)*

El gel de aloe vera puede calmar la piel irritada y que ha sufrido quemaduras, favorecer la recuperación cutánea y proporcionar hidratación.

### Árnica *(Arnica* spp.*)*

El árnica se suele emplear para contusiones, dolores, esguinces, edemas y alivio del dolor, y a menudo se utiliza para afecciones como la artritis y el túnel carpiano.

### Caléndula *(Calendula officinalis)*

La caléndula se utiliza por vía tópica para calmar la piel irritada o inflamada. Favorece la salud de la piel gracias a sus propiedades antiinflamatorias, antimicrobianas, astringentes, antifúngicas y antivirales. La caléndula se utiliza tradicionalmente para heridas leves, conjuntivitis, cortes, rozaduras, piel agrietada o dañada, contusiones, quemaduras, pie de atleta, acné, desequilibrios por levaduras, picaduras de abeja, dermatitis del pañal y otras irritaciones cutáneas leves.

### Manzanilla *(Matricaria chamomilla)*

La manzanilla tiene propiedades antiinflamatorias y calmantes. Puede utilizarse como tratamiento tópico o consumirse en infusión para aliviar la irritación cutánea.

### Consuelda *(Symphytum)*

La consuelda se utiliza tradicionalmente para favorecer la recuperación de las heridas gracias a sus propiedades regeneradoras de las células. Se utiliza de manera tópica y es beneficiosa para soldar huesos rotos. No se recomienda para heridas punzantes profundas.

### Aceite de brotes de álamo o chopo (aceite de bálsamo de Judea)

Los brotes de chopo son antifúngicos, antimicrobianos y antiinflamatorios. Su aceite se utiliza de manera tópica para aliviar el dolor de la artritis, las torceduras y los dolores musculares, y es beneficioso para las quemaduras solares.

### Té verde *(Camellia sinensis)*

El té verde es rico en antioxidantes que ayudan a proteger la piel de los daños de los agentes externos. Puedes aplicar bolsitas de té verde frías sobre la piel o beber té verde.

### Lavanda *(Lavandula officinalis)*

El aceite esencial de lavanda tiene efectos calmantes y puede ayudar a reducir la irritación cutánea. Dilúyelo antes de aplicarlo sobre la piel.

### Llantén *(Plantago major)*

El llantén se ha utilizado tradicionalmente de forma tópica para la inflamación articular, el dolor muscular, los esguinces, las mordeduras y picaduras de insectos, las mordeduras de serpiente y el dolor de pies. Los taninos que contiene esta planta pueden ayudar a detener las hemorragias. Advertencia: Para las mordeduras de serpiente, es crucial buscar atención médica inmediata, ya que el llantén no sustituye al tratamiento médico profesional.

### Miel cruda

La miel de Manuka tiene propiedades antibacterianas naturales y puede aplicarse a las heridas para prevenir infecciones y favorecer la recuperación de la piel. También es beneficiosa para tratar las quemaduras.

### Aceite de rosa mosqueta *(Rosa canina)*

El aceite de rosa mosqueta es rico en vitaminas y ácidos grasos que favorecen la regeneración e hidratación de la piel. A menudo se utiliza como aceite facial.

### Cúrcuma *(Curcuma longa)*

La cúrcuma contiene curcumina, que tiene propiedades antiinflamatorias y antioxidantes. Puede utilizarse por vía tópica o ser ingerida para favorecer la salud de la piel.

### Hamamelis *(Hamamelis virginiana)*

El hamamelis tiene propiedades astringentes y puede ayudar a tonificar la piel y reducir la inflamación.

**!** Consulta a un profesional sanitario antes de utilizar los remedios de este libro, especialmente si estás embarazada, en período de lactancia, tomas medicación o padeces alguna enfermedad. El autor y el editor no asumen ninguna responsabilidad por los posibles efectos adversos. Se recomienda empezar con la dosis más pequeña para comprobar la respuesta y la tolerancia de tu organismo. Interrumpe su uso de manera inmediata si se produce algún efecto secundario.

Algunos de los nombres de los remedios solo tienen fines creativos. Estos preparados caseros no contienen ingredientes farmacéuticos, no son equivalentes a ningún tratamiento médico ni deben utilizarse como sustitutos de este.

# *Crema herbal*
## *para los hongos de las uñas*

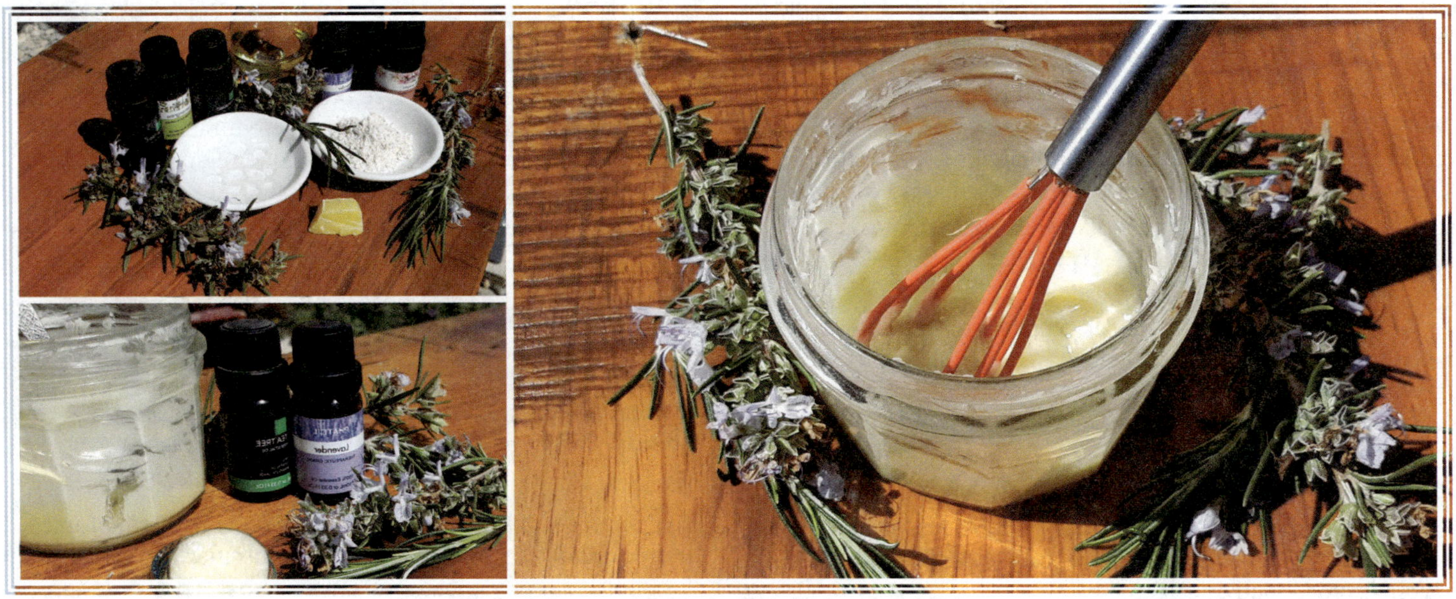

Los hongos que aparecen en las uñas, u onicomicosis, son una afección prevalente y persistente que puede resultar difícil de tratar. Esta crema casera combina ingredientes naturales conocidos por sus propiedades antifúngicas y sus efectos nutritivos para la piel. Otras opciones antifúngicas potentes son el liquen de usnea (funciona bien una infusión al aceite o una tintura en frasco pulverizador) y la cáscara de nuez negra en infusión de aceite. Basta con sustituir las 2 cucharadas de cada aceite por uno de estos aceites antifúngicos, o por ambos, para que la receta sea aún más potente.

## INGREDIENTES:

- 2 cucharadas de aceite de oliva
- 2 cucharadas de aceite de soja
- 10 g de cera de abeja
- 1 cucharadita de arrurruz en polvo
- 30 gotas de aceite esencial

### *NOTAS:*

Además de utilizar la crema, se deben mantener unas buenas prácticas de higiene de las uñas.

Recorta regularmente las uñas infectadas para favorecer una curación más rápida. Mantén los pies secos y bien aireados para crear un entorno que no favorezca la proliferación de hongos.

Realiza una prueba del parche antes de su uso generalizado para comprobar si se producen reacciones adversas.

Evita el contacto con los ojos y las mucosas.

## INSTRUCCIONES:

1 | **Método del hervidor doble:** utiliza un hervidor doble para derretir la cera de abejas. Una vez derretida, añade el aceite de oliva y el aceite de soja. Remueve bien la mezcla hasta que todos los ingredientes estén bien combinados. Para que el tratamiento casero de los hongos de las uñas tenga éxito, es importante tener en cuenta cómo maximizar la absorción de la piel para que la crema penetre más profundamente y actúe mejor. El aceite de oliva mejora la absorción en las capas externas de la piel (la epidermis), mientras que el aceite de soja penetra tanto en la epidermis como en la dermis subyacente.

2 | **Adición de arrurruz:** añade poco a poco el arrurruz en polvo a la mezcla, removiendo continuamente para evitar que se formen grumos. Este paso es crucial para espesar la crema.

3 | **Aceites esenciales con propiedades antifúngicas:** deja que la mezcla se enfríe un poco antes de añadir 10 gotas de cada: corteza de canela, aceite de orégano y aceite de lavanda. Remueve los aceites al incorporarlos en la mezcla para obtener una textura uniforme. Aceite de corteza de canela: contiene cinamaldehído, conocido por sus propiedades antifúngicas y antibacterianas. Aceite de orégano: rico en carvacrol, que tiene potentes efectos antifúngicos y antimicrobianos. Aceite de lavanda: presenta propiedades antifúngicas y calmantes, que favorecen la salud general de la piel.

4 | **Verter y enfriar:** transfiere la crema a un recipiente limpio y hermético, y deja que se enfríe y solidifique. Este proceso puede durar unas horas, dependiendo de la temperatura ambiente.

## DOSIS:

Aplica una pequeña cantidad de la crema sobre las uñas afectadas dos veces al día. Antes de cada aplicación, asegúrate de que la zona afectada está limpia y seca. Para las infecciones rebeldes, considera la posibilidad de añadir usnea o cáscara de nuez negra.

# *Polvo antifúngico*

## *para los hongos de las uñas de los pies*

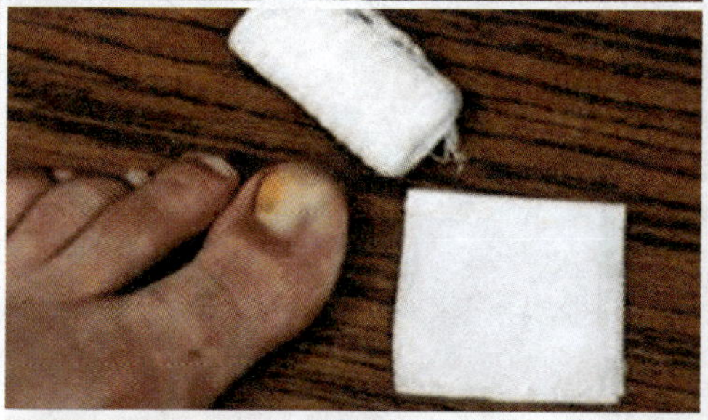

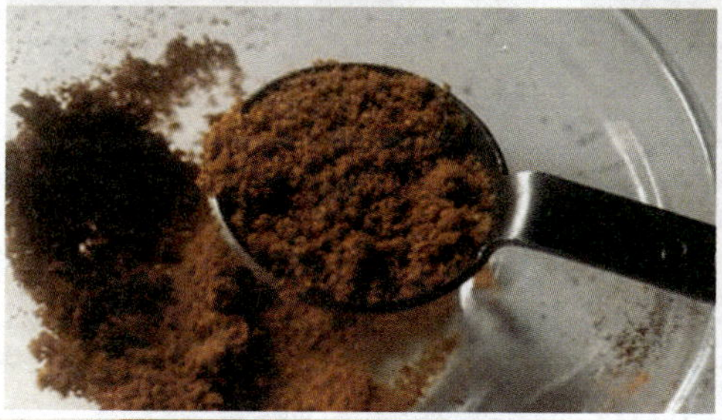

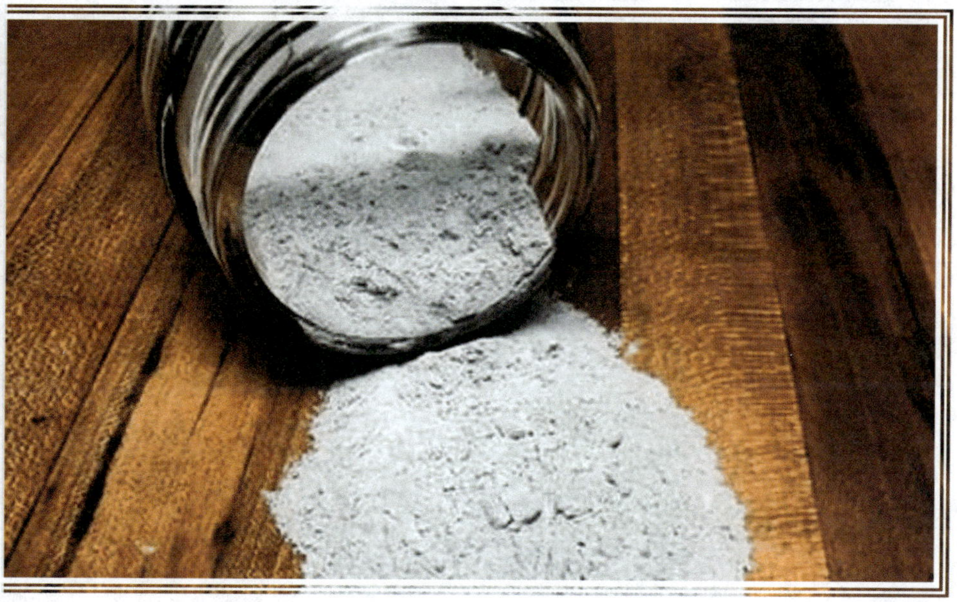

Este polvo antifúngico que puede hacerse en casa contiene ingredientes naturales conocidos por sus propiedades antifúngicas y antiinflamatorias.

La arcilla de bentonita se ha utilizado tradicionalmente para ayudar a extraer toxinas e impurezas, mientras que la pimienta de cayena estimula la circulación y tiene propiedades antifúngicas. Los aceites esenciales de canela, clavo e incienso son famosos por sus efectos antifúngicos y antimicrobianos. Con estos ingredientes juntos se obtiene una mezcla que puede ayudar a controlar los hongos de las uñas de los pies.

## INGREDIENTES Y MATERIALES:

- ½ taza arcilla de bentonita
- 2 cucharaditas de pimienta de cayena en polvo
- 6 gotas de aceite esencial de canela
- 6 gotas de aceite esencial de clavo
- 6 gotas de aceite esencial de incienso
- Un recipiente con orificios para dispensar (como un salero)

*NOTAS:*

Prueba una pequeña cantidad en una zona pequeña de piel antes de utilizarla de manera extensiva para asegurarte de que no tienes una reacción adversa. Interrumpe su uso si se produce irritación. No te toques la cara ni los ojos después de manipular el polvo, sobre todo por la pimienta de cayena. Lávate bien las manos después de usarlo. Si padeces alguna enfermedad crónica o eres una mujer embarazada o en período de lactancia, consulta a un profesional sanitario antes de utilizar este remedio.

## INSTRUCCIONES:

1 | **Combinar los ingredientes:** mide ½ taza de arcilla de bentonita en un cuenco o robot de cocina. Añade 2 cucharaditas de pimienta de cayena en polvo. Utiliza guantes al manipular el polvo para evitar la irritación producida por la pimienta de cayena.

2 | **Añadir aceites esenciales:** añade a la mezcla 6 gotas de cada uno de los aceites esenciales de canela, clavo e incienso.

3 | **Mezclar bien:** bate a velocidad baja durante unos 30 segundos en un robot de cocina o mezcla bien a mano con un tenedor o una batidora para asegurarte de que los aceites se distribuyen uniformemente.

4 | **Almacenar:** transfiere el polvo resultante a un recipiente que sea fácil de manejar, como un salero. Guarda el polvo en un lugar seco. Si entra humedad, añade arroz seco al recipiente.

## DOSIS:

Espolvorea el polvo en los pies o en los calcetines dos veces al día durante 1-2 semanas. También puedes aplicarlo antes de acostarte, asegurándote de llevar calcetines.

# Pomada
## *Antifúngica*

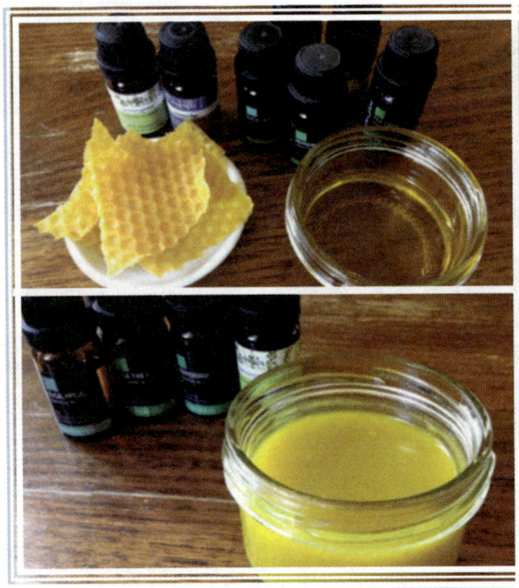

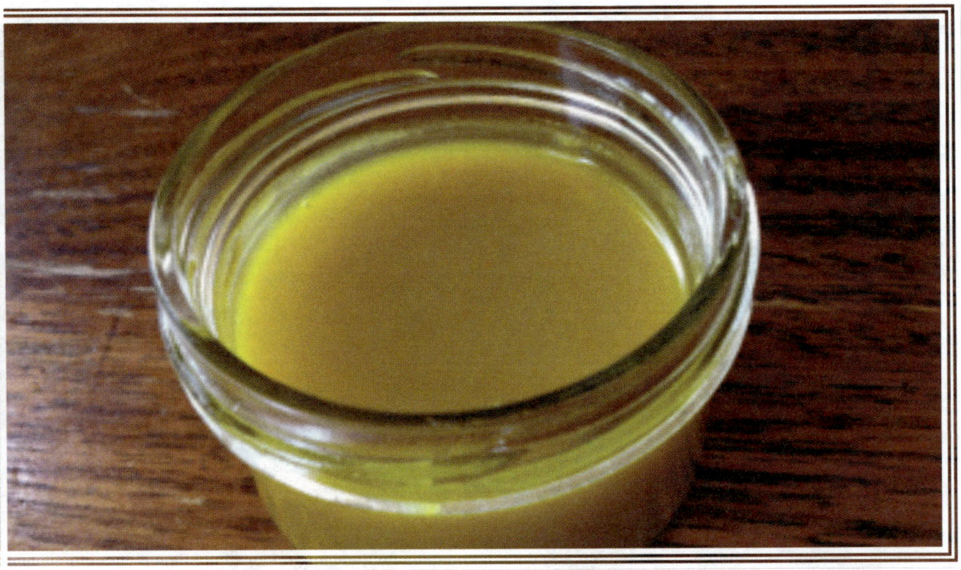

Esta pomada antifúngica aprovecha las potentes propiedades del ajo, el orégano, el tomillo y la mejorana para elaborar un remedio natural contra las infecciones fúngicas de la piel. Cada una de estas hierbas se utiliza tradicionalmente por sus propiedades antifúngicas. El ajo es famoso por sus efectos antimicrobianos y antifúngicos, mientras que el orégano contiene compuestos como el carvacrol y el timol, conocidos por sus potentes propiedades antifúngicas. El tomillo y la mejorana también añaden a la pomada sus cualidades antimicrobianas y calmantes, proporcionando un apoyo adicional a la salud de la piel. Al combinar estas hierbas con cera de abeja y aceite de coco, creamos una pomada calmante y eficaz que puede aplicarse por vía tópica para ayudar a tratar los problemas por hongos y promover el bienestar de la piel.

## INGREDIENTES:

- 3 cucharadas de cera de abejas
- ½ taza de aceite de coco
- 1 cucharada de orégano seco (*Origanum vulgare*)
- 1 cucharada de tomillo seco (*Thymus vulgaris*)
- 1 cucharada de mejorana seca (*Origanum majorana*)
- 3 dientes de ajo, finamente picados (*Allium sativum*)
- 10 gotas de aceite del árbol del té
- 10 gotas de aceite esencial de lavanda

### *NOTAS:*

Solo para uso externo. Evita el contacto con los ojos.

Considera la posibilidad de hacer una prueba de parche en una pequeña zona de la piel antes de utilizar la pomada de forma más extensa.

Mantener fuera del alcance de los niños.

Si estás embarazada, en período de lactancia o bajo supervisión médica, consulta a un profesional sanitario antes de usarla.

## INSTRUCCIONES:

1 | **Preparar la zona de trabajo:** limpia y esteriliza todos los utensilios, recipientes y superficies de trabajo antes de empezar.

2 | **Infusionar el aceite de coco:** derrite el aceite de coco al baño maría o en un cuenco resistente al calor colocado sobre una olla con agua hirviendo a fuego suave. Añade el orégano seco, el tomillo, la mejorana y el ajo picado al aceite de coco derretido. Deja que la mezcla hierva suavemente durante 30 minutos, removiendo de vez en cuando para asegurar una infusión completa.

3 | **Colar el aceite infusionado:** pasados 30 minutos, retira el aceite infusionado del fuego y cuélalo con un colador de malla fina o una estopilla para eliminar las hierbas y los trozos de ajo. Vuelve a poner el aceite infusionado al baño maría.

4 | **Añadir la cera de abejas y los aceites esenciales:** añade la cera de abejas al aceite infusionado que está al baño maría y sigue calentando hasta que la cera esté totalmente derretida, removiendo de vez en cuando. Una vez derretida, retira la mezcla del fuego y añade el aceite de árbol de té y el aceite esencial de lavanda. Remueve bien.

5 | **Repartir en recipientes:** vierte con cuidado la mezcla derretida en recipientes limpios y esterilizados. Deja que la pomada se enfríe y solidifique completamente antes de cerrar los recipientes. Etiqueta y fecha.

## DOSIS:

Aplica una pequeña cantidad de la pomada directamente sobre la zona afectada 2-3 veces al día.

# Espray para «congelar» las verrugas

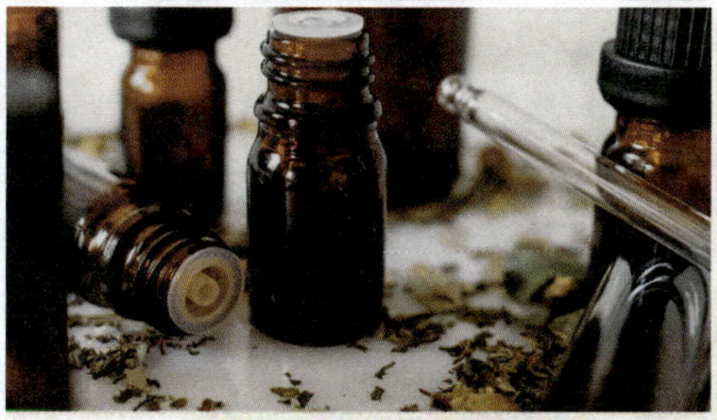

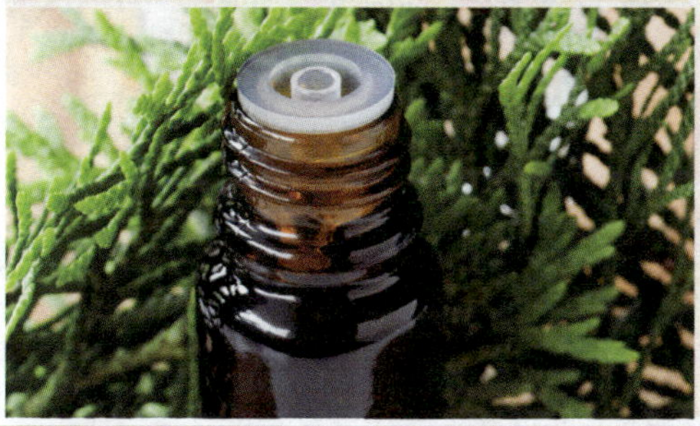

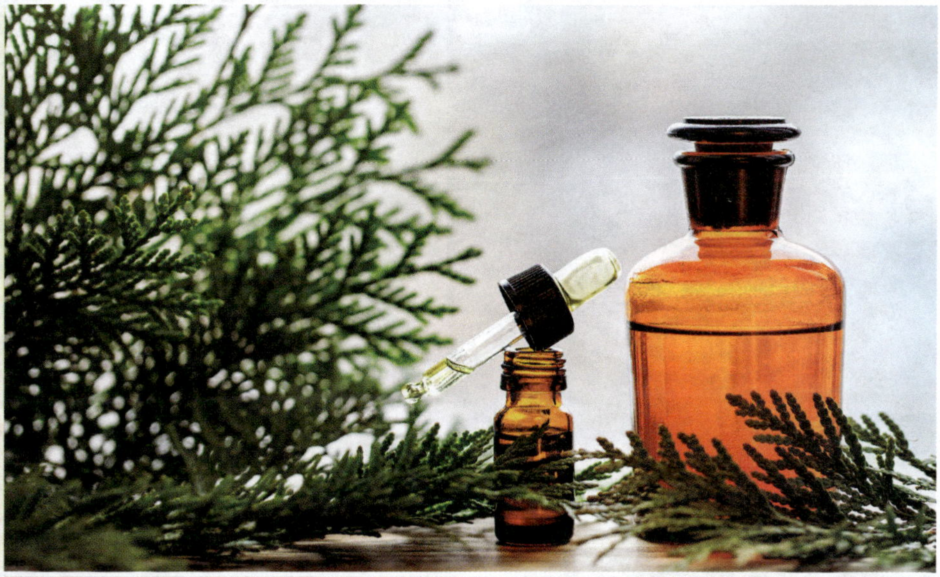

Una hierba conocida por sus propiedades potenciales para eliminar las verrugas es la tuya occidental, conocida comúnmente como cedro blanco. Contiene compuestos como la tujona y los flavonoides, que poseen propiedades antimicrobianas y antivirales, por lo que es una opción popular para tratar infecciones víricas como las verrugas. Se cree que el aceite esencial de esta hierba inhibe el crecimiento del virus del papiloma humano (VPH), que causa las verrugas. Esta receta se elabora en un cómodo formato de aerosol para facilitar su aplicación.

## INGREDIENTES:

- 3-4 gotas de aceite esencial de *tuya occidental*
- 1 cucharada de hamamelis
- 2 cucharadas de agua destilada
- Pulverizador pequeño

*NOTAS:*

Otros remedios caseros para eliminar las verrugas son: aplicar vinagre de sidra de manzana, utilizar ajo machacado y sujetarlo con una venda, colocar cáscara de plátano sobre la verruga, aplicar gel de aloe vera varias veces al día, diluir aceite de árbol de té con un aceite portador para uso diario, ocluir la zona con cinta aislante durante unos seis días y realizar después una exfoliación suave, hacer una pasta de bicarbonato sódico para aplicarla regularmente, utilizar aceite de ricino y cubrir con una venda y usar aceite de orégano diluido con regularidad.

## INSTRUCCIONES:

1 | **Limpiar la zona:** empieza limpiando la zona afectada y alrededor de la verruga con agua y jabón suave. Seca suavemente con una toalla limpia.

2 | **Preparar la solución:** en un cuenco pequeño, combina 3-4 gotas de aceite esencial de tuya occidental con 1 cucharada de hamamelis. Mezcla bien. Añade 2 cucharadas de agua destilada a la mezcla y remueve hasta que esté totalmente combinada.

3 | **Llena la botella pulverizadora:** vierte la mezcla en un pulverizador pequeño. Asegúrate de que la tapa está bien cerrada y agita el frasco enérgicamente para que todos los ingredientes queden bien combinados.

4 | **Aplicar el espray:** pulveriza una pequeña cantidad directamente sobre la verruga, asegurándote de cubrirla bien. Es importante realizar primero una prueba de parche en una pequeña zona de la piel para asegurarse de que no hay reacciones adversas. Evita el contacto con los ojos y las mucosas.

5 | **Cubrir el área:** tras la aplicación, cubre la verruga con una venda estéril o una gasa. Esto evita que la solución manche la ropa o las sábanas y ayuda a mantener limpia la zona tratada.

6 | **Ser paciente:** el tiempo es fundamental para que el remedio haga efecto. Con los tratamientos naturales se puede tardar más en ver resultados. Si la verruga persiste o si hay algún signo de irritación, consulta a un profesional sanitario para que te aconseje.

## DOSIS:

Realiza esta aplicación una o dos veces al día, preferiblemente por la mañana y por la noche. La consistencia es la clave.

# Bálsamo antiséptico

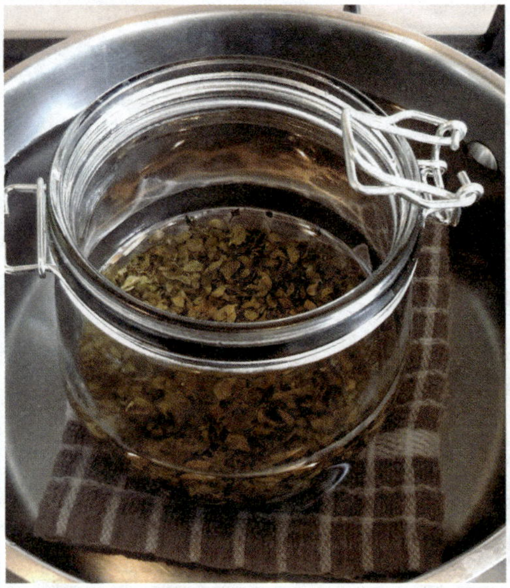

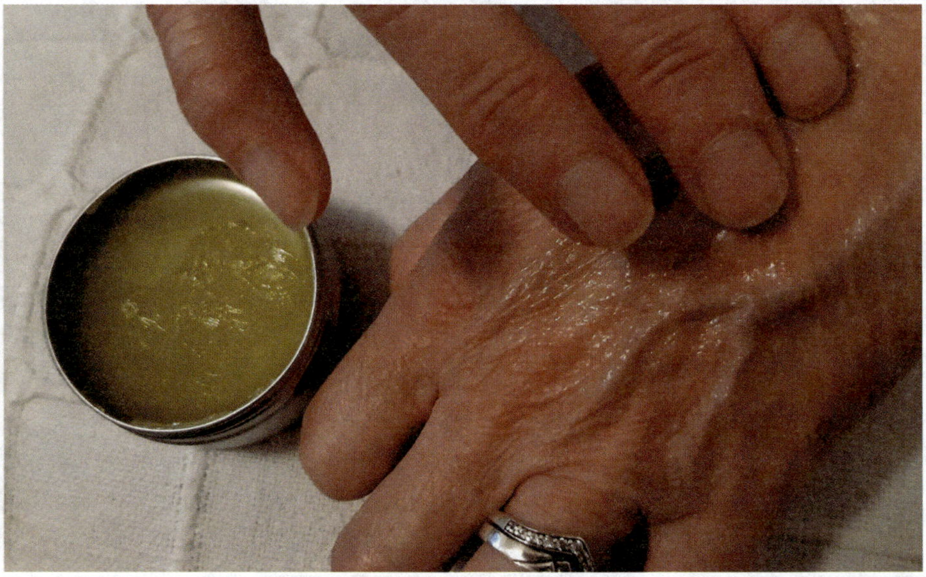

En esta pomada de chaparral se mezclan las cualidades beneficiosas de las hojas de chaparral con un aceite vegetal nutritivo y la cera de abeja, consiguiendo una opción natural para apoyar la salud de la piel. Históricamente, se ha utilizado para tratar infecciones cutáneas y para aliviar quemaduras solares y problemas relacionados con la piel.

## INGREDIENTES:

- 1 ½ taza de aceite vegetal ecológico de alta calidad
- 1 taza de hojas secas de chaparral (*Larrea tridentata*) también llamada gobernadora o arbusto de la creasota
- 1/4 de taza de escamas de cera de abeja
- Aceite esencial (opcional, para añadir fragancia)

### *NOTAS:*

No utilices este preparado en una quemadura muy reciente, ya que el aceite puede sellar el calor, lo que ocasionará que continúe el daño o provocará incluso una quemadura más grave.

Realiza una prueba de parche antes de su uso generalizado para asegurarte de que no se producen reacciones alérgicas.

Evita utilizarlo en heridas profundas o llagas abiertas sin consultar a un profesional sanitario.

## INSTRUCCIONES:

1 | **Infusionar el aceite:** en un tarro de cristal limpio y seco, combina el aceite vegetal que hayas elegido (por ejemplo, de oliva, cáñamo, almendra, jojoba) y las hojas secas de chaparral. Elegir el aceite vegetal adecuado a la condición específica de tu piel es crucial para optimizar los beneficios de la pomada (más información sobre los aceites portadores y sus beneficios en la sección de aceites infusionados de este libro). Asegúrate de que las hojas queden totalmente sumergidas en el aceite. Cierra bien el tarro y déjalo en un lugar cálido y soleado durante unas 4-6 semanas para que se lleve a cabo la infusión. Agita el tarro de vez en cuando. Tras el periodo de infusión, cuela el aceite para eliminar las hojas de chaparral, asegurándote de que solo quede el aceite infusionado.

2 | **Infusionar el aceite de manera exprés:** en un cazo, combina el aceite vegetal y las hojas secas de chaparral. Calienta la mezcla a fuego lento, manteniendo una cocción suave durante 1-2 horas. Remueve periódicamente. Deja que el aceite se enfríe un poco antes de colarlo para eliminar las hojas de chaparral.

3 | **Elaborar el bálsamo:** en un hervidor doble, derrite las escamas de cera de abejas a fuego lento. Una vez derretido, añade el aceite infusionado de chaparral a la cera de abejas y remueve bien. Si lo deseas, añade unas gotas de aceite esencial para perfumar.

4 | **Verter y enfriar:** reparte la mezcla derretida en tarros o recipientes limpios y esterilizados. Deja que la pomada se enfríe y solidifique.

## DOSIS:

Aplica una pequeña cantidad de pomada de chaparral por vía tópica en la zona afectada 2-3 veces al día.

# El «Betadine» de la naturaleza

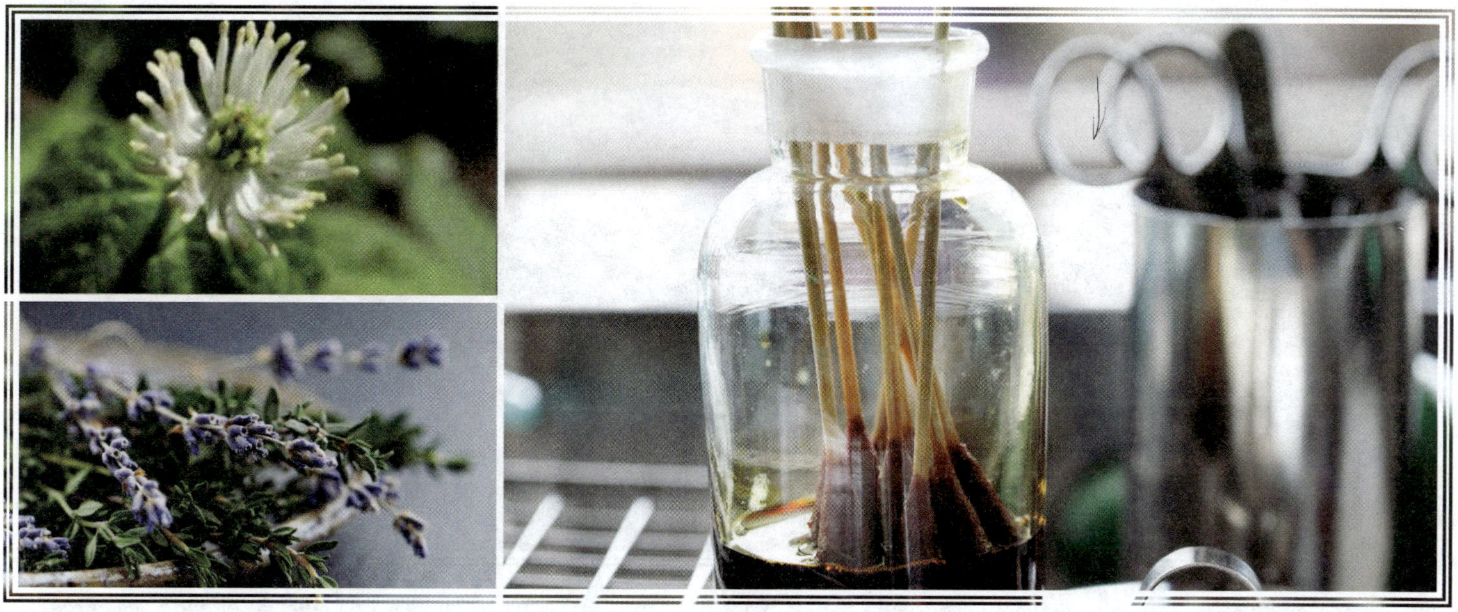

La naturaleza ofrece soluciones antisépticas a base de plantas que pueden servir de alternativa a los antisépticos comerciales.

Esta receta combina ingredientes conocidos tradicionalmente por sus propiedades antimicrobianas y calmantes. Esta solución casera puede utilizarse para cortes, rozaduras y abrasiones leves, para limpiar la zona y favorecer los procesos curativos naturales del organismo. A continuación, encontrarás una receta con ingredientes naturales como el aceite de árbol de té y el hamamelis, populares en la medicina popular por sus cualidades antisépticas.

## INGREDIENTES:

- 2 cucharadas soperas de tomillo seco (*Thymus vulgaris*)
- 2 cucharadas soperas de raíz seca de sello dorado (*Hydrastis canadensis*)
- 1 cucharada de flores secas de lavanda (*Lavandula angustifolia*)
- 1 taza de agua destilada
- ¼ taza de extracto de hamamelis (opcional para añadir un efecto astringente)
- 10 gotas de aceite esencial de árbol del té (*Melaleuca alternifolia*)

*NOTAS:*

No lo utilices en heridas profundas o graves. Acude al médico en estos casos.

Haz una prueba de parche antes de usar este remedio para asegurarte de que no se produce ninguna reacción alérgica.

Interrumpe su uso si aparecen irritaciones o reacciones adversas. Las mujeres embarazadas o en periodo de lactancia deben consultar a un profesional sanitario antes de utilizarlo.

## INSTRUCCIONES:

1 | **Preparar la infusión de hierbas:** hierve 1 taza de agua destilada. Añade al agua hirviendo 2 cucharadas de tomillo seco, 2 cucharadas de raíz seca de sello dorado y 1 cucharada de flores secas de lavanda. Retira del fuego y deja reposar la mezcla durante 30 minutos.

2 | **Colar:** cuela la mezcla con un colador de malla fina o una estopilla en un recipiente limpio, asegurándote de que no quede ningún resto vegetal en el líquido.

3 | **Mezclar:** deja que la infusión se enfríe a temperatura ambiente. Añade ¼ de taza de extracto de hamamelis si quieres utilizarlo. Añade 10 gotas de aceite esencial de árbol de té a la mezcla cuando esté fría y remueve bien.

4 | **Almacenamiento:** guarda la solución antiséptica en un tarro o frasco de cristal esterilizado con tapa hermética. Guárdalo en un lugar fresco y oscuro hasta dos semanas. Para conservarlo durante más tiempo, refrigéralo y procura consumirlo antes de un mes.

5 | **Aplicar:** limpia la herida con agua y jabón suave. Aplica la solución antiséptica natural en la zona afectada con un algodón o gasa limpios.

## DOSIS:

Aplícalo siempre que lo desees, asegurándote de mantener la herida limpia y cubierta con un vendaje estéril si es necesario.

# Pomada negra

## para forúnculos, astillas y picaduras de garrapatas

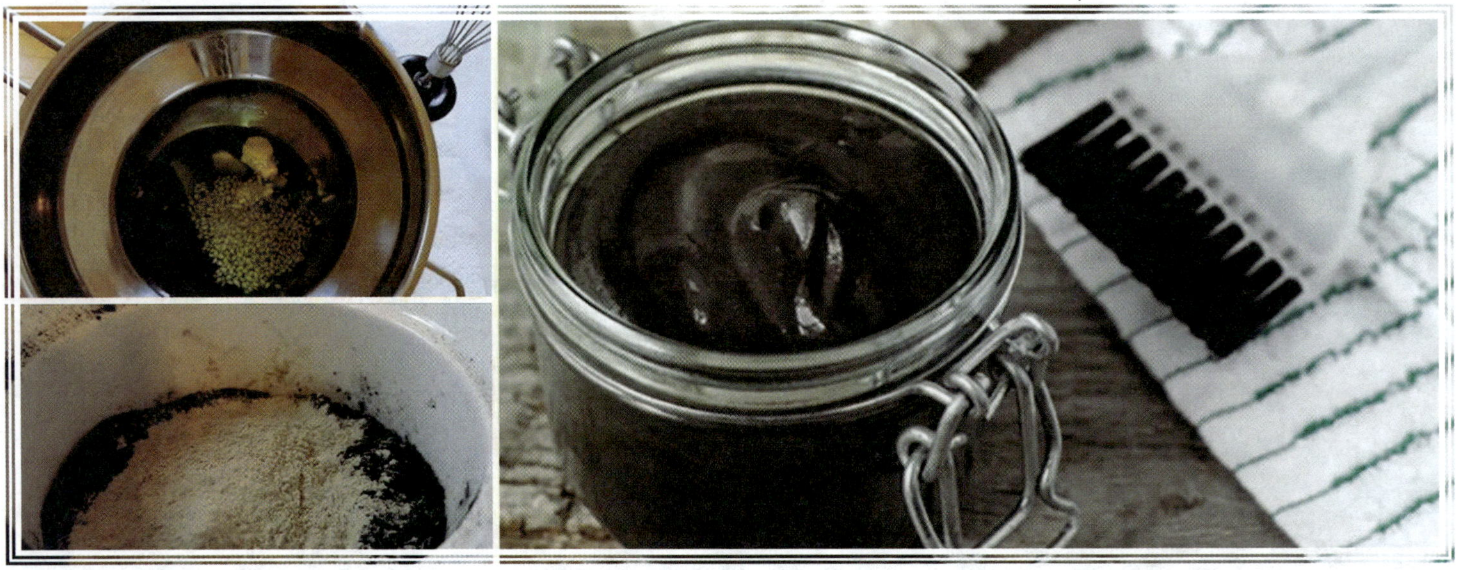

Esta pomada negra es un remedio tradicional conocido por su capacidad para extraer las impurezas de la piel, lo que lo hace eficaz para tratar forúnculos, picaduras de garrapatas y eliminar astillas. La combinación de carbón activado y arcilla de bentonita funciona como un dúo de gran potencia para extraer las impurezas y toxinas de la piel. Los aceites infusionados con hierbas, como el llantén, la caléndula y la consuelda, aportan sus propiedades antiinflamatorias y nutritivas para la piel y así ayudar en el proceso de curación.

Los aceites esenciales como el del árbol del té y la lavanda no solo proporcionan un aroma agradable, sino que también aportan beneficios antimicrobianos, protegiendo contra posibles infecciones. La cera de abejas de la pomada crea una capa protectora sobre la piel, que ayuda a mantener su integridad y evita daños mayores.

## INGREDIENTES:

- 3 cucharadas de aceite infusionado
- 3 cucharadas de aceite de coco
- 2 cucharadas de aceite de ricino
- 2 cucharadas de cera de abejas
- 1 cucharada de carbón activado
- 1 cucharada de arcilla de bentonita
- 25 gotas de aceite esencial de lavanda
- 15 gotas de aceite esencial de árbol de té

*NOTAS:*

Esta pomada es un gran remedio natural, pero no sustituye el consejo médico cuando es necesario. Consulta a un médico antes de utilizarlo si tienes algún problema o afección de salud.

El uso prolongado o excesivo de esta pomada puede provocar sequedad, especialmente en personas con piel sensible o seca. Si experimentas sequedad, reduce la frecuencia de aplicación para permitir que la piel recupere su equilibrio natural de hidratación.

## INSTRUCCIONES:

1 | **Combinar y fundir los ingredientes:** en un hervidor doble, funde el aceite de infusión de hierbas elegido (por ejemplo, caléndula, consuelda o llantén), junto con el aceite de coco, el de ricino y la cera de abejas. Mi favorito es el llantén (Plantago spp.) por su capacidad de acción.

2 | **Añadir absorbentes:** una vez derretidos, añade el carbón activado y la arcilla de bentonita, removiendo continuamente para evitar que se formen grumos. El carbón activado tiende a manchar los tejidos, por lo que es preferible que no entre en contacto con la ropa o los muebles.

3 | **Mezclar los aceites esenciales:** retira del fuego y añade los aceites esenciales de lavanda y árbol del té, asegurándote de que se distribuyen uniformemente.

4 | **Guardar en un tarro:** vierte la mezcla en tarros esterilizados y deja que se enfríe antes de cerrarlos.

5 | **Aplicación:** aplica una pequeña cantidad de la pomada en la zona afectada, tapando con una venda si es necesario. Puedes dejar la pomada actuando durante toda la noche. En el caso de astillas y otros cuerpos extraños, comprueba si se ha movido lo suficiente como para poder retirarlo con unas pinzas. Para las picaduras de garrapatas e insectos, puedes retirar la pomada al cabo de un par de horas, limpiar la zona y luego dejar al aire o cubrir con otro vendaje.

6 | **Hidratar:** aplica una crema hidratante suave e hidratante en la zona tratada después de utilizar esta pomada si es necesario.

## DOSIS:

Puedes usarla 1-2 veces al día hasta que se resuelva el problema.

# Baño calmante de pamplina y vinagre
## *para erupciones cutáneas*

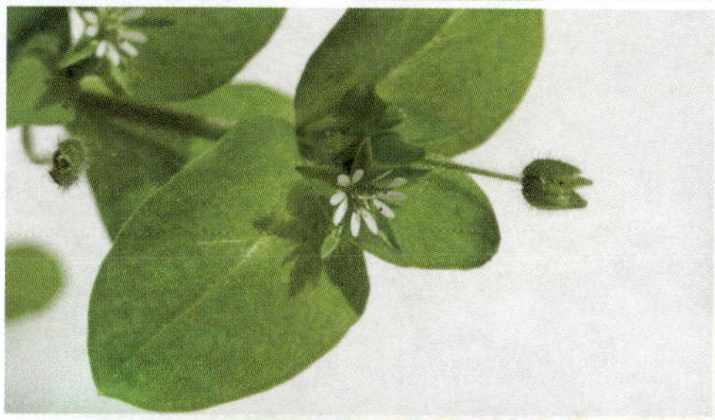

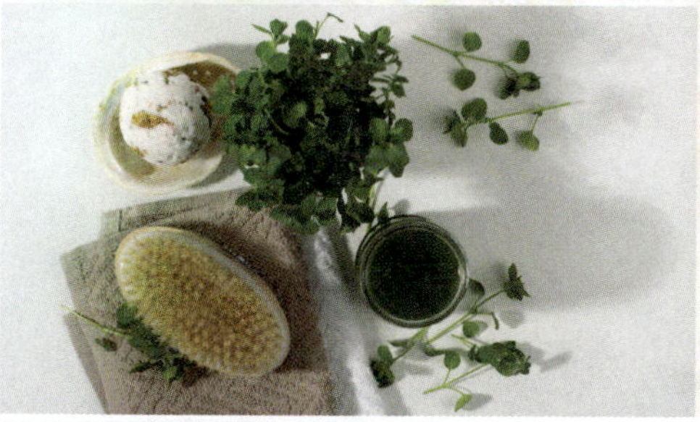

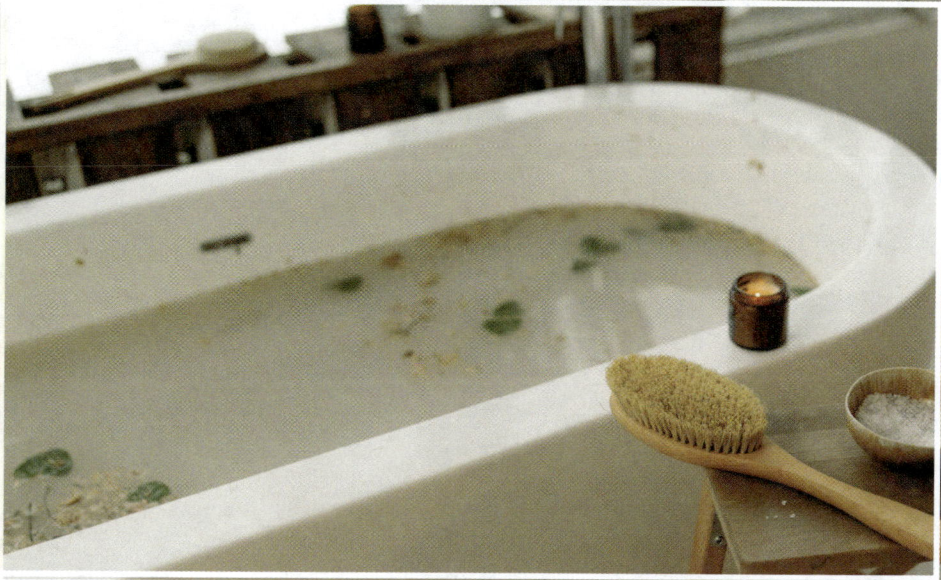

La pamplina o hierba gallinera es una planta común utilizada tradicionalmente por sus propiedades calmantes, especialmente para problemas relacionados con la piel. Combinada con vinagre, esta receta para el baño puede aliviar las erupciones y la piel irritada. La pamplina contiene compuestos como flavonoides y saponinas, conocidos por ayudar con las molestias de la piel, aportando hidratación por su contenido en mucílagos y calmando el picor. Además, la pamplina es conocida por sus propiedades cicatrizantes y su suave acción antimicrobiana. El vinagre de sidra de manzana se utiliza habitualmente en el cuidado de la piel para equilibrar sus niveles de pH, actuar como exfoliante suave gracias al ácido acético y ofrecer propiedades antimicrobianas. También se sabe que ayuda con la piel quemada por el sol.

## INGREDIENTES:

- 1 taza de hojas frescas de pamplina (*Stellaria media*) o ½ taza de pamplina seca
- 2 tazas de vinagre de sidra de manzana

*NOTAS:*

Si eres alérgico a la pamplina o al vinagre, abstente de utilizar este remedio para el baño.

Evita la infusión de hierbas entre en contacto con los ojos.

El vinagre de sidra de manzana puede causar irritación y puede no ser adecuado para todos los tipos de eczema. Habla con un médico o naturópata antes de utilizarlo, diluye el vinagre y haz primero una prueba del parche.

## INSTRUCCIONES:

1 | **Preparar la infusión de pamplina:** recoge hojas frescas de pamplina, asegurándote de que estén libres de pesticidas y bien lavadas. Alternativamente, puedes utilizar ½ taza de pamplina seca. En una olla grande, pon a hervir 4 tazas de agua. Añade las hojas de pamplina lavadas o la pamplina seca al agua hirviendo. Déjalo cocer a fuego lento durante 10-15 minutos. Cuela el agua infusionada con pamplina en una bañera llena de agua templada.

2 | **Añadir vinagre:** añade 2 tazas de vinagre de sidra de manzana a la bañera. El vinagre ayuda a equilibrar el pH de la piel y aporta propiedades calmantes adicionales. Considera la posibilidad de utilizar vinagre de sidra de manzana ecológico.

3 | **Mezclar y relajarse:** remueve suavemente el agua del baño para asegurar una distribución uniforme de la pamplina y el vinagre. Sumérgete en el baño durante 15-20 minutos, dejando que la infusión de hierbas calme la piel. Sécate la piel suavemente, a toquecitos, después del baño. No frotes enérgicamente.

## DOSIS:

Toma este baño una vez al día hasta que desaparezca la erupción o la irritación.

# Crema restauradora antibiótica

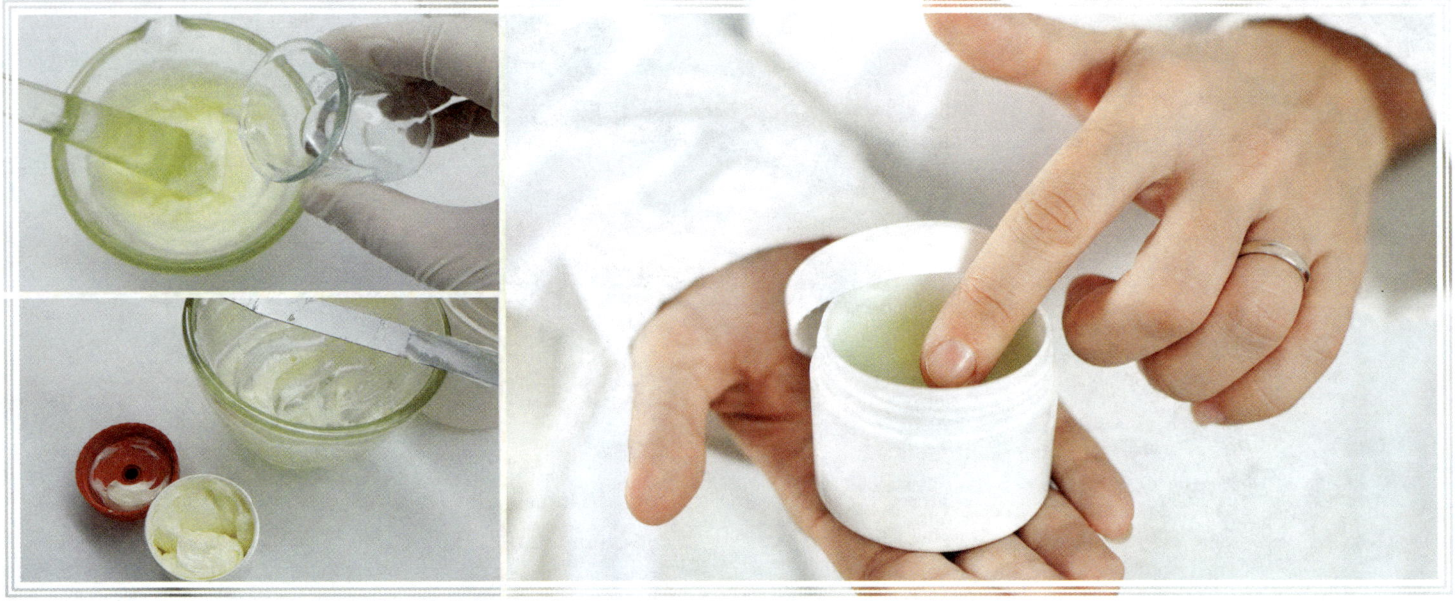

Existen varias pomadas antisépticas de venta libre para elegir en el mercado, que normalmente se aplican directamente sobre la herida. Sirven para evitar que se desarrolle una infección. Aunque estas opciones suelen funcionar y los productos tienen algunos ingredientes útiles, también tienen otros que son innecesarios, para poder producirlos en serie.

Esta pomada de hierbas combina las propiedades calmantes de la cera de abeja, el aceite de almendras y una mezcla de hierbas y aceites esenciales conocidos por sus cualidades antibacterianas y nutritivas para la piel. Los ingredientes se eligen por su potencial para promover la salud de la piel y proporcionar una alternativa natural a los productos comerciales como Neosporin.

## INGREDIENTES:

- 60 g de cera de abejas
- 1 taza de aceite de almendras ecológico con infusión de milenrama
- 0.5 cucharadita de aceite del árbol del té
- 25 gotas de aceite de vitamina E
- 20 gotas de aceite esencial de lavanda
- 10 gotas de aceite esencial de limón

*NOTAS:*

Solo para uso externo.

Realiza una prueba de parche para comprobar si hay alergias antes de su uso generalizado. Interrumpe su uso si se produce irritación.

A quien no le guste el olor a limón o a lavanda, puede sustituirlos. La lavanda puede sustituirse por aceite esencial de manzanilla, y el limón por aceite esencial de abeto.

## INSTRUCCIONES:

1 | **Fundir la cera de abejas:** en un hervidor doble, derrite la cera de abejas hasta que esté totalmente líquida (los gránulos de cera de abejas se derriten más rápido que la cera de abejas sólida).

2 | **Añadir aceite de almendras con infusión de milenrama:** una vez derretida la cera de abeja, añade lentamente el aceite de almendras ecológico infusionado con milenrama (o el sustituto que hayas elegido, como el aceite de oliva ecológico) sin dejar de remover. Utiliza nuestra receta de infusión de aceite para infusionar la milenrama.

3 | **Incorporar aceites esenciales:** retira la mezcla del fuego y añade el aceite de árbol de té, el aceite esencial de lavanda y el aceite esencial de limón. Remueve bien para asegurar una distribución uniforme.

4 | **Añadir aceite de vitamina E:** añade el aceite de vitamina E y vuelve a remover. La vitamina E contribuye a estabilizar las hierbas, ayudando a mantener su potencia y sus beneficios terapéuticos. La inclusión de vitamina E prolonga significativamente la vida útil de esta pomada curativa de hierbas al impedir que los aceites se estropeen con el tiempo.

5 | **Enfriar y almacenar:** deja que la mezcla se enfríe, pero que no se solidifique del todo. Divide la mezcla en recipientes o tarros para pomada. Deja que se solidifique a temperatura ambiente. Guárdalo en un lugar fresco y oscuro para prolongar su vida útil.

## DOSIS:

Aplica una pequeña cantidad en la zona afectada. Repite la aplicación 2-3 veces al día o según sea necesario.

# Bálsamo de caléndula y consuelda para la piel

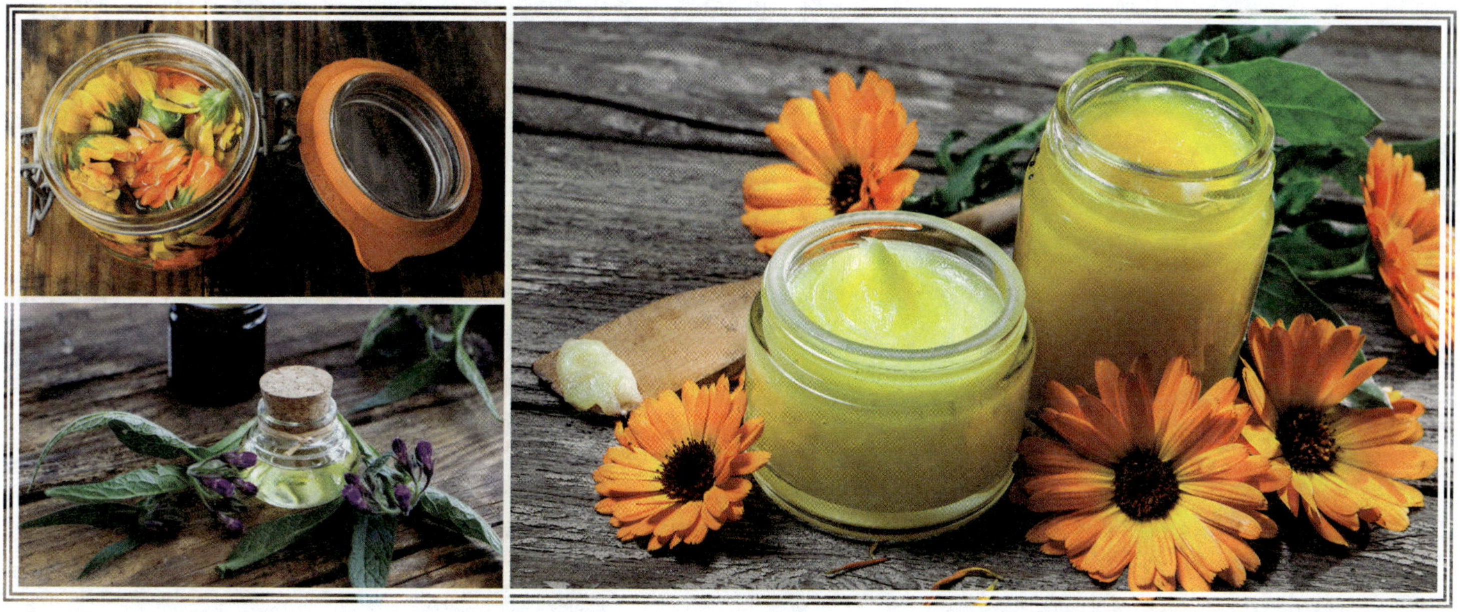

La caléndula (*Calendula officinalis*) y la consuelda (*Symphytum officinale*) son dos poderosas hierbas conocidas por sus propiedades calmantes de la piel. La caléndula es popular por sus efectos antiinflamatorios y antimicrobianos, por lo que es excelente para favorecer la cicatrización de heridas y reducir la irritación de la piel. Por otra parte, la consuelda, con su alto contenido en alantoína, es apreciada por su capacidad para favorecer la regeneración celular y apoyar el proceso de recuperación.

## INGREDIENTS:

- 1 taza de aceite con infusión de caléndula (base de aceite de oliva ecológico)
- 1/4 de taza de aceite con infusión de consuelda (base de aceite de oliva ecológico)
- 75 g de cera de abejas
- 10 gotas de aceite esencial de lavanda (opcional, para añadir fragancia y propiedades antibacterianas)

### *NOTAS:*

No utilizar en laceraciones ni en heridas abiertas profundas.

Considera la posibilidad de realizar una prueba en una zona pequeña antes de su uso generalizado para asegurarte de que no se produce ninguna reacción alérgica. Interrumpe su uso si se produce irritación.

Consulta con un profesional sanitario antes de usar este remedio, especialmente en el caso de mujeres embarazadas o en periodo de lactancia.

## INSTRUCCIONES:

**ACEITE CON INFUSIÓN DE CALÉNDULA:**
Para prepararlo, llena un tarro con flores secas de caléndula y cúbrelas con aceite de oliva. Deja reposar la mezcla durante 4 semanas, aproximadamente, agitándola a diario. Cuela las flores. Ya tienes preparado el aceite infusionado.

**ACEITE INFUSIONADO CON CONSUELDA:**
Sigue el mismo proceso que con la caléndula, utilizando hojas o raíz secas de consuelda.

1 | **Preparación del hervidor doble:** prepara un baño maría colocando un cuenco resistente al calor sobre una olla de agua hirviendo a fuego lento.

2 | **Combinar aceites:** en el bol, combina el aceite infusionado de caléndula, el aceite infusionado de consuelda y la cera de abejas. Calienta suavemente hasta que se derrita la cera, removiendo

3 | **Añadir aceite esencial (opcional):** si lo deseas, añade 10 gotas de aceite esencial de lavanda para realzar la fragancia de la pomada y añadir propiedades antibacterianas extra.

4 | **Guardar en recipientes:** cuando la mezcla esté bien homogénea, divide en tarros o botes pequeños y limpios. Etiqueta.

5 | **Dejar enfriar para que se solidifique:** deja que la pomada se enfríe y solidifique a temperatura ambiente. Esto puede tardar unas horas.

## DOSIS:

Aplica una pequeña cantidad de la pomada sobre la piel limpia y seca, según sea necesario.

# *Milenrama en polvo*

## *para detener una hemorragia*

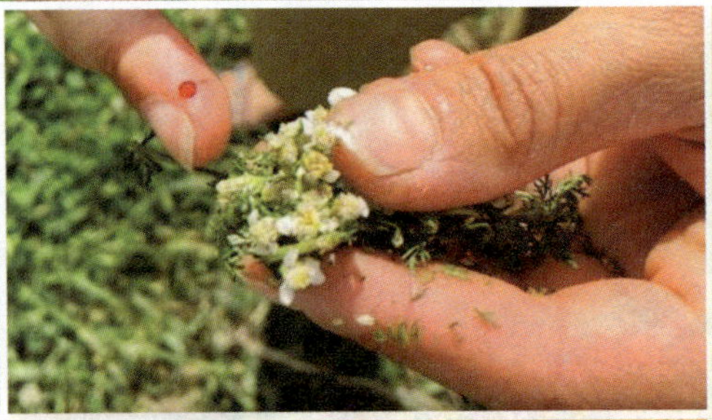

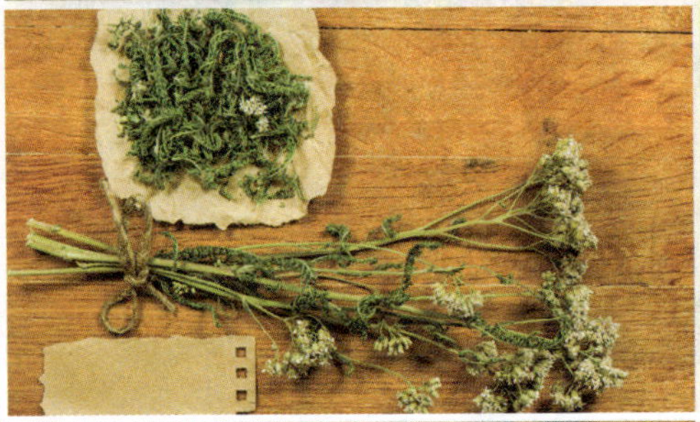

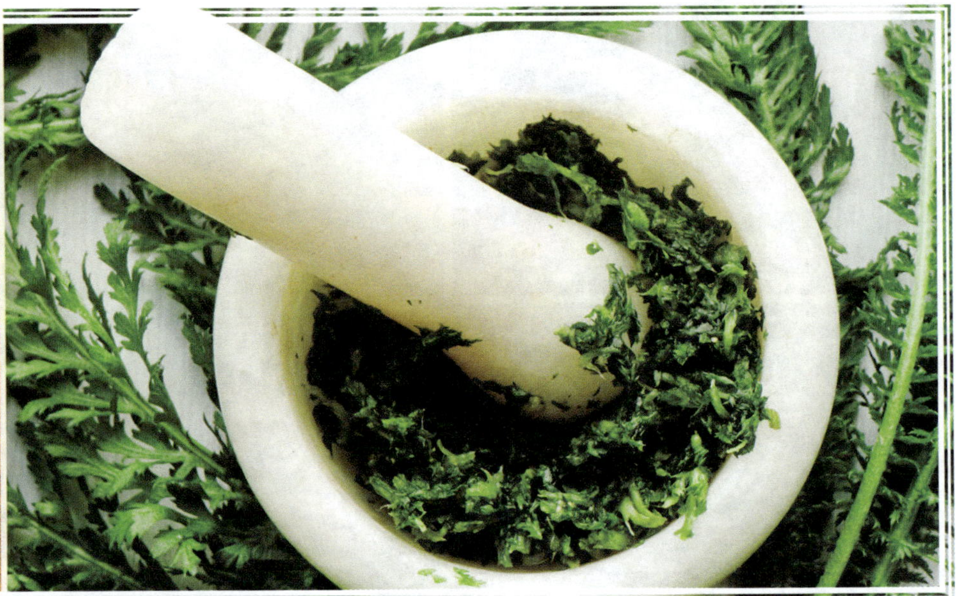

La milenrama, conocida científicamente como *Achillea millefolium*, es una hierba versátil con una rica historia en la medicina tradicional.

Conocida por sus propiedades astringentes, la milenrama se ha utilizado durante siglos para favorecer la cicatrización de las heridas y controlar las hemorragias. Los compuestos activos de la milenrama, como los taninos y los flavonoides, contribuyen a sus efectos hemostáticos, lo que la convierte en una excelente opción para elaborar un polvo estíptico que detenga las hemorragias de pequeños cortes y heridas.

La arcilla caolín, un mineral natural conocido por sus propiedades absorbentes y calmantes, aumenta la eficacia de este polvo estíptico. También puedes utilizar milenrama en polvo sola. A menudo guardo milenrama en polvo en una pajita con los extremos cerrados para poder transportarla cuando estoy en el bosque.

## INGREDIENTES:

- 2 cucharadas de milenrama seca (*Achillea millefolium*) en polvo
- 1 cucharada sopera de arcilla caolín

*NOTAS:*

Solo para uso externo.

Consulta a un profesional sanitario en caso de heridas profundas o graves.

La pimienta de cayena es otro potente remedio natural para controlar las hemorragias. Rica en capsaicina, favorece la coagulación de la sangre y actúa como un potente agente hemostático. Para su uso, aplica una pequeña cantidad de pimienta de cayena directamente sobre la herida sangrante. La capsaicina estimula el flujo sanguíneo, ayudando a sellar la herida y a prevenir una hemorragia excesiva.

## INSTRUCCIONES:

1 | **Preparar las hierbas:** tritura la milenrama seca hasta obtener un polvo fino utilizando un mortero o un molinillo de café. Recoge la milenrama de plantas que no hayan sido tratadas con pesticidas, para asegurar la máxima calidad.

2 | **Combinar los ingredientes:** en un cuenco, mezcla bien la milenrama en polvo y la arcilla caolín.

3 | **Guardar el polvo resultante:** pasa la mezcla a un recipiente limpio y hermético para guardarla.

4 | **Aplicación:** limpia bien la herida antes de la aplicación.
Aplica una pequeña cantidad del polvo estíptico de milenrama y arcilla directamente sobre la zona sangrante. Presiona suavemente el polvo sobre la herida hasta que deje de sangrar. Repite según sea necesario.

También puedes elaborar una cataplasma de milenrama con las hojas recién recolectadas: tritúralas o mastícalas un poco y aplícalas directamente sobre la herida.

## DOSIS:

Se puede aplicar según sea necesario.

# *Aceite de lavanda*

## *para la regeneración cutánea*

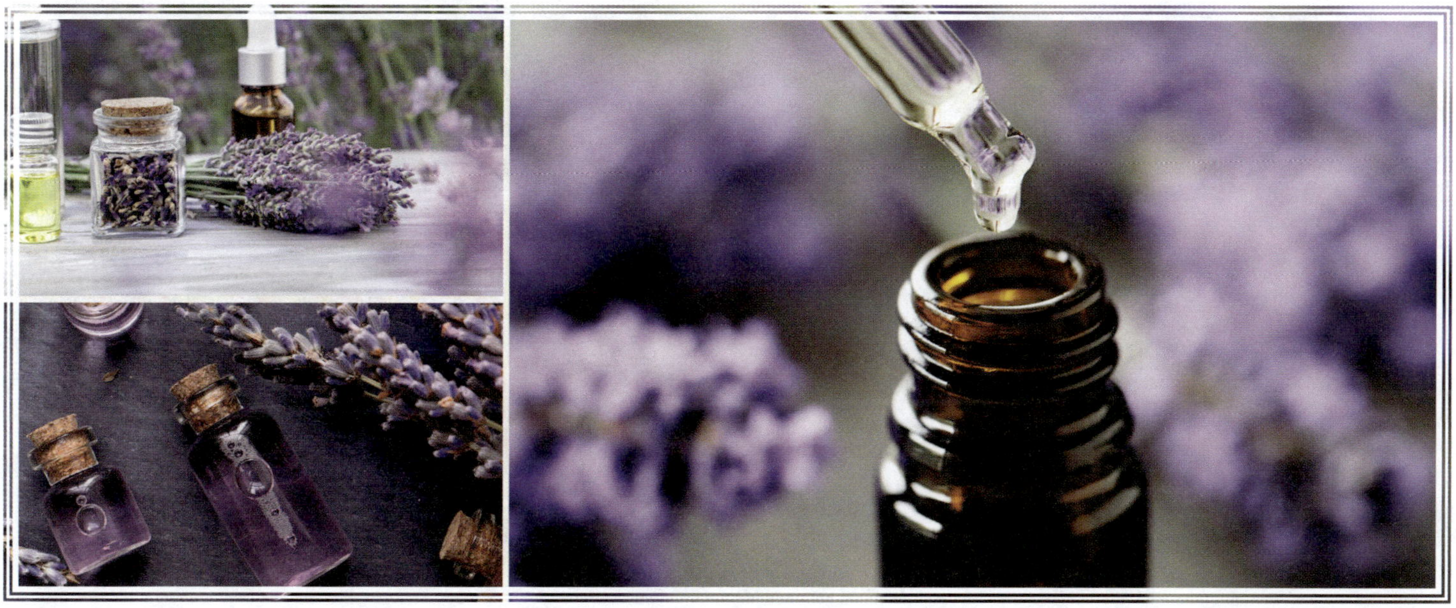

La lavanda (*Lavandula angustifolia*) es una hierba versátil conocida por su aroma calmante y sus numerosos beneficios para la salud. La infusión de lavanda en aceite puede constituir un potente brebaje para promover la regeneración de la piel. El aceite esencial derivado de la lavanda contiene compuestos como el linalol y el acetato de linalilo, que tienen propiedades antimicrobianas y antioxidantes, por lo que es beneficioso para la salud de la piel.

## INGREDIENTES:

- 1 taza de aceite portador (como aceite de almendras dulces o aceite de jojoba)
- 1/4 taza de flores secas de lavanda (*Lavandula angustifolia*)

### *NOTAS:*

Realiza una prueba de parche antes de su uso generalizado para comprobar si aparece alguna reacción alérgica.

Si se produce irritación, interrumpe su uso inmediatamente.

Evita el contacto con los ojos.

Si el aceite entra en contacto con los ojos, acláralos bien con agua.

## INSTRUCCIONES:

1 | **Preparar los ingredientes:** necesitarás 1 taza del aceite portador que hayas elegido y ¼ de taza de flores secas de lavanda.

2 | **Proceso de infusión:** en un tarro de cristal limpio y seco, combina el aceite portador y las flores secas de lavanda. Asegúrate de que las flores de lavanda estén totalmente sumergidas en el aceite. Cierra bien el tarro y ponlo en un lugar fresco y oscuro durante al menos 4-6 semanas para que se infusione bien.

3 | **Colar el aceite:** tras el periodo de infusión, cuela el aceite utilizando una estopilla o un colador de malla fina para eliminar las flores de lavanda, asegurándote de que solo quede el aceite infusionado.

4 | **Almacenar el aceite infusionado:** pasa el aceite infusionado con lavanda a un frasco de cristal oscuro para protegerlo de la luz. Guárdalo en un lugar fresco y oscuro para prolongar su vida útil.

Para elaborar una pomada, derrite la cera de abeja (unos 60 g por taza de aceite) al baño maría, y luego mézclala con el aceite infusionado con lavanda hasta que esté bien integrado. Ajusta la proporción para obtener la consistencia deseada. Prueba la textura en un plato, pásala a tarros o botes de cristal oscuro y deja que se enfríe. Etiqueta y guarda la pomada en un lugar fresco y oscuro. Ajusta la cantidad de cera de abejas para conseguir la textura que prefieras.

## DOSIS:

Aplica una pequeña cantidad de aceite infusionado con lavanda en la zona afectada de la piel. Masajea suavemente el aceite sobre la piel con movimientos circulares.

# *Loción de manzanilla*

## *para cicatrices*

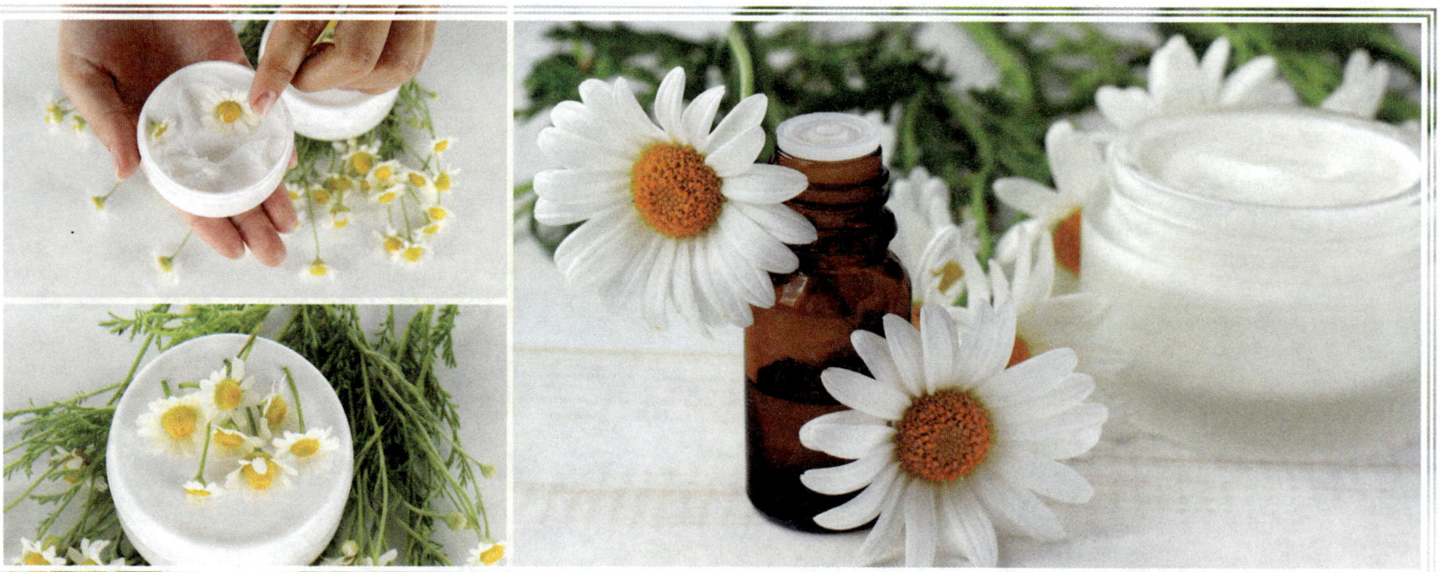

La manzanilla (*Matricaria chamomilla*, también conocida como *Chamomilla recutita*) es famosa por sus propiedades antiinflamatorias y calmantes de la piel, lo que la convierte en una opción excelente para favorecer la cicatrización. El aceite portador utilizado en esta receta es el aceite de semilla de rosa mosqueta, apreciado por su alto contenido en ácidos grasos esenciales y antioxidantes, que favorecen la regeneración de la piel y mejoran el aspecto de las cicatrices. Conocido por sus propiedades antiinflamatorias y regeneradoras, el aceite de helicriso favorece la cicatrización de la piel y puede ayudar a mejorar el aspecto externo de las cicatrices. También es popular por su alto contenido en antioxidantes, que ayudan a proteger la piel de los daños causados por los radicales libres. El aceite esencial de incienso se ha utilizado tradicionalmente por sus propiedades rejuvenecedoras de la piel. Puede favorecer la regeneración celular y mejorar el aspecto de las cicatrices. El aceite esencial de incienso también tiene efectos antiinflamatorios, lo que contribuye a la salud general de la piel.

## INGREDIENTES:

- 1 taza de aceite de semillas de rosa mosqueta infusionado con manzanilla (elaborado con 1 taza de aceite de semillas de rosa mosqueta y 2 cucharadas de flores de manzanilla seca)
- 1/4 de taza de cera de abejas
- 1/4 taza de manteca de karité
- 5 gotas de aceite esencial de helicriso
- 5 gotas de aceite esencial de incienso

### *NOTAS:*

Realiza una prueba de parche antes de extender la aplicación para garantizar que no se produzcan reacciones alérgicas.

Evita el contacto con los ojos.

Interrumpe su uso si se produce irritación.

Consulta con un profesional sanitario para afecciones cutáneas persistentes o que no presentan mejoría.

## INSTRUCCIONES:

1 | **Preparar el aceite de semillas de rosa mosqueta infusionado con manzanilla:** en un tarro resistente al calor, combina 2 cucharadas de flores secas de manzanilla con 1 taza de aceite de semillas de rosa mosqueta. Coloca el tarro en un alféizar que reciba luz solar durante 4-6 semanas, agitándolo a diario. Cuela el aceite para eliminar las flores de manzanilla. También puedes utilizar el método de infusión rápida.

2 | **Crea la loción:** al baño maría, funde ¼ de taza de cera de abejas y ¼ de taza de manteca de karité con 1 taza de aceite de semillas de rosa mosqueta infusionado con manzanilla. Remueve bien la mezcla y retírala del fuego.

3 | **Añadir aceites esenciales:** incorpora 5 gotas de aceite esencial de helicriso y 5 gotas de aceite esencial de incienso. Mezcla bien para que la distribución sea uniforme.

4 | **Enfriar y mezclar:** deja enfriar la mezcla unos minutos. Utiliza una batidora de mano hasta que la loción adquiera una consistencia cremosa.

5 | **Guardar en recipientes:** guarda la loción a frascos o botellas esterilizados. Etiqueta.

## DOSIS:

Aplica una pequeña cantidad de la loción de manzanilla en la zona con la cicatriz dos veces al día. Masajea suavemente hasta que se absorba.

# *Jabón de avena con miel*

## *para eccema y erupciones cutáneas*

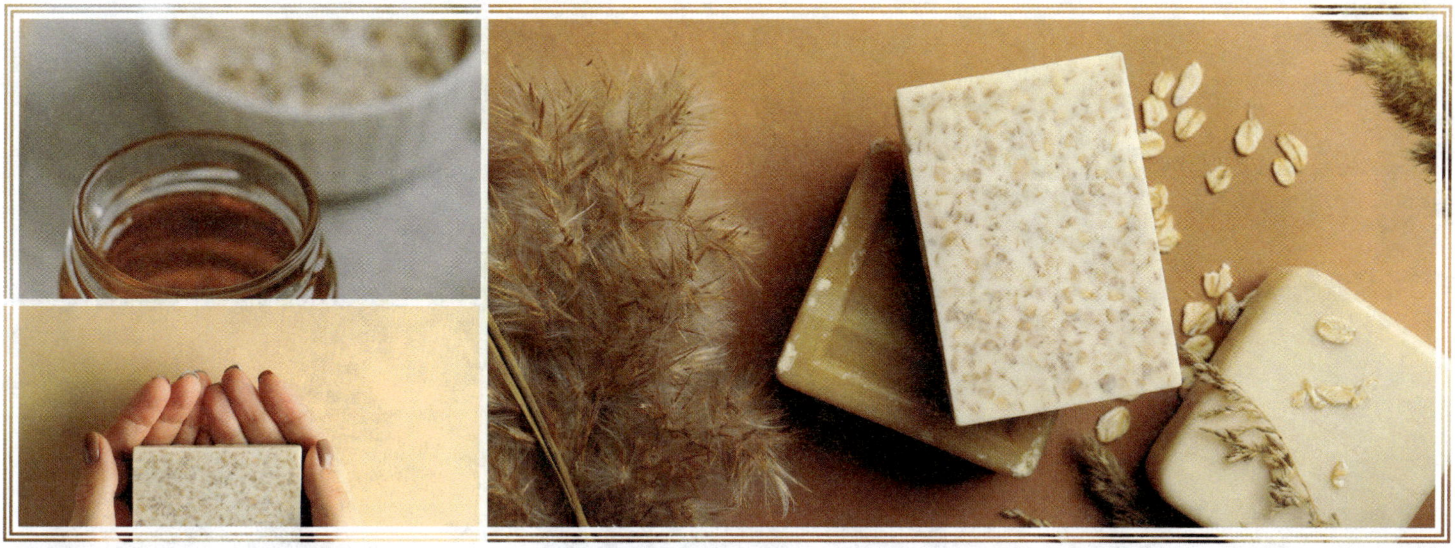

La miel y la avena son conocidas por sus propiedades calmantes e hidratantes, lo que las convierte en ingredientes excelentes para un jabón casero que alivie los síntomas del eccema y calme la piel irritada. La miel es famosa por sus propiedades antimicrobianas y curativas, mientras que la avena proporciona una exfoliación suave y ayuda a retener la humedad de la piel.

## INGREDIENTES:

- ½ taza de avena
- 2 cucharadas de miel cruda y sin procesar
- 1 taza de aceite de oliva
- ½ taza de aceite de coco
- 65 g de lejía (hidróxido de sodio)
- ½ taza de agua
- 1 cucharada de aceite de almendras

### *NOTAS:*

Utiliza una calculadora de jabón para asegurarte de que las medidas son exactas. Puedes utilizar una calculadora de jabón disponible en línea como SoapCalc o cualquier otra que te guste.

Si prefieres una versión más sencilla, quizá te resulte ventajoso utilizar una base de jabón de glicerina. Las bases de glicerina son fáciles de conseguir, requieren menos manipulación de la lejía y se pueden fundir y personalizar con hierbas y aceites esenciales para elaborar un jabón de hierbas sencillo.

## INSTRUCCIONES:

1 | **Preparar la avena:** tritura la avena hasta obtener un polvo fino con la picadora o un robot de cocina.

2 | **Preparar la solución de lejía:** en un recipiente resistente al calor, añade la lejía al agua. Remueve con cuidado y deja que la solución se enfríe, asegurándote de que la zona de trabajo está bien ventilada. Lleva equipo de protección, incluidos guantes y gafas de seguridad, cuando trabajes con lejía. La solución de lejía se calienta rápidamente y emite fuertes vapores durante unos instantes que hay que evitar respirar.

3 | **Preparar los aceites:** en un recipiente aparte, combina el aceite de oliva, el de coco y el de almendras.

4 | **Mezclar la solución de lejía y los aceites:** una vez que la solución de lejía y los aceites estén a una temperatura similar (alrededor de 38-43 °C), vierte lentamente la solución de lejía en los aceites, removiendo continuamente.

5 | **Ingredientes de la mezcla:** utiliza una batidora de varillas para mezclar los ingredientes hasta que espese de tal manera que se parezca a una masa líquida.

6 | **Añadir miel y avena:** añade a la mezcla la avena molida y la miel. Remueve bien para distribuir uniformemente estos ingredientes.

7 | **Verter en el molde:** vierte la mezcla de jabón en los moldes. Da unos golpes suaves a los moldes para eliminar las burbujas de aire.

8 | **Proceso de curado:** cubre el molde con una tapa o envoltorio de plástico para mantener el calor. Deja que el jabón se cure durante 24-48 horas.

9 | **Cortar en barras:** una vez endurecido el jabón, córtalo en pastillas del tamaño que desees.

10 | **Curado adicional:** deja que las barras se curen durante 4-6 semanas. Esto garantiza que la lejía reaccione completamente con los aceites, lo que da como resultado un jabón más suave y de consistencia más resistente.

## DOSIS:

Utiliza el jabón cuando lo necesites durante tu rutina habitual de baño o ducha. Aclara abundantemente.

# Pomada de hierbas
## para aliviar la irritación por psoriasis

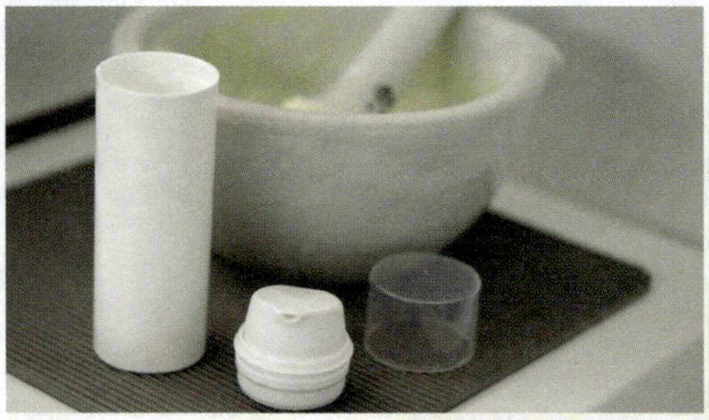

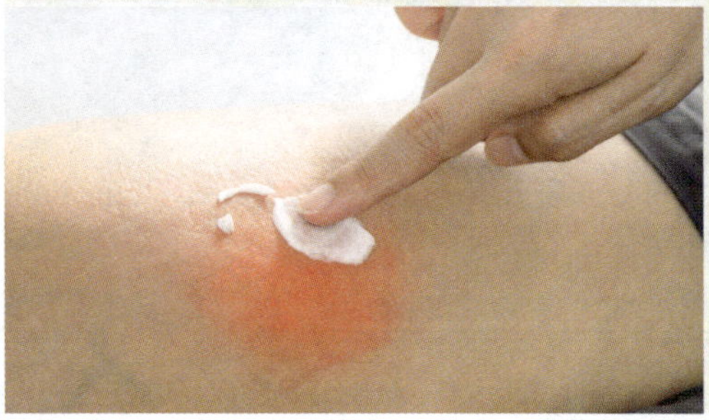

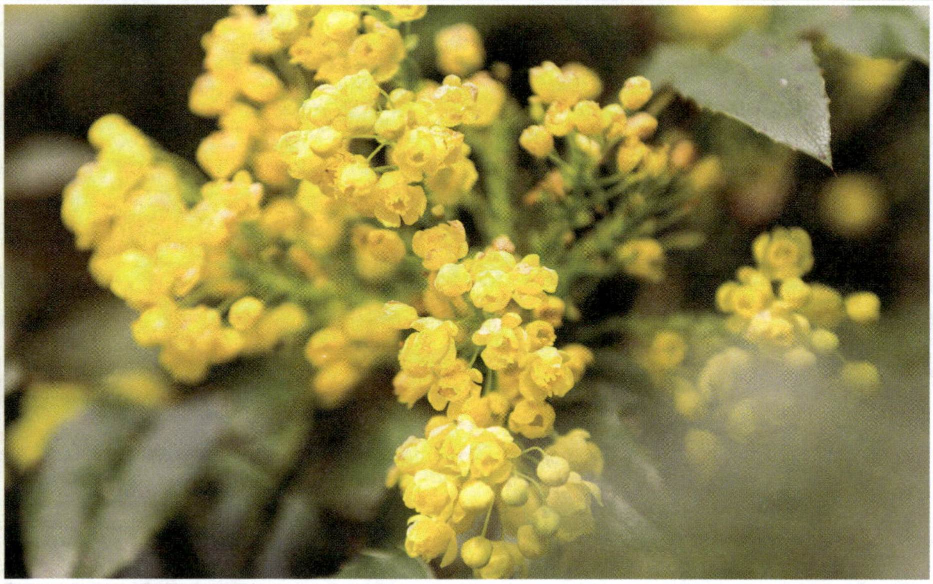

La *Mahonia aquifolium,* conocida comúnmente como uva de Oregón, es una hierba versátil con propiedades antiinflamatorias y antimicrobianas. Se ha utilizado tradicionalmente para tratar diversas afecciones cutáneas, incluida la psoriasis. Posee compuestos activos, como la berberina, que le confieren sus efectos terapéuticos. El aceite de menta aporta beneficios adicionales únicos: un alivio refrescante y posibles propiedades antiprurito.

## INGREDIENTES:

- ½ taza de decocción de raíz de uva de Oregón (*Mahonia aquifolium*)
- ¼ taza de aceite de coco
- 2 cucharadas de cera de abejas
- 1 cucharada de manteca de karité
- 10 gotas de aceite esencial de menta

### *NOTAS:*

Realiza una prueba en una zona pequeña antes de su uso para comprobar posibles reacciones alérgicas. Aplica un poco de la pomada y espera 24 horas para

comprobar si ocurre cualquier reacción adversa.

Ten cuidado y evita el contacto con los ojos y las mucosas.

En caso de contacto accidental, aclara con abundante agua. No ingieras la pomada.

## INSTRUCCIONES:

1 | **Preparar el extracto:** combina ½ taza de raíz de Mahonia aquifolium con 1 taza de agua en un cazo. Lleva la mezcla hasta un suave hervor y luego reduce a fuego lento durante 15 minutos. Cuela la mezcla para quedarte con el extracto líquido de Mahonia aquifolium.

2 | **Elaborar la base de la pomada:** derrite al baño maría ¼ de taza de aceite de coco, 2 cucharadas de cera de abeja y 1 cucharada de manteca de karité. Remueve la mezcla continuamente hasta que todos los ingredientes estén totalmente derretidos y bien combinados.

3 | **Combinar los ingredientes:** añade ½ taza del extracto preparado de raíz de uva de Oregón a la base una vez derretida. Remueve bien para asegurar que el extracto de hierbas esté bien distribuido en la pomada.

4 | **Añadir aceite esencial de menta:** añade 10 gotas de aceite esencial de menta en la mezcla. Remueve continuamente para distribuir uniformemente el aceite de menta en toda la pomada.

5 | **Enfriar y guardar:** deja que la mezcla se enfríe a temperatura ambiente hasta que se solidifique. Una vez en estado sólido, transfiere la pomada a un recipiente limpio y hermético para guardarla. Utiliza una espátula o aplicador limpio para evitar la contaminación al extraer la pomada.

## DOSIS:

Aplica una fina capa de la pomada en las zonas afectadas dos veces al día, o según sea necesario.

# Espray de primeros auxilios con árnica y caléndula

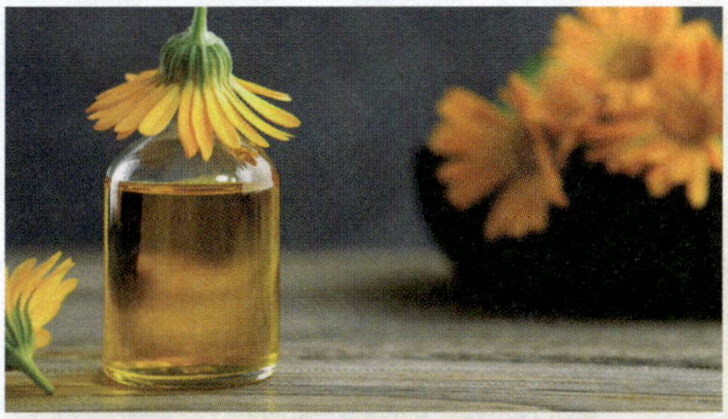

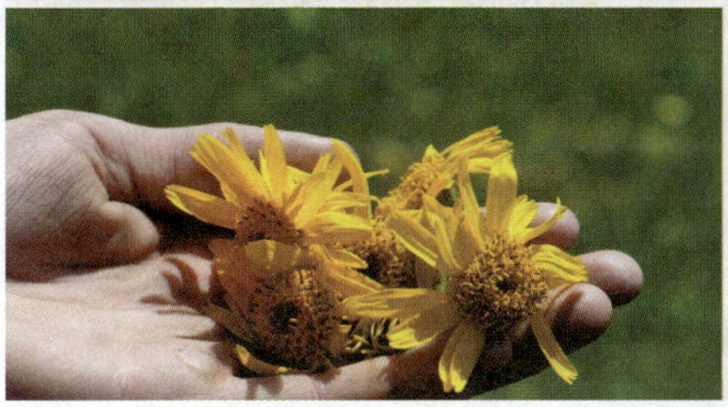

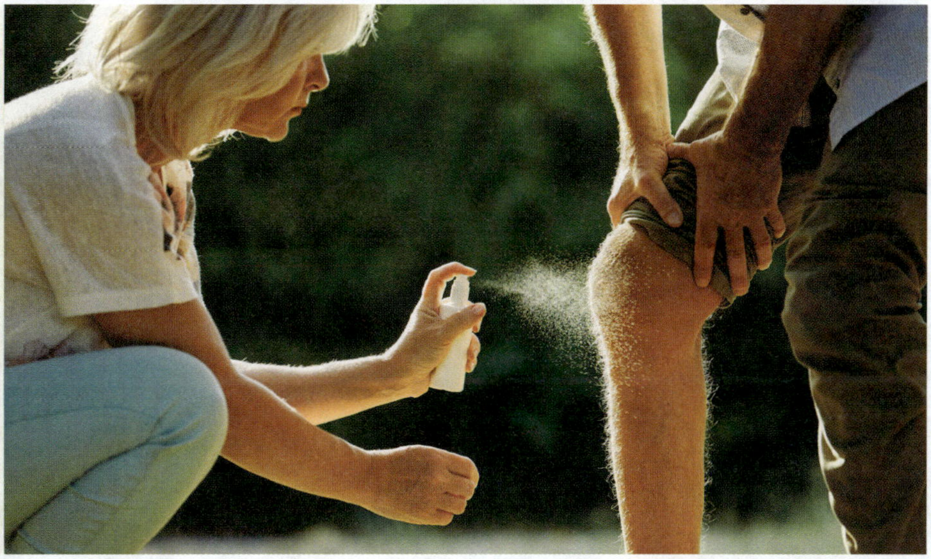

El árnica (*Arnica montana*) y la caléndula (*Calendula officinalis*) son dos hierbas tradicionalmente reconocidas por sus múltiples propiedades beneficiosas.

El árnica es famosa por sus efectos antiinflamatorios y analgésicos, mientras que la caléndula es célebre por sus cualidades antimicrobianas y calmantes de la piel. Combinar estas hierbas en un espray de primeros auxilios ayuda a crear una solución que ayuda a tratar heridas leves, hematomas e irritaciones cutáneas. Esta mezcla natural puede ser una valiosa adición a tu rutina de bienestar para promover la salud y el bienestar de la piel.

## INGREDIENTES:

- 1 taza de agua destilada
- 2 cucharadas de flores secas de árnica
- 2 cucharadas de pétalos secos de caléndula
- 1 cucharada de extracto de hamamelis
- 1 cucharadita de gel de aloe vera
- 10 gotas de aceite esencial de lavanda
- 5 gotas de aceite esencial de árbol de té

### *NOTAS:*

Evita aplicar el aerosol sobre heridas abiertas o piel con lesiones.

Interrumpe su uso si se produce alguna irritación.

Antes de utilizarlo en niños o mujeres embarazadas, consulta con un profesional sanitario.

## INSTRUCCIONES:

1 | **Preparar la infusión de hierbas:** lleva a ebullición el agua destilada. Vierte el agua caliente sobre las flores secas de árnica y los pétalos de caléndula en un cuenco refractario. Tapa el cuenco y deja que las hierbas se infusionen durante 20 minutos para extraer sus propiedades medicinales. Cuela la infusión, separando el agua de hierbas del material vegetal, con lo que obtendrás una base de agua de hierbas concentrada.

2 | **Elaborar la solución de primeros auxilios:** combina 1 taza de agua de hierbas con extracto de hamamelis y gel de aloe vera. Añade 10 gotas de aceite esencial de lavanda y 5 gotas de aceite esencial de árbol del té para potenciar las propiedades curativas del espray. Remueve bien la mezcla para que los ingredientes se distribuyan uniformemente.

3 | **Echar la solución a una botella con pulverizador:** utiliza un embudo para verter cuidadosamente la solución de hierbas en una botella con pulverizador limpia y esterilizada. Asegúrate de que el frasco esté bien cerrado para evitar la contaminación. Etiqueta.

## DOSIS:

Para aplicarlo, mantén el pulverizador a unos 15.2 cm de la zona afectada. Rocía la zona afectada con 2-3 pulverizaciones por aplicación. Repite la aplicación 2-3 veces al día o según sea necesario para obtener alivio.

# *Gel refrescante de hierbas*
## *para calmar las quemaduras*

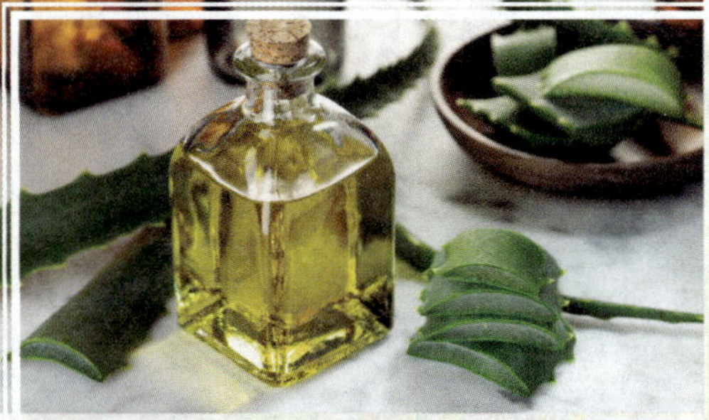
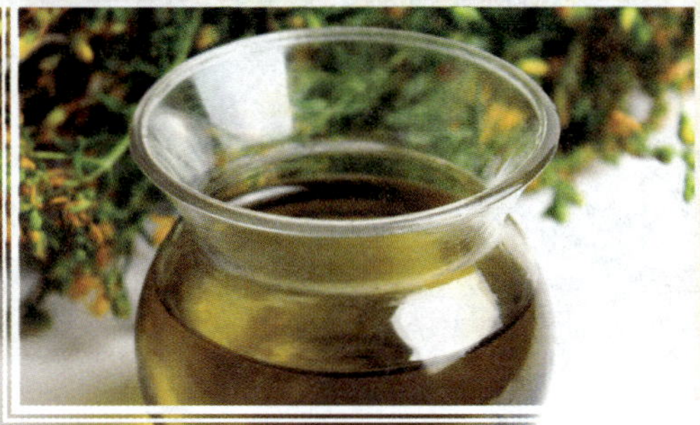
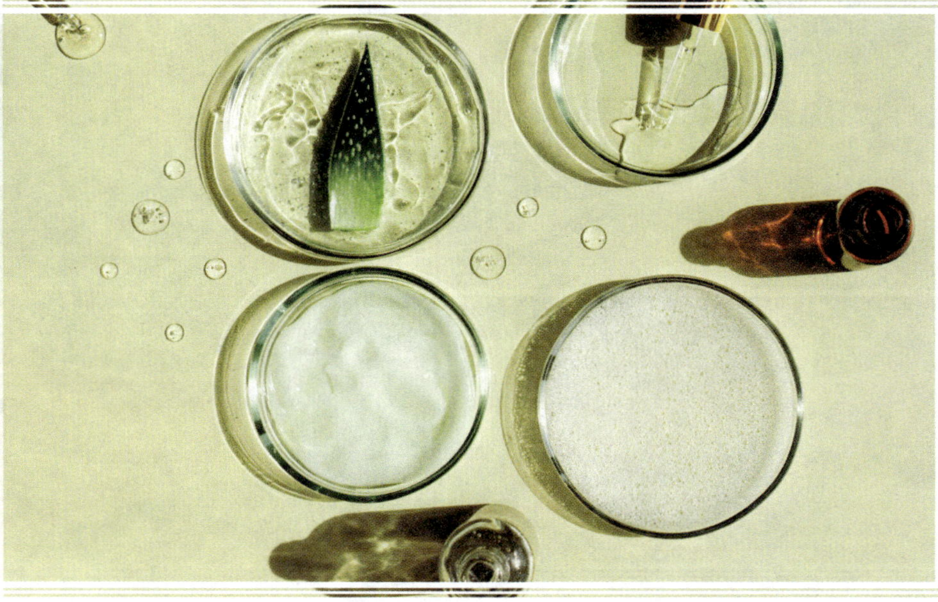

Las quemaduras solares pueden aliviarse gracias a las propiedades calmantes de los remedios herbales. La hierba de san Juan (*Hypericum perforatum*) y el chaparral (*Larrea tridentata*) son famosos por sus efectos curativos. La hierba de san Juan posee propiedades antiinflamatorias, mientras que el chaparral aporta antioxidantes y componentes analgésicos. El aloe vera se incluye en esta fórmula por sus propiedades refrescantes e hidratantes. La combinación de estas hierbas en un gel refrescante proporciona una forma cómoda y eficaz de aliviar las molestias que se padecen tras una quemadura solar.

## INGREDIENTES:

- ½ taza de aceite de infusión de hipérico o hierba de san Juan
- ½ taza de aceite infusionado con chaparral
- ¼ taza de gel de aloe vera
- 2 cucharadas de escamas de cera de abejas
- 10 gotas de aceite esencial de lavanda (*Lavandula angustifolia*)
- 5 gotas de aceite esencial de menta (*Mentha piperita*)

### *NOTAS:*

Para una mayor sensación de frescor, guarda el gel en el frigorífico.

Realiza una prueba del parche antes de usar el gel de manera generalizada para comprobar si hay alergias.

Interrumpe su uso si se produce irritación o alguna reacción alérgica.

Evita el contacto con los ojos.

## INSTRUCCIONES:

1 | **Prepara los aceites infusionados:** combina ½ taza de flores secas de hipérico con 1 taza de aceite de oliva ecológico. Combina ½ taza de hojas secas de chaparral con 1 taza de aceite de semillas de uva ecológico. Deja infusionar ambas mezclas en un lugar oscuro y fresco durante 4-6 semanas, agitándolas a diario. Cuela los aceites con una estopilla o un colador de malla fina.

2 | **Elaborar el gel refrescante:** en un cuenco resistente al calor, combina ½ taza de aceite infusionado de hierba de San Juan y ½ taza del aceite infusionado con chaparral. Añade ¼ de taza de gel de aloe vera y mezcla bien. En otro recipiente resistente al calor, derrite 2 cucharadas de escamas de cera de abejas a fuego lento. Una vez derretida, añade lentamente la cera de abeja a la mezcla de aceite, sin dejar de remover.

3 | **Incorporar los aceites esenciales:** deja que la mezcla se enfríe un poco antes de añadir 10 gotas de aceite esencial de lavanda y 5 gotas de aceite esencial de menta. Remueve bien para asegurar una distribución uniforme.

4 | **Transferir a un tarro:** vierte el gel en un tarro de cristal limpio y hermético. Deja que se enfríe y solidifique antes de cerrar el tarro. Etiqueta.

5 | **Aplicación:** aplica el gel refrescante de hierbas en las zonas quemadas por el sol según sea necesario, masajeando suavemente la piel.

## DOSIS:

Utiliza el gel hasta tres veces al día o según sea necesario para aliviar las molestias.

# *Espray para ahuyentar* *los insectos*

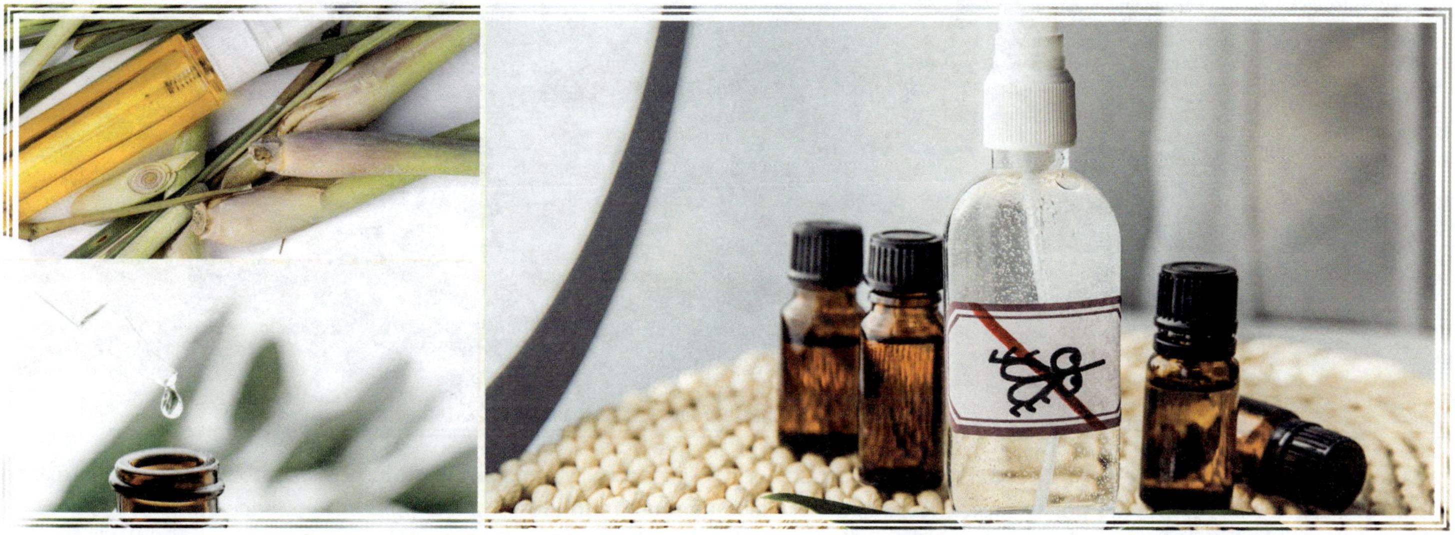

En esta receta de espray «antiinsectos», incorporamos tres aceites esenciales conocidos por sus propiedades que repelen los insectos.

La combinación de aceites de citronela (*Cymbopogon nardus*), menta (*Mentha piperita*) y hierba limón (*Cymbopogon citratus*) crea una solución eficaz y natural para mantener alejados a los bichos. Con la combinación de estos aceites se consigue una opción práctica y sin productos químicos para la protección en exteriores.

## INGREDIENTES:

- 15 gotas de aceite esencial de citronela
- 8 gotas de aceite esencial de menta
- 10 gotas de aceite esencial de hierba limón
- 1 taza de agua destilada
- ¼ taza de hamamelis

*NOTAS:*

Realiza una prueba del parche antes de su uso generalizado para asegurarte de que no se producen reacciones alérgicas.

Evitar el contacto con los ojos. En caso de contacto, aclarar con abundante agua.

No ingieras la mezcla.

Considera la posibilidad de llevar mangas largas y pantalones, además de utilizar el espray, para una mayor protección contra los insectos.

## INSTRUCCIONES:

1 | **Reúne los ingredientes:** asegúrate de tener listos todos los ingredientes: citronela, aceites esenciales de menta piperita y hierba limón, agua destilada y hamamelis.

2 | **Mezclar los aceites esenciales:** en un cuenco pequeño, combina 15 gotas de aceite esencial de citronela, 8 gotas de aceite esencial de menta y 10 gotas de aceite esencial de hierba limón. Remueve bien para que se distribuya uniformemente.

3 | **Preparar la base:** en un recipiente aparte, mezcla 1 taza de agua destilada con ¼ de taza de hamamelis. Esto compone la base del aerosol.

4 | **Combinar y agitar:** añade los aceites esenciales mezclados a la base de agua y hamamelis (también puedes añadir los aceites directamente a esta mezcla y saltarte el paso 2. Cierra bien la tapa y agita suavemente la mezcla para combinar todos los ingredientes.

5 | **Transferir a la botella con pulverizador:** con la ayuda de un embudo, vierte la mezcla en una botella pulverizadora. Etiqueta. Un pulverizador hace que la aplicación sea fácil y cómoda. Guarda el espray en un lugar fresco y oscuro para mantener su potencia.

## DOSIS:

Aplica generosamente el espray repelente sobre la piel expuesta antes de salir al aire libre. Vuelve a aplicar cada 2 horas o según sea necesario para una protección continua.

# *Pomada*
## *antimosquitos*

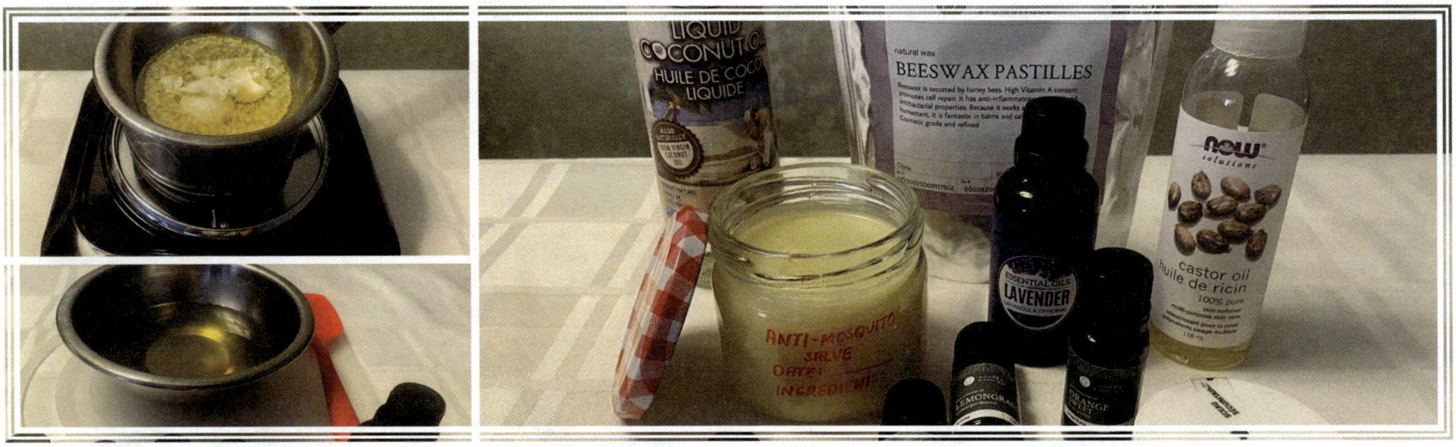


Esta pomada aprovecha el poder de varios aceites esenciales conocidos por sus propiedades repelentes de insectos, combinados con ingredientes nutritivos para la base. Conocido por su aroma refrescante, el aceite de menta piperita (*Mentha piperita*) contiene compuestos como el mentol que repelen de forma natural los mosquitos y otros insectos. El aceite de hierba limón (*Cymbopogon citratus*) tiene un aroma cítrico y contiene citronela, un conocido repelente de insectos. El estimulante aroma del aceite de naranja dulce (*Citrus sinensis*) enmascara los olores corporales que atraen a los mosquitos, lo que lo convierte en un eficaz repelente natural. El aceite de lavanda (*Lavandula angustifolia*) tiene propiedades calmantes y suavizantes, mientras que su aroma floral repele a los mosquitos y favorece la relajación. El aceite de albahaca (*Ocimum basilicum*) contiene eugenol, que tiene propiedades repelentes de insectos y añade un agradable aroma herbal a la pomada.

## INGREDIENTES:

- ¼ taza de aceite de coco
- de ⅛ a ¼ taza de escamas de cera de abejas
- ¼ taza de manteca de karité
- 2 cucharadas de aceite de ricino
- 30 gotas de aceite esencial de menta
- 15 gotas de aceite esencial de hierba limón
- 10 gotas de aceite esencial de naranja dulce
- 10 gotas de aceite esencial de lavanda
- 5 gotas de aceite esencial de albahaca

### *NOTAS:*

Para obtener mayores beneficios hidratantes, puedes aumentar la cantidad de manteca de karité en la receta.

Evita el contacto con los ojos y las mucosas.

Realiza una prueba de parche antes de utilizar la pomada, sobre todo si tienes la piel sensible o padeces alergias. Interrumpe su uso si se produce alguna irritación.

Mantener fuera del alcance de los niños y los animales domésticos.

## INSTRUCCIONES:

1 | **Derretir los ingredientes de la base:** derrite juntos el aceite de coco, las pastillas de cera de abeja, la manteca de karité y el aceite de ricino al baño maría o en un recipiente resistente al calor colocado sobre una olla de agua hirviendo a fuego lento. Remueve de vez en cuando hasta que esté completamente derretido y bien mezclado. Empieza con ⅛ de taza de cera de abejas, añadiendo más si es necesario (prueba con una gotita en el bote o tarro para ver si te gusta la consistencia una vez solidificada. Añadir más cera de abejas hará que la consistencia sea más dura).

2 | **Añadir aceites esenciales:** una vez derretidos los ingredientes de la base, retira la mezcla del fuego. Deja que se enfríe un poco, pero que no llegue a solidificarse. Añade a la mezcla las gotas de aceites esenciales de menta, hierba limón, naranja dulce, lavanda y albahaca. Remueve bien para que los aceites esenciales se distribuyan uniformemente por toda la mezcla.

3 | **Dividir en recipientes:** vierte con cuidado la mezcla en recipientes o latas limpios y esterilizados. Deja algo de espacio en la parte superior para evitar derrames al cerrar los recipientes.

4 | **Dejar enfriar y solidificar:** deja que la pomada se enfríe y solidifique a temperatura ambiente. Este proceso puede durar unas horas, dependiendo de la temperatura ambiente.

5 | **Etiquetar y almacenar:** una vez que la pomada se haya enfriado y solidificado, etiqueta cada recipiente con el nombre y la fecha de preparación. Guarda la pomada en un lugar fresco y seco, alejada de la luz solar directa.

## DOSIS:

Aplica una pequeña cantidad de la pomada en las zonas expuestas de la piel antes de salir al aire libre. Vuelve a aplicar a las pocas horas para una protección continua.

# Tirita de llantén
## que alivia el picor

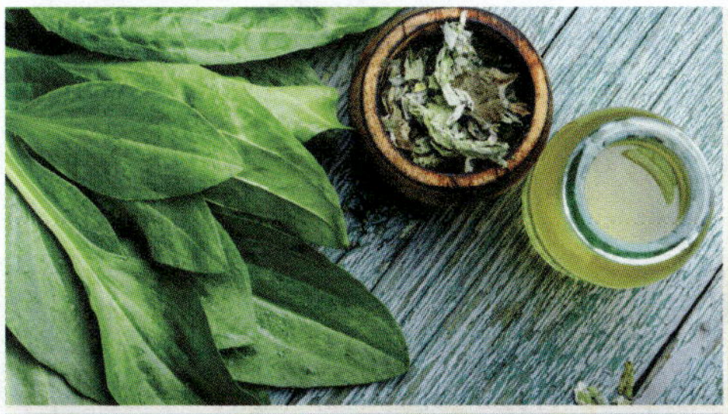

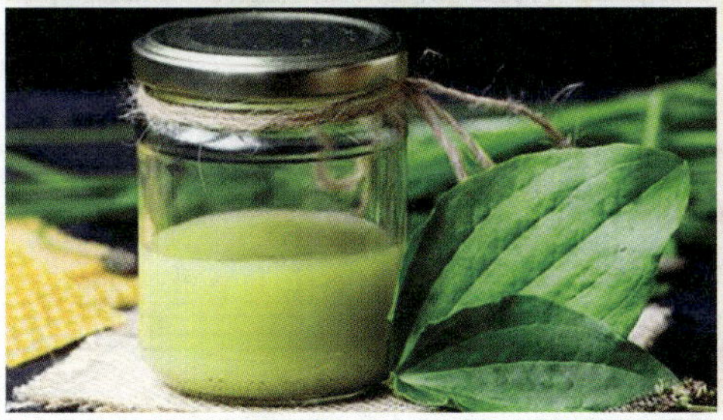

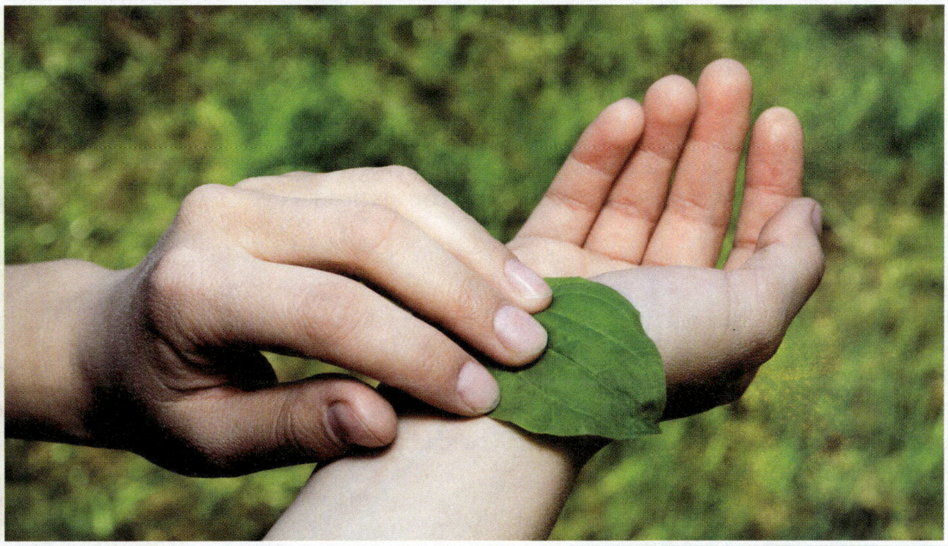

Este sencillo, pero eficaz remedio herbal utiliza el potencial terapéutico de las hojas de llantén para tratar la inflamación y promover el proceso de curación.

Al llantén se le suele llamar la planta «tirita», ya que tiene propiedades calmantes y antiinflamatorias, todo ello gracias a un compuesto natural: los iridoides. El llantén también contiene aglicona y aucubigenina, que tienen propiedades antimicrobianas documentadas. En general, el llantén está repleto de agentes beneficiosos para la piel y, además, tiene alantoína, que favorece la cicatrización cutánea. El llantén también es mi remedio número uno para las mordeduras y picaduras.

## INGREDIENTES:

- 2 cucharadas soperas de hojas frescas de llantén (*Plantago major* o *P. lanceolata*)
- ¼ de taza de aceite de oliva
- 1 cucharadita de cera de abeja

### *NOTAS:*

Para una alternativa rápida y natural, considera la posibilidad de colocar una hoja de llantén fresca directamente sobre la herida. Basta con limpiar la hoja, machacarla ligeramente para que suelte sus jugos, y aplicarla directamente sobre la zona afectada.

Cuidado al recolectarla, evita las plantas que hayan sido tratadas con pesticidas.

Evita utilizar este bálsamo sobre heridas profundas o llagas abiertas.

Interrumpe su uso si se produce alguna irritación o reacción alérgica.

## INSTRUCCIONES:

1 | **Preparar las hojas de llantén:** mezcla las hojas de llantén finamente picadas. Asegúrate de que las hojas no estén húmedas: deja que se sequen al aire durante uno o dos días para obtener mejores resultados, de modo que se pierda la mayor parte de la humedad.

2 | **Infusionar las hojas de llantén en aceite de oliva:** mezcla las hojas picadas con aceite de oliva ecológico en una cacerola pequeña. Calienta la mezcla a fuego lento durante unos 30-40 minutos, procurando que no llegue a hervir. Las propiedades del llantén se infusionarán en el aceite.

3 | **Colar el aceite infusionado:** pasa la mezcla por un colador fino o una estopilla a un recipiente refractario.

4 | **Derretir la cera de abejas:** en otro cazo pequeño, derrite la cera de abeja a fuego lento.

5 | **Combinar la cera de abeja con el aceite infusionado:** una vez derretida la cera de abejas, añade el aceite de llantén y remueve bien.

6 | **Verter la mezcla en un recipiente:** vierte la mezcla en un recipiente pequeño o en un bote. Etiqueta.

7 | **Dejar enfriar:** deja que el bálsamo se enfríe y solidifique. Ya tienes lista una tirita antiinflamatoria y antipicores de llantén. Esta receta de bálsamo de llantén proporciona una solución fácil de llevar y con propiedades adicionales que permiten un uso prolongado.

## DOSIS:

Aplica una pequeña cantidad del bálsamo en la zona afectada según sea necesario. Asegúrate de que la herida está limpia antes de aplicar este remedio.

# ALTERNATIVAS NATURALES

## *para productos de cuidado personal*

Utilizar productos caseros de cuidado personal con ingredientes vegetales ofrece varias ventajas en comparación con los productos comerciales:

PERSONALIZACIÓN:

Dispones de flexibilidad para personalizar las recetas según tu tipo de piel, preferencias y necesidades específicas.

CONTROL DE CALIDAD:

Puedes elegir ingredientes ecológicos de alta calidad y garantizar la pureza de los productos.

EVITAR LOS PRODUCTOS QUÍMICOS NOCIVOS:

Al utilizar ingredientes naturales a base de plantas, puedes evitar los posibles efectos negativos de los productos químicos sintéticos.

CONSERVACIÓN DE LAS PROPIEDADES DE LAS HIERBAS:

Las hierbas frescas o secas en productos caseros conservan más tiempo sus propiedades.

RENTABILIDAD:

Comprar hierbas a granel y fabricar tus productos puede resultar más rentable a largo plazo.

> **!** Consulta a un profesional sanitario antes de utilizar los remedios de este libro, especialmente si estás embarazada, en período de lactancia, tomas medicación o padeces alguna enfermedad. El autor y el editor no asumen ninguna responsabilidad por los posibles efectos adversos. Algunos de los nombres de los remedios solo tienen fines creativos. No contienen ingredientes farmacéuticos, no son equivalentes a ningún tratamiento médico ni deben utilizarse como sustitutos de este. No debes dormirte mientras alguno de estos preparados herbales está aplicado sobre la piel.

**Consideraciones sobre los productos caseros:**

PRECAUCIONES DE SEGURIDAD: **Realiza pruebas de parche para comprobar si hay alergias antes de aplicar productos caseros en zonas más extensas.**

ALMACENAMIENTO Y CADUCIDAD: Sin conservantes, los productos caseros pueden tener una vida útil más corta, por lo que es esencial hacer lotes más pequeños y almacenarlos adecuadamente.

CONSISTENCIA Y TEXTURA: Conseguir la consistencia que más te guste puede requerir cierta experimentación, y las texturas pueden variar de un lote a otro.

Si no puedes elaborar tus propios productos, aquí tienes una lista que enumera los ingredientes tóxicos que suelen encontrarse en los productos comerciales para el cuidado de la piel y que debes intentar evitar:

| FRAGANCIAS SINTÉTICAS | |
|---|---|
| RIESGO | Contienen sustancias químicas nocivas ocultas, que se relacionan a menudo con irritaciones, alergias y alteraciones hormonales. |
| SE ENCUENTRAN EN | Champú, gel de baño, crema de afeitar, desodorantes y productos para el cuidado de la piel. |

| FORMALDEHÍDEO | |
|---|---|
| RIESGO | Puede ser un agente carcinógeno, está relacionado con erupciones cutáneas, dificultades respiratorias. |
| SE ENCUENTRAN EN | Productos para alisar el pelo, esmalte de uñas desodorantes, pasta de dientes y diferentes productos cosméticos. |

| FTALATOS | |
|---|---|
| RIESGO | Alteradores endocrinos y son además nocivos para el medio ambiente |
| SE ENCUENTRAN EN | Fragancias y plásticos |

| POLIETILENGLICOL (PEG) | |
|---|---|
| RIESGO | Facilita la entrada de ingredientes tóxicos en el organismo. |
| SE ENCUENTRAN EN | Jabones de manos, productos capilares, protectores solares y diversos productos de cuidado personal. |

| SILOXANOS | |
|---|---|
| RIESGO | Nocivos para el medio ambiente y el sistema endocrino. |
| SE ENCUENTRAN EN | Productos capilares, jabones, cremas de afeitar y desodorantes. |

| TRICLOSAN | |
|---|---|
| RIESGO | Agente antibacteriano, tiene un efecto en las hormonas reproductivas. |
| SE ENCUENTRAN EN | Jabones, desinfectantes de manos, desodorantes, enjuague bucal, crema de afeitar y pasta de dientes. |

| ETANOLAMINAS | |
|---|---|
| RIESGO | Se utilizan como emulsionantes; pueden causar irritación. |
| SE ENCUENTRAN EN | Productos para la piel y de limpieza. |

| OXIBENZONA | |
|---|---|
| RIESGO | Potencial disruptor endocrino. |
| SE ENCUENTRAN EN | Protectores solares y productos que contienen protección solar. |

| HOMOSALATO | |
|---|---|
| RIESGO | Utilizado comúnmente en protectores solares. Es un potencial disruptor endocrino y puede irritar la piel. |
| SE ENCUENTRAN EN | Productos de protección solar. |

| TOLUENO, HIDROXITOLUENO BUTILADO (BHT) | |
|---|---|
| RIESGO | Relacionado con la toxicidad cerebral, es especialmente peligroso para las mujeres embarazadas. |
| SE ENCUENTRAN EN | Productos para las uñas y tintes para el pelo. |

| TALCO | |
|---|---|
| RIESGO | Puede estar contaminado con fibras de amianto, provoca irritación respiratoria y cáncer. |
| SE ENCUENTRAN EN | El maquillaje mineral. |

| PARABENOS | |
|---|---|
| RIESGO | Conservantes relacionados con alteraciones endocrinas y daños reproductivos. |
| SE ENCUENTRAN EN | Cremas hidratantes, productos para el cuidado del cabello y cremas de afeitar. |

| BHA (HIDROXIANISOL BUTILADO) Y BHT (HIDROXITOLUENO BUTILADO) | |
|---|---|
| RIESGO | Los antioxidantes sintéticos provocan alergias cutáneas y alteraciones endocrinas. |
| SE ENCUENTRAN EN | Productos hidratantes. |

| DEA (DIETANOLAMINA) | |
|---|---|
| RIESGO | Se utiliza para hacer productos en forma de crema o espuma; puede causar irritación cutánea y ocular. |
| SE ENCUENTRAN EN | Cremas hidratantes, protectores solares, jabones, champús y productos similares. |

| OCTINOXATO | |
|---|---|
| RIESGO | Puede ser irritante para la piel. |
| SE ENCUENTRAN EN | Productos de protección solar. |

| PETROLATO (VASELINA) | |
|---|---|
| RIESGO | Se utiliza para retener la humedad, puede estar contaminado con sustancias cancerígenas. |
| SE ENCUENTRAN EN | Productos para la piel y el cabello. |

| LAURIL SULFATO DE SODIO (SLS) | |
|---|---|
| RIESGO | Se utiliza comúnmente en jabones corporales, champús y limpiadores; puede ser irritante y estar contaminado con 1,4-dioxano. |
| SE ENCUENTRAN EN | Productos jabonosos o espumosos. |

| PROPILENGLICOL | |
|---|---|
| RIESGO | Se utiliza como agente hidratante; puede causar irritación y sequedad de la piel. |
| SE ENCUENTRAN EN | Champús, jabones y productos para el cuidado de la piel. |

| TINTE DE ALQUITRÁN | |
|---|---|
| RIESGO | Utilizado como colorante; conocido carcinógeno para el ser humano relacionado con diversas enfermedades. |
| SE ENCUENTRAN EN | Pasta dentífrica, tintes para el pelo y algunos champús. |

| ALUMINIO | |
|---|---|
| RIESGO | Se encuentra en algunos cosméticos y antitranspirantes; está relacionado con problemas del sistema nervioso central y la enfermedad de Alzheimer. |
| SE ENCUENTRAN EN | Algunos cosméticos y antitranspirantes. |

# *Espray de romero*
## *para el crecimiento del cabello*

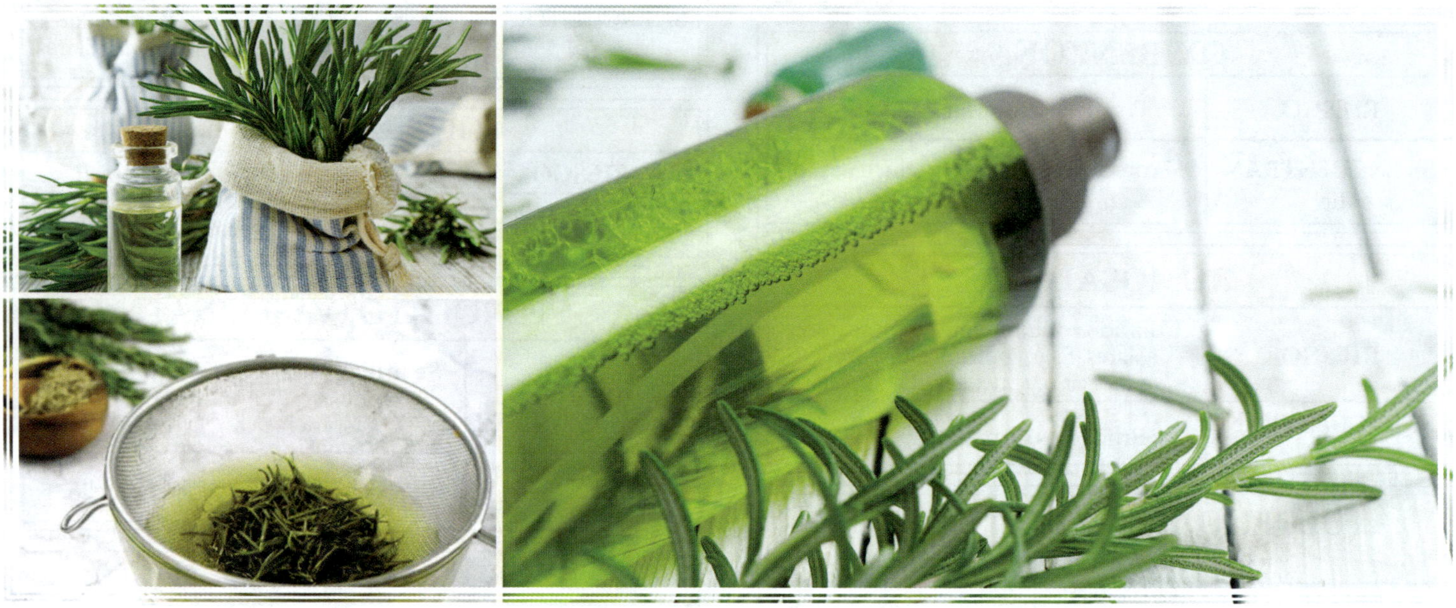

El romero (*Rosmarinus officinalis*) es una hierba aromática conocida por sus usos culinarios y propiedades medicinales. Se ha utilizado tradicionalmente para estimular el crecimiento del cabello y mejorar la salud general del cuero cabelludo. El romero contiene ácido ursólico, que mejora la circulación, favorece el grosor del cabello y reduce su caída.

## INGREDIENTES:

- 2-3 ramitas de romero (*Rosmarinus officinalis*)
- 1/2 vaso de agua
- 2 cucharadas de aceite de ricino
- 5 gotas de aceite esencial de clavo de olor ecológico (*Syzygium aromaticum*)

### *NOTAS:*

Realiza una prueba del parche antes de aplicar el espray en todo el cuero cabelludo para evitar posibles reacciones alérgicas.

Interrumpe su uso si se produce irritación. Evita el contacto con los ojos.

Incorpora una dieta nutritiva y unas prácticas adecuadas de cuidado del cabello para obtener resultados visibles.

## INSTRUCCIONES:

1 | **Preparar la infusión de romero:** enjuaga las ramitas de romero fresco en agua fría. En un cazo, mezcla el romero con 1/2 taza de agua. Lleva la mezcla a ebullición suave y déjala hervir a fuego lento durante 15-20 minutos, para que las propiedades del romero se impregnen en el agua. El agua debería teñirse de un tono verde amarillento mientras hierve a fuego lento. Deja que la infusión se enfríe a temperatura ambiente.

2 | **Colar la infusión:** cuela las ramitas de romero de la infusión, para quedarte tan solo con el líquido claro.

3 | **Elaborar el sérum de base:** en un bol pequeño, mezcla la infusión de romero una vez fría con 2 cucharadas de aceite de ricino. El aceite de ricino es conocido por su capacidad para favorecer el crecimiento del cabello y hacer que gane en grosor. Añade 5 gotas de aceite esencial de clavo de olor ecológico por sus propiedades estimulantes y antimicrobianas.

4 | **Mezclar y transferir:** mezcla bien los ingredientes hasta conseguir un sérum uniforme. Transfiere el sérum a un frasquito de cristal con cuentagotas para facilitar su aplicación.

5 | **Aplicación:** agita suavemente el frasco antes de cada uso para asegurar una distribución uniforme de los ingredientes. Con el cuentagotas, aplica unas gotas del suero directamente sobre el cuero cabelludo, concentrándote en las zonas donde quieres que crezca el vello. Masajea suavemente el cuero cabelludo para mejorar la absorción y estimular la circulación.

## DOSIS:

Aplica el suero de romero para el crecimiento del cabello 2-3 veces por semana para obtener resultados óptimos. Utilizar unos rodillos con microagujas (por ejemplo, microneedling en casa) antes de la aplicación potenciará los resultados.

# Pomada de árnica
## para las manchas de edad

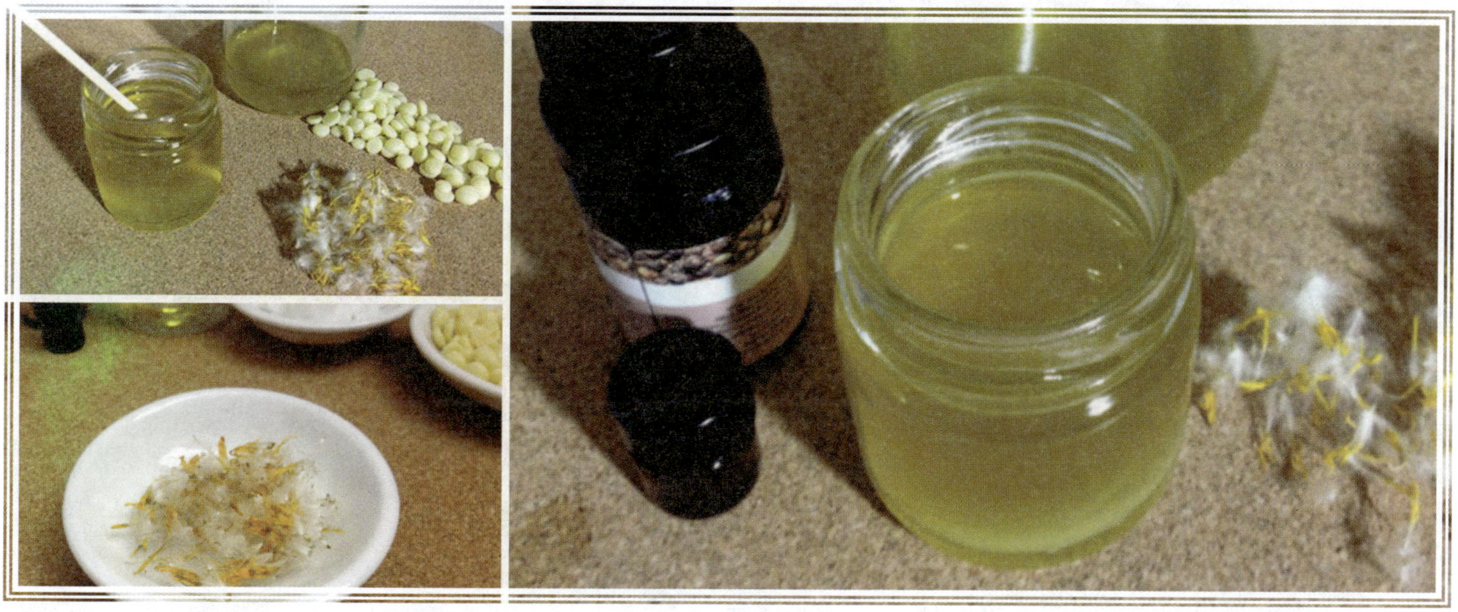

El árnica (*Arnica montana*) es una hierba perenne conocida por sus propiedades antiinflamatorias. Tiene compuestos activos, como la helenalina, que se utilizan para reducir la inflamación y favorecer la cicatrización. Aunque el árnica se asocia más comúnmente al tratamiento de contusiones y dolores musculares, sus posibles beneficios para las manchas de la edad pueden atribuirse a sus efectos antiinflamatorios. La manteca de cacao aporta hidratación y favorece la salud general de la piel.

## INGREDIENTES:

- 1/2 taza de flores secas de *Arnica montana*
- 1 taza de aceite portador (como aceite de oliva ecológico o de hueso de albaricoque)
- 2 cucharadas de escamas de cera de abejas
- 2 cucharadas de manteca de cacao

*NOTAS:*

Solo para uso externo; no ingerir.

Realiza una prueba de parche antes de la aplicación generalizada.

Evita la aplicación sobre piel agrietada o irritada.

Interrumpe su uso si se produce alguna reacción adversa.

Combínalo con protección solar para la piel.

## INSTRUCCIONES:

1 | **Preparar el aceite infusionado con árnica:** tritura flores de árnica que hayan sido secadas recientemente y llena con ellas sin apretar un tarro de cristal. A continuación, cúbrelas con tu aceite portador ecológico. Cierra bien el tarro y ponlo en un lugar fresco y oscuro durante unas 4-6 semanas, agitándolo de vez en cuando. Tras el periodo de infusión, cuela el aceite para eliminar la materia vegetal.

2 | **Elaborar el bálsamo de árnica y manteca de cacao:** derrite al baño maría las escamas de cera de abejas y la manteca de cacao. Añade el aceite infusionado con árnica a la mezcla derretida de cera de abeja y manteca de cacao, removiendo bien hasta que esté perfectamente combinado. Retira del fuego y deja que se enfríe un poco.

3 | **Transferir a un recipiente:** vierte la mezcla en un recipiente limpio y hermético. Deja que se enfríe y solidifique antes de cerrar el recipiente.

4 | **Almacenar:** guarda la pomada en un lugar fresco y oscuro para prolongar su eficacia.

Hay plantas que son conocidas por su potencial para tratar las manchas oscuras y promover la salud de la piel: La raíz de regaliz, la cúrcuma, el ginseng, las moras, la uva ursi, la papaya, la rosa mosqueta, la manzanilla, la granada, el aceite de limón y el aceite de hueso de albaricoque. Puedes incorporarlos a tus sérums o cremas.

## DOSIS:

Aplica una pequeña cantidad de la pomada de árnica y manteca de cacao sobre las manchas de la piel. Masajea suavemente hasta que se absorba. Utilízalo dos veces al día para obtener resultados óptimos.

# *Pasta de dientes*
## *herbal y natural*

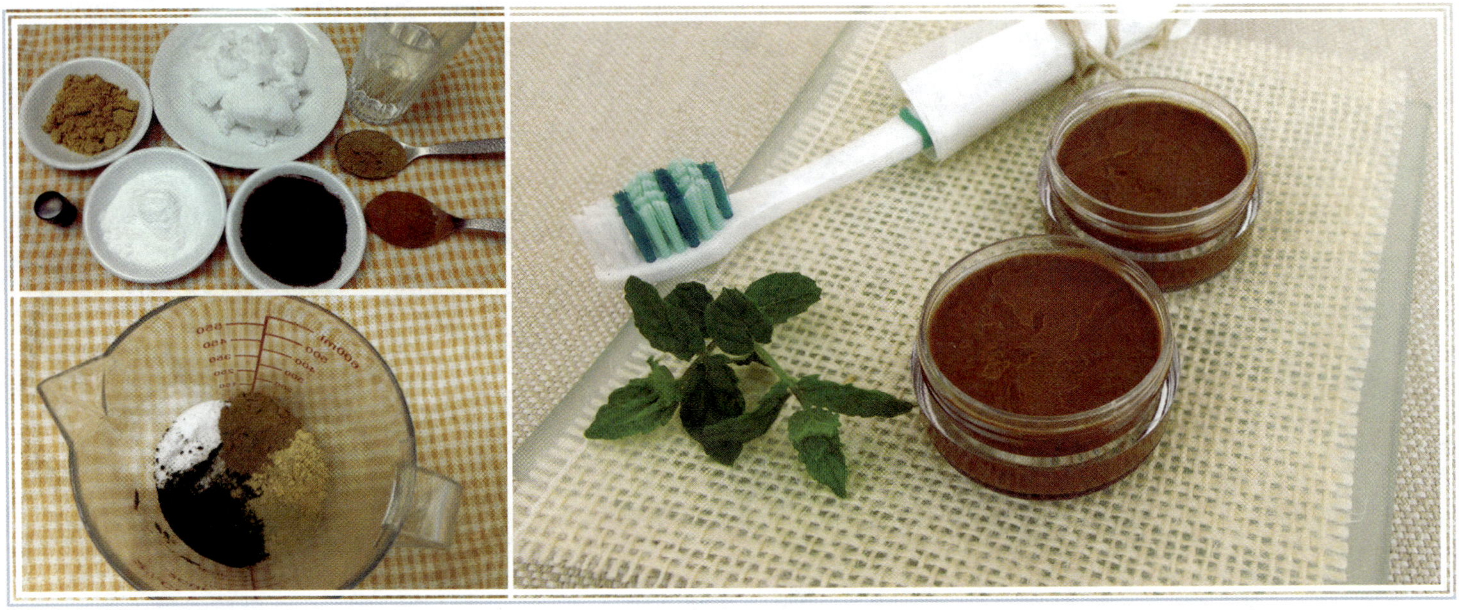

Los fluoruros, los gliceroles, los edulcorantes artificiales, los triglicéridos y los sulfatos son ingredientes que se encuentran en la pasta de dientes convencional y que han suscitado un debate sobre sus beneficios y sus posibles contraindicaciones. Elaborar tu propia pasta de dientes te permite aprovechar las propiedades tradicionalmente reconocidas de varios ingredientes naturales. El bicarbonato sódico es conocido por su potencial para eliminar la placa, mientras que el cacao en polvo aporta antioxidantes. El jengibre proporciona efectos antiinflamatorios, y la canela es apreciada por sus propiedades antimicrobianas. La caléndula es conocida por añadir beneficios antiinflamatorios, y el aceite de coco añade una textura cremosa junto con propiedades antimicrobianas adicionales. El aceite esencial de milenrama aporta efectos antibacterianos y antiinflamatorios, favoreciendo la salud bucal general.

## INGREDIENTES:

- 1 cucharada de bicarbonato sódico
- 1 cucharada de cacao en polvo
- 1 cucharada de jengibre en polvo
- ½ cucharadita de canela molida
- ½ cucharadita de caléndula en polvo
- 2 cucharadas (27 gramos) de aceite de coco
- unas gotas de aceite esencial de milenrama
- 2 cucharadas de agua

### *NOTAS:*

Hay algunos otros ingredientes que puedes incluir en tu pasta de dientes casera: xilitol, arcilla de bentonita y el nimbo de la India.

Evita tragar la pasta de dientes.

Si se produce irritación, interrumpe su uso.

## INSTRUCCIONES:

1 | **Combinar los ingredientes secos:** en un bol, mezcla el bicarbonato, el cacao en polvo, el jengibre en polvo, la canela molida y la caléndula en polvo.

2 | **Añade los ingredientes húmedos:** derrite el aceite de coco y añádelo a la mezcla de ingredientes secos. Mezcla bien.

3 | **Incorpora aceite de milenrama:** añade unas gotas de aceite esencial de milenrama a la mezcla y remueve bien.

4 | **Ajustar la consistencia:** si la mezcla está demasiado espesa, añade agua poco a poco hasta conseguir una consistencia parecida a la pasta de dientes. También puedes utilizar una licuadora o batidora para obtener más rápidamente la consistencia deseada.

5 | **Almacenamiento:** pasa la pasta de dientes a un recipiente pequeño y hermético para guardarla. Guarda la pasta de dientes en un lugar fresco y seco. Utilízalo antes de un mes para que no pierda su frescura.

Esta pasta de dientes casera tiene un marcado sabor salado y no produce el mismo efecto espumoso que la pasta de dientes convencional. Puede que necesites unas cuantas aplicaciones para adaptarte a su sabor y textura únicos. A pesar de estas diferencias, comprobarás que efectivamente deja la boca limpia y fresca tras su uso.

## DOSIS:

Añade una cantidad del tamaño de un guisante al cepillo de dientes en cada sesión de cepillado.

# Enjuague bucal
## que fortalece las encías

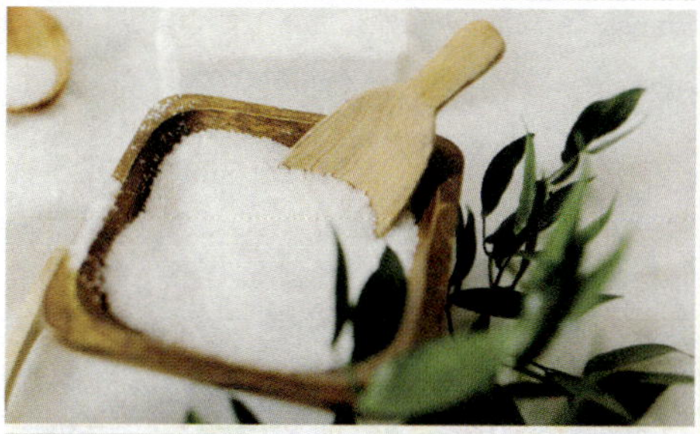
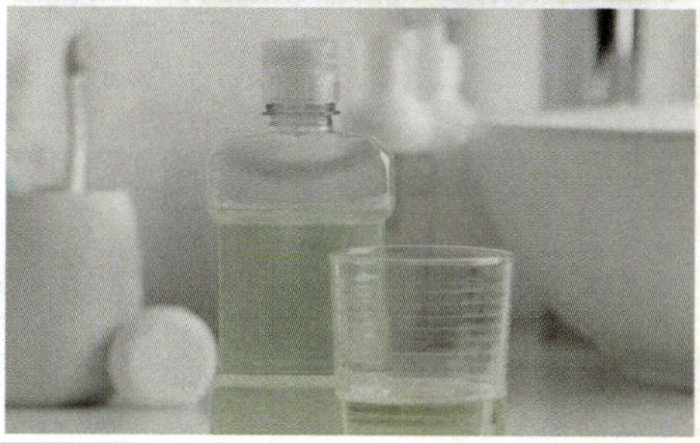
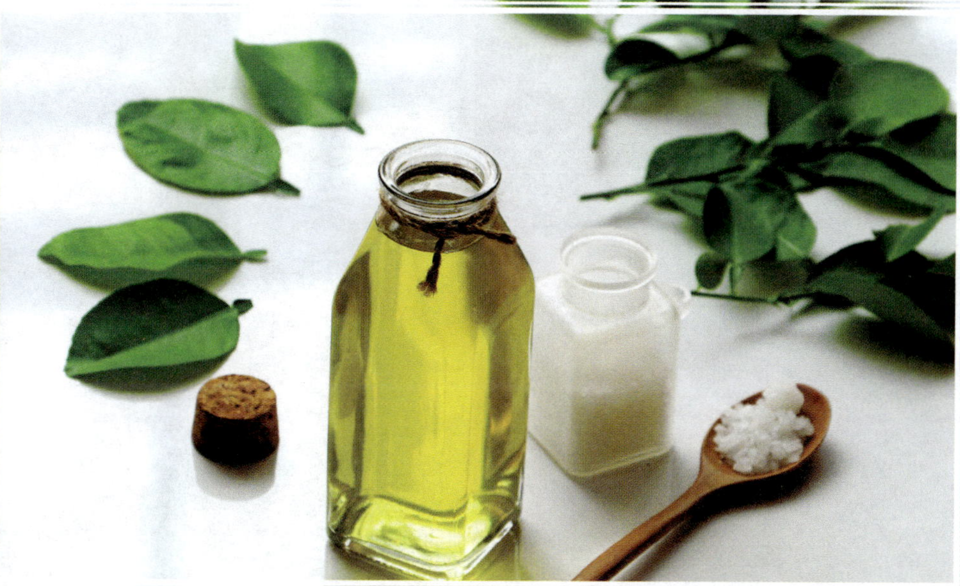

Mantener unas encías fuertes y sanas es esencial para la salud bucodental general. Esta receta de enjuague bucal a base de hierbas no solo limpia los dientes, sino que también incluye minerales y aceites esenciales de hierbas utilizados tradicionalmente para favorecer una microbiota bucal sana. Un desequilibrio en la microbiota de la boca puede provocar diversos problemas, como la retracción de las encías. Al incorporar este enjuague bucal a base de plantas a tu rutina diaria, contribuyes a apoyar eficazmente la salud de tus encías y mantener una microbiota bucal equilibrada.

## INGREDIENTES:

- 2 tazas de agua filtrada
- 1 cucharadita de sal marina mineral
- 10 gotas de aceite esencial de menta piperita ecológico
- 6 gotas de aceite esencial de árbol de té ecológico
- 3 gotas de aceite esencial de clavo de olor ecológico
- 6 gotas de estevia líquida
- Tarro de cristal de 800 a 950 ml u otro recipiente para guardarlo

*NOTAS:*

Este enjuague bucal es solo para uso externo; no se debe ingerir. Suspende su uso si aparece alguna irritación y consulta a un profesional sanitario. Aunque este enjuague bucal a base de plantas suele ser seguro para los adultos, hay que tener precaución si se pretende utilizarlo en niños.

## INSTRUCCIONES:

1 | **Preparar la solución de hierbas:** calienta 2 tazas de agua filtrada. Añade sal marina mineral al agua caliente, removiendo hasta que se disuelva por completo.

2 | **Incorporar aceites esenciales:** añade aceites esenciales ecológicos de menta, árbol del té y clavo a la mezcla de agua con sal. Mezcla bien para que los aceites esenciales se distribuyan uniformemente. Ajusta las cantidades de aceite esencial según tus preferencias personales. Para fortalecer más las encías, puedes añadir a la solución una pizca de mirra en polvo (*Commiphora myrrha*), conocida por sus propiedades astringentes.

3 | **Endulzar con estevia:** integra estevia líquida en la mezcla, para aportar un toque de dulzor sin comprometer los beneficios de las hierbas. Remueve bien para combinar.

4 | **Transferir al recipiente de almacenamiento:** vierte con cuidado la solución de enjuague bucal en un tarro de cristal de 800 a 950 ml de capacidad o en otro recipiente adecuado con tapa hermética. Guarda el colutorio en un lugar fresco y oscuro para preservar su eficacia.

## DOSIS:

Utiliza el colutorio de hierbas dos veces al día. Agita bien antes de cada uso. Masajea regularmente las encías con un cepillo de dientes suave o con los dedos para mejorar el flujo sanguíneo y favorecer la salud de las encías.

# «Mejor que el bótox»

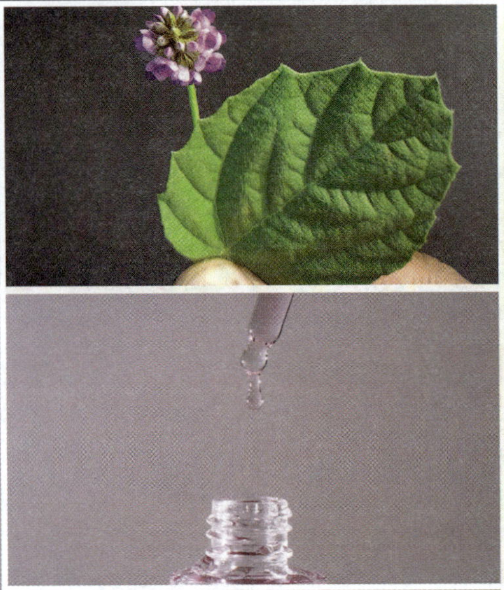

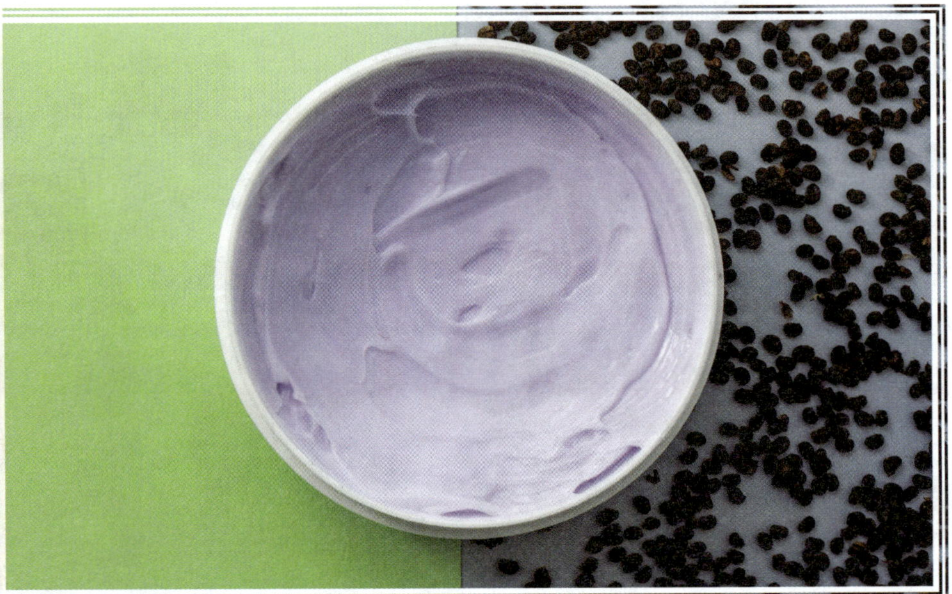

El aceite de semilla de bakuchiol, derivado de la planta babchi (*Psoralea corylifolia*), está ganando popularidad en la industria del cuidado de la piel por sus potenciales propiedades antienvejecimiento. El aceite de bakuchiol, a menudo denominado «alternativa natural al bótox», es famoso por su capacidad para reducir la aparición de líneas de expresión y arrugas sin utilizar productos químicos sintéticos.

## INGREDIENTES

- 1 cucharada sopera de aceite de semillas de bakuchiol (*Psoralea o Cullen corylifolia*)
- 1 cucharadita de aceite de jojoba
- 1 cucharadita de aceite de rosa mosqueta
- 3 gotas de aceite esencial de lavanda

*NOTAS:*

Hacer aceite de bakuchiol prensado en frío en casa requiere un equipo específico y puede no ser práctico para todo el mundo.

También puedes comprarlo a proveedores de productos de herboristería acreditados, tiendas de dietética o minoristas en línea. Asegúrate de que el producto contiene bakuchiol puro sin aditivos sintéticos.

## INSTRUCCIONES:

1 | **Combinar aceites:** en un cuenco pequeño, mezcla 1 cucharada de aceite de bakuchiol con 1 cucharadita de aceite de jojoba y 1 cucharadita de aceite de rosa mosqueta.

2 | **Añadir aceite esencial:** incorpora a la mezcla 3 gotas de aceite esencial de lavanda. Remueve bien para que se distribuya uniformemente.

3 | **Aplicación:** después de limpiar el rostro, aplica una pequeña cantidad de la mezcla de aceites en las yemas de los dedos.

4 | **Masajear suavemente:** masajea suavemente el aceite sobre el rostro con movimientos ascendentes y hacia fuera. Presta especial atención a las zonas con líneas de expresión, evitando el contacto con los ojos.

5 | **Permitir la absorción:** deja el aceite sobre la piel al menos 15 minutos para que se absorba.

Para una solución cómoda y fácil de aplicar para el cuidado de la piel, considera la posibilidad de transformar esta receta en una pomada. Para ello, funde 2 cucharadas de escamas de cera de abejas al baño maría y, a continuación, combínalas con ½ taza de aceite de bakuchiol. Retira del fuego y añade 10-15 gotas de aceite esencial de lavanda. Remueve bien, divide la mezcla en recipientes limpios y deja que se enfríe y solidifique.

## DOSIS:

Utiliza esta mezcla de aceites con bakuchiol 2-3 veces a la semana para obtener resultados óptimos. Combínalo con un protector solar durante el día para proteger la piel de los dañinos rayos UV.

# Aceite facial de hierbas

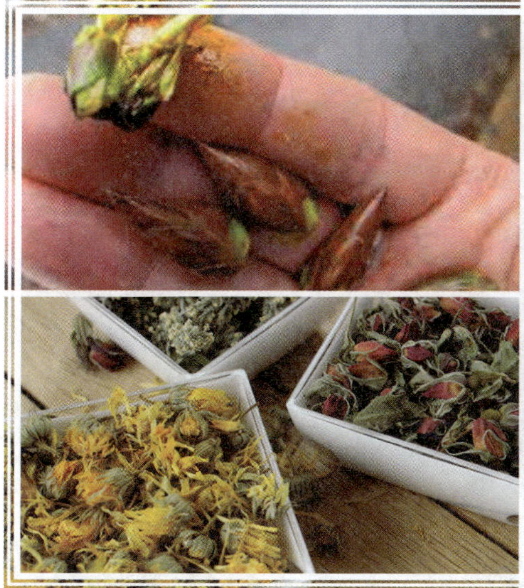

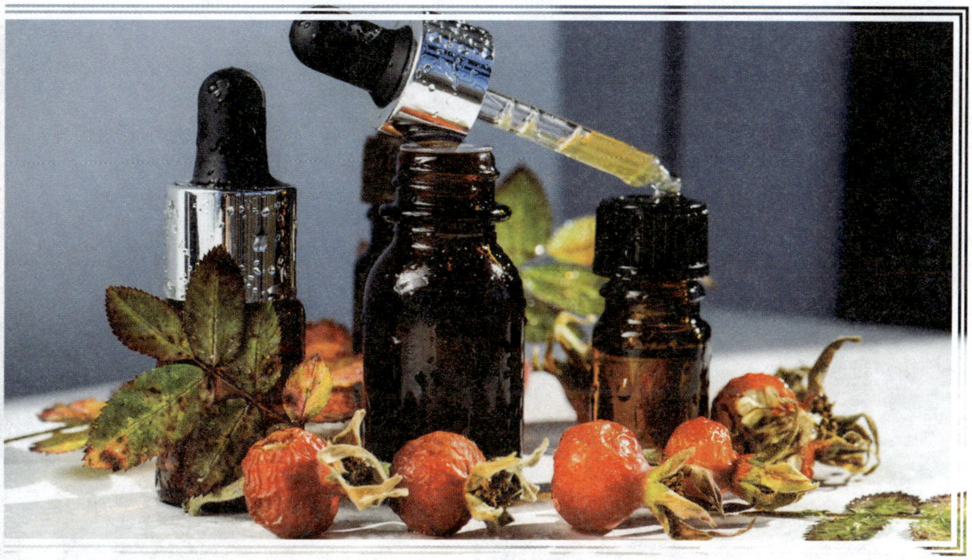

Este aceite facial a base de hierbas aprovecha los beneficios únicos de tres potentes ingredientes botánicos para promover una piel joven y radiante. Las flores de caléndula tienen propiedades antiinflamatorias y antioxidantes, que calman la piel irritada y la protegen de las agresiones medioambientales. Los brotes de chopo, ricos en salicina y antioxidantes, ayudan a rejuvenecer y reafirmar la piel, reduciendo la aparición de líneas de expresión y arrugas. Los escaramujos aportan una potente dosis de vitamina C, que favorece la producción de colágeno y mejora la elasticidad de la piel. Juntas, estas infusiones de hierbas, mezcladas con aceite de almendras dulces ecológico y vitamina E, forman un elixir nutritivo para revitalizar tu cutis y combatir los signos visibles del envejecimiento.

## INGREDIENTES:

- 1 taza de flores de caléndula (*Calendula officinalis*)
- 1 taza de brotes de álamo (*Populus deltoides*)
- 1 taza de escaramujos (*Rosa* spp.)
- 3 tazas de aceite de almendras dulces ecológico
- 1 cucharadita de vitamina E

### *NOTAS:*

Realiza una prueba de parche antes de su uso generalizado, sobre todo si tienes la piel sensible o alergias conocidas. Suspende su uso si se producen irritaciones o reacciones adversas y acude al médico.

Evita el contacto con los ojos. En caso de contacto, aclara con abundante agua.

Para obtener resultados óptimos, aplica el aceite facial sobre la piel ligeramente húmeda después de limpiarla. Incorpora técnicas de masaje suave mientras aplicas el aceite para mejorar la absorción y la relajación.

## INSTRUCCIONES:

1 | **Preparar las infusiones de hierbas:** en tres tarros de cristal limpios y secos, reparte las flores de caléndula, los brotes de álamo o chopo y los escaramujos triturados. Vierte una taza de aceite de almendras dulces ecológicas en cada tarro, asegurándote de que las hierbas queden totalmente sumergidas. Para la infusión de brotes de chopo, inicia el proceso calentando suavemente el aceite al baño maría. Hazlo a fuego lento para ayudar a liberar las resinas. Vigila de cerca para evitar el sobrecalentamiento. Cierra bien los tarros y ponlos en un lugar fresco y oscuro durante 6-8 semanas, para que el aceite se infusione completamente con las hierbas. Agita suavemente los tarros a los pocos días para facilitar la infusión. Tras el periodo de infusión, cuela cada aceite por separado utilizando un colador de malla fina o una estopilla para eliminar las hierbas. Aprieta firmemente para extraer todo el aceite infusionado. Ten en cuenta que puedes infusionar los brotes de álamo durante mucho más tiempo si lo deseas.

2 | **Combinar las infusiones:** en un frasco de cristal limpio, mezcla cantidades iguales de los aceites de caléndula, brote de álamo y rosa mosqueta. Añade 1 cucharadita de vitamina E a los aceites mezclados. Cierra bien el frasco y agítalo enérgicamente para que se incorporen bien los ingredientes.

3 | **Almacenamiento y uso:** transfiere la mezcla de aceites a botellas de vidrio color ámbar con dispensador para facilitar su uso. Etiqueta los frascos claramente con el nombre del producto y la fecha de preparación. Guarda el aceite facial en un lugar fresco y seco, alejado de la luz solar directa, para conservar su potencia. Utilízalo antes de 6-12 meses para disfrutar de la máxima frescura y eficacia de la preparación.

## DOSIS:

Aplica una pequeña cantidad del aceite facial de hierbas en el rostro, el cuello, el escote y las manos, tanto por la mañana como por la noche.

# *Desodorante natural* *en barra*

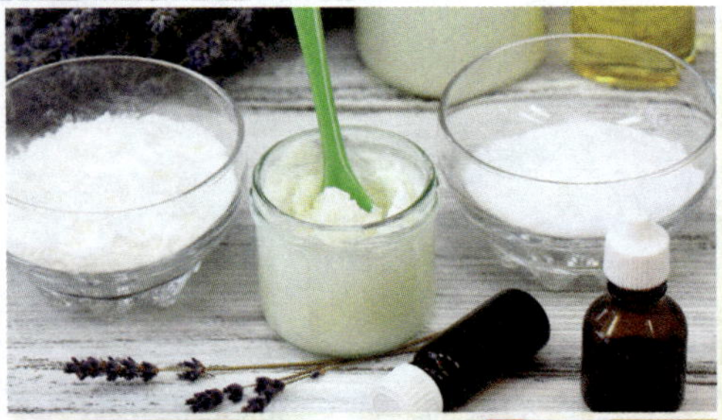

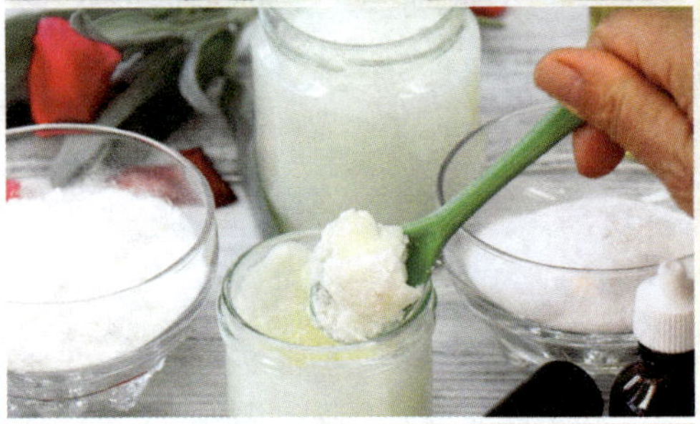

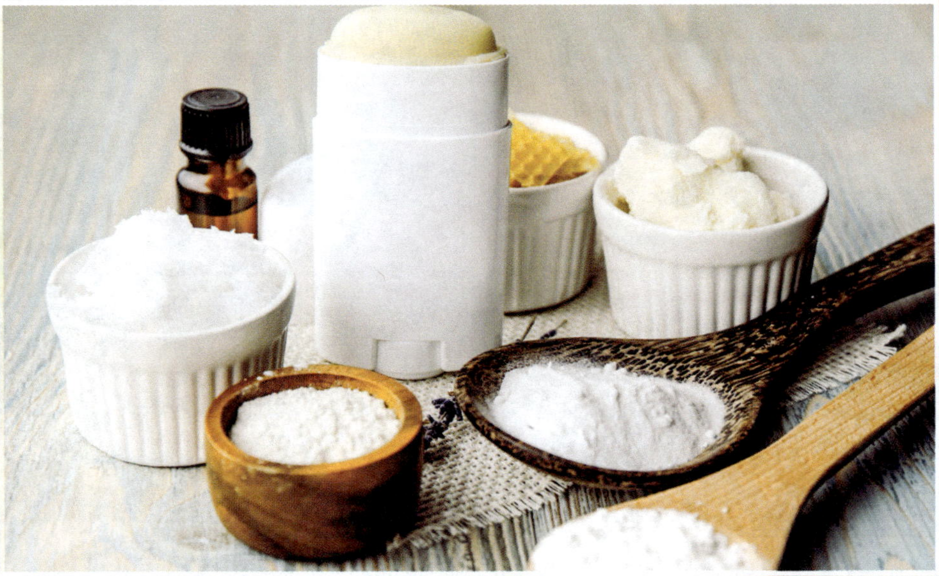

Elaborar tu propio desodorante natural en barra te permite aprovechar el poder de las hierbas y evitar al mismo tiempo las sustancias químicas potencialmente nocivas de los productos comerciales. En esta receta utilizaremos aceite de coco, manteca de karité, polvo de arrurruz y una mezcla de hierbas conocidas por sus propiedades antibacterianas y que neutralizan los olores. Con la combinación de aceite de coco, manteca de karité y cera de abejas se consigue una base, mientras que el polvo de arrurruz y el bicarbonato sódico contribuyen a obtener una textura suave. Los aceites esenciales, como el aceite de árbol de té y el de lavanda, no solo añaden una agradable fragancia, sino que también aportan beneficios antibacterianos.

## INGREDIENTES:

- ¼ taza de manteca de karité
- ¼ taza de aceite de coco
- ¼ taza de arrurruz en polvo
- 2 cucharadas de cera de abejas
- 2 cucharadas de bicarbonato sódico
- 10 gotas de aceite del árbol del té (*Melaleuca alternifolia*)
- 5 gotas de aceite de lavanda (*Lavandula angustifolia*)

### *NOTAS:*

Interrumpe su uso si se produce irritación. Realiza siempre una prueba de parche antes de la aplicación generalizada para garantizar la compatibilidad con tu piel.

Evita el contacto con los ojos y las mucosas.

Evita aplicar el desodorante sobre piel agrietada o irritada. Deja que se cure cualquier corte o abrasión antes de utilizarlo.

## INSTRUCCIONES:

1| **Derretir los ingredientes:** derrite suavemente al baño maría el aceite de coco, la manteca de karité y la cera de abejas. Deja que la mezcla se enfríe, pero sin llegar a solidificarse.

2| **Añadir los ingredientes secos:** incorpora ¼ de taza de arrurruz en polvo y 2 cucharadas de bicarbonato sódico hasta que estén bien mezclados. Remueve hasta conseguir una consistencia homogénea. Debido al uso de ingredientes naturales, el color y la textura del desodorante pueden variar ligeramente de un lote a otro. Esto es normal y no afecta a la eficacia del producto.

3| **Incorporar los aceites esenciales:** añade 10 gotas de aceite de árbol del té y 5 gotas de aceite de lavanda. Mezcla bien. Ajusta las cantidades de aceite esencial según tus preferencias personales.

4| **Guardar en recipientes:** vierte la mezcla en recipientes para desodorantes o moldes de silicona.

5| **Dejar enfriar:** deja que se enfríe y solidifique a temperatura ambiente o en el frigorífico.

6| **Almacenar:** guarda el desodorante en un lugar fresco para evitar que se derrita. Las temperaturas extremas pueden afectar a la consistencia y eficacia del producto.

## DOSIS:

Aplica una pequeña cantidad en las axilas limpias y secas, según sea necesario.

# *Protector solar*
## *herbal y natural*

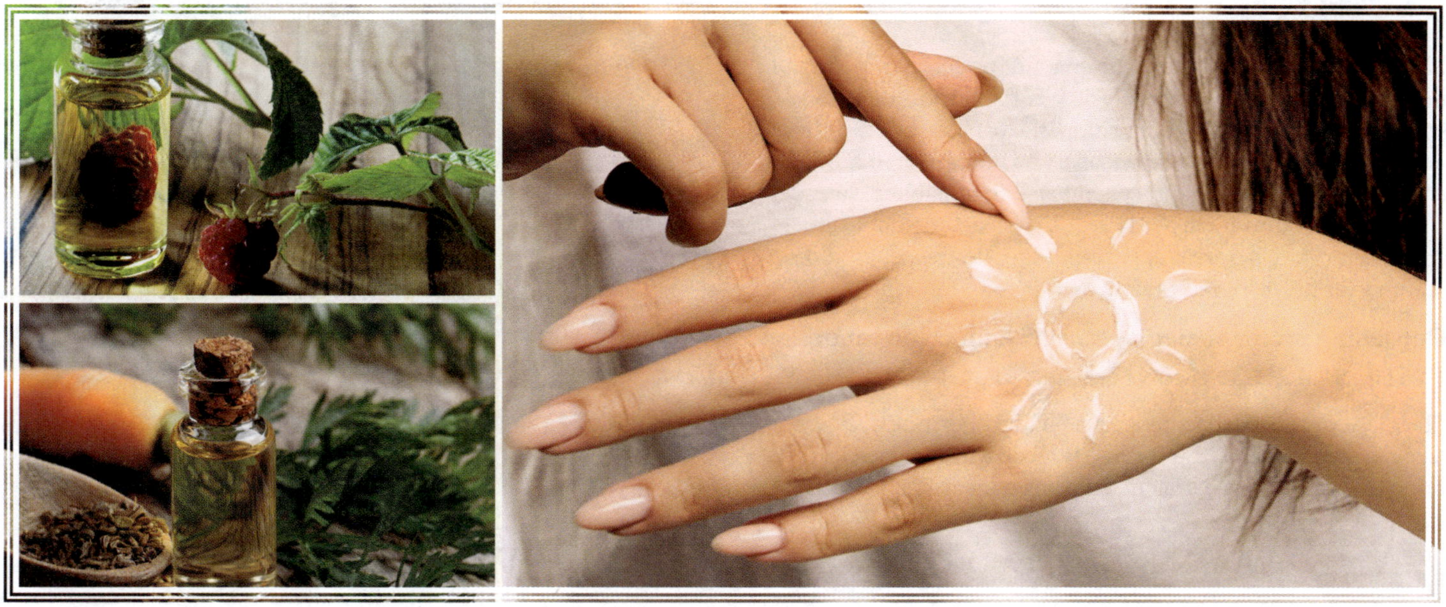

La exposición al sol tiene un doble efecto sobre la piel, ya que ofrece una fuente natural de vitamina D al tiempo que plantea riesgos como las quemaduras solares, el envejecimiento prematuro y una mayor probabilidad de cáncer de piel debido al exceso de rayos ultravioleta (UV).

Este protector solar a base de plantas proporciona una solución holística al proteger la piel de los dañinos rayos UV y enriquecerla con los beneficios de las hierbas seleccionadas. El aceite de semillas de frambuesa roja aporta un FPS elevado por su contenido en ácido elágico, que proporciona una protección solar natural. El aceite de semilla de zanahoria no solo proporciona protección UV natural, sino que también tiene propiedades antioxidantes para prevenir el daño solar. El óxido de zinc sirve como ingrediente mineral de protección solar, ofreciendo una protección de amplio espectro al reflejar y dispersar los rayos UV. El aceite de coco añade beneficios hidratantes y un FPS suave, mejorando la eficacia general del protector solar. La cera de abejas se incorpora por su efecto impermeable.

## INGREDIENTES:

- 2 cucharadas de aceite de semillas de frambuesa roja
- 1 cucharada de aceite de semillas de zanahoria
- 2 cucharadas de óxido de zinc
- 2 cucharadas de aceite de coco
- 1 cucharada de cera de abejas

### *NOTAS:*

Realiza una prueba del parche antes de su uso generalizado para comprobar si hay reacciones alérgicas.

Evita el contacto con los ojos.

Cuando trabajes con óxido de zinc, es aconsejable llevar equipo de protección, como guantes y mascarilla, para evitar la inhalación.

Ten en cuenta que este protector solar puede no proporcionar un FPS tan alto como los productos comerciales.

## INSTRUCCIONES:

1 | **Preparar un hervidor doble:** en un hervidor doble o baño maría, derrite la cera de abejas y el aceite de coco hasta que estén bien mezclados.

2 | **Añadir aceite de semillas de frambuesa roja y aceite de semillas de zanahoria:** una vez derretidos, añade a la mezcla el aceite de semillas de frambuesa roja y el aceite de semillas de zanahoria. Remueve bien.

3 | **Incorporar óxido de zinc:** añade poco a poco el óxido de zinc sin dejar de remover para evitar grumos. Asegúrate de que se distribuye uniformemente.

4 | **Transferir:** cuando todo esté bien mezclado, pasa la mezcla a un recipiente de tu elección. Etiqueta.

5 | **Dejar enfriar:** deja que el protector solar se enfríe y se solidifique.

## DOSIS:

Aplica el protector solar generosamente sobre toda la piel que vaya a ser expuesta al sol 15 minutos antes. Vuelve a aplicarlo cada dos horas o más a menudo si nadas o sudas, para que no pierda eficacia. Combínalo con ropa protectora y busca la sombra para una protección solar completa.

# APOYO HERBAL

## *para el sistema endocrino*

El sistema endocrino desempeña un papel crucial en el mantenimiento de la homeostasis y la regulación de diversos procesos fisiológicos del organismo. Está formado por glándulas que producen hormonas, que actúan como mensajeras, influyendo en las funciones de órganos y tejidos. Las funciones clave del sistema endocrino incluyen la regulación del metabolismo, el crecimiento y el desarrollo, la respuesta al estrés, el estado de ánimo y los procesos reproductivos.

**Consejos para mantener un sistema endocrino sano:**

GESTIONAR EFICAZMENTE EL ESTRÉS

El estrés crónico puede alterar el equilibrio hormonal. Practica técnicas para reducir el estrés como la meditación, los ejercicios de respiración profunda o la atención plena para ayudar a controlar los niveles de estrés.

NIVELES EQUILIBRADOS DE AZÚCAR EN SANGRE

Mantén estables los niveles de azúcar en sangre incorporando a tu dieta hidratos de carbono complejos, alimentos ricos en fibra y proteínas magras. Evita el consumo excesivo de azúcares refinados y alimentos procesados.

INGESTA ADECUADA DE YODO

Garantiza una ingesta suficiente de yodo, ya que es crucial para la producción de hormonas tiroideas. Las algas, el pescado, los productos lácteos y la sal yodada son fuentes recomendables de yodo.

GRASAS SALUDABLES

Incluye en tu dieta fuentes de grasas saludables, como aguacates, frutos secos, semillas y aceite de oliva. Estas grasas son esenciales para la producción hormonal.

EJERCICIO REGULAR

Practica ejercicios aeróbicos y de fuerza. La actividad física regular ayuda a regular los niveles de insulina, mejorar el metabolismo y favorecer la salud endocrina general.

UNA HIGIENE DEL SUEÑO ADECUADA

Prioriza el sueño de calidad manteniendo un horario de sueño constante y creando un entorno propicio al sueño. El sueño es esencial para la regulación de diversas hormonas.

LIMITAR LA EXPOSICIÓN A LOS DISRUPTORES ENDOCRINOS

Reduce la exposición a las toxinas medioambientales y a los disruptores endocrinos presentes en ciertos plásticos, pesticidas y productos domésticos. Elige alternativas naturales y ecológicas siempre que sea posible.

HIDRATACIÓN

Mantente bien hidratado para favorecer el transporte de hormonas por todo el cuerpo. El agua es esencial para la función endocrina general.

REVISIONES MÉDICAS PERIÓDICAS

Programa revisiones periódicas con profesionales sanitarios para controlar los niveles hormonales y abordar cualquier problema cuanto antes.

MANTÉN UN PESO SALUDABLE

Alcanza y mantén un peso saludable mediante una dieta equilibrada y ejercicio regular. El exceso de grasa corporal, especialmente alrededor del abdomen, puede contribuir a los desequilibrios hormonales.

LIMITA EL CONSUMO DE CAFEÍNA Y ALCOHOL

El consumo excesivo de cafeína y alcohol puede afectar a los patrones de sueño y a la producción hormonal. Consume las sustancias siguientes con moderación.

## APOYO HERBAL

### Rodiola *(Rhodiola rosea)*

Hierba adaptógena conocida por mejorar la resistencia al estrés, apoyar la función suprarrenal y promover el equilibrio hormonal.

### Ginseng siberiano *(Eleutherococcus senticosus)*

Adaptógeno con propiedades antifatiga, que ayuda a controlar el estrés y favorece la salud endocrina general.

### Sauzgatillo *(Vitex agnus-castus)*

Ha demostrado regular el ciclo menstrual, aliviar los síntomas del síndrome premenstrual y favorecer el equilibrio hormonal de la mujer.

### Ortiga *(Urtica dioica)*

Rica en nutrientes, la hoja de ortiga favorece el sistema endocrino aportando vitaminas y minerales esenciales, incluido el hierro.

### Palma enana americana *(Serenoa repens)*

Especialmente beneficiosa para los hombres, la palma enana americana puede favorecer la salud de la próstata y equilibrar las hormonas.

### Dong Quai *(Angelica sinensis)*

Utilizado habitualmente en la medicina tradicional china, se cree que el dong quai regula los niveles de estrógeno y favorece la salud reproductiva femenina.

### Guggul *(Commiphora wightii)*

Conocido por su potencial para favorecer la función tiroidea y mantener los niveles de colesterol dentro de los límites normales.

### Schisandra *(Schisandra chinensis)*

Hierba adaptógena con propiedades antioxidantes, que favorece la salud suprarrenal y la respuesta al estrés.

### Cimicifuga racemosa
### *(Actaea racemosa)*

Esta hierba ha sido utilizada habitualmente por las mujeres para aliviar los síntomas de la menopausia y favorecer el equilibrio hormonal.

### Trébol rojo *(Trifolium pratense)*

Contiene fitoestrógenos que pueden ayudar a equilibrar los niveles de estrógeno, especialmente beneficiosos para las mujeres durante la menopausia.

### Bacopa *(Bacopa monnieri)*

Hierba adaptógena conocida por sus propiedades de mejora cognitiva, que puede apoyar indirectamente al sistema endocrino reduciendo el estrés.

### Cúrcuma *(Curcuma longa)*

Sus propiedades antiinflamatorias y antioxidantes pueden contribuir a la salud endocrina general.

### Hierbabuena *(Mentha spicata)*

El té de hierbabuena puede ayudar a reducir los niveles elevados de andrógenos en las mujeres con ovaríos poliquísticos o SOP, contribuyendo al equilibrio hormonal.

### Canela *(Cinnamomum verum)*

Conocida por su potencial para mejorar la sensibilidad a la insulina, la canela puede ser útil para controlar la resistencia a la insulina en el SOP.

### Melisa *(Melissa officinalis)*

Conocida por sus propiedades calmantes, la melisa puede ayudar a controlar los síntomas del hipertiroidismo, como la ansiedad.

### Agripalma (*Leonurus cardiaca*)

Puede ayudar a regular las palpitaciones del corazón y a reducir la ansiedad asociada al hipertiroidismo.

### L-Carnitina *(Aminoácido)*

Aunque no es una hierba, la L-carnitina se ha estudiado por su potencial para aliviar los síntomas del hipertiroidismo.

### Raíz de regaliz *(Glycyrrhiza glabra)*

Puede ayudar a regular los ciclos menstruales y reducir los niveles de testosterona en las mujeres con SOP.

### Inositol *(Mioinositol)*

Aunque no es una hierba, el inositol, en particular el mioinositol, se ha mostrado como una ayuda prometedora para mejorar la sensibilidad a la insulina y la función ovárica en mujeres con SOP.

## Sargazo vesiculoso
### (Fucus vesiculosus)

Rico en yodo, el sargazo puede favorecer la función tiroidea, por lo que es potencialmente beneficioso para las personas con hipotiroidismo.

### Ashwagandha *(Withania somnifera)*

Hierba adaptógena que puede favorecer la glándula tiroides y ayudar a equilibrar los niveles hormonales en casos de hipotiroidismo.

### Albahaca sagrada *(Ocimum sanctum)*

Hierba adaptógena con propiedades antiinflamatorias, que favorece la salud endocrina general, incluida la tiroides.

### Selenio *(Mineral)*

Aunque no es una hierba, el selenio es crucial para la función tiroidea y puede considerarse un suplemento para las personas con hipotiroidismo.

### Menta de lobo (*Lycopus virginicus*)

También llamada pie de lobo, esta planta se utiliza tradicionalmente para tratar el hipertiroidismo reduciendo la producción de hormonas tiroideas.

**!** Consulta a un profesional sanitario antes de utilizar los remedios de este libro, especialmente si estás embarazada, en período de lactancia, tomas medicación o padeces alguna enfermedad. El autor y el editor no asumen ninguna responsabilidad por los posibles efectos adversos. Se recomienda empezar con la dosis más pequeña para comprobar la respuesta y la tolerancia de tu organismo. Interrumpe su uso de manera inmediata si se produce algún efecto secundario.

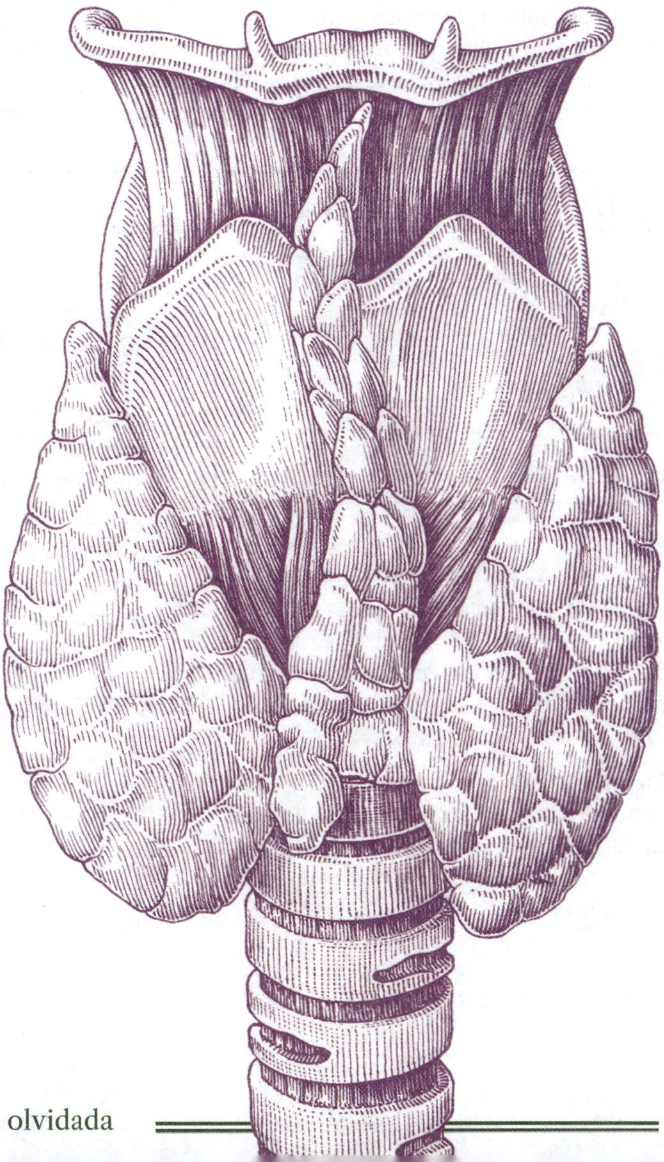

# Glicerita de menta de lobo
## *para el equilibrio de la tiroides*

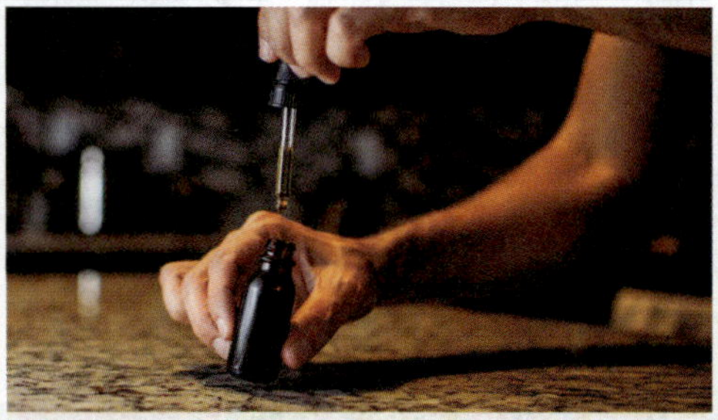

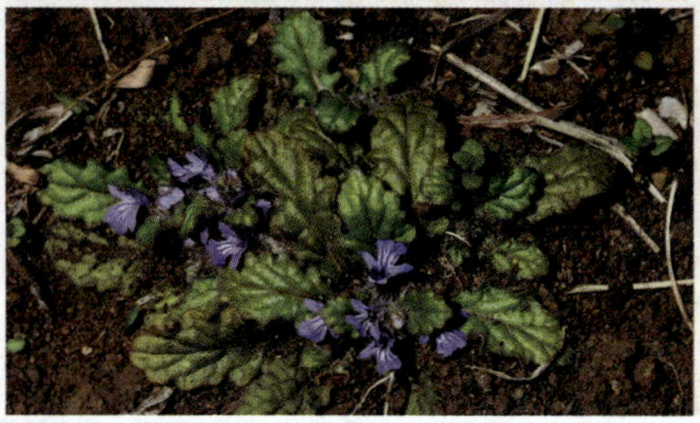

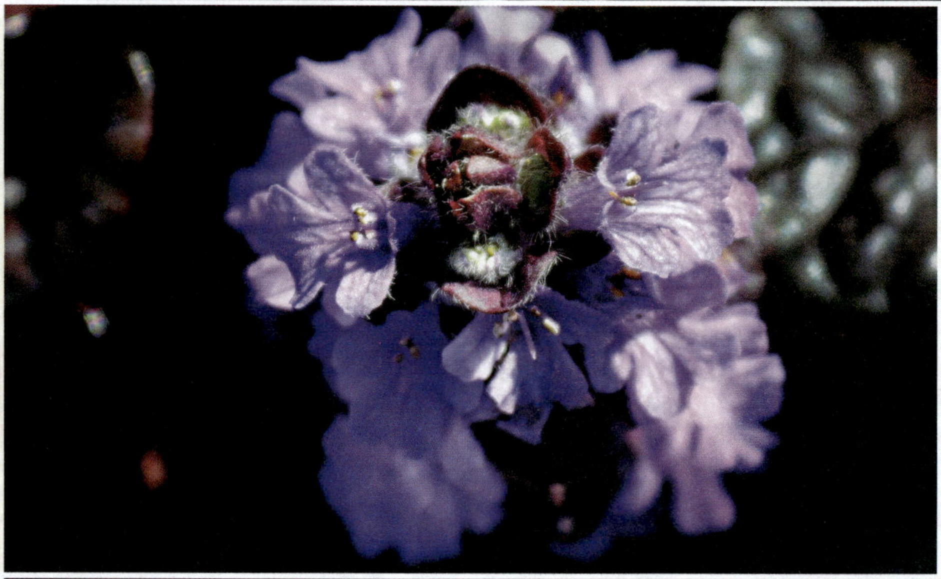

El hipertiroidismo, caracterizado por una glándula tiroides hiperactiva, exige una atención cuidadosa para controlar eficazmente sus síntomas.

La menta de lobo, reconocida por su apoyo a la regulación de la hormona tiroidea, puede aliviar los síntomas asociados al hipertiroidismo al inhibir potencialmente la unión de anticuerpos a la glándula tiroides. La melisa, famosa por sus propiedades calmantes y sus efectos sobre la ansiedad, complementa a la menta de lobo para conseguir una mezcla que favorece la reducción de la actividad tiroidea excesiva. Juntas, estas hierbas abordan los aspectos fisiológicos y emocionales asociados al hipertiroidismo.

## INGREDIENTES:

- 1 parte de hojas de menta de lobo (*Lycopus virginicus*), picadas
- 1 parte de hojas de melisa (*Melissa officinalis*), picadas
- 2 partes de glicerina vegetal
- 1 parte de agua destilada

### *NOTAS:*

Consulta con un profesional sanitario antes de empezar cualquier régimen a base de hierbas, especialmente si estás embarazada, en periodo de lactancia o tomando medicamentos.

La menta de lobo puede interactuar con ciertos medicamentos, por lo que es crucial que informes a tu médico de todos los suplementos que estés tomando.

## INSTRUCCIONES:

1 | **Preparación de las hierbas:** limpia bien las hojas de menta de lobo y melisa. Pica finamente las hojas para facilitar el proceso de extracción.

2 | **Combinar los ingredientes:** en un tarro de cristal, combina las hojas picadas de menta de lobo y melisa. Vierte 2 partes de glicerina vegetal sobre las hierbas. Añade 1 parte de agua destilada a la mezcla.

3 | **Proceso de maceración:** cierra bien el tarro y agítalo con energía para que se distribuya uniformemente. Coloca el tarro en un lugar oscuro y fresco durante 4-6 semanas, agitándolo a diario para potenciar la extracción.

4 | **Colar la glicerita:** tras el periodo de maceración, cuela el líquido con una estopilla o un colador de malla fina en un recipiente de cristal limpio.

5 | **Almacenar:** guarda la glicerita en un frasco de cristal oscuro para protegerlo de la luz y preservar su potencia.

## DOSIS:

Toma 1-2 ml (aproximadamente 20-40 gotas) de la glicerita de menta de lobo hasta tres veces al día. Empieza con una dosis más baja y ajústala según sea necesario.

# Tintura de sargazo vesiculoso

## *para soporte tiroideo*

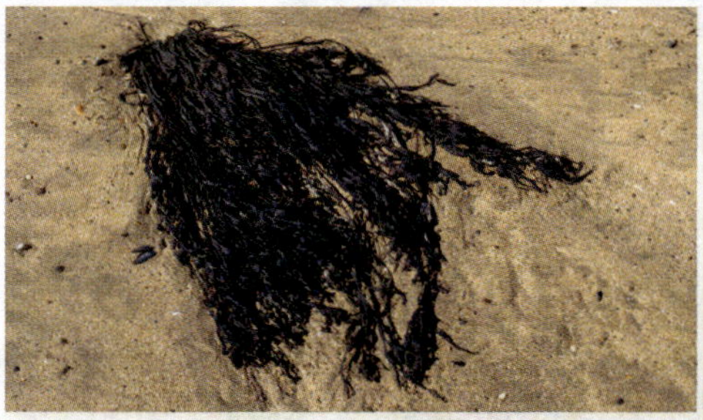
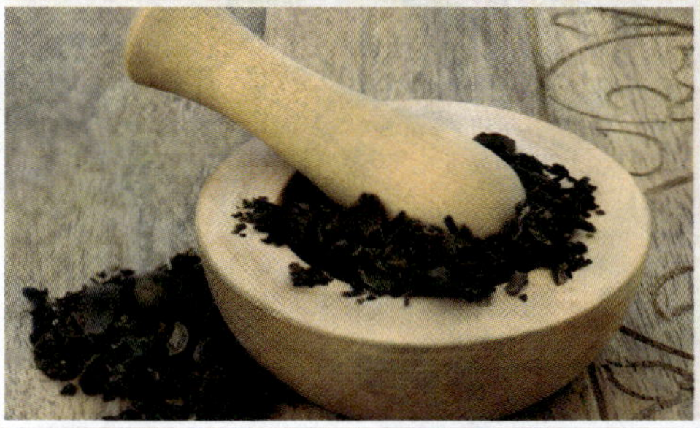
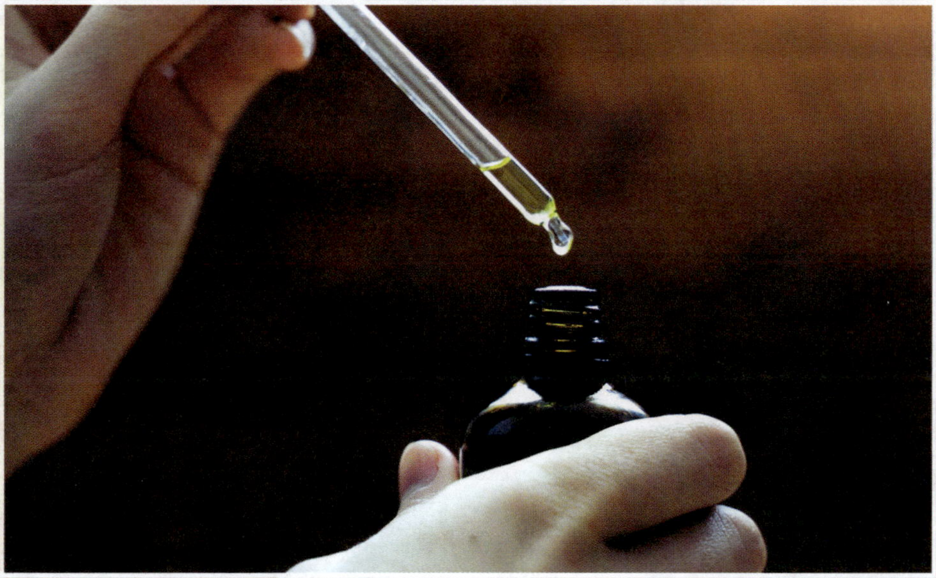

El sargazo vesiculoso, conocido científicamente como *Fucus vesiculosus*, es un alga parda rica en yodo, que puede ser beneficiosa para las personas con hipotiroidismo. Utilízalo si tienes carencia de yodo.

El contenido en yodo del sargazo favorece la producción de hormonas tiroideas, ayudando a regular la glándula tiroides. También contiene otros nutrientes esenciales como vitaminas, minerales y antioxidantes que contribuyen a la salud general de la tiroides.

## INGREDIENTES:

- 1 taza de sargazo vesiculoso (*Fucus vesiculosus*)
- 2 tazas de vodka de alta graduación (50 % de alcohol)

### *NOTAS:*

Consulta con un profesional sanitario antes de empezar a tomar cualquier suplemento a base de plantas, sobre todo si tienes enfermedades preexistentes o estás tomando medicamentos.

Debido a su contenido en yodo, el consumo excesivo de sargazo puede provocar una disfunción tiroidea.

Respeta estrictamente las dosis recomendadas.

Es crucial consultar a un profesional sanitario para obtener asesoramiento personalizado.

## INSTRUCCIONES:

1 | **Preparar los ingredientes:** asegúrate de que el sargazo esté bien seco para evitar la introducción de humedad adicional en esta tintura.

2 | **Medir los ingredientes:** mide 1 taza de sargazo seco y 2 tazas de vodka de alta graduación.

3 | **Combinar los ingredientes:** coloca el sargazo en un tarro de cristal limpio y añade el vodka a continuación, asegurándote de que la hierba quede completamente sumergida.

4 | **Infusionar:** cierra bien el tarro y guárdalo en un lugar fresco y oscuro durante unas 4-6 semanas, agitándolo a los pocos días para favorecer el proceso de extracción.

5 | **Colar:** tras el periodo de infusión, cuela la tintura con un colador de malla fina o una estopilla en una botella de cristal limpia, separando el líquido de los restos de alga.

## DOSIS:

La dosis típica de tintura de sargazo vesiculoso es de 1-2 ml (aproximadamente 20-40 gotas) tres veces al día.

# *Mezcla de soporte*
## *para el SOP*

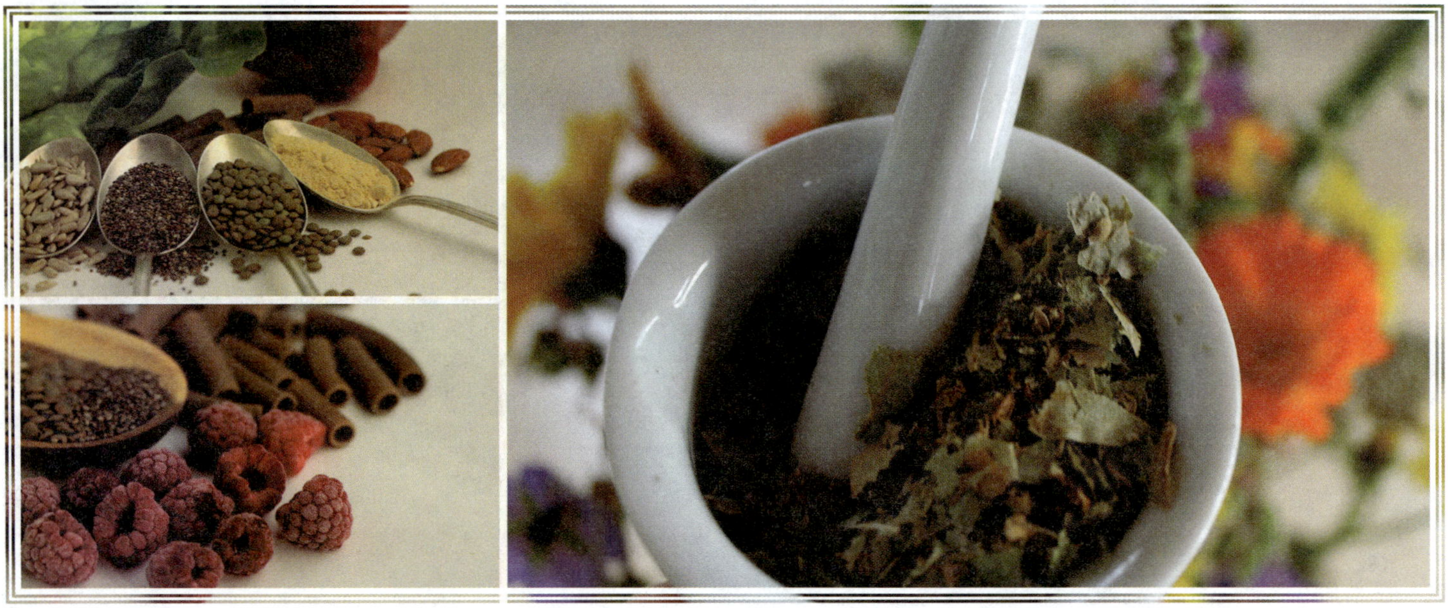

Esta mezcla de té incorpora cuatro hierbas famosas por sus beneficios potenciales en el tratamiento de los síntomas del SOP. La hierbabuena ayuda al equilibrio hormonal, sobre todo reduciendo los niveles elevados de andrógenos. La hoja de frambuesa se ha usado tradicionalmente para promover la salud reproductiva femenina y regular los ciclos menstruales. El hibisco contribuye a controlar el estrés oxidativo, un problema frecuente en el SOP, gracias a su rico contenido en antioxidantes. La ortiga, conocida por sus propiedades antiinflamatorias, ayuda a reducir la inflamación asociada al SOP.

## INGREDIENTES:

- 1 parte de hierbabuena seca (*Mentha spicata*)
- 1 parte de hoja de frambuesa seca (*Rubus idaeus*)
- 1 parte de hibisco (*Hibiscus sabdariffa*)
- Ortiga (*Urtica dioica*)

### *NOTAS:*

Guarda la mezcla de hierbas en un lugar fresco y oscuro para mantener la potencia.

Integra la ingesta de este té en un estilo de vida equilibrado, que incluya una dieta sana y ejercicio regular.

Si eres una mujer embarazada, en período de lactancia o padeces alguna enfermedad, consulta a un profesional sanitario antes de consumir este té.

Controla la respuesta de tu organismo e interrumpe su uso si experimentas algún efecto adverso.

## INSTRUCCIONES:

1 | **Preparar la mezcla de hierbas:** mezcla en un cuenco partes iguales de hierbabuena, hojas de frambuesa, hibisco y ortiga.

2 | **Para una ración individual de té:** utiliza 1 cucharadita de la mezcla de hierbas por cada 240 ml de agua caliente.

3 | **Infusionar:** pon 1 cucharadita de la mezcla de hierbas en una tetera o infusor. Vierte el agua caliente sobre las hierbas.

4 | **Tiempo de infusión:** deja las hierbas infusionando durante 5-7 minutos para extraer los compuestos beneficiosos.

5 | **Colar:** cuela el té para eliminar la mezcla de hierbas, asegurándote de obtener una infusión sin posos.

6 | **Endulzado opcional:** añade miel al gusto, si lo deseas.

Además de las hierbas mencionadas en esta mezcla de té, otros ingredientes pueden ser beneficiosos para las personas que padecen SOP. Estos ingredientes contribuyen al bienestar general y pueden ayudar a tratar síntomas específicos asociados al SOP: canela (*Cinnamomum verum*), alholva o fenogreco (*Trigonella foenum-graecum*), cúrcuma (*Curcuma longa*), baya de sauzgatillo (*Vitex agnus-castus*), raíz de regaliz (*Glycyrrhiza glabra*), raíz de maca (*Lepidium meyenii*), ácidos grasos omega 3, vitamina D, inositol, té verde (*Camellia sinensis*) y berberina. Otras hierbas buenas para el SOP son el hongo reishi (en tintura de doble extracción), la raíz de falso unicornio y la milenrama.

## DOSIS:

Consume una taza de esta mezcla de infusiones al día, preferiblemente por la mañana.

# *Leche especiada*
## *para el páncreas*

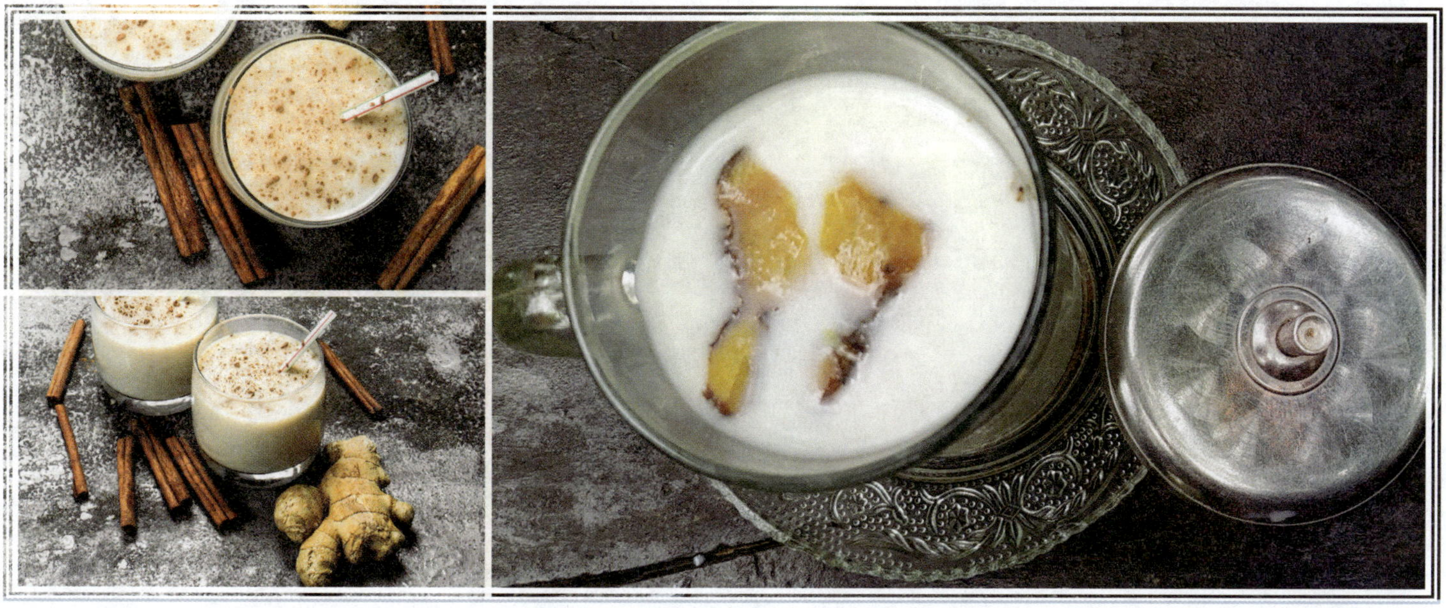

El jengibre y la canela son famosos por sus beneficios potenciales en el control de la diabetes.

El jengibre tiene propiedades antiinflamatorias y puede aumentar la sensibilidad a la insulina, mientras que la canela ha sido objeto de investigaciones por su capacidad para reducir los niveles de azúcar en sangre. Esta receta de leche caliente especiada de jengibre y canela combina estas dos poderosas hierbas para conseguir una bebida deliciosa y apta para personas que padecen diabetes.

## INGREDIENTES:

- 1 taza de bebida de almendras sin azúcar
- ½ cucharadita de jengibre molido (*Zingiber officinale*)
- ½ cucharadita de canela molida (*Cinnamomum verum*)
- 1 cucharadita de miel cruda (opcional, utilízala con moderación)
- ¼ cucharadita de extracto de vainilla

*NOTAS:*

Consulta con tu médico antes de incorporar este o cualquier otro remedio a base de plantas a tu rutina, sobre todo si tomas medicación o tienes problemas de salud.

Controla regularmente tus niveles de azúcar en sangre y ajusta la receta o la dosis según sea necesario.

## INSTRUCCIONES:

1 | **Calienta la bebida de almendras:** en un cazo pequeño, calienta 1 taza de bebida de almendras sin azúcar a fuego lento o medio. Considera la posibilidad de utilizar otra alternativa si la leche de almendras no es tu preferencia.

2 | **Añadir jengibre y canela:** cuando la bebida de almendras esté caliente, añade ½ cucharadita de jengibre molido y ½ cucharadita de canela molida a la cacerola. Experimenta con los niveles de especias para adaptarlos a tus preferencias gustativas.

3 | **Remover y cocer a fuego lento:** remueve bien la mezcla para que las especias se distribuyan uniformemente. Deja que la mezcla hierva a fuego lento durante 5-7 minutos, pero no dejes que llegue a ebullición.

4 | **Endulzar con miel (opcional):** si lo deseas, añade 1 cucharadita de miel cruda para endulzar. Ten en cuenta que la miel añade azúcares naturales, así que úsala con moderación, sobre todo si debes controlar la diabetes.

5 | **Añadir extracto de vainilla:** añade ¼ de cucharadita de extracto de vainilla para más sabor.

6 | **Colar y servir:** para obtener una textura más suave, puedes colar la leche especiada antes de servirla. Sirve la bebida caliente con especias, jengibre y canela en tu taza favorita.

## DOSIS:

Consume esta bebida una vez al día, preferiblemente por la noche, para aprovechar los beneficios potenciales del jengibre y la canela en el control de la diabetes.

# *Mezcla de melón amargo y té verde*

## *(para regular el azúcar en sangre)*

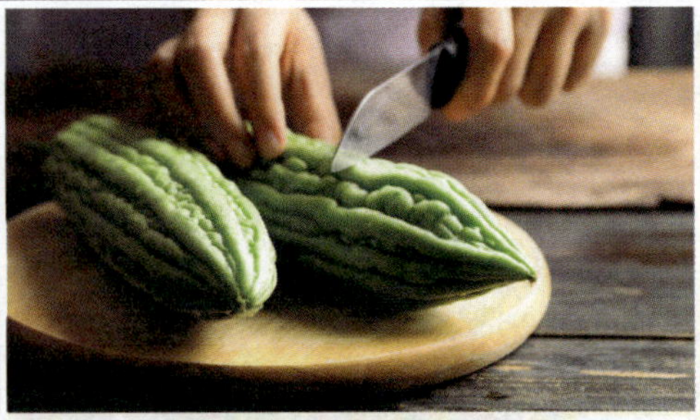

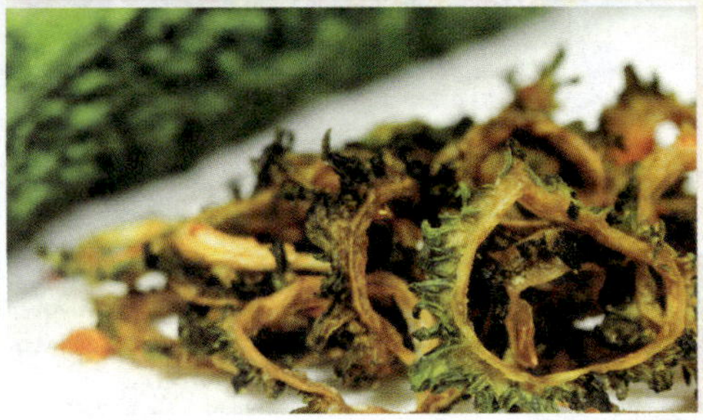

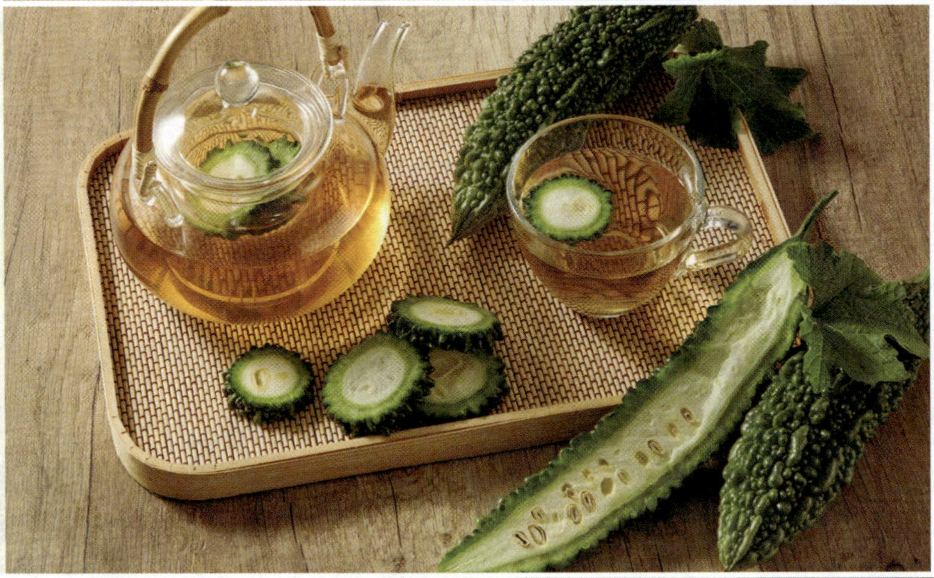

El melón amargo (*Momordica charantia*), también conocido como calabaza amarga, y el té verde (*Camellia sinensis*) son famosos por su potencial para regular los niveles de azúcar en sangre. Esta mezcla de hierbas combina las propiedades únicas de estas dos plantas para conseguir un remedio natural que ayuda a controlar el azúcar en sangre.

El melón amargo es rico en compuestos como la charantina, el polipéptido-p y la vicina, a los que se atribuyen efectos hipoglucemiantes. Puede ayudar a reducir los niveles de azúcar en sangre y mejorar la tolerancia a la glucosa. El té verde es bien conocido por su alta concentración de antioxidantes, sobre todo catequinas.

Estos antioxidantes pueden contribuir a mejorar la sensibilidad a la insulina y ayudar al organismo a utilizar la glucosa con eficacia.

## INGREDIENTES:

- 1 cucharadita de rodajas de melón amargo seco (*Momordica charantia*)
- 1 cucharadita de hojas de té verde (*Camellia sinensis*)
- 1 taza de agua caliente

*NOTAS:*

Consulta con un profesional sanitario antes de incorporar esta mezcla a tu rutina de cuidados, sobre todo si estás tomando medicación o tienes problemas de salud preexistentes.

Controla regularmente los niveles de azúcar en sangre, sobre todo si padeces diabetes, para ajustar la medicación según sea necesario.

Las personas con un sistema digestivo sensible o antecedentes de problemas gastrointestinales deben introducir esta mezcla gradualmente para controlar sus efectos sobre la digestión.

## INSTRUCCIONES:

1 | **Preparación:** empieza hirviendo una taza de agua.

2 | **Combinar las hierbas:** en una tetera o infusor, añade 1 cucharadita de rodajas de melón amargo seco y 1 cucharadita de hojas de té verde.

3 | **Añadir agua caliente:** vierte el agua caliente sobre las hierbas en la tetera o infusor.

4 | **Infusionar:** deja las hierbas en infusión durante unos 5-7 minutos para extraer los compuestos beneficiosos.

5 | **Colar:** tras el tiempo de infusión, cuela la mezcla para retirar las hierbas. Si lo deseas, puedes añadir una rodaja de limón o un toque de miel para darle sabor. Para otros sabores, también puedes considerar la posibilidad de experimentar con diferentes hierbas o especias, teniendo en cuenta su posible impacto en el azúcar en sangre.

## DOSIS:

Consume una taza diaria de esta mezcla de melón amargo y té verde, preferiblemente antes de las comidas.

# *Ayuda para el páncreas*

## *con plantas del patio*

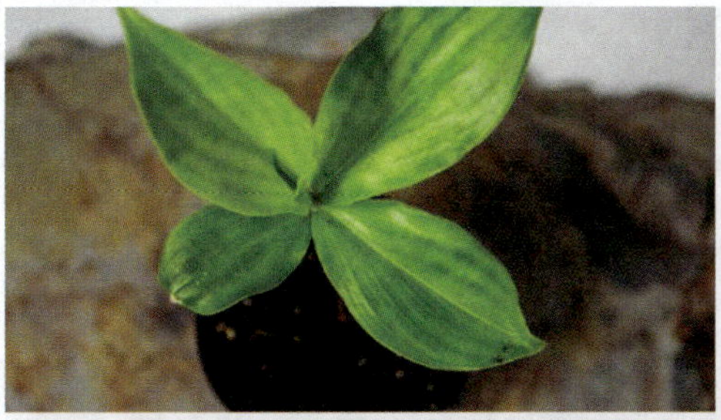

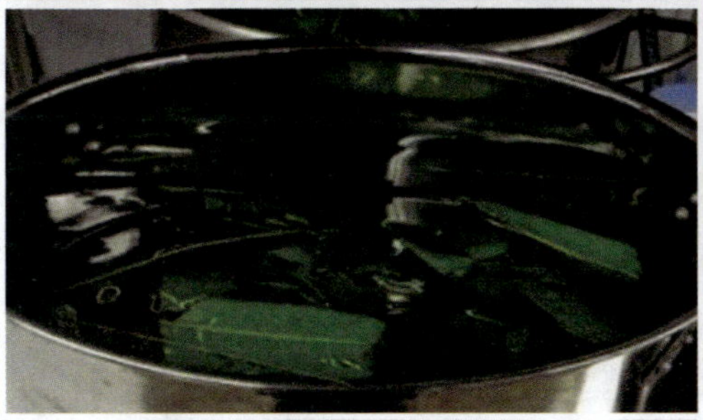

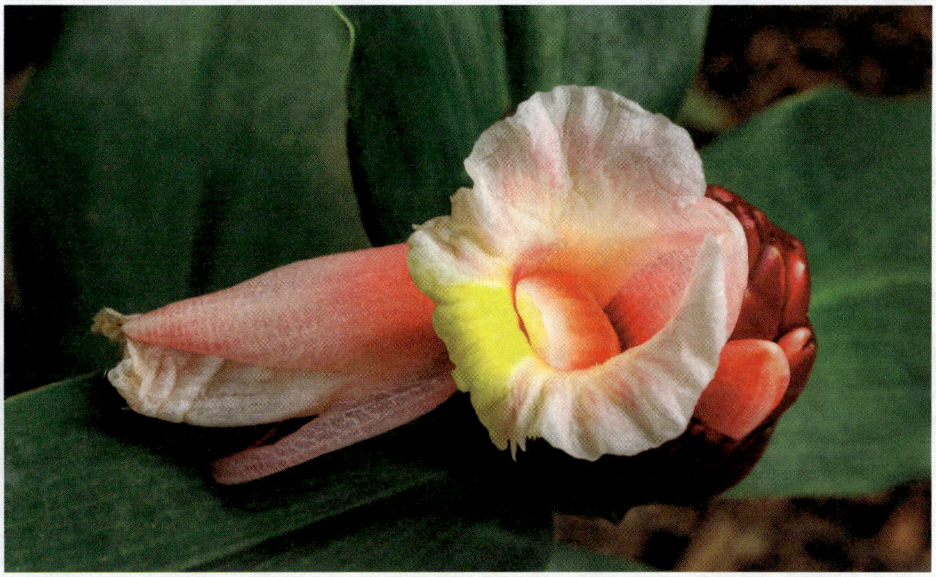

El *Costus igneus*, llamado comúnmente planta de la insulina o bandera espiral, y también *Chamaecostus cuspidatus*, es una hierba fascinante conocida por sus posibles propiedades antidiabéticas. El nombre de «planta de la insulina» deriva de su característica única de contener compuestos que imitan la acción de la insulina, la hormona responsable de regular los niveles de azúcar en sangre del organismo. Esta característica única ha suscitado gran atención, sobre todo en los sistemas de medicina tradicional, donde el *Costus igneus* se ha utilizado durante siglos para el tratamiento de la diabetes y afecciones relacionadas.

## INGREDIENTES:

- 5-6 hojas frescas de *Costus igneus* (alternativamente, 1-2 cucharaditas de hojas secas)
- 1 vaso de agua
- Opcional: miel o estevia para endulzar (si es necesario)

### *NOTAS:*

Consulta con un profesional sanitario antes de utilizar *Costus igneus*, especialmente si estás embarazada, en periodo de lactancia o tienes alguna enfermedad subyacente.

Controla regularmente tus niveles de azúcar en sangre, sobre todo si utilizas esta planta como tratamiento complementario de la diabetes. Considera la posibilidad de cultivarla en tu jardín para tener un suministro de hojas frescas y fácilmente disponibles. La planta de la insulina suele contener ácido aristolóquico, un contaminante que puede causar daños en los riñones y cáncer. Utilízala con mucho cuidado y no la emplees como tintura. Es mejor consumirla en forma de té, si se usa con precaución.

## INSTRUCCIONES:

1 | **Preparar los ingredientes:** lava bien las hojas de *Costus igneus* bajo el grifo para eliminar cualquier suciedad o impureza. Si utilizas hojas secas, sáltate este paso.

2 | **Hervir el agua:** en un cazo pequeño, pon a hervir una taza de agua.

3 | **Añadir la planta:** cuando el agua rompa a hervir, añade las hojas a la cacerola. Experimenta con la intensidad del té ajustando el número de hojas o el tiempo de infusión según tus preferencias en cuanto al sabor.

4 | **Infusionar:** apaga el fuego y deja reposar las hojas en el agua caliente durante unos 5-10 minutos. Esto permite que los compuestos beneficiosos de las hojas se infusionen en el agua.

5 | **Colar:** tras la infusión, cuela el té para eliminar las hojas y dejar un líquido claro.

6 | **Endulzar (opcional):** si lo deseas, añade miel o estevia para endulzar el té.

7 | Remueve bien hasta que se disuelva el endulzante.

8 | **Servir:** vierte el té de *Costus igneus* preparado en una taza y sírvelo caliente.

Una de las formas más sencillas de incorporar esta planta a tu rutina es masticando directamente las hojas. Este método permite la ingestión directa de los compuestos bioactivos de la planta, potenciando sus efectos terapéuticos. Sin embargo, masticar hojas de Costus igneus puede no ser adecuado para todo el mundo, sobre todo para quienes tienen problemas dentales o sensibilidad.

## DOSIS:

Bebe esta infusión una o dos veces al día, preferiblemente antes de las comidas, para ayudar a regular los niveles de azúcar en sangre, después de consultarlo con tu médico.

# *Cápsulas de Rodiola*

## *para el equilibrio del cortisol*

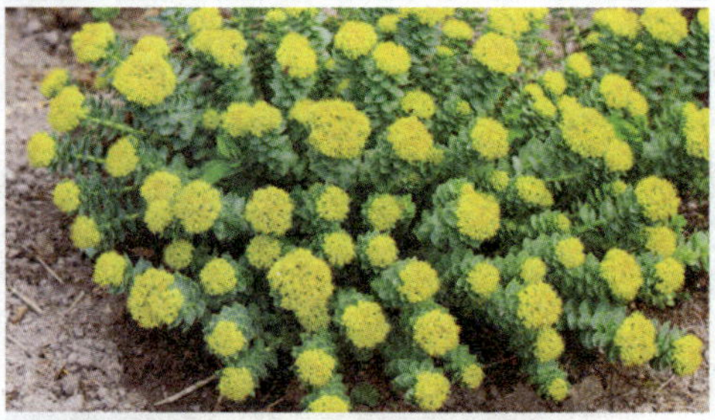

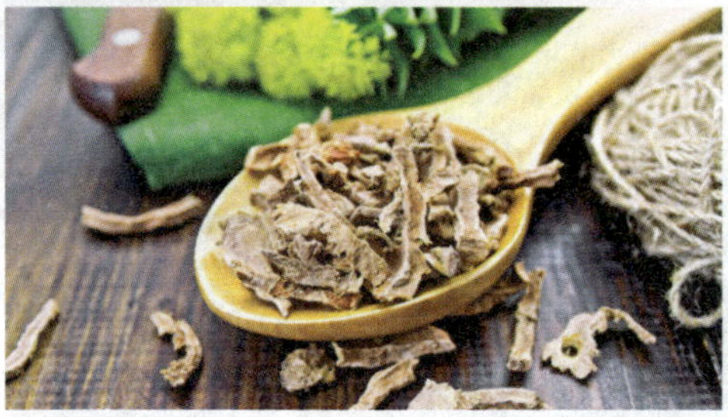

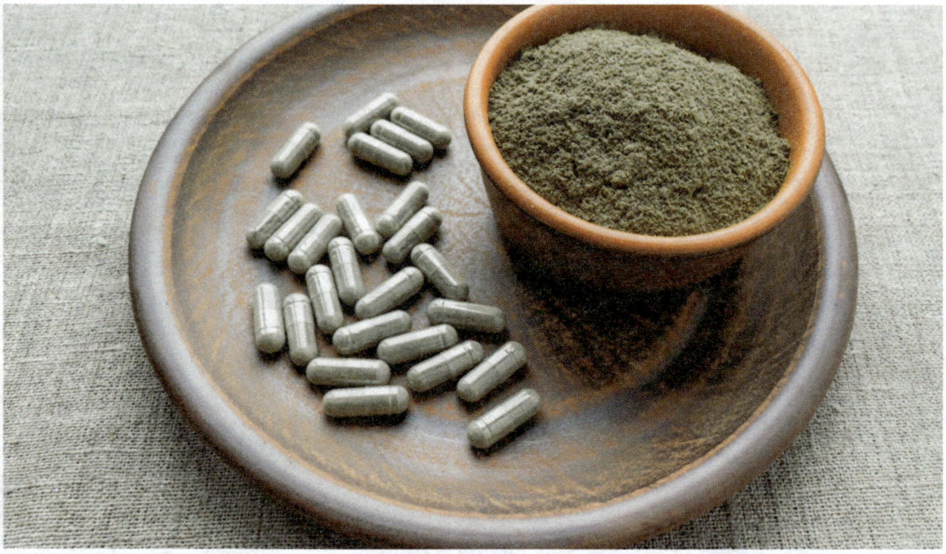

La *Rhodiola rosea*, conocida comúnmente como raíz dorada, es reconocida por sus cualidades adaptógenas, que pueden ayudar a equilibrar los niveles de cortisol, aliviar el estrés y fomentar el bienestar general. Las propiedades adaptógenas de la rodiola la convierten en una opción valiosa para potenciar la resistencia a diversos factores estresantes. Tiene fama de aumentar la energía, mejorar la concentración mental y favorecer la función de las glándulas suprarrenales. La rodiola destaca sobre todo por su papel en la regulación de los niveles de cortisol, crucial en la gestión del estrés.

## INGREDIENTES:

- 150 gramos de extracto de *Rhodiola rosea* en polvo
- Cápsulas vegetales (tamaño 00)

### *NOTAS:*

Mantén las cápsulas fuera del alcance de los niños y los animales domésticos.

Las personas con enfermedades autoinmunes deben consultar a su médico antes de consumir rodiola, ya que puede estimular el sistema inmunitario. La tintura de hongo reishi de doble extracción es una buena alternativa.

La rodiola puede interactuar con ciertos medicamentos. Consulta con un profesional sanitario si estás tomando medicamentos, especialmente antidepresivos, anticoagulantes o inmunosupresores.

## INSTRUCCIONES:

1 | **Preparar el extracto de rodiola:** consigue un polvo de extracto de Rhodiola rosea de alta calidad.

2 | **Llenar las cápsulas:** si utilizas una máquina para rellenar cápsulas: sigue las instrucciones del fabricante para rellenar cada cápsula con el polvo de rodiola medido. Si vas a rellenarlas manualmente: Coge la mitad de una cápsula vacía de tamaño 00 y rellénala cuidadosamente con el polvo de rodiola. Utiliza una superficie limpia y plana para nivelar el polvo y conseguir una dosificación uniforme.

3 | **Cerrar las cápsulas:** coloca encima la otra mitad de la cápsula del tamaño 00, asegurándote de que quede bien ajustada. Presiona suavemente hasta que las cápsulas se cierren, quedando bien aseguradas.

4 | **Etiquetar por lotes:** etiqueta el recipiente de almacenamiento con el contenido y las instrucciones de dosificación.

5 | **Almacenar:** guarda las cápsulas en un lugar fresco y seco, lejos de la luz solar directa. Asegúrate de que el recipiente de almacenamiento es hermético para mantener la potencia de la rodiola.

## DOSIS:

Toma una cápsula al día después de una de las comidas. Evalúa regularmente tu respuesta y consulta con un profesional sanitario cualquier ajuste que lleves a cabo.

# *Elixir*
## *de armonía hormonal*

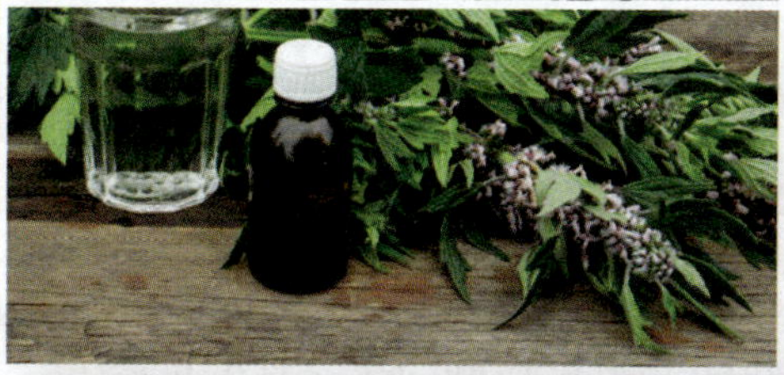
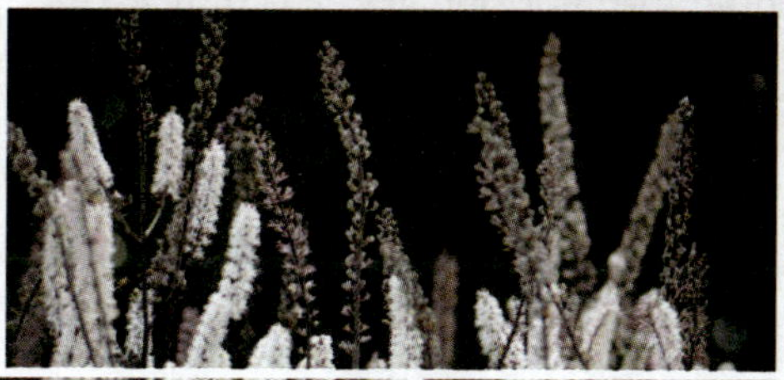
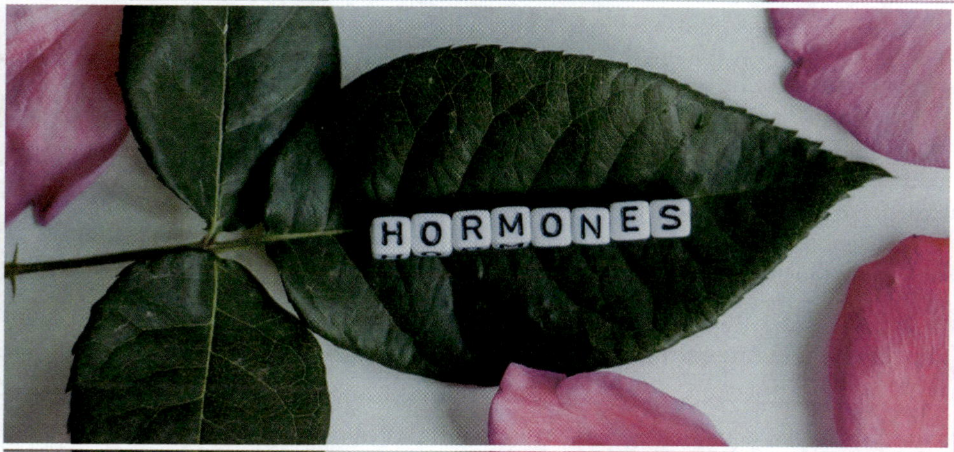


Este elixir de armonía hormonal es una tintura de hierbas especialmente formulada que combina trébol rojo (*Trifolium pratense*), cimicífuga (*Actaea racemosa*) y sauzgatillo (*Vitex agnus-castus*).

Esta mezcla está elaborada con el fin de tratar los desequilibrios hormonales, sobre todo en las mujeres en edad de la menopausia y la perimenopausia.

Debido a sus niveles de isoflavonas, un tipo de fitoestrógenos, el trébol rojo se considera una opción beneficiosa para controlar los síntomas de la menopausia como alternativa o complemento de la terapia hormonal sustitutiva (THS). Puede aliviar síntomas como los sofocos y los sudores nocturnos y contribuir potencialmente a prevenir la osteoporosis y las enfermedades cardiovasculares. La cimicífuga es conocida por su eficacia para aliviar los síntomas de la menopausia: reduce la intensidad de los sofocos y los sudores nocturnos. También puede ayudar con el insomnio y tratar las fluctuaciones hormonales asociadas a los fibromas y la diabetes. El sauzgatillo contribuye al equilibrio hormonal, ayudando especialmente a controlar los síntomas del síndrome premenstrual, favoreciendo la fertilidad y equilibrando las fluctuaciones hormonales de la menopausia, sobre todo los desequilibrios del estado de ánimo.

## INGREDIENTES:

- 1 parte de trébol rojo (*Trifolium pratense*)
- 1 parte de cimicífuga racemosa (*Actaea racemosa*)
- 1 parte de sauzgatillo (*Vitex agnus-castus*)
- Alcohol de 40 grados (por ejemplo, vodka), en cantidad suficiente para cubrir las hierbas

### *NOTAS:*

Evita su uso durante el embarazo o la lactancia debido a sus posibles efectos hormonales y al contenido de alcohol de la tintura. Consulta a un profesional sanitario si tienes enfermedades sensibles a las hormonas, ya que estas hierbas pueden influir en los niveles hormonales.

Ten precaución si padeces afecciones hepáticas, ya que las dosis elevadas de cimicífuga pueden afectar al hígado. Consulta con tu naturópata de confianza sobre el uso de sauzgatillo si sigues un THS.

Interrumpe su uso si aparecen reacciones adversas.

## INSTRUCCIONES:

1 | **Preparación:** mide partes iguales de trébol rojo, cimicífuga racemosa y sauzgatillo. Pica o muele las hierbas para una extracción óptima.

2 | **Combinar los ingredientes:** coloca las hierbas preparadas en un tarro de cristal limpio. Asegúrate de que las hierbas queden totalmente sumergidas añadiendo suficiente alcohol sobre ellas para cubrirlas por completo. También puedes llenar el tarro hasta la mitad con las hierbas secas y luego llenarlo hasta arriba con el alcohol.

3 | **Extracción:** cierra el tarro y guárdalo en un lugar fresco y oscuro durante 4-6 semanas, agitándolo a diario para facilitar la extracción.

4 | **Colar:** tras el periodo de extracción, cuela el líquido a través de una estopilla o un colador de malla fina e introdúcelo en un frasco de tintura de cristal oscuro.

5 | **Almacenar:** guarda la tintura en un lugar fresco y oscuro para mantener la potencia.

## DOSIS:

Consume 1-2 goteros (aproximadamente 30-60 gotas) en una pequeña cantidad de agua, 1-3 veces al día.

# APOYO HERBAL
*para el aparato reproductor*

El aparato reproductor es un componente fundamental de la vida, que gestiona intrincadamente diversas funciones fisiológicas y procesos hormonales. En las mujeres, rige los ciclos menstruales y el equilibrio hormonal, influyendo en el bienestar físico y emocional. Para los hombres, va más allá de la fertilidad, pues influye en los niveles hormonales y en la vitalidad general. Reconocer la interdependencia de la salud reproductiva masculina y femenina es crucial, sobre todo para las parejas que desean concebir. Un sistema reproductor equilibrado no solo favorece la fertilidad, sino que también contribuye a la salud general.

**Consejos para mantener un sistema reproductor sano:**

DIETA EQUILIBRADA:

Consume una dieta equilibrada, rica en frutas, verduras, cereales integrales y proteínas magras, que aporte nutrientes esenciales para la salud reproductiva.

HIDRATACIÓN:

La correcta hidratación con agua, tisanas e infusiones es fundamental.

EJERCICIO REGULAR:

Practica una actividad física regular para favorecer la circulación sanguínea y el bienestar general. El ejercicio también puede ayudar a controlar el estrés, un factor que puede afectar a la salud reproductiva.

GESTIÓN DEL ESTRÉS:

Practica técnicas para reducir el estrés, como la meditación, el yoga o ejercicios de respiración profunda.

EVITA LAS SUSTANCIAS NOCIVAS:

Limita la ingesta de alcohol, tabaco y drogas recreativas, ya que pueden afectar negativamente a la función reproductora.

MANTÉN UN PESO SALUDABLE:

Alcanza y mantén un peso saludable, ya que el bajo peso o el sobrepeso pueden afectar a las hormonas reproductivas.

HIGIENE DEL SUEÑO:

Prioriza una buena higiene del sueño. Un sueño adecuado y de calidad es crucial para la salud general, incluida la función reproductora.

REVISIONES PERIÓDICAS:

Programa revisiones periódicas con un profesional sanitario para controlar la salud reproductiva y abordar cualquier problema con prontitud.

## APOYO HERBAL

### Sauzgatillo *(Vitex agnus-castus)*

Considera la posibilidad de incorporar a tu rutina de hierbas el sauzgatillo, conocido por su potencial para regular los ciclos menstruales y los desequilibrios hormonales de la mujer.

### Trébol rojo *(Trifolium pratense)*

El trébol rojo contiene fitoestrógenos, que pueden ayudar a equilibrar los niveles de estrógeno.

### Maca *(Lepidium meyenii)*

La maca es una hierba adaptógena que puede contribuir a la energía, la resistencia y el equilibrio hormonal.

### Dong Quai *(Angelica sinensis)*

Conocido como el «ginseng femenino», el dong quai puede ser beneficioso para la salud menstrual y reproductiva.

### Hoja de frambuesa *(Rubus idaeus)*

La hoja de frambuesa se utiliza a menudo para tonificar el útero y favorecer la salud reproductiva de la mujer.

### Palma enana americana *(Serenoa repens)*

Se cree que la palma enana americana favorece la salud de la próstata en los hombres, promoviendo el bienestar reproductivo general.

### Ortiga *(Urtica dioica)*

La ortiga es rica en nutrientes, que contribuyen a la salud reproductiva general.

### Tribulus *(Tribulus terrestris)*

Se cree que el tribulus favorece la salud reproductiva masculina al promover los niveles de testosterona.

### Onagra *(Oenothera biennis)*

Contiene ácido gamma-linolénico (GLA), que puede contribuir al equilibrio hormonal.

**!** Consulta a un profesional sanitario antes de utilizar los remedios de este libro, especialmente si estás embarazada, en período de lactancia, tomas medicación o padeces alguna enfermedad. El autor y el editor no asumen ninguna responsabilidad por los posibles efectos adversos. Se recomienda empezar con la dosis más pequeña para comprobar la respuesta y la tolerancia de tu organismo. Interrumpe su uso de manera inmediata si se produce algún efecto secundario.

# *Té de la luna*

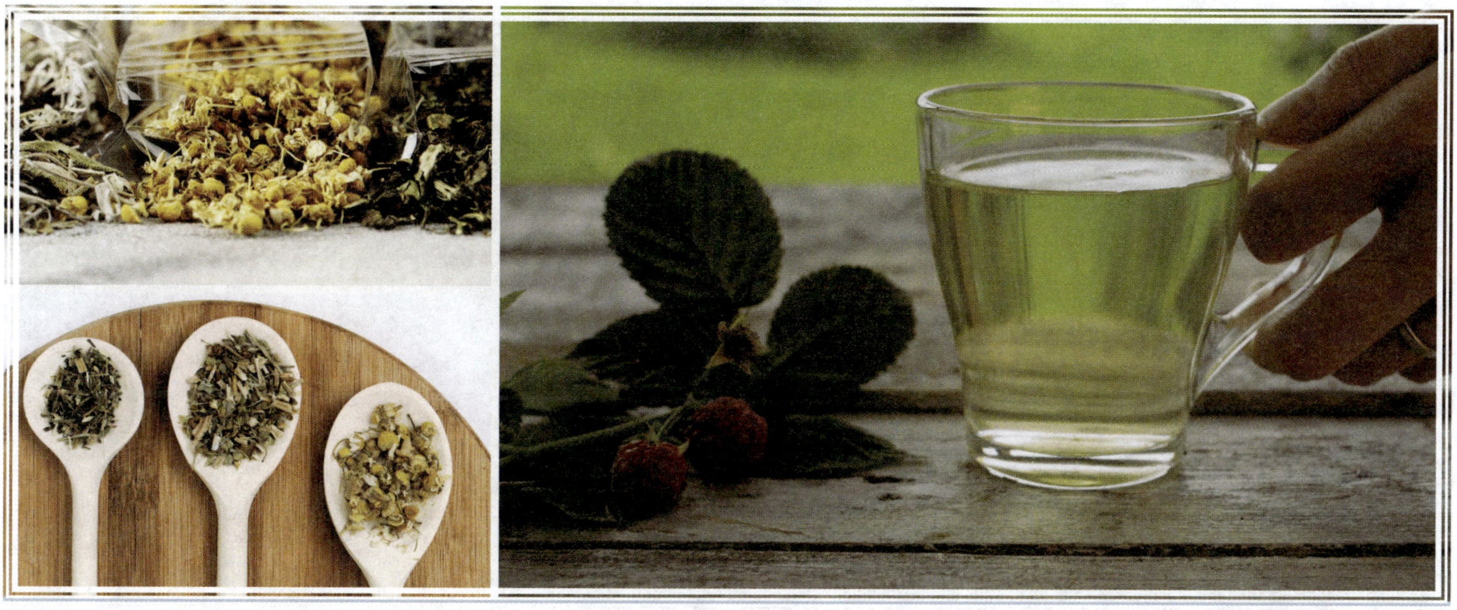

El té de la luna es una infusión tradicional de hierbas diseñada para ayudar a la salud de la mujer, sobre todo durante la menstruación.

Este té combina hierbas conocidas por sus propiedades calmantes y equilibrantes, que ofrecen un alivio natural de las molestias menstruales.

## INGREDIENTES:

- 1 cucharadita de hojas secas de frambuesa roja (*Rubus idaeus*)
- 1 cucharadita de hojas secas de ortiga (*Urtica dioica*)
- 1 cucharadita de flores secas de manzanilla (*Matricaria chamomilla*) 1 cucharadita de melisa seca (*Melissa officinalis*)
- 1 cucharadita de menta seca (*Mentha piperita*)
- 2 tazas de agua
- miel (opcional, al gusto)

*NOTAS:*

Consulta a un profesional sanitario antes de tomar esta infusión si estás embarazada, en periodo de lactancia o padeces enfermedades crónicas. Suspende su uso si se producen reacciones alérgicas. Consulta con tu médico si existen interacciones entre las hierbas y los medicamentos.

## INSTRUCCIONES:

1 | **Combinar las hierbas:** en una tetera o un recipiente resistente al calor, combina la hoja seca de frambuesa roja, la hoja de ortiga, las flores de manzanilla, la melisa y la menta.

2 | **Hervir el agua:** pon a hervir 2 tazas de agua.

3 | **Infusiona el té:** añade el agua hirviendo sobre las hierbas. Tápalo y deja que el té se infusione durante 10-15 minutos.

4 | **Colar el té:** después de dejarlo reposar, cuela las hierbas del té con un colador de malla fina o una estopilla.

5 | **Servir:** sirve el té colado en una taza. Añade miel al gusto si lo deseas. Puedes hacer una tanda mayor de la mezcla de hierbas secas y guardarla en un recipiente hermético para mayor comodidad.

## DOSIS:

Bebe 1-2 tazas del té de la luna al día, sobre todo durante el ciclo menstrual, para aliviar síntomas como los calambres y los cambios de humor.

# *Aceite de onagra*

## *para la salud de la mujer*

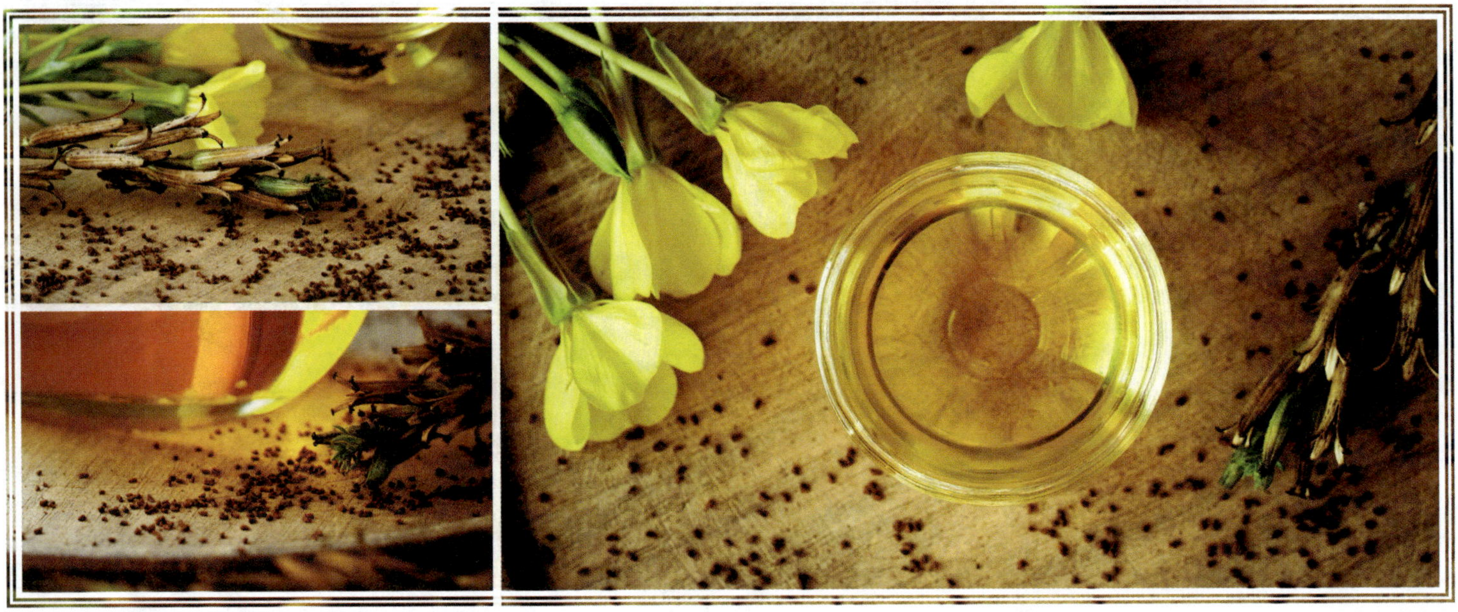

El aceite de onagra (*Oenothera biennis*) es un popular remedio herbal conocido por sus posibles beneficios para la salud femenina. El aceite se extrae de las semillas de la planta de onagra y contiene ácido gamma-linolénico (GLA), un ácido graso esencial con propiedades antiinflamatorias. El aceite de onagra se ha utilizado tradicionalmente para aliviar los síntomas asociados a los desequilibrios hormonales de las mujeres, como el síndrome premenstrual (SPM), las molestias en las mamas y los síntomas propios de la menopausia.

## INGREDIENTES:

- Semillas de onagra
- Aceite portador (como aceite de semilla de uva o aceite de almendras dulces)

*NOTAS:*

Aunque se prefiere el método de prensado en frío para retener el máximo de nutrientes, puedes elaborar aceite infusionado con onagra en casa utilizando un método más sencillo.

Empieza por recoger las semillas maduras de onagra, déjalas secar al aire antes de machacarlas con un mortero. Pasa las semillas trituradas a un tarro de cristal oscuro y añade un aceite portador de alta calidad hasta cubrirlas, como el aceite de semillas de uva o de almendras dulces. Cierra bien el tarro y deja que la mezcla infusione de 4 a 6 semanas en un lugar fresco y oscuro, agitándola de vez en cuando.

## INSTRUCCIONES:

1 | **Recoge las semillas:** es mejor recolectar las semillas maduras de onagra a finales de verano o principios de otoño. Asegúrate de que las semillas estén completamente maduras para obtener un aceite de calidad óptima.

2 | **Secar las semillas:** coloca las semillas en una sola capa, sin amontonar, sobre una superficie limpia y seca. Déjalas al aire durante varios días hasta que se sequen por completo.

3 | **Prensar en frío:** utiliza un método de extracción por presión en frío para obtener el aceite. Puedes hacerlo con un extractor de aceite de prensado en frío o con una almazara tradicional. Sigue las instrucciones del fabricante del aparato específico.

4 | **Infusionar en el aceite portador:** cuando se haya prensado en frío el aceite de onagra, pásalo a un tarro de cristal limpio y oscuro.

5 | **Añadir aceite portador:** añadir un aceite portador de alta calidad, como aceite de semilla de uva o aceite de almendras dulces, en el tarro con el aceite de onagra prensado en frío. Asegúrate de que el aceite cubra completamente las semillas.

6 | **Cerrar el tarro:** cierra bien el tarro y colócalo en un lugar fresco y oscuro para una correcta infusión. Deja que la mezcla infusione durante al menos 4 o 6 semanas. Agita suavemente el tarro a los pocos días para favorecer el proceso de infusión.

7 | **Colar el aceite:** tras el periodo de infusión, cuela el aceite a través de un colador de malla fina o estopilla en una botella de cristal limpia y oscura. Exprime todo el aceite posible de las semillas.

8 | **Almacenar:** guarda el aceite infusionado de onagra prensado en frío en un lugar fresco y oscuro para mantener su frescura y potencia.

## DOSIS:

La dosis estándar para uso interno es de 1 gramo (¼ cucharadita) de aceite al día, repartido en 2 o 3 tomas.

# *Elixir de alivio*

## *para la menopausia*

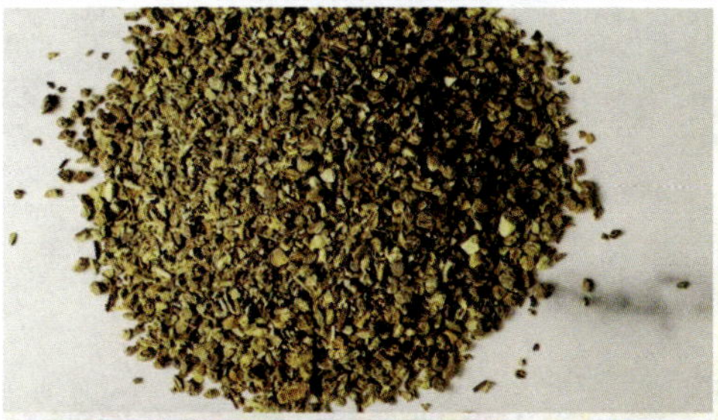
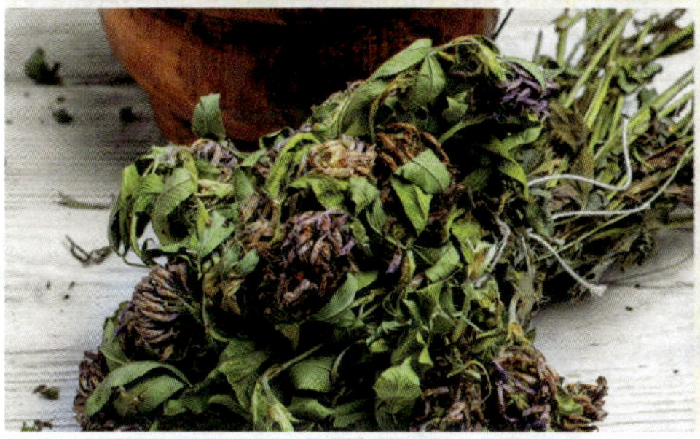
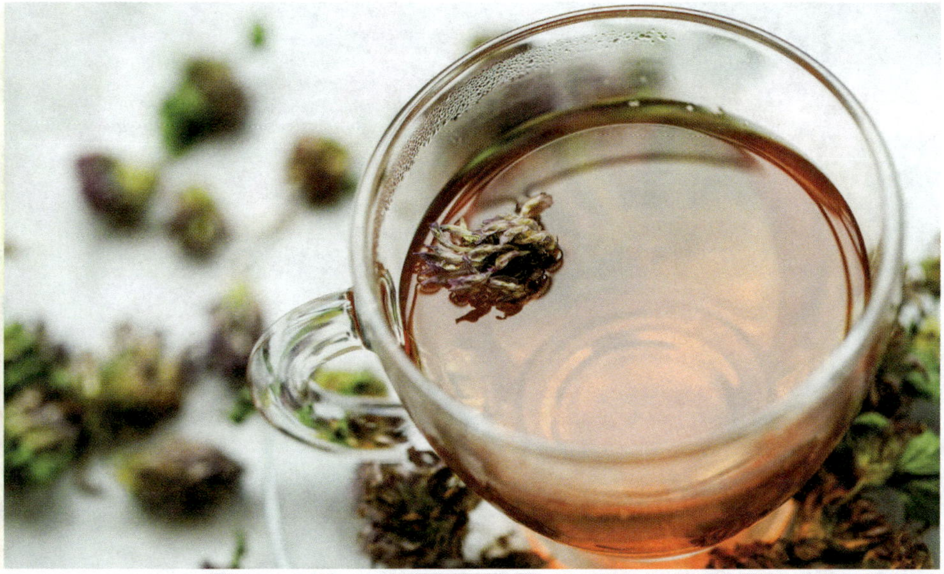

La menopausia es una fase natural de la vida de la mujer, que suele ir acompañada de diversos síntomas, como los sofocos. La cimicífuga se utiliza tradicionalmente por sus efectos similares a los del estrógeno, que pueden ayudar a mantener el equilibrio hormonal, especialmente durante la menopausia. Esto puede contribuir a aliviar los sofocos, los sudores nocturnos y otros síntomas asociados. El trébol rojo contiene compuestos conocidos como fitoestrógenos, que son compuestos vegetales que imitan los efectos del estrógeno en el organismo. Los fitoestrógenos del trébol rojo pueden ayudar a reducir la frecuencia e intensidad de los sofocos, proporcionando un equilibrio natural a los niveles de estrógeno en declive. El trébol rojo también es conocido por sus posibles beneficios para la salud ósea, lo que es especialmente importante durante la menopausia, cuando disminuyen los niveles de estrógeno, lo que afecta a la densidad ósea. Las propiedades de equilibrio hormonal de la cimicífuga complementan el contenido en fitoestrógenos del trébol rojo, logrando en conjunto una ayuda para los sofocos y otras molestias asociadas.

## INGREDIENTES:

- 1 cucharada sopera de raíz seca de cimicífuga (*Actaea racemosa*)
- 1 cucharada de flores secas de trébol rojo (*Trifolium pratense*)
- 2 tazas de agua

### *NOTAS:*

Las mujeres con antecedentes de afecciones sensibles a los estrógenos, como cáncer de mama o de útero, deben tener precaución al utilizar estas hierbas. Consulta con un profesional sanitario para evaluar los riesgos y beneficios en cada caso particular.

La cimicífuga se ha asociado a casos raros de toxicidad hepática. Si tienes antecedentes de problemas hepáticos o estás tomando medicamentos que afectan al hígado, consulta con un profesional sanitario antes de utilizar la cimicífuga.

## INSTRUCCIONES:

1 | **Preparación:** empieza poniendo 2 tazas de agua a hervir.

2 | **Infusión de hierbas:** añade la raíz seca de cimicífuga y las flores de trébol rojo al agua hirviendo.

3 | **Hervir a fuego lento:** reduce el fuego, tapa la cacerola y deja que las hierbas hiervan a fuego lento durante 15-20 minutos. Esto permite que los compuestos medicinales se infusionen en el agua.

4 | **Colar:** después de hervir a fuego lento, cuela la infusión para eliminar la materia vegetal, dejando un elixir concentrado.

5 | **Servir:** considera la posibilidad de añadir miel o limón para darle sabor. Mantén un horario constante de tomas para maximizar los beneficios de este elixir.

El tratamiento herbal es el complemento de un estilo de vida saludable, que incluya una dieta equilibrada, ejercicio regular y control del estrés, para promover el bienestar general durante la menopausia. También puedes hacer una tintura con estas hierbas. La dosis recomendada es un gotero cada mañana y otro por la noche.

## DOSIS:

Consume de ½ a 1 taza del elixir al día. Ajusta la dosis en función de las necesidades y la respuesta individuales.

# *Té de semillas de anís para la dismenorrea*

## *(calambres y dolor menstrual)*

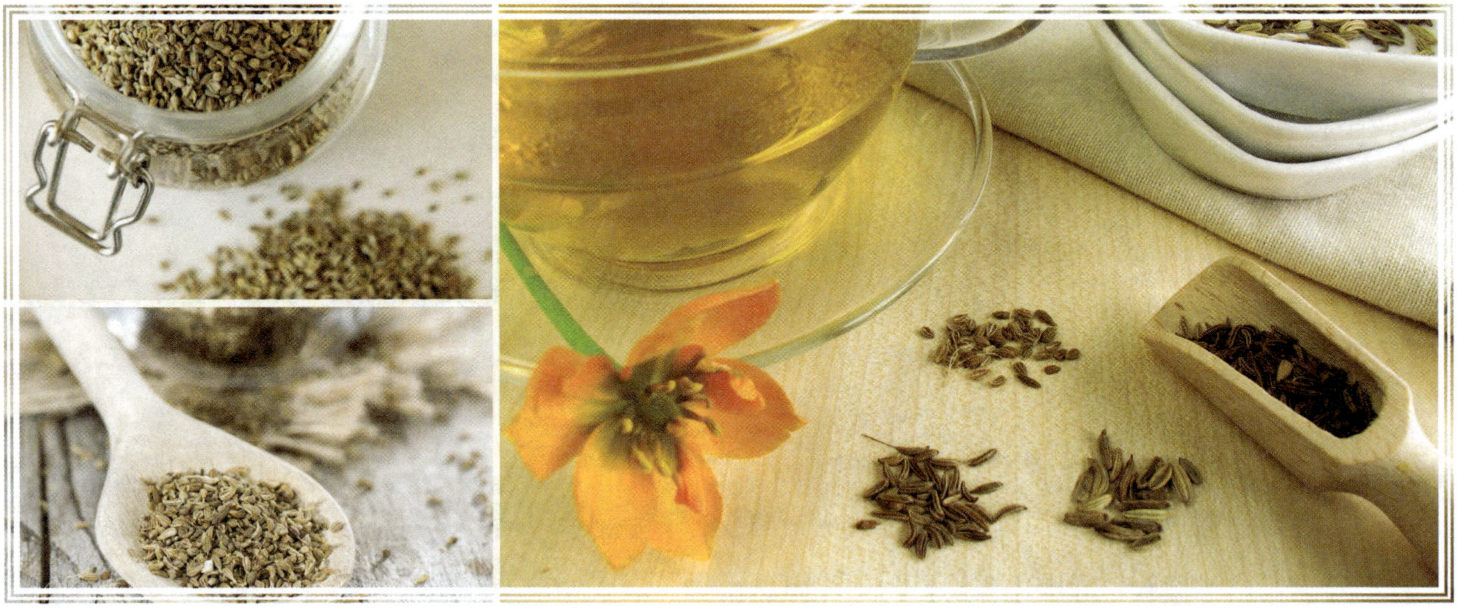

La semilla de anís (*Pimpinella anisum*), famosa por sus propiedades aromáticas, tiene una larga historia de uso en la medicina tradicional. Más allá de sus aplicaciones culinarias, la semilla de anís se valora por sus posibles efectos terapéuticos, sobre todo para aliviar los problemas digestivos y tratar las molestias menstruales. Esta receta está enfocada en aprovechar las propiedades medicinales de la semilla de anís para conseguir un té calmante para la dismenorrea, comúnmente conocida como dolores y calambres menstruales. La corteza de barbatilla, bola de nieve, sauquillo o mundillo (*Viburnum opulus*) y la agripalma (*Leonurus cardiaca*) son un complemento perfecto. Basta con añadir una cucharadita a este remedio en infusión.

## INGREDIENTES:

- 1 cucharadita de semillas de anís (*Pimpinella anisum*)
- 1 taza de agua caliente

### *NOTAS:*

Las personas con alergias conocidas al anís, al hinojo o a plantas similares de la familia de las Apiáceas deben abstenerse de utilizar este remedio para evitar posibles reacciones alérgicas.

Las semillas de anís pueden interactuar con ciertos medicamentos para la tensión arterial. Quienes tomen tales medicamentos deben consultar al médico antes de incorporar este remedio herbal.

## INSTRUCCIONES:

1 | **Preparación:** empieza machacando ligeramente las semillas de anís. Esto ayuda a liberar los aceites esenciales y mejora el proceso de infusión.

2 | **Hervir agua:** en una olla o tetera, pon 1 taza de agua a hervir suavemente.

3 | **Infusionar:** pon las semillas de anís machacadas en una tetera o recipiente refractario. Vierte el agua caliente sobre las semillas de anís, asegurándote de que queden totalmente sumergidas.

4 | **Tiempo de infusión:** deja reposar la mezcla de 5 a 10 minutos. Esto permite que los compuestos volátiles, como el anetol, se infusionen en el agua.

5 | **Colar y servir:** después de dejarlo reposar, cuela el té para separar el líquido de las semillas de anís. Esto garantiza una bebida suave y sin restos de semillas. Realza el sabor añadiendo un endulzante natural, como miel o sirope de agave. Para una mezcla completa de apoyo menstrual, considera la posibilidad de combinar esta infusión de semillas de anís con otra de manzanilla o jengibre.

## DOSIS:

Consume 1 taza de infusión de semillas de anís durante la aparición de los dolores menstruales. Para un alivio sostenido, repite la dosis cada 4-6 horas según sea necesario.

# *Tónico potenciador de la fertilidad*

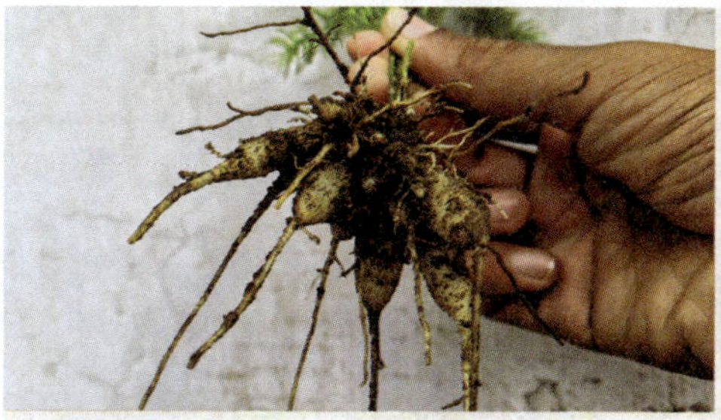

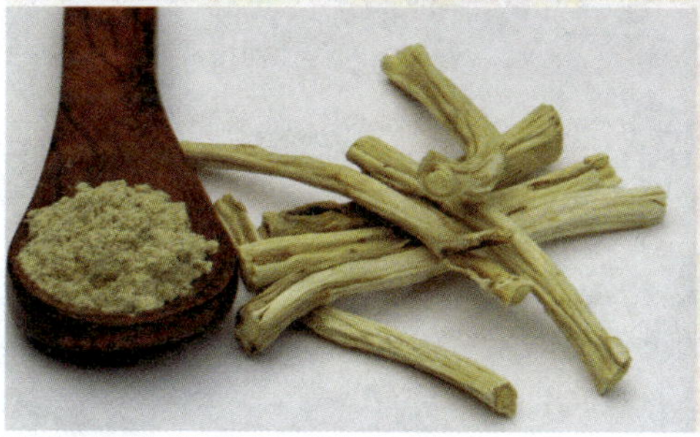

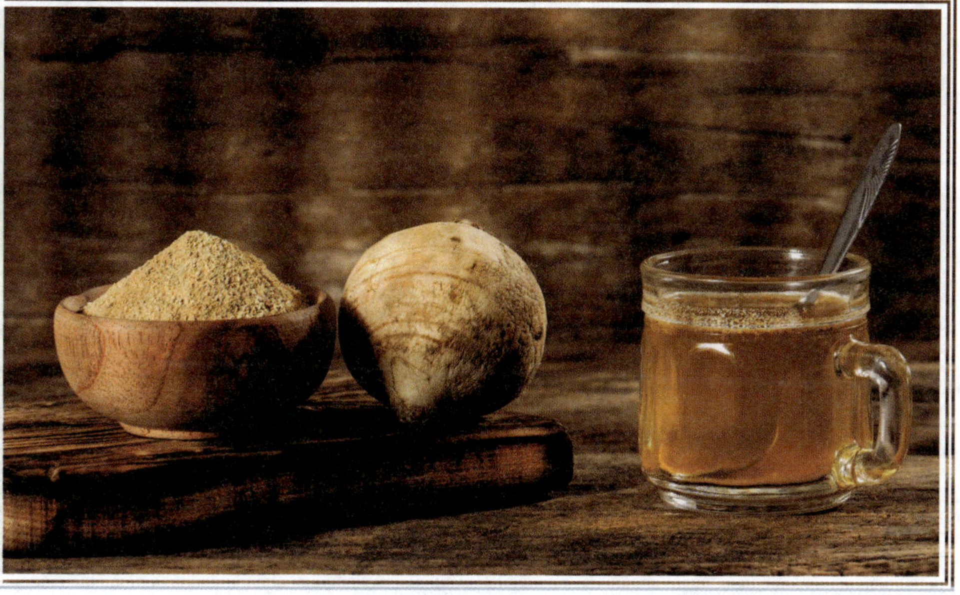

Este tónico potenciador de la fertilidad es una mezcla cuidadosamente diseñada que incluye hierbas conocidas por sus beneficios potenciales en el apoyo a la salud reproductiva. La combinación de trébol rojo, dong quai, raíz de maca y shatavari pretende abordar diversos aspectos de la fertilidad, desde el equilibrio hormonal hasta la mejora de la circulación.

- **Trébol rojo** *(Trifolium pratense)*: rico en fitoestrógenos, se cree que el trébol rojo ayuda a regular los niveles de estrógeno, favoreciendo el equilibrio hormonal.
- **Dong quai** *(Angelica sinensis)*: conocido como el «ginseng femenino», el dong quai puede ayudar a regular los ciclos menstruales y favorecer la salud reproductiva general.
- **Raíz de maca** *(Lepidium meyenii)*: se cree que la maca aumenta la fertilidad equilibrando las hormonas y mejorando la resistencia y los niveles de energía.
- **Shatavari** *(Asparagus racemosus)*: el shatavari es conocido por sus propiedades adaptógenas, que favorecen el equilibrio hormonal y promueven la salud reproductiva.

## INGREDIENTES:

- 1 cucharada de flores secas de trébol rojo (*Trifolium pratense*)
- 1 cucharada de raíz de dong quai en láminas finas (*Angelica sinensis*)
- 1 cucharadita de raíz de maca (*Lepidium meyenii*) en polvo
- 1 cucharadita de polvo de shatavari (*Asparagus racemosus*)
- 2 tazas de agua

### *NOTAS:*

Si tomas medicamentos, especialmente terapias hormonales o con acción anticoagulante, consulta a tu médico antes de incorporar este tónico. Las hierbas pueden interactuar con los medicamentos, afectando a su eficacia. Aunque el dong quai se utiliza tradicionalmente para regular los ciclos menstruales, su uso excesivo puede provocar un aumento del flujo menstrual.

## INSTRUCCIONES:

1 | **Preparación de las hierbas:** mezcla el trébol rojo, el dong quai, la raíz de maca y el shatavari en un cuenco. Hierve 2 tazas de agua.

2 | **Elaboración del tónico:** añade el agua hirviendo sobre la mezcla de hierbas. Tápalo y déjalo reposar de 15 a 20 minutos.

3 | **Colar y servir:** cuela el tónico en una taza. Añade miel o edulcorante si lo deseas.

Incorpora este tónico a un enfoque holístico de la fertilidad, que incluya una dieta equilibrada, ejercicio regular y control del estrés.

## DOSIS:

Consume 1 taza al día, preferiblemente por la mañana, para obtener unos beneficios óptimos.

# Afrodisíaco de la naturaleza

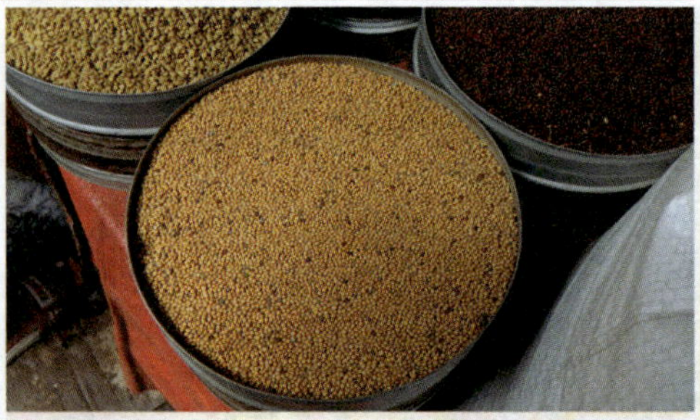

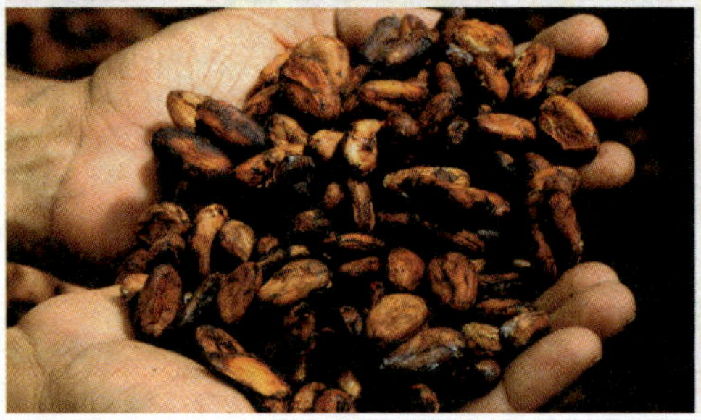

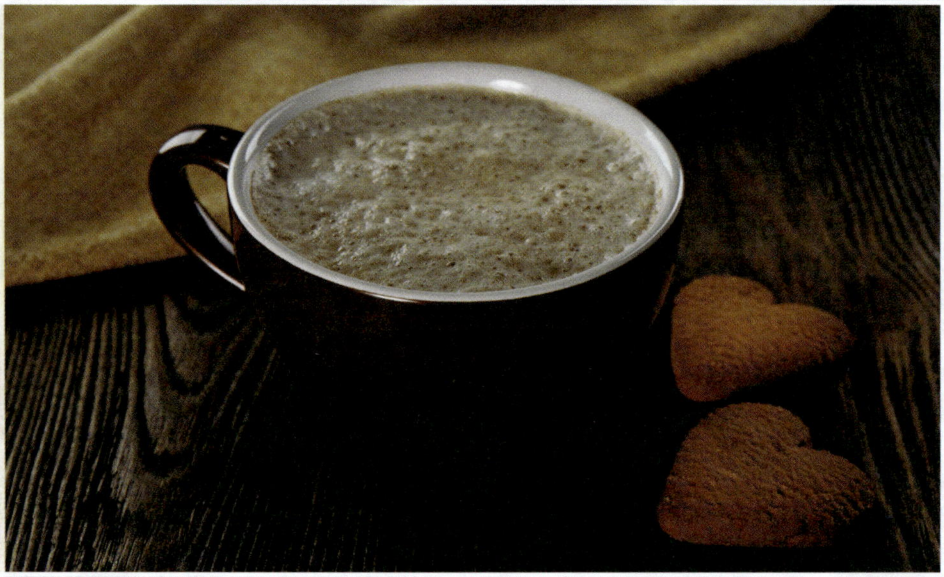

Este elixir herbal combina hierbas tradicionalmente conocidas por sus propiedades afrodisíacas para conseguir un elixir con el fin de aumentar la libido. La damiana (*Turnera diffusa*) tiene una larga historia como afrodisíaco, que puede potenciar la función sexual. La raíz de maca (*Lepidium meyenii*) es una hierba adaptógena con beneficios para la salud sexual y la libido. El cacao (*Theobroma cacao*) no solo añade un sabor delicioso, sino que también contiene ciertos compuestos que pueden contribuir a mejorar el estado de ánimo y el bienestar general.

## INGREDIENTES:

- 1 cucharada de hojas de damiana
- 1 cucharadita de polvo de raíz de maca
- 1 cucharadita de cacao en polvo
- 1/2 taza de leche de coco
- 1/2 vaso de agua
- 1 cucharadita de miel (opcional, al gusto)

### NOTAS:

Aunque este elixir está diseñado para aumentar la libido, las respuestas individuales pueden variar. Si tienes problemas de salud preexistentes, especialmente relacionados con el aparato reproductor, consulta con un profesional sanitario antes de incorporar este remedio natural a tu rutina.

Si tienes alergias conocidas al coco o a productos derivados, sustitúyelo por una alternativa no alergénica, como la leche de almendras o de soja.

## INSTRUCCIONES:

1 | **Preparar la infusión de hierbas:** hierve ½ taza de agua. Añade 1 cucharada de hojas de damiana al agua hirviendo. Cuécelo a fuego lento durante 5-7 minutos para extraer las propiedades medicinales. Cuela la infusión en una taza.

2 | **Combina con los elementos cremosos:** en un recipiente aparte, mezcla ½ taza de leche de coco con la infusión de damiana. Ajusta la cantidad de leche de coco según la cremosidad que desees. Añade 1 cucharadita de polvo de raíz de maca y 1 cucharadita de cacao en polvo. Mezcla bien todos los ingredientes (un espumador manual funciona bien).

3 | **Endulzar con miel (opcional):** si lo deseas, añade 1 cucharadita de miel para un sabor más dulce. Remueve bien.

4 | **Servir frío o caliente:** puedes disfrutar de este elixir frío o ligeramente caliente, según tus preferencias.

Los afrodisíacos herbales son muy variados, y cada uno tiene propiedades y beneficios potenciales únicos. Explorar esta variedad permite a cada persona encontrar lo que mejor le funciona y sus preferencias. He aquí otras hierbas afrodisíacas que puedes considerar incorporar a tus elixires: abrojo (*Tribulus terrestris*), ginseng (*Panax ginseng*), hierba de la cabra en celo (*Epimedium sagittatum*), ginkgo biloba (*Ginkgo biloba*), yohimbe (*Pausinystalia yohimbe*) canela (*Cinnamomum verum*), serenoa o palmera enana americana (*Serenoa repens*), ashwagandha (*Withania somnifera*), fenogreco (*Trigonella foenum-graecum*) y vainilla (*Vanilla planifolia*).

## DOSIS:

Consume este elixir de hierbas una vez al día para aumentar la libido. Se recomienda tomarlo por la noche por sus efectos relajantes.

# *Ayuda a base de plantas*
## *para la disfunción eréctil*

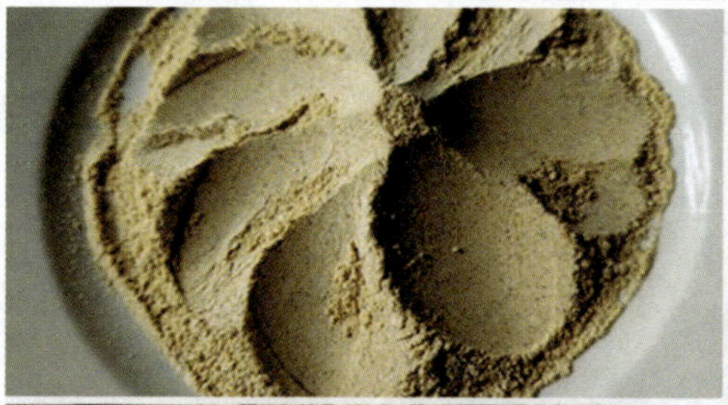

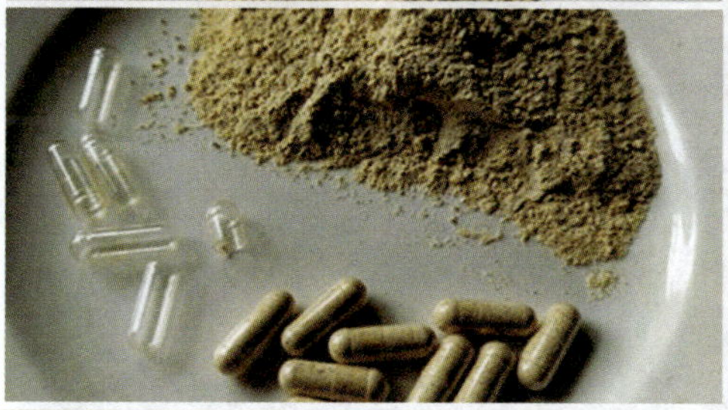

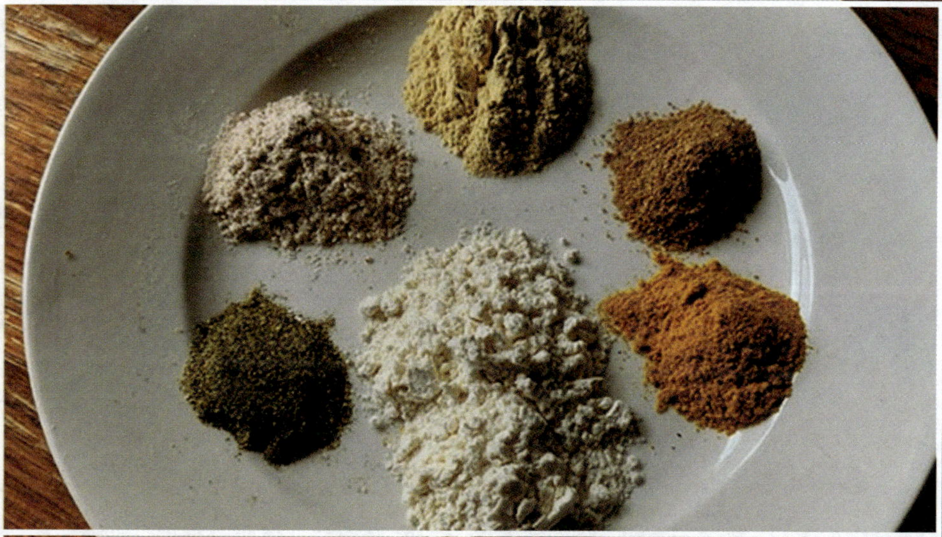

La disfunción eréctil es una preocupación común, y algunos remedios a base de plantas pueden ofrecer un apoyo natural.

- **El yohimbe** *(Pausinystalia yohimbe)* es conocido por sus beneficios potenciales para mejorar el flujo sanguíneo y abordar ciertos aspectos de la disfunción sexual.
- **El ginseng** *(Panax ginseng)* favorece la síntesis de óxido nítrico, promoviendo un mejor flujo sanguíneo, lo que puede ayudar en el tratamiento de la disfunción eréctil.
- **El abrojo** *(Tribulus terrestris)* puede aumentar los niveles de testosterona, contribuyendo a mejorar la libido y la función sexual.
- **Se cree que la hierba de la cabra en celo** *(Epimedium grandiflorum)* aumenta el flujo sanguíneo y mejora la función sexual al favorecer los niveles de óxido nítrico.
- **La muira puama** *(Ptychopetalum olacoides)* se ha utilizado tradicionalmente para tratar los trastornos sexuales, incluida la disfunción eréctil, favoreciendo la circulación y constituyendo un agente potenciador de la libido.
- **Posibles adiciones:** se sabe que el ginkgo (consulta a tu médico si tomas anticoagulantes o fármacos cardiovasculares) y el ajo aumentan el flujo sanguíneo, lo que puede ayudar con la disfunción eréctil.

## INGREDIENTES:

- 2 cucharadas de polvo de corteza de yohimbe
- 2 cucharadas de ginseng en polvo
- 2 cucharadas de polvo de abrojo (*Tribulus terrestris*)
- 1.5 cucharadas de hierba de cabra en celo
- 1.5 cucharadas de polvo de muira puama
- 6 cucharadas de proteína de soja en polvo o gelatina
- Cápsulas vacías de gelatina o vegetales

***NOTAS:***

El yohimbe puede tener efectos secundarios importantes, como aumento de la frecuencia cardiaca, elevación de la tensión arterial, ansiedad y molestias gastrointestinales.

Las personas con estómago sensible deben tomar estas cápsulas con alimentos para minimizar el riesgo de tener problemas gastrointestinales.

## INSTRUCCIONES:

1 | **Preparar la mezcla de hierbas:** en un cuenco, mezcla el yohimbe, el ginseng, el abrojo, la hierba de la cabra en celo, la muira puama en polvo y la proteína de soja en polvo o gelatina.

2 | **Mezclar bien:** mezcla bien los polvos para garantizar una distribución uniforme.

3 | **Llenar las cápsulas:** con un dispositivo para rellenar cápsulas o manualmente, abre las cápsulas vacías y rellénalas con la mezcla de hierbas. Necesitarías unas 20 cápsulas «00» para albergar toda la mezcla de hierbas.

4 | **Cerrar las cápsulas:** sigue las instrucciones del dispositivo de llenado de cápsulas o cierra manualmente las cápsulas con mucho cuidado.

## DOSIS:

Toma 3 cápsulas al día (preferiblemente después de las comidas) durante 10 semanas o añade una cucharadita o dos a tu batido diario. Es mejor empezar con una dosis pequeña y ver cómo reacciona tu organismo.

# *Infusión de serenoa para la próstata*

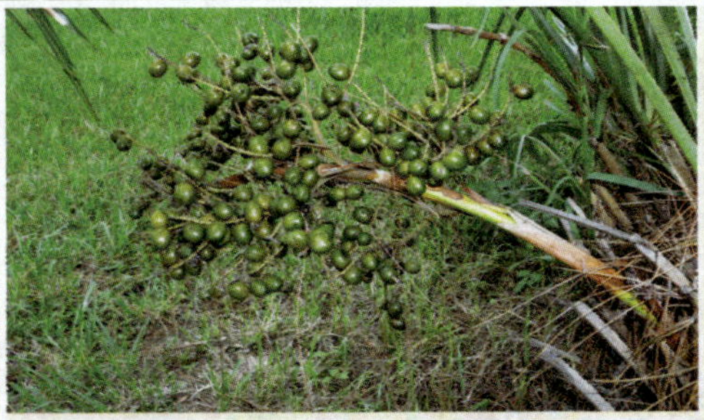

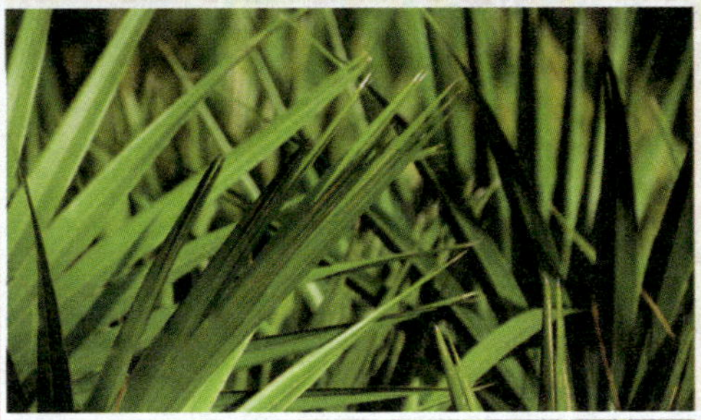

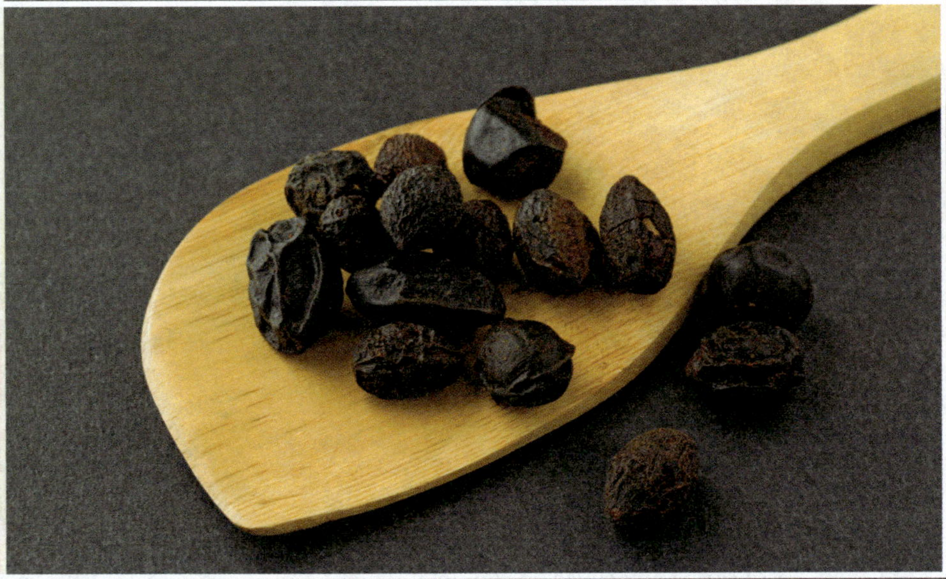

La palma enana americana o serenoa es famosa por sus posibles beneficios para la salud de la próstata. Contiene compuestos activos que se cree que inhiben la enzima 5-alfa-reductasa, responsable de convertir la testosterona en dihidrotestosterona (DHT). Los niveles elevados de DHT están asociados al agrandamiento de la próstata. Ten en cuenta que el hongo reishi actúa de forma similar sobre la próstata, y puede utilizarse junto con la palma enana americana. Puedes usarlo como tintura de doble extracción. Las bayas de serenoa también poseen propiedades antiinflamatorias y antiandrogénicas, lo que aumenta su eficacia.

## INGREDIENTES:

- 1 cucharadita de bayas secas de serenoa (*Serenoa repens*)
- 1 taza de agua caliente

### *NOTAS:*

Las personas con alergias conocidas a las plantas de la familia Arecaceae deben evitar la palma enana americana.

La palma enana americana puede interactuar con los medicamentos hormonales, Consulta a un profesional sanitario si utilizas este tipo de medicamentos.

Algunas personas pueden experimentar molestias gastrointestinales leves, Si aparecen, interrumpe su uso si persisten los efectos adversos.

## INSTRUCCIONES:

1 | **Preparar la infusión:** mide 1 cucharadita de bayas secas de serenoa.

2 | **Hervir el agua:** hierve 1 taza de agua y viértela sobre las bayas en un recipiente resistente al calor.

3 | **Infusionar:** deja reposar la mezcla durante 10-15 minutos, asegurándote de que el recipiente esté tapado para retener los aceites volátiles.

4 | **Colar y servir:** tras el remojo, cuela la infusión con un colador de malla fina para separar el líquido de las bayas.

5 | **Ingredientes opcionales:** realza el sabor añadiendo un toque de miel o una rodaja de limón.

Aparte de sus conocidos beneficios para la salud de la próstata, la palma enana americana también ha sido estudiada por sus posibles efectos positivos sobre la salud capilar. Puedes elaborar una mezcla de aceite capilar mezclando unas gotas de aceite o extracto de palma enana americana con un aceite portador (aceite de jojoba o de coco). Masajéalo suavemente en el cuero cabelludo, dejándolo actuar unas horas o toda la noche antes de aclararlo. Repítelo 1-2 veces por semana.

## DOSIS:

Consume la infusión una vez al día para obtener posibles beneficios para la salud de la próstata. La dosis recomendada es de 1 taza, tomada preferiblemente por la noche. La constancia es crucial. Incorpora este remedio herbal a tu rutina diaria para obtener beneficios a largo plazo.

# Té «flujo de leche»

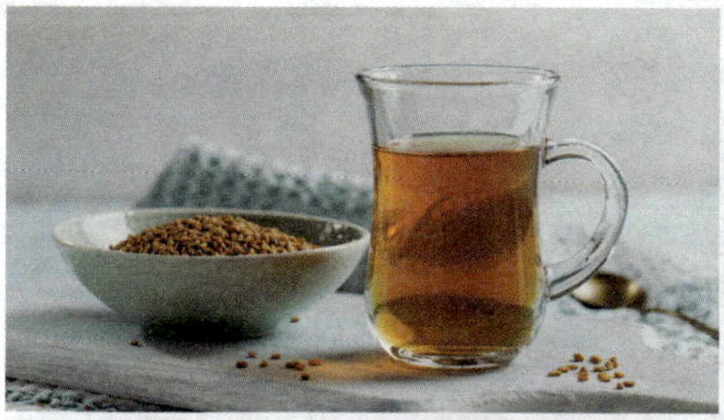

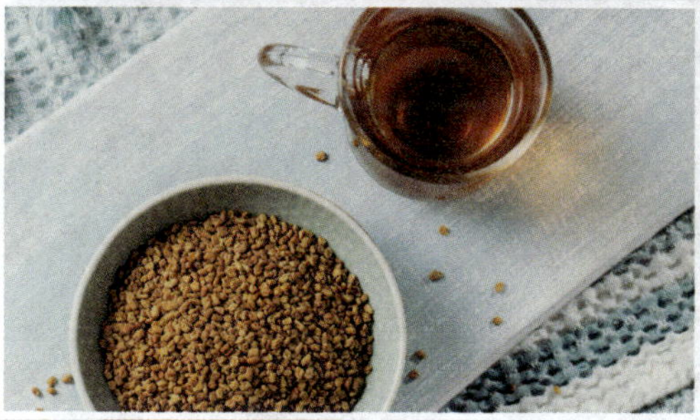

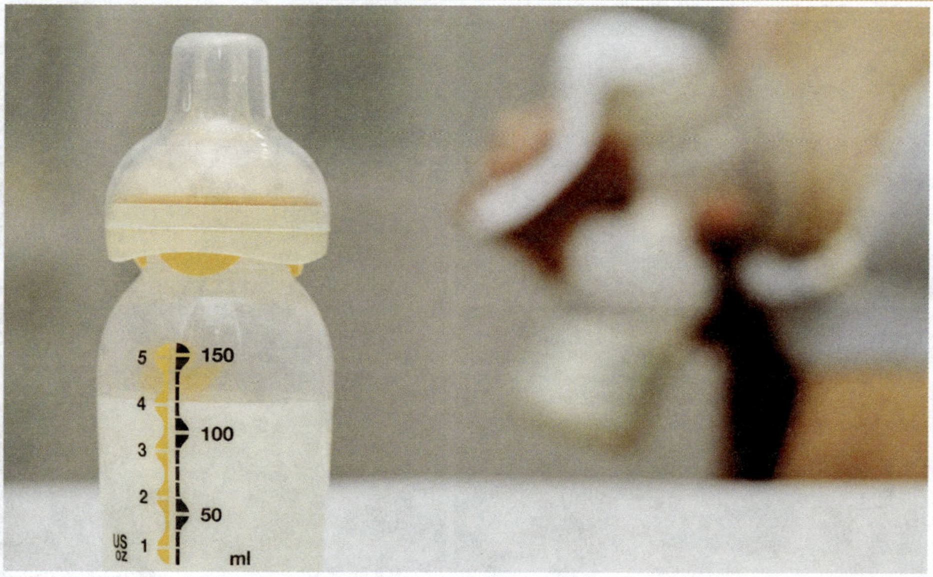


No todas las madres producen suficiente leche materna de manera natural.

El fenogreco (*Trigonella foenum-graecum*) y el cardo bendito (*Cnicus benedictus*) son dos hierbas utilizadas habitualmente para favorecer la producción de leche en las madres lactantes. El fenogreco es conocido por sus propiedades galactagogas, que estimulan la producción de leche. Contiene compuestos que imitan al estrógeno, lo que contribuye a aumentar la producción de leche. El cardo bendito también es un galactagogo que se cree que aumenta el flujo de leche al incrementar los niveles de prolactina.

Si no se dispone de cardo bendito, una mezcla de fenogreco e hinojo (*Foeniculum vulgare*) puede ser una alternativa eficaz para favorecer la producción de leche en las madres lactantes.

## INGREDIENTES:

- 1 cucharadita de semillas de fenogreco o alholva (*Trigonella foenum-graecum*)
- 1 cucharadita de cardo bendito (*Cnicus benedictus*)
- 1 vaso de agua

### *NOTAS:*

Es importante tener en cuenta que las respuestas individuales a las hierbas pueden variar.

Las mujeres embarazadas y las personas con alergias o afecciones médicas deben

consultar a un profesional sanitario antes de incorporar este remedio herbal.

Si experimentas algún efecto adverso, interrumpe su uso.

## INSTRUCCIONES:

1 | **Preparación de las hierbas:** mide 1 cucharadita de semillas de fenogreco y 1 cucharadita de cardo bendito. Asegúrate de que las hierbas estén limpias y libres de contaminantes. El fenogreco puede tener un olor parecido al jarabe de arce, esto es normal.

2 | **Infusión:** hierve 1 taza de agua. Añade las semillas de fenogreco y el cardo bendito medidos al agua hirviendo. Deja reposar las hierbas durante 10-15 minutos.

3 | **Colar y servir:** tras el tiempo de reposo, cuela la infusión para eliminar las partículas herbales. Mantén una buena hidratación mientras consumes esta infusión de hierbas.

## DOSIS:

Toma la infusión de hierbas una vez al día. Empieza con una dosis más baja y controla la respuesta de tu cuerpo.

# Tintura de milenrama, jaramago y acederilla

## *para la salud menstrual*

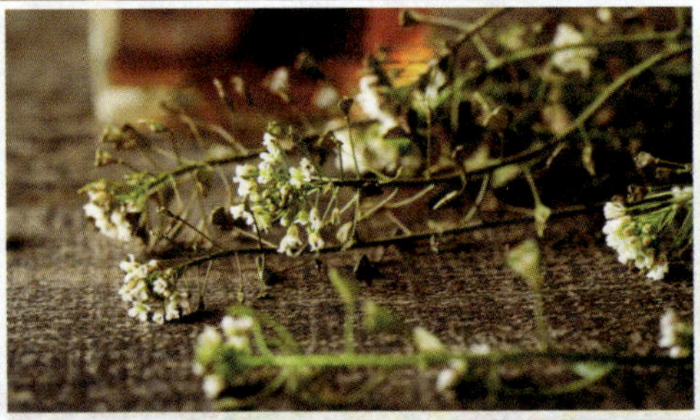

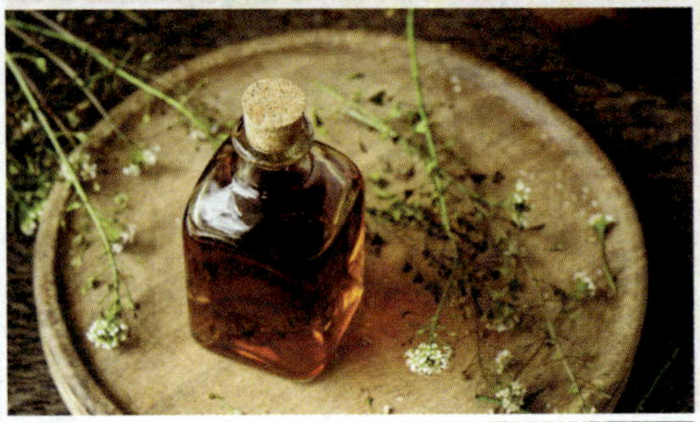

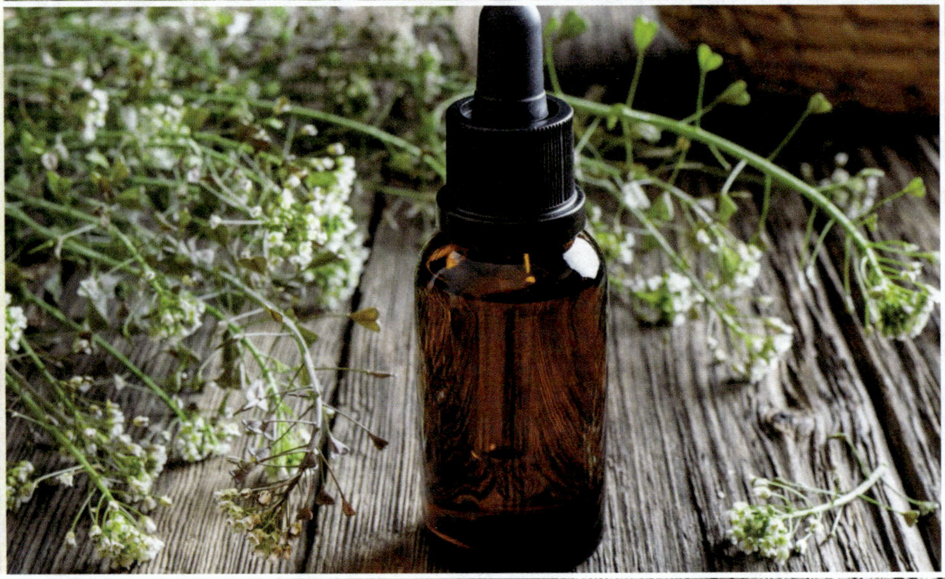

La milenrama (*Achillea millefolium*), la bolsa de pastor (*Capsella bursa-pastoris*) y la corteza de bola de nieve o mundillo (*Viburnum opulus*) son tres hierbas famosas por su capacidad para aliviar los dolores menstruales.

La milenrama tiene propiedades antiinflamatorias y se cree que ayuda a regular el flujo menstrual. La bolsa de pastor y la milenrama son conocidas por sus propiedades hemostáticas, que ayudan a reducir el sangrado excesivo durante la menstruación. La corteza de bola de nieve ayuda a aliviar los calambres y espasmos musculares, especialmente útil durante la menstruación.

## INGREDIENTES:

- 1 parte de flores o partes aéreas secas de milenrama (*Achillea millefolium*)
- 1 parte de partes aéreas secas de bolsa de pastor (*Capsella bursa- pastoris*)
- 1 parte de corteza de mundillo (*Viburnum opulus*)
- Alcohol de alta graduación (como el vodka)

*NOTAS:*

Consulta con un profesional sanitario antes de utilizar esta tintura, especialmente si estás embarazada o en periodo de lactancia.

Si experimentas alguna reacción adversa, interrumpe su uso y acude al médico.

## INSTRUCCIONES:

1| **Preparación:** asegúrate de que todo el equipo esté limpio y esterilizado. Mide las flores secas de milenrama, las partes aéreas de bolsa de pastor y la corteza del mundillo.

2| **Combinar las hierbas:** mezcla las hierbas medidas en un tarro de cristal.

3| **Añadir alcohol:** vierte el alcohol de alta graduación sobre las hierbas, asegurándote de que queden totalmente sumergidas. Utiliza una proporción de 1 parte de hierbas por 2 partes de alcohol.

4| **Cierra bien el tarro:** cierra el tarro, asegurándote de que quede herméticamente cerrado.

5| **Periodo de infusión:** coloca el tarro cerrado en un lugar fresco y oscuro durante unas 4-6 semanas. Agita el tarro a diario para facilitar el proceso de extracción.

6| **Colar:** tras el tiempo de infusión, cuela la tintura con una estopilla o un colador de malla fina en una botella de cristal limpia y oscura. Etiqueta.

## DOSIS:

Toma de ½ a 1 cucharadita de tintura en un poco de agua, tres veces al día, empezando unos días antes del inicio de la menstruación y continuando durante la misma para aliviar los dolores menstruales.

# APOYO HERBAL

## *para un sistema urinario sano*

Un correcto funcionamiento del sistema urinario es esencial para la salud general, ya que contribuye a la eliminación de residuos y regula el equilibrio de líquidos. Incorporar hábitos saludables a tu estilo de vida puede contribuir al funcionamiento óptimo del aparato urinario.

**Consejos para mantener un sistema urinario sano:**

HIDRATACIÓN ADECUADA:

Una hidratación adecuada es fundamental para un sistema urinario sano. El agua ayuda a eliminar toxinas y mantiene el equilibrio de electrolitos en el organismo. Intenta beber al menos 8 vasos (2 l) de agua al día. Ajústalo en función de las necesidades individuales, los niveles de actividad y el clima. El ejercicio extenuante puede provocar deshidratación, lo que afecta a la función urinaria. Una hidratación adecuada antes, durante y después del ejercicio es crucial. Bebe agua durante la actividad física para mantener el equilibrio de líquidos y favorecer la función renal.

INCLUYE ALIMENTOS RICOS EN POTASIO:

El potasio ayuda a regular el equilibrio de líquidos y favorece la función renal. Alimentos como los plátanos, las naranjas y las espinacas son fuentes excelentes.

LIMITA LA INGESTA DE SODIO:

Los niveles elevados de sodio pueden provocar retención de líquidos y aumento de la tensión arterial, lo que afecta a la función renal. Limitar la ingesta de sodio es crucial para mantener un sistema urinario sano. Lee las etiquetas de los alimentos y elige alternativas bajas en sodio. Cocinar con hierbas y especias puede añadir sabor sin caer en el exceso de sodio.

LIMITA LA CAFEÍNA Y EL ALCOHOL:

El consumo excesivo de cafeína y alcohol puede provocar deshidratación e irritar la vejiga. La moderación es clave para mantener un equilibrio urinario saludable. Opta por infusiones y agua como alternativas.

PRACTICA BUENOS HÁBITOS A LA HORA DE IR AL BAÑO:

Retener la orina durante periodos prolongados puede contribuir a los problemas urinarios. Las visitas regulares y puntuales al baño favorecen un flujo de orina saludable. Escucha las señales de tu cuerpo y ve al baño con regularidad. Evita retrasar la micción cuando surja la necesidad.

MANTÉN UN PESO SALUDABLE:

El exceso de peso puede ejercer presión sobre la vejiga y contribuir a la incontinencia urinaria. Alcanzar y mantener un peso saludable es beneficioso para la salud del sistema urinario.

PRACTICA UNA BUENA HIGIENE:

Mantener una buena higiene personal ayuda a prevenir las infecciones urinarias. Prácticas como limpiarse de delante hacia atrás después de ir al baño son cruciales.

EJERCICIOS DE KEGEL:

Los ejercicios de Kegel fortalecen los músculos del suelo pélvico, favoreciendo el control de la vejiga y previniendo la incontinencia urinaria. Incorpora los ejercicios de Kegel a tu rutina diaria para mejorar la fuerza de los músculos pélvicos. La constancia es clave para obtener resultados óptimos.

## APOYO HERBAL

### Uva Ursi *(Arctostaphylos uva-ursi)*

Contiene arbutina, que puede tener efectos diuréticos, favoreciendo el flujo de orina y ayudando a eliminar las toxinas de las vías urinarias.

### Cola de caballo *(Equisetum arvense)*

Rica en sílice, puede contribuir a la reparación de los tejidos y favorecer la función general del tracto urinario.

### Diente de león *(Taraxacum officinale)*

Conocido por sus propiedades diuréticas, el diente de león puede ayudar a aumentar la producción de orina y favorecer la función renal.

### Ortiga *(Urtica dioica)*

Una hierba nutritiva rica en minerales esenciales como el magnesio y el calcio, que contribuye a la salud de las vías urinarias.

### Arándano rojo *(Vaccinium macrocarpon)*

Contiene compuestos que pueden ayudar a prevenir las infecciones al inhibir la adherencia de las bacterias a las paredes de las vías urinarias.

### Perejil *(Petroselinum crispum)*

Contiene compuestos con propiedades diuréticas, que favorecen la producción de orina y pueden contribuir a la salud de los riñones.

### Vara de oro *(Solidago virgaurea)*

Se utiliza tradicionalmente para favorecer la salud de las vías urinarias y se cree que tiene propiedades diuréticas suaves.

### Maíz *(Zea mays)*

Conocida por sus leves efectos diuréticos, el maíz puede ayudar a promover el flujo de orina y favorecer la función renal.

### Usnea *(Usnea* spp.*)*

Sus potentes efectos antimicrobianos contribuyen a combatir las infecciones.

### Baya de enebro *(Juniperus communis)*

Utilizada tradicionalmente por sus propiedades diuréticas, la baya de enebro puede ayudar a aumentar la producción de orina.

## **Raíz de malvavisco** *(Althaea officinalis)*

Contiene mucílago, que puede tener efectos calmantes sobre el tracto urinario, aliviando potencialmente la irritación.

## **Grama** *(Elymus repens)*

Utilizada tradicionalmente por sus propiedades diuréticas, la grama puede ayudar a aumentar el flujo de orina y favorecer la salud urinaria en general.

## **Apio de monte** *(Levisticum officinale)*

Conocido por sus efectos diuréticos, el apio de monte puede ayudar a fomentar la producción de orina y contribuir a la salud del sistema urinario.

## **Buchú** *(Agathosma betulina)*

Tradicionalmente utilizada para las infecciones urinarias, se cree que el buchú tiene propiedades diuréticas y antisépticas suaves.

## **Amor de hortelano** *(Galium aparine)*

Conocida por sus suaves efectos diuréticos, el amor de hortelano, también conocido como «azotalenguas» puede ayudar a eliminar los residuos del organismo a través del sistema urinario.

## **Jengibre** *(Zingiber officinale)*

Aunque se conoce comúnmente como una ayuda para el aparato digestivo, el jengibre también puede tener propiedades diuréticas suaves, contribuyendo al equilibrio de los fluidos.

!

Consulta a un profesional sanitario antes de utilizar los remedios de este libro, especialmente si estás embarazada, en período de lactancia, tomas medicación o padeces alguna enfermedad. El autor y el editor no asumen ninguna responsabilidad por los posibles efectos adversos. Se recomienda empezar con la dosis más pequeña para comprobar la respuesta y la tolerancia de tu organismo. Interrumpe su uso de manera inmediata si se produce algún efecto secundario.

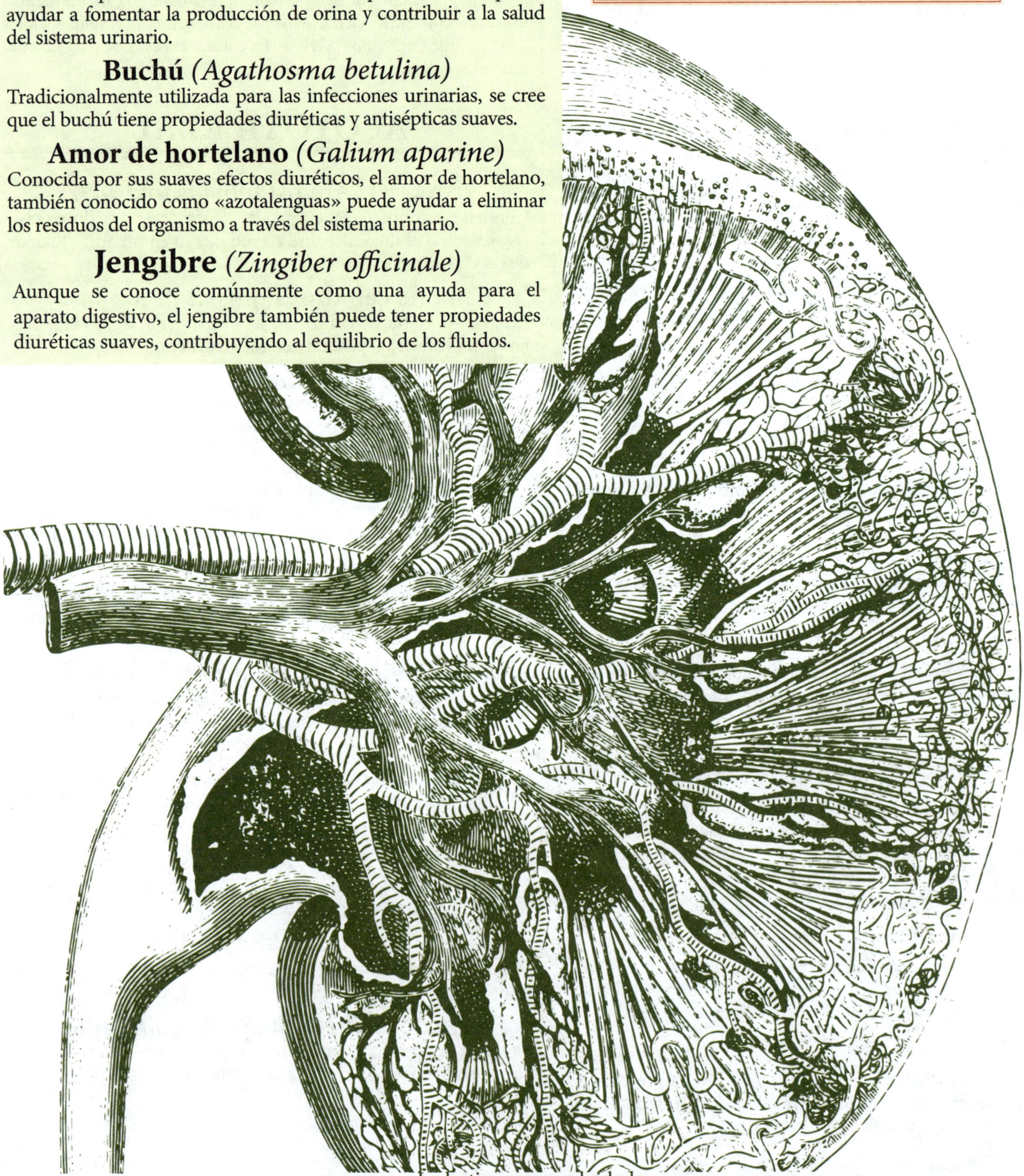

# *Té de arándanos e hibisco*

## *para las vías urinarias*

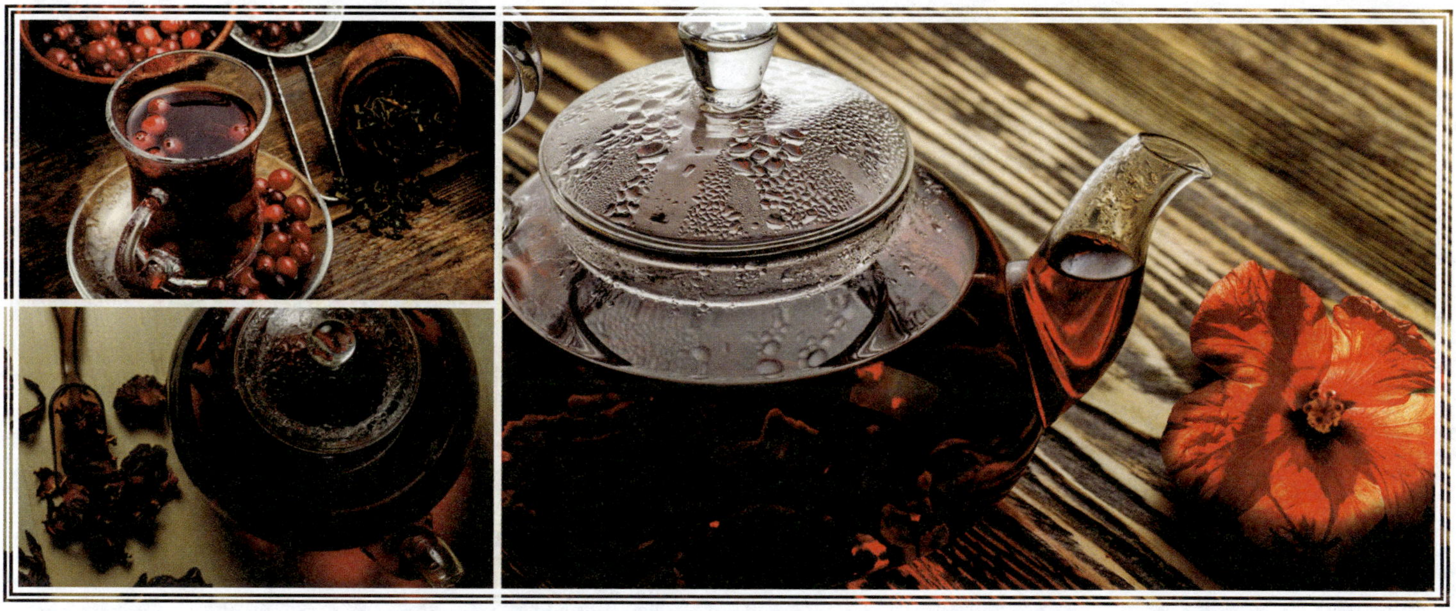

El té de arándanos rojos (*Vaccinium macrocarpon*) e hibisco (*Hibiscus sabdariffa*) es una deliciosa infusión de hierbas que no solo ofrece un sabor refrescante, sino que también aporta beneficios para el tracto urinario. Ambas hierbas se han utilizado tradicionalmente por su potencial para promover la salud del sistema urinario.

- **Los arándanos rojos** son ricos en unos compuestos llamados proantocianidinas, que se han relacionado con la prevención de la adherencia de las bacterias, sobre todo E. coli, a las paredes del tracto urinario. Esta propiedad antiadherente puede ayudar a reducir el riesgo de infecciones del tracto urinario (ITU).
- **El hibisco** es conocido por sus propiedades diuréticas, que pueden favorecer la eliminación de toxinas del organismo. Además, tiene compuestos antioxidantes que contribuyen a la salud urinaria general.

## INGREDIENTES:

- 2 cucharaditas de arándano rojo seco (*Vaccinium macrocarpon*)
- 1 cucharadita de hibisco seco (*Hibiscus sabdariffa*)
- 240 ml de agua caliente
- Opcional: miel o limón al gusto

### *NOTAS:*

La hidratación es esencial para la salud urinaria, así que bebe mucha agua además de tomar esta tisana.

Las personas que toman medicamentos anticoagulantes deben consultar a su médico antes de consumir arándano rojo, ya que puede interactuar con estos medicamentos. El hibisco puede reducir la tensión arterial, por lo que aquellos que tienen la tensión baja deben vigilar de cerca sus niveles.

## INSTRUCCIONES:

1 | **Preparar las hierbas:** mezcla el arándano rojo seco y el hibisco en una tetera o infusor.

2 | **Hervir el agua:** lleva 240 ml de agua casi a ebullición.

3 | **Infusionar:** vierte el agua caliente sobre las hierbas en la tetera o infusor.

4 | **Infusionar:** deja las hierbas en infusión durante 10-15 minutos para extraer los compuestos beneficiosos.

5 | **Colar:** cuela el té para eliminar las hierbas, dejando una infusión sin residuos.

6 | **Complementos opcionales:** si lo deseas, añade miel o limón al gusto. La hidratación es esencial para la salud urinaria, así que bebe mucha agua además de tomar esta tisana.

## DOSIS:

Consume 1-2 tazas al día para favorecer la salud del tracto urinario.

# *Té de perejil*

## *para la inflamación de las vías urinarias*

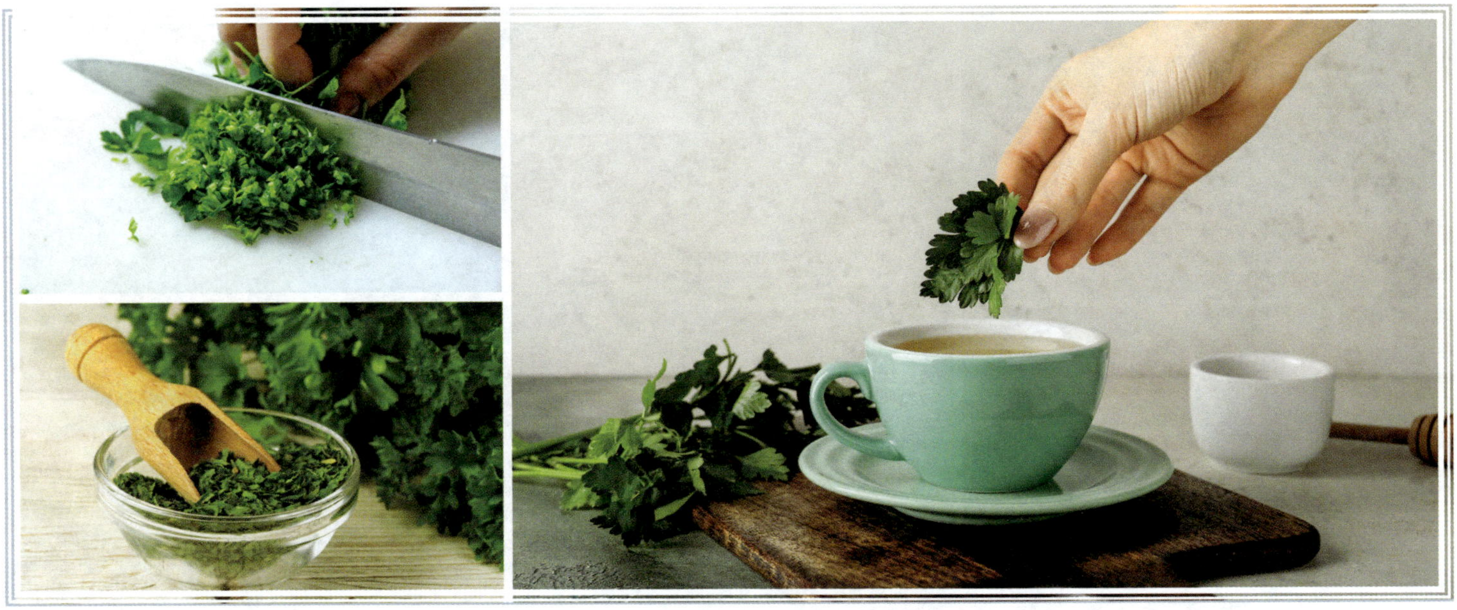

El perejil es una hierba muy popular que no sólo añade sabor a los platos, sino que también ofrece diversos beneficios para la salud. Contiene compuestos como el apiol y la miristicina, conocidos por sus propiedades diuréticas y sus posibles efectos antiinflamatorios.

Se cree que el apiol aumenta la producción de orina, facilitando la eliminación de toxinas y residuos. Esta acción diurética puede ser beneficiosa para las personas que sufren problemas leves de retención de agua y desean reforzar el sistema urinario. Los posibles efectos antiinflamatorios del perejil pueden atribuirse a su mezcla única de flavonoides, carotenoides y compuestos volátiles.

Estos componentes pueden ayudar a modular las respuestas inflamatorias del organismo, ofreciendo alivio para las afecciones asociadas a la inflamación, incluidos ciertos problemas del tracto urinario.

## INGREDIENTES:

- 1-2 cucharaditas de hojas de perejil seco (*Petroselinum crispum*) o 1-2 cucharadas de hojas de perejil fresco
- 1 taza de agua tibia

*NOTAS:*

Las mujeres embarazadas deben consultar a un profesional sanitario antes de consumir té de perejil, debido a su potencial para estimular las contracciones uterinas.

El perejil contiene compuestos conocidos como oxalatos, que pueden contribuir a la formación de cálculos renales en individuos susceptibles a esta problemática. Las personas con antecedentes de cálculos o problemas renales deben evitar el té de perejil para minimizar el riesgo de agravar estas afecciones.

## INSTRUCCIONES:

Para retener el máximo de vitamina C, utiliza el método de cocción a fuego lento. Añadir directamente agua hirviendo sobre las hojas es más rápido, pero puede reducir el contenido de vitamina C.

1 | **Método a fuego lento:** pon las hojas de perejil medidas en una olla sobre el fuego. Añade 1 taza de agua fría sobre las hojas.

2 | **Cocer a baja temperatura:** calienta la mezcla de agua y perejil a fuego lento. Mantén la temperatura por debajo de 60 °C para conservar la vitamina C. Deja reposar la mezcla durante 5-10 minutos.

3 | **Colar:** cuela la infusión para eliminar las hojas de perejil.

4 | **Servir:** puedes personalizar el sabor añadiendo un chorrito de limón o una cucharadita de miel, si lo deseas.

## DOSIS:

Bebe una taza de té de perejil 3 veces al día durante al menos 2 semanas o hasta que se alivien los síntomas. Como método preventivo, toma una taza de té de perejil 1 o 2 veces por semana.

# *Elixir renal*

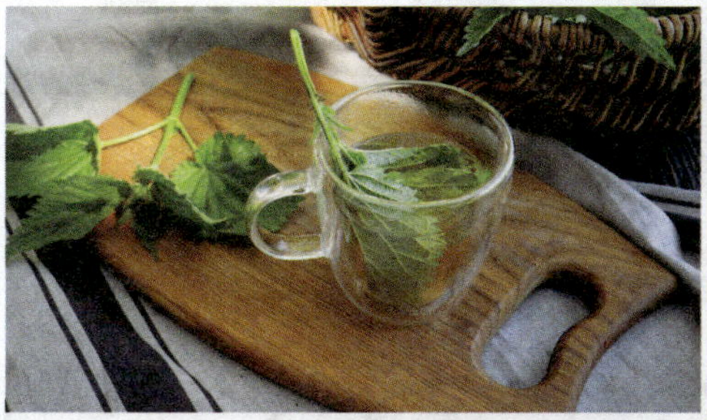
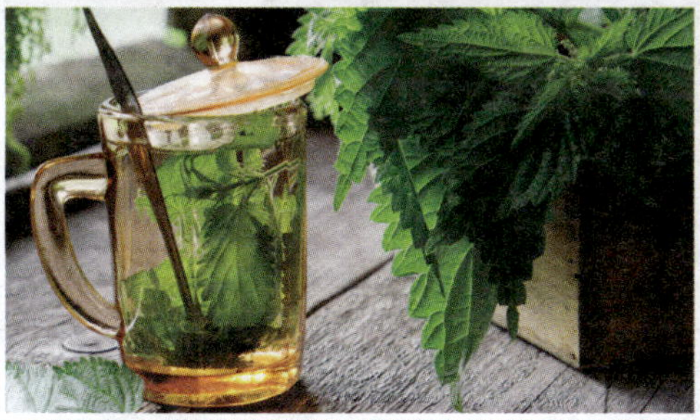
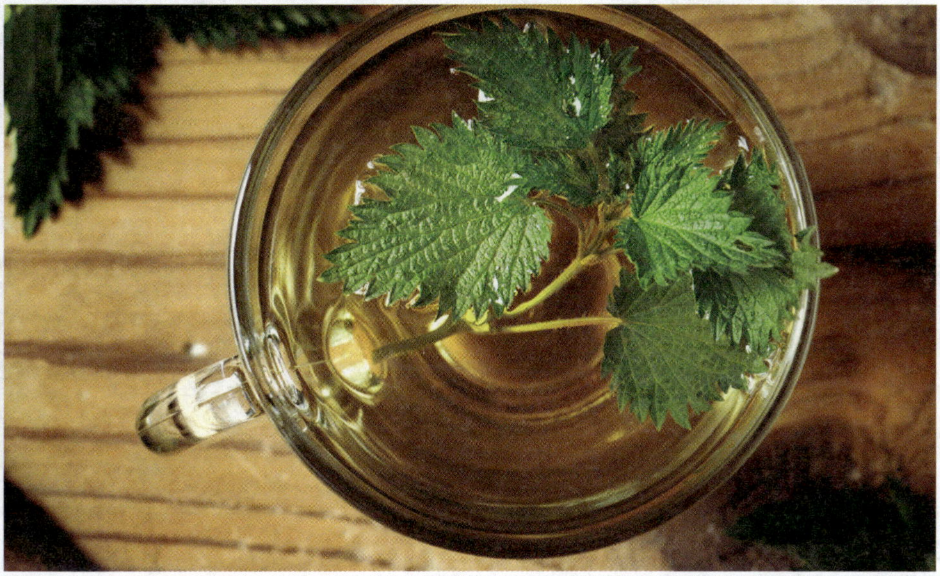

El té de hojas de ortiga es una infusión de hierbas famosa por su potencial para cuidar la salud renal.

Rica en vitaminas esenciales A y C, hierro y minerales vitales, la ortiga representa una forma suave pero eficaz de incorporar el apoyo herbal a tu rutina diaria. La infusión de hojas de ortiga, con sus suaves propiedades diuréticas, favorece un flujo de orina saludable, ayudando a la eliminación de toxinas.

Las características antiinflamatorias de la ortiga también pueden contribuir a reducir la inflamación renal, lo que la convierte en una opción reconfortante para quienes buscan favorecer el bienestar renal.

## INGREDIENTES:

- 1 cucharada de hojas secas de ortiga (*Urtica dioica*)
- 1 taza de agua caliente

### *NOTAS:*

Ten precaución si tienes alergia a la ortiga.

Vigila cualquier signo de reacción alérgica, como picor o hinchazón.

Consulta con un profesional sanitario antes de consumir té de ortiga, sobre todo durante el embarazo, ya que puede tener efectos estimulantes del útero.

## INSTRUCCIONES:

1 | **Preparar el té:** pon 1 cucharada de hojas secas de ortiga en una tetera o infusor.

2 | **Infusión:** añade 1 taza de agua caliente sobre las hojas de ortiga y déjalas reposar de 5 a 7 minutos.

3 | **Colar y disfrutar:** cuela el té en una taza, separando el líquido de las hojas. Bébelo a pequeños sorbos y saborea la reconfortante esencia de la ortiga. Añade un toque de miel o limón para realzar el sabor de tu té de ortiga. Considera la posibilidad de mezclar las hojas de ortiga con otras tisanas para obtener una infusión deliciosa.

## DOSIS:

Toma de 2 a 3 tazas de infusión de hojas de ortiga a lo largo del día para un óptimo apoyo renal. También puedes elegir tomar tintura de ortiga, pero recuerda beber también mucha agua para mantener una correcta hidratación.

# Zumo
## de limpieza renal

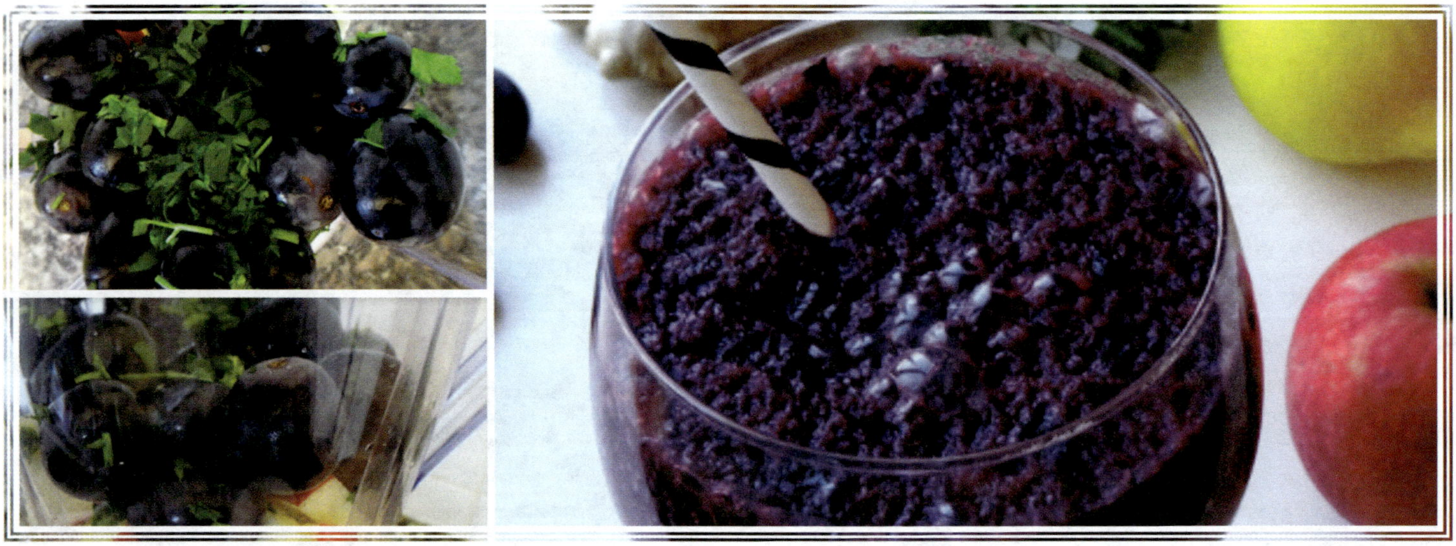

Este zumo casero para limpiar los riñones reúne una poderosa mezcla de ingredientes, cada uno de ellos famoso por sus beneficios únicos en el apoyo a la salud renal.

- **Uvas rojas:** repletas de antioxidantes y diuréticos naturales, las uvas rojas ayudan a reducir la inflamación y a eliminar las toxinas de los riñones.
- **Perejil:** conocido por sus propiedades diuréticas, el perejil ayuda a aumentar la producción de orina, eliminando toxinas y favoreciendo la función renal.
- **El diente de león** es apreciado por sus propiedades diuréticas y antioxidantes, que ayudan a limpiar los riñones y protegen contra el daño renal.
- Las propiedades antiinflamatorias del **jengibre** favorecen la salud renal al tiempo que ayudan a la digestión y la circulación.
- Manzana: ricas en fibra y antioxidantes, las manzanas ayudan a regular los niveles de azúcar en sangre y protegen contra el daño renal.
- **Los limones** contienen ácido cítrico, que ayuda a prevenir la formación de cálculos renales, y vitamina C, que proporciona protección antioxidante a los riñones

## INGREDIENTES:

- 225 g de uvas rojas
- Unas ramitas de perejil
- 20-30 gotas de extracto o tintura de diente de león (*Taraxacum officinale*)
- 1 cucharadita de jengibre rallado (*Zingiber officinale*)
- 1 manzana roja
- 1 limón
- ½ taza de agua (o más para obtener la consistencia deseada)

*NOTAS:*

Si tienes alguna enfermedad preexistente o eres una mujer embarazada o en periodo de lactancia, consulta con un profesional sanitario antes de incorporar este zumo a tu rutina. El extracto de diente de león puede interactuar con ciertos medicamentos o afecciones médicas.

El consumo excesivo de perejil puede tener efectos diuréticos y provocar desequilibrios electrolíticos.

## INSTRUCCIONES:

1| **Preparar los ingredientes:** lava bien la manzana roja y córtala en trozos pequeños. Lava las uvas rojas. Lava las ramitas de perejil y pica las hojas y los tallos. Pela y ralla un trocito de jengibre para obtener aproximadamente 1 cucharadita de pulpa rallada. Añade todos los ingredientes a la licuadora o al exprimidor. Exprime el zumo de 1 limón y añádelo a la batidora. Si lo deseas, puedes sustituir la manzana o las uvas por otras frutas beneficiosas para los riñones, como arándanos, frambuesas, fresas, cerezas o sandía.

2| **Mezclar:** añade 20-30 gotas de extracto de diente de león y ½ taza de agua a la batidora. Ajusta la cantidad de agua para conseguir la consistencia que prefieras. Mezcla todos los ingredientes hasta que quede suave y bien combinado. Para obtener una textura más suave (si lo deseas), cuela el zumo con un colador de malla fina o una estopilla después de licuarlo. Guarda la pulpa de la manzana y las uvas para otros usos culinarios, como añadirlas a un yogur natural.

## DOSIS:

Consume este zumo para limpiar los riñones inmediatamente después de prepararlo para disfrutar del máximo frescor y beneficios, preferiblemente por la mañana en ayunas, para obtener resultados óptimos.

# *Té de seda de maíz*

## *para el bienestar de la vejiga (y de la próstata)*

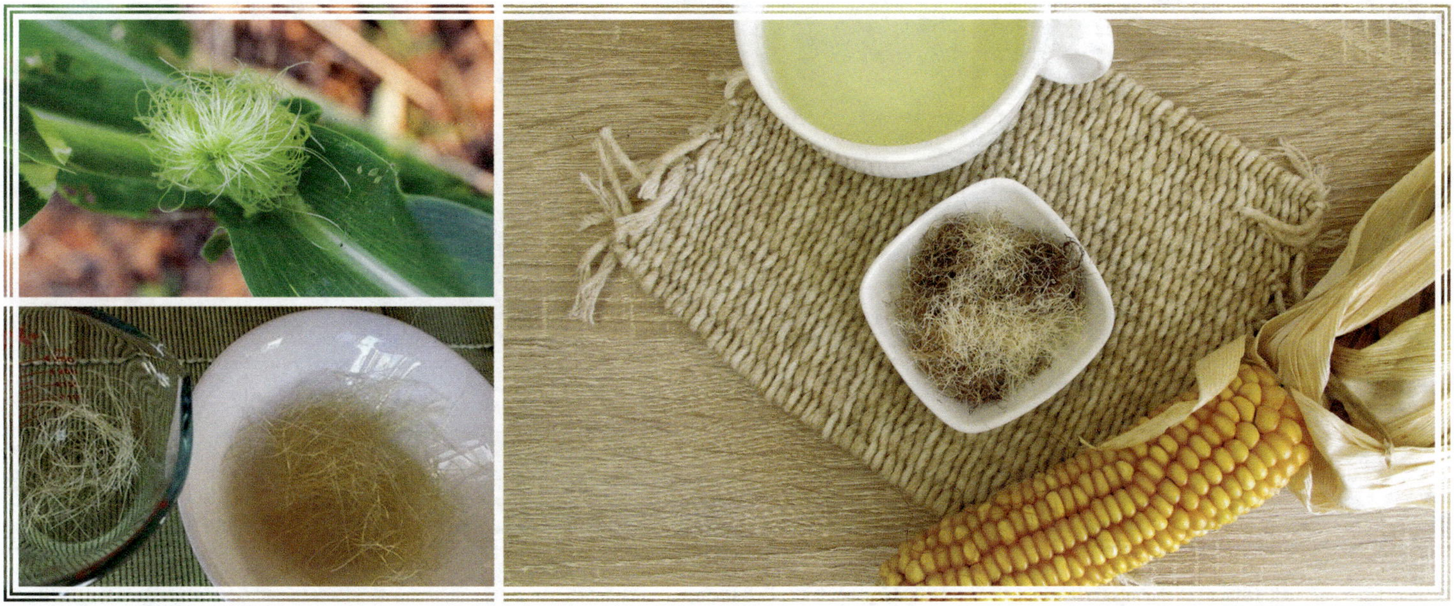

Reconocida durante generaciones en la herboristería tradicional, la seda de maíz fresca es famosa por su potencial para nutrir y favorecer la salud de la vejiga. Rico en antioxidantes y compuestos bioactivos, este té ofrece una forma única y agradable de experimentar los beneficios terapéuticos de este remedio natural.

La seda de maíz actúa como agente diurético al aumentar la secreción de orina. También favorece la salud urinaria reduciendo la irritación de la vejiga al aliviar y relajar el revestimiento de la vejiga y los túbulos urinarios. La actividad biológica de la seda de maíz se debe principalmente a su contenido en flavonoides y terpenoides. Los componentes bioactivos son compuestos fenólicos, que son unos eficaces antioxidantes. La seda de maíz también se compone de proteínas, vitaminas, hidratos de carbono, minerales como calcio, potasio y magnesio, así como aceites volátiles.

## INGREDIENTES:

- Seda de maíz de 2 mazorcas
- 2 tazas de agua
- 1 cucharadita de miel (opcional, para endulzar)

*NOTAS:*

Si tienes alergia al maíz, consulta con un profesional sanitario antes de incorporar este té a tu rutina.

Las recomendaciones oficiales de dosificación de seda de maíz son limitadas debido a la falta de investigación en humanos.

Sin embargo, se ha comprobado la seguridad de la seda de maíz, y es probable que hasta 4.5 g por medio kilo sean seguros para la mayoría de las personas.

## INSTRUCCIONES:

1 | **Recolectar y secar la seda del maíz:** extrae la seda de maíz de dos mazorcas de maíz fresco de cultivo ecológico. Extiende las hebras en un lugar fresco y seco para que se sequen al aire de forma natural durante unos días hasta que estén completamente secas. Debido a su naturaleza fina y delgada, se secan fácilmente. Cuando recojas la seda de maíz, asegúrate de que no tengan restos de cáscaras y de la mazorca.

2 | **Preparar el té:** pon 2 tazas de agua a hervir suavemente en un cazo. Añade la seda de maíz seca al agua hirviendo y deja cocer a fuego lento durante 10-15 minutos, para que las hebras secas se rehidraten e infusionen el agua con sus compuestos beneficiosos.

3 | **Colar:** cuela el té para eliminar la seda de maíz rehidratada, dejando una infusión sin restos herbales y potente.

4 | **Endulzar (opcional):** realza el sabor con 1 cucharadita de miel, si lo deseas. Remueve hasta que se disuelva.

## DOSIS:

Consume de 1 a 2 tazas diarias de té de seda de maíz para ayudar a la salud de la vejiga.

# *Mezcla de hierbas*

## *para las infecciones de las vías urinarias*

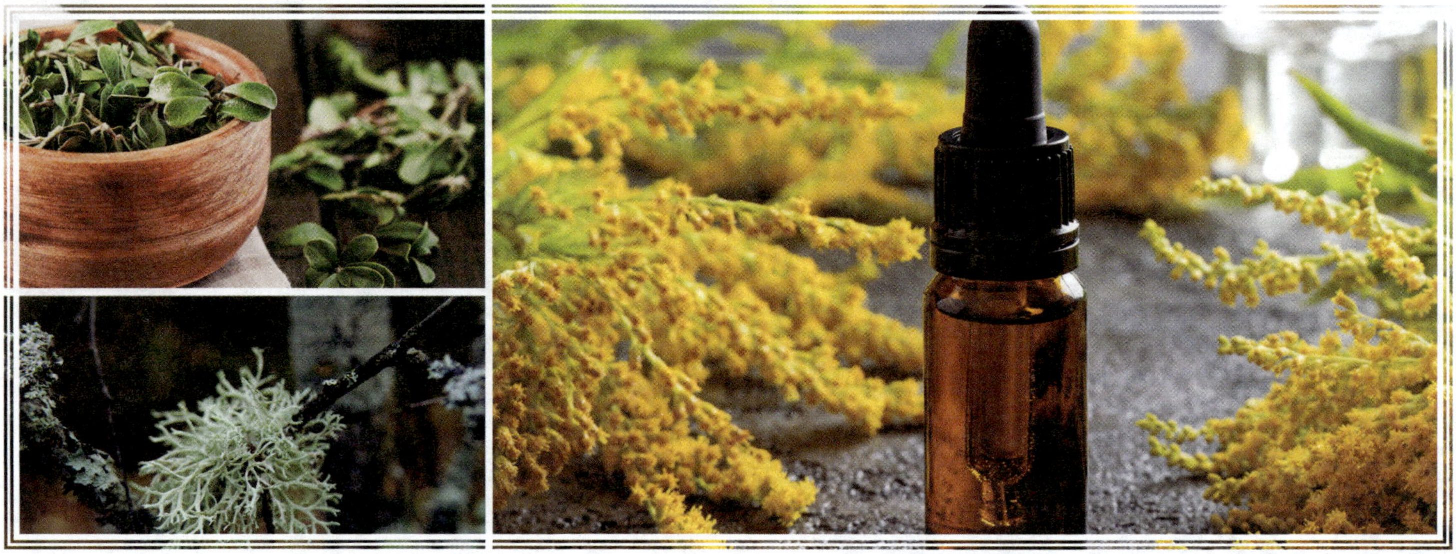

Esta tintura de hierbas, elaborada con vara de oro seca (*Solidago* spp.), usnea (*Usnea* spp.), uva ursi (*Arctostaphylos uva-ursi*) y raíz de mahonia (*Mahonia aquifolium*), proporciona un enfoque natural para tratar las infecciones del tracto urinario (ITU). La combinación de estas hierbas, conservadas en alcohol, está diseñada para extraer eficazmente sus propiedades medicinales.

- **Vara de oro** (*Solidago* spp.): propiedades diuréticas para ayudar a la eliminación de toxinas del sistema urinario.
- **Usnea** (*Usnea* spp.): potentes efectos antimicrobianos y antibacterianos que contribuyen a combatir las infecciones.
- **Uva ursi** *(Arctostaphylos uva-ursi)*: se ha demostrado que el contenido de arbutina tiene propiedades antibacterianas beneficiosas para el tratamiento de las ITU.
- **Raíz de uva de Oregón o mahonia** *(Mahonia aquifolium)*: las propiedades antimicrobianas de la berberina pueden reforzar el sistema inmunitario, inhibir el crecimiento bacteriano e impedir que las bacterias se adhieran a la pared de la vejiga.

## INGREDIENTES:

- 1 parte de vara de oro seca (partes aéreas)
- 1 parte de liquen de usnea seco y cortado
- 1 parte de uva ursi seca
- 1 parte de raíz de uva de Oregón seca y cortada en rodajas
- Vodka o alcohol de grano de 40 grados

### *NOTAS:*

Consulta con un profesional sanitario antes de utilizarlo si estás embarazada, en periodo de lactancia o tomas medicación.

Las personas con afecciones renales preexistentes deben consultar a un profesional sanitario antes de utilizar uva ursi, ya que tiene propiedades diuréticas y puede afectar a la función renal.

Interrumpe su uso si se produce alguna reacción adversa.

## INSTRUCCIONES:

1 | **Combinar las hierbas secas:** mide partes iguales de vara de oro seca, usnea, uva ursi y raíz de uva de Oregón. Coloca las hierbas secas cortadas en un tarro de cristal limpio y seco, llenándolo hasta la mitad con las hierbas.

2 | **Añadir alcohol:** vierte suficiente vodka de 40 grados o alcohol de grano sobre las hierbas para cubrirlas por completo.

3 | **Cerrar y agitar:** cierra bien el tarro y agítalo para que las hierbas queden totalmente sumergidas.

4 | **Infusionar:** coloca el tarro en un lugar fresco y oscuro durante 6-8 semanas, agitándolo a diario para favorecer la extracción de las propiedades de las hierbas.

5 | **Colar y embotellar:** después del tiempo de infusión, cuela la tintura a través de una estopilla o un colador de malla fina en una botella de vidrio oscuro.

## DOSIS:

Toma 1-2 goteros llenos (aproximadamente 30-60 gotas) en un poco de agua o directamente en la boca 3 veces al día para las ITU. También se recomienda añadir D-manosa como suplemento.

# Tintura de semillas de calabaza

## *para la vejiga hiperactiva*

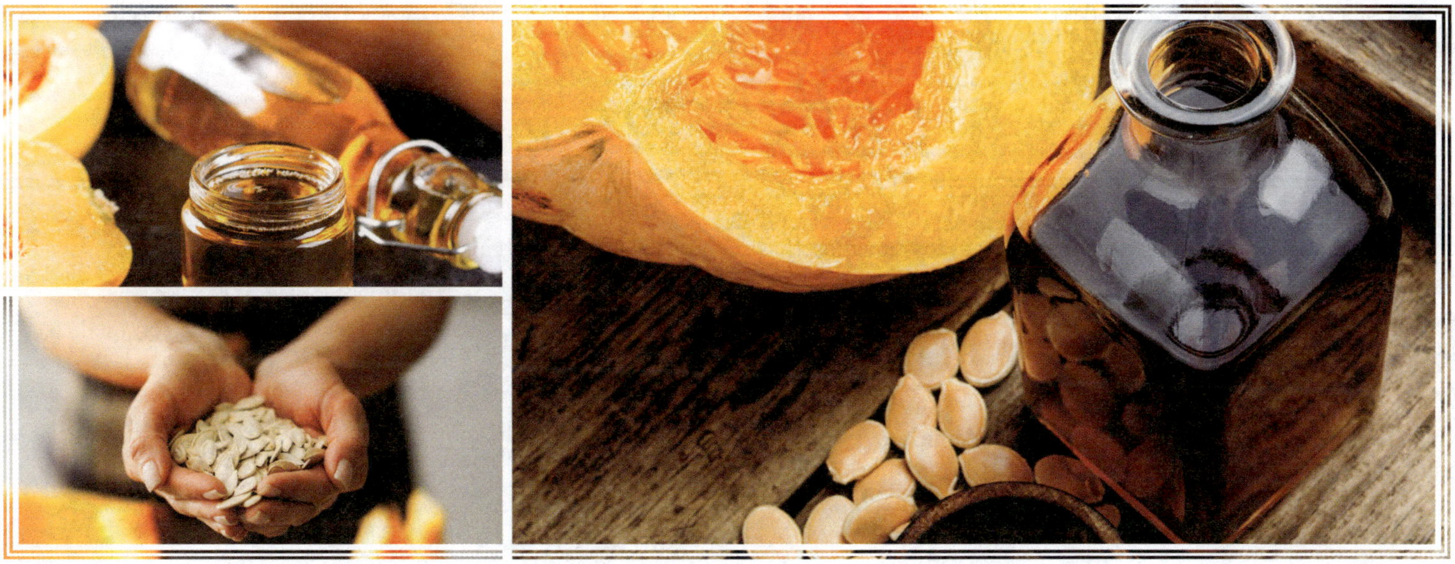

El aceite o extracto de semilla de calabaza obtenido de la Cucurbita ha demostrado ser útil para el tratamiento de la nicturia en pacientes. Conocidas por su riqueza nutricional, estas semillas contienen una serie de antioxidantes, ácidos grasos esenciales y otros compuestos bioactivos que pueden ofrecer alivio a quienes se enfrentan a las molestias de una vejiga hiperactiva.

## INGREDIENTES:

- 2 tazas de semillas de calabaza crudas y de origen orgánico
- Molinillo eléctrico de especias o café
- Hervidor doble para un baño maría (puede ser un recipiente Pyrex sobre una olla)
- Tela fina (gasa o muselina, un cuadrado de 30 x 30 cm)
- Botella de vidrio oscuro

### *NOTAS:*

Si tus síntomas de vejiga hiperactiva siguen siendo molestos o afectando a tu calidad de vida, es recomendable que acudas a un profesional sanitario que pueda ayudarte a determinar la causa subyacente y recomendarte los tratamientos adecuados.

Pueden ser necesarios modificaciones del estilo de vida, terapias conductuales, medicamentos u otras intervenciones en función de tu situación particular.

## INSTRUCCIONES:

1| **Preparar las semillas de calabaza:** lava bien las semillas de calabaza para eliminar cualquier impureza.

2| **Elaborar harina de semillas de calabaza:** con la picadora, tritura las pipas de calabaza hasta obtener un polvo fino, más o menos con la textura de la harina. Trabaja en incrementos para no sobrecargar a la picadora.

3| **Formar una pasta con las semillas de calabaza:** añade 2-3 cucharadas de agua a la harina de semillas de calabaza. Remueve hasta que se distribuya y alcance la consistencia de una pasta. Crear una pasta ayudará a que el aceite se extraiga más uniformemente.

4| **Hervidor doble:** cuando tengas la pasta de semillas de calabaza, ponla al baño maría. Puedes hacer un baño maría colocando un bol de Pyrex sobre una olla pequeña con agua. Calentar la pasta de semillas de calabaza ayuda a extraer los aceites de las semillas. Para calentar uniformemente la pasta, remueve constantemente. A medida que la pasta se caliente, empezará a tener un aspecto brillante por la extracción del aceite. Esto te llevará unos cinco minutos. Retira del fuego. Es fundamental no calentar demasiado la pasta durante este paso. Calentar la pasta a más de 48 °C puede afectar a los compuestos medicinales.

5| **Extraer el aceite:** prepárate para extraer el aceite de la pasta utilizando tela y un cuenco limpio. Vierte la pasta de semillas de calabaza en el centro de la tela de gasa o de malla fina (por ejemplo, estopilla). Envuelve bien la tela y apriétala sobre el cuenco. Aunque puede requerir un poco de esfuerzo, deberías ver que el aceite empieza a pasar a través del tejido.

6| **Embotellar el aceite:** pasa el aceite colado a una botella de cristal oscuro para guardarlo.

## DOSIS:

Empieza con 10-20 gotas de tintura diluidas en agua, tomadas de una a tres veces al día. Esta dosis puede ajustarse en función de la respuesta y la tolerancia individuales.

# DIRECTRICES Y PRECAUCIONES *DE SEGURIDAD*

En la medicina herbal, el uso de plantas con fines medicinales se practica desde hace siglos. Aunque las hierbas pueden ofrecer diversos beneficios para la salud, es importante utilizarlas con precaución para garantizar su seguridad y eficacia. Este capítulo profundiza en aspectos cruciales para mantener el bienestar de quienes buscan remedios a base de plantas.

## *Utilización y dosis adecuados*

Comprender el uso y la dosificación adecuados de los remedios a base de plantas es esencial para aprovechar sus beneficios terapéuticos, al tiempo que se garantiza la seguridad. Las directrices siguientes proporcionan una visión general aplicable a varias hierbas:

CONSULTA CON UN PROFESIONAL:

Consulta siempre a un profesional sanitario cualificado (por ejemplo, un médico naturista) o a un herborista antes de utilizar hierbas, especialmente si estás embarazada, amamantando, tienes problemas de salud preexistentes o tomas medicamentos.

IDENTIFICACIÓN DE PLANTAS:

Asegúrate de identificar correctamente las plantas antes de utilizarlas. Confundir una planta con otra puede tener efectos perjudiciales.

CALIDAD DE LAS HIERBAS:

Elige hierbas de alta calidad de fuentes acreditadas para garantizar su pureza y evitar la contaminación.

PRECISIÓN EN LA MEDICIÓN:

Invierte en instrumentos de medición de alta calidad. Procura la máxima exactitud en tus mediciones

ALERGIAS Y SENSIBILIDADES:

Ten en cuenta las posibles alergias o sensibilidades a determinadas hierbas. Empieza con una pequeña cantidad para comprobar si aparecen reacciones adversas.

DOSIFICACIÓN:

Sigue las pautas de dosificación recomendadas. Más no siempre es mejor, y dosis excesivas pueden provocar efectos adversos.

FORMA DE ADMINISTRACIÓN:

Presta atención a la forma de administración recomendada (por ejemplo, té, tintura, cápsula). Las distintas formas pueden tener concentraciones diferentes.

LA CONSTANCIA ES LA CLAVE:

Toma remedios a base de plantas de forma constante para obtener los efectos deseados. Para afecciones agudas, sigue la dosis recomendada durante el tiempo especificado.

NIÑOS Y ANCIANOS:

Ten cuidado al administrar hierbas a niños o ancianos, ya que pueden ser más sensibles a ciertos compuestos.

SENTIDO COMÚN:

Confía en tu instinto. Si experimentas efectos secundarios inusuales o graves, interrumpe su uso y busca atención médica.

EMPIEZA DESPACIO:

Empieza con una dosis más baja y auméntala gradualmente si es necesario. Esto ayuda a evaluar la respuesta de tu cuerpo a la hierba.

ELABORA UN REGISTRO:

Lleva un registro de las hierbas que utilizas, las dosis y los efectos experimentados. Esta información puede ser valiosa como referencia para el futuro.

SUPERVISA LOS EFECTOS:

Presta atención a cómo responde tu cuerpo a las hierbas. Si notas algún efecto adverso, ajusta la dosis o interrumpe su uso.

VARIACIONES INDIVIDUALES:

Las respuestas individuales a las hierbas pueden variar. Lo que funciona para una persona puede no funcionar igual para otra.

PERSONALIZACIÓN:

Trabaja con un herborista cualificado o un médico naturista para adaptar los regímenes herbales a tus necesidades de salud y constitución específicas.

EDÚCATE A TI MISMO:

Mantente informado sobre las hierbas que utilizas. Comprende sus propiedades, posibles efectos secundarios y contraindicaciones.

INTERACCIONES FARMACOLÓGICAS:

Investiga las posibles interacciones entre las hierbas y los medicamentos. Algunas hierbas pueden interactuar con los fármacos, reduciendo su eficacia o provocando efectos secundarios no deseados.

FÓRMULAS ADECUADAS A LA EDAD:

Los niños pueden necesitar fórmulas diferentes. Es crucial comprender las etapas del desarrollo y ajustar los preparados en consecuencia. Consulta referencias acreditadas para conocer las dosis y fórmulas específicas para cada edad.

He aquí algunas reglas basadas en la edad y en el peso que se utilizan habitualmente para determinar la dosis de medicamentos o remedios a base de plantas para distintos grupos de edad:

## Normas con base a la edad

| REGLA DE YOUNG | |
|---|---|
| MEJOR DE | 2 hasta 12 años |
| FÓRMULA | (Edad en años) / (Edad + 12) = porcentaje de dosis en adultos |
| EJEMPLO | Para un niño de 6 años, el cálculo sería 6 / (6 + 12) = 6/18 = ⅓ o aproximadamente el 33 % de la dosis para adultos |

| REGLA DE FRIED | |
|---|---|
| MEJOR DE | Bebés y niños de hasta 2 años |
| FÓRMULA | (Edad en meses) / 150 = porcentaje de la dosis para adultos |
| EJEMPLO | Para un niño de 12 meses, el cálculo sería 12 / 150 = 0.08 u 8 % de la dosis para adultos. |

## Reglas basadas en el peso

| REGLA DE CLARK | |
|---|---|
| FÓRMULA | (Peso en libras) / 150 = porcentaje de la dosis para adultos |
| EJEMPLO | Para un niño que pesa 60 libras, el cálculo sería 60 / 150 = 0.4 o 40 % de la dosis para adultos. |

| REGLA DE AUGSBERGER | |
|---|---|
| **Refleja el metabolismo más rápido de los niños.** | |
| FÓRMULA | (Peso en kg x 1.5) + 10 = porcentaje de la dosis para adultos |
| EJEMPLO | Para un niño de 30 kg, el cálculo sería (30 x 1.5) + 10 = 55 % de la dosis para un adulto. |

| REGLA DE SALISBURY | |
|---|---|
| **Se considera una aproximación al cálculo de la superficie corporal (SSC).** | |
| FÓRMULA | (Peso en kg x 2) si peso es igual o menor a 30 kg, o (Peso en kg + 30) si el peso es > 30 kg = porcentaje de dosis de adulto |
| EJEMPLO | Para un niño de 40 kg, el cálculo sería (40 + 30) = 70 % de la dosis de adulto. |

# Efectos secundarios y alergias

Incorporar hierbas a las rutinas de cuidado de la salud puede proporcionar diversos beneficios, pero es esencial abordar la herboristería con un conocimiento profundo de los posibles efectos secundarios y alergias. En caso de duda o si se producen efectos adversos, acude rápidamente a un profesional sanitario.

### ALERGIAS A LAS PLANTAS

Las personas con alergias a determinadas familias de plantas (por ejemplo, asteráceas) deben tener precaución. Los síntomas de una reacción alérgica pueden incluir erupción cutánea, picor, hinchazón o dificultad para respirar. Suspende su uso inmediatamente si aparece cualquier signo de alergia y busca atención médica.

### REACTIVIDAD CRUZADA

Puede tener lugar una reactividad cruzada entre las hierbas y los alérgenos comunes. Personas alérgicas a determinadas plantas (por ejemplo, a la ambrosía) también pueden reaccionar ante hierbas de la misma familia botánica. Considera esta posibilidad, especialmente cuando se conoce una alergia previa.

### CONDICIONES PREEXISTENTES

Las personas con enfermedades preexistentes, como trastornos hepáticos o renales, pueden ser más susceptibles a los efectos secundarios. Ten cuidado y busca orientación profesional cuando utilices remedios herbales en estos casos.

### HIERBAS Y EMBARAZO

Las mujeres embarazadas o en periodo de lactancia deben tener especial precaución. Algunas hierbas pueden estar contraindicadas durante el embarazo, pudiendo causar daños al feto. Consulta siempre con un profesional sanitario antes de utilizar hierbas en estos casos.

### MALESTAR GASTROINTESTINAL

Algunas personas pueden experimentar malestar estomacal, hinchazón o diarrea con ciertos remedios a base de plantas. Ajustar la dosis o tomar los remedios con las comidas puede ayudar a mitigar estos efectos.

### SENSIBILIDAD A LA LUZ SOLAR

Algunas hierbas, como la hierba de san Juan, pueden aumentar la sensibilidad a la luz solar. Se recomienda precaución y limitar la exposición al sol durante su uso.

### REACCIONES CUTÁNEAS

La aplicación externa de preparados de hierbas puede causar irritación cutánea en personas sensibles. Realiza una prueba de parche antes de utilizarlo por vía tópica, especialmente con aceites esenciales.

### ALERGIAS RESPIRATORIAS

La inhalación de ciertos polvos o extractos de hierbas puede desencadenar alergias respiratorias. Ten cuidado, sobre todo con aquellas personas propensas a problemas respiratorios.

### NOTIFICACIÓN DE EFECTOS ADVERSOS

Informa a los profesionales sanitarios de cualquier efecto secundario inesperado o grave. Esta información contribuye a la comprensión general de la seguridad de las hierbas.

# Interacciones con medicamentos

Como regla general, debes evitar tomar remedios naturales junto con medicamentos que tienen la misma finalidad. Por ejemplo, no tomes un anticoagulante natural cuando si ya tomas medicinas anticoagulantes. Esto puede ocasionar problemas de salud graves. Cuando visites a un profesional sanitario de confianza, es importante que informes de todos los medicamentos y suplementos que tomas. Lleva una lista con toda tu medicación y suplementación, la frecuencia y las dosis que sigues.

Vamos a profundizar en los detalles, fomentando una comprensión clara de cómo pueden interactuar las hierbas y los medicamentos convencionales para que puedas tomar decisiones de una manera informada:

***Nivel de evidencia para decidir acerca del uso***

| | |
|---|---|
| CT = Ensayo controlado | CS = Serie de casos |
| CR = Informe de caso | AS = Estudio con animales |
| TU = Uso tradicional | P = Farmacología |
| TH = Teórico | |

| CATEGORÍA DE FÁRMACOS | HIERBAS | EFECTO DE LAS HIERBAS | MECANISMO (TIPO DE EVIDENCIA) |
|---|---|---|---|
| **Alcaloides** | Alto contenido en taninos (por ejemplo, hierbas con cafeína, uña de gato, té, uva ursi) | Disminución de los niveles plasmáticos | Precipitación de alcaloides por taninos (TU) |
| **Anestésicos** | Kava, valeriana | Prolongación del tiempo de sedación | Efecto aditivo (CR) |
| **Antihipertensivos** | Regaliz | Disminución del efecto terapéutico | Aumento de la retención de sal y agua (CR) |
| **Antiarrítmicos** | Laxantes catárticos (p. ej., aloe, cáscara sagrada, sen, acedera amarilla), diuréticos (p. ej., semilla de apio, seda de maíz, cola de caballo, enebro), regaliz | Aumento de los efectos secundarios (arritmia) | Aumento de la pérdida de potasio (P) |
| **Antiarrítmicos** | Hierbas anticolinérgicas (no suelen utilizarse clínicamente, por ejemplo, la belladona) | Disminución del efecto terapéutico | Disminución de la absorción (P, TH) |
| **Anticoagulantes** | Antiagregantes plaquetarios (por ejemplo, Panax ginseng, matricaria, ajo, ginkgo) | Mayor efecto secundario (hemorragia) | Inhibición de la agregación plaquetaria mediante la inhibición de la tromboxano sintetasa (jengibre) (P); araquidónico producción de ácido (matricaria) (P); inhibición de la epinefrina inducida in vitro (ajo) (P); tromboxano sintetasa plaquetaria agregación plaquetaria (ajo) (P, CR); inhibición del factor de la activación plaquetaria (ginkgo) (CR) |
| **Anticoagulantes: warfarina** | *Panax ginseng, hierba de san Juan* | Oposición del efecto terapéutico; disminución de la biodisponibilidad enzimática | Desconocido (CR); inducción hepática (CS) |
| **Anticoagulantes: warfarina** | Hierbas ricas en cumarina (por ejemplo, trébol de olor, danshen), trébol blanco | Aumento del efecto terapéutico. Solo se ha observado que el danshen lo haga clínicamente. | Aumento de la concentración máxima y disminución del volumen de distribución (CR, P) |
| **Anticoagulantes: Warfarina** | Hierbas ricas en vitamina K (por ejemplo, berza, col rizada, espinacas) | Disminución del efecto terapéutico | Se opone a la actividad (CR, P) |
| **Anticonvulsivos** | Hierbas ricas en GLA<br>Hierbas que contienen tujona (p. ej., cedro, tanaceto, salvia) | Disminución del efecto terapéutico | El GLA (CR) y la tujona pueden disminuir el umbral convulsivo, mecanismo desconocido |
| **Anticonvulsivos** | Hierbas ricas en salicilatos (p. ej., bola de nieve, sauce, gaulteria) | Mayor efecto terapéutico | Transitorio; mecanismo desconocido (CR) |
| **Anticonvulsivos: Fenitoína** | Shankapulshpi (preparado ayurvédico con múltiples hierbas) | Oposición de la acción terapéutica | Disminución de la eficacia del fármaco; disminución de los niveles del fármaco (CR) |
| **Antiagregantes plaquetarios** | Antiagregantes plaquetarios (p. ej., Panax ginseng, matricaria, ajo, ginko) | Mayor efecto secundario (hemorragia) | Acción terapéutica similar (P, CR) |
| **Barbitúricos** | Valeriana | Aumento del efecto terapéutico; aumento de los efectos secundarios | Se ha demostrado que prolonga el sueño inducido por barbitúricos (AS) |
| **Benzodiacepinas** | Hierba de san Juan, kava | Disminución de la eficacia terapéutica; puede aumentar los efectos secundarios; aumento de la sedación | La hierba se une al emplazamiento del receptor GABA (AS, P) |
| **Glucósidos cardíacos** | Hierbas que contienen glucósidos cardíacos (por ejemplo, dedalera, lirio de los valles) | a. Mayor efecto terapéutico<br>b. Aumento de los efectos secundarios (arritmia) | Mismos componentes activos (TH) |

| CATEGORÍA DE FÁRMACOS | HIERBAS | EFECTO DE LAS HIERBAS | MECANISMO (TIPO DE EVIDENCIA) |
|---|---|---|---|
| **Glucósidos cardíacos** | Hierbas laxantes catárticas (p. ej., áloe, cáscara, sen, acedera amarilla), regaliz, hierbas diuréticas (p. ej., semilla de apio, seda de maíz, cola de caballo, enebro) | Aumento de los efectos secundarios (arritmia) | Aumento de la pérdida de potasio (TH) |
| **Glucósidos cardíacos** | Hierba que contiene quinina (p. ej., corteza de quina) | Aumento de los niveles plasmáticos | (TH) |
| **Fármacos hipocolesterolemiantes** | Ajo, alcachofa, jengibre, fenogreco | Mayor efecto terapéutico | Efecto clínico similar por mecanismo diferente (TH) |
| **Corticosteroides** | Regaliz | Aumento de los niveles plasmáticos | Aumento de la vida media (aumento de la biodisponibilidad) (CR); inhibición de la ll-ß-deshidrogenasa (P) |
| **Corticosteroides** | *Panax ginseng* | Aumento de los efectos secundarios | Efectos secundarios similares de estimulación del SNC e insomnio (CR) |
| **Digoxina** | Ginseng siberiano | Aumento del nivel plasmático | Mecanismo desconocido; validado por reexposición (CR) |
| **Digoxina** | a. Kyushin (remedio chino que contiene el veneno del sapo)<br>b. *Panax ginseng* | Aumento de los niveles séricos | Interfiere en el ensayo (P, CR) sin efectos tóxicos |
| **Diurético: Lasix** | *Panax ginseng* | Disminución del efecto terapéutico | Resistencia diurética con ginseng; mecanismo desconocido (CR) |
| **Diurético: reducción de potasio** | Regaliz | Disminución del efecto terapéutico | Interfiere con los efectos reductor de potasio al gastar K+ |
| **Terapia de sustitución de estrógenos** | a. Hierbas ricas en fitoestrógenos (por ejemplo, soja, fenogreco, regaliz, cimicífuga racemosa)<br>b. *Panax ginseng* | a. Aumento de la terapéutica<br>b. Aumento del efecto secundario (exceso de estrógenos) | a. Efecto (TH) nunca comunicado en exceso<br>b. Se ha descrito en pocos casos que produzca hemorragia posmenopáusica o mastalgia (CR) |
| **Medicación general** | Hierbas ricas en fibra (p. ej., lino, psilio, acacia, olmo americano, malvavisco) | Disminución de la absorción | (P) |
| **Medicación general** | Remedios con efecto calor (por ejemplo, jengibre, ajo, pimienta negra, pimiento rojo) | Aumento de la absorción | Tomados internamente, los remedios efecto calor provocan una vasodilatación de la pared intestinal y un aumento de la absorción (TU) |
| **Fármacos para la motilidad gastrointestinal** | Hierbas anticolinérgicas (no suelen utilizarse clínicamente, por ejemplo, la belladona) | Disminución de la actividad | Oposición de la actividad terapéutica |
| **Fármacos hepatotóxicos** | Hierbas hepatotóxicas (por ejemplo, borraja, uña de caballo, consuelda, ruda, tanaceto) | Aumento de los efectos secundarios (hepatotoxicidad) | Toxicidad aditiva por efectos secundarios similares (CR) |
| **Agentes hipoglucemiantes: Orales e insulínicos** | Hipoglucemiantes (p. ej., Panax ginseng, ajo, fenogreco, melón amargo, aloe, gymnema) | Efecto terapéutico potenciado | a. Actividad hipoglucemiante directa (CR, AS, P) b. Disminución de la absorción de la glucosa |
| **Agentes hipoglucemiantes: Oral e insulina** | Hiperglucemiante (por ejemplo, cacao, romero, ortiga) | Disminución del efecto terapéutico | Oposición directa de la acción terapéutica (CS) |
| **Inmunosupresores** | Equinácea, astrágalo | Oposición de la acción terapéutica | La estimulación inmunitaria general por estas hierbas puede interferir con la capacidad de los fármacos inmunosupresores para prevenir el rechazo tisular; nunca se ha informado de ello (TH) |
| **Hierro** | Hierbas ricas en taninos (p. ej., hierbas con cafeína, uña de gato, té, uva ursi) | Disminución terapéutica | El tanino se une al hierro, efecto que disminuye la absorción (TH, P) |
| **Litio** | Hierbas diuréticas (p. ej., semilla de apio, seda de maíz, cola de caballo, enebro) | Aumento de los efectos secundarios | La disminución de sodio provoca un aumento de la toxicidad del litio |
| **Disminución del umbral convulsivo** | Hierbas ricas en GLA (p. ej., onagra, borraja, grosellero negro) | Aumento del efecto secundario a efecto secundario aditivo | Disminución del umbral convulsivo (CR) |
| **Metotrexato y medicamentos citotóxicos similares** | Hierbas con salicilatos (por ejemplo, corteza de calambre, sauce, gaulteria) | Aumento de los niveles plasmáticos (toxicidad) | Disminución de la excreción (TH) |

| CATEGORÍA DE FÁRMACOS | HIERBAS | EFECTO DE LAS HIERBAS | MECANISMO (TIPO DE EVIDENCIA) |
|---|---|---|---|
| **Minerales** | Hierbas que contienen fibra (por ejemplo, lino, psilio, acacia, olmo americano, malvavisco) | Disminución de la biodisponibilidad | Se ha observado que el psilio disminuye la absorción de Ca, Mg, Cu, Zn (CR) |
| **Inhibidores de la monoaminooxidasa (IMAO)** | *Panax ginseng*, aminas bioactivas, regaliz | Aumento de los efectos secundarios | Los efectos secundarios aditivos pueden provocar toxicidad; se ha informado de que la glicirricina es un IMAO muy potente (TH, CR) |
| **Inhibidores de la monoaminooxidasa (IMAO)** | Ginkgo | Aumento del efecto terapéutico; | Inhibición de la monoaminooxidasa aumento de los efectos secundarios oxidasa (P) |
| **Medicamentos antiinflamatorios no esteroideos (AINE)** | Hierbas irritantes gástricas (p. ej., cafeína, ruda, uva ursi) | Aumento de los efectos secundarios | Efectos secundarios similares pueden aumentar el riesgo de erosión gástrica y hemorragia (TH) |
| **Antiinflamatorios no esteroideos (AINE)** | Ortigas | Aumento del efecto terapéutico | Potenciación de la actividad antiinflamatoria de los AINE (CT) |
| **Opiáceos** | *Panax ginseng* | Disminución de los efectos terapéuticos | Un modelo animal demostró el embotamiento de los efectos analgésicos de la morfina a través de un mecanismo mediado por receptores no opioides (AS) |
| **Fármacos fotosensibilizantes** | Hierbas fotosensibilizantes (por ejemplo, hierba de san Juan, angélica, ruda, hinojo) | Aumento de los efectos secundarios | Las furanocumarinas que se encuentran a menudo en las umbelíferas se parecen a los psoralenos (P, AS, CR) |
| **Salicilatos** | Hierbas que alcalinizan la orina (p. ej., uva ursi) | Disminución de los niveles plasmáticos | Aumento de la excreción urinaria (P) |
| **Hipnóticos sedantes** | Hierbas opiáceas (por ejemplo, adormidera, adormidera de California) | Aumento de los efectos secundarios (depresión del SNC) | Efectos secundarios aditivos |
| **Hipnóticos sedantes, incluido el alcohol** | Hierbas sedantes (p. ej., lúpulo, kava, valeriana) | Aumento de la acción terapéutica; aumento de los efectos secundarios (depresión del SNC) | Los efectos aditivos provocan depresión del SNC, salvo que la valeriana no potencia los efectos del alcohol (AS, P) |
| **ISRS** | Hierba de san Juan | Aumento de la actividad terapéutica; aumento de los efectos secundarios | Puede contribuir a la acción similar al síndrome de la serotonina (TH) |
| **Estatinas** | Levadura roja (Cholestin®) | Mayor efecto terapéutico | Compuestos activos similares; no se sabe si tomar ambos productos simultáneamente aumenta los efectos secundarios de las estatinas (TH) |
| **Hormona tiroidea** | a. Rábano picante<br>b. Alga kelp | a. Disminución del efecto terapéutico<br>b. Aumento del efecto terapéutico | Función tiroidea deprimida |

## Interacciones hierba-fármaco: Una tabla con base en la evidencia, por Mary L. Hardy, directora médica

En conclusión, utilizar hierbas para obtener beneficios para la salud requiere precaución. Este capítulo esboza las directrices esenciales para un uso seguro y eficaz de las hierbas, haciendo hincapié en la consulta a los profesionales sanitarios, la identificación precisa de las plantas y la importancia de la elección de hierbas de alta calidad. Analiza las fórmulas basadas en la edad y la importancia de la personalización bajo la orientación de expertos herbolarios. En este capítulo también se destaca la necesidad de vigilar los posibles efectos secundarios y las alergias, y de tener cuidado con las interacciones con los medicamentos, como se detalla en la tabla de interacciones entre hierbas y fármacos que se proporciona. La adhesión a estos principios prácticos permite explorar la herboristería de forma responsable, garantizando tanto el bienestar como la seguridad en las prácticas.

Al concluir este libro, esperamos sinceramente que te haya resultado informativo y valioso para ampliar tus conocimientos de la materia. Las directrices proporcionadas pretenden dotarte de los conocimientos necesarios para unas prácticas herbolarias seguras y eficaces. Tanto si eres principiante como si tienes experiencia en remedios herbales, nuestro deseo es que esta información mejore tu comprensión y contribuya a tu bienestar. Si tienes alguna pregunta o comentario, recuerda que el aprendizaje sobre las hierbas es un viaje continuo, y te animamos a que solicites más información, a nosotros o a otros profesionales del sector. Gracias por acompañarnos en esta exploración de la herboristería, y esperamos que aporte contribuciones positivas a tu salud y estilo de vida.

## REFERENCIAS:


**1** | Apelian N. The Holistic Guide to Wellness. Claude Davis; 2023

**2** | The Lost Herbs, The Healing Power of Backyard Plants at Your Fingertips [Internet]. The Lost Herbs. 2024 Available from: https://thelostherbs.com

**3** | World Health Organization. WHO Monographs On Selected Medicinal Plants. Vol. 3. Geneva: World Health Organization; 2007

**4** | McGarey WA. The Oil That Heals. ARE Press; 1993

**5** | Chevallier A. Encyclopedia of Herbal Medicine. Penguin; 2016

**6** | Valerie Ann Worwood. The Complete Book Of Essential Oils And Aromatherapy : Over 800 Natural, Nontoxic, And Fragrant Recipes To Create Health, Beauty, And Safe Home And Work Environments. Novato, California: New World Library; 2016

**7** | Gladstar R. Rosemary Gladstar's Medicinal Herbs: A Beginner's Guide. Storey Publishing, LLC; 2012

**8** | Duke JA. Handbook of Medicinal Herbs. Hoboken: CRC Press; 2002

**9** | Hoffmann D. Medical Herbalism - The Science And Practice Of Herbal Medicine. Healing Arts Press; 2003

**10** | Benzie IFF, Wachtel-Galor S, Packer L. Herbal Medicine: Biomolecular and Clinical Aspects. Hoboken: CRC Press; 2011

**11** | Natural Medicines - Databases [Internet]. naturalmedicines.therapeuticresearch.com. Available from: https://naturalmedicines.therapeuticresearch.com/databases.aspx

**12** | Kolen R. How to make herbal tinctures [Internet]. Mountain Rose Herbs. 2017. Available from: https://blog.mountainroseherbs.com/guide-tinctures-extracts

**13** | Noveille A. Art of the Alcohol-Free Apothecary [Internet]. Herbal Academy. 2015 [cited 2024 Mar 12]. Available from: https://theherbalacademy.com/art-of-the-alcohol-free-apothecary/

**14** | 93 Types of Tea: Complete List of Tea Names [Internet]. Steeped Dreams. Available from: https://steepeddreams.com/blog/different-types-of-tea

**15** | Cinnamon Tea: Are There Health Benefits? [Internet]. WebMD. Available from: https://www.webmd.com/diet/health-benefits-cinnamon-tea

**16** | Leech J. 10 Evidence-Based Health Benefits of Cinnamon [Internet]. Healthline. 2018. Available from: https://www.healthline.com/nutrition/10-proven-benefits-of-cinnamon

**17** |Hawthorn Information | Mount Sinai - New York [Internet]. Mount Sinai Health System. Available from: https://www.mountsinai.org/health-library/herb/hawthorn

**18** | Mahdi JG, Mahdi AJ, Mahdi AJ, Bowen ID. The Historical Analysis Of Aspirin Discovery, Its Relation To The Willow Tree, And Antiproliferative And Anticancer Potential. Cell Proliferation. 2006 Apr;39(2):147–55.

**19** | Entezari M, Aslani N, Askari G, Maghsoudi Z, Maracy M. Effect Of Garlic And Lemon Juice Mixture On Lipid Profile And Some Cardiovascular Risk Factors In People 30-60 Years Old With Moderate Hyperlipidemia: A Randomized Clinical Trial. International Journal of Preventive Medicine. 2016;7(1):95

**20** | Kasprzak-Drozd K, Oniszczuk T, Soja J, Gancarz M, Wojtunik-Kulesza K, Markut-Miotła E, et al. The Efficacy of Black Chokeberry Fruits against Cardiovascular Diseases. International Journal of Molecular Sciences. 2021 Jun 18;22(12):6541.

**21** | Zheng J, Zhou Y, Li S, Zhang P, Zhou T, Xu DP, et al. Effects and Mechanisms of Fruit and Vegetable Juices on Cardiovascular Diseases. International Journal of Molecular Sciences [Internet]. 2017 Mar 4;18(3). Available from: https://pubmed.ncbi.nlm.nih.gov/28273863/

**22** | Raposo A, Saraiva A, Ramos F, Carrascosa C, Raheem D, Bárbara R, et al. The Role of Food Supplementation in Microcirculation—A Comprehensive Review. Biology. 2021 Jul 2;10(7):616.

**23** | Vaneková Z, Rollinger JM. Bilberries: Curative and Miraculous – A Review on Bioactive Constituents and Clinical Research. Frontiers in Pharmacology. 2022 Jun 29;13.

**24** | Horse Chestnut: Uses, Side Effects, Interactions, Dosage, and Warning [Internet]. www.webmd.com. Available from: https://www.webmd.com/vitamins/ai/ingredientmono-1055/horse-chestnut

**25** | Kharlamenko A. 7 Health Benefits of Horse Chestnut Extract [Internet]. Healthline. Healthline Media; 2019. Available from: https://www.healthline.com/nutrition/horse-chestnut-benefits

**26** | Owczarek A, Kołodziejczyk-Czepas J, Marczuk P, Siwek J, Wąsowicz K, Olszewska MA. Bioactivity Potential of Aesculus hippocastanum L. Flower: Phytochemical Profile, Antiradical Capacity and Protective Effects on Human Plasma Components under Oxidative/Nitrative Stress In Vitro. Pharmaceuticals [Internet]. 2021 Dec 14 [cited 2023 Dec 7];14(12):1301. Available from: https://www.ncbi.nlm.nih.gov/pmc/articles/PMC8706066/

**27** | El-Saadony MT, Yang T, Korma SA, Sitohy M, Abd El-Mageed TA, Selim S, et al. Impacts Of Turmeric And Its Principal Bioactive Curcumin On Human Health: Pharmaceutical, Medicinal, And Food Applications: A Comprehensive Review. Frontiers in Nutrition. 2023 Jan 10;9.

**28** | Yuandani, Jantan I, Rohani AS, Sumantri IB. Immunomodulatory Effects and Mechanisms of Curcuma Species and Their Bioactive Compounds: A Review. Frontiers in Pharmacology. 2021 Apr 30;12.

**29** | Prasad S, Aggarwal BB. Turmeric, the Golden Spice [Internet]. Nih.gov. CRC Press/Taylor & Francis; 2011. Available from: https://www.ncbi.nlm.nih.gov/books/NBK92752/

**30** | Health Benefits of Fennel [Internet]. WebMD. Available from: https://www.webmd.com/food-recipes/health-benefits-fennel

**31** | Peppermint oil benefits: Properties and uses [Internet]. www.medicalnewstoday.com. 2020. Available from: https://www.medicalnewstoday.com/articles/peppermint-oil-benefits#benefits

**32** | Esimone CO, Akah PA, Nworu CS. Efficacy and Safety Assessment of T. Angelica Herbal Tonic, a Phytomedicinal Product Popularly Used in Nigeria. Evidence-Based Complementary and Alternative Medicine. 2011;2011:1–6.

**33** | Gupta S. Chamomile: A Herbal Medicine Of The Past With A Bright Future. Molecular Medicine Reports [Internet]. 2010 Sep 28;3(6). Available from: https://www.ncbi.nlm.nih.gov/pmc/articles/PMC2995283/

**34** | Nikkhah Bodagh M, Maleki I, Hekmatdoost A. Ginger in Gastrointestinal Disorders: a Systematic Review of Clinical Trials. Food Science & Nutrition [Internet]. 2018 Nov 5;7(1):96–108. Available from: https://www.ncbi.nlm.nih.gov/pmc/articles/PMC6341159/

**35** | Bijak M. Silybin, a Major Bioactive Component of Milk Thistle (Silybum marianum L. Gaernt.)—Chemistry, Bioavailability, and Metabolism. Molecules. 2017 Nov 10;22(11):1942.

**36** | Chiu HF, Chen TY, Tzeng YT, Wang CK. Improvement Of Liver Function In Humans Using A Mixture Of Schisandra Fruit Extract And Sesamin. Phytotherapy research: PTR [Internet]. 2013 Mar 1 [cited 2021 Oct 13];27(3):368–73. Available from: https://pubmed.ncbi.nlm.nih.gov/22610748/

**37** | Park HJ, Lee SJ, Song Y, Jang SH, Ko YG, Kang SN, et al. Schisandra chinensis Prevents Alcohol-Induced Fatty Liver Disease. Journal of Medicinal Food. 2014 Jan;17(1):103–10.

**38** | Nur Shazwani Muhammad, Kasimu Ghandi Ibrahim, Ndhlala AR, Erlwanger KH. Moringa Oleifera Lam. Prevents The Development Of High Fructose Diet-Induced Fatty Liver. South African Journal of Botany. 2020 Mar 1;129:32–9.

**39** | Peppermint Oil: A Medicine To Treat To Treat Stomach Cramps And Bloating [Internet]. nhs.uk. 2021. Available from: https://www.nhs.uk/medicines/peppermint-oil/

**40** | L M, M N, R H, A H. Peppermint and Its Functionality: A Review. Archives of Clinical Microbiology [Internet]. 2017;08(04). Available from: http://www.acmicrob.com/microbiology/peppermint-and-its-functionality-a-review.php?aid=19955

**41** | A Guide to Bitters: How to Use, Benefits, Flavors, and Recipes [Internet]. Healthline. 2019. Available from: https://www.healthline.com/health/food-nutrition/how-to-use-bitters#what-are-they-good-for

**42** | Pfingstgraf IO, Taulescu M, Pop RM, Orăsan R, Vlase L, Uifalean A, et al. Protective Effects of Taraxacum officinale L. (Dandelion) Root Extract in Experimental Acute on Chronic Liver Failure. Antioxidants (Basel, Switzerland) [Internet]. 2021 Mar 24;10(4). Available from: https://pubmed.ncbi.nlm.nih.gov/33804908/

**43** | Raak C, Ostermann T, Boehm K,

Molsberger F. Regular Consumption of Sauerkraut and Its Effect on Human Health: A Bibliometric Analysis. Global Advances in Health and Medicine [Internet]. 2014 Nov;3(6):12–8. Available from: https://www.ncbi.nlm.nih.gov/pmc/articles/PMC4268643/

**44 |** Contributors WE. Health Benefits of Sauerkraut [Internet]. WebMD. Available from: https://www.webmd.com/diet/health-benefits-sauerkraut

**45 |** Yu M, Jin X, Liang C, Bu F, Pan D, He Q, et al. Berberine For Diarrhea In Children And Adults: A Systematic Review And Meta-Analysis. Therapeutic Advances in Gastroenterology [Internet]. 2020 Oct 23 [cited 2022 Nov 6];13:1756284820961299. Available from: https://www.ncbi.nlm.nih.gov/pmc/articles/PMC7586028/

**46 |** Selvaraj S, Gurumurthy K. An overview of probiotic health booster-kombucha tea. Chinese Herbal Medicines. 2022 Dec; https://www.sciencedirect.com/science/article/pii/S1674638422001289

**47 |** Sandor Ellix Katz. The Art of Fermentation: An In-Depth Exploration Of Essential Concepts And Processes From Around The World. White River Junction, Vt.: Chelsea Green Pub; 2012.

**48 |** Kelber O, Bauer R, Kubelka W. Phytotherapy in Functional Gastrointestinal Disorders. Digestive Diseases. 2017;35(1):36–42

**49 |** Psyllium Information | Mount Sinai - New York [Internet]. Mount Sinai Health System. Available from: https://www.mountsinai.org/health-library/supplement/psyllium

**50 |** Hawrelak JA, Myers SP. Effects of Two Natural Medicine Formulations on Irritable Bowel Syndrome Symptoms: A Pilot Study. The Journal of Alternative and Complementary Medicine. 2010 Oct;16(10):1065–71

**51 |** 10 Natural Appetite Suppressants That Help You Lose Weight [Internet]. Healthline. 2020. Available from: https://www.healthline.com/nutrition/10-natural-appetite-suppressants#garcinia-cambogia

**52 |** Contributors WE. Health Benefits of Beetroot [Internet]. WebMD. 2020. Available from: https://www.webmd.com/diet/health-benefits-beetroot

**53 |** Contributors WE. Bay Leaf: Health Benefits, Nutrition, and Uses [Internet]. WebMD. 2022. Available from: https://www.webmd.com/diet/bay-leaf-health-benefits

**54 |** Dube P. Bay Leaf - Benefits, Nutrition Value, Uses, and Recipes [Internet]. Blog - HealthifyMe. 2022. Available from: https://www.healthifyme.com/blog/benefits-of-bay-leaf/

**55 |** Khan A, Zaman G, Anderson RA. Bay Leaves Improve Glucose and Lipid Profile of People with Type 2 Diabetes. Journal of Clinical Biochemistry and Nutrition [Internet]. 2009 [cited 2019 Dec 11];44(1):52–6. Available from: https://www.ncbi.nlm.nih.gov/pmc/articles/PMC2613499/

**56 |** Does Forskolin Actually Work? An Evidence-Based Review [Internet]. Healthline. 2017 [cited 2024 Mar 12]. Available from: https://www.healthline.com/nutrition/forskolin-review#Frequently-asked-questions-about-forskolin

**57 |** Salehi B, Staniak M, Czopek K, Stępień A, Dua K, Wadhwa R, et al. The Therapeutic Potential of the Labdane Diterpenoid Forskolin. Applied Sciences. 2019 Sep 30;9(19):4089

**58 |** Lose Weight More Easily With a Bowl of Nettle Soup [Internet]. Men's Health. 2020 [cited 2024 Mar 12]. Available from: https://www.menshealth.com/uk/nutrition/food-drink/a34685756/lose-weight-nettle-soup/

**59 |** 6 Benefits of Stinging Nettle (Plus Side Effects) [Internet]. Healthline. 2018. Available from: https://www.healthline.com/nutrition/stinging-nettle

**60 |** Mahalapbutr P, Sangkhawasi M, Kammarabutr J, Chamni S, Rungrotmongkol T. Rosmarinic Acid as a Potent Influenza Neuraminidase Inhibitor: In Vitro and In Silico Study. Current Topics in Medicinal Chemistry [Internet]. 2020 [cited 2024 Mar 12];20(23):2046–55. Available from: https://pubmed.ncbi.nlm.nih.gov/31738149/

**61 |** Klein AH, Carstens MI, Carstens E. Eugenol and carvacrol induce temporally desensitizing patterns of oral irritation and enhance innocuous warmth and noxious heat sensation on the tongue. Pain. 2013 Oct;154(10):2078–87

**62 |** Bang S, Li W, Ha TKQ, Lee C, Oh WK, Shim SH. Anti-Influenza Effect Of The Major Flavonoids From Salvia Plebeia R.Br. Via Inhibition Of Influenza H1N1 Virus Neuraminidase. Natural Product Research [Internet]. 2018 May 1 [cited 2024 Mar 12];32(10):1224–8. Available from: https://pubmed.ncbi.nlm.nih.gov/28504013/

**63 |** Wijesundara NM, Rupasinghe HPVasantha. Essential Oils From Origanum Vulgare And Salvia Officinalis Exhibit Antibacterial And Anti-Biofilm Activities Against Streptococcus pyogenes. Microbial Pathogenesis. 2018 Apr;117:118–27

**64 |** How to Use Essential Oils for Sinus Congestion [Internet]. Healthline. 2016 [cited 2024 Mar 12]. Available from: https://www.healthline.com/health/essential-oils-for-sinus-congestion

**65 |** Yadav N, Chandra H. Suppression Of Inflammatory And Infection Responses In Lung Macrophages By Eucalyptus Oil And Its Constituent 1,8-cineole: Role of pattern recognition receptors TREM-1 and NLRP3, the MAP kinase regulator MKP-1, and NFκB. Khan MF, 2017 Nov 15;12(11):e0188232

**66 |** Mustard Plaster [Internet]. Wikipedia. 2021. Available from: https://en.wikipedia.org/wiki/Mustard_plaster

**67 |** Camphor Oil: Uses, Benefits, And Precautions [Internet]. www.medicalnewstoday.com. 2020. Available from: https://www.medicalnewstoday.com/articles/camphor-oil

**68 |** 10 Potential Uses for Vicks VapoRub [Internet]. Healthline. 2020. Available from: https://www.healthline.com/health/vicks-vaporub-benefits

**69 |** Cohen HA, Rozen J, Kristal H, Laks Y, Berkovitch M, Uziel Y, et al. Effect of Honey on Nocturnal Cough and Sleep Quality: A Double-blind, Randomized, Placebo-Controlled Study. PEDIATRICS. 2012 Aug 6;130(3):465–71

**70 |** Cough Information | Mount Sinai - New York [Internet]. Mount Sinai Health System. [cited 2024 Mar 12]. Available from: https://www.mountsinai.org/health-library/condition/cough

**71 |**Kemmerich B, Eberhardt R, Stammer H. Efficacy And Tolerability Of A Fluid Extract Combination Of Thyme Herb And Ivy Leaves And Matched Placebo In Adults Suffering From Acute Bronchitis With Productive Cough. A Prospective, Double-Blind, Placebo-Controlled Clinical Trial. Arzneimittel-Forschung [Internet]. 2006;56(9):652–60. Available from: https://www.ncbi.nlm.nih.gov/pubmed/17063641

**72 |** Krzyżanowska-Kowalczyk J, Kowalczyk M, Ponczek MB, Pecio Ł, Nowak P, Kolodziejczyk-Czepas J. Pulmonaria obscura and Pulmonaria officinalis Extracts as Mitigators of Peroxynitrite-Induced Oxidative Stress and Cyclooxygenase-2 Inhibitors–In Vitro and In Silico Studies. Molecules. 2021 Jan 26;26(3):631

**73 |** Lungmoss Potential Benefits, Side Effects, Uses, and Where to Get It [Internet]. Healthline. 2020 [cited 2024 Mar 14]. Available from: https://www.healthline.com/health/lungmoss

**74 |** 4 Ways Mullein Benefits Your Lungs [Internet]. Cleveland Clinic. Available from: https://health.clevelandclinic.org/mullein-benefits

**75 |** Nagata K, Sakagami H, Harada H, Nonoyama M, Ishihama A, Konno K. Inhibition Of Influenza Virus Infection By Pine Cone Antitumor Substances. Antiviral Research [Internet]. 1990 Jan 1 [cited 2024 Mar 14];13(1):11–21. Available from: https://www.sciencedirect.com/science/article/abs/pii/0166354290900415

**76 |** What to Know About Natural Expectorants [Internet]. WebMD. Available from: https://www.webmd.com/cold-and-flu/what-to-know-about-natural-expectorants

**77 |** Roschek B, Fink RC, McMichael M, Alberte RS. Nettle extract (Urtica dioica) Affects Key Receptors And Enzymes Associated With Allergic Rhinitis. Phytotherapy Research. 2009 Jul;23(7):920–6

**78 |** Rahbardar M, Hosseinzadeh H. Therapeutic Effects Of Rosemary (Rosmarinus Officinalis L.) And Its Active Constituents On Nervous System Disorders. Therapeutic Effects Of Rosemary (Rosmarinus Officinalis L) And Its Active Constituents On Nervous System Disorders [Internet]. 2020 Sep 23;23(9). Available from: https://ijbms.mums.ac.ir/article_15705_a9abf2c1cf4e9cf81095f88315336f4c.pdf

**79 |** Scholey A, Gibbs A, Neale C, Perry N, Ossoukhova A, Bilog V, et al. Anti-Stress Effects of Lemon Balm-Containing Foods. Nutrients [Internet]. 2014 Oct 30;6(11):4805–21. Available from: https://www.mdpi.com/2072-6643/6/1¼805/html

**80 |** Mahalapbutr P, Sangkhawasi M, Kammarabutr J, Chamni S, Rungrotmongkol T. Rosmarinic Acid as a Potent Influenza Neuraminidase Inhibitor: In Vitro and In Silico Study. Current Topics in Medicinal Chemistry [Internet]. 2020;20(23):2046–55. Available from: https://pubmed.ncbi.nlm.nih.gov/31738149/

81 | Health Benefits Of Lion's Mane [Internet]. Forbes Health. 2023. Available from: https://www.forbes.com/health/supplements/health-benefits-of-lions-mane/

82 | Wijesundara NM, Rupasinghe HPVasantha. Essential oils from Origanum vulgare and Salvia officinalis exhibit antibacterial and anti-biofilm activities against Streptococcus pyogenes. Microbial Pathogenesis. 2018 Apr;117:118–27.

83 | Jurenka, J. S. (2009). Anti-Inflammatory Properties Of Curcumin, A Major Constituent of Curcuma longa: A review of preclinical and clinical research. Alternative Medicine Review, 14(2), 141-153.

84 | Aggarwal, B. B., & Harikumar, K. B. (2009). Potential Therapeutic Effects Of Curcumin, The Anti-Inflammatory Agent, Against Neurodegenerative, Cardiovascular, Pulmonary, Metabolic, Autoimmune, And Neoplastic Diseases. The International Journal of Biochemistry & Cell Biology, 41(1), 40-59.

85 | Hewlings S, Kalman D. Curcumin: A Review of Its' Effects on Human Health. Foods [Internet]. 2017 Oct 22;6(10):92. Available from: https://www.ncbi.nlm.nih.gov/pmc/articles/PMC5664031/

86 | Klein AH, Carstens MI, Carstens E. Eugenol And Carvacrol Induce Temporally Desensitizing Patterns Of Oral Irritation And Enhance Innocuous Warmth And Noxious Heat Sensation On The Tongue. Pain. 2013 Oct;154(10):2078–87

87 | Ghorbani A, Esmaeilizadeh M. Pharmacological Properties of Salvia officinalis and its Components. Journal of Traditional and Complementary Medicine [Internet]. 2017 Jan 13;7(4):433–40. Available from: https://www.ncbi.nlm.nih.gov/pmc/articles/PMC5634728/

88 | C. S, P. N, J. L, J. C, C. H, L. D, et al. The Chronic Effects of an extract of Bacopa monniera (Brahmi) on Cognitive Function in Healthy Human Subjects. Psychopharmacology [Internet]. 2001 Aug 1;156(4):481–4. Available from: https://www.gwern.net/docs/nootropics/2001-stough-2.pdf

89 | Cheng H, Lin L, Wang S, Zhang Y, Liu T, Yuan Y, et al. Aromatherapy With Single Essential Oils Can Significantly Improve The Sleep Quality Of Cancer Patients: A Meta-Analysis. BMC Complementary Medicine and Therapies. 2022 Jul 14;22(1)

90 | Perry NSL, Bollen C, Perry EK, Ballard C. Salvia for Dementia Therapy: Review Of Pharmacological Activity And Pilot Tolerability Clinical Trial. Pharmacology Biochemistry and Behavior. 2003 Jun;75(3):651–9

91 | Heck CI, de Mejia EG. Yerba Mate Tea (Ilex paraguariensis): A Comprehensive Review On Chemistry, Health Implications, And Technological Considerations. Journal of food science [Internet]. 2007;72(9):R138-51. Available from: https://www.ncbi.nlm.nih.gov/pubmed/18034743/

92 | Perry NSL, Bollen C, Perry EK, Ballard C. Salvia for Dementia Therapy: Review Of Pharmacological Activity And Pilot Tolerability Clinical Trial. Pharmacology Biochemistry and Behavior. 2003 Jun;75(3):651–9

93 | Garlic in Ear: Benefits and Risks for Earaches [Internet]. Healthline. 2018. Available from: https://www.healthline.com/health/garlic-in-ear

94 | Winston D, Maimes S. Adaptogens : Herbs for Strength, Stamina, And Stress Relief. Rochester, Vt: Healing Arts Press; 2007

95 | St. John's Wort Information | Mount Sinai - New York [Internet]. Mount Sinai Health System. Available from: https://www.mountsinai.org/health-library/herb/st-johns-wort

96 | Szaro M. How to Use Mugwort for Dreams, Sleep, and More [Internet]. Herbal Academy. 2020 [cited 2024 Jan 14]. Available from: https://theherbalacademy.com/blog/how-to-use-mugwort/

97 | Edwards D, Heufelder A, Zimmermann A. Therapeutic Effects And Safety of Rhodiola rosea Extract WS® 1375 In Subjects With Life-Stress Symptoms--Results Of An Open-Label Study. Phytotherapy research: PTR [Internet]. 2012 Aug 1;26(8):1220–5. Available from: https://pubmed.ncbi.nlm.nih.gov/22228617

98 | Oken BS. Complementary Therapies In Neurology : An Evidence-Based Approach. Boca Raton, Fl: Parthenon Pub. Group; 2004

99 | Valerian Information | Mount Sinai - New York [Internet]. Mount Sinai Health System. Available from: https://www.mountsinai.org/health-library/herb/valerian

100 | Kubala J. How Valerian Root Helps You Relax and Sleep Better [Internet]. Healthline. 2021. Available from: https://www.healthline.com/nutrition/valerian-root

101 | Van De Walle G. Kava Kava: Benefits, Side Effects and Dosage [Internet]. Healthline. 2018. Available from: https://www.healthline.com/nutrition/kava-kava

102 | Neroli Oil Overview, Benefits, Uses, Side Effects, and Precautions [Internet]. Healthline. 2019. Available from: https://www.healthline.com/health/neroli-oil

103 | Scandurra C, Mezzalira S, Cutillo S, Zapparella R, Statti G, Maldonato NM, et al. The Effectiveness of Neroli Essential Oil in Relieving Anxiety and Perceived Pain in Women during Labor: A Randomized Controlled Trial. Healthcare. 2022 Feb 14;10(2):366

104 | Panossian A, Wikman G. Effects of Adaptogens on the Central Nervous System and the Molecular Mechanisms Associated with Their Stress—Protective Activity. Pharmaceuticals [Internet]. 2010 Jan 19 [cited 2019 Jul 21];3(1):188–224. Available from: https://www.ncbi.nlm.nih.gov/pmc/articles/PMC3991026/

105 | Tahereh Eteraf-Oskouei, Najafi M. Traditional And Modern Uses Of Natural Honey In Human Diseases: A Review. PubMed. 2013 Jun 1;

106 | Schmid B, Lüdtke R, Selbmann H-K, Kötter I, Tschirdewahn B, Schaffner W, et al. Efficacy And Tolerability Of A Standardized Willow Bark Extract In Patients With Osteoarthritis: Randomized Placebo-Controlled, Double-Blind Clinical Trial. Phytotherapy Research. 2001 Jun;15(4):344–50

107 | Gupta S. Chamomile: A herbal medicine of the past with a bright future. Molecular Medicine Reports [Internet]. 2010 Sep 28;3(6). Available from: https://www.ncbi.nlm.nih.gov/pmc/articles/PMC2995283/

108 | Hale LP, Greer PK, Trinh CT, James CL. Proteinase Activity And Stability Of Natural Bromelain Preparations. International Immunopharmacology [Internet]. 2005 Apr;5(4):783–93. Available from: https://www.sciencedirect.com/science/article/pii/S156757690400400X

109 | Magnesium for Leg Cramps: Does It Work? What to Do If It Doesn't [Internet]. Healthline. 2019. Available from: https://www.healthline.com/health/magnesium-for-leg-cramps

110 | Ravikumar ini. Therapeutic Potential of Brassica oleracea (Broccoli) - A Review. International Journal of Drug Development and Research. 2015 Jan 1;7(2)

111 | Cheung PCK. The Nutritional And Health Benefits Of Mushrooms. Nutrition Bulletin. 2010 Nov 19;35(4):292–9.

112 |Wasser SP. Medicinal Mushrooms in Human Clinical Studies. Part I. Anticancer, Oncoimmunological, and Immunomodulatory Activities: A Review. International Journal of Medicinal Mushrooms. 2017;19(4):279–317

113 |Zhang Y. Ganoderma lucidum (Reishi) Suppresses Proliferation And Migration Of Breast Cancer Cells Via Inhibiting Wnt/β-catenin Signaling. Biochemical and Biophysical Research Communications. 2017 Jul;488(4):679–84

114 |Dai X, Stanilka JM, Rowe CA, Esteves EA, Nieves C, Spaiser SJ, et al. Consuming Lentinula edodes (Shiitake) Mushrooms Daily Improves Human Immunity: A Randomized Dietary Intervention in Healthy Young Adults. Journal of the American College of Nutrition [Internet]. 2015;34(6):478–87. Available from: https://www.ncbi.nlm.nih.gov/pubmed/25866155

115 |Lindequist U, Niedermeyer THJ, Jülich WD. The Pharmacological Potential of Mushrooms. Evidence-Based Complementary and Alternative Medicine [Internet]. 2005 [cited 2019 Oct 30];2(3):285–99. Available from: https://www.hindawi.com/journals/ecam/2005/906016/citations/jul/

116 |Chang Y, Zhang M, Jiang Y, Liu Y, Luo H, Hao C, et al. Preclinical And Clinical Studies of Coriolus versicolor polysaccharopeptide as an immunotherapeutic in China. Discovery Medicine [Internet]. 2017 Apr 1 [cited 2023 Jan 13];23(127):207–19. Available from: https://pubmed.ncbi.nlm.nih.gov/28595034/

117 |Rokos T, Pribulova T, Kozubik E, Biringer K, Holubekova V, Kudela E. Exploring the Bioactive Mycocompounds (Fungal Compounds) of Selected Medicinal Mushrooms and Their Potentials against HPV Infection and Associated Cancer in Humans. Life [Internet]. 2023 Jan 1 [cited 2023 Feb 6];13(1):244. Available from: https://www.mdpi.com/2075-1729/13/½44

118 | Vetvicka V, Vetvickova J. Immune Enhancing Effects of WB365, a Novel Combination of Ashwagandha (Withania somnifera) and Maitake (Grifola frondosa) Extracts. North American Journal of Medical Sciences. 2011;320–4.

119 | Wasser S. Medicinal Mushroom Science: Current Perspectives, Advances, Evidences, And Challenges. Biomedical Journal. 2014;37(6):345

120 | Joseph R, Pulimood SA, Abraham P, John GT. Successful Treatment of verruca vulgaris with Thuja occidentalis in a Renal Allograft Recipient. Indian Journal of Nephrology [Internet]. 2013;23(5):362–4. Available from: https://www.ncbi.nlm.nih.gov/pmc/articles/PMC3764712/

121 | Repajić M, Cegledi E, Zorić Z, Pedisić S, Elez Garofulić I, Radman S, et al. Bioactive Compounds in Wild Nettle (Urtica dioica L.) Leaves and Stalks: Polyphenols and Pigments upon Seasonal and Habitat Variations. Foods. 2021 Jan 18;10(1):190

122 | Kumar, A., Shukla, R., Singh, P., & Dubey, N. K. (2008). Chemical Composition, Antifungal And Antiaflatoxigenic Activities of Ocimum sanctum L. essential oil and its safety assessment as plant-based antimicrobial. Food and Chemical Toxicology, 46(7), 2725-2731.

123 | Toloza, A. C., Zygadlo, J., & Biurrun, F. (2006). Effects of Mentha piperita and Mentha × piperita Essential Oils On Survival And Behavior of Acanthoscelides obtectus (Coleoptera: Chrysomelidae). Journal of Economic Entomology, 99(1), 173-179.

124 | De Almeida, L. F. R., Frei, F., Mancini, E., De Martino, L., De Feo, V., & De Almeida, L. F. R. (2010). Phytotoxic activities of Mediterranean essential oils. Molecules, 15(6), 4309-4323

125 | Joubert E, de Beer D. Rooibos (Aspalathus linearis) beyond the farm gate: From herbal tea to potential phytopharmaceutical. South African Journal of Botany. 2011 Oct;77(4):869–86

126 | Edgar J. Bilberry Extract for Vision: What the Research Says [Internet]. WebMD. [cited 2022 Dec 20]. Available from: https://www.webmd.com/eye-health/features/bilberry-extract-and-vision

127 | Nomi Y, Iwasaki-Kurashige K, Matsumoto H. Therapeutic Effects of Anthocyanins for Vision and Eye Health. Molecules [Internet]. 2019 Sep 11;24(18):3311. Available from: https://www.ncbi.nlm.nih.gov/pmc/articles/PMC6767261/

128 | Kosehira M, Machida N, Kitaichi N. A 12-Week-Long Intake of Bilberry Extract (Vaccinium myrtillus L.) Improved Objective Findings of Ciliary Muscle Contraction of the Eye: A Randomized, Double-Blind, Placebo-Controlled, Parallel-Group Comparison Trial. Nutrients. 2020 Feb 25;12(3):600

129 | Labkovich M, Jacobs EB, Bhargava S, Pasquale LR, Ritch R. Ginkgo Biloba Extract in Ophthalmic and Systemic Disease, With a Focus on Normal-Tension Glaucoma. Asia-Pacific Journal of Ophthalmology. 2020 Apr 10;9(3):215–25

130 | Radomska-Leśniewska DM, Osiecka-Iwan A, Hyc A, Góźdź A, Dąbrowska AM, Skopiński P. Therapeutic potential of curcumin in eye diseases. Central European Journal of Immunology [Internet]. 2019 [cited 2019 Dec 1];44(2):181–9. Available from: https://www.termedia.pl/Therapeutic-potential-of-curcumin-in-eye-diseases,10,37377,1,1.html

131 | Understanding Varicose Veins -- the Basics [Internet]. WebMD. WebMD; 2001. Available from: https://www.webmd.com/skin-problems-and-treatments/understanding-varicose-veins-basics

132 | Kubala J. 10 Science-Based Benefits of Fennel and Fennel Seeds [Internet]. Healthline. 2019. Available from: https://www.healthline.com/nutrition/fennel-and-fennel-seed-benefits

133 | Eyebright: Benefits, Dosage, and Side Effects [Internet]. Healthline. 2019 [cited 2024 Mar 18]. Available from: https://www.healthline.com/nutrition/eyebright#eye-health

134 | Yu M, Jin X, Liang C, Bu F, Pan D, He Q, et al. Berberine for diarrhea in children and adults: a systematic review and meta-analysis. Therapeutic Advances in Gastroenterology [Internet]. 2020 Oct 23;13:1756284820961299. Available from: https://www.ncbi.nlm.nih.gov/pmc/articles/PMC7586028/

135 | Ajmera R. 13 potential health benefits of dandelion [Internet]. Healthline. 2018. Available from: https://www.healthline.com/nutrition/dandelion-benefits

136 | Lambert MNT, Hu LM, Jeppesen PB. A systematic review and meta-analysis of the effects of isoflavone formulations against estrogen-deficient bone resorption in peri- and postmenopausal women. The American Journal of Clinical Nutrition. 2017 Aug

137 | Watercress: Health benefits and nutritional breakdown [Internet]. www.medicalnewstoday.com. 2019. Available from: https://www.medicalnewstoday.com/articles/285412

138 | Kasarello K, Köhling I, Kosowska A, Pucia K, Lukasik A, Cudnoch-Jedrzejewska A, et al. The Anti-Inflammatory Effect of Cabbage Leaves Explained by the Influence of bol-miRNA172a on FAN Expression. Frontiers in Pharmacology. 2022 Mar 24;13.

139 | Zakay-Rones Z, Varsano N, Zlotnik M, Manor O, Regev L, Schlesinger M, et al. Inhibition of Several Strains of Influenza Virus in Vitro and Reduction of Symptoms by an Elderberry Extract (Sambucus nigra L.) during an Outbreak of Influenza B Panama. The Journal of Alternative and Complementary Medicine. 1995 Dec;1(4):361–9

140 | Apple Cider Vinegar For Eczema: How It Works And Uses [Internet]. www.medicalnewstoday.com. 2018 [cited 2023 Dec 20]. Available from: https://www.medicalnewstoday.com/articles/323160

141 | Apple Cider Vinegar Baths: Do They Have Any Benefits? [Internet]. www.medicalnewstoday.com. 2019 [cited 2023 Dec 20]. Available from: https://www.medicalnewstoday.com/articles/326876

142 | Yagnik D, Ward M, Shah AJ. Antibacterial Apple Cider Vinegar Eradicates Methicillin Resistant Staphylococcus aureus and resistant Escherichia coli. Scientific Reports [Internet]. 2021 Jan 20;11(1):1854. Available from: https://www.nature.com/articles/s41598-020-78407-x

143 | Armanini D, Mattarello MJ, Fiore C, Bonanni G, Scaroni C, Sartorato P, Et Al. Licorice Reduces Serum Testosterone In Healthy Women. Steroids. 2004 Oct;69(11-12):763–6

144 | Manach C, Williamson G, Morand C, Scalbert A, Rémésy C. Bioavailability and Bioefficacy of Polyphenols in Humans. I. Review of 97 Bioavailability Sudies. The American Journal of Clinical Nutrition. 2005 Jan 1;81(1):230S242S.

145 | BOCA AN, TATARU A, BUZOIANU AD, PINCELLI C, SOCACIU C. Pharmacological Benefits of Herbal Formulations in the Management of Psoriasis vulgaris. Notulae Botanicae Horti Agrobotanici Cluj-Napoca. 2014 Jun 3;42(1)

146 | Rice Water for Skin: Uses, Benefits and Efficacy [Internet]. Healthline. 2019. Available from: https://www.healthline.com/health/rice-water-for-skin#benefits

147 | Rice Water for Hair: Benefits and How to Use it [Internet]. www.medicalnewstoday.com. 2018. Available from: https://www.medicalnewstoday.com/articles/321353

148 | Malik I, Zarnigar. Aloe Vera: A Review Of Its Clinical Effectiveness. International Research Journal Of Pharmacy. 2013 Sep 9;4(8):75–9

149 | Ferreira EDS, Rosalen PL, Benso B, de Cássia Orlandi Sardi J, Denny C, Alves de Sousa S, et al. The Use of Essential Oils and Their Isolated Compounds for the Treatment of Oral Candidiasis: A Literature Review. Evidence-Based Complementary and Alternative Medicine: eCAM [Internet]. 2021 [cited 2022 Mar 17];2021:1059274. Available from: https://pubmed.ncbi.nlm.nih.gov/33505486/

150 | Prusinowska R, Śmigielski KB. Composition, biological properties and therapeutic effects of lavender (Lavandula angustifolia L). A review. Herba Polonica. 2014 Oct 2;60(2):56–66

151 | Chaudhuri RK, Bojanowski K. Bakuchiol: A Retinol-Like Functional Compound Revealed by Gene Expression Profiling and Clinically Proven to Have Anti-Aging Effects. International Journal of Cosmetic Science [Internet]. 2014 Jun 1;36(3):221–30. Available from: https://pubmed.ncbi.nlm.nih.gov/24471735/

152 | Kaplan D, Dosiou C. Two Cases of Graves' Hyperthyroidism Treated With Homeopathic Remedies Containing Herbal Extracts from Lycopus spp. and Melissa officinalis. Journal of the Endocrine Society. 2021 May 1;5(Supplement_1):A971–1

153 | Grant P. Spearmint Herbal Tea has Significant Anti-Androgen Efects in Polycystic Ovarian Syndrome. A Randomized Controlled Trial. Phytotherapy Research : PTR [Internet]. 2010;24(2):186–8. Available from: https://www.ncbi.nlm.nih.gov/pubmed/19585478

154 | Esmaeil Bandariyan, Asghar Mogheiseh, Ahmadi A. The Effect of Lutein And Urtica Dioica Extract on in Vitro Production of Embryo and Oxidative Status in Polycystic Ovary Syndrome BMC Complementary Medicine And Therapies. 2021 Feb 8;21(1)

155 | Arablou T, Aryaeian N, Valizadeh M, Sharifi F, Hosseini A, Djalali M. The Effect of Ginger Consumption on Glycemic Status, Lipid Profile and Some Inflammatory Markers

in Patients with Type 2 Diabetes Mellitus. International Journal of Food Sciences and Nutrition. 2014 Feb 4;65(4):515–20

156 | Cerqueira RO, Frey BN, Leclerc E, Brietzke E. Vitex agnus castus for Premenstrual Syndrome and Premenstrual Dysphoric Disorder: A Systematic Review. Archives of Women's Mental Health. 2017 Oct 23;20(6):713–9

157 | Verkaik S, Kamperman AM, van Westrhenen R, Schulte PFJ. The Treatment of Premenstrual Syndrome with Preparations of Vitex agnus castus: A Systematic Review and Meta-analysis. American Journal of Obstetrics and Gynecology. 2017 Aug;217(2):150–66

158 | Vitex Agnus-Castus - an overview | ScienceDirect Topics [Internet]. www.sciencedirect.com. Available from: https://www.sciencedirect.com/topics/medicine-and-dentistry/vitex-agnus-castus

159 | What Is Chasteberry, and What Can It Do? [Internet]. Cleveland Clinic. Available from: https://health.clevelandclinic.org/chasteberry-benefits-and-risks

160 | Geller SE, Studee L. Botanical and Dietary Supplements for Menopausal Symptoms: What Works, What Does Not. Journal of Women's Health [Internet]. 2005 Sep;14(7):634–49. Available from: https://www.ncbi.nlm.nih.gov/pmc/articles/PMC1764641/

161 |van de Weijer PHM, Barentsen R. Isoflavones from Red Clover (Promensil®) Significantly Reduce Menopausal Hot Flush Symptoms Compared with Placebo. Maturitas. 2002 Jul;42(3):187–93

162 | Sun W, Shahrajabian MH, Cheng Q. Anise (pimpinella anisum l.), a Dominant Spice and Traditional Medicinal Herb for Both Food and Medicinal Purposes. Sabatini S, editor. Cogent Biology. 2019 Sep 30;0(0)

163 | Estrada-Reyes R, Ortiz-López P, Gutiérrez-Ortíz J, Martínez-Mota L. Turnera diffusa Wild (Turneraceae) Recovers Sexual Behavior in Sexually Exhausted Males. Journal of Ethnopharmacology [Internet]. 2009 Jun 25 [cited 2021 Jun 30];123(3):423–9. Available from: http://www.ncbi.nlm.nih.gov/pubmed/19501274

164 | Gonzales GF. Ethnobiology and Ethnopharmacology of Lepidium meyenii(Maca), a Plant from the Peruvian Highlands. Evidence-Based Complementary and Alternative Medicine [Internet]. 2012;2012:1–10. Available from: https://www.ncbi.nlm.nih.gov/pmc/articles/PMC3184420/

165 | Manouchehri A, Abbaszadeh S, Ahmadi M, Nejad FK, Bahmani M, Dastyar N. Polycystic Ovaries and Herbal Remedies: A Systematic Review. JBRA Assisted Reproduction. 2022

166 | Haroon Elrasheid Tahir, Gustav Komla Mahunu, Abdalbasit Adam Mariod, Zou X, Newlove Akowuah Afoakwah. Biological Activities of Evening Pimrose Oil. 2022 Jan 1;317–32.

167 | Wilt, T. J., et al. (1998). Saw Palmetto Extracts for Treatment of Benign Prostatic Hyperplasia: A Systematic Review. JAMA, 280(18), 1604-1609

168 | Rossi A, Mari E, Scarnò M, Garelli V, Maxia C, Scali E, et al. Comparitive Effectiveness and Finasteride Vs Serenoa Repens in Male Androgenetic Alopecia: A Two-Year Study. International Journal of Immunopathology and Pharmacology. 2012 Oct;25(4):1167–73

169 | Lin HH, Chen JH, Wang CJ. Chemopreventive Properties and Molecular Mechanisms of the Bioactive Compounds in Hibiscus Sabdariffa Linne. Current Medicinal Chemistry. 2011 Mar 1;18(8):1245–54

170 | Kreydiyyeh SI, Usta J. Diuretic Effect and Mechanism of Action of Parsley. Journal of Ethnopharmacology [Internet]. 2002 Mar 1 [cited 2020 Aug 31];79(3):353–7. Available from: https://pubmed.ncbi.nlm.nih.gov/11849841/

171 |Koetter U, Schrader E, Käufeler R, Brattström A. A Randomized, Double Blind, Placebo-Controlled, Prospective Clinical Study To Demonstrate Clinical Efficacy of A Fixed Valerian Hops Extract Combination (Ze 91019) in Patients Suffering From Non-Organic Sleep Disorder. Phytotherapy Research. 2007;21(9):847–51

172 | Shams. Efficacy of Black Cohosh-Containing Preparations on Menopausal Symptoms: A Meta-Analysis. Alternative Therapies in Health and Medicine [Internet]. 2015;16(1). Available from: https://pubmed.ncbi.nlm.nih.gov/20085176/

173 | Bazzano AN, Hofer R, Thibeau S, Gillispie V, Jacobs M, Theall KP. A Review of Herbal and Pharmaceutical Galactagogues for Breast-Feeding. The Ochsner Journal [Internet]. 2016;16(4):511–24. Available from: https://www.ncbi.nlm.nih.gov/pmc/articles/PMC5158159/

174 | Chrubasik S, Eisenberg E, Balan E, Weinberger T, Luzzati R, Conradt C. Treatment of Low Back Pain Exacerbations With Willow Bark Extract: a Randomized Double-Blind Study. The American Journal of Medicine [Internet]. 2000 Jul 28;109(1):9–14. Available from: https://www.amjmed.com/article/S0002-9343(00)00442-3/abstract

175 | Khan, M. F., & Abul Kalam Azad, M. (2019). Mosquito Repellent Activity of Essential Oils of Lemongrass (Cymbopogon citratus), Mint (Mentha piperita), and Basil (Ocimum basilicum) in a Vegetable-Based Repellent. Journal of Arthropod-Borne Diseases, 13(3), 258–273. PMID: 31934461

176 | Maia, M. F., & Moore, S. J. (2011). Plant-Based Insect Repellents: a Review of Their Efficacy, Development and Testing. Malaria Journal, 10(Suppl 1), S11. DOI: 10.1186/1475-2875-10-S1-S11

177 |Pazyar N, Yaghoobi R, Bagherani N, Kazerouni A. A Review of Applications of Tea Tree Oil in Dermatology. International Journal of Dermatology. 2012 Sep 24;52(7):784–90

178 | Vaughn AR, Clark AK, Sivamani RK, Shi VY. Natural Oils for Skin-Barrier Repair: Ancient Compounds Now Backed by Modern Science. American Journal of Clinical Dermatology. 2017 Jul 13;19(1):103–17

179 | Kshirsagar MM, Dodamani AS, Karibasappa GN, Vishwakarma PK, Vathar JB, Sonawane KR, et al. Antibacterial Activity of Garlic Extract on Cariogenic Bacteria: An in Vitro Study. AYU (An international quarterly journal of research in Ayurveda) [Internet]. 2018;39(3):165. Available from: https://www.ncbi.nlm.nih.gov/pmc/articles/PMC6454914/

180 | Lopresti AL. Salvia (Sage): A Review of its Potential Cognitive-Enhancing and Protective Effects. Drugs in R&D [Internet]. 2016 Nov 25;17(1):53–64. Available from: https://www.ncbi.nlm.nih.gov/pmc/articles/PMC5318325/

181 | Agar: Uses, Side Effects, Interactions, Dosage, and Warning [Internet]. www.webmd.com. Available from: https://www.webmd.com/vitamins/ai/ingredientmono-80/agar

182 | Healthy LB. Unlocking Thyroid Health: Discover the Best Castor Oil for Thyroid [Internet]. Medium. 2023 [cited 2024 Mar 19]. Available from: https://medium.com/(LivingBeautifullyHealthy/unlocking-thyroid-health-discover-the-best-castor-oil-for-thyroid-6fe99ad442e0

183 | NHS. Herbal Medicines [Internet]. NHS. 2022. Available from: https://www.nhs.uk/conditions/herbal-medicines/

184 | Aronson JK, Leopold Meyler. Meyler's Side Effects of Drugs: The International Encyclopedia of Adverse Drug Reactions And Interactions. Amsterdam: Elsevier Science; 2016

185 | Risk of Drug Interactions With St John's Wort. JAMA. 2000 Apr 5;283(13):1679

186 | Bove M. An Encyclopedia of Natural Healing for Children And Infants. Chicago: Keats Pub; 2001

187 | Balch PA. Prescription For Nutritional Healing : A Practical A-To-Z Reference To Drug-Free Remedies Using Vitamins, Minerals, Herbs & Food Supplements. London: Penguin; 2011

188 | Brinker FJ. Herbal Contraindications And Drug Interactions Plus Herbal Adjuncts With Medicines. Sandy, Or: Eclectic Medical Publications; 2010.

189 | Foster S, Johnson RL, National Geographic Society (U.S. Desk reference to nature's medicine. Washington, D.C.: National Geographic; 2008

190 | WholisticMatters. Herbs for Children - Safe Dosing and Indications [Internet]. WholisticMatters. 2020 [cited 2024 Jan 19]. Available from: https://wholisticmatters.com/herbs-for-children/